KB105660

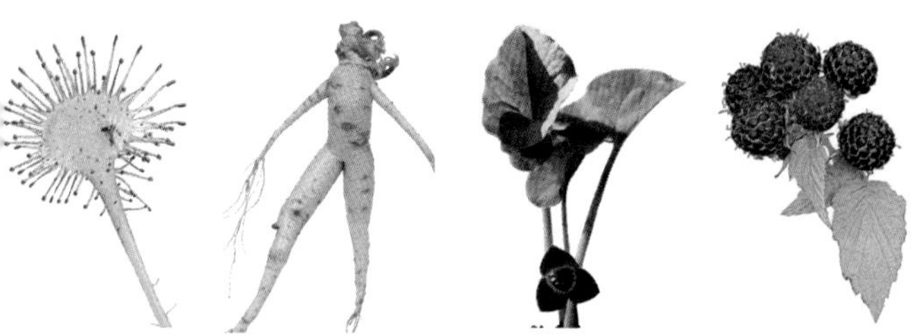

산과 들에서 자라는

791종

약초 빨리 찾기

글 · 사진 김완규(야생화사진가)

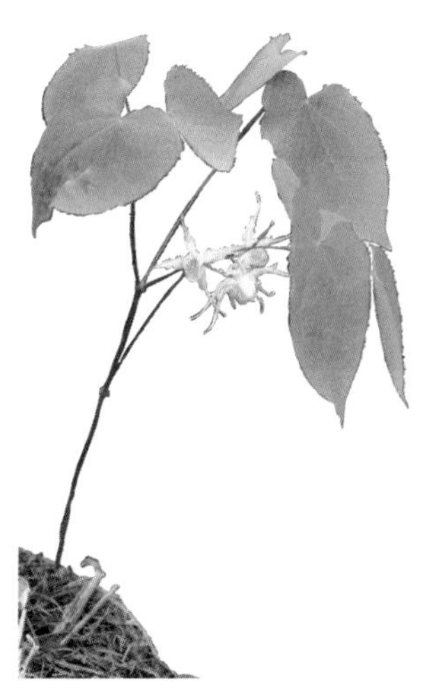

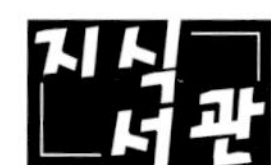

791종

약초 빨리 찾기

글 · 사진 / 김완규
펴낸이 / 이홍식
발행처 / 도서출판 지식서관
등록 / 1990.11. 21 제96호
주소 / 경기도 고양시 덕양구 고양동 31-38
전화 / 031)969-9311(대)
팩시밀리 / 031)969-9313
e-mail / jisiksa@hanmail.net

초판 1쇄 발행일 / 2015년 8월 15일
초판 4쇄 발행일 / 2021년 4월 5일

일러두기

1. 이 책에는 주로 산과 들에서 저절로 나고 자라는 야생 풀과 나무 중에서 한방 약재로 쓰이는 약초 691종을 기본으로 선정하고, 대용 약초로 이용 가능한 약초 100종을 더하여 791종의 식물을 1,600여 컷의 사진과 함께 수록하였습니다.

2. 수록 식물의 표제와 한약명은 다수의 식물도서가 채택한 것으로 정하였으며, 일부 지방의 속명과 별명도 수록하여 〈약초 식물 찾기〉에 도움이 되도록 하였습니다.

3. 수록 식물은 식물 분류체계 Engler System을 기준으로 분류하되, 식물의 특별한 상관관계나 편집상의 편이를 고려하여 수록 순서를 약간 조정하였습니다.

4. 식물의 해설은 성상 · 분포지 · 개화와 결실시기 등의 순으로 간략하게 소개하고, 약재로서의 성미와 효능, 이에 대응하는 병증(용도)을 기술하였습니다.

5. 부록으로, 해설에 씌어진 한방 용어의 이해를 돕기 위한 <한방 용어 사전>, 표제어 · 별명 · 한약명을 가나다순으로 정리한 <찾아보기>를 수록하여 약재로 이용하려는 식물을 쉽게 찾을 수 있도록 하였습니다.

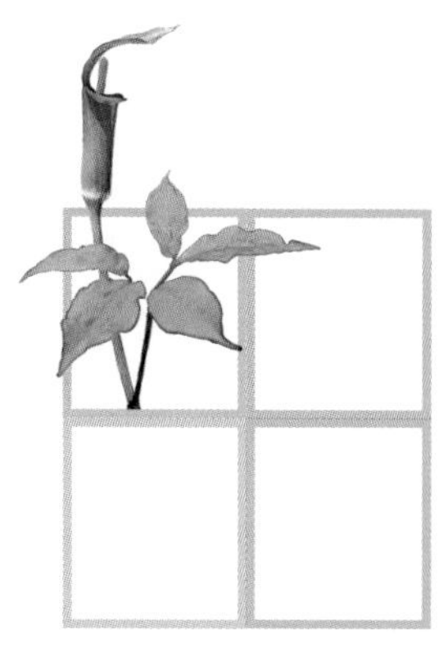

CONTENTS 1

차례

CONTENTS 2

꽃색으로 약초 찾기

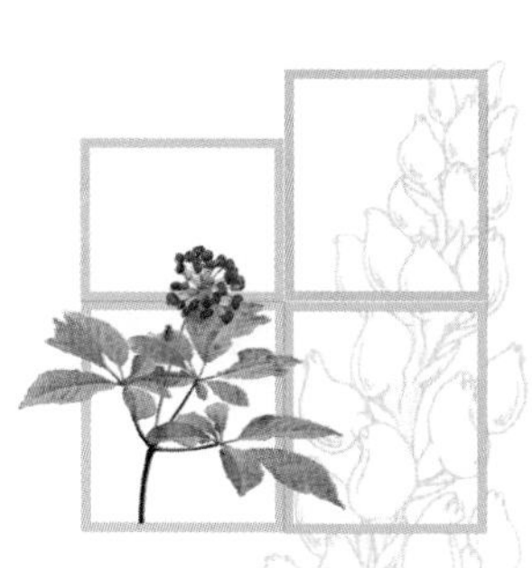

흰색 꽃이 피는 약초

봄에 피는 흰색 꽃

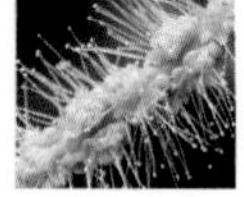
밤나무(수꽃) 70

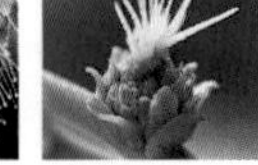
밤나무(암꽃) 70

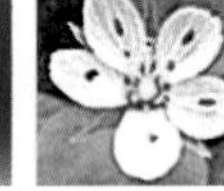
개별꽃 105

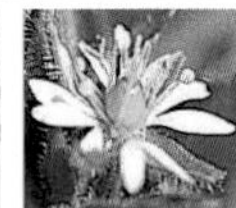
쇠별꽃 106

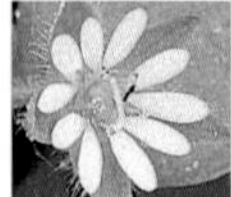
별꽃 107

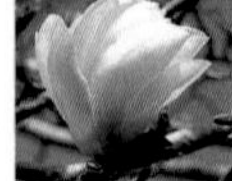
목련 122

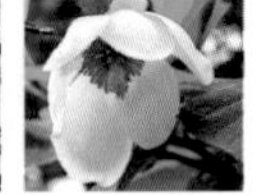
함박꽃나무 123

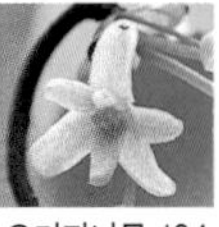
오미자나무 124

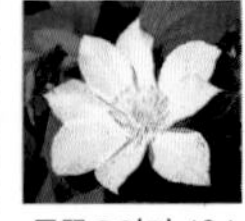
큰꽃으아리 124

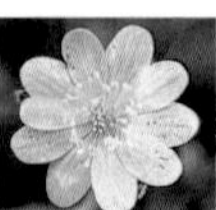
노루귀 135

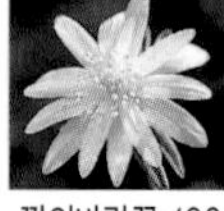
꿩의바람꽃 136

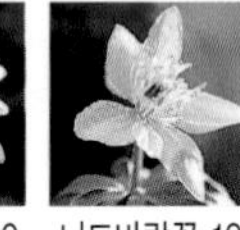
너도바람꽃 136

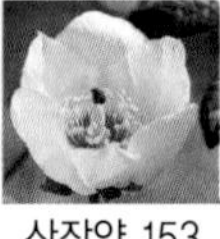
산작약 153

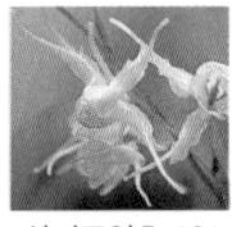
삼지구엽초 161

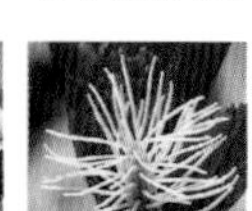
약모밀 170

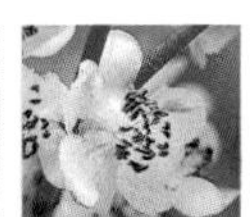
홀아비꽃대 171

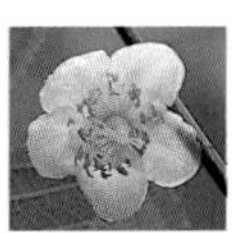
다래나무 175

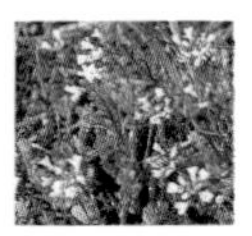
쥐다래나무 175

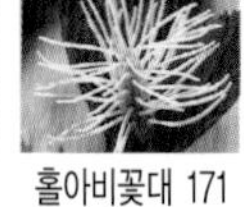
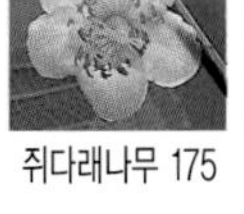
다닥냉이 198

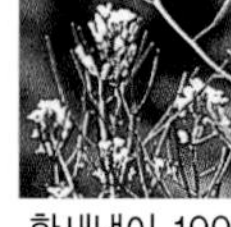
황새냉이 199

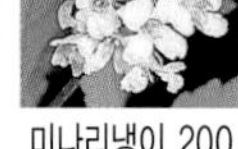
미나리냉이 200

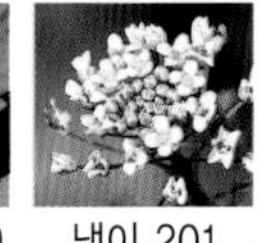
냉이 201

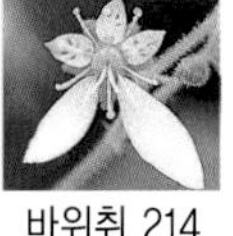
바위취 214

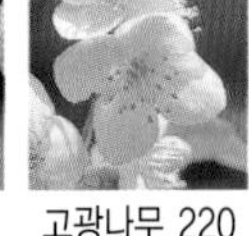
고광나무 220

돈나무 223

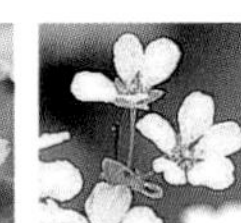
산조팝나무 224

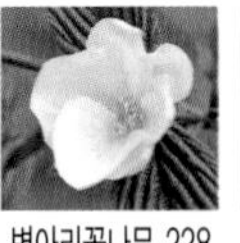
조팝나무 225

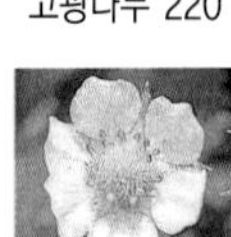
병아리꽃나무 228

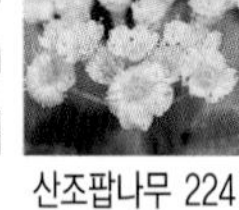
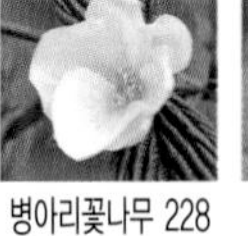
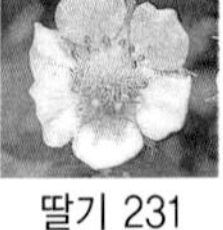
딸기 231

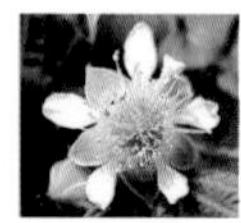
산딸기나무 239

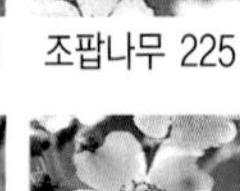
복분자딸기 240

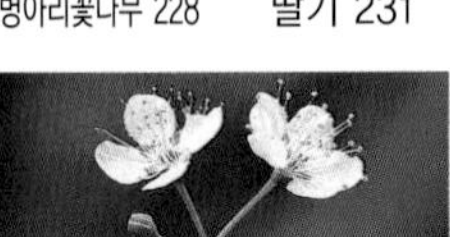
찔레나무 248

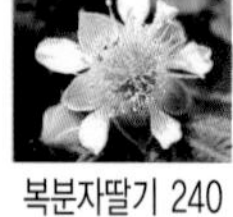
매실나무 251

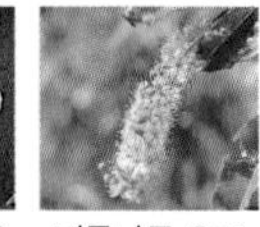
살구나무 252

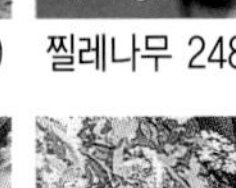
귀룽나무 254

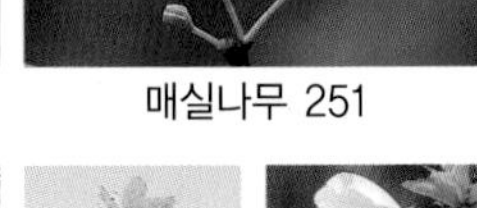
서울귀룽나무 254

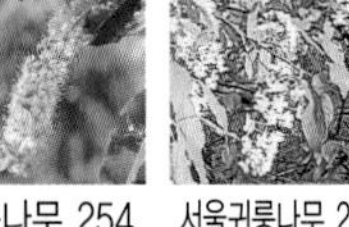
자두나무 255

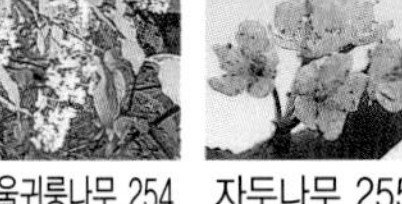
복숭아나무 254

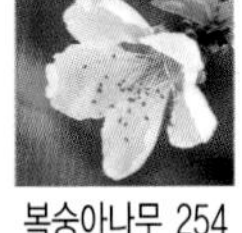
벚나무 258

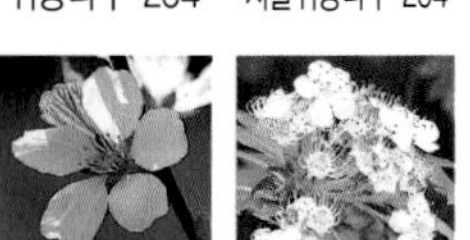
앵두나무 259

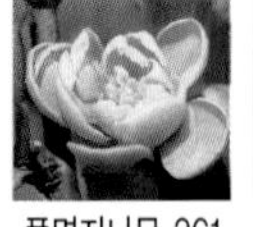
산사나무 260

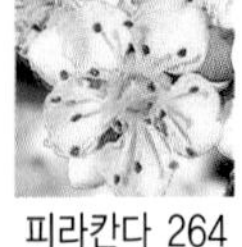
풀명자나무 261

피라칸다 264

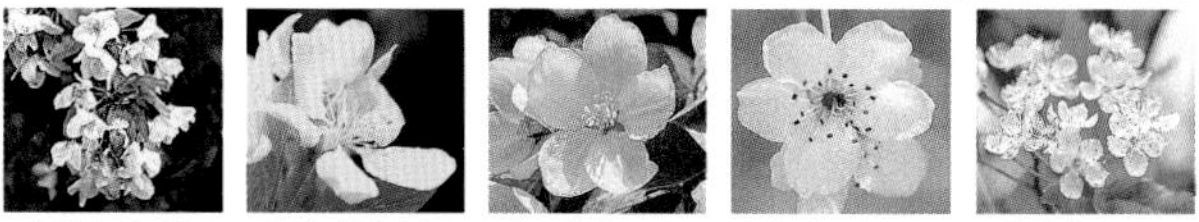

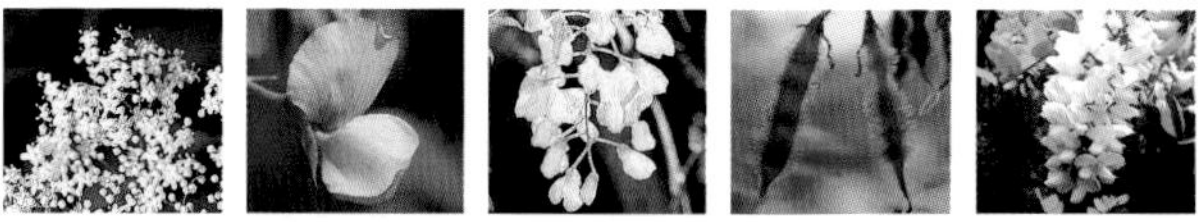

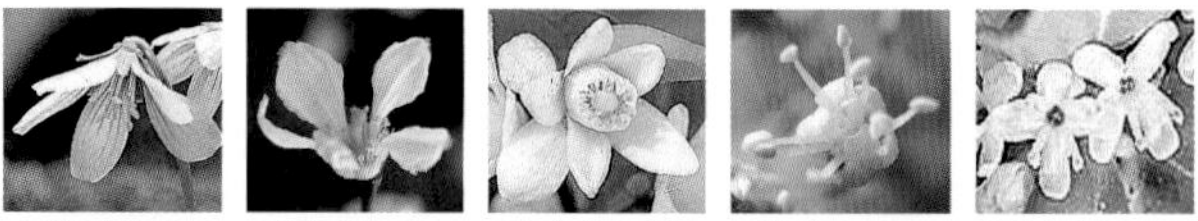

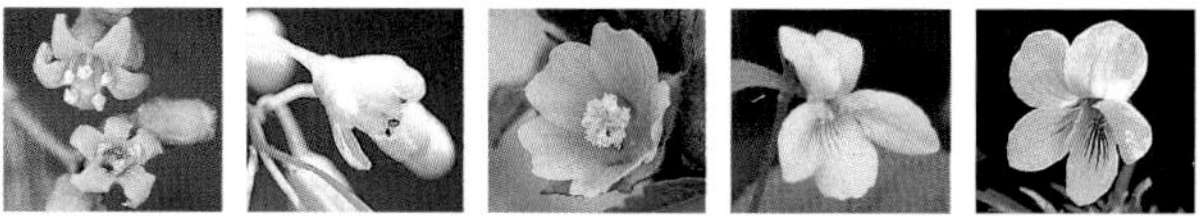

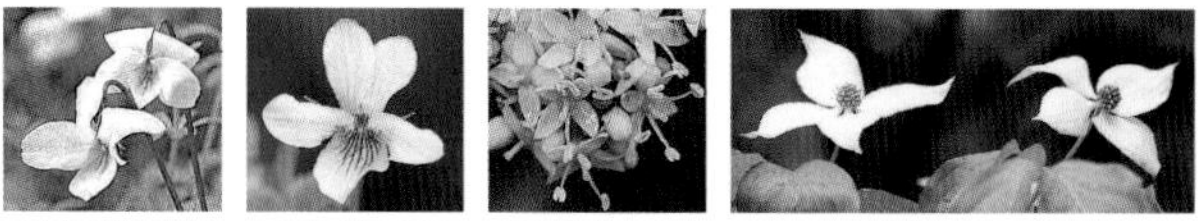

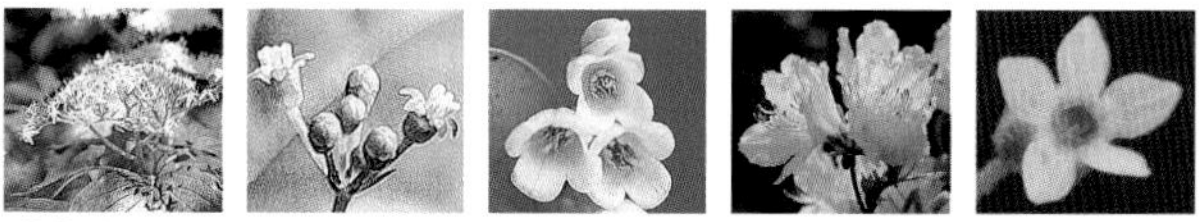

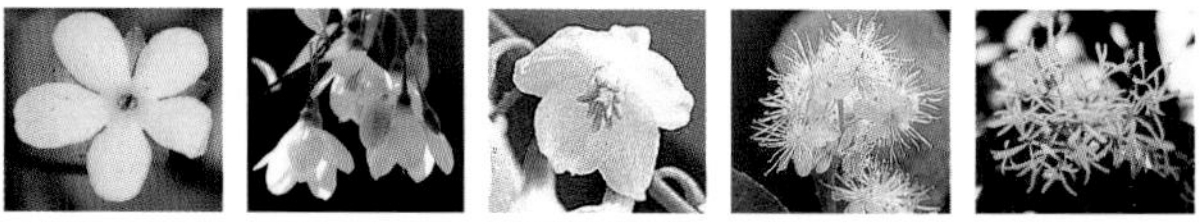

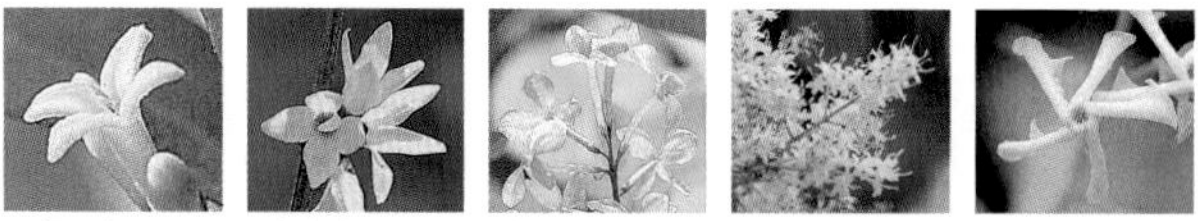

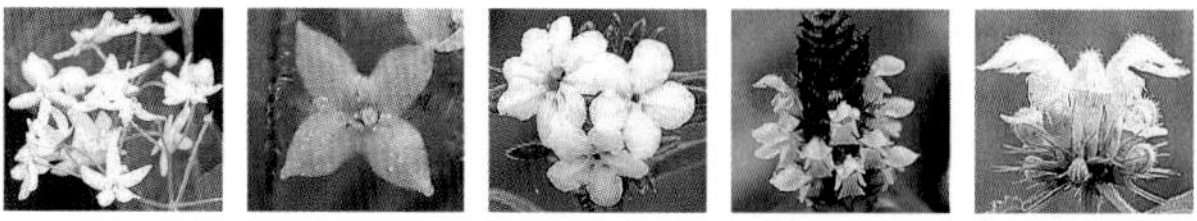

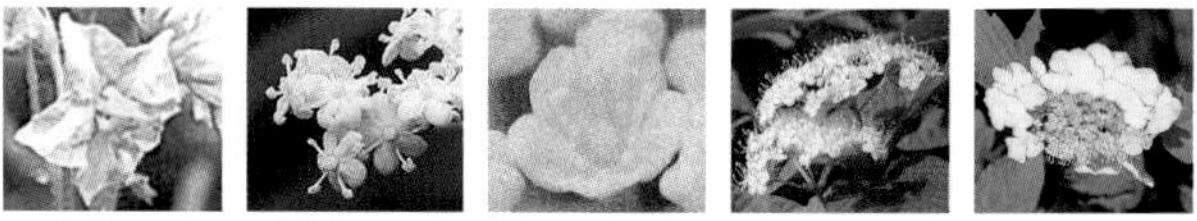

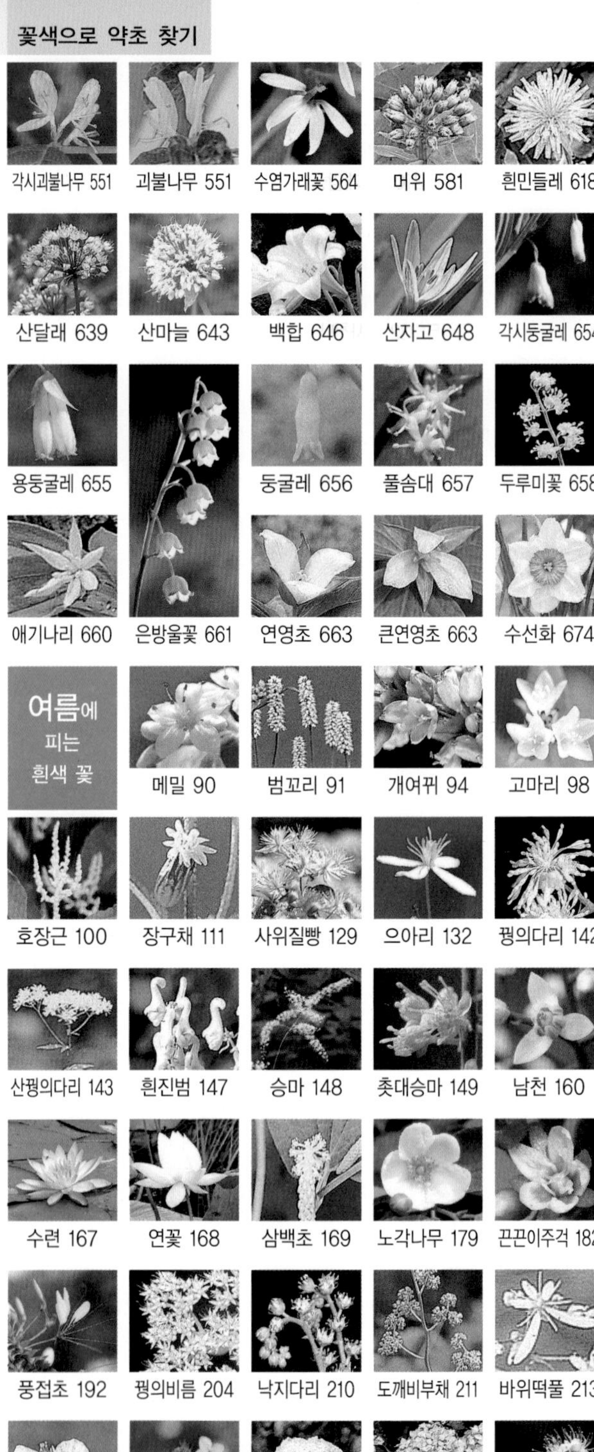
각시괴불나무 551
괴불나무 551
수염가래꽃 564
머위 581
흰민들레 618
산달래 639
산마늘 643
백합 646
산자고 648
각시둥굴레 654
용둥굴레 655
둥굴레 656
풀솜대 657
두루미꽃 658
애기나리 660
은방울꽃 661
연영초 663
큰연영초 663
수선화 674
여름에 피는 흰색 꽃
메밀 90
범꼬리 91
개여뀌 94
고마리 98
호장근 100
장구채 111
사위질빵 129
으아리 132
꿩의다리 142
산꿩의다리 143
흰진범 147
승마 148
촛대승마 149
남천 160
수련 167
연꽃 168
삼백초 169
노각나무 179
끈끈이주걱 182
풍접초 192
꿩의비름 204
낙지다리 210
도깨비부채 211
바위떡풀 213
물매화풀 217
산수국 218
미국수국 219
수국 219
개쉬땅나무 227

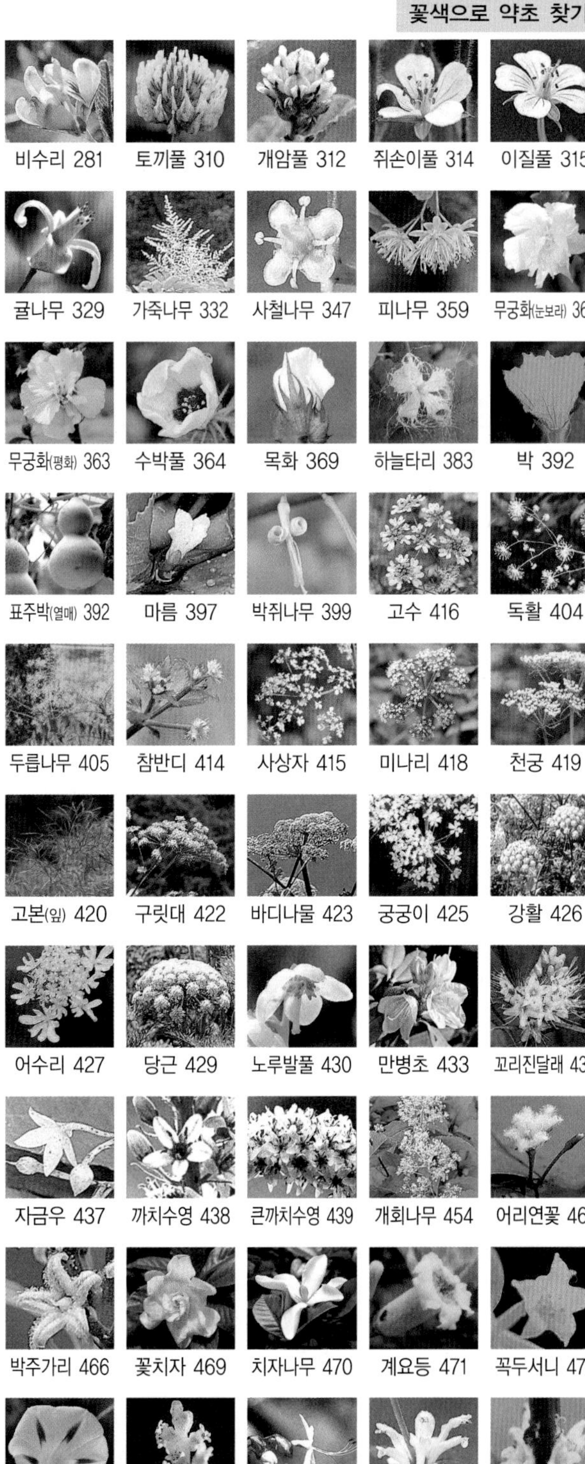

비수리 281 토끼풀 310 개암풀 312 쥐손이풀 314 이질풀 315

귤나무 329 가죽나무 332 사철나무 347 피나무 359 무궁화(눈보라) 363

무궁화(평화) 363 수박풀 364 목화 369 하늘타리 383 박 392

표주박(열매) 392 마름 397 박쥐나무 399 고수 416 독활 404

두릅나무 405 참반디 414 사상자 415 미나리 418 천궁 419

고본(잎) 420 구릿대 422 바디나물 423 궁궁이 425 강활 426

어수리 427 당근 429 노루발풀 430 만병초 433 꼬리진달래 434

자금우 437 까치수영 438 큰까치수영 439 개회나무 454 어리연꽃 461

박주가리 466 꽃치자 469 치자나무 470 계요등 471 꼭두서니 472

나팔꽃 476 새삼 479 누리장나무 486 송장풀 498 쉽싸리 506

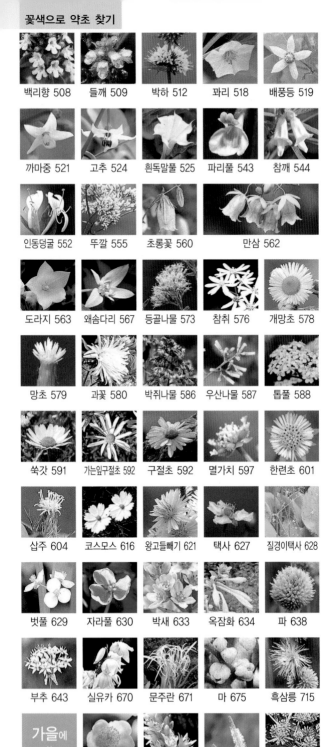

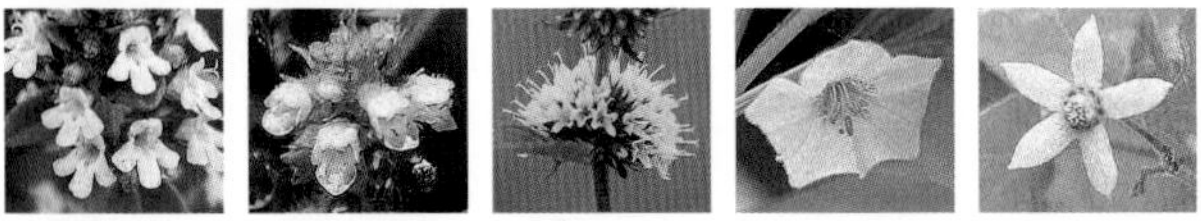

백리향 508 | 들깨 509 | 박하 512 | 꽈리 518 | 배풍등 519

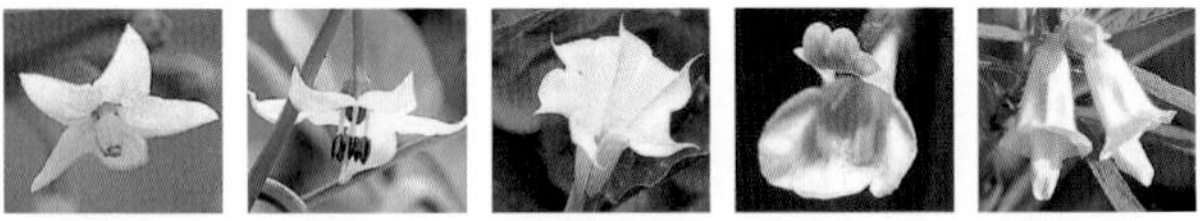

까마중 521 | 고추 524 | 흰독말풀 525 | 파리풀 543 | 참깨 544

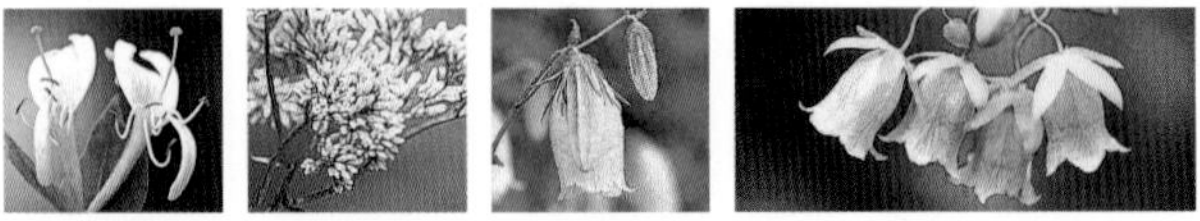

인동덩굴 552 | 뚜깔 555 | 초롱꽃 560 | 만삼 562

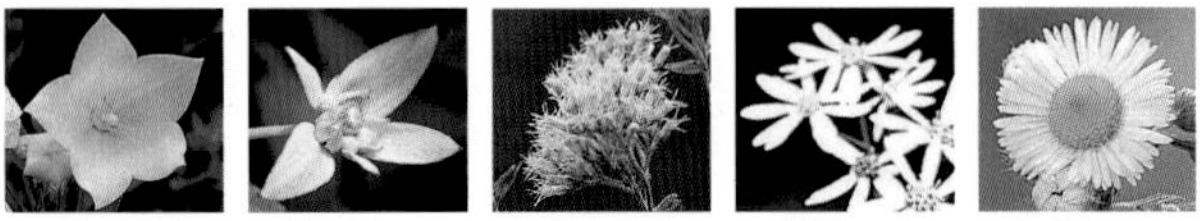

도라지 563 | 왜솜다리 567 | 등골나물 573 | 참취 576 | 개망초 578

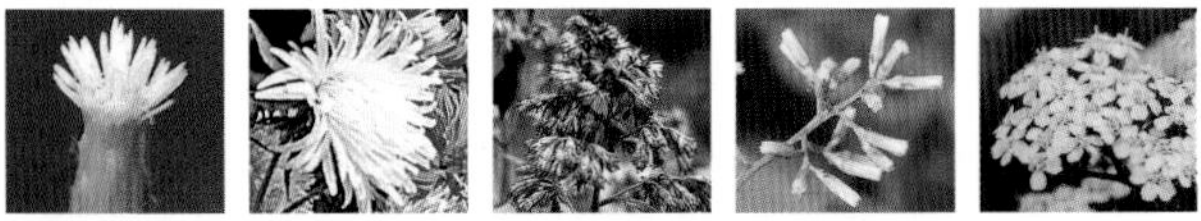

망초 579 | 과꽃 580 | 박쥐나물 586 | 우산나물 587 | 톱풀 588

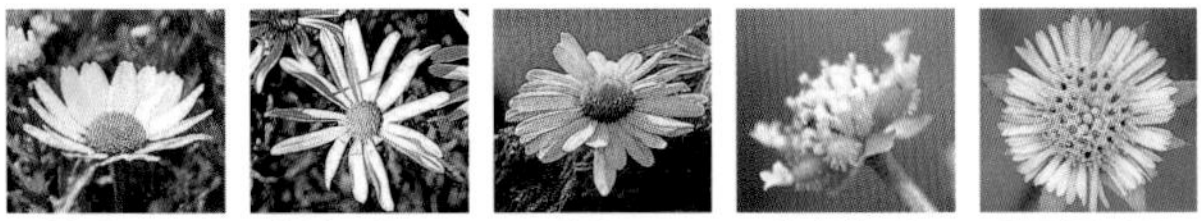

쑥갓 591 | 가는잎구절초 592 | 구절초 592 | 멸가치 597 | 한련초 601

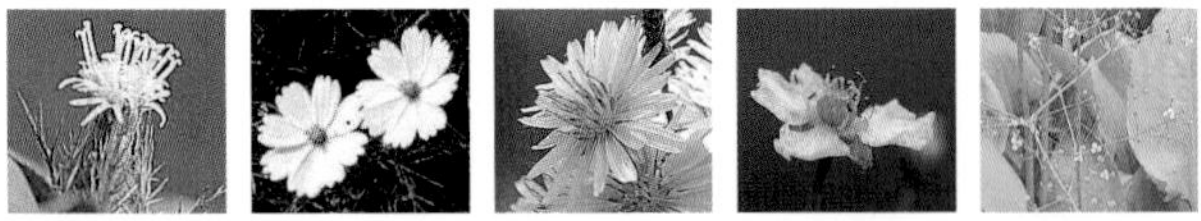

삽주 604 | 코스모스 616 | 왕고들빼기 621 | 택사 627 | 질경이택사 628

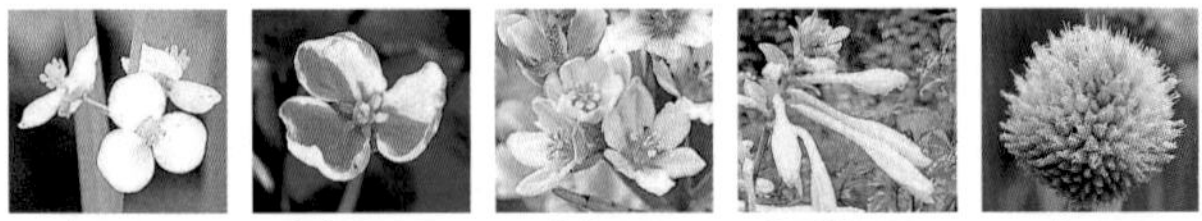

벗풀 629 | 자라풀 630 | 박새 633 | 옥잠화 634 | 파 638

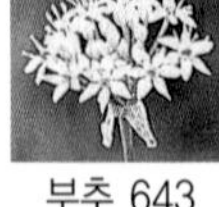
부추 643

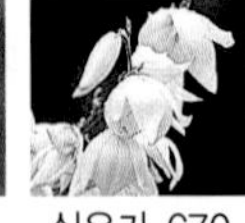
실유카 670

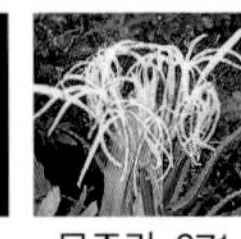
문주란 671

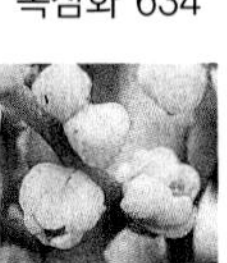
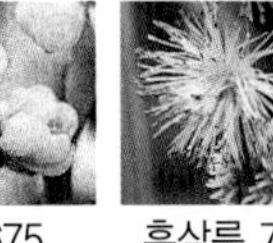
마 675

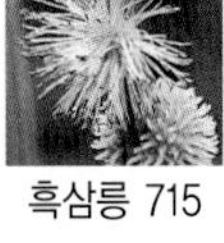
흑삼릉 715

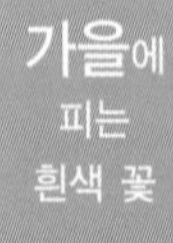
가을에 피는 흰색 꽃

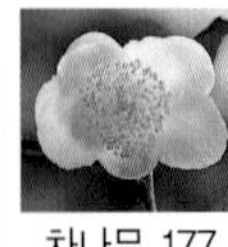
차나무 177

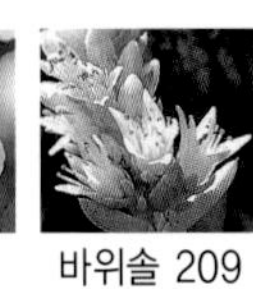
바위솔 209

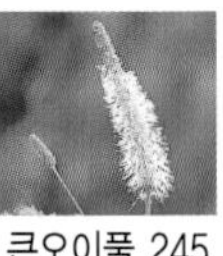
큰오이풀 245

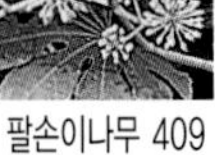
팔손이나무 409

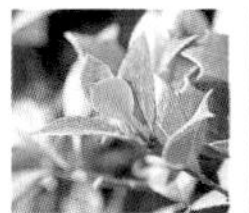
구골나무(잎) 452

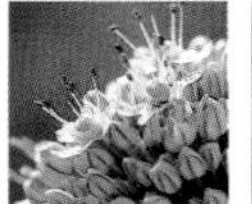
양파 637

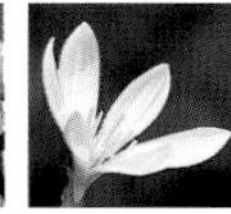
사프란 681

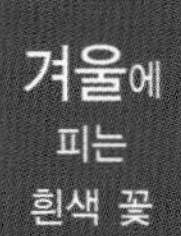
겨울에 피는 흰색 꽃

수선화 674

노란색 꽃이 피는 약초

봄에 피는 노란색 꽃

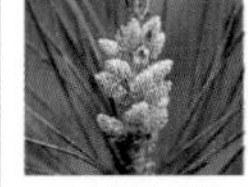
소나무 46

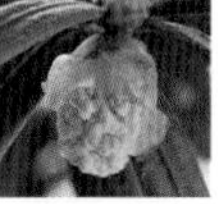
개비자나무 53

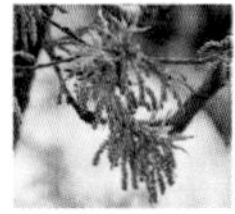
상수리나무 66

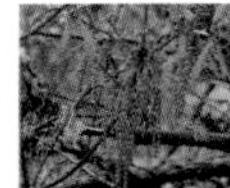
갈참나무 67

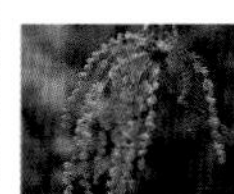
떡갈나무 68

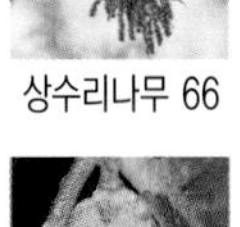
신갈나무 69

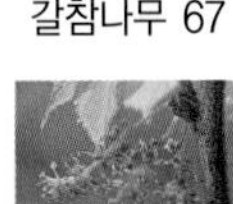
느티나무(수꽃) 72

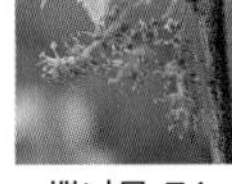
느티나무(암꽃) 72

뽕나무 74

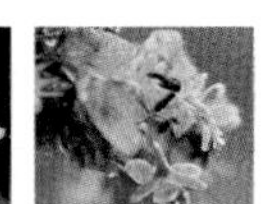
삼지닥나무 76

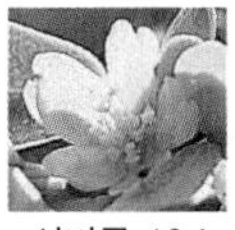
소리쟁이 88

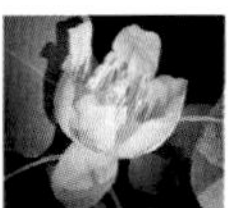
분꽃 102

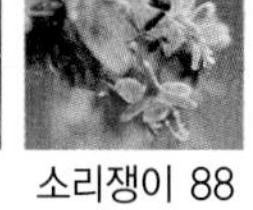
쇠비름 104

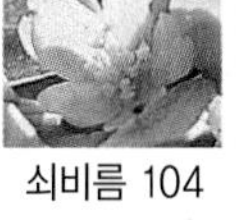
튤립나무 121

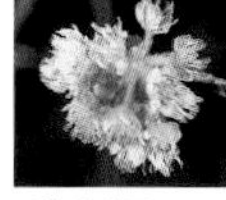
생강나무 128

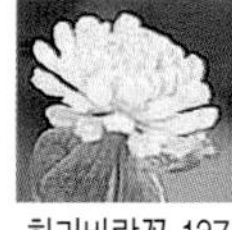
회리바람꽃 137

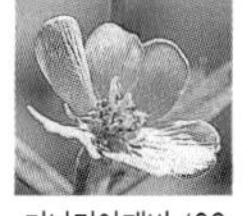
미나리아재비 138

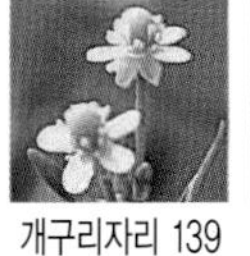
개구리자리 139

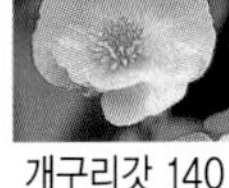
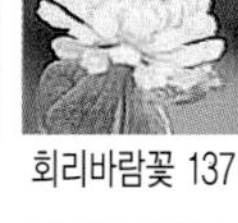
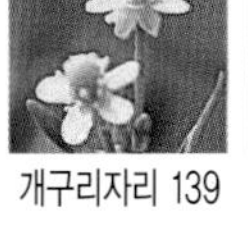
개구리갓 140

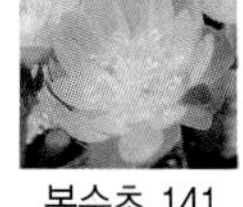
복수초 141

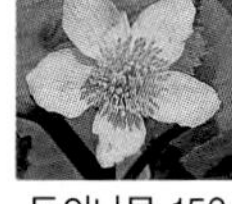
동의나물 152

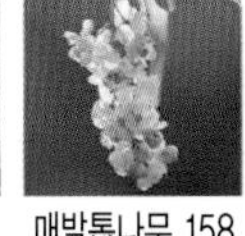
매발톱나무 158

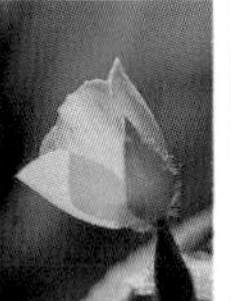
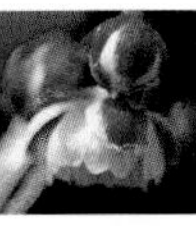
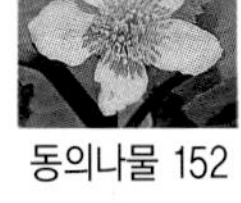
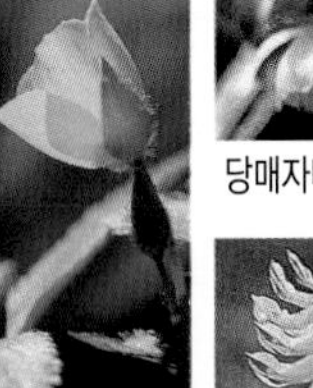
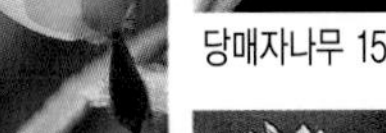
당매자나무 159

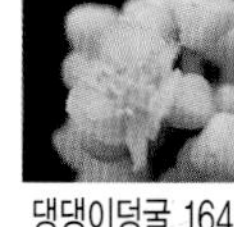
댕댕이덩굴 164

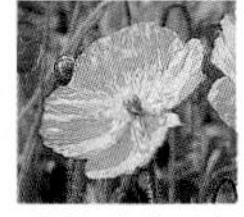
꽃양귀비 183

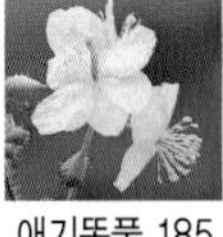
애기똥풀 185

피나물 186

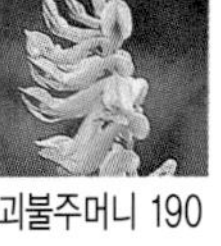
괴불주머니 190

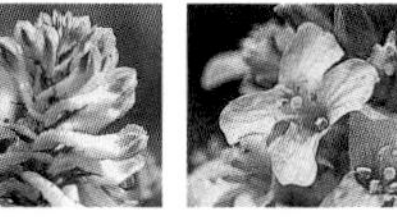
산괴불주머니 190

유채 194

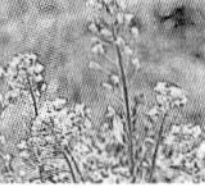
배추 195

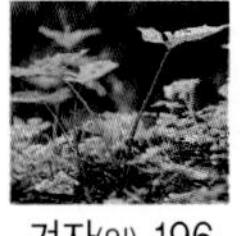
겨자(잎) 196

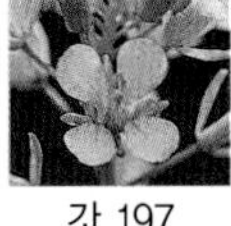
갓 197

나도냉이 201

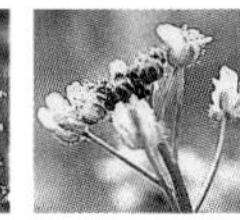
꽃다지 202

기린초 205

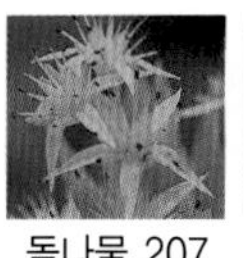
돌나물 207

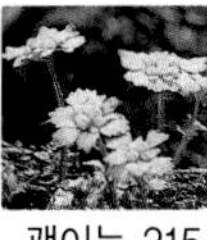
괭이눈 215

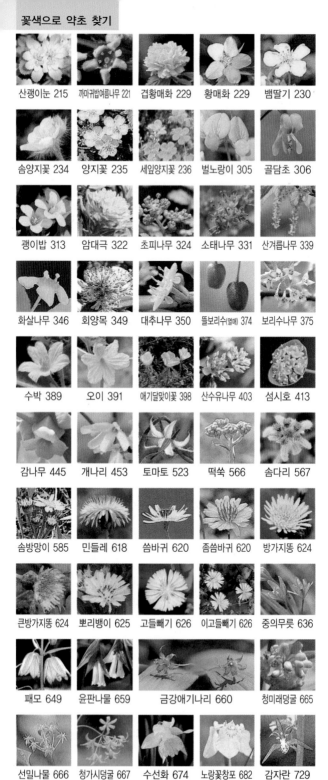

산괭이눈 215 | 까마귀밥여름나무 221 | 겹황매화 229 | 황매화 229 | 뱀딸기 230

솜양지꽃 234 | 양지꽃 235 | 세잎양지꽃 236 | 벌노랑이 305 | 골담초 306

괭이밥 313 | 암대극 322 | 초피나무 324 | 소태나무 331 | 산겨릅나무 339

화살나무 346 | 회양목 349 | 대추나무 350 | 뜰보리수(열매) 374 | 보리수나무 375

수박 389 | 오이 391 | 애기달맞이꽃 398 | 산수유나무 403 | 섬시호 413

감나무 445 | 개나리 453 | 토마토 523 | 떡쑥 566 | 솜다리 567

솜방망이 585 | 민들레 618 | 씀바귀 620 | 좀씀바귀 620 | 방가지똥 624

큰방가지똥 624 | 뽀리뱅이 625 | 고들빼기 626 | 이고들빼기 626 | 중의무릇 636

패모 649 | 윤판나물 659 | 금강애기나리 660 | 청미래덩굴 665

선밀나물 666 | 청가시덩굴 667 | 수선화 674 | 노랑꽃창포 682 | 감자란 729

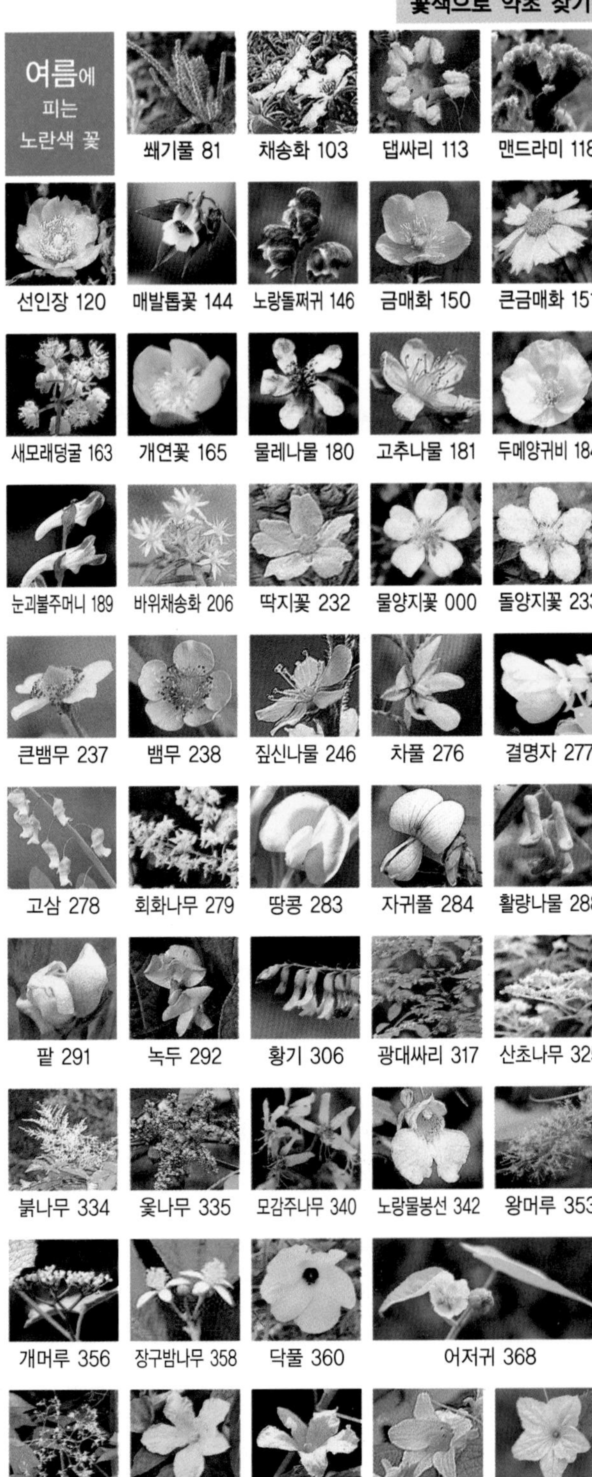

여름에 피는 노란색 꽃
쐐기풀 81
채송화 103
댑싸리 113
맨드라미 118
선인장 120
매발톱꽃 144
노랑돌쩌귀 146
금매화 150
큰금매화 151
새모래덩굴 163
개연꽃 165
물레나물 180
고추나물 181
두메양귀비 184
눈괴불주머니 189
바위채송화 206
딱지꽃 232
물양지꽃 000
돌양지꽃 233
큰뱀무 237
뱀무 238
짚신나물 246
차풀 276
결명자 277
고삼 278
회화나무 279
땅콩 283
자귀풀 284
활량나물 288
팥 291
녹두 292
황기 306
광대싸리 317
산초나무 325
붉나무 334
옻나무 335
모감주나무 340
노랑물봉선 342
왕머루 353
개머루 356
장구밤나무 358
닥풀 360
어저귀 368
벽오동 370
여주 384
수세미외 386
왕과 388
참외 390

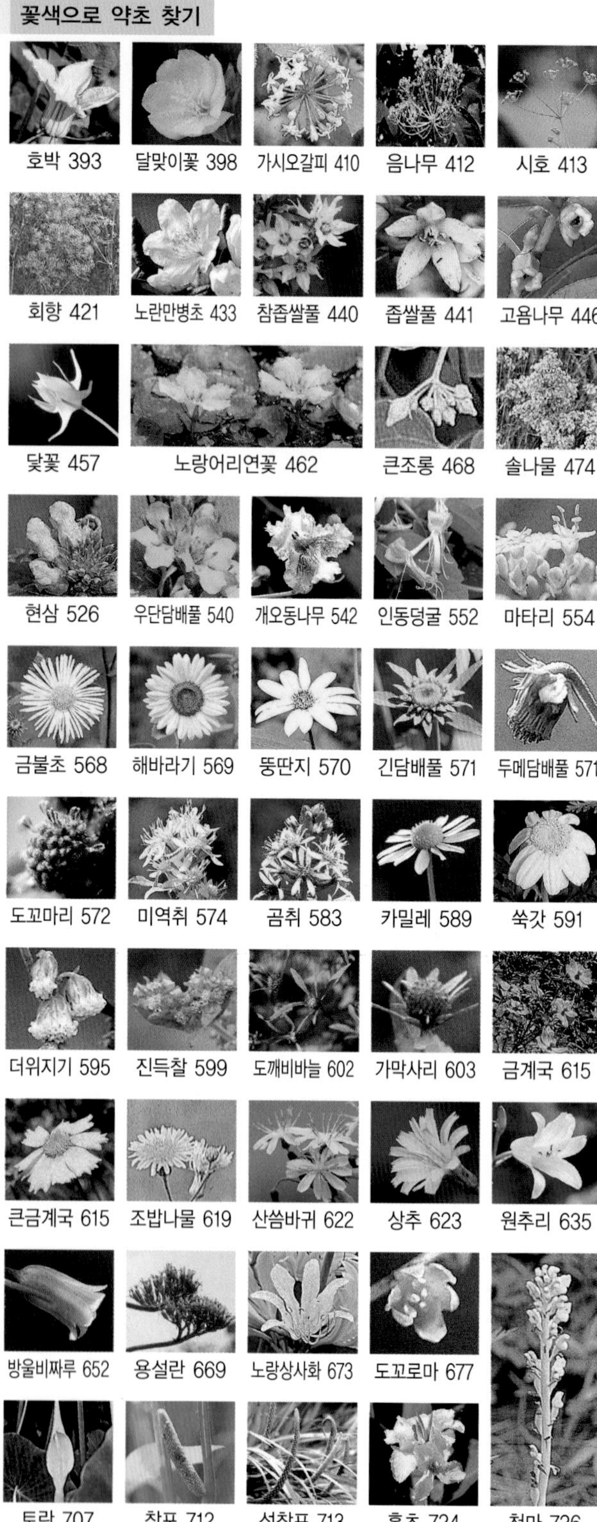

호박 393 달맞이꽃 398 가시오갈피 410 음나무 412 시호 413

회향 421 노란만병초 433 참좁쌀풀 440 좁쌀풀 441 고욤나무 446

닻꽃 457 노랑어리연꽃 462 큰조롱 468 솔나물 474

현삼 526 우단담배풀 540 개오동나무 542 인동덩굴 552 마타리 554

금불초 568 해바라기 569 뚱딴지 570 긴담배풀 571 두메담배풀 571

도꼬마리 572 미역취 574 곰취 583 카밀레 589 쑥갓 591

더위지기 595 진득찰 599 도깨비바늘 602 가막사리 603 금계국 615

큰금계국 615 조밥나물 619 산씀바귀 622 상추 623 원추리 635

방울비짜루 652 용설란 669 노랑상사화 673 도꼬로마 677

토란 707 창포 712 석창포 713 홍초 724 천마 726

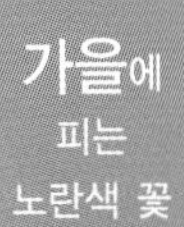

가을에 피는 노란색 꽃

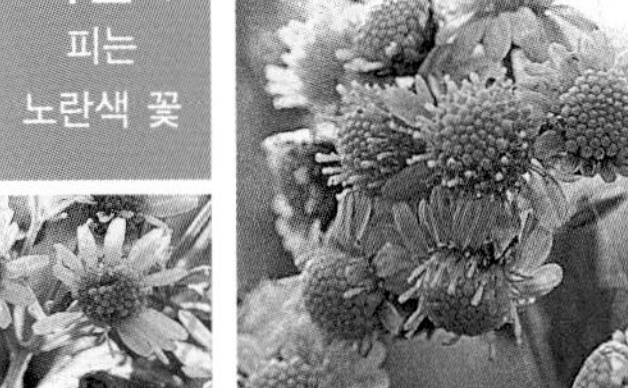

감국 590

산국 590

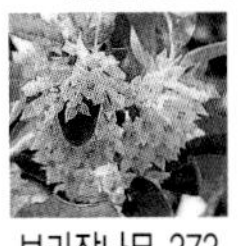

보리장나무 373

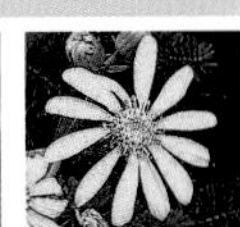

털머위 582

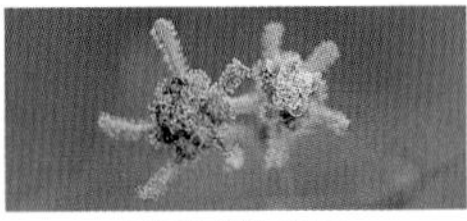

털진득찰 600

붉은색 꽃이 피는 약초

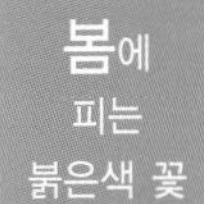

봄에 피는 붉은색 꽃

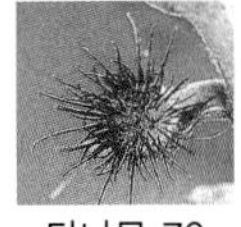

닥나무 76

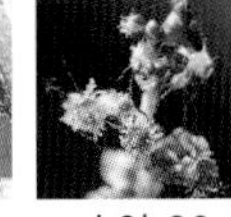

수영 86

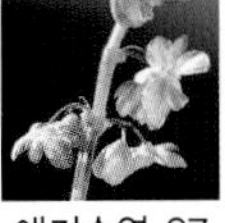

애기수영 87

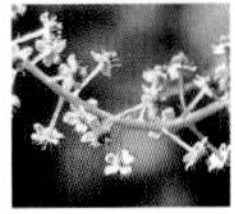

자리공 101

분꽃 102

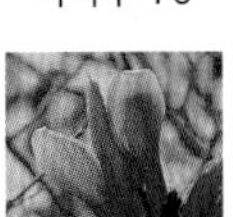

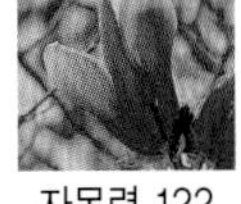

자목련 122

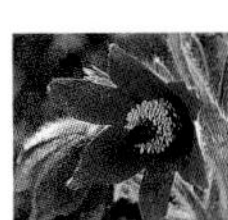

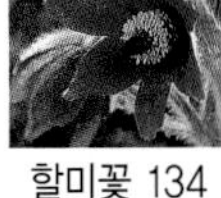

할미꽃 134

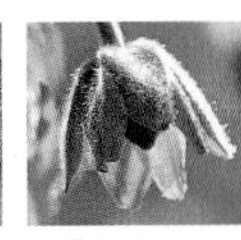

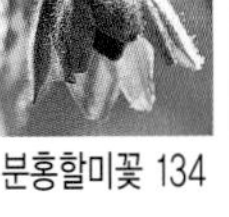

분홍할미꽃 134

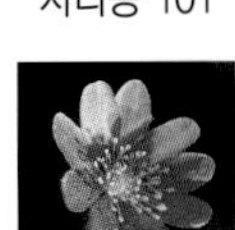

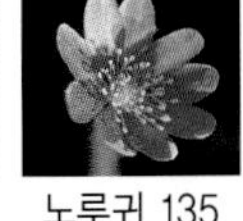

노루귀 135

작약 154

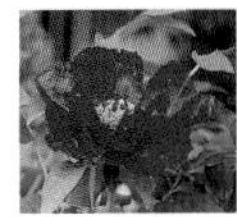

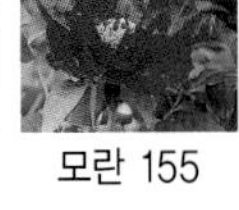

모란 155

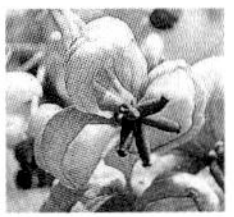

으름덩굴 156

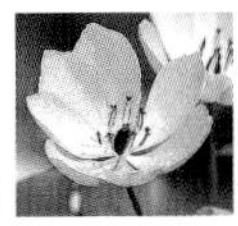

깽깽이풀 162

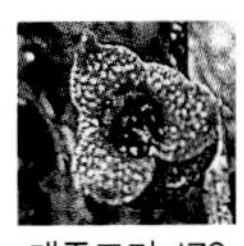

개족도리 172

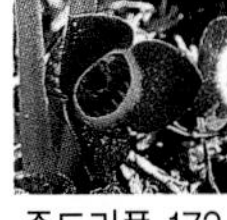

족도리풀 172

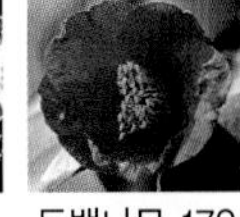

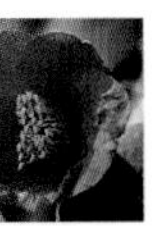

동백나무 178

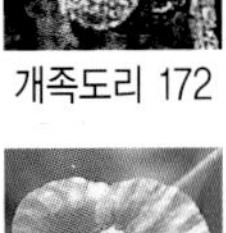

개양귀비 183

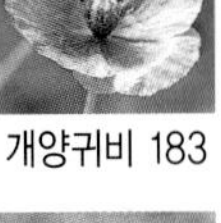

꽃양귀비 183

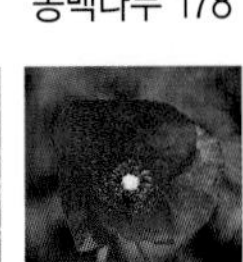

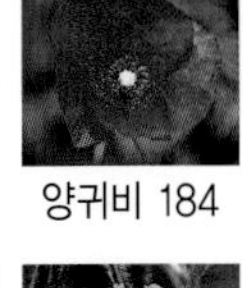

양귀비 184

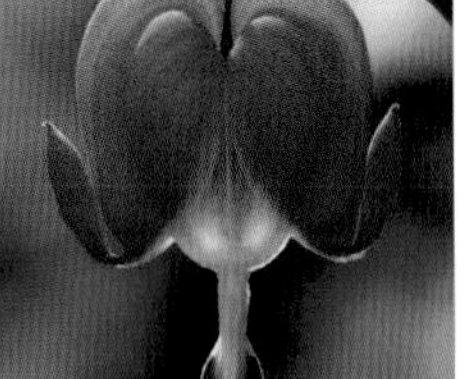

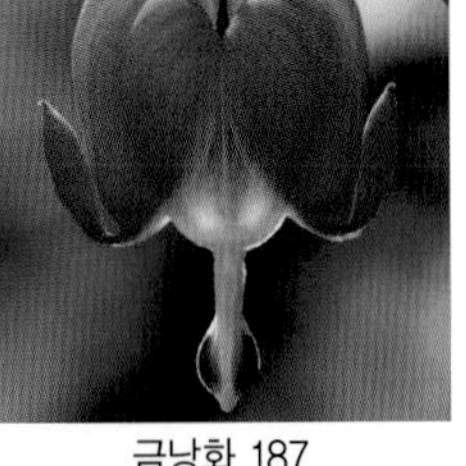

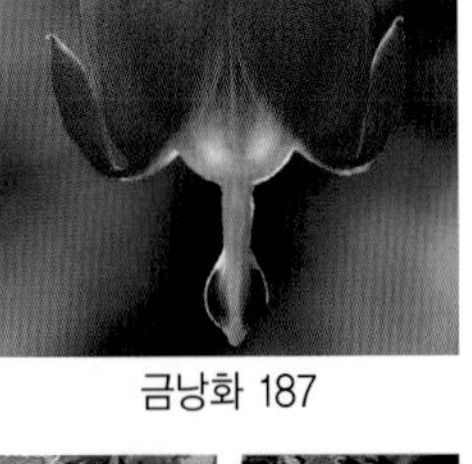

금낭화 187

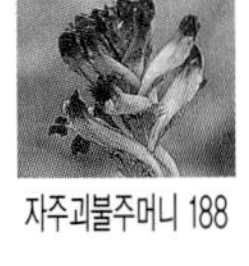

자주괴불주머니 188

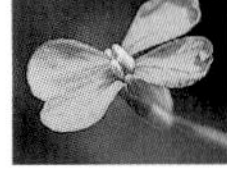

무 193

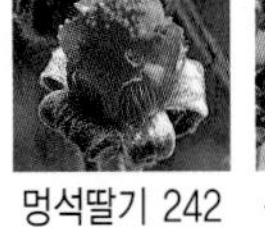

멍석딸기 242

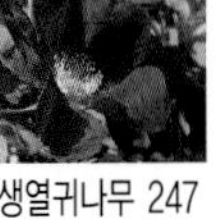

생열귀나무 247

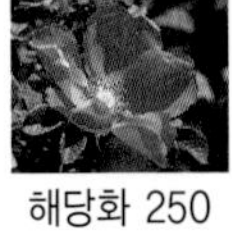

해당화 250

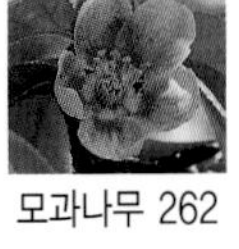

모과나무 262

명자나무 263

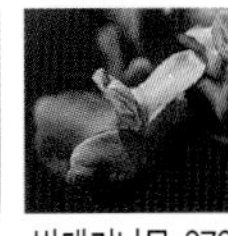

박태기나무 272

갯완두 289

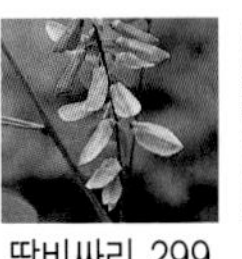

땅비싸리 299

족제비싸리 305

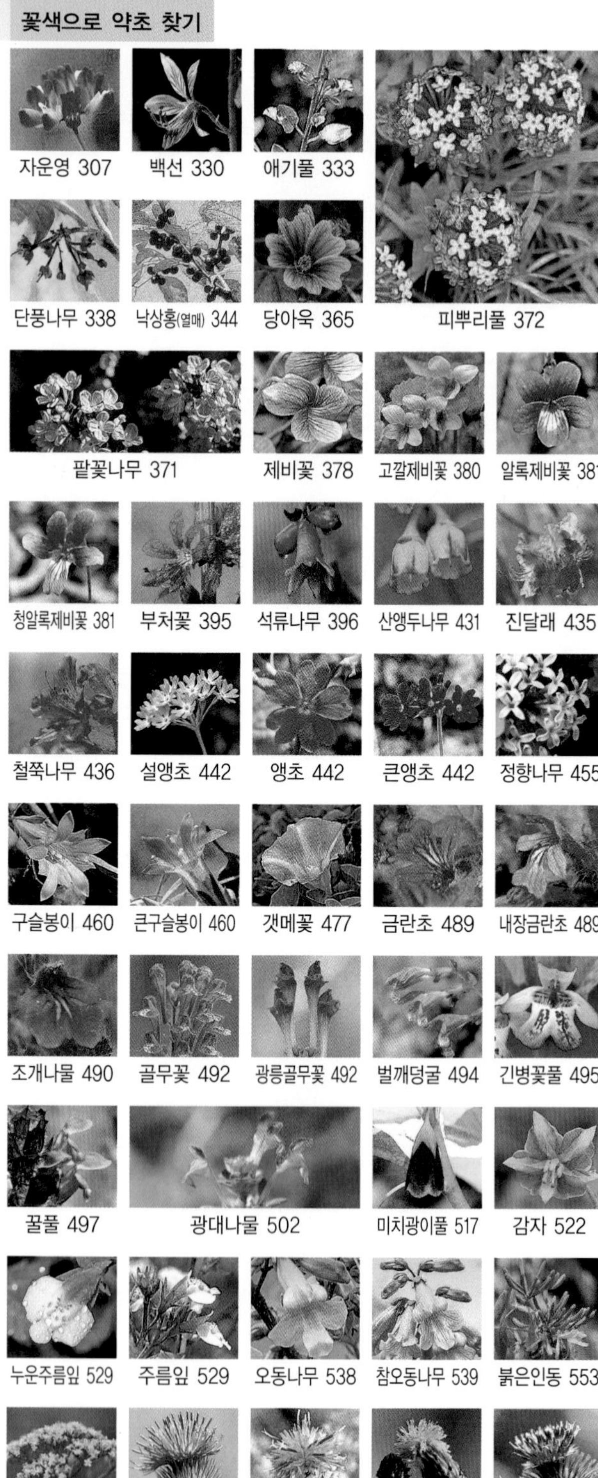

자운영 307 백선 330 애기풀 333 단풍나무 338 낙상홍(열매) 344 당아욱 365 피뿌리풀 372

팥꽃나무 371 제비꽃 378 고깔제비꽃 380 알록제비꽃 381

청알록제비꽃 381 부처꽃 395 석류나무 396 산앵두나무 431 진달래 435

철쭉나무 436 설앵초 442 앵초 442 큰앵초 442 정향나무 455

구슬봉이 460 큰구슬봉이 460 갯메꽃 477 금란초 489 내장금란초 489

조개나물 490 골무꽃 492 광릉골무꽃 492 벌깨덩굴 494 긴병꽃풀 495

꿀풀 497 광대나물 502 미치광이풀 517 감자 522

누운주름잎 529 주름잎 529 오동나무 538 참오동나무 539 붉은인동 553

쥐오줌풀 556 지느러미엉겅퀴 606 조뱅이 608 지칭개 609 우엉 610

달래 640
얼레지 647
맥문동 664
각시붓꽃 683
붓꽃 683
앉은부채 711
개불알꽃 725
타래난초 727
자란 728

여름에 피는 붉은색 꽃

이삭여뀌 92
여뀌 93
털여뀌 96
며느리밑씻개 97
고마리 98
쪽 99
채송화 103
패랭이꽃 108
술패랭이 109
동자꽃 110
오랑캐장구채 111
개맨드라미 117
맨드라미 118
병조희풀 130
세잎종덩굴 131
금꿩의다리 142
진범 147
가시연꽃 166
수련 167
연꽃 168
큰꿩의비름 208
노루오줌 212
꼬리조팝나무 226
붉은가시딸기 241
산오이풀 243
오이풀 244
자귀나무 271
미모사 275
싸리나무 280
매듭풀 282
갈퀴나물 286
나비나물 287
돌동부 293
칡 294

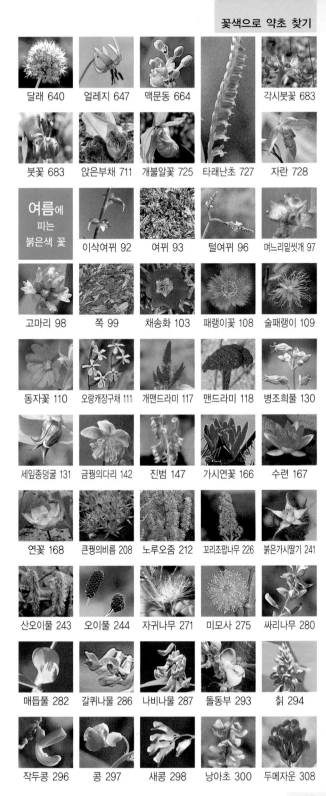

작두콩 296
콩 297
새콩 298
낭아초 300
두메자운 308

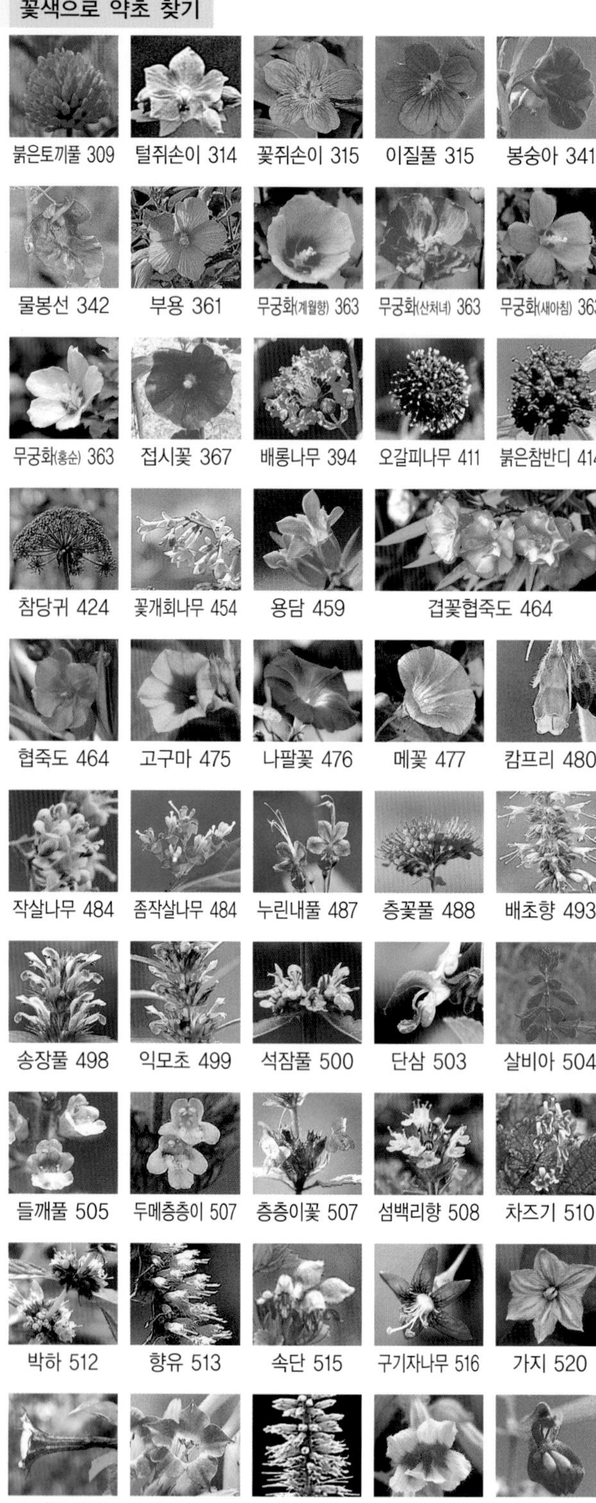

붉은토끼풀 309 털쥐손이 314 꽃쥐손이 315 이질풀 315 봉숭아 341

물봉선 342 부용 361 무궁화(계월향) 363 무궁화(산처녀) 363 무궁화(새아침) 363

무궁화(홍순) 363 접시꽃 367 배롱나무 394 오갈피나무 411 붉은참반디 414

참당귀 424 꽃개회나무 454 용담 459 겹꽃협죽도 464

협죽도 464 고구마 475 나팔꽃 476 메꽃 477 캄프리 480

작살나무 484 좀작살나무 484 누린내풀 487 층꽃풀 488 배초향 493

송장풀 498 익모초 499 석잠풀 500 단삼 503 살비아 504

들깨풀 505 두메층층이 507 층층이꽃 507 섬백리향 508 차즈기 510

박하 512 향유 513 속단 515 구기자나무 516 가지 520

독말풀 526 담배 527 냉초 532 지황 533 꽃며느리밥풀 534

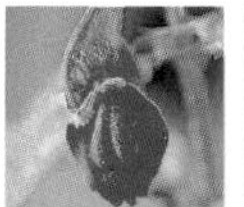
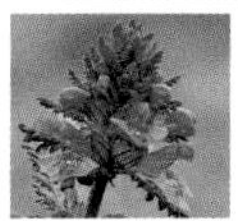
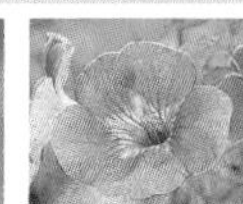

애기며느리밥풀 534 나도송이풀 535 송이풀 536 구름송이풀 537 능소화 541

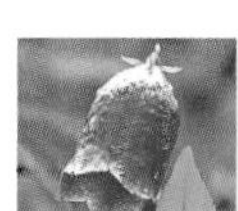
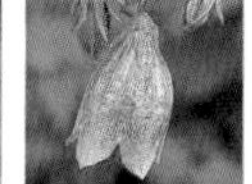
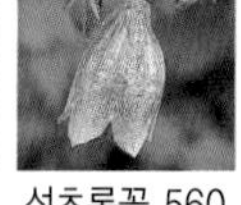
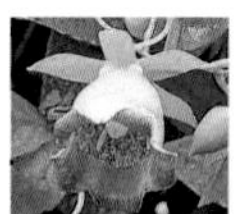
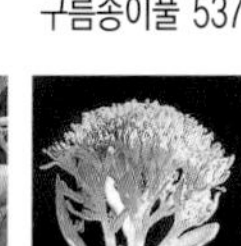
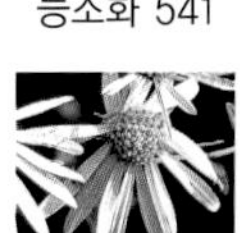
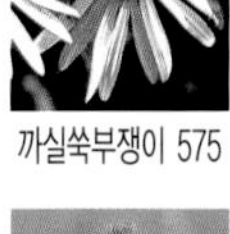

금강초롱 560 섬초롱꽃 560 더덕 561 골등골나물 573 까실쑥부쟁이 575

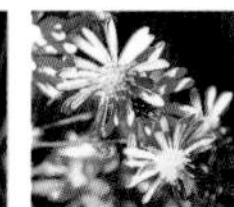
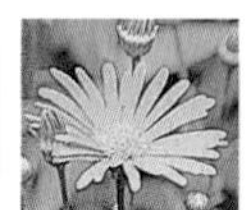
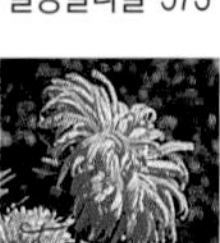
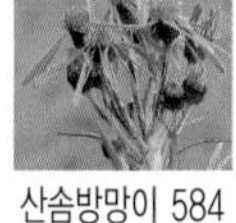

쑥부쟁이 575 개미취 577 벌개미취 577 과꽃 580 산솜방망이 584

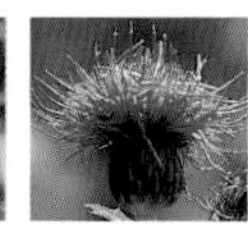
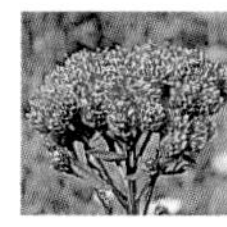
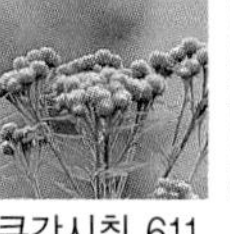
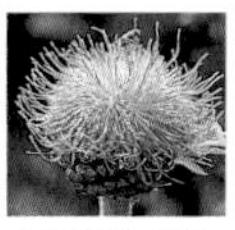

백일홍 598 엉겅퀴 607 각시취 611 큰각시취 611 뻐꾹채 612

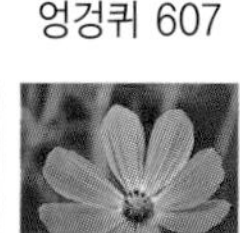
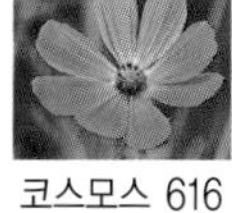
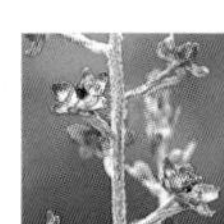
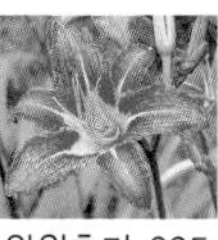
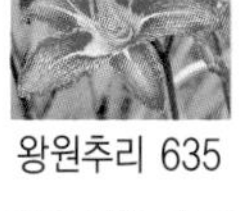
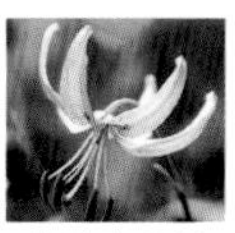

잇꽃 614 코스모스 616 여로 632 왕원추리 635 솔나리 644

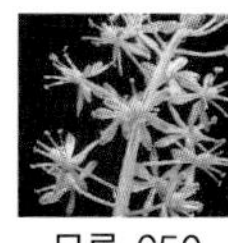
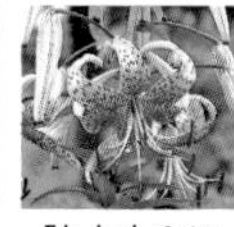
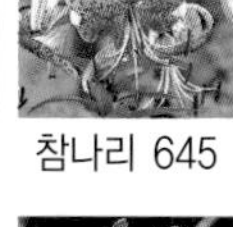
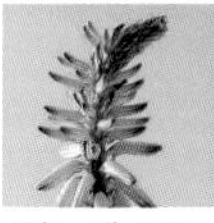
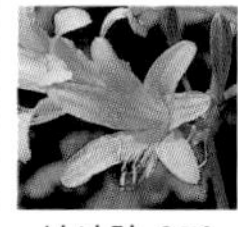
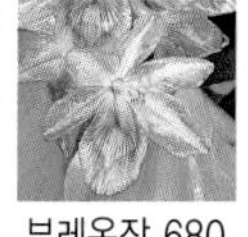

무릇 650 참나리 645 알로에 668 상사화 673 부레옥잠 680

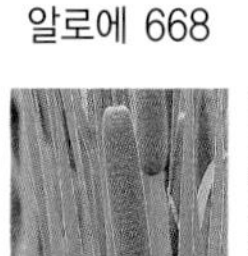
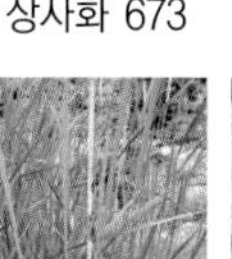
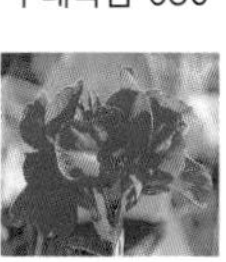
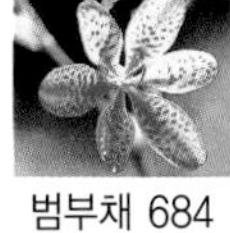

꽃창포 682 범부채 684 부들 716 애기부들 716 홍초 724

가을에 피는 붉은색 꽃

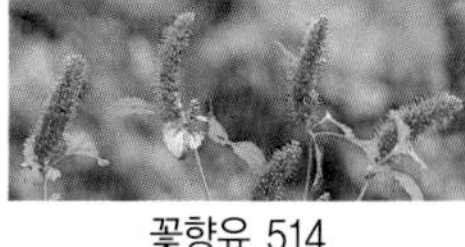

꽃향유 514

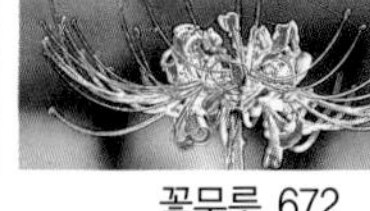

꽃무릇 672

푸른색 꽃이 피는 약초

봄에 피는 푸른색 꽃

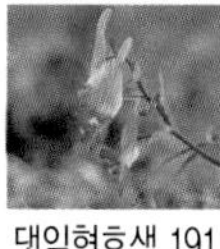

댓잎현호색 191

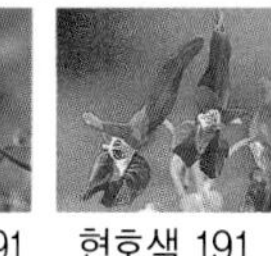

현호색 191

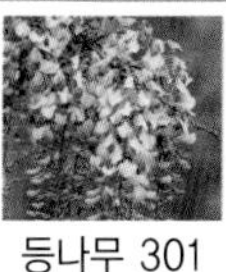

등나무 301

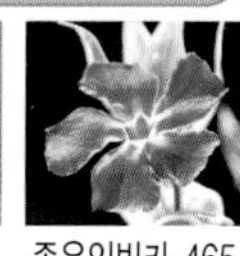

좁은잎빈카 465

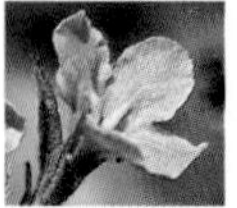
반디지치 482

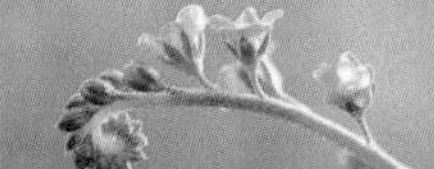
꽃마리 483

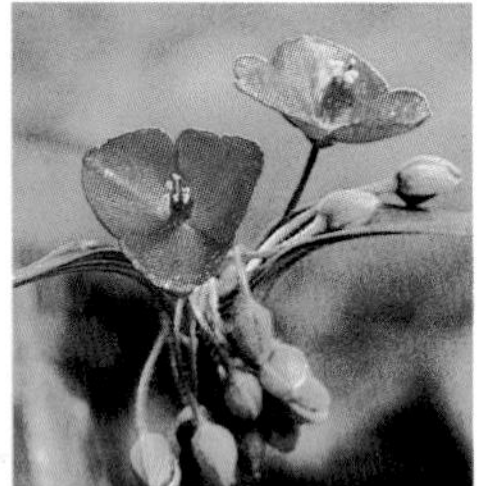
자주닭개비 687

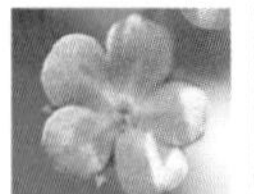
참꽃마리 483

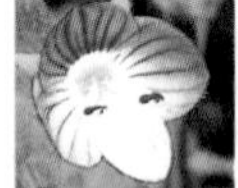
개불알풀 531

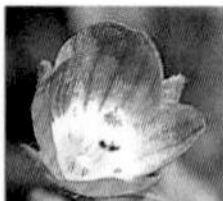
큰개불알풀 561

여름에 피는 푸른색 꽃

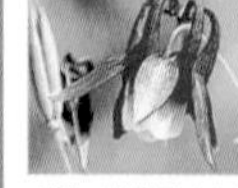
하늘매발톱 144

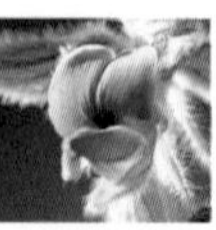
활나물 311

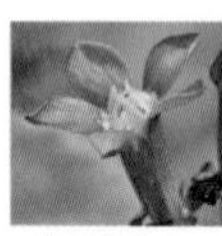
비로용담 459

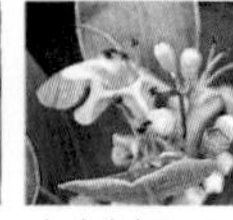
순비기나무 485

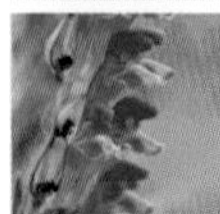
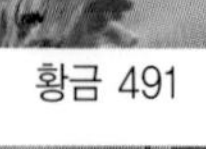
황금 491

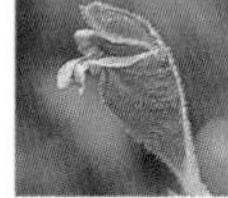
용머리 496

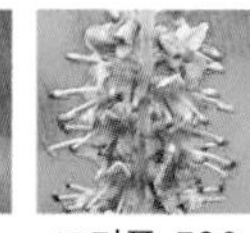
꼬리풀 530

산꼬리풀 530

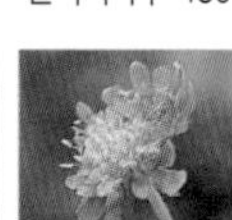
체꽃 557

모싯대 558

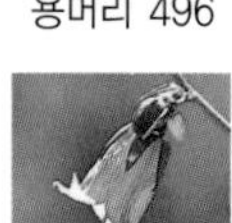
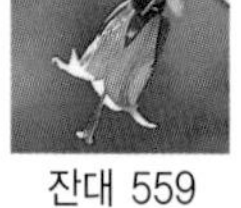
잔대 559

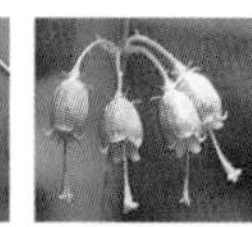
층층잔대 559

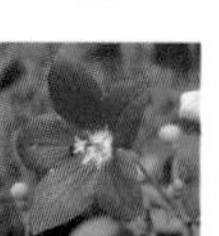
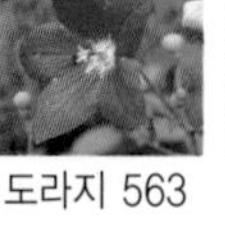
도라지 563

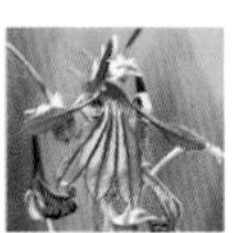
숫잔대 565

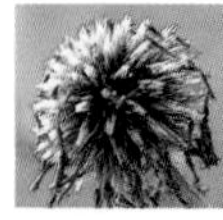
절굿대 613

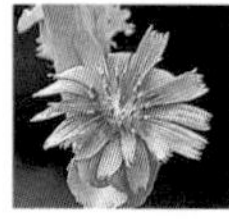
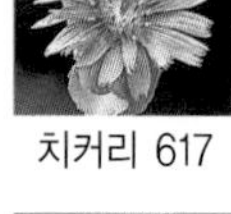
치커리 617

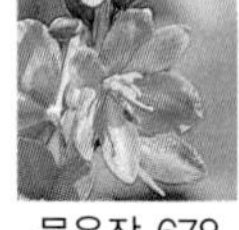
물옥잠 678

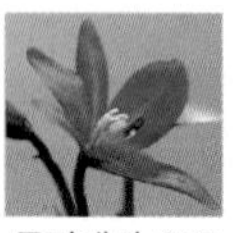
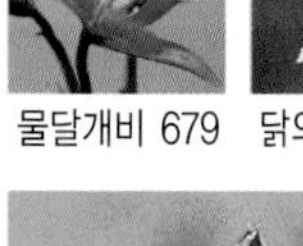
물달개비 679

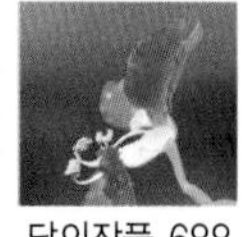
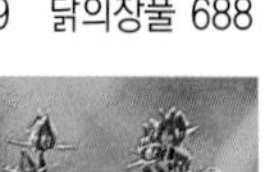
닭의장풀 688

가을에 피는 붉은색 꽃

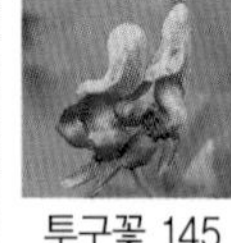
투구꽃 145

쓴풀 458

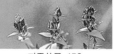

자주쓴풀 458

여러 가지 색깔과 모양으로 꽃이 피는 약초

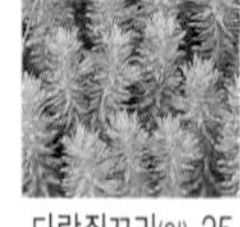
다람쥐꼬리(잎) 25

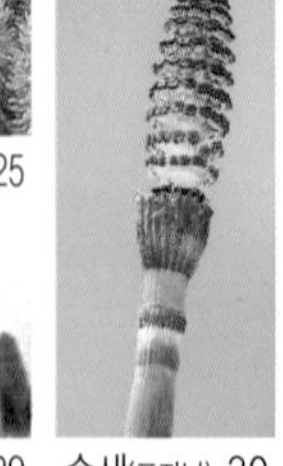
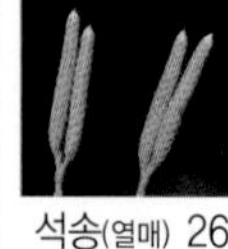
석송(열매) 26

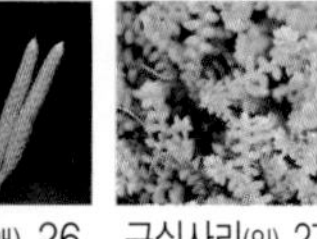
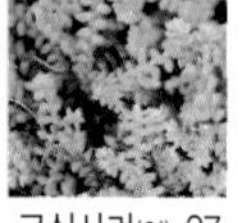
구실사리(잎) 27

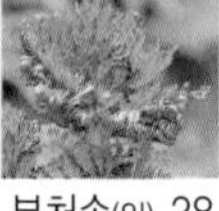
부처손(잎) 28

쇠뜨기(포자낭) 29

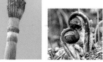

속새(포자낭) 30

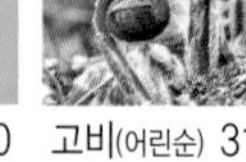
고비(어린순) 31

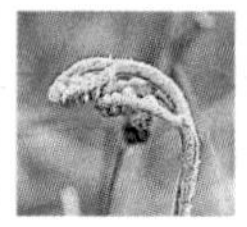
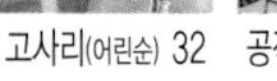
고사리(어린순) 32

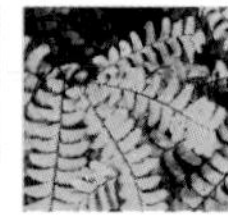
공작고사리(잎) 33

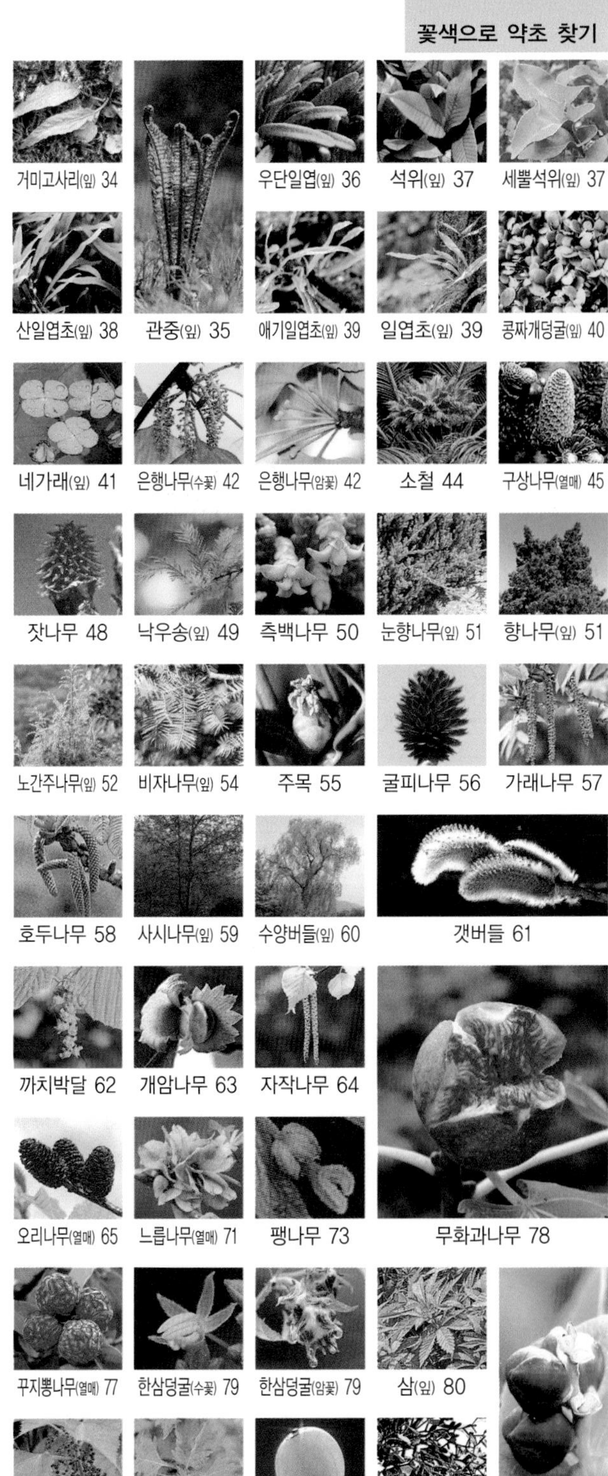

거미고사리(잎) 34 우단일엽(잎) 36 석위(잎) 37 세뿔석위(잎) 37

산일엽초(잎) 38 관중(잎) 35 애기일엽초(잎) 39 일엽초(잎) 39 콩짜개덩굴(잎) 40

네가래(잎) 41 은행나무(수꽃) 42 은행나무(암꽃) 42 소철 44 구상나무(열매) 45

잣나무 48 낙우송(잎) 49 측백나무 50 눈향나무(잎) 51 향나무(잎) 51

노간주나무(잎) 52 비자나무(잎) 54 주목 55 굴피나무 56 가래나무 57

호두나무 58 사시나무(잎) 59 수양버들(잎) 60 갯버들 61

까치박달 62 개암나무 63 자작나무 64

오리나무(열매) 65 느릅나무(열매) 71 팽나무 73 무화과나무 78

꾸지뽕나무(열매) 77 한삼덩굴(수꽃) 79 한삼덩굴(암꽃) 79 삼(잎) 80

모시풀 82 거북꼬리(잎) 83 겨우살이(열매) 84 참나무겨우살이(열매) 85 며느리배꼽 95

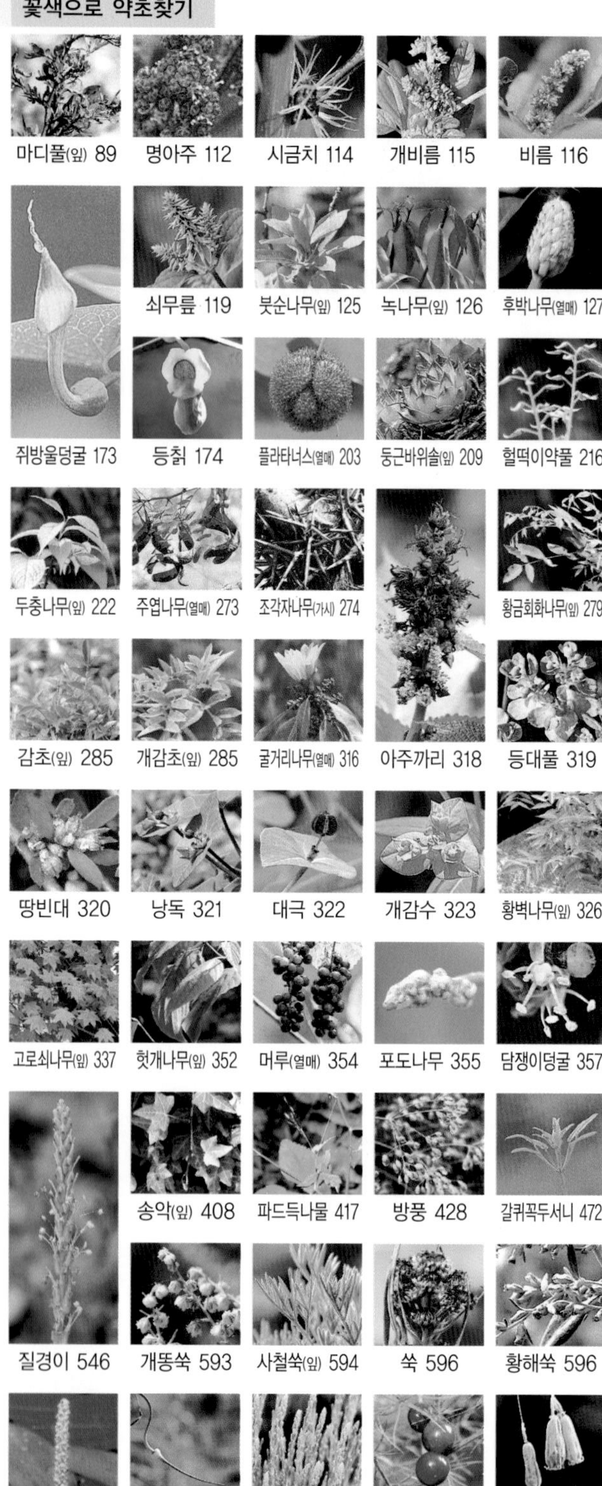

마디풀(잎) 89 · 명아주 112 · 시금치 114 · 개비름 115 · 비름 116

쥐방울덩굴 173 · 쇠무릎 119 · 붓순나무(잎) 125 · 녹나무(잎) 126 · 후박나무(열매) 127

등칡 174 · 플라타너스(열매) 203 · 둥근바위솔(잎) 209 · 헐떡이약풀 216

두충나무(잎) 222 · 주엽나무(열매) 273 · 조각자나무(가시) 274 · 황금회화나무(잎) 279

감초(잎) 285 · 개감초(잎) 285 · 굴거리나무(열매) 316 · 아주까리 318 · 등대풀 319

땅빈대 320 · 낭독 321 · 대극 322 · 개감수 323 · 황벽나무(잎) 326

고로쇠나무(잎) 337 · 헛개나무(잎) 352 · 머루(열매) 354 · 포도나무 355 · 담쟁이덩굴 357

송악(잎) 408 · 파드득나물 417 · 방풍 428 · 갈퀴꼭두서니 472

질경이 546 · 개똥쑥 593 · 사철쑥(잎) 594 · 쑥 596 · 황해쑥 596

가래 631 · 마늘 641 · 천문동(잎) 651 · 비짜루(열매) 653 · 둥굴레 656

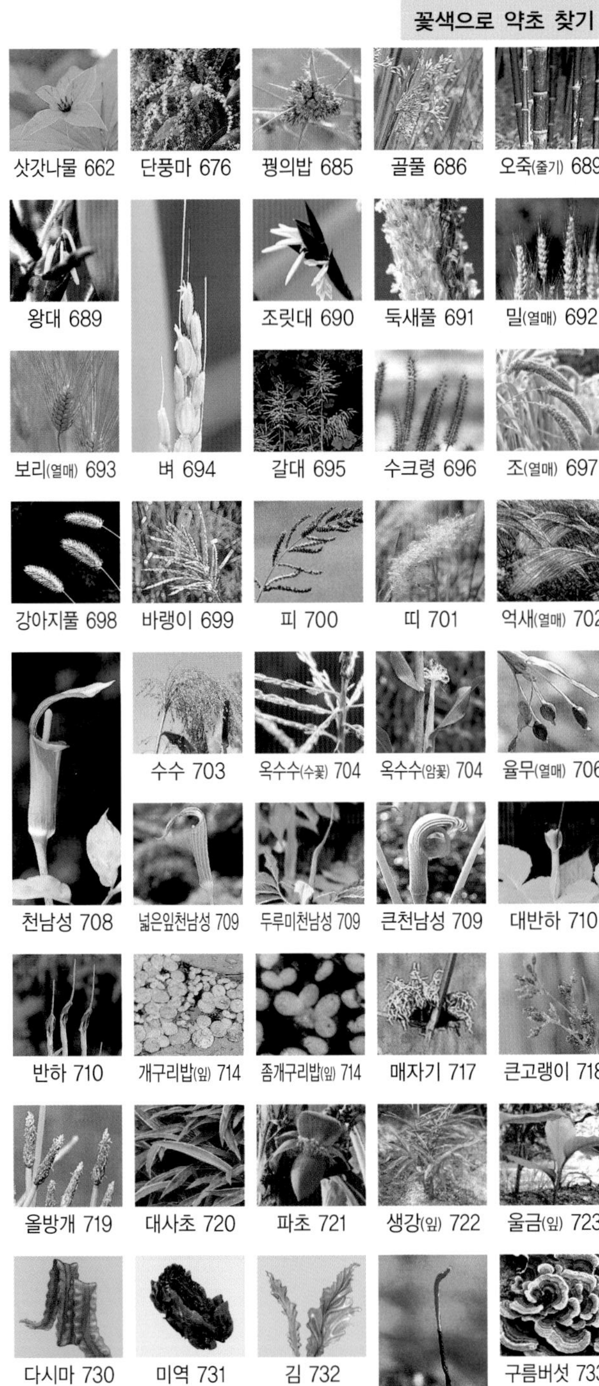

삿갓나물 662 단풍마 676 꿩의밥 685 골풀 686 오죽(줄기) 689

왕대 689 조릿대 690 둑새풀 691 밀(열매) 692

보리(열매) 693 벼 694 갈대 695 수크령 696 조(열매) 697

강아지풀 698 바랭이 699 피 700 띠 701 억새(열매) 702

수수 703 옥수수(수꽃) 704 옥수수(암꽃) 704 율무(열매) 706

천남성 708 넓은잎천남성 709 두루미천남성 709 큰천남성 709 대반하 710

반하 710 개구리밥(잎) 714 좀개구리밥(잎) 714 매자기 717 큰고랭이 718

올방개 719 대사초 720 파초 721 생강(잎) 722 울금(잎) 723

다시마 730 미역 731 김 732 구름버섯 733

복령 734 목이버섯 435 누에동충하초 736 노린재동충하초 736 벌동충하초 736

주요 참고 문헌

- 《大韓植物圖鑑》 李昌福著 鄕文社刊
- 《몸에좋은山野草》 尹國炳 · 張俊根著 石悟出版社刊
- 《빛깔있는책들 약이되는야생초》 김태정著 대원사刊
- 《약이되는한국의산야초》 김태정著 국일미디어刊
- 《약이되는야생초》 김태정著 대원사刊
- 《原色資源樹木圖鑑》 金昌浩 · 尹相旭編著 아카데미서적刊
- 《原色韓國植物圖鑑》 李永魯著 敎學社刊
- 《韓國樹木圖鑑》 山林廳林業硏究院刊
- 《종합 약용식물학》 한국약용식물학 연구회著 학창사刊
- 《임상 한방본초학》 서부일 · 최호영 共編著 영림사刊
- 《방제학》 한의과대학 방제학교수 共編著 영림사刊
- 《한약생산학 각론》 최성규著 신광출판사刊
- 《약용식물》 농촌진흥청 농촌인적자원개발센터刊
- 《약용작물 표준영농교본-7(개정)》 농촌진흥청 약용작물과刊
- 《실용 동의약학》 차진헌著 과학 · 백과사전출판사(북한)刊
- 《原色韓國本草圖鑑》 安德均著 敎學社刊
- 《처방이 있는 동의한방 약초 도감》》 최수찬著 지식서관刊

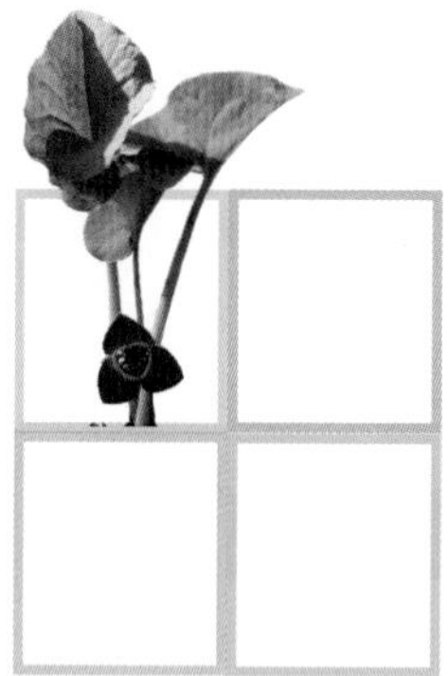

도움을 주신 분

- 조유성(사진가), 안승일(사진가)
- 최수찬(한약학 박사), 문순열, 김경호, 한영일

근육을 잘 풀어 주고 출혈을 멎게 하는 풀

다람쥐꼬리

Lycopodium chinense H. Christ

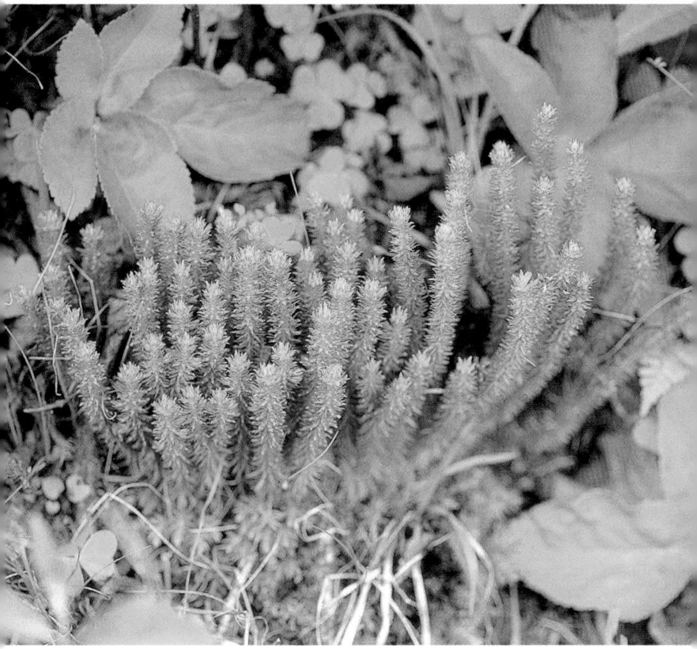

석송속. 늘푸른여러해살이풀. 전국. 깊은 산 숲 속에서 자라고, 포자는 7~9월에 생기며 윗부분의 잎겨드랑이에 1개씩 달린다.

별　명 북솔석송, 탐라쥐꼬리
한약명 **소접근초(小接筋草)**-지상부
성　미 맛은 조금 쓰고 성질은 평하다.
효　능 속근(續筋), 지혈(止血)
용　도 외상출혈(外傷出血), 타박상(打撲傷)

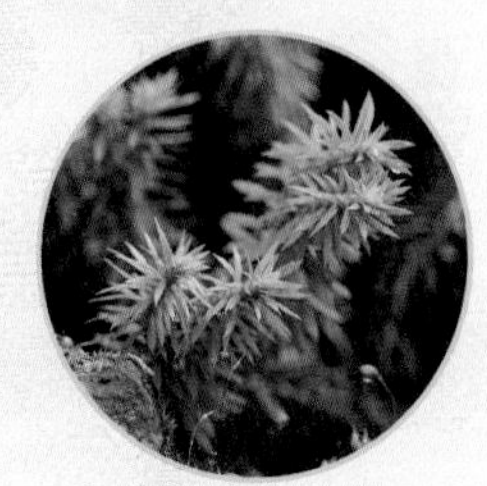

어린이의 피부염증을 치료하는 풀

석송

Lycopodium clavatum L.

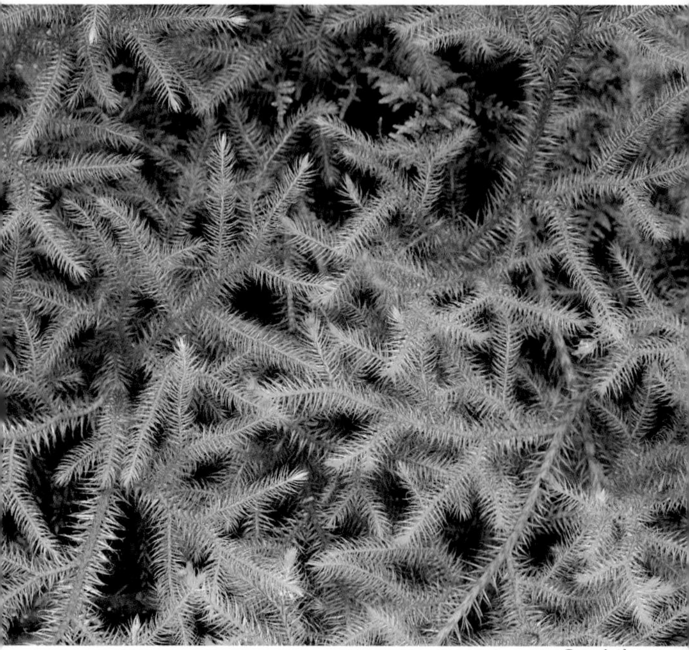

ⓒ 조유성

석송속. 늘푸른여러해살이풀. 북부 지방. 깊은 산지의 반그늘에서 자라고, 7~8월에 넓은 달걀 모양의 포자엽에 포자낭 이삭이 3~6개씩 생긴다.

별 명 애기석송
한약명 **석송자(石松子)**－포자
효 능 소염(消炎)
용 도 소아피부염(小兒皮膚炎)

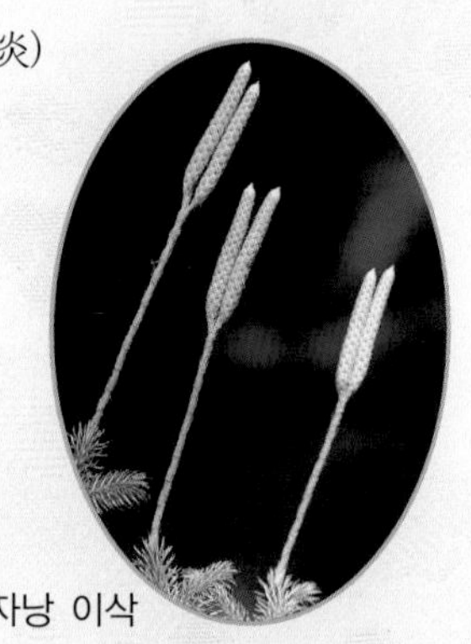

포자낭 이삭

관절염을 치료하고 항암 작용을 하는 풀

구실사리

Selaginella rossii (Baker) Warb.

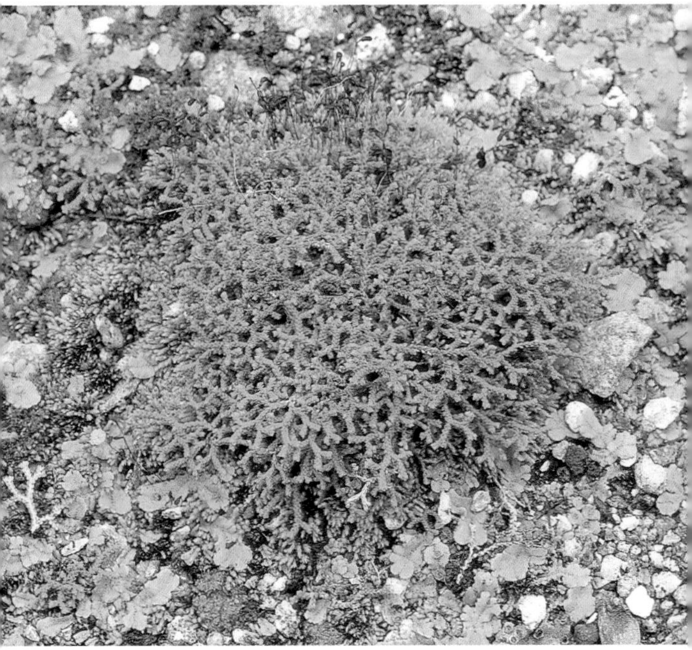

부처손속. 늘푸른여러해살이풀. 전국. 산지 수림 아래의 바위 겉에서 옆으로 벋으며 자라고, 7~9월에 포자낭 이삭이 생긴다.

별　명 구슬사리, 바위비늘이끼
한약명 **지백(地柏)**–지상부
효　능 항암(抗癌)
용　도 관절염(關節淡), 근골동통(筋骨疼痛), 혈소판감소증(血小板減少症)

- 민간에서 항암제(抗癌劑)로 쓴다.

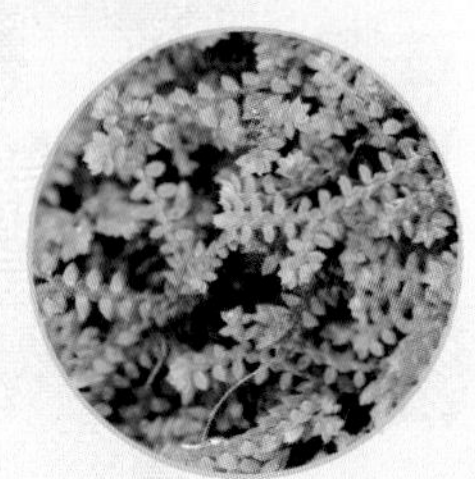

가래를 삭이고 종기를 치료하는 풀

부처손

Selaginella tamariscina (Beauv.) Spring

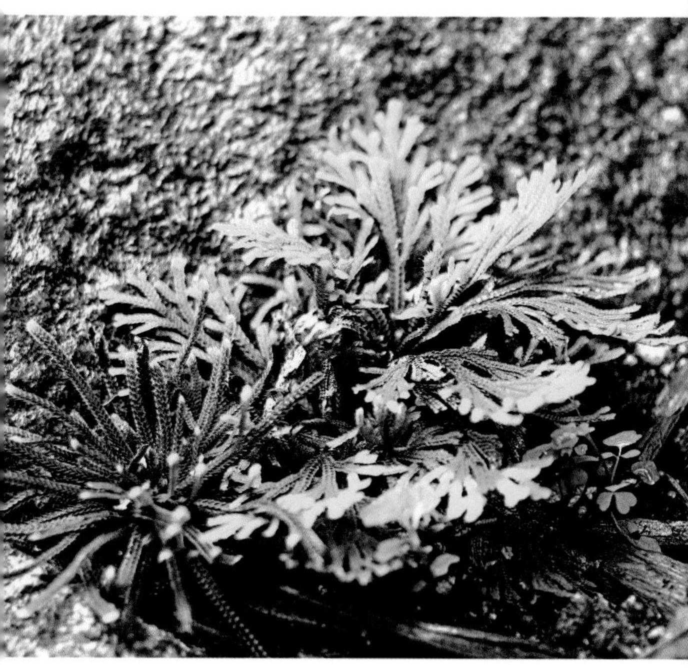

늘푸른여러해살이풀. 전국. 고산의 건조한 바위 겉에서 자라고, 잎은 건조할 때는 안으로 말려서 공처럼 되며, 포자낭 이삭은 사각형으로 잔가지 끝에 1개씩 달린다.

별 명 돌이끼, 만년초, 보처수, 조막손풀
한약명 **권백(卷柏)**–지상부
성 미 맛은 맵고 성질은 평하다.
효 능 거담(祛痰), 소종(消腫), 이뇨(利尿), 지혈(止血), 파혈(破血), 항암(抗癌), 활혈통경(活血通經)
용 도 간염(肝炎), 기침, 대하(帶下), 미하(米瘕), 복통(腹痛), 붕루(崩漏), 월경불순(月經不順), 수종(水腫), 신장염(腎臟炎), 월경폐지(月經閉止), 육혈(衄血), 천식(喘息), 타박상(打撲傷), 탈항(脫肛), 토혈(吐血), 혈뇨(血尿), 혈변(血便), 황달(黃疸)

기침을 멎게 하고 오줌을 잘 나가게 하는 풀

쇠뜨기

Equisetum arvense L.

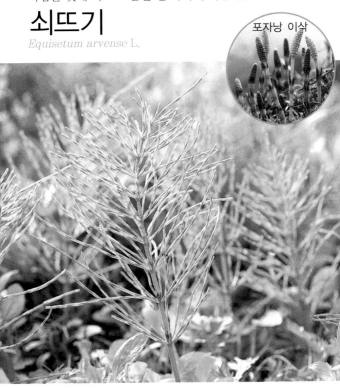

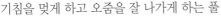

속새속. 여러해살이풀. 전국. 들판의 햇볕이 잘 드는 풀밭에서 자라고, 이른 봄에 생식줄기가 나오고, 4~5월에 뱀대가리 모양의 포자낭 이삭을 만든다.

별　명 깨때기, 뱀밥, 토끼과자, 필두채, 해뜨기풀
한약명 **문형(問荊)**–지상부
성　미 맛은 쓰고 성질은 서늘하다.
효　능 양혈(凉血), 이뇨, 이수(利水), 지해, 청열, 항암
용　도 간염(肝炎), 객혈(喀血), 결기류통(結氣瘤痛), 골절(骨折), 기침, 당뇨병(糖尿病), 도경(倒經), 소변불리(小便不利), 소변삽통(小便澁痛), 신장병(腎臟病), 요로감염(尿路感染), 월경과다(月經過多), 임질(淋疾), 장출혈동통(腸出血疼痛), 치출혈(痔出血), 천식(喘息), 코피, 토혈(吐血), 해수기천(咳嗽氣喘), 혈변(血便), 황달(黃疸)
• 영양줄기는 고혈압(高血壓), 납중독(中毒), 당뇨병(糖尿病), 외상(外傷)의 치료에 쓴다.

간과 쓸개를 튼튼하게 하고 눈병을 치료하는 풀

속새

Equisetum hyemale L.

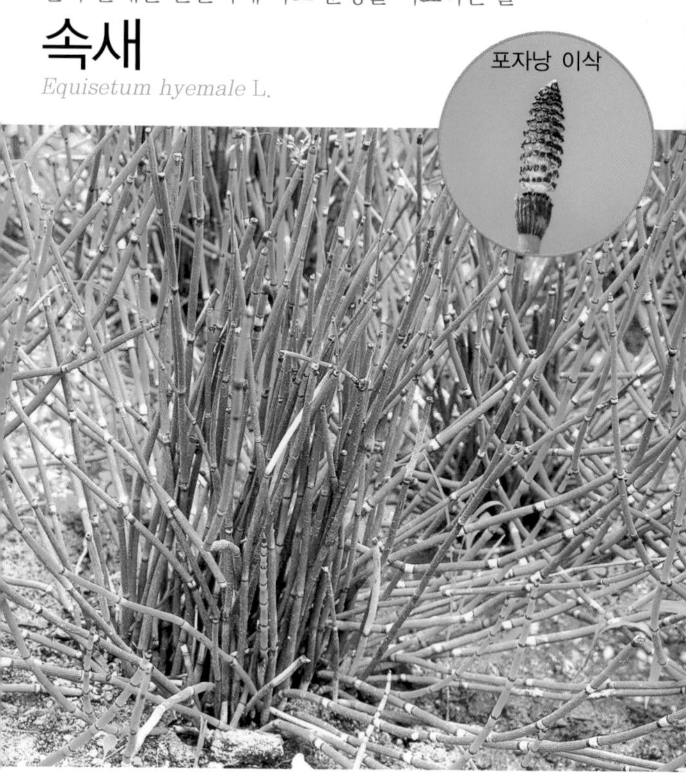

속새속. 늘푸른여러해살이풀. 중부 이북 지방. 숲 속 습지에서 자라고, 4~5월에 녹갈색 원추형 포자낭 이삭이 줄기 끝에 달리며 후에 노란색으로 변한다.

별 명 **쏙새**
한약명 **목적(木賊)**-지상부
성 미 맛은 달고 쓰며 성질은 평하다.
효 능 발한(發汗), 산열(散熱), 소염(消炎), 소풍(疎風), 이뇨(利尿), 퇴상(退峠), 해기(解飢)
용 도 대장염, 목생운예(目生雲翳), 변혈(便血), 분사(粉渣), 붕중적백(崩中赤白), 산증(疝症), 산통(疝痛), 악성종기, 안질(眼疾), 앙풍류루(迎風流淚), 옹저나력(癰疽瘰癧), 옹종(癰腫), 인후염(咽喉炎), 자궁출혈, 장출혈동통(腸出血疼痛), 장풍하혈(腸風下血), 절종(癤腫), 채독(蠆毒), 치질(痔疾), 탈항(脫肛), 풍열예막(風熱翳膜), 하혈, 학질, 한반(汗班), 해기(解飢), 혈리(血痢)

열을 내리게 하고 출혈을 멎게 하는 풀

고비

Osmunda japonica Thunb.

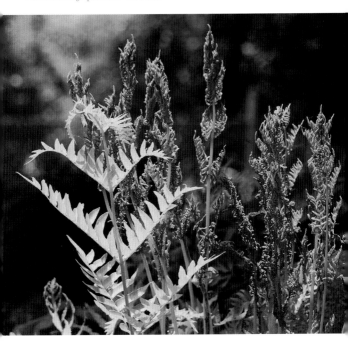

고비속. 여러해살이풀. 전국. 산과 들의 초원 및 숲 가장자리 또는 냇가 근처에서 자라고, 3~5월에 포자낭이 생기고 5월에 여문다.

별 명 개비, 고사리아재비, 고치미, 곱새, 태침, 해춤, 호침

한약명 **자기(紫萁)**-뿌리줄기

성 미 맛은 쓰고 성질은 서늘하다.

효 능 구충(驅虫), 양혈(凉血), 지혈(止血), 청열(淸熱), 해독(解毒)

용 도 대하(帶下), 온열발진(溫熱發疹), 요슬산통(腰膝酸痛), 월경과다, 유뇨(遺尿), 유행성B형뇌염(流行性B型腦炎), 유행성감기(流行性感氣), 유행성이하선염(流行性耳下腺炎), 장풍혈변(腸風血便), 코피, 토혈(吐血), 풍열감기(風熱感氣), 풍한습비(風寒濕痺), 혈리(血痢), 혈붕(血崩)

열을 내리게 하고 장운동을 활발하게 하는 풀

고사리

Pteridium aquilinum var. *latiusculum* (Desv.) Und. ex Heller.

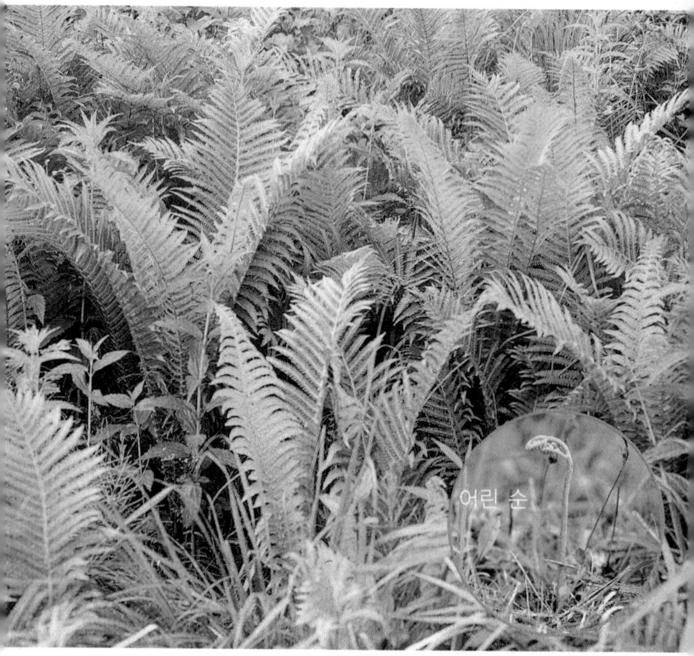

어린 순

고사리속. 여러해살이풀. 전국. 산과 들의 햇볕이 잘 쬐는 양지에서 자라고, 봄에 잎의 뒷면에 포막처럼 된 포자낭이 붙고 포자가 발생한다.

별 명 고자리, 꼬사리, 먹고사리

한약명 **궐(蕨)**–어린순

성 미 맛은 달고 성질은 차다.

효 능 강기(降氣), 윤장(潤腸), 이수(利水), 이습(利濕), 청열(淸熱), 화담(化痰)

용 도 기격(氣隔), 식격(食隔), 장풍열독(腸風熱毒)
• 뿌리줄기는 고열신혼(高熱神昏), 근골동통, 기체경락(氣滯經絡), 백대(白帶), 복통하리, 상한온병(傷寒溫病), 습진, 안통(眼痛), 홍붕(紅崩), 오장허손(五臟虛損), 옹종풍통(癰腫風痛), 인후열증, 해수, 황달의 치료에 쓴다.

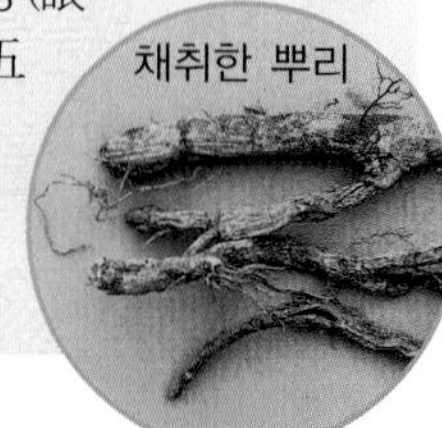

통증을 멎게 하고 종기를 치료하는 풀

공작고사리

Adiantum pedatum Linné

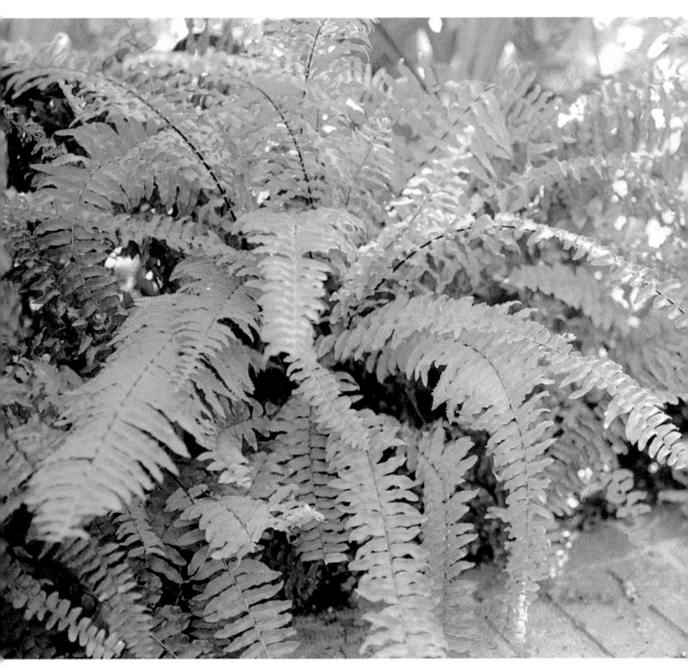

공작고사리속. 늘푸른여러해살이풀. 전국. 산지의 숲 속이나 바위 틈에서 자라고, 6~9월에 포장낭군이 발생하여 잎 가장자리에 긴 타원형 포막이 형성된다.

별 명 봉작고사리
한약명 **철사칠(鐵絲七)**-지상부
효 능 소종(消腫), 이수(利水), 제습(除濕), 조경(調經), 지통(止痛), 통림(通淋)
용 도 류마티스성종통(rheumatic性腫痛), 백대(白帶), 붕루(崩漏), 소변불리(小便不利), 월경불순(月經不順), 이질(痢疾), 임증(淋症), 종기(腫氣), 치통(齒痛), 혈뇨(血尿)

가래를 없애주고 출혈을 멎게 하는 풀

거미고사리

Asplenium ruprechtii Sa. Kurata

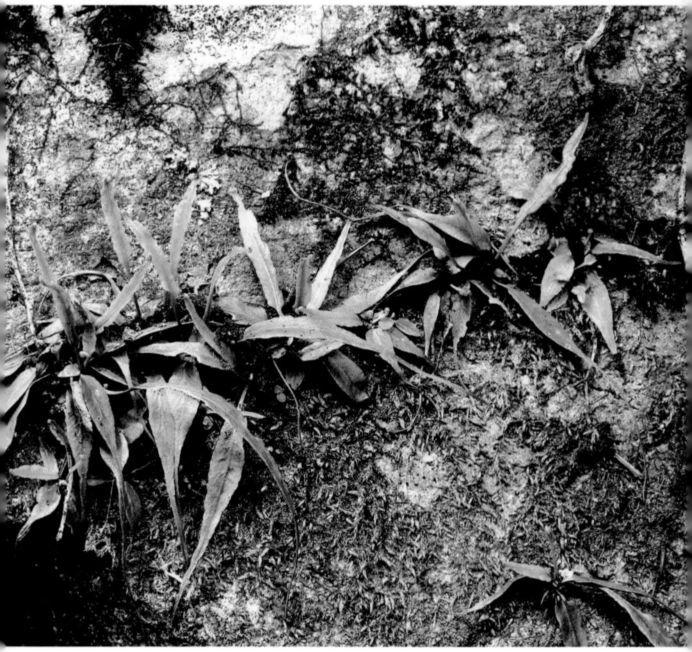

꼬리고사리속. 늘푸른여러해살이풀. 전국. 바위 겉이나 노목의 원줄기에서 자라고, 6~9월에 긴 타원형의 포자낭군이 생긴다.

별 명 거미일엽초
한약명 **마등초(馬蹬草)**–지상부
성 미 맛은 담백하고 성질은 평하다.
효 능 소담(消痰), 지혈(止血)
용 도 외상출혈(外傷出血), 자궁출혈(子宮出血)

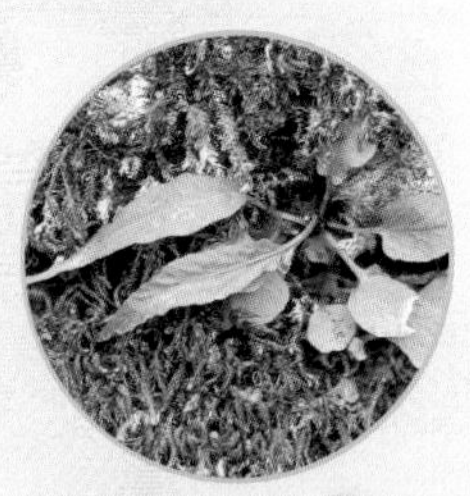

출혈을 멎게 하고 기생충을 없애주는 풀

관중

Dryopteris crassirhizoma Nakai

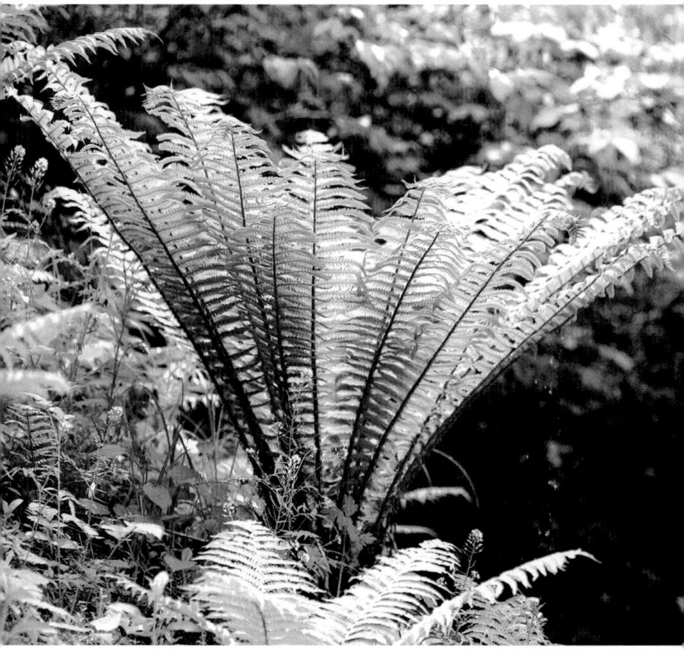

관중속. 여러해살이풀. 전국. 산지의 나무 밑이나 그늘지고 습한 곳에서 자라고, 5~6월에 포자낭군이 발생하여 콩팥 모양의 진한 갈색 포막이 생긴다.

별 명 **면마, 범고비, 희초미**
한약명 **관중(貫衆)**–뿌리줄기
성 미 맛은 쓰고 성질은 조금 차다.
효 능 구충(驅虫), 양혈(凉血), 지혈, 청열(淸熱), 해독
용 도 대하(帶下), 목에 가시가 걸렸을 때, 온열발진, 요슬산통, 요충증, 월경과다, 유뇨(遺尿), 장풍혈변, 조충증(條虫症), 코피, 토혈, 풍열감기(風熱感氣), 풍한습비(風寒濕痺), 혈리(血痢), 혈붕, 회충증
• 유행성감기, 유행성B형뇌염, 유행성이하선염(流行性耳下腺炎) 등의 예방에도 쓴다.

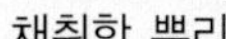
채취한 뿌리

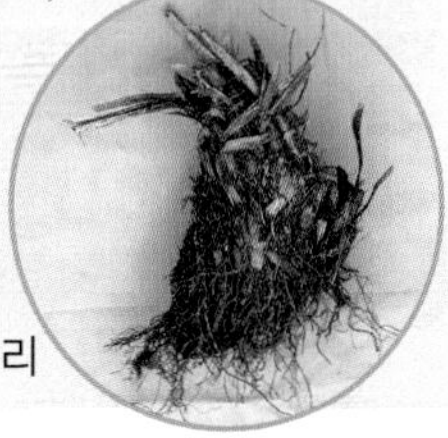

출혈을 멎게 하고 경련을 진정시키는 풀

우단일엽

Pyrrosia linearifolia (Hook.) Ching

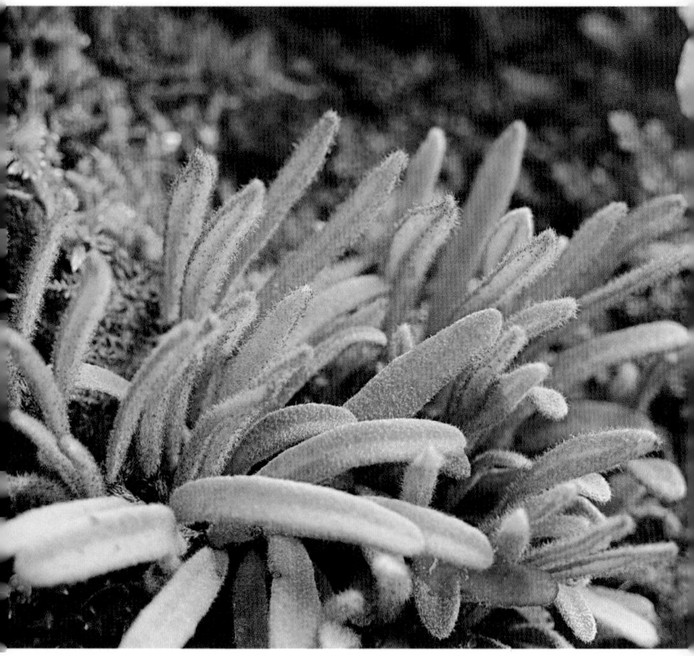

석위속. 늘푸른여러해살이풀. 전국. 산지의 바위 겉 또는 나무줄기 겉에서 자라고, 7~9월에 타원형 포자낭군이 잎의 윗부분 양쪽에 2줄로 배열된다.

한약명 **소석위(小石韋)**-지상부
성 미 맛은 쓰고 떫으며 성질은 서늘하다.
효 능 이뇨(利尿), 지혈(止血), 진경(鎭痙)
용 도 소아경련발작(小兒痙攣發作), 외상출혈(外傷出血)

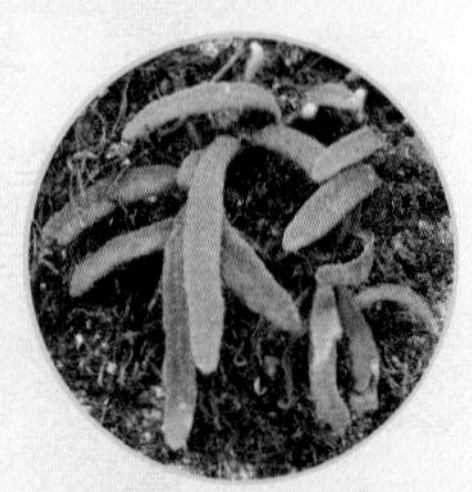

가래와 담을 없애주고 출혈을 멎게 하는 풀

석위

Pyrrosia lingua (Thunb.) Farwell

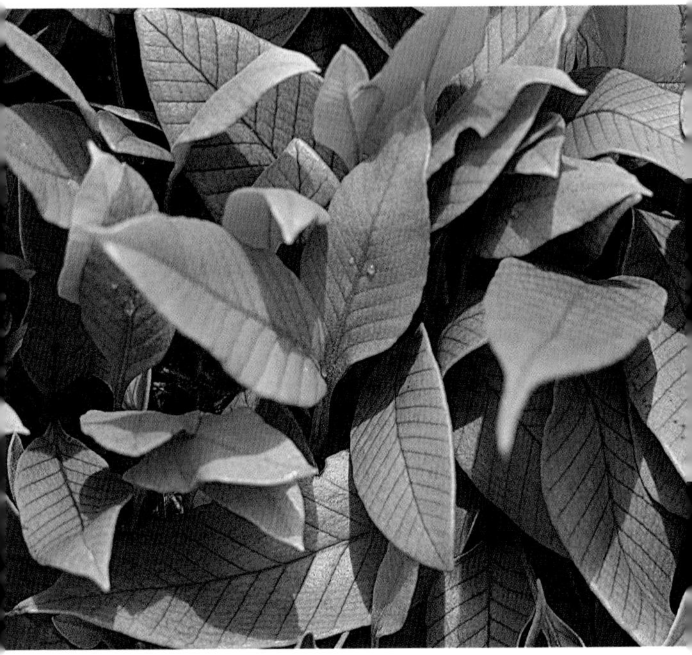

석위속. 늘푸른여러해살이풀. 남부 지방. 산지의 바위 또는 노목 겉에 붙어서 자라고, 7~9월에 포자낭군이 잎 뒷면에 갈색 점 모양으로 빽빽이 덮인다.

한약명 **석위(石韋)**-잎

성 미 맛은 달고 쓰며 성질은 약간 차다.

효 능 거담, 설열(泄熱), 이뇨, 이수, 지혈, 진해(鎭咳), 청폐(淸肺), 통림배석(通淋排石)

용 도 만성기관지염, 세균성설사, 신염(腎炎), 옹저(癰疽), 요로결석, 임병(淋病), 자궁출혈, 창상, 폐열해수(肺熱咳嗽), 혈뇨

- **석위근(石韋根**-뿌리)은 창상출혈의 치료에 쓴다.
- **석위모(石韋毛**-잎의 털)는 화상의 치료에 쓴다.

※세뿔석위를 대용으로 쓸 수 있다.

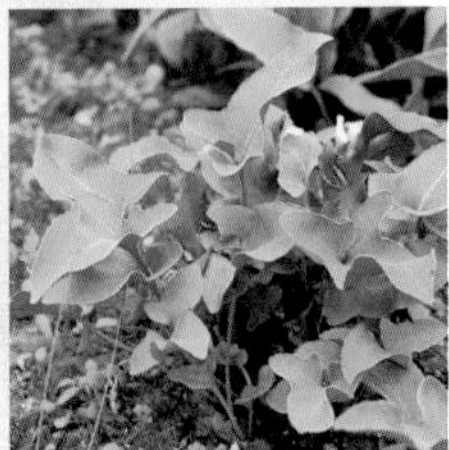

세뿔석위

풍증을 없애주고 종기를 낫게 하는 풀

산일엽초

Lepisorus ussuriensis (Regel et Maack.) Ching

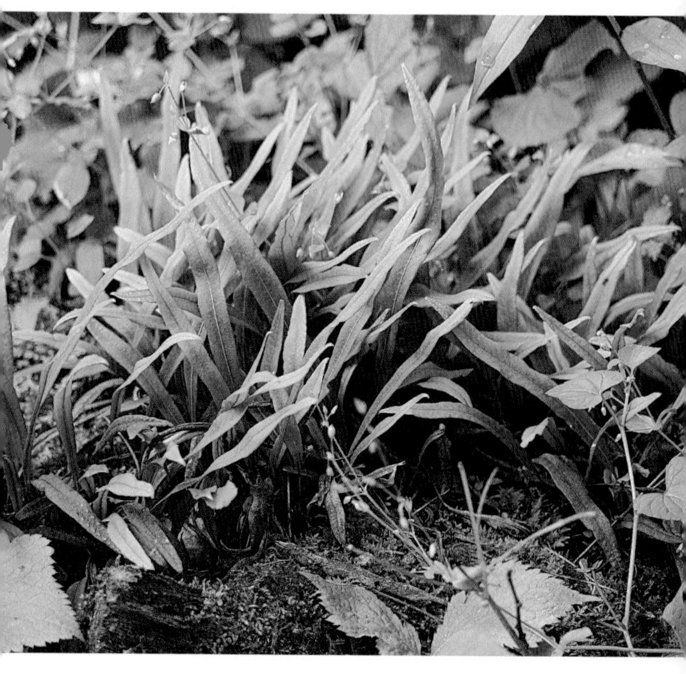

일엽초속. 늘푸른여러해살이풀. 전국. 산지 그늘의 바위 겉에서 자라고, 포자는 6월에 황갈색으로 생기는데 잎에 2줄로 배열되어 9월에 결실한다.

별　명 사계미

한약명 **오소리와위(烏蘇里瓦韋)**–전초

성　미 맛은 달고 성질은 평하다.

효　능 거풍(祛風), 소종(消腫), 이뇨(利尿), 지해(止咳), 청열(淸熱), 해독(解毒), 활혈(活血)

용　도 경풍(驚風), 구강염, 백일해각혈(百日咳咯血), 소변불리(小便不利), 신우신염(腎盂腎炎), 월경부조(月經不調), 인후염(咽喉炎), 정신병, 질타손종(跌打傷腫), 타박상, 폐열해수(肺熱咳嗽), 풍습동통(風濕疼痛), 풍습성관절염(風濕性關節疼炎), 해수(咳嗽)

오줌을 잘 나오게 하고 출혈을 멎게 하는 풀

일엽초

Lepisorus thunbergianus (Kaulf.) Ching

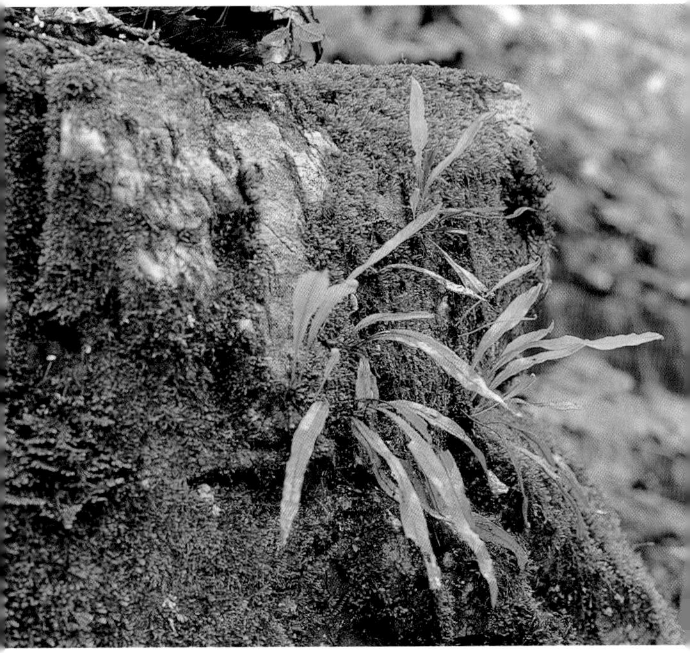

일엽초속. 여러해살이풀. 중부 이남 지방. 산지의 바위나 고목에 붙어 자라고, 잎은 뿌리줄기에서 1개만 나오며, 잎 뒷면에 노란색 포자낭군이 1줄로 생긴다.

별　명 검단
한약명 **와위(瓦韋)**–지상부
성　미 맛은 담백하고 성질은 차다.
효　능 이뇨(利尿), 지혈(止血), 항암(抗癌)
용　도 기침, 냉증(冷症), 대장염(大腸炎), 복통(腹痛), 사교상(蛇咬傷), 신장염(腎臟炎), 아감(牙疳), 이질(痢疾), 임병(淋病), 해수토혈(咳嗽吐血), 타박상(打撲傷), 하혈(下血)

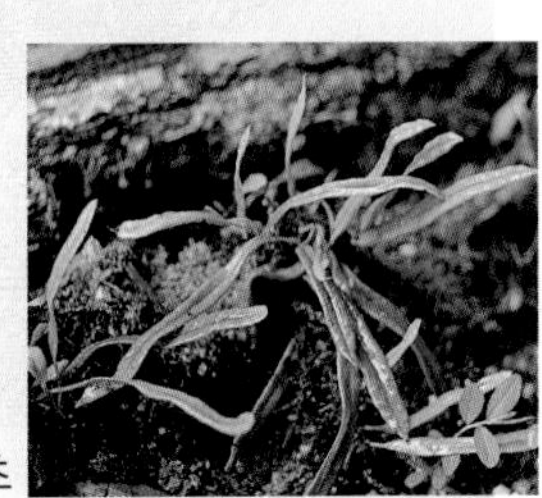

애기일엽초

기침을 멎게 하고 해독 작용을 하는 풀

콩짜개덩굴

Lemmaphyllum microphyllum Presl.

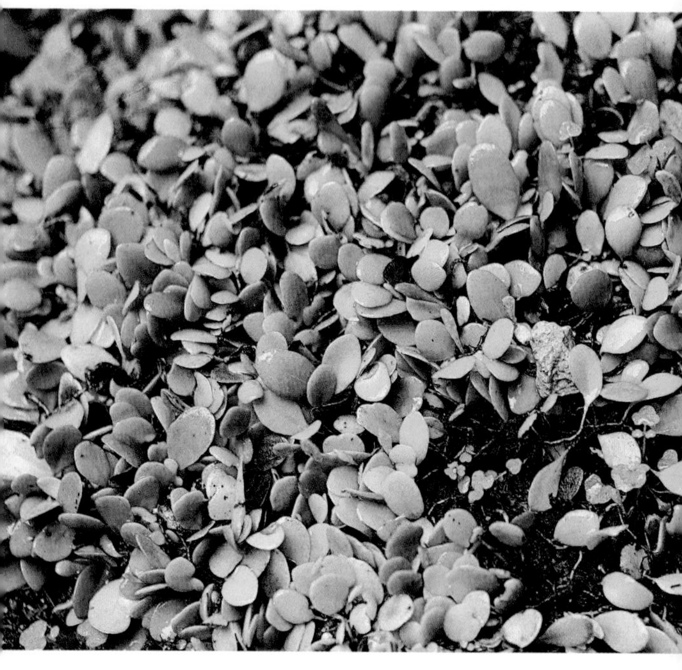

콩짜개덩굴속. 늘푸른여러해살이풀. 남부 지방. 해안가의 바위 또는 노목에 붙어서 자라고, 7~9월에 주걱 모양 포자엽에 포자낭군이 달린다.

별 명 석궐, 지련전, 콩조각고사리, 콩짜개고사리

한약명 **나염초(螺厴草)**–지상부

성 미 맛은 맵고 성질은 서늘하다.

효 능 양혈(凉血), 지해(止咳), 청폐(淸肺), 해독(解毒)

용 도 각혈(咯血), 개라(疥癩), 월경불순(月經不順), 심기통(心氣痛), 악성종기(惡性腫氣), 온열병(溫熱病), 옴, 옹종(癰腫), 이질(痢疾), 타박상(打撲傷), 토혈(吐血), 폐옹(肺癰), 풍화치통(風火齒痛), 해수출혈(咳嗽出血), 혈뇨(血尿)

열을 내리게 하고 출혈을 멎게 하는 풀

네가래

Marsilea quadrifolia L.

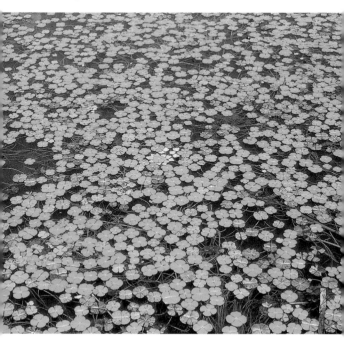

여러해살이물풀. 중부 이남 지방. 논 및 늪 또는 연못에서 자라고, 꽃은 5~6월에 엷은 녹색으로 피며, 열매는 타원형 포자낭과로 8월에 여문다.

별 명 야합초, 전자초, 큰개구리밥, 파동선, 희관종
한약명 **평(苹)**–지상부
성 미 맛은 달고 성질은 차다.
효 능 이수(利水), 지혈(止血), 청열(淸熱), 해독(解毒)
용 도 간염(肝炎), 림프절결핵(lymph節結核), 신우신염(腎盂腎炎), 유방염(乳房炎), 치질(痔疾), 코피, 토혈(吐血), 풍열안질(風熱眼疾), 혈뇨(血尿)

가래를 삭이고 기침을 멎게 하는 나무

은행나무

Ginkgo biloba L.

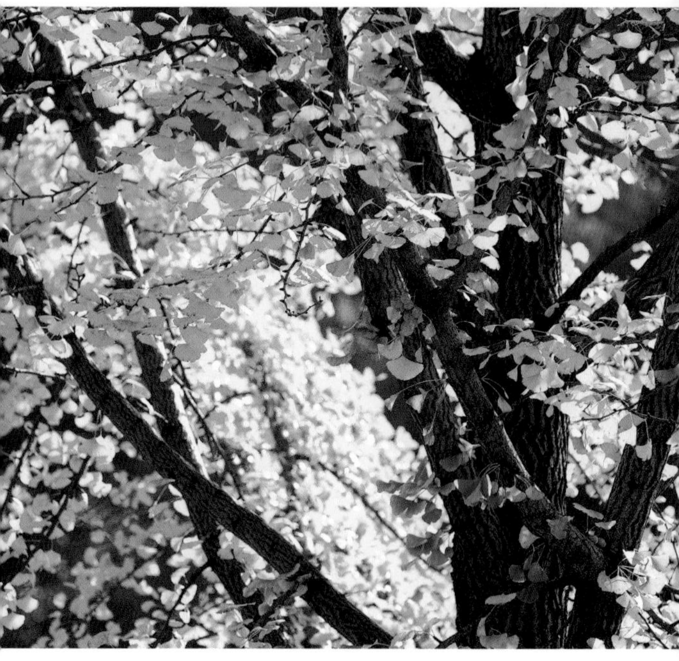

은행나무속. 갈잎큰키나무. 전국. 민가 부근에서 자라고, 꽃은 4~5월에 황갈색으로 피며, 열매는 둥근 핵과로 9~10월에 노란색으로 익는다.

별 명 공손수, 백과목, 압각수, 화석나무

한약명 **백과(白果)**–씨

성 미 맛은 달고 쓰고 떫으며 성질은 평온하고 독성이 조금 있다.

효 능 거담(祛痰), 수렴(收斂), 수삽지대(收澁止帶), 염폐평천(斂肺平喘), 익기(益氣), 지사(止瀉), 진경(鎭痙)

용 도 가래, 가슴이 울렁거리는 증세, 고혈압(高血壓), 기침, 담수(痰嗽), 동맥경화(動脈硬化), 백대(白帶), 설사(泄瀉), 소변빈삭(小便頻數), 유정(遺精), 임병(淋病), 임질소변백탁(淋疾小便白濁), 천식(喘息), 해수(咳嗽), 협심증(狹心症), 효천(哮喘)

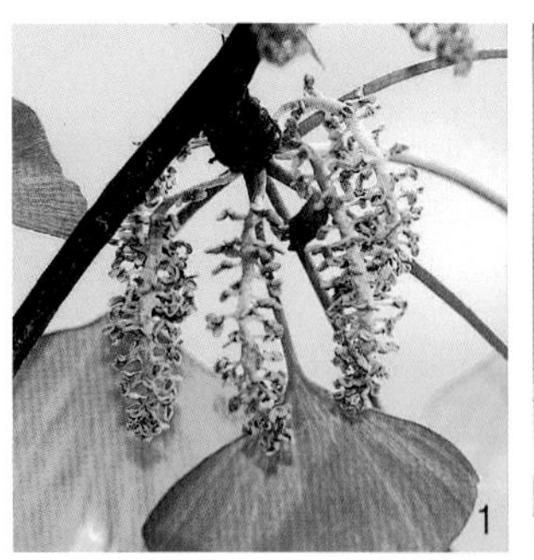

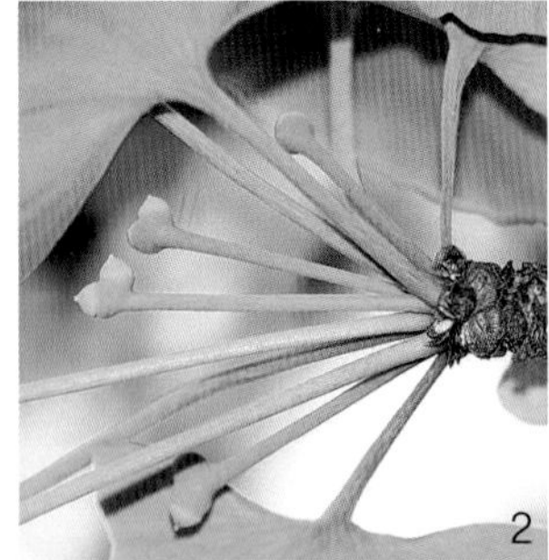

1. 수꽃
2. 암꽃
3. 열매
4. 과육을 벗겨 낸 열매
5. 씨껍질을 벗긴 씨

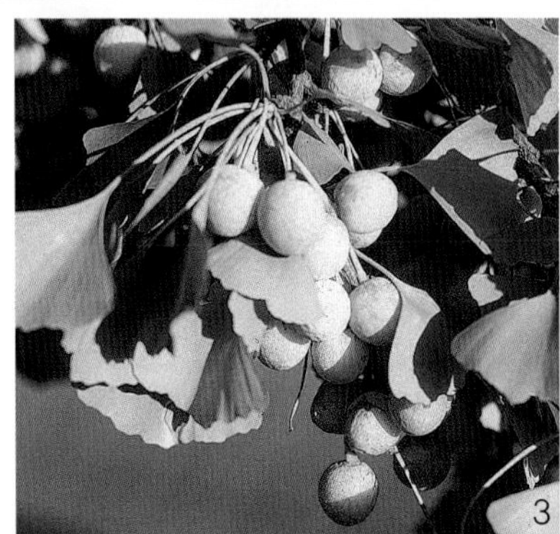

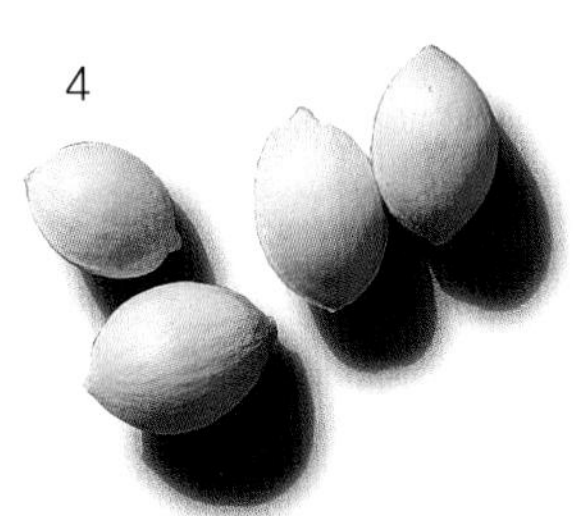

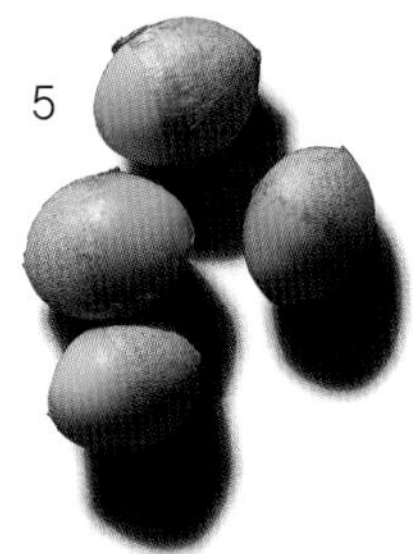

• **백과근(白果根**-뿌리)은 백대(白帶), 유정(遺精)의 치료에 쓴다.

• **백과수피(白果樹皮**-나무껍질)는 우피동전선(牛皮銅錢癬)의 치료에 쓴다.

• **백과엽(白果葉**-잎)은 담천해수(痰喘咳嗽), 동맥경화(動脈硬化), 백대(白帶), 백탁(白濁), 수양성하리(水樣性下痢), 심계정충(心悸怔忡), 심장병(心臟病), 흉민심통(胸悶心痛)의 치료에 쓴다.

간 기능을 활성화시키는 나무

소철

Cycas revoluta Thunb.

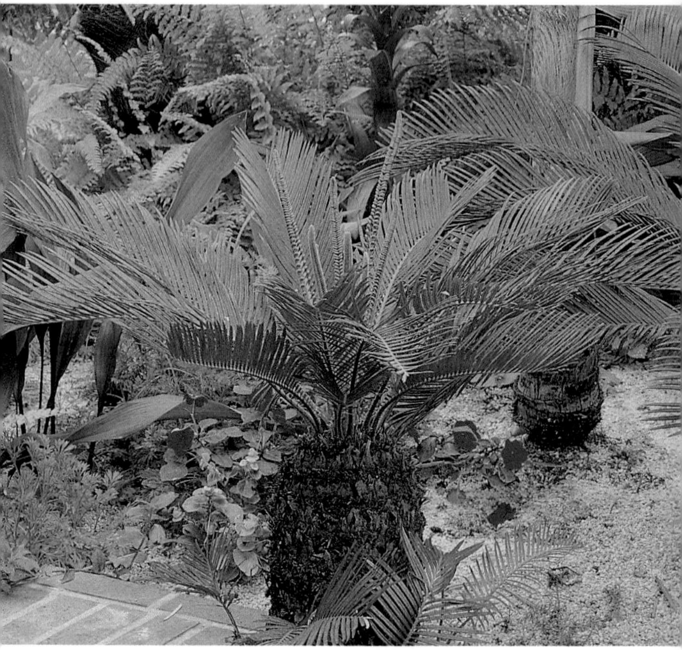

소철속. 늘푸른나무. 제주도. 관상용으로 재배하고, 꽃은 6~8월에 피는데 수꽃은 원기둥 모양이고 암꽃은 원줄기 끝에 모여 달리며, 열매는 11월에 적색으로 익는다.

한약명 **봉미초엽(鳳尾焦葉)**-잎
성 미 맛은 달고 시며 성질은 조금 따뜻하다.
효 능 간기능활성(肝技能活性), 이기(理氣), 항암(抗癌), 활혈(活血)
용 도 복통(腹痛), 월경폐색(月經閉塞), 해수(咳嗽)

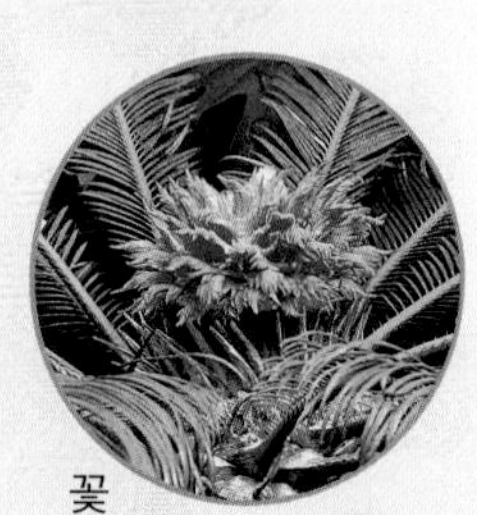
꽃

간을 튼튼하게 하고 출혈을 멎게 하는 나무

구상나무

Abies koreana Wilson

전나무속. 늘푸른바늘잎큰키나무. 덕유산 이남 지방. 고산 지대의 숲에서 자라고, 꽃은 4~5월에 진자색으로 피며, 열매는 원통 모양 구과로 9~10월에 갈색으로 여문다.

한약명 **박송실(朴松實)**-열매
성 미 맛은 조금 맵고 떫으며 성질은 평하다.
효 능 거풍서간(祛風舒肝), 활혈지혈(活血止血)
용 도 고혈압(高血壓), 골절상(骨折傷), 두통(頭痛), 어지럼증, 외상출혈(外傷出血), 요통(腰痛), 타박상(打撲傷), 하지신경통(下肢神經痛)

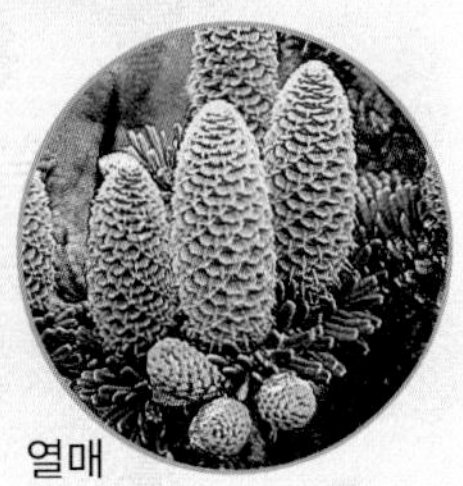

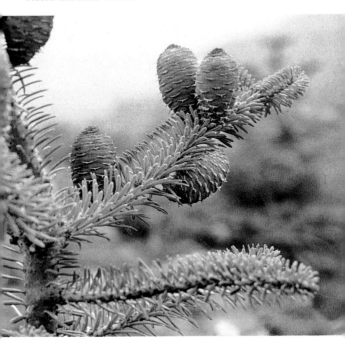
열매

풍과 습을 없애주고 옴을 치료하는 나무

소나무

Pinus densiflora Sieb. et Zucc

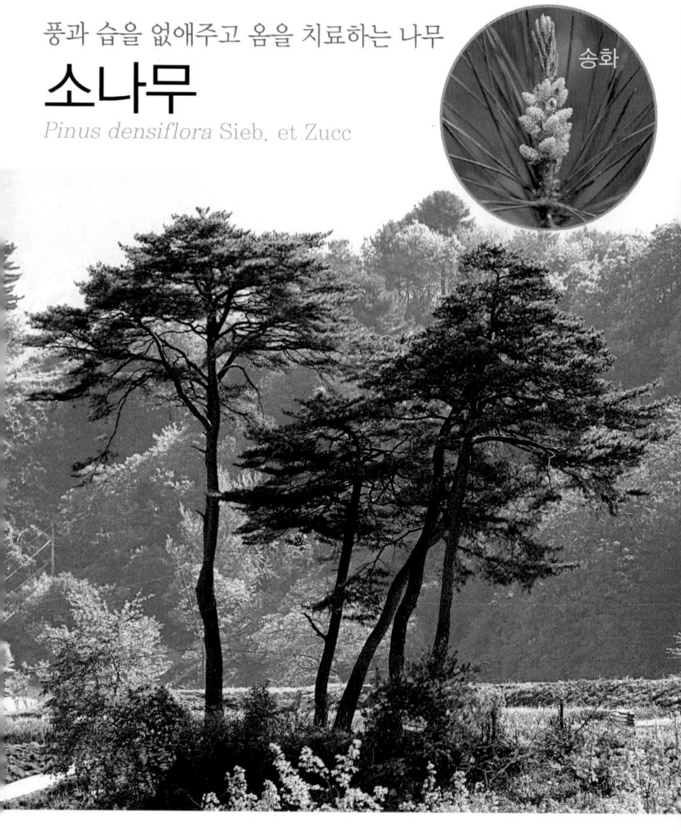

소나무속. 늘푸른바늘잎큰키나무. 전국. 산지의 건조한 곳에서 자라고, 꽃은 5월에 노란색으로 피며, 열매는 원추형 구과로 다음해 9~11월에 흑갈색으로 익는다.

별 명 솔, 육송, 적송, 조선솔, 참솔나무
한약명 **송절(松節)**-가지의 마디
성 미 맛은 쓰고 성질은 따뜻하다.
효 능 거풍(祛風), 건습(乾濕), 서근(舒筋), 활락(活絡)
용 도 각비(脚痺), 골절통(骨折痛), 관절염(關節淡), 백절풍(百節風), 복통(腹痛), 타박상(打撲傷)

• **송근(松根**-뿌리)은 근골통(筋骨痛), 상손토혈(傷損吐血), 충치통(虫齒痛)의 치료에 쓴다.

• **송엽(松葉**-잎)은 고혈압(高血壓), 부종(浮腫), 불면증(不眠症), 소화불량(消化不良), 습진(濕疹), 옴, 임질(淋疾), 풍습마비통증(風濕麻痺痛症), 풍습창(風濕瘡)의 치료에 쓴다.

• **송화분(松花粉**-꽃가루)은 동맥경화(動脈硬

化), 만성대장염(慢性大腸炎), 비기허증(脾氣虛症), 설사(泄瀉), 습진(濕疹), 십이지장궤양(十二指腸潰瘍), 어지럼증, 위궤양(胃潰瘍), 창상출혈(瘡傷出血)의 치료에 쓴다.

• **송구(松毬**-솔방울**)**는 장조변란(腸燥便難), 치질(痔疾), 풍비(風痺), 풍비한기(風痺寒氣), 허리소기(虛羸少氣)의 치료에 쓴다.

• **송지(松脂**-송진**)**는 개창의 치료에 쓴다.

※반송, 해송을 대용으로 쓸 수 있다.

옹이에서 나오는 송진

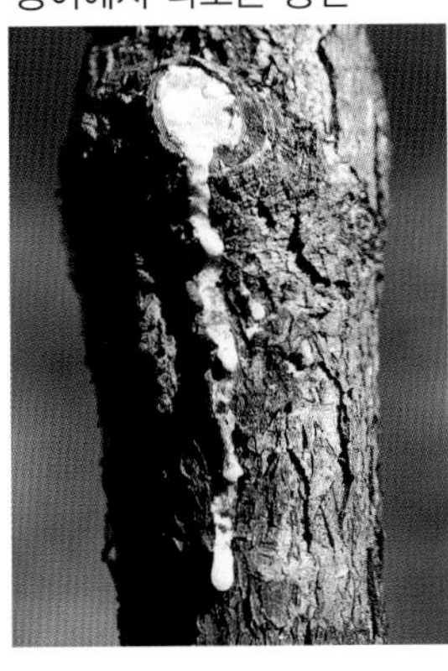

솔방울

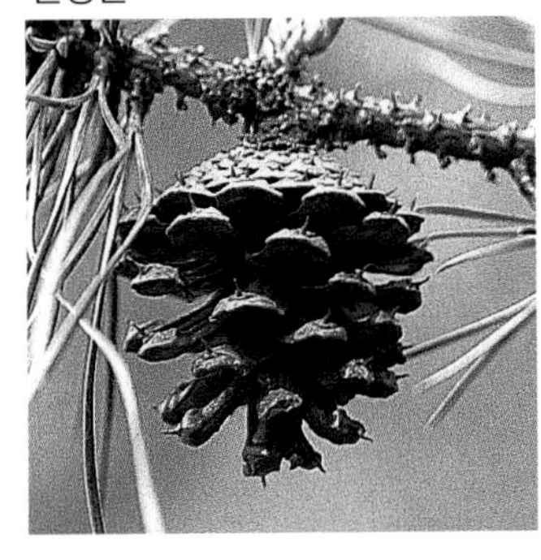

솔잎

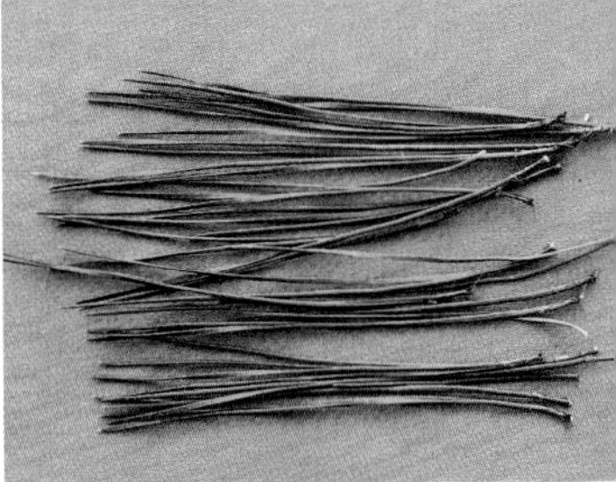

채취한 송진

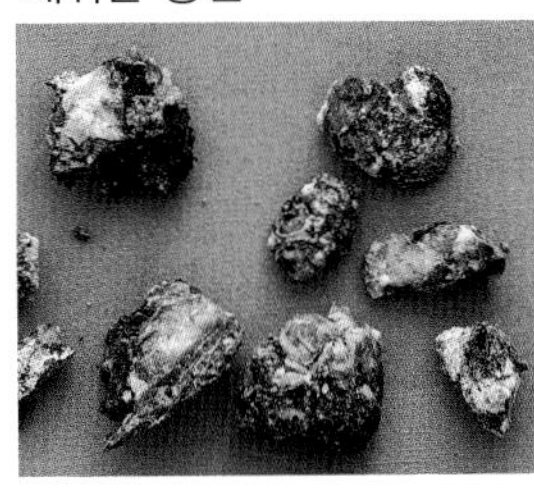

송절(가지)

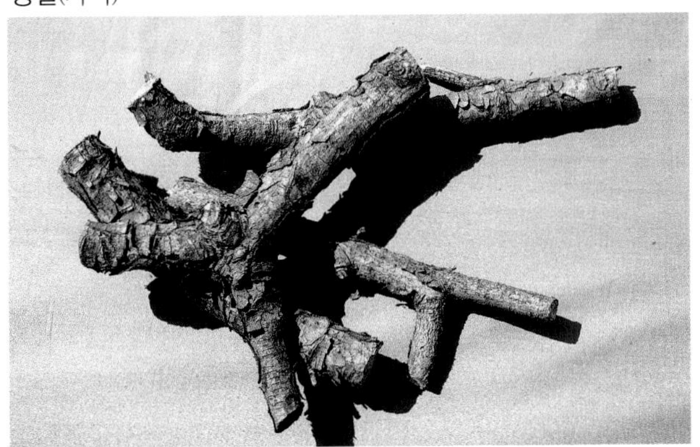

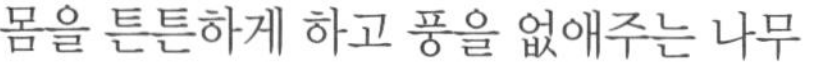

몸을 튼튼하게 하고 풍을 없애주는 나무

잣나무

Pinus koraiensis Sieb. et Zucc

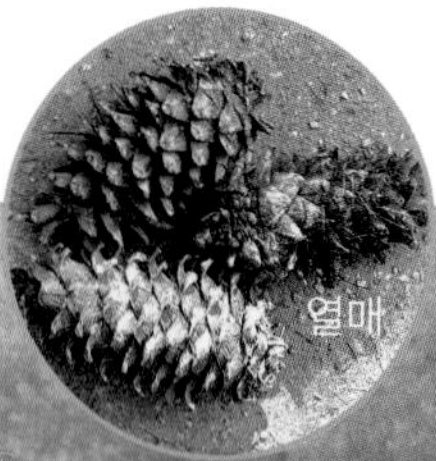

열매

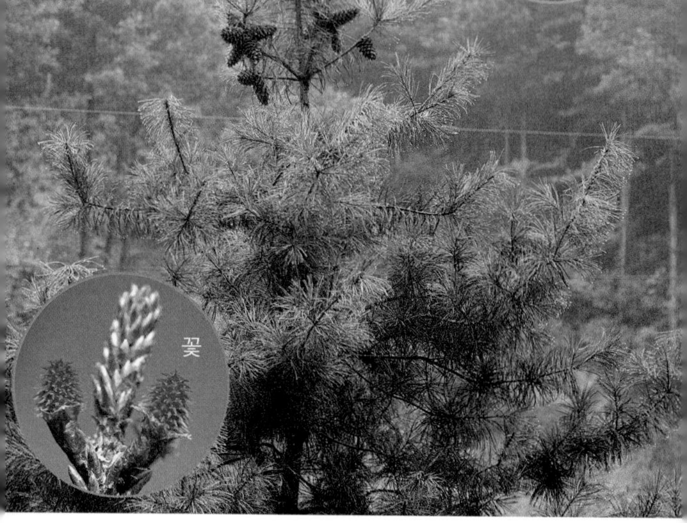

꽃

소나무속. 늘푸른바늘잎큰키나무. 전국. 고산 지대에서 자라고, 꽃은 5월에 붉은색과 녹황색으로 피며, 열매는 긴 달걀 모양 구과로 다음해 10월에 익는다.

별　명 과송, 백엽, 신라송, 오엽송, 오채송, 홍송
한약명 **해송자(海松子)**–씨
성　미 맛은 달고 성질은 따뜻하다.
효　능 강장(强壯), 보기(補氣), 식풍(熄風), 양혈(養血), 윤폐(潤肺), 자양(滋養), 활장(滑腸)
용　도 관절염(關節淡), 두현(頭眩), 마른기침, 변비(便秘), 신체허약(身體虛弱), 조해(燥咳), 토혈(吐血), 폐결핵(肺結核), 풍비(風痺)

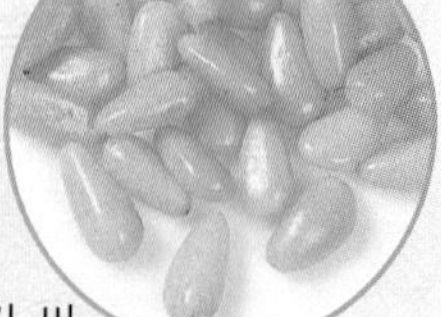

씨껍질을 벗긴 씨

항암 작용을 하는 나무

낙우송

Taxodium dlstichum (L.) L. C. Rich

낙우송속. 바늘갈잎큰키나무. 중부 이남 지방. 산지의 습지나 늪지에서 자라고, 꽃은 4~5월에 자주색으로 피며, 열매는 둥근 구과로 9월에 여문다.

한약명 **낙우삼(落羽杉)**-씨
효 능 항암(抗癌)
용 도 비암(鼻癌), 인후암(咽喉癌)

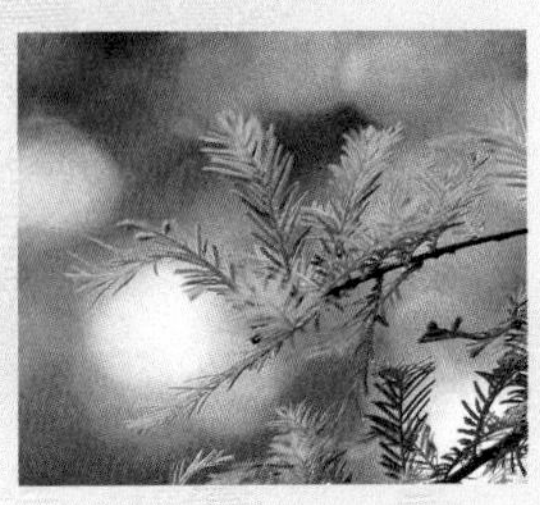

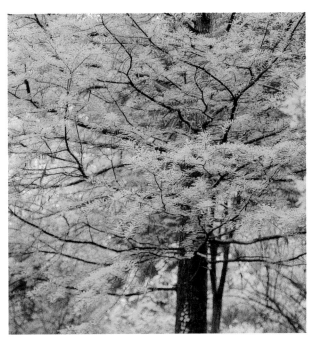

풍과 습을 없애주고 대변을 잘 나가게 하는 나무

측백나무

Thuja orientalis L.

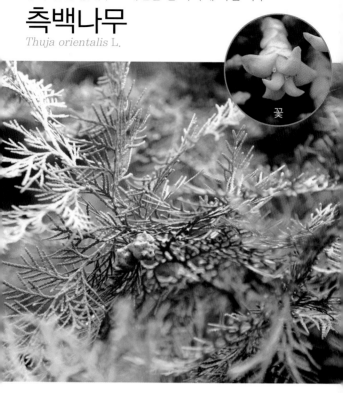

측백나무속. 늘푸른바늘잎큰키나무. 중부 지방에서 자라고, 꽃은 4월에 연한 자갈색으로 피며, 열매는 목질 구과로 9~10월에 익는다.

씨

별　명 코뚜레나무
한약명 **백자인(栢子仁)**–씨
성　미 맛은 달고 성질은 평하다.
효　능 자양강장, 장윤, 진정, 통변
용　도 변비, 불면증, 소아경간, 신경쇠약, 신체허약, 요통, 유정, 정충(怔忡), 침한(寢汗)

• **측백엽(側柏葉**–잎)은, 대장염, 붕루, 이질, 이하선염, 장풍(腸風), 종독, 코피, 탕상(湯傷), 토혈, 풍습비통, 해수, 혈뇨, 혈리의 치료에 쓴다.

• **백지(柏脂**–수지)는 개선, 나병, 단독, 독창원형탈모증, 풍비역절풍, 황수창의 치료에 쓴다.

• **백피(柏皮**–나무껍질)는 고혈압, 이질(痢疾)의 치료에 쓴다.

풍을 없애주고 혈액순환을 활발하게 하는 나무

향나무

Juniperus chinensis L

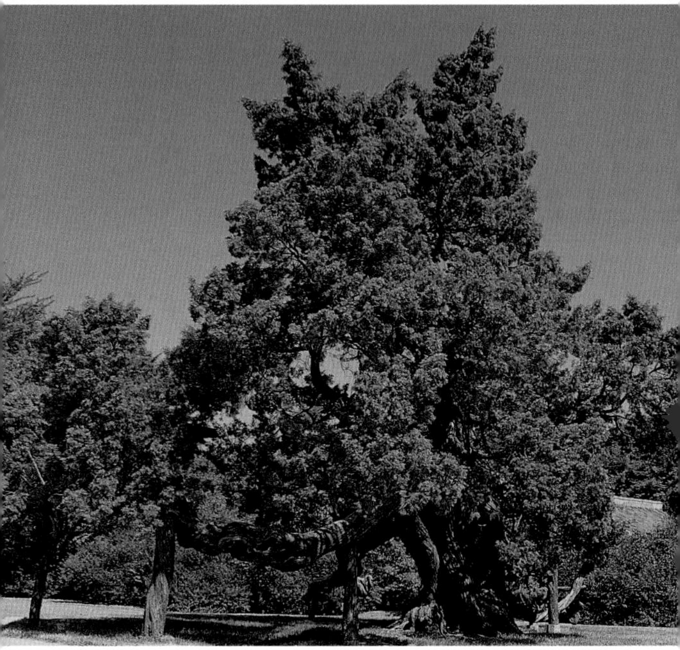

향나무속. 늘푸른바늘잎큰키나무. 서해안 · 남해안의 섬 지방에서 자라고, 꽃은 4월에 노란색으로 피며, 열매는 육질 구과로 다음해 10월에 흑자색으로 익는다.

별　명 노송나무, 흘나무

한약명 **회엽(檜葉)**–가지, 나무껍질, 씨, 잎

성　미 맛은 맵고 성질은 따뜻하며 독성이 있다.

효　능 거풍산한(祛風散寒), 소종(消腫), 이뇨(利尿), 해독(解毒), 해열(解熱), 활혈(活血)

용　도 담마진(蕁麻疹), 요로감염(尿路感染), 폐결핵(肺結核), 풍습성관절염(風濕性關節炎), 풍한감기(風寒感氣)

- 씨는 빈혈(貧血), 학질(瘧疾)의 치료에 쓴다.

※눈향나무를 대용으로 쓸 수 있다.

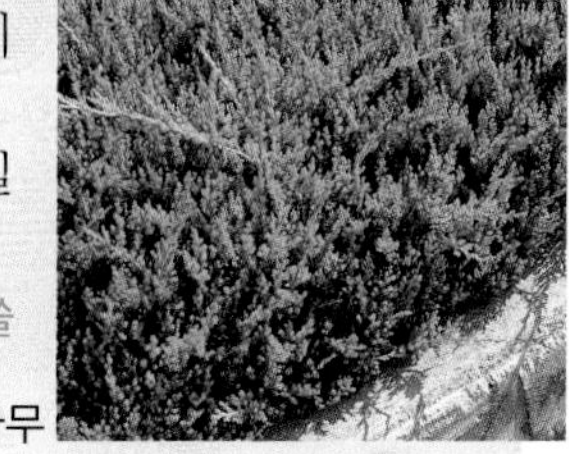

눈향나무

풍을 없애주고 관절통을 치료하는 나무

노간주나무

Juniperus rigida S. et Z.

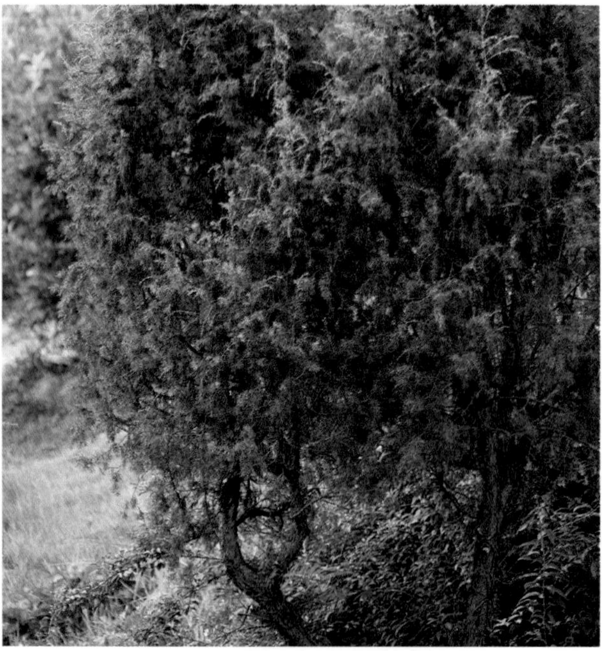

향나무속. 늘푸른바늘잎큰키나무. 산지의 석회암 지대에서 자라고, 꽃은 4~5월에 피며, 열매는 타원형 구과로 다음해 10월에 여문다.

별　명 노가지, 노가지나무, 노강댕이나무, 노성나무
한약명 **두송실(杜松實)**–열매
효　능 거풍(祛風), 이뇨(利尿), 제습(除濕), 항균(抗菌)
용　도 관절염(關節淡), 요도생식기질환(尿道生殖器疾患), 통풍(痛風)

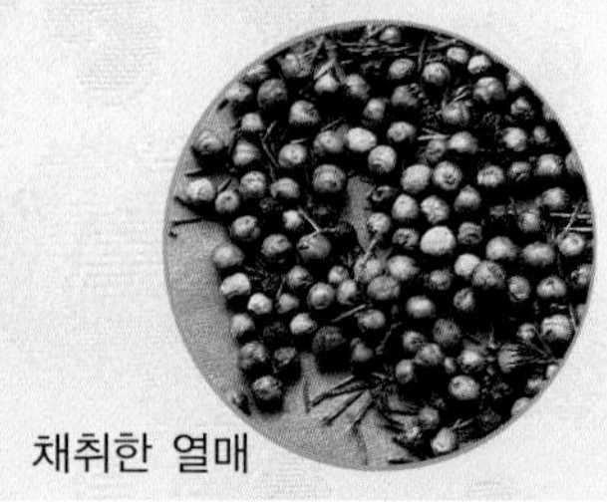
채취한 열매

기생충을 제거하고 소화를 돕는 나무

개비자나무

Cephalotaxus harringtonia (Knight) K. Koch.

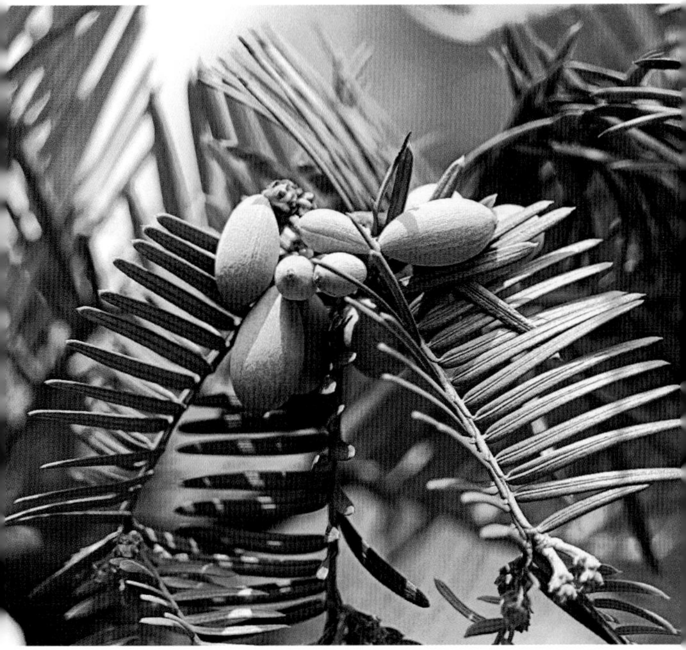

개비자나무속. 늘푸른바늘잎떨기나무. 중부 이남 지방. 산속의 숲에서 자라고, 꽃은 3~4월에 녹색으로 피며, 열매는 둥근 구과로 10~이듬해 1월에 붉은색으로 여문다.

별　명 문목, 조선조비, 좀비자나무
한약명 **토향비(土香榧)**–씨
성　미 맛은 달고 떫으며 성질은 평하다.
효　능 구충(驅虫), 소적(消積)
용　도 갈고리촌충증(寸虫症), 식적(食積), 회충증(蛔虫症)

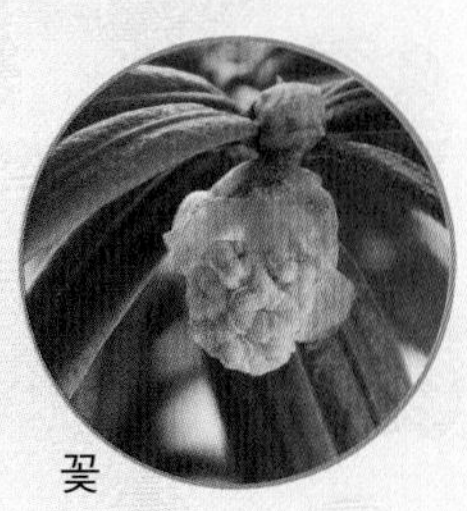
꽃

몸 속의 기생충을 없애주고 장 운동을 도와주는 나무

비자나무

Torreya nucifera Sieb. et Zucc.

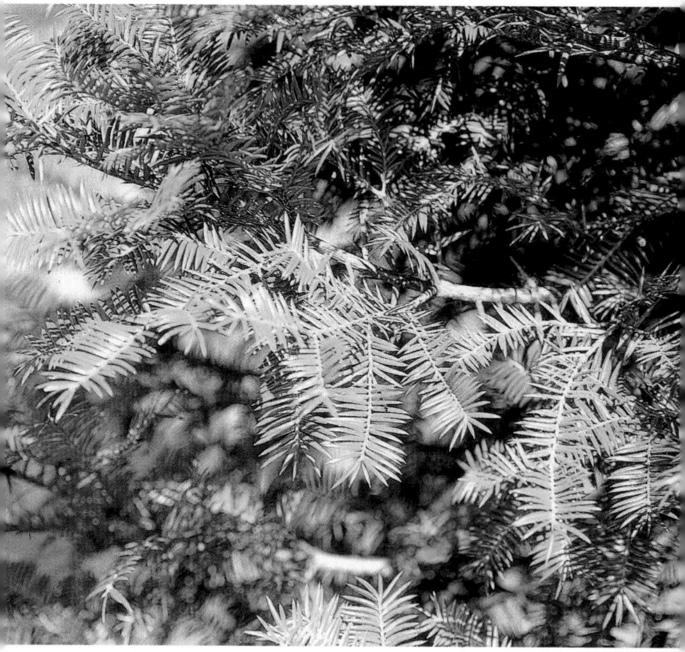

비자나무속. 늘푸른바늘잎큰키나무. 남부 지방. 산지에서 자라고, 꽃은 4월에 황갈색으로 피며, 열매는 종의로 싸인 타원형 핵과로 다음해 9~10월에 자갈색으로 익는다.

별　명 문목
한약명 **비자(榧子)**–열매
성　미 맛은 달고 성질은 평하다.
효　능 구충(驅虫), 살충(殺虫), 윤폐지해(潤肺止咳), 활장(滑腸)
용　도 변비(便秘), 십이지장충증(十二指腸虫症), 요충증(蟯虫症), 촌충증(寸虫症), 폐에 진액이 부족하여 기침하는 데, 회충증(蛔虫症)

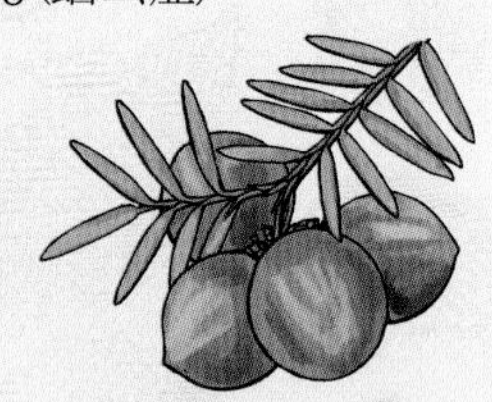

갈증을 멎게 하고 혈당을 낮추어 주는 나무

주목

Taxus cuspidata Sieb. et Zucc.

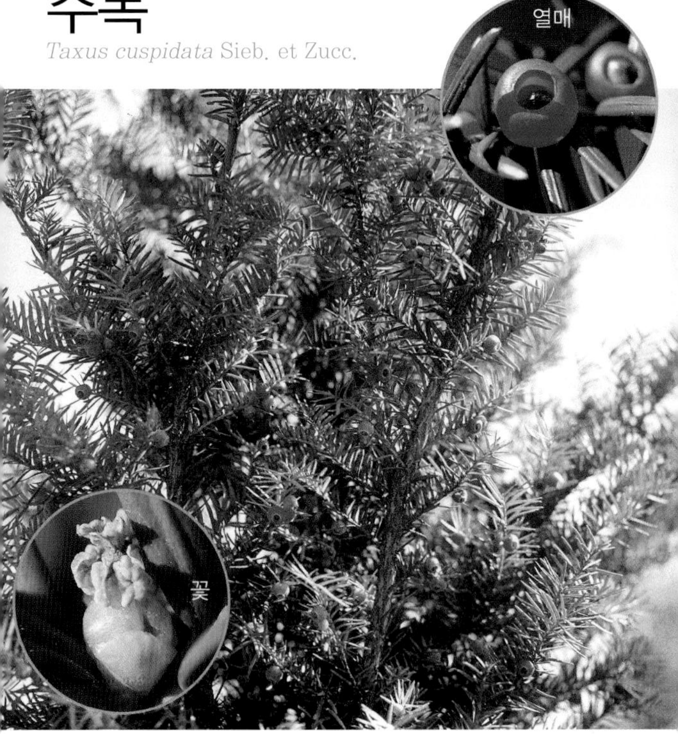

열매

꽃

주목속. 늘푸른바늘잎큰키나무. 전국. 높은 산 숲 속에서 자라고, 꽃은 4월에 녹색과 갈색으로 피며, 열매는 달걀 모양 핵과로 9~10월에 붉은색으로 익는다.

별 명 경목, 노가리낭, 일위, 자백송, 적목, 적백송
한약명 **자삼(紫杉)**–가지와 잎
효 능 이뇨(利尿), 지갈(止渴), 통경(通經), 항암(抗癌), 혈당강하(血糖降下)
용 도 난소암(卵巢癌), 당뇨병(糖尿病), 부종(浮腫), 월경불순(月經不順), 생리통(生理痛), 소변불리(小便不利), 신우신염부종(腎盂腎炎浮腫), 신장염(腎臟炎), 유방암(乳房癌)

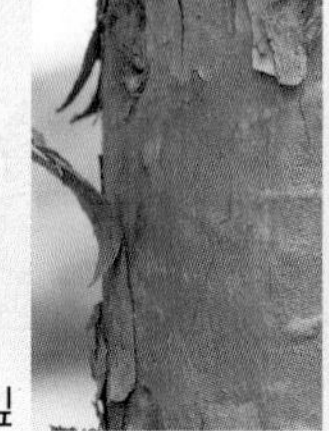

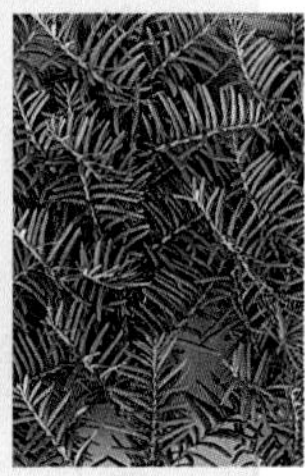

수피와 잎

염증을 가라앉히고 해독 작용을 하는 나무

굴피나무

Platycarya strobilacea Sieb. et Zucc.

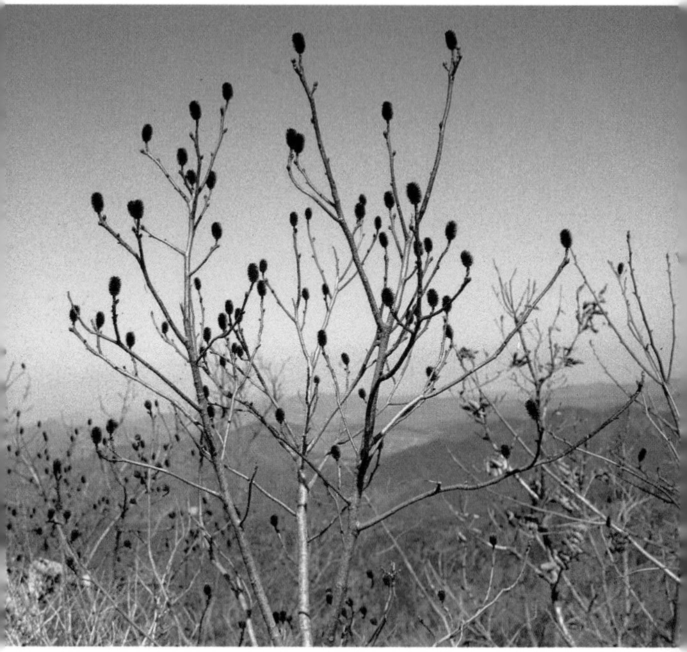

굴피나무속. 갈잎중키나무. 중부 이남 지방. 산지에서 자라고, 꽃은 5~7월에 황갈색으로 피며, 열매는 견과로 9~10월에 여문다.

별 명 구동순, 굴태나무, 꾸정나무, 마을당나무, 보철나무, 산가죽나무
한약명 화향수엽(化香樹葉)–잎
성 미 맛은 맵고 성질은 더우며 독성이 있다.
효 능 소염(消炎), 해독(解毒)
용 도 골수염(骨髓炎), 창독(瘡毒), 피부염(皮膚炎)
• 잎을 찧어서 물에 풀면 물고기를 잡을 수 있다.

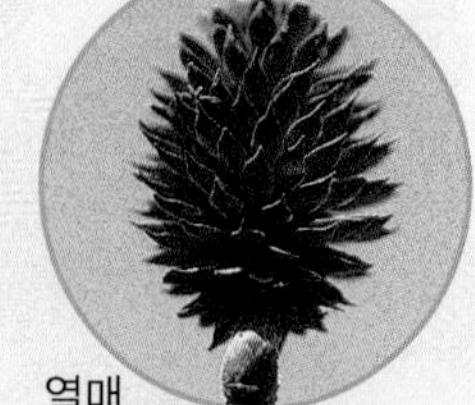
열매

설사를 멎게 하고 눈을 잘 보이게 하는 나무

가래나무

Juglans mandshurica Max.

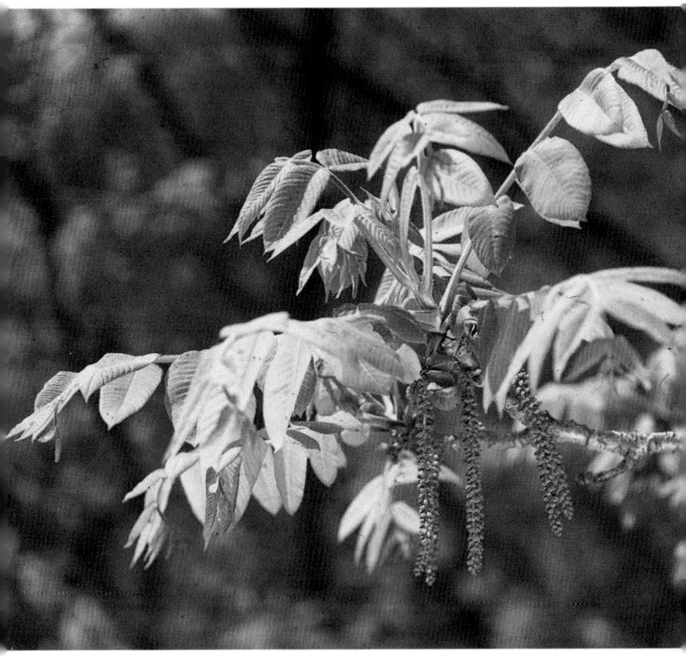

가래나무속. 갈잎큰키나무. 중부 이북 지방. 산기슭 및 산골짜기에서 자라고, 꽃은 4월에 유이화서로 피며, 열매는 둥근 핵과이고 9~10월에 익는다.

별 명 산추자나무, 호도추

한약명 **핵도추과(核桃楸果)**–열매

효 능 명목(明目), 지리(止痢), 청열(淸熱), 해독(解毒)

용 도 백대하(白帶下), 복통(腹痛), 위염(胃炎), 적목(赤目), 하리(下痢)

• 씨는 감기(感氣), 경련성소화기질환(痙攣性消化器疾患)의 치료에 쓴다.

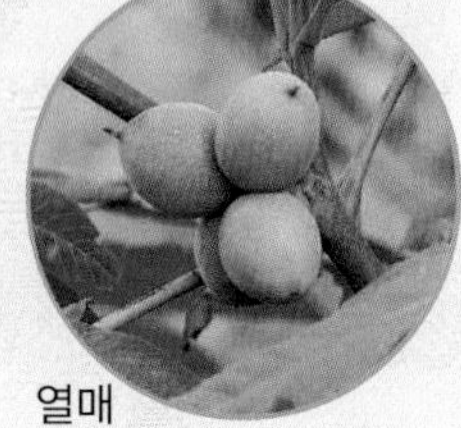

열매

몸을 튼튼하게 하고 기침을 멎게 하는 나무

호두나무

Juglans regia Dode

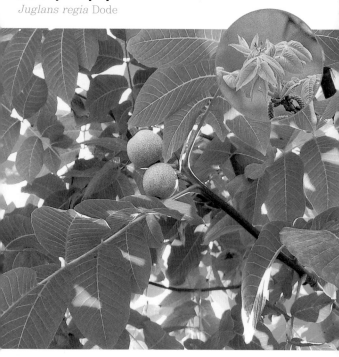

가래나무속. 갈잎큰키나무. 중부 이남 지방. 산과 들에서 자라고, 꽃은 4~5월에 황갈색으로 피며, 열매는 둥근 핵과로 9~10월에 익는다.

별　명 추자나무, 호도나무
한약명 **호도(胡桃)**–씨
성　미 맛은 달고 성질은 따뜻하다.
효　능 구충(驅虫), 보위익정(補胃益精), 살균(殺菌), 온폐정천(溫肺定喘), 윤장통변(潤腸通便), 이뇨(利尿), 자양강장(滋養强壯), 진해(鎭咳), 피로회복(疲勞回復), 해열(解熱)
용　도 동상(凍傷), 변비(便秘), 심복제통(心腹諸痛), 옴, 요통(腰痛), 임신구토(妊娠嘔吐), 천식(喘息), 폐기(肺氣), 피부병(皮膚病), 해수(咳嗽)

과육을 제거한 씨

풍을 막아주고 피를 잘 돌게 하는 나무

사시나무

Populus davidiana Dode

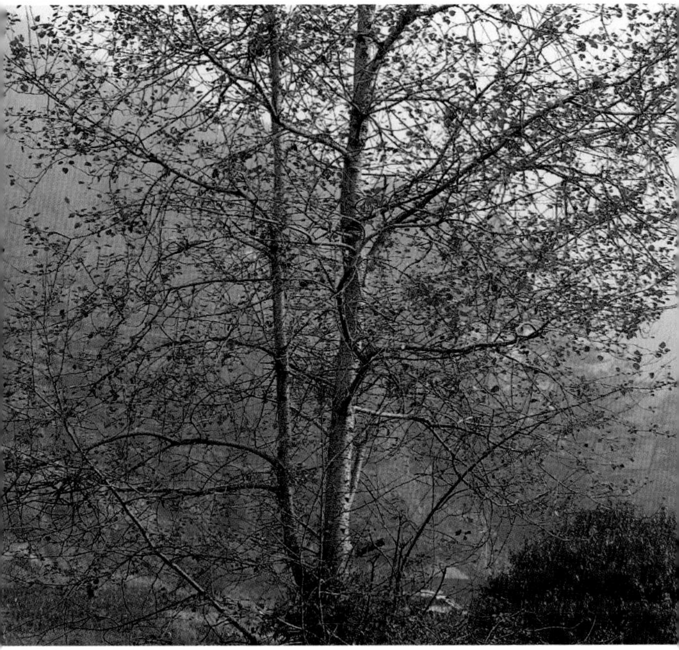

사시나무속. 갈잎큰키나무. 전국. 낮은 산지에서 자라고, 꽃은 4월에 자줏빛 유이화서로 피며, 열매는 긴 타원형 삭과로 5월에 익는다.

별 명 발래나무, 백양나무, 사실버들, 파드득나무
한약명 **백양수피(白楊樹皮)**–줄기껍질
성 미 맛은 쓰고 성질은 차다.
효 능 거담(祛痰), 거풍(祛風), 산어혈(散瘀血), 이뇨(利尿), 활혈(活血)
용 도 각기(脚氣), 대하(帶下), 설사(泄瀉), 신경통(神經痛), 옹종(癰腫), 이질(痢疾), 타박상(打撲傷), 풍습사지마비(風濕四肢麻痺), 풍습통(風濕痛)

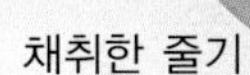
채취한 줄기

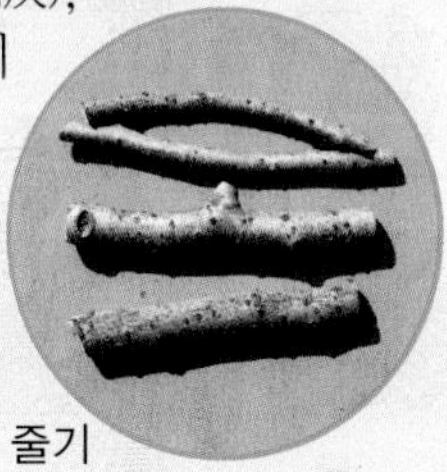

통증을 멎게 하고 풍을 없애주는 나무

수양버들

Salix pseudo-lasiogyne Leveille

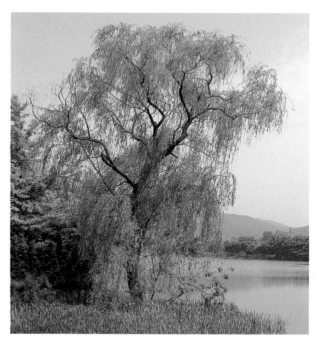

버드나무속. 갈잎큰키나무. 전국. 하천 가와 평야에서 자라고, 꽃은 4월에 유이화서로 피며, 열매는 달걀 모양 삭과로 5월에 익는다.

별　명 능수버들
한약명 **유지(柳枝)**–가지
성　미 맛은 쓰고 성질은 차다.
효　능 거풍(祛風), 소종(消腫), 이뇨(利尿), 지통(止痛), 진통(鎮痛), 해열(解熱)
용　도 간염(肝炎), 단독(丹毒), 백뇨(白尿), 소변불리(小便不利), 악창(惡瘡), 종기(腫氣), 치은염(齒齦炎), 풍습성사지마비동통(風濕性四肢麻痺疼痛)

※떡버들, 호랑버들을 대용으로 쓸 수 있다.

열을 내리게 하고 관절염을 치료하는 나무

갯버들

Salix gracilistyla Miq.

버드나무속. 갈잎떨기나무. 전국. 계곡이나 하천가에서 자라고, 꽃은 3~4월에 흑갈색으로 피며, 열매는 긴 타원형 삭과로 4~5월에 여문다.

별 명 세주류
한약명 **조유근(早柳根)**-뿌리
성 미 맛은 맵고 시며 떫고 성질은 조금 차다.
효 능 구풍(驅風), 제습(除濕), 해열(解熱)
용 도 관절염(關節淡), 두통(頭痛)

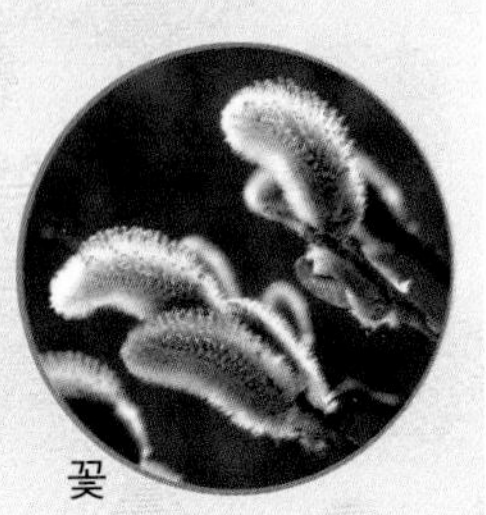

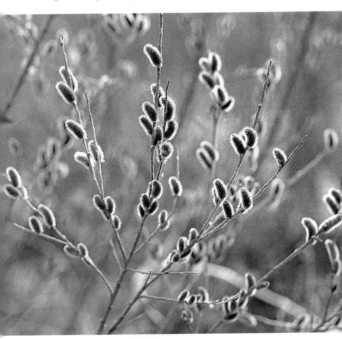
꽃

열기를 식히고 염증을 가라앉히는 나무

까치박달

Carpinus cordata Blume

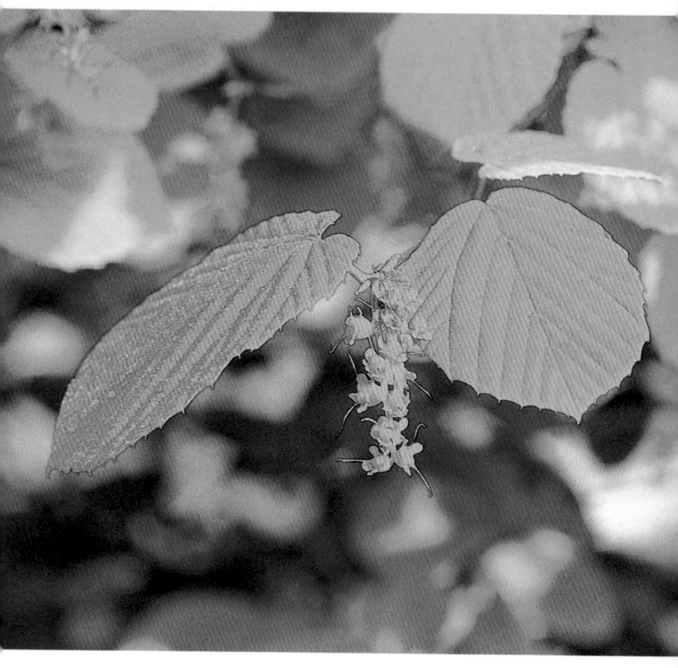

서나무속. 갈잎큰키나무. 전국. 숲 속 골짜기에서 자라고, 꽃은 5월에 유이화서로 피며, 열매는 타원형 소견과로 9~10월에 여문다.

별 명 나도밤나무, 물박달나무, 박달서나무, 수박달
한약명 **소과천금유(小果千金榆)**-뿌리껍질
성 미 맛은 쓰고 성질은 차다.
효 능 소염(消炎), 진해(鎭咳), 청열(淸熱), 해독(解毒)
용 도 농포창(膿疱瘡), 백일해(百日咳), 습진(濕疹), 옹종(癰腫), 음낭습진(陰囊濕疹), 인후염(咽喉炎), 임병(淋病), 타박상(打撲傷), 피로권태(疲勞倦怠)

몸을 튼튼하게 하고 눈을 밝게 하는 나무

개암나무

Corylus heterophylla Fisch. ex Trautv.

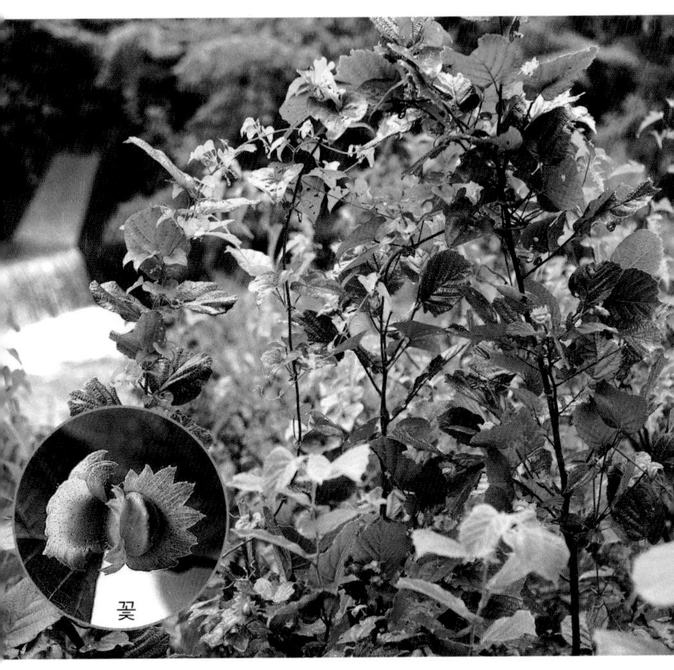
꽃

개암나무속. 갈잎떨기나무. 전국. 산과 들의 숲 속 양지에서 자라고, 꽃은 3월에 황록색으로 피며, 열매는 둥근 견과로 10월에 갈색으로 여문다.

별　명 깨금, 깨묵, 난티잎개암나무, 쇠개암나무, 처낭
한약명 **진자(榛子)**-열매
성　미 맛은 달고 성질은 평하다.
효　능 개위(開胃), 명목(明目), 보기(補氣), 자양강장(滋養强壯), 조중(調中)
용　도 눈이 어두운 증세, 식욕부진(食欲不振), 신체허약(身體虛弱), 안정피로(眼睛疲勞)

열매

기침을 멎게 하고 부기를 가라앉히는 나무

자작나무

Betula platyphylla var. japonica (Miq.) Hara

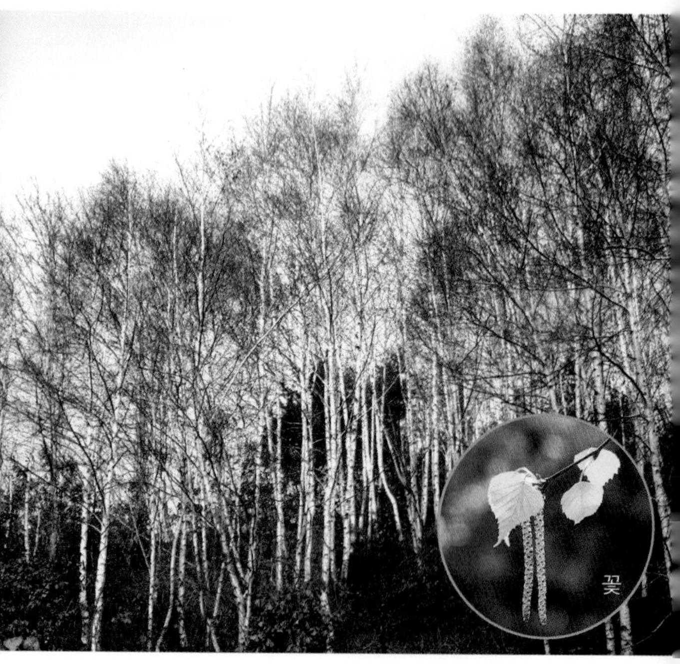

자작나무속. 갈잎큰키나무. 중부 이북 지방. 산 중턱 이하의 양지에서 자라고, 꽃은 4~5월에 연두색 유이화서로 피며, 열매는 둥근 소견과로 9~10월에 익는다.

별　명 복나무, 숲의 여왕
한약명 **화목피(樺木皮), 화피(樺皮)**-나무껍질
성　미 맛은 쓰고 성질은 차다.
효　능 거담, 소종, 이습, 지해, 청열, 해독
용　도 급성유선염, 급성편도선염, 만성기관지염, 방광염, 설사, 신염, 양진(痒疹), 옹종, 요로감염, 위염, 이질, 천식, 치주염, 통풍(痛風), 폐렴, 피부병, 하리(下痢), 화상, 황달
• **화수액(樺樹液**-수액**)**은 괴혈병, 담천해수, 류마티스, 신경통, 신장병, 통풍의 치료에 쓴다.

열기를 내리고 출혈을 멎게 하는 나무

오리나무

Alnus japonica (Thunberg) Steudel

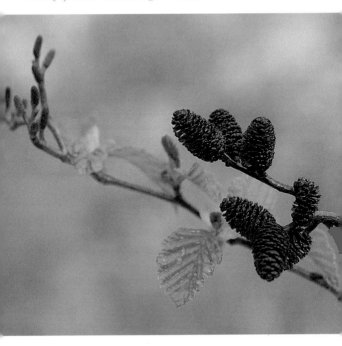

오리나무속. 갈잎큰키나무. 전국. 산과 들에서 자라고, 꽃은 3~4월에 황록색과 적자색 이삭화서로 피며, 열매는 넓은 타원형 소견과로 10월에 익는다.

별 명 뭉감나무, 유리목
한약명 **적양(赤楊)**–어린 가지와 나무껍질
성 미 맛은 쓰고 떫으며 성질은 서늘하다.
효 능 강화(降火), 지혈(止血), 청열(淸熱)
용 도 간염(肝炎), 설사(泄瀉), 숙취(宿醉), 외상출혈(外傷出血), 코피

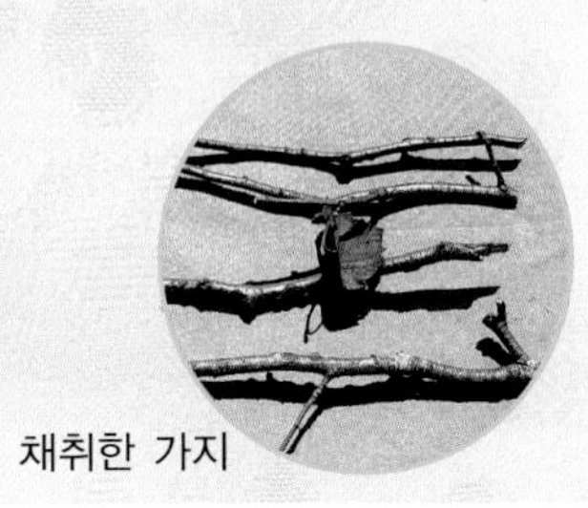
채취한 가지

출혈과 설사를 멎게 하는 나무

상수리나무

Quercus acutissima Carruth.

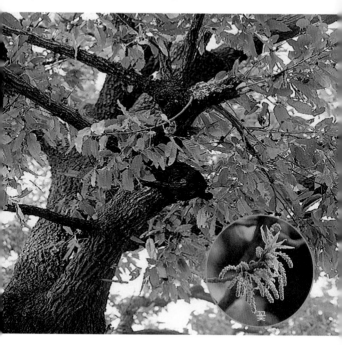

참나무속. 갈잎큰키나무. 전국. 양지바른 산기슭에서 자라고, 꽃은 4~5월에 연두색 유이화서로 피며, 열매는 타원형 견과로 다음해 10월에 익는다.

별 명 도토리나무, 참나무, 털도토리
한약명 **상실(橡實)**-열매
성 미 맛은 쓰고 떫으며 성질은 조금 따뜻하다.
효 능 삽장탈고(澁腸脫固), 소염, 수렴지사, 지혈
용 도 당뇨병, 사리, 소아소화불량, 이질, 장염, 치출혈(痔出血), 탈항(脫肛)

- 잎은 외상출혈(外傷出血)의 치료에 쓴다
- **상실각(橡實殼**-열매껍질)은 붕중대하, 사리탈항, 장풍하혈의 치료에 쓴다.
- **상목피(橡木皮**-나무껍질)는 나력(瘰癧), 사리, 설사, 악창(惡瘡), 장출혈동통, 치질의 치료에 쓴다.

열매

설사를 멎게 하고 이질을 치료하는 나무

갈참나무

Quercus aliena Thunberg

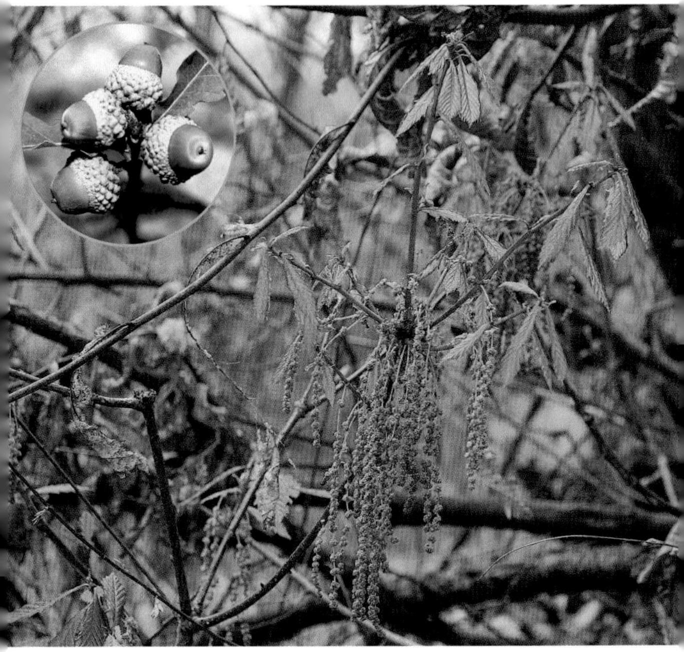

참나무속. 갈잎큰키나무. 전국. 산기슭에서 자라고, 꽃은 5월에 녹황색으로 피며, 열매는 타원형 견과로 10월에 갈색으로 익는다.

별　명 **도토리나무, 참나무**
한약명 **상자(橡子)**–열매
효　능 지사리(止瀉痢)
용　도 설사(泄瀉), 이질(痢疾)
- 열매껍질은 이질(痢疾)의 치료에 쓴다.

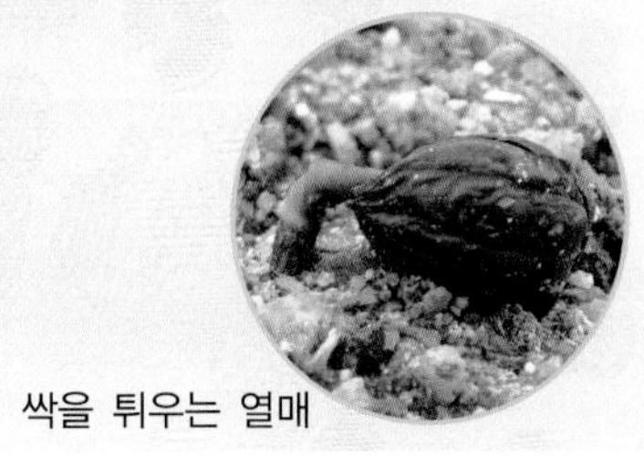

싹을 튀우는 열매

부패를 방지하고 출혈을 멎게 하는 나무

떡갈나무

Quercus dentata Thunberg

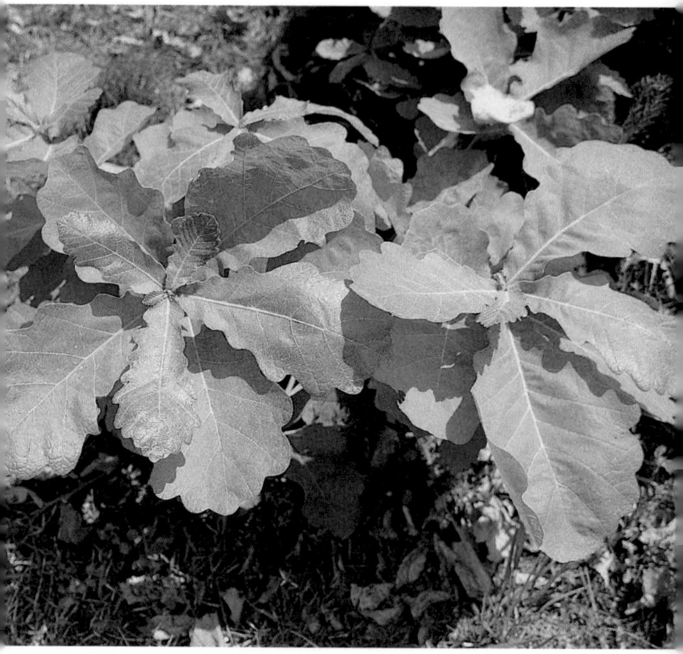

참나무속. 갈잎큰키나무. 전국. 산지 양지쪽에서 자라고, 꽃은 4~5월에 녹황색 유이화서로 피며, 열매는 긴 타원형 견과로 10월에 익는다.

별 명 갈나무, 선떡갈, 왕떡갈, 참나무
한약명 **곡피(槲皮)**–나무껍질
성 미 맛은 쓰고 성질은 서늘하다.
효 능 방부(防腐), 지혈(止血), 해독(解毒)
용 도 나력(瘰癧), 대변출혈(大便出血), 림프절염(lymph節炎), 악창(惡瘡), 이질(痢疾), 장풍하열(腸風下熱)

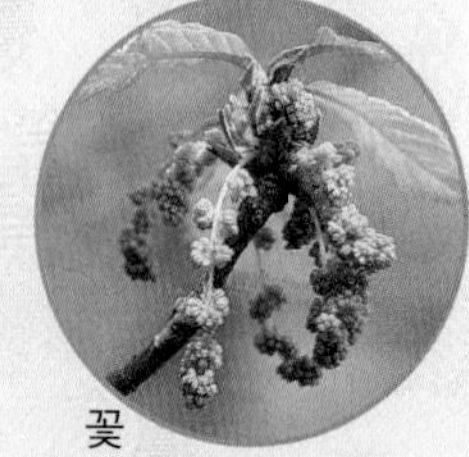
꽃

열기를 식히고 해독 작용을 하는 나무

신갈나무

Quercus mongolica Fisch. ex Ledeb.

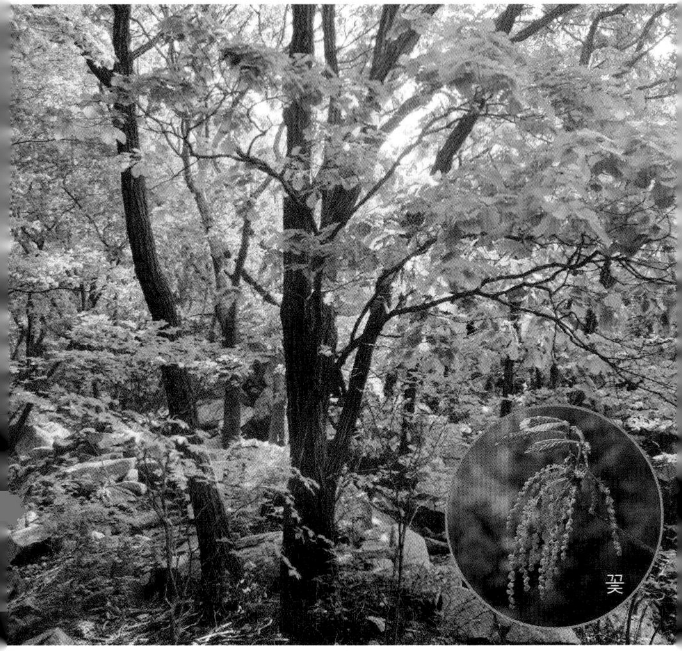

참나무속. 갈잎큰키나무. 전국. 깊은 산지에서 자라고, 꽃은 5월에 녹색 유이화서로 피며, 열매는 타원형 견과로 9월에 익는다.

별　명 돌참나무, 물가리나무, 재라리나무
한약명 **작수피(柞樹皮)**–나무껍질
효　능 이습(利濕), 청열(淸熱), 해독(解毒)
용　도 복통(腹痛), 이질(痢疾), 장염(腸炎), 치질(痔疾), 황달(黃疸)

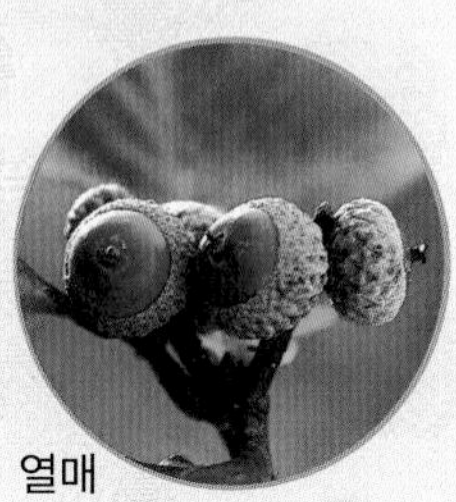
열매

몸을 튼튼하게 하고 종기를 치료하는 나무

밤나무

Castanea crenata Sieb. et Zucc.

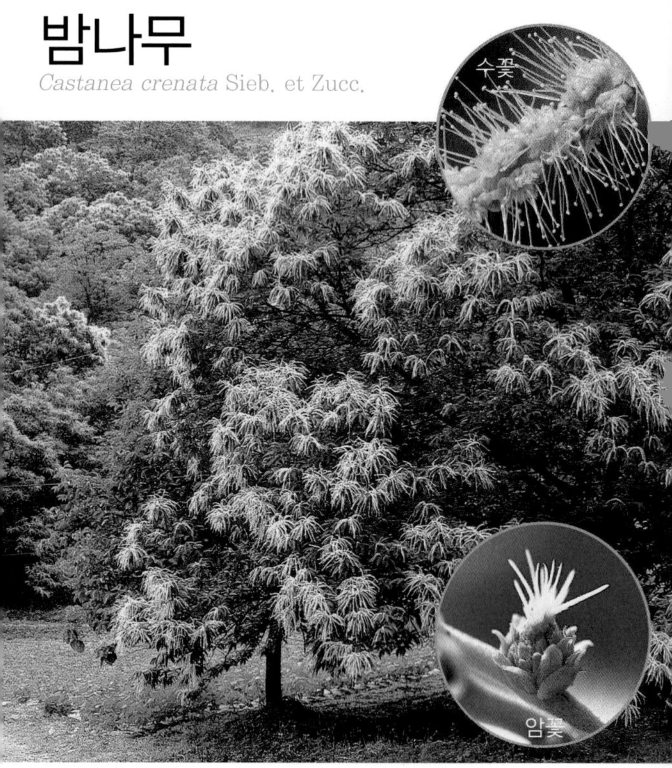

밤나무속. 갈잎큰키나무. 전국. 산기슭이나 강가에서 자라고, 꽃은 5~6월에 흰색으로 피며, 열매는 견과로 가시가 많은 밤송이에 들어 있고 9~10월에 익는다.

별 명 율목, 조선밤나무
한약명 **율자(栗子)**-열매
성 미 맛은 달고 성질은 따뜻하다.
효 능 강근골, 건비(健脾), 건위, 보신(補腎), 지사, 지혈, 활혈
용 도 골절종통, 나력(瘰癧), 도창상, 반위(反胃), 수양성하리, 요각쇠약, 코피, 혈변

• **율수근(栗樹根**-뿌리)은 홍종아통(紅腫牙痛)의 치료에 쓴다.

• **율화(栗花**-꽃)는 나력(瘰癧), 하리(下痢), 혈변(血便)의 치료에 쓴다.

• **율각(栗殼**-나무껍질)은 구창(口瘡), 나창(癩瘡), 단독(丹毒), 칠창(漆瘡)의 치료에 쓴다.

종기를 낫게 하고 잠을 잘 자게 하는 나무

느릅나무

Ulmus davidiana var. *japonica* (Rehder) Nakai

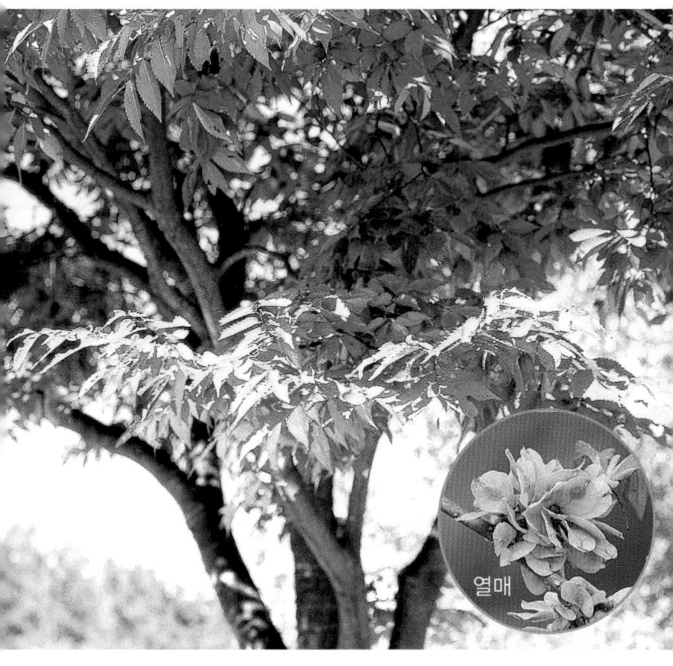

느릅나무속. 갈잎큰키나무. 전국. 산골짜기에서 자라고, 꽃은 3~5월에 녹갈색 취산화서로 피며, 열매는 타원형 시과로 4~6월에 여문다.

별 명 끈끈이나무, 뚝나무, 찰밥나무, 춘유, 코나무

한약명 **유근피(楡根皮), 유백피(楡白皮)**–줄기와 뿌리의 껍질

성 미 맛은 달고 성질은 평하다.

효 능 소종독(消腫毒), 완화(緩和), 이뇨(利尿), 이수(利水), 치습(治濕), 통림(通淋)

용 도 당뇨병, 변비, 부종(浮腫), 불면증, 소변불리(小便不利), 암(癌), 요통, 위장병, 종기, 종창(腫脹), 화상

• 열매는 요충, 촌충, 회충을 제거하는 구충제(驅虫劑)로 사용한다.

채취한 뿌리껍질

염증을 없애주고 종기를 낫게 하는 나무

느티나무

Zelkova serrata (Thunb.) Makino

수꽃

암꽃

느티나무속. 갈잎큰키나무. 함남 이남 지방. 산기슭이나 마을 부근에서 자라고, 꽃은 4~5월에 연두색 취산화서로 피며, 열매는 납작한 공 모양 핵과로 10월에 익는다.

별 명 괴목, 귀목나무, 동구, 정자나무
한약명 **계유(鷄油)**-잎
효 능 소염(消炎)
용 도 고혈압(高血壓), 노안(老眼), 장출혈(腸出血), 정창(疔瘡), 종기(腫氣), 치질(痔疾)

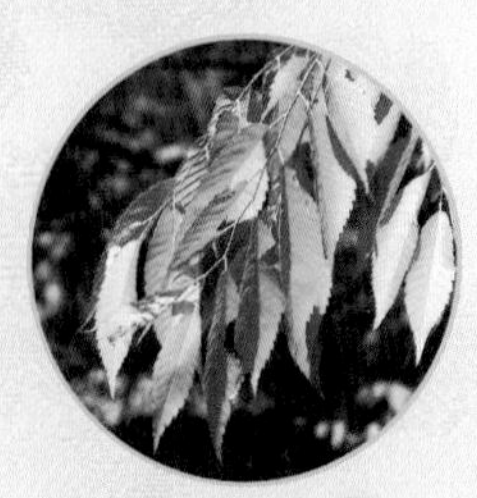

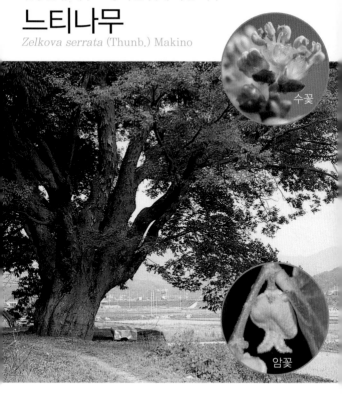

통증을 줄이고 옻독을 치료하는 나무

팽나무

Celtis sinensis Pers.

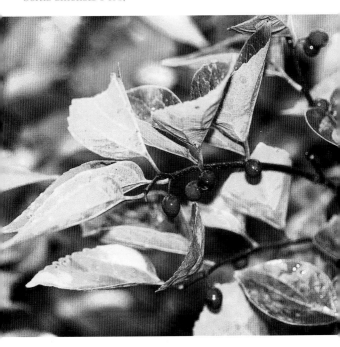

팽나무속. 갈잎큰키나무. 전국. 산기슭이나 골짜기에서 자라고, 꽃은 5월에 연한 노란색 취산화서로 피며, 열매는 둥근 핵과로 9~10월에 등황색으로 익는다.

별 명 달주나무, 매태나무, 평나무
한약명 **박수피(朴樹皮)**–나무껍질
효 능 소염(消炎), 조경(調經), 통증완화(痛症緩和), 혈액순환강화(血液循環强化)
용 도 담마진(蕁麻疹), 옻독, 요통(腰痛), 폐렴(肺炎)
- 열매는 화상(火傷)의 치료에 쓴다.
- 잎은 요통(腰痛)의 치료에 쓴다.

꽃

기침을 멎게 하고 관절을 잘 움직이게 하는 나무

뽕나무

Morus alba L.

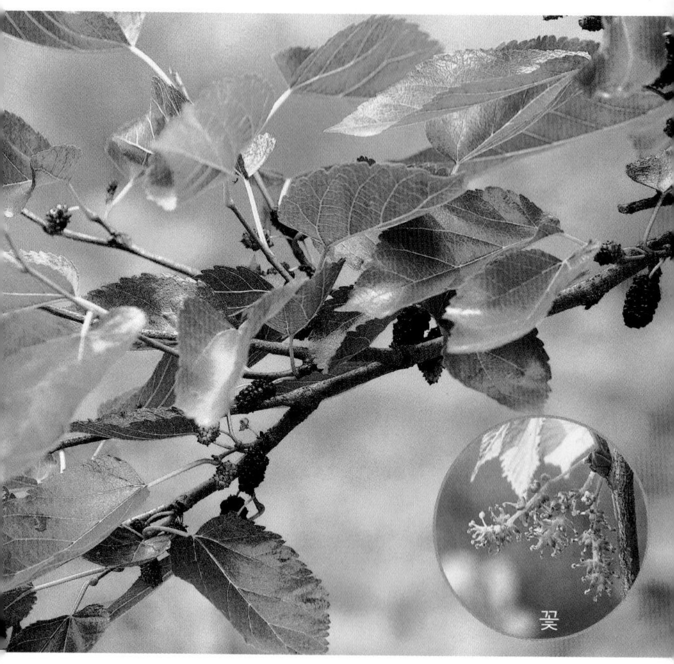

뽕나무속. 갈잎중키나무. 전국. 산과 들의 평지에서 자라고, 꽃은 4~6월에 노란색 유이화서로 피며, 열매는 다육질 상과로 6~7월에 검은색으로 익는다.

별 명 명주, 오돌개나무, 오디나무, 참뽕나무

한약명 **상백피(桑白皮)**-뿌리껍질

성 미 맛은 달고 성질은 차다.

효 능 사폐평천(瀉肺平喘), 진해(鎭咳), 해열(解熱), 행수소종(行水消腫)

용 도 각기(脚氣), 소변불리(小便不利), 빈뇨(頻尿), 수종(水腫), 토혈(吐血), 황달(黃疸)

• **상엽(桑葉**-잎)은 구갈(口渴), 담마진(蕁麻疹), 두통(頭痛), 목적(目赤), 졸중풍(卒中風), 폐열해수(肺熱咳嗽), 풍온발열(風溫發熱), 하지상피종(下肢象皮腫)의 치료에 쓴다.

• **상근(桑根**-뿌리)은 경간(驚癎), 고혈압(高血壓), 근골통(筋骨痛), 목충혈(目充血), 아구창(鵝

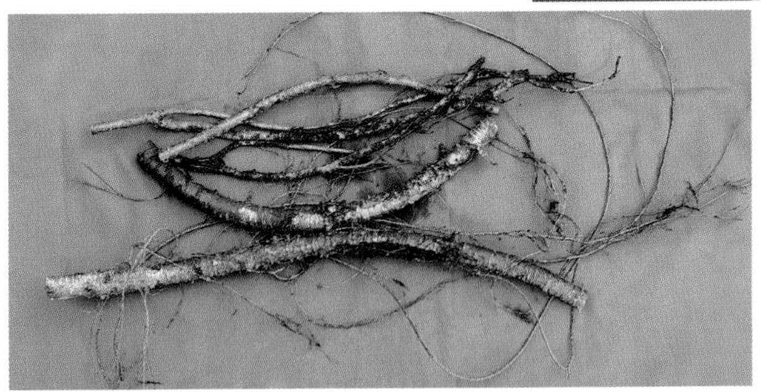

채취한 뿌리

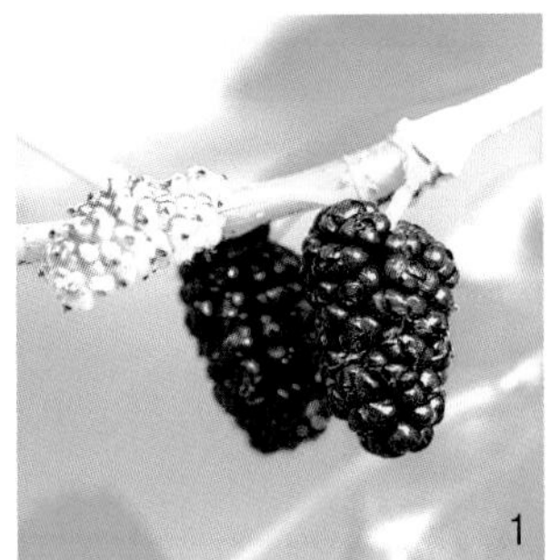

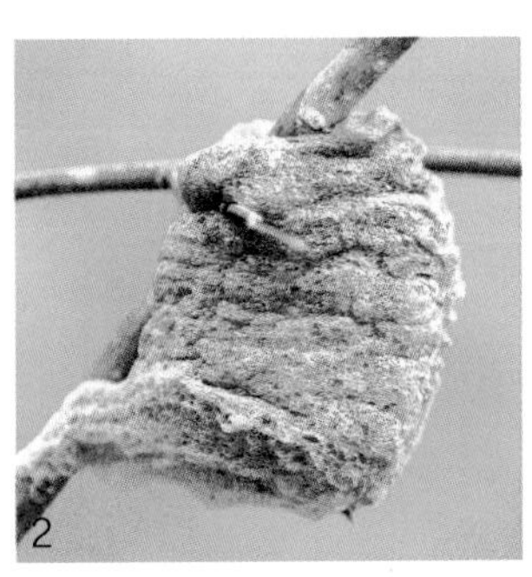

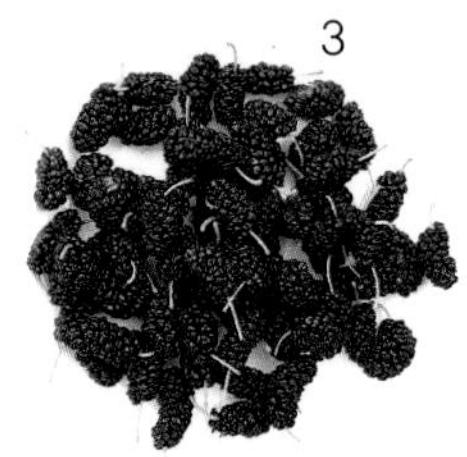

1. 오디(열매)
2. 사마귀알집
3. 채취한 오디

口瘡)의 치료에 쓴다.

• **상지(桑枝**-가지)는 각기부종(脚氣浮腫), 고혈압(高血壓), 기체풍양(肌體風痒), 사지구련(四肢拘攣), 수족마목(手足痲木), 풍한습비(風寒濕痺)의 치료에 쓴다.

• **상심자(桑椹子**-열매)는 간신음휴(肝腎陰虧), 관절굴신불리(關節屈伸不利), 나력(瘰癧), 목암(目暗), 변비(便秘), 소갈(消渴), 이명(耳鳴)의 치료에 쓴다.

• **상표초(桑螵蛸**-뽕나무에 붙은 사마귀 알집)는 산증(疝症), 요통(腰痛), 유뇨(遺尿), 유정(遺精), 음위(陰痿)의 치료에 쓴다.

※산뽕나무를 대용으로 쓸 수 있다.

풍을 없애주고 몸을 튼튼하게 하는 나무

닥나무

Broussonetia kazinoki Siebold

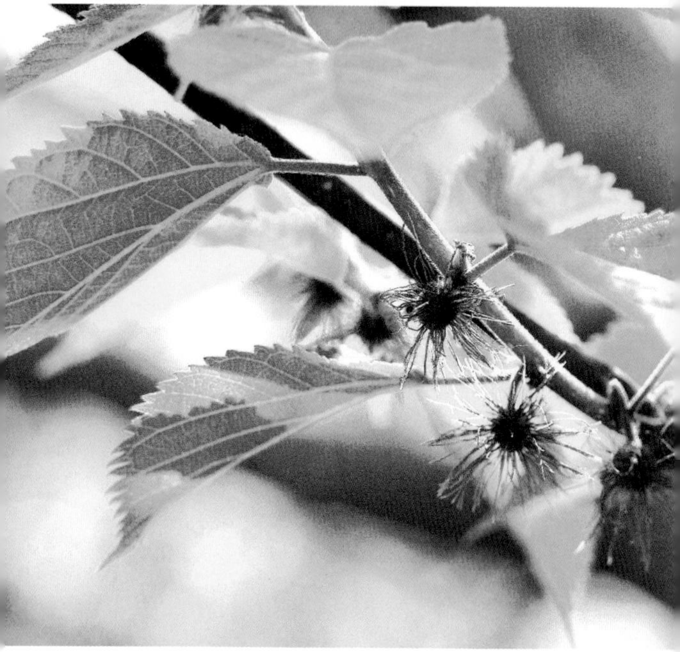

닥나무속. 갈잎떨기나무. 전국. 산지 숲에서 자라고, 꽃은 4~6월에 적자색 유이화서로 피며, 열매는 둥근 핵과로 9월에 주홍색으로 익는다.

별 명 꾸지닥나무, 딱나무, 저목
한약명 **구피마(構皮麻)**–어린 가지와 잎
효 능 거습(祛濕), 거풍(祛風), 이뇨(利尿), 자양강장(滋養强壯), 활혈(活血),
용 도 류마티즘비통(rheumatism痺痛), 사지마비동통(四肢麻痺疼痛), 서경임파선염(鼠徑淋巴腺炎), 타박상(打撲傷), 피부염(皮膚炎), 허약부종(虛弱浮腫)
※삼지닥나무를 대용으로 쓸 수 있다.

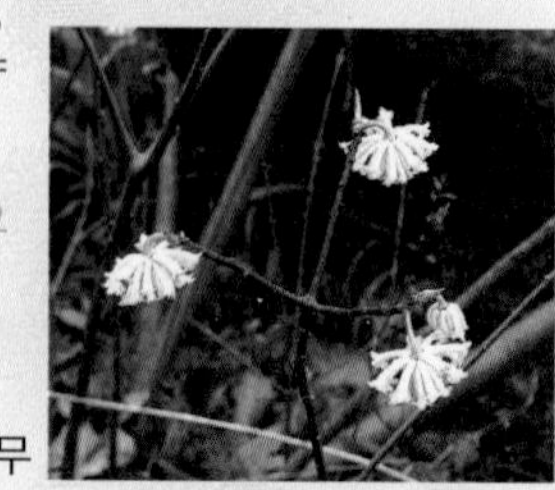
삼지닥나무

눈을 밝게 하고 피를 진하게 하는 나무

꾸지뽕나무

Cudrania tricuspidata (Carr.) Bureau ex Lavallee

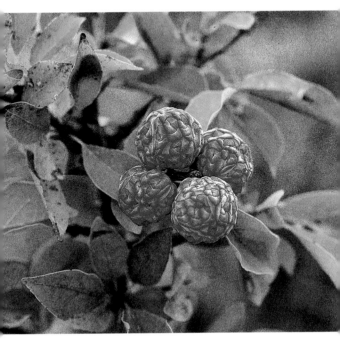

꾸지뽕나무속. 갈잎중키나무. 황해도 이남 지방. 산기슭이나 들판에서 자라고, 꽃은 5~6월에 노란색으로 피며, 열매는 다육질 수과로 9월에 검은색으로 여문다.

별 명 굿가시나무, 꾸지나무, 일본뽕나무, 활뽕나무
한약명 자목(柘木)-원줄기
성 미 맛은 달고 성질은 따뜻하다.
효 능 세목령명(洗目令明), 혈결(血結)
용 도 월경과다(月經過多)
• 나무껍질은 염증(炎症) 치료에 쓴다.
• 열매는 당뇨병(糖尿病) 치료나 정력강화(精力强化)에 쓴다.

위를 튼튼하게 하고 해독 작용을 하는 나무

무화과나무

Ficus carica L.

꽃

무화과속. 갈잎떨기나무. 남부 지방. 정원의 관상수로 심고, 꽃은 6~7월에 암자색으로 꽃턱 속에서 피며, 열매는 달걀 모양으로 9~11월에 흑자색으로 익는다.

한약명 **무화과(無花果)**－열매

성　미 맛은 달고 성질은 평하다.

효　능 건위청장(健胃淸腸), 소종(消腫), 소화촉진(消化促進), 자양(滋養), 해독(解毒)

용　도 개선(疥癬), 대장염, 변비, 옴, 옹창(癰瘡), 이질, 장염(腸炎), 치질(痔疾), 치창(痔瘡), 후통(喉痛)

• 뿌리는 근골동통(筋骨疼痛), 나력(瘰癧), 유즙분비부족, 치창(痔瘡), 화상의 치료에 쓴다.

• 잎은 심통(心痛), 종독(腫毒), 치창(痔瘡)의 치료에 쓴다.

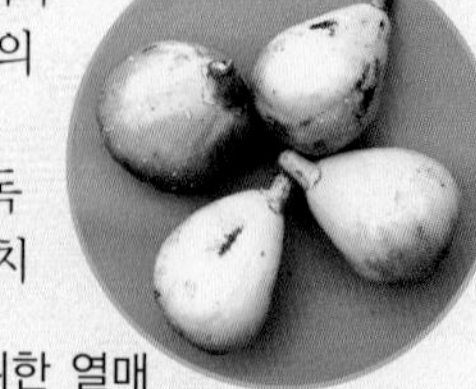

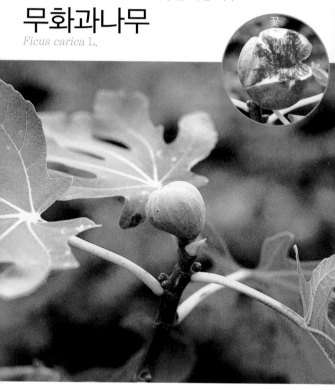

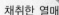

채취한 열매

열을 내리게 하고 해독 작용을 하는 풀

한삼덩굴

Humulus japonicus S. et Z.

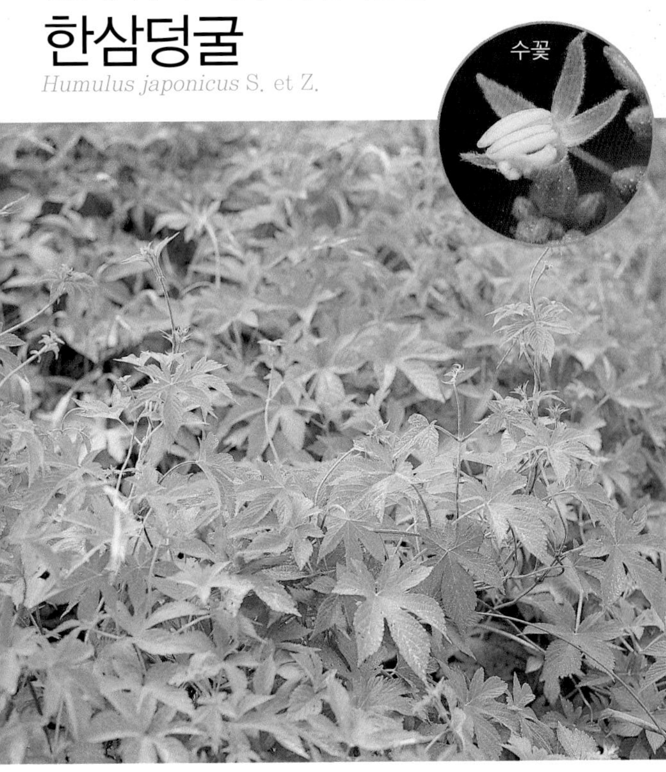

한삼덩굴속. 한해살이덩굴풀. 전국. 들과 산기슭에서 자라고, 꽃은 7~8월에 수꽃은 원추화서로, 암꽃은 이삭 모양으로 달리며, 열매는 달걀 모양 수과로 9~10월에 여문다.

- 별　명　껄껄이풀, 노호등, 범상덩굴, 율초, 환삼덩굴
- 한약명　**율초(葎草)**–지상부
- 성　미　맛은 달고 쓰며 성질은 차다.
- 효　능　건위(健胃), 거어(祛瘀), 소종(消腫), 이뇨(利尿), 항균(抗菌), 해독(解毒), 해열(解熱)
- 용　도　감기(感氣), 고혈압, 급성위장염(急性胃腸炎), 방광염, 설사(泄瀉), 소변불리(小便不利), 소화불량(消化不良), 이질(痢疾), 임질성혈뇨(淋疾性血尿), 임파선염(淋巴腺炎), 종기(腫氣), 치질(痔疾), 폐결핵(肺結核), 학질(瘧疾)

암꽃

젖을 잘 나오게 하고 장 운동을 원활하게 해주는 풀

삼

Cannabis sativa L.

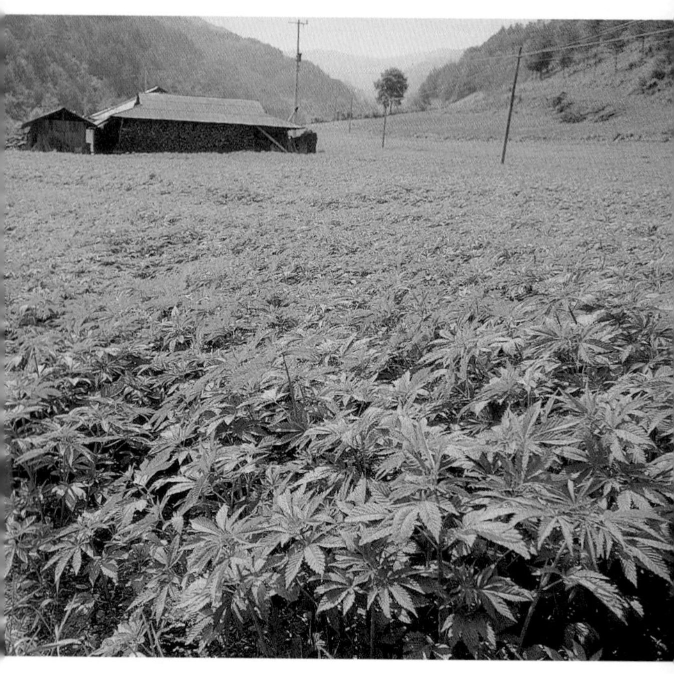

삼속. 한해살이풀. 전국. 농가에서 재배하고, 꽃은 7~8월에 연녹색 원추화서로 피며, 열매는 납작한 수과로 10월에 회색으로 익는다.

별　명 대마
한약명 **마자인(麻子仁), 화마인(火麻仁)**–열매
성　미 맛은 달고 성질은 평하다.
효　능 완하(緩下), 윤조(潤燥), 통림, 활장(滑腸), 활혈
용　도 개창(疥瘡), 월경불순, 선라(癬癩), 소갈, 열림(熱淋), 이질, 장조변비(腸燥便秘), 풍비(風痺)

• **마근(麻根**–뿌리**)**은 난산, 대하, 임병, 타박상, 포의불하(胞衣不下), 혈붕(血崩)의 치료에 쓴다.

• **마피(麻皮**–줄기껍질**)**는 열림창통(熱淋脹痛), 타박상(打撲傷)의 치료에 쓴다.

• **마엽(麻葉**–잎**)**은 말라리아(malaria), 기천(氣喘), 천식(喘息), 회충증(蛔虫症)의 치료에 쓴다.

혈당을 내리고 오줌을 잘 나오게 하는 풀

쐐기풀

Urtica thunbergiana Siebold & Zucc.

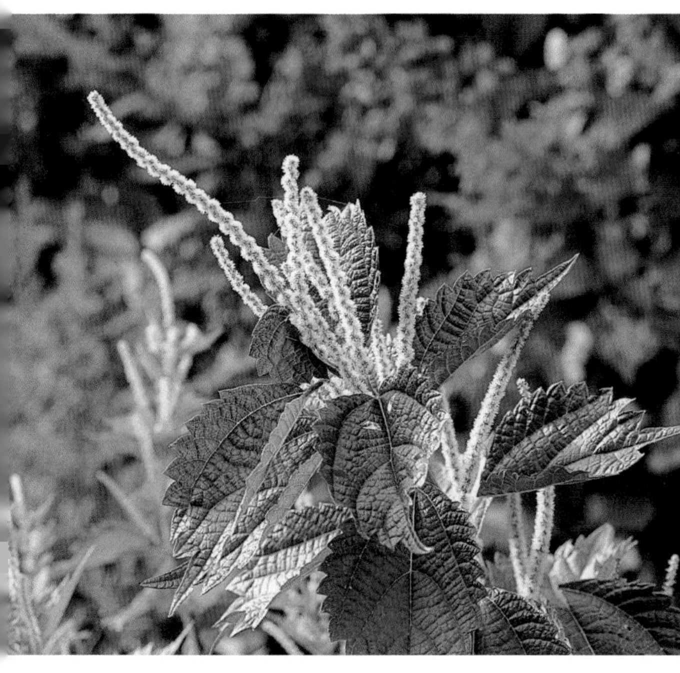

쐐기풀속. 여러해살이풀. 중부 이남 지방. 산과 들에서 자라고, 꽃은 7~8월에 연록색 수상화서로 피며, 열매는 달걀 모양 수과로 9~10월에 여문다.

한약명 **담마(蕁麻)**-지상부
성 미 맛은 맵고 쓰며 성질은 차고 독성이 있다.
효 능 이뇨(利尿), 혈당강하(血糖降下)
용 도 담마진(蕁麻疹), 당뇨병(糖尿病), 산후경련발작(產後痙攣發作), 산후추풍(產後抽風), 소아경풍(小兒驚風), 풍습동통(風濕疼痛), 풍습성관절염(風濕性關節炎)

출혈을 멎게 하고 열기를 식히는 풀

모시풀

Boehmeria nivea (L.) Gaudich.

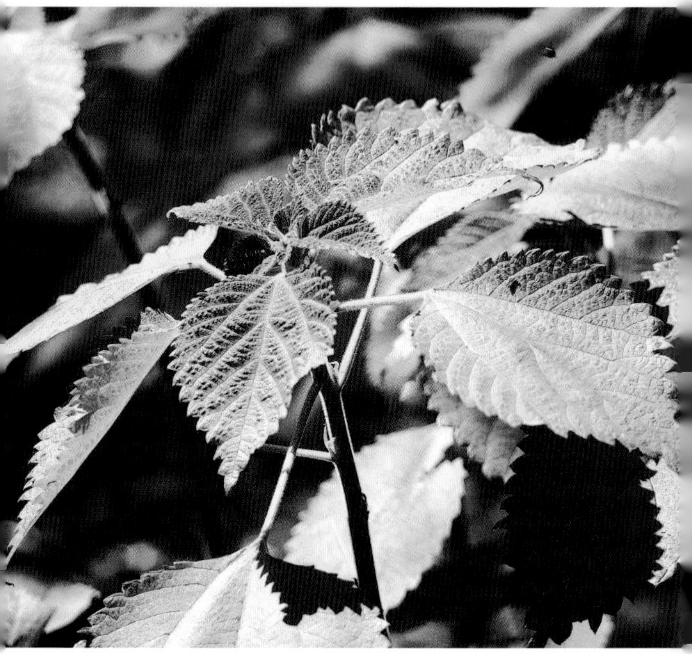

모시풀속. 여러해살이풀. 충북 이남 지방. 산지에서 자라고, 꽃은 7~8월에 피는데 수꽃은 황백색이고 암꽃은 연녹색이며, 열매는 타원형 수과이다.

별 명 개모시, 남모시풀, 물봉사나물

한약명 **저마근(苧麻根)**–뿌리

성 미 맛은 달고 성질은 차다.

효 능 안태(安胎), 양혈(凉血), 이뇨(利尿), 지혈(止血), 청열(淸熱), 해독(解毒)

용 도 각혈(咯血), 방광염(膀胱炎), 사교상(蛇咬傷), 열독피부발진(熱毒皮膚發疹), 자궁출혈(子宮出血), 장출혈(腸出血), 코피, 토혈(吐血), 혈뇨(血尿)

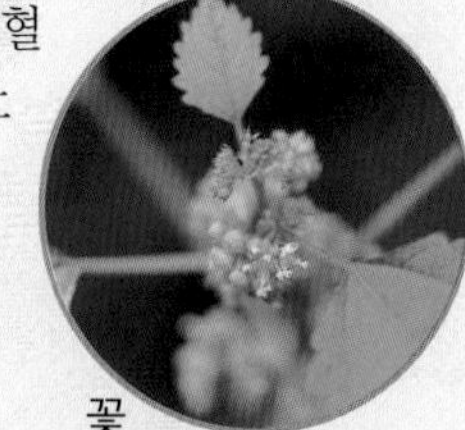

꽃

염증을 가라앉히고 출혈을 멎게 하는 풀

거북꼬리

Boehmeria tricuspis Makino

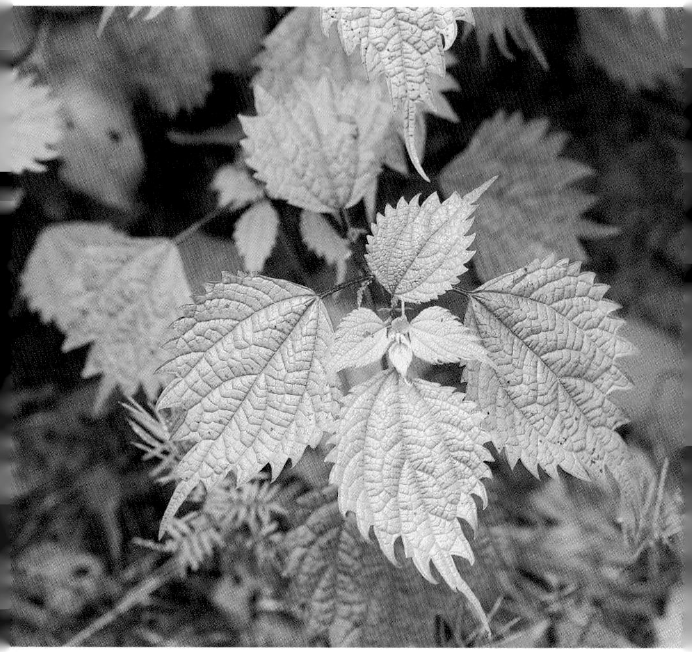

모시풀속. 여러해살이풀. 중부 이남 지방. 산지의 약간 그늘진 곳에서 자라고, 꽃은 7~8월에 녹색 이삭화서로 피며, 열매는 달걀 모양 수과로 10월에 연녹색으로 여문다.

별 명 거복꼬리, 큰거북꼬리
한약명 장백저마(長白苧麻)–전초
성 미 맛은 쓰고 성질은 차다.
효 능 소염(消炎), 지혈(止血), 청열(淸熱), 해독(解毒)
용 도 무명종독(無名腫毒)

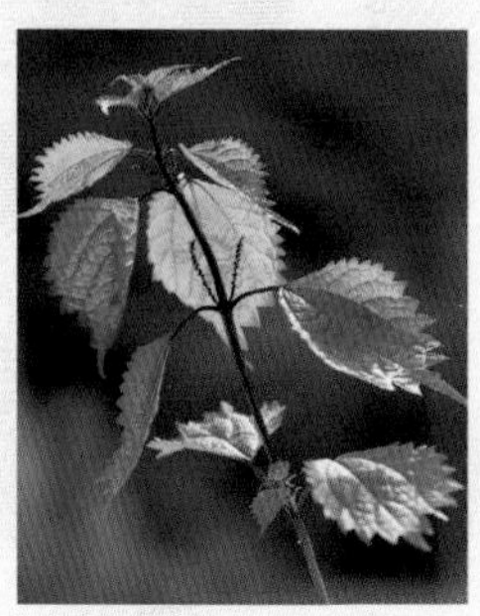

뼈와 근육을 강하게 하고 태아를 안정시키는 기생식물

겨우살이

Viscum album L. var. *coloratum* (Komarov) Ohwi

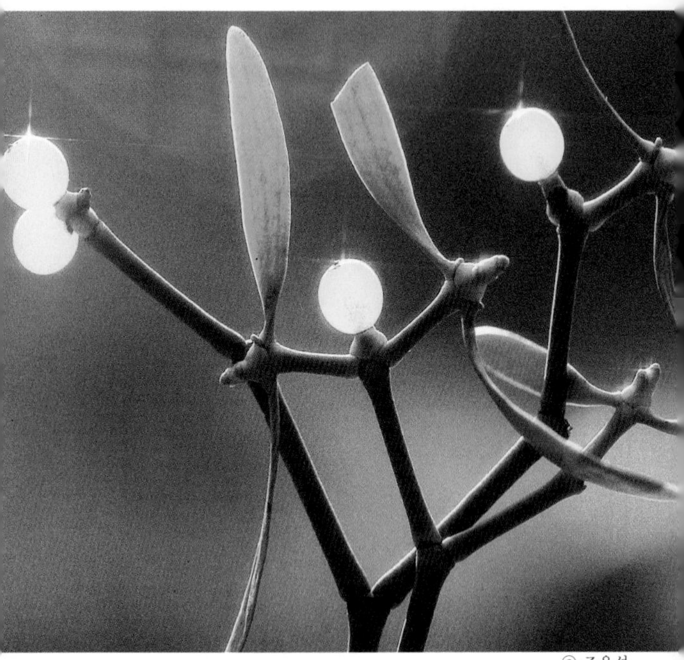

ⓒ 조유성

겨우살이속. 늘푸른더부살이떨기나무. 전국. 밤나무 · 참나무 등에 기생하고, 꽃은 2~4월에 담황색 종 모양으로 피며, 열매는 둥근 장과로 10월에 연황색으로 익는다.

별 명 게으사리, 기생목, 동춘, 새나무, 우목, 저사리, 조라목

한약명 **곡기생(槲寄生)**-잎과 줄기

성 미 맛은 쓰고 성질은 평하다.

효 능 강근골(强筋骨), 거풍습(祛風濕), 보간(補肝), 안태(安胎), 익혈(益血)

용 도 각기(脚氣), 객혈(喀血), 근골위약(筋骨萎弱), 나력(瘰癧), 반신불수(半身不遂), 산후유즙분비부진(産後汁分泌不進), 요슬산통(腰膝酸痛), 울혈성신염(鬱血性腎炎), 월경곤란(月經困難), 자궁탈수(子宮脫垂), 태루혈붕(胎漏血崩), 편고(偏枯), 폐병(肺病), 풍한습비(風寒濕痺)

혈액순환을 돕고 경맥을 잘 통하게 하는 기생식물

참나무겨우살이

Loranthus yadoriki Sieb.

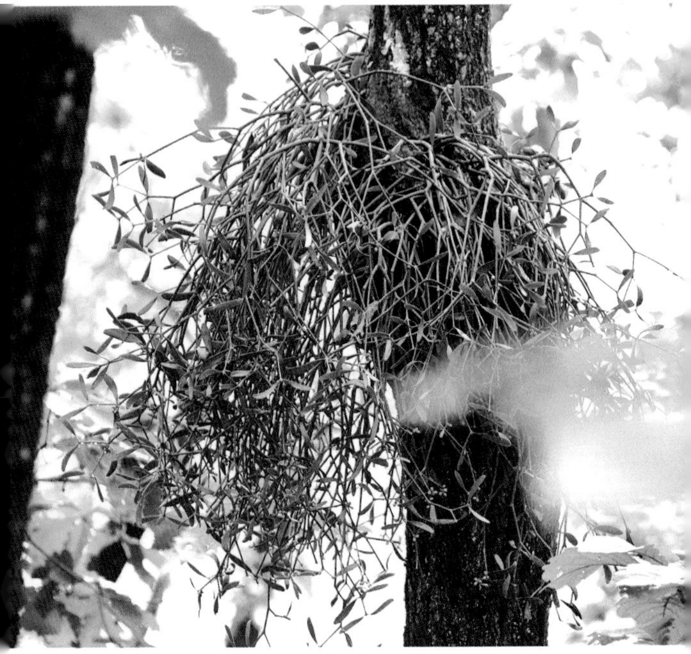

겨우살이속. 늘푸른더부살이떨기나무. 제주도. 잎이 넓은 늘푸른나무를 숙주로 하여 자라고, 꽃은 6~7월에 흰색 깔때기 모양으로 피며, 열매는 타원형으로 9월에 익는다.

한약명 **마상기생(馬桑寄生)**–줄기와 잎

효 능 통경(通經), 활혈(活血)

용 도 산후신경통(産後神經痛), 요통(腰痛), 임신출혈(妊娠出血), 자궁출혈(子宮出血)

• 잎과 꽃은 이질(痢疾), 천식(喘息), 해수(咳嗽)의 치료에 쓴다.

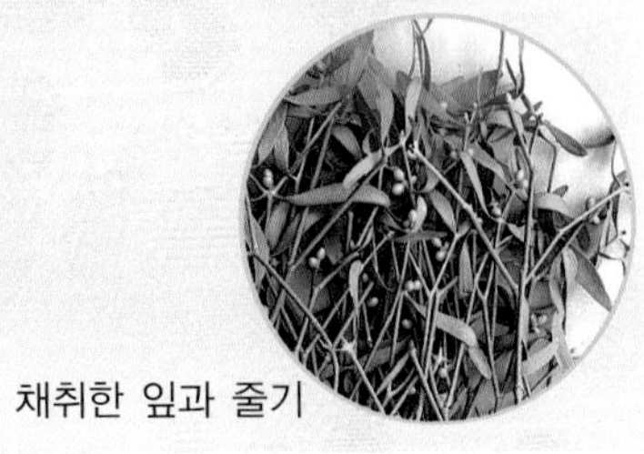

채취한 잎과 줄기

열을 내리게 하고 종기를 치료하는 풀

수영

Rumex acetosa L.

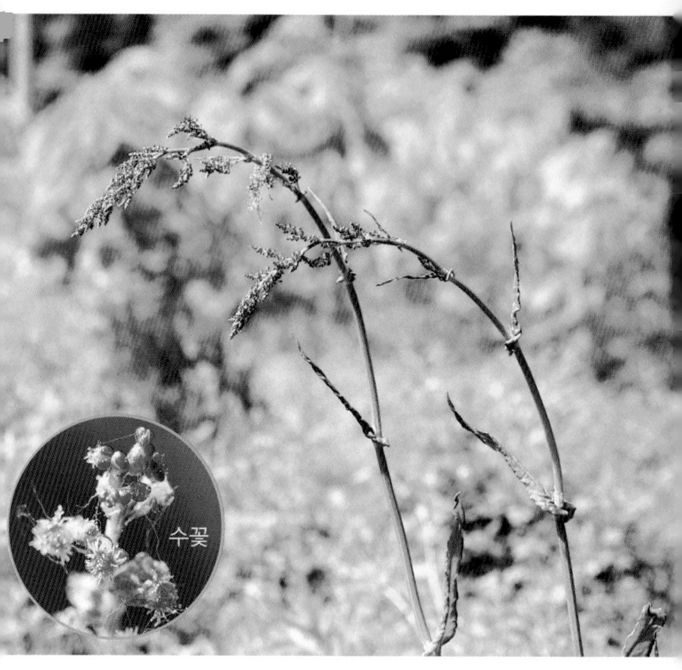

소리쟁이속. 여러해살이풀. 전국. 산과 들의 풀밭이나 빈터에서 자라고, 꽃은 5~6월에 연녹색 또는 홍록색으로 피며, 열매는 세모진 타원형 수과로 8~9월에 익는다.

별 명 괴싱아, 녹각설, 산대황, 산양제, 시금초

한약명 **산모(酸模)**-뿌리

성 미 맛은 시고 성질은 차다.

효 능 살충(殺虫), 양열(凉熱), 이뇨, 지갈(止渴), 지혈(止血), 청열(淸熱), 항진균(抗眞菌), 해열(解熱)

용 도 개선(疥癬), 방광결석, 소변불통(小便不通), 십이지장충증(十二指腸虫症), 악창(惡瘡), 열리(熱痢), 옴, 요충증(蟯虫症), 요폐(尿閉), 임병(淋病), 종기, 토혈(吐血), 혈변(血便)

• 잎은 개선(疥癬)의 치료에 쓴다.

채취한 뿌리

경맥을 잘 통하게 하고 열기를 식히는 풀

애기수영

Rumex acetosella L.

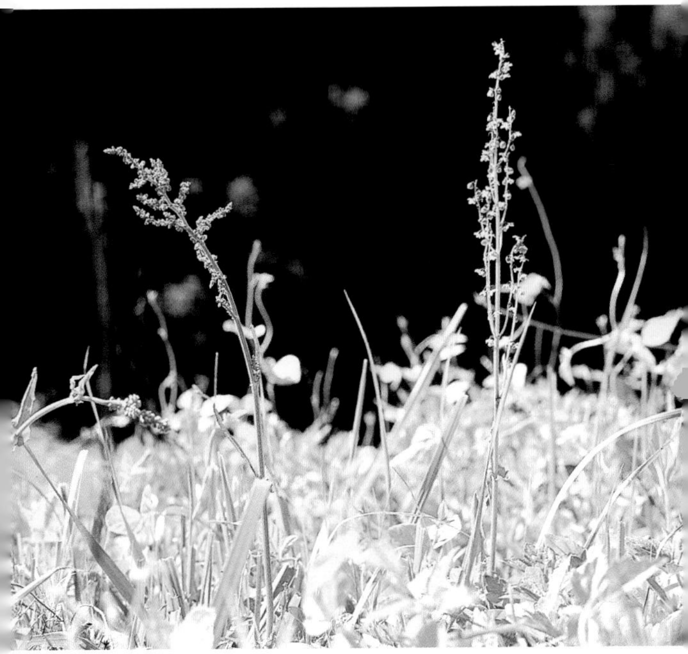

소리쟁이속. 여러해살이풀. 중부 이남 지방. 들이나 길가에서 자라고, 꽃은 5~6월에 붉은 녹색 원추화서로 피며, 열매는 타원형 수과로 9월에 갈색으로 여문다.

별 명 애기괴싱아
한약명 **소산모(小酸模)**–지상부
성 미 맛은 시고 떫으며 성질은 서늘하다.
효 능 양혈(涼血), 청열(淸熱), 통경(通經)
용 도 비듬, 옴, 종기(腫氣), 폐결핵각혈(肺結核咯血), 피부병(皮膚病)

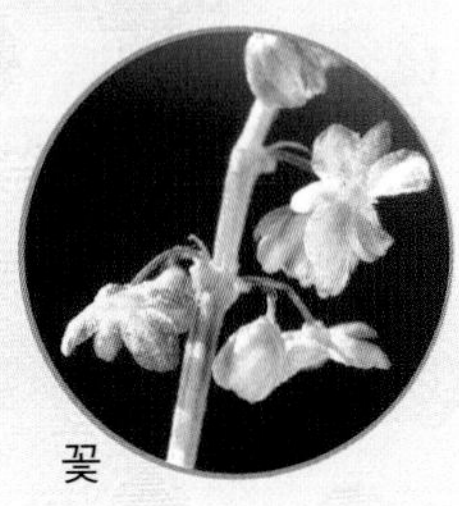

꽃

가래와 기침을 멎게 하고 피를 맑게 하는 풀

소리쟁이

Rumex crispus L.

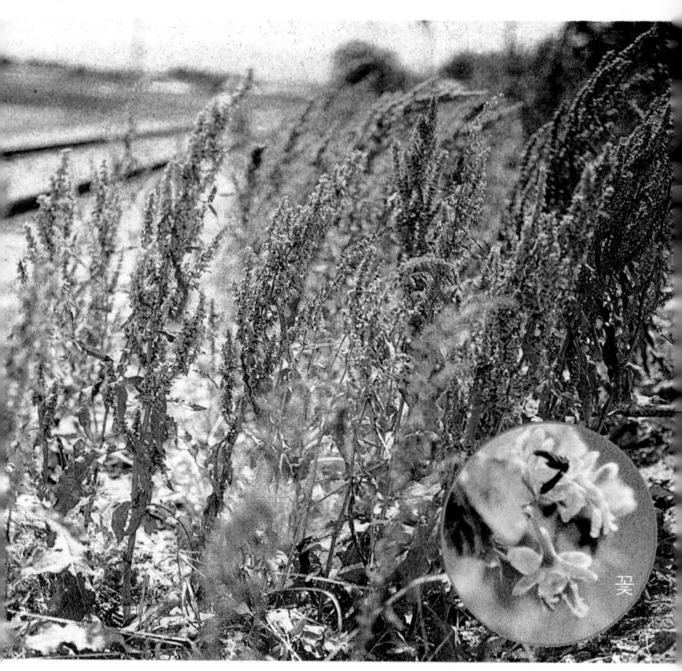

소리쟁이속. 여러해살이풀. 전국. 습지 근처에서 자라고, 꽃은 6~7월에 연한 녹색 원추화서로 피며, 열매는 납작한 수과로 8~9월에 갈색으로 익는다.

별 명 양제대황, 추엽산모, 패독채
한약명 **우이대황(牛耳大黃)**-뿌리
성 미 맛은 쓰고 성질은 차다.
효 능 살충(殺虫), 양혈(涼血), 억균(抑菌), 지해(止咳), 지혈(止血), 청열(淸熱), 통변(通便), 항암(抗癌), 화담(化痰)
용 도 개선(疥癬), 경폐복장(經閉腹腸), 급성간염(急性肝炎), 대변조결(大便燥結)症), 독창(禿瘡), 만성기관지염(慢性氣管支炎), 무명종독(無名腫毒), 변비(便秘), 신경통(神經痛), 음부소양(陰部瘙痒), 이질(痢疾), 정창(疔瘡), 토혈(吐血), 혈붕(血崩), 혈소판감소성자반증(血小板減少性紫斑症)

오줌을 잘 나가게 하고 살균 작용을 하는 풀

마디풀

Polygonum aviculare L.

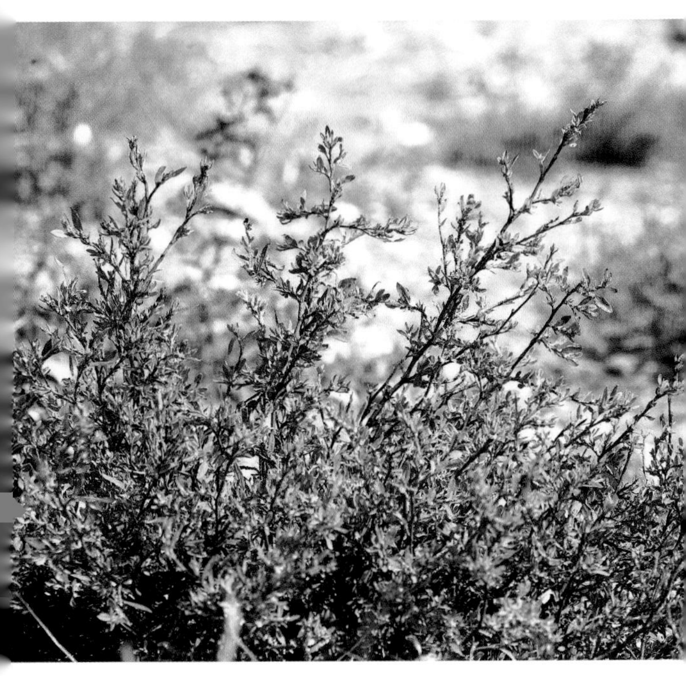

마디풀속. 한해살이풀. 전국. 길가 풀밭에서 자라고, 꽃은 6~7월에 붉은빛을 띤 녹색으로 피며, 열매는 세모진 수과로 잔점이 퍼져 있다.

- 별 명 도생초, 옥매듭
- 한약명 **편축(萹蓄)**–지상부
- 성 미 맛은 쓰고 성질은 조금 차다.
- 효 능 구충(驅虫), 살균(殺菌), 살충(殺虫), 이뇨(利尿), 이수통림(利水通淋), 지사(止瀉), 지양(止痒)
- 용 도 대하(帶下), 버짐, 설사(泄瀉), 소변곤란(小便困難), 습진(濕疹), 옴, 요충증(蟯虫症), 임질(淋疾), 장염(腸炎), 황달(黃疸), 회충증(蛔虫症)

동맥경화를 막아주고 장운동을 활발하게 해주는 풀

메밀

Fagopyrum esculentum Moench

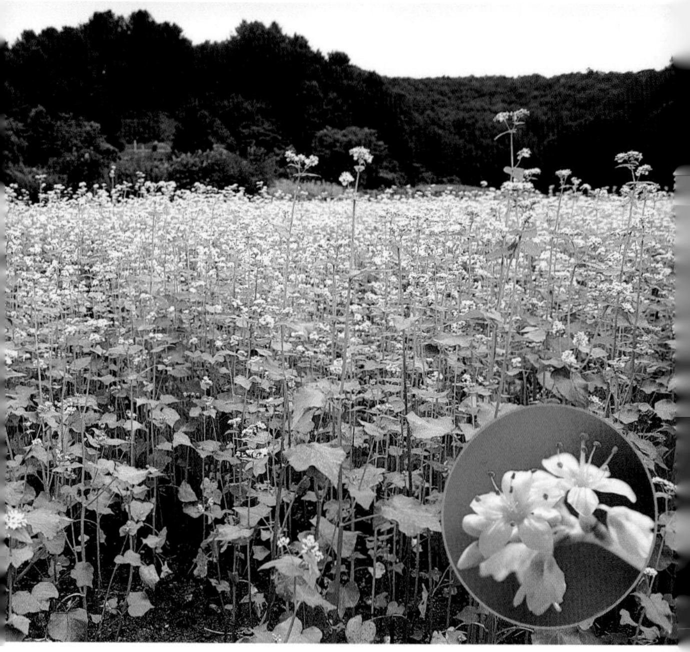

메밀속. 한해살이풀. 전국. 밭에서 작물로 재배하고, 꽃은 7~10월에 흰색이나 붉은색 총상화서로 피며, 열매는 세모진 수과로 10월에 흑갈색으로 여문다.

별 명 모밀
한약명 **교맥(蕎麥)**–씨
성 미 맛은 달고 성질은 서늘하다.
효 능 개위관장(開胃寬腸), 명목(明目), 총이(聰耳), 하기소적(下氣消積), 활장(滑腸)
용 도 교장사(絞腸沙), 종기(腫氣), 타박상(打撲傷), 화상(火傷)
• 줄기와 잎은 당뇨병성망막증(糖尿病性網幕症)의 치료에 쓴다.

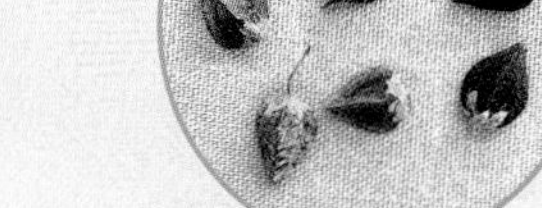
채취한 열매

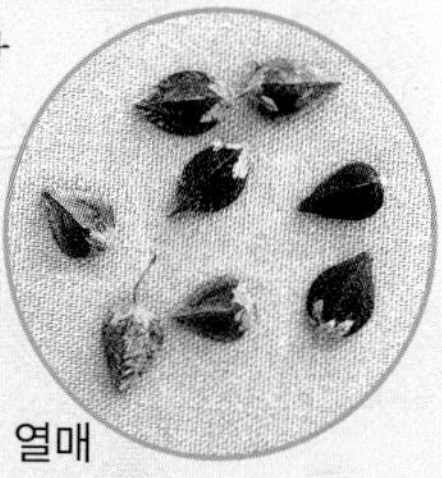

부기를 가라앉히고 병균을 제거하는 풀

범꼬리

Bistorta manshuriensis (Petrov ex Kom.) Kom.

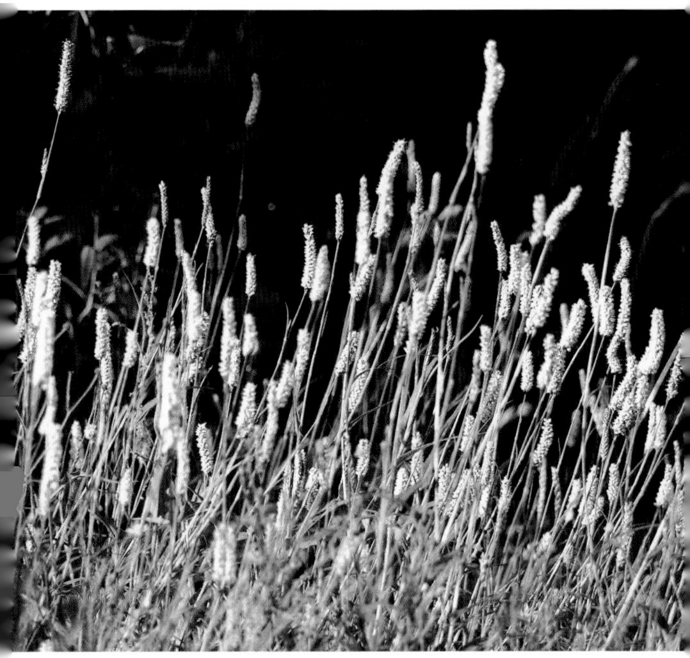

범꼬리속. 여러해살이풀. 전국. 깊은 산 풀밭에서 자라고, 꽃은 6~8월에 연분홍색이나 흰색 수상화서로 피며, 열매는 세모진 수과로 9~10월에 여문다.

한약명 **권삼(拳蔘)**–뿌리줄기
성　미 맛은 쓰고 성질은 서늘하다.
효　능 산후보혈(産後補血), 소종(消腫), 이습(利濕), 지혈(止血), 진경(鎭驚), 청이열(淸裏熱), 항균(抗菌)
용　도 구내염(口內炎), 나력(瘰癧), 옹종(癰腫), 적리(赤痢), 파상풍(破傷風), 하리(下痢)

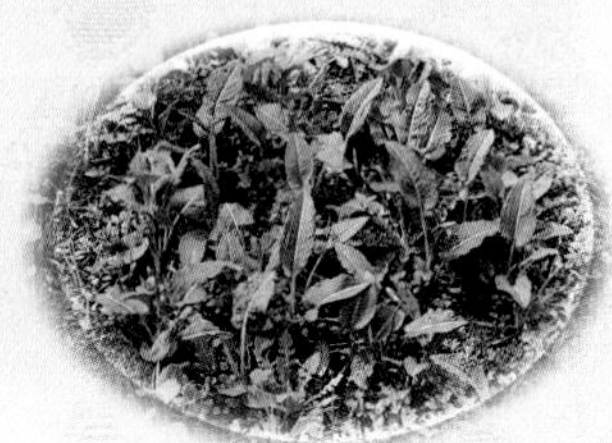

풍과 습을 없애주고 통증을 멎게 하는 풀

이삭여뀌

Persicaria filiformis Nakai

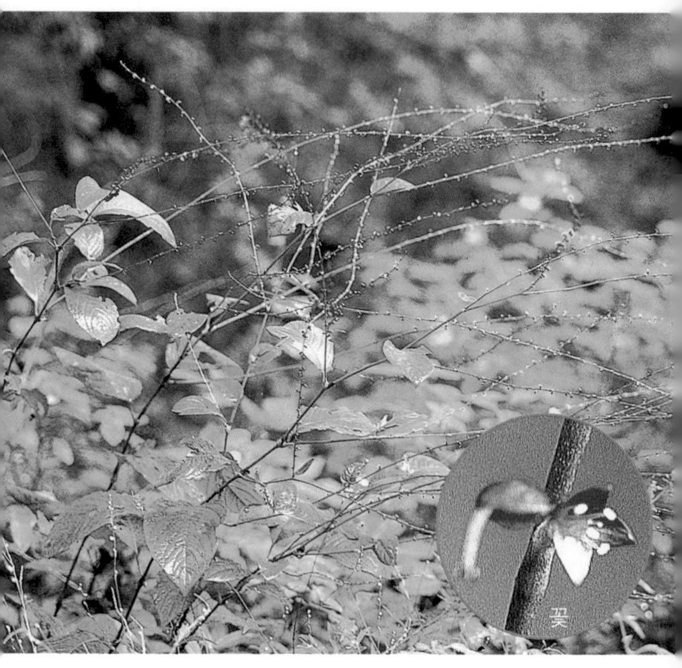

개여뀌속. 여러해살이풀. 전국. 냇가나 산지 숲가장자리에서 자라고, 꽃은 7~8월에 적색 이삭화서로 피며, 열매는 달걀 모양 수과로 9월에 암갈색으로 여문다.

별 명 모삼
한약명 **금선초(金線草)**–지상부
성 미 맛은 맵고 성질은 따뜻하다.
효 능 거풍습(祛風濕), 이기(理氣), 지통, 지혈, 산어(散瘀)
용 도 류마티즘골통(rheumatism骨痛), 산후어혈복통(產後瘀血腹痛), 생리통, 위통(胃痛), 타박상, 토혈(吐血), 해혈(咳血), 혈변, 혈붕(血崩)
• **금선초근(金線草根**–뿌리)은 견교상(犬咬傷), 고독(蠱毒), 곽란, 노상토혈(勞傷吐血), 복통(腹痛), 사교상(蛇咬傷), 월경불순, 생리통, 심복통(心腹痛), 옹저악종(癰疽惡腫), 이질, 적백유진(赤白游疹), 타박골절, 후비(喉痺)의 치료에 쓴다.

출혈을 멎게 하고 피로를 회복시켜 주는 풀

여뀌

Persicaria hydropiper (L.) Spach

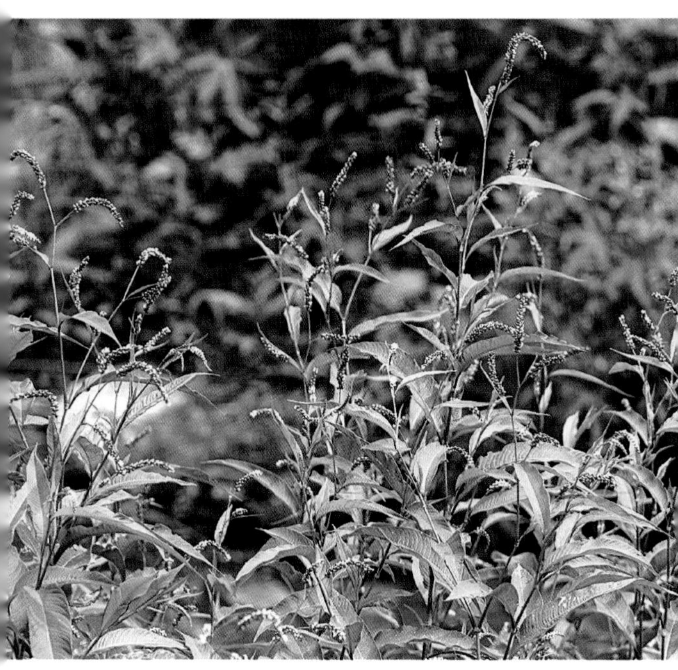

개여뀌속. 한해살이풀. 전국. 들의 습지와 냇가에서 자라고, 꽃은 6~9월에 붉은색으로 피며, 열매는 납작한 수과로 9월에 검은색으로 익는다.

별　명　고채, 날료, 날채, 당채, 택료
한약명　**수료(水蓼)**–전초
성　미　잎은 씹으면 매운 맛이 난다.
효　능　거풍(祛風), 소종(消腫), 제습(除濕), 지혈(止血), 해독(解毒), 행체(行滯), 화습(化濕), 활혈(活血)
용　도　각기, 개선(疥癬), 류마티즘성골통, 월경불순, 설사, 설사복통, 수양성하리(水樣性下痢), 옴, 옹종(癰腫), 월경과다, 월경(月經)이 멈추지 않는 증세, 위복교통(胃腹絞痛), 이질, 장출혈동통, 타박상, 토사전근(吐瀉轉筋), 피부습진

채취한 전초

식중독을 해독하고 타박상을 치료하는 풀

개여뀌

Persicaria longiseta (Bruijn) Kitag.

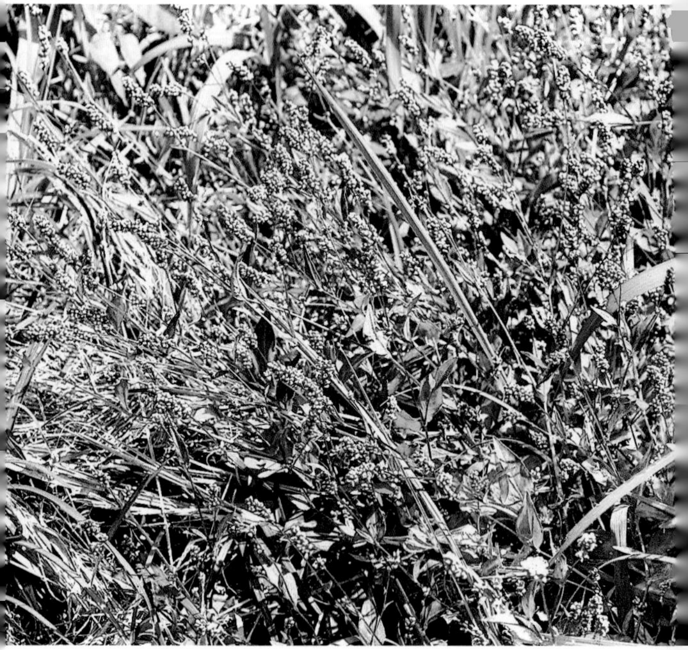

개여뀌속. 한해살이풀. 전국. 들의 빈터에서 자라고, 꽃은 6~9월에 홍자색 또는 흰색으로 피며, 열매는 세모진 수과로 10~11월에 암자색으로 여문다.

한약명 **요(蓼)**-잎
효 능 살충(殺虫), 이중(利中), 하기(下氣)
용 도 버짐, 소변불리(小便不利), 식중독(食中毒), 옴, 전신부종(全身浮腫), 타박상(打撲傷)

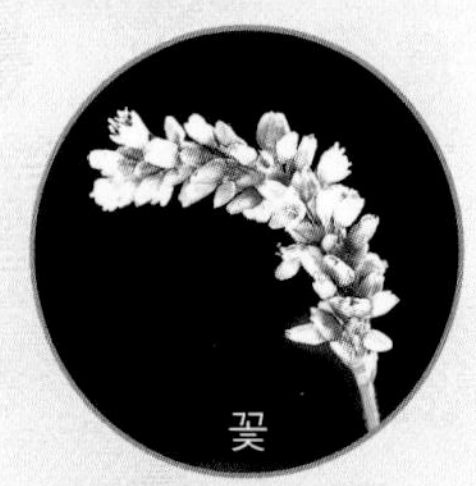
꽃

열기를 식히고 종기를 가라앉게 하는 풀

며느리배꼽

Persicaria perfoliata (L.) H. Gross

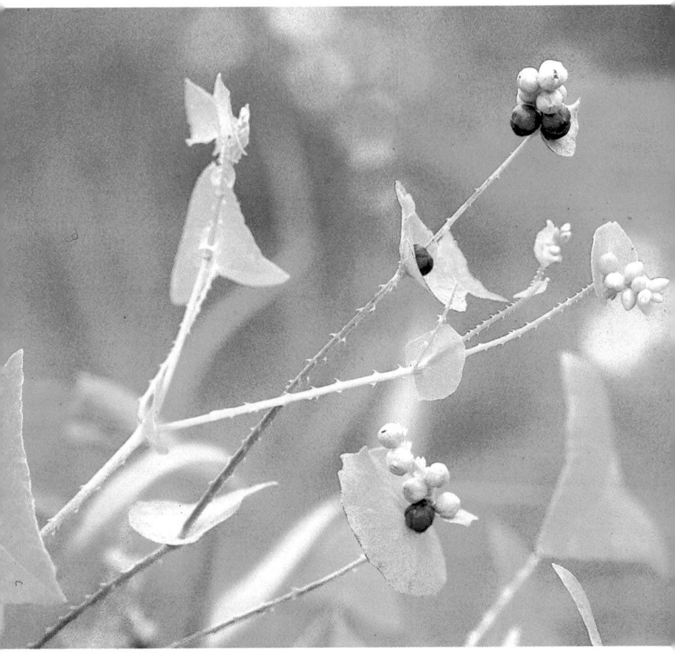

개여뀌속. 한해살이덩굴풀. 전국. 들이나 길가에서 자라고, 꽃은 7~9월에 옅은 녹백색으로 피며, 열매는 달걀 모양 수과로 10월에 여문다.

별 명 사광이풀
한약명 **강판귀(扛板歸)**-지상부
성 미 맛은 쓰고 시며 성질은 평하다.
효 능 소종(消腫), 이수(利水), 청열(淸熱), 해독(解毒), 활혈(活血)
용 도 개선(疥癬), 나력(瘰癧), 단독(丹毒), 말라리아(malaria), 백일해(百日咳), 수종(水腫), 습진(濕疹), 이질(痢疾), 임탁(淋濁), 하리(下痢), 황달(黃疸)
• 뿌리는 구창(口瘡), 치창(痔瘡)의 치료에 쓴다.

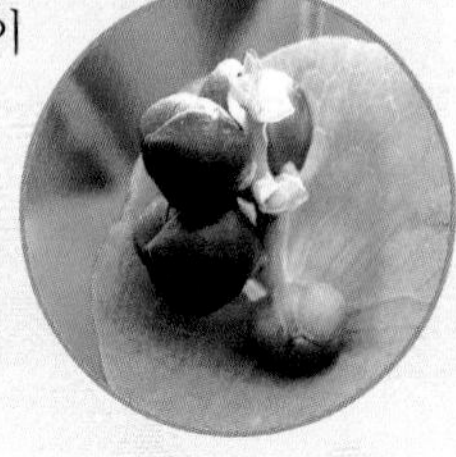

풍과 습을 없애주고 열기를 내리게 하는 풀

털여뀌

Persicaria cochinchinensis Kitagawa

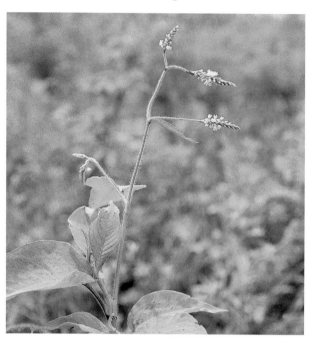

개여뀌속. 여러해살이풀. 중부 이북 지방. 마을 부근에서 자라고, 꽃은 7~8월에 붉은색으로 피며, 열매는 납작한 원형 수과로 9~10월에 흑갈색으로 여문다.

별 명 마료, 말번디, 말여뀌, 요실, 홍료
한약명 **홍초(紅草)**–지상부
성 미 맛은 맵고 성질은 서늘하다.
효 능 제습(除濕), 제풍(除風), 통경(通經), 해열(解熱)
용 도 각기(脚氣), 말라리아(malaria), 사교상(蛇咬傷), 산기(疝氣), 소갈(消渴), 손이 헌 데, 악창(惡瘡), 임질(淋疾), 풍습성관절염(風濕性關節炎), 학질(瘧疾)
※개여뀌를 대용으로 쓸 수 있다.

어혈을 풀어주고 해독 작용을 하는 풀

며느리밑씻개

Persicaria senticosa (Meisn.) H. Gross ex Nakai

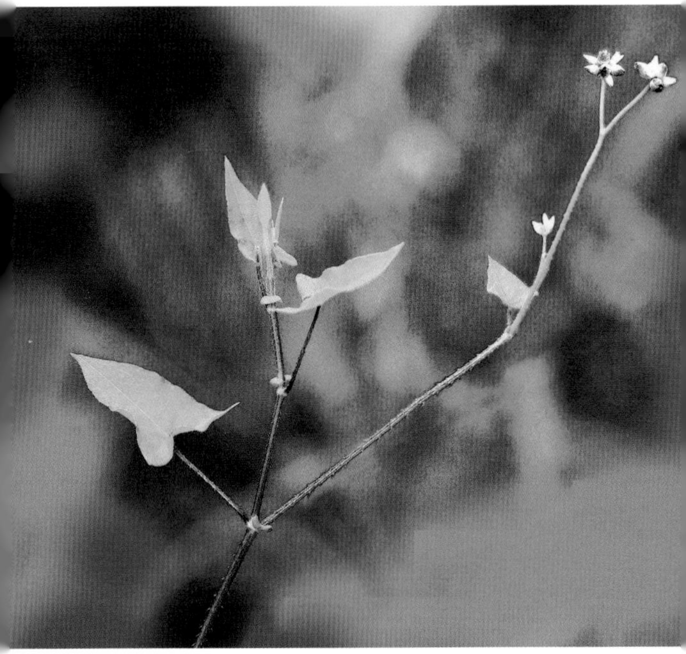

개여뀌속. 한해살이덩굴풀. 전국. 산과 들에서 자라고, 꽃은 7~8월에 연분홍색으로 피며, 열매는 수과로 10월에 검은색으로 여문다.

한약명 **낭인(廊茵)**–지상부

성 미 맛은 쓰고 성질은 평하다.

효 능 소종(消腫), 해독(解毒), 행혈산어(行血散瘀)

용 도 버짐, 사교상(蛇咬傷), 사두창(蛇頭瘡), 습진소양통(濕疹搔痒痛), 옴, 옹절(癰癤), 외치내치(外痔內痔), 위통(胃痛), 자궁하수(子宮下垂), 타박상(打撲傷), 태독(胎毒)

• 뿌리를 술에 담갔다가 신경통(神經痛)의 치료에 쓴다.

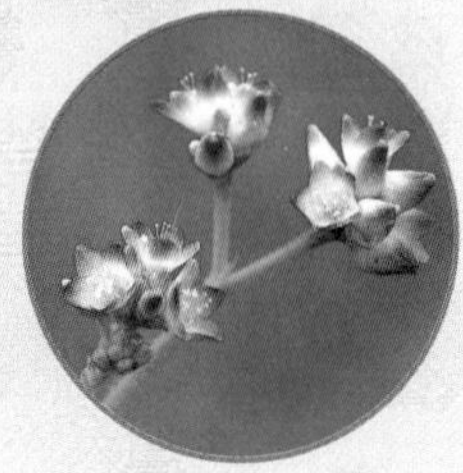

오줌을 잘 나오게 하고 시력을 강화시키는 풀

고마리

Persicaria thunbergii (S. & Z.) H.Gross ex Nakai

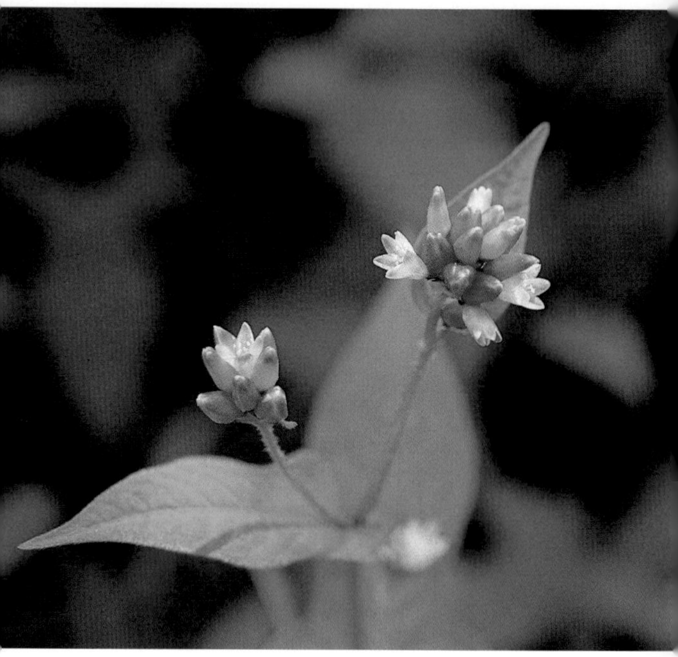

개여뀌속. 한해살이덩굴풀. 전국. 들이나 물가에서 자라고, 꽃은 8~10월에 연분홍색 또는 흰색 두상화서로 피며, 열매는 세모진 수과로 10~11월에 황갈색으로 여문다.

별　명 고만이, 극엽료, 돼지풀, 줄고만이

한약명 **고교맥(苦蕎麥)**–줄기와 잎

성　미 맛은 쓰고 성질은 평하다.

효　능 명목(明目), 이뇨(利尿)

용　도 소변력통(小便瀝痛), 소화불량(消化不良), 시력저하(視力低下), 요로감염(尿路感染), 요퇴통(腰腿痛), 이질(痢疾), 위장통(胃臟痛), 타박상(打撲傷)의 치료에 쓴다.

흰색 꽃

열기를 내리게 하고 해독 작용을 하는 풀

쪽

Persicaria tinctoria H. Gross

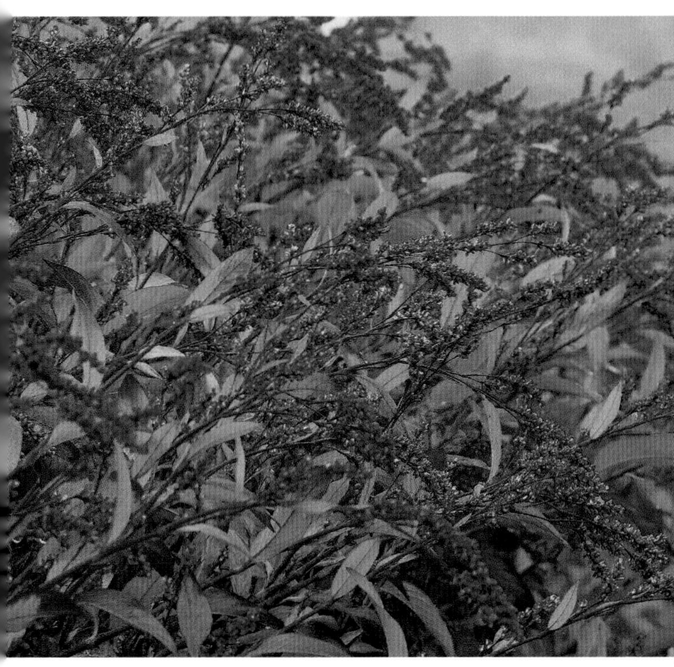

개여뀌속. 한해살이풀. 전국. 산지에서 자라고, 꽃은 8~9월에 붉은색 또는 흰색 이삭화서로 피며, 열매는 세모진 달걀 모양 수과로 검은색으로 익는다.

별 명 **대청엽**
한약명 **청대(青黛)**-잎을 가공한 것
성 미 맛은 짜고 성질은 차다.
효 능 양혈(凉血), 지갈(止渴), 청열(淸熱), 해독(解毒)
용 도 감식(疳蝕), 감질(疳疾), 객혈, 단독(丹毒), 반진, 백혈병, 사교상(蛇咬傷), 소아경간, 수포창, 열독(熱毒), 온병열성 옹종(癰腫), 정창, 토혈
• **남실(藍實**-열매**)**은 감식(疳蝕), 발열성발반인통(發熱性發斑咽痛), 종독, 창절의 치료에 쓴다.
• **대청엽(大青葉**-지상부**)**은 구갈(口渴), 구창, 급성전염성간염, 급성폐렴, 세균성하리, 온병고열, 옹저(癰疽), 유행성감기, 이질, 종독, 코피, 황달, 후두결핵(喉頭結核)의 치료에 쓴다.

풍증을 없애 주고 월경을 고르게 하는 풀

호장근

Reynoutria japonica Houttyn

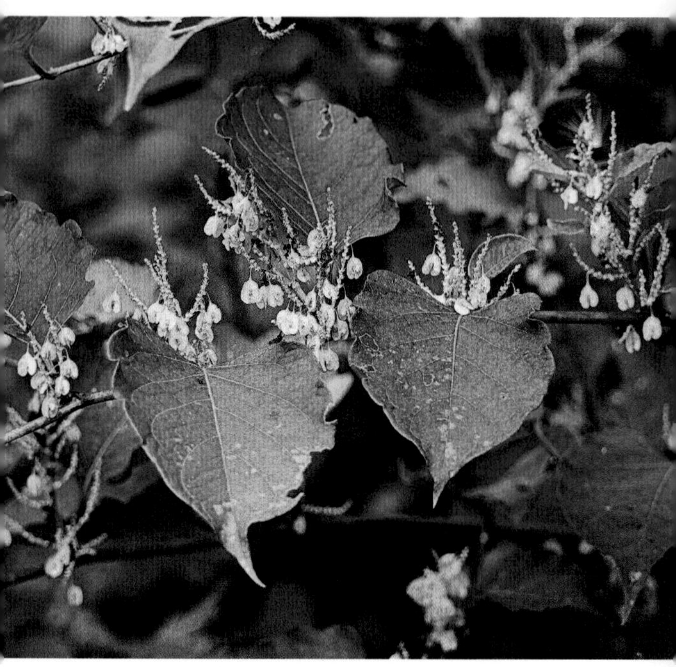

호장근속. 여러해살이풀. 전국. 산과 들에서 자라고, 꽃은 6~8월에 흰색 이삭화서로 피며, 열매는 세모진 수과로 9~10월에 암갈색으로 여문다.

채취한 뿌리

별 명 감제풀, 범싱아
한약명 **호장근(虎杖根)**–뿌리
성 미 맛은 쓰고 성질은 차다.
효 능 거풍(祛風), 산어, 소염, 소종, 이뇨, 이습, 정통(定痛), 지혈, 청열, 항균, 해독, 화담지해, 활혈(活血)
용 도 간염(肝炎), 골수염(骨髓炎), 늑막염(肋膜炎), 담낭결석(膽囊結石), 무월경(無月經), 사교상(蛇咬傷), 사지마비동통(四肢麻痺疼痛), 월경불순(月經不順), 수종(水腫), 월경폐색동통(月經閉塞疼痛), 임질(淋疾), 종기, 치질(痔疾), 타박상(打撲傷), 풍습성관절통(風濕性關節痛), 화상(火傷), 황달(黃疸)

가래를 없애주고 대소변을 잘 나오게 하는 풀

자리공

Phytolacca esculenta Van Houtte

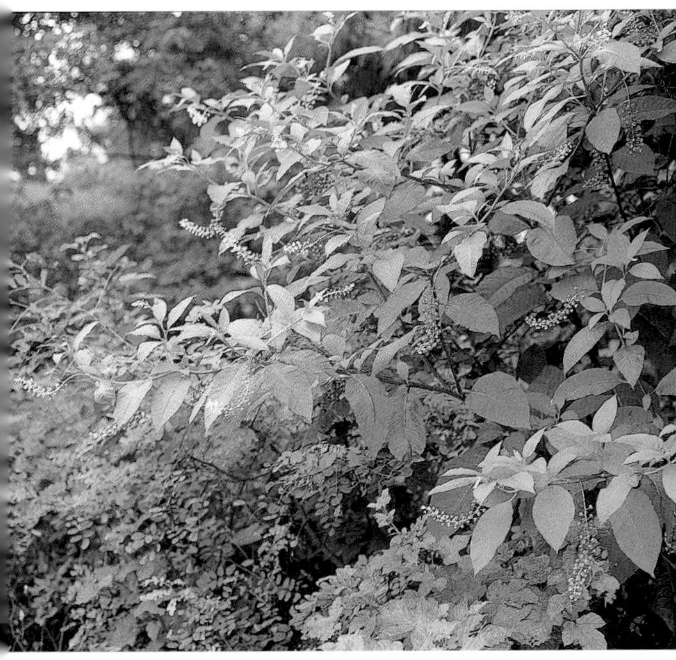

자리공속. 여러해살이풀. 전국. 인가 부근에서 자라고, 꽃은 5~7월에 홍색 총상화서로 피며, 열매는 장과로 7~8월에 흑자색으로 익는다.

별　명 장녹, 장륙

한약명 **상륙(商陸)**–뿌리

성　미 맛은 쓰고 성질은 차다.

효　능 거담(祛痰), 사수(瀉水), 산비결(散脾結), 이뇨(利尿), 통이변(通二便), 항균(抗菌)

용　도 각기(脚氣), 부종(浮腫), 신성수종(腎性水腫), 악창(惡瘡), 옹종(癰腫), 인후종통(咽喉腫痛), 장만(腸滿), 적취(積聚), 후증(喉症), 흉협만민(胸脇滿悶)

종기를 가라앉게 하고 상처를 치료하는 풀

분꽃

Mirabilis jalapa L.

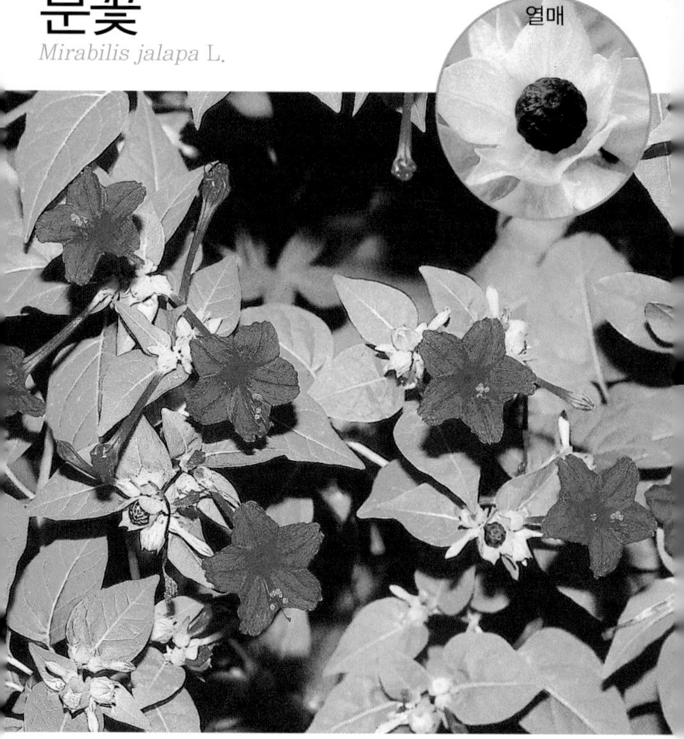

열매

분꽃속. 한해살이풀. 전국. 관상용으로 재배하고, 꽃은 4~6월에 흰색, 노란색, 보라색 등으로 피며, 열매는 둥글고 주름지며 8~10월에 검은색으로 익는다.

별 명 분나무, 자말리
한약명 **자말리엽(紫茉莉葉)**–잎
성 미 맛은 달고 성질은 평하다.
효 능 소종(消腫)
용 도 개선(疥癬), 버짐, 악창(惡瘡), 옴, 옹저(癰疽), 종기(腫氣), 창상(瘡傷)

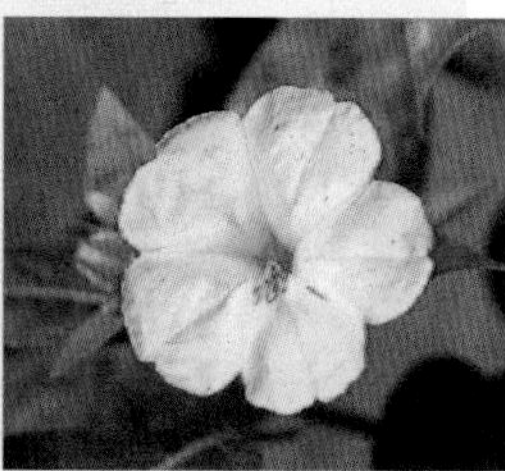

노란색 꽃

해독 작용을 하고 열기를 식혀 주는 풀

채송화

Portulaca grandiflora Hooker

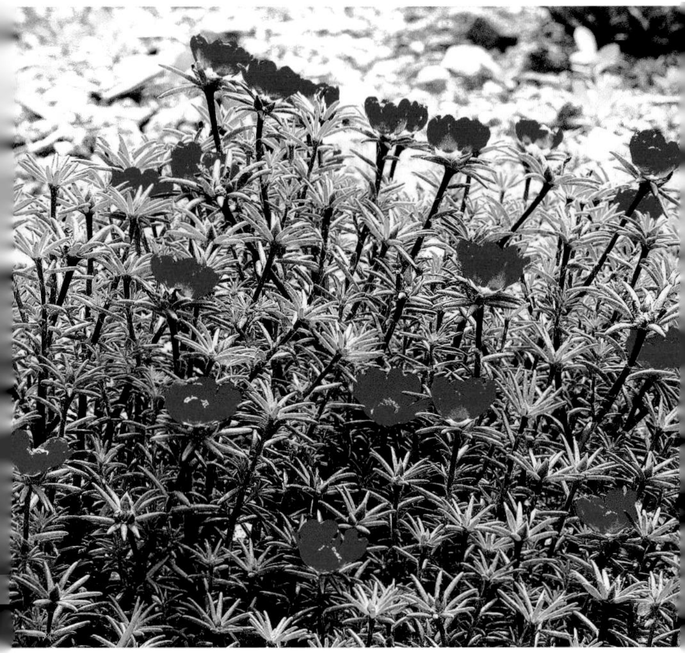

쇠비름속. 한해살이풀. 전국. 화단에서 재배하고, 꽃은 7~10월에 홍색 · 흰색 · 황색 · 자주색 등으로 피며, 열매는 삭과로 9~10월에 익는다.

한약명 **반지련(半枝蓮)**–지상부
성　미 맛은 쓰고 성질은 차다.
효　능 청열(淸熱), 해독(解毒)
용　도 습창(濕瘡), 외상(外傷), 인후종통(咽喉腫痛), 타박상(打撲傷), 탕화상(湯火傷)

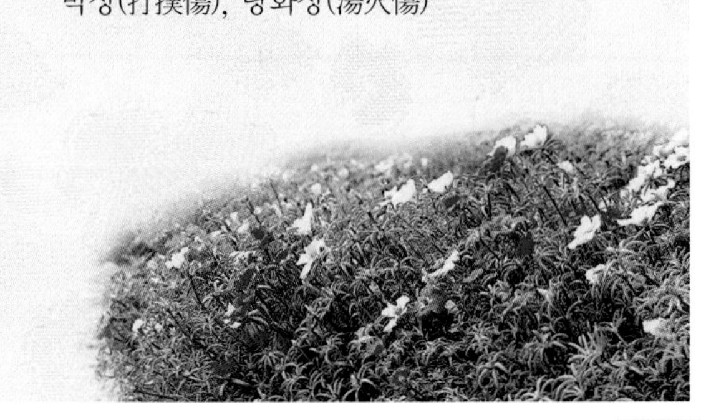

기생충을 없애주고 종기를 가라앉게 하는 풀

쇠비름

Portulaca oleracea L.

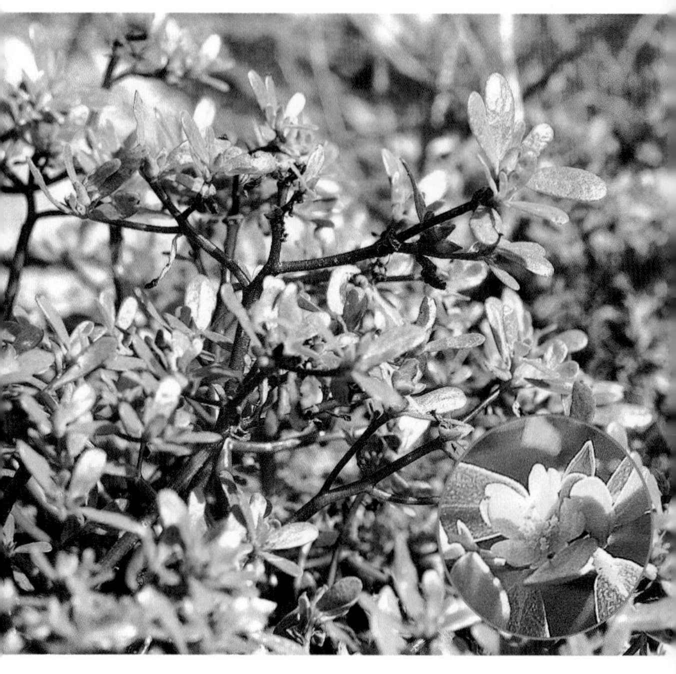

쇠비름속. 한해살이풀. 전국. 길 옆이나 밭둑에서 자라고, 꽃은 5~8월에 노란색 화서로 피며, 열매는 타원형 개과로 8월에 익는다.

별 명 쇠비듬, 오행초, 장명채
한약명 **마치현(馬齒莧)**–지상부
성 미 맛은 시고 성질은 차다.
효 능 구충(驅虫), 명안(明眼), 소종(消腫), 양혈(凉血), 억균(抑菌), 이뇨, 지혈, 통림(通淋), 해독, 해열
용 도 각기(脚氣), 관절염(關節淡), 당뇨병(糖尿病), 대장염(大腸炎), 대하(帶下), 마른버짐, 변비(便秘), 복통(腹痛), 설사(泄瀉), 세균성이질(細菌性痢疾), 소변불리(小便不利), 습진(濕疹), 신경통(神經痛), 악창(惡瘡), 알러지(allergy), 암(癌), 옴, 요도염(尿道炎), 유종(遊腫), 임질(淋疾), 임파선염(淋巴腺炎), 종기(腫氣), 충교상(虫咬傷), 치통(齒痛)

폐를 보호하고 비위를 튼튼하게 하는 풀

개별꽃

Pseudostellaria heterophylla (Miq.) Pax

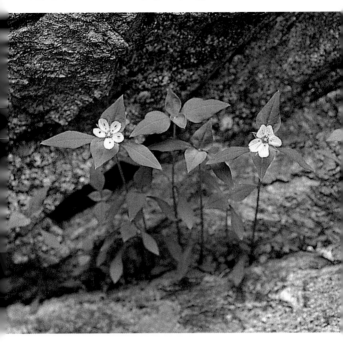

개별꽃속. 여러해살이풀. 중부 이남 지방. 산야지 숲 속에서 자라고, 꽃은 5월에 흰색으로 1송이씩 피며, 열매는 달걀 모양 삭과로 6~7월에 여문다.

별　명 들별꽃, 해아삼
한약명 **태자삼(太子參)**-뿌리
성　미 맛은 달고 조금 쓰며 성질은 평하다.
효　능 건비(健脾), 보폐(補肺)
용　도 동계발한(動悸發汗), 비위허약(脾胃虛弱)의 식욕부진(食欲不振), 신체쇠약(身體衰弱), 정신피로(精神疲勞), 폐결핵해수(肺結核咳嗽), 하리(下痢)

※큰개별꽃을 대용으로 쓸 수 있다.

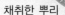

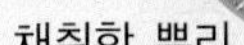

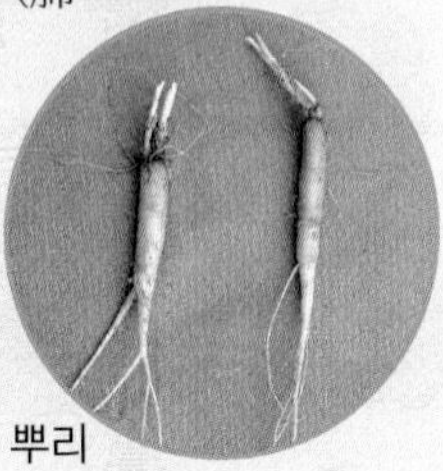

채취한 뿌리

열기를 내리고 혈액순환을 활발하게 하는 풀

쇠별꽃

Stellaria aquatica Scop.

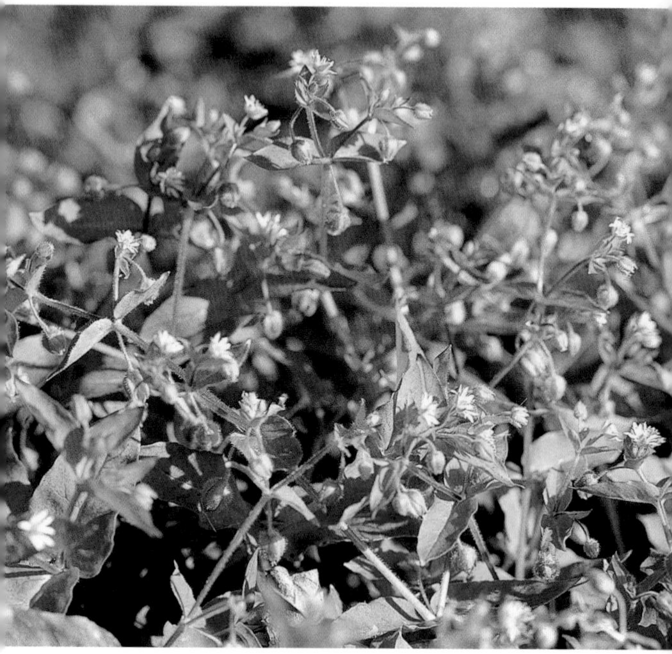

별꽃속. 여러해살이풀. 전국. 밭이나 들의 약습지에서 자라고, 꽃은 5~6월에 흰색 취산화서로 피며, 열매는 달걀 모양 삭과로 6~7월에 익는다.

별 명 아장초
한약명 **우번루(牛繁縷)**-전초
효 능 소종(消腫), 청열(淸熱), 해독(解毒), 활혈(活血)
용 도 고혈압(高血壓), 월경불순(月經不順), 옹저(癰疽), 이질(痢疾), 치창(痔瘡), 폐렴(肺炎)

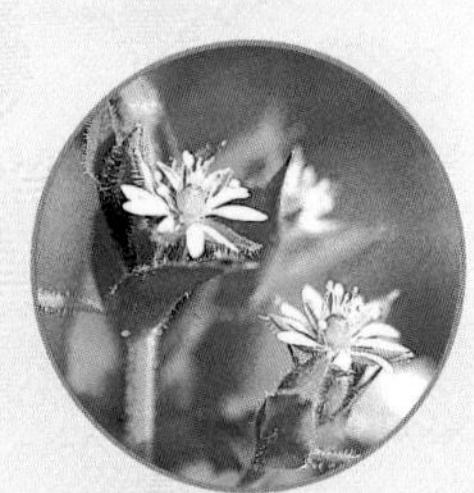

젖을 잘 나오게 하고 해독 작용을 하는 풀

별꽃

Stellaria media (L.) Villars

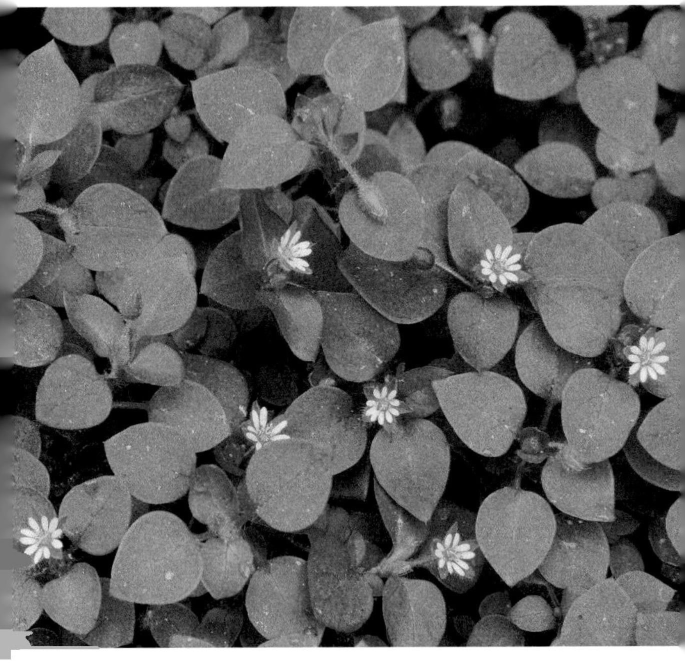

별꽃속. 두해살이풀. 전국. 산, 밭이나 길가에서 자라고, 꽃은 5~6월에 흰색 취산화서로 피며, 열매는 달걀 모양 삭과로 8~9월에 익는다.

한약명 **번루(繁縷)**–지상부
성 미 맛은 달다.
효 능 거어(祛瘀), 지통(止痛), 최유(催乳), 청열(淸熱), 해독(解毒), 화어(化瘀), 활혈(活血)
용 도 간염(肝炎), 복통(腹痛), 산후어체복통(産後瘀滯腹痛), 산후어혈복통(産後瘀血腹痛), 서열구토(暑熱嘔吐), 악창종(惡瘡腫), 유선염(乳腺炎), 유즙부족(乳汁不足), 이질(痢疾), 임병(淋病), 장염(腸炎), 장옹(腸癰), 종기(腫氣), 충수돌기염(虫垂突起炎), 타박상(打撲傷)

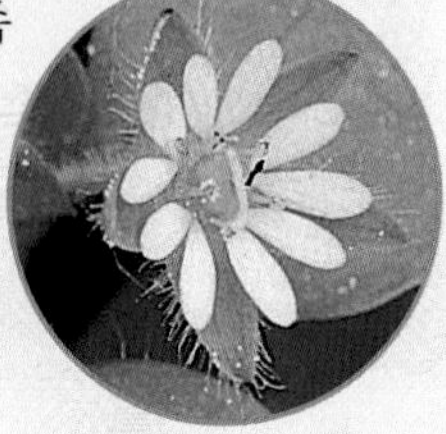

열을 내리게 하고 오줌을 잘 나오게 하는 풀

패랭이꽃

Dianthus chinensis Linné

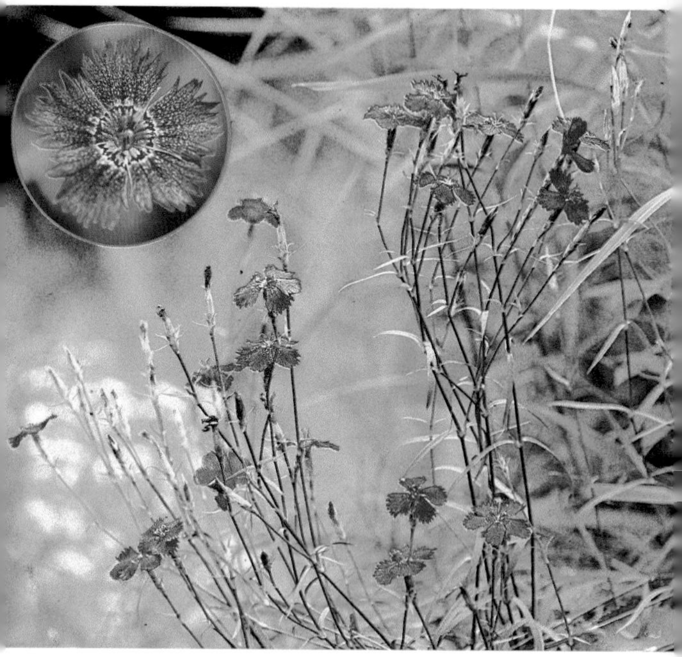

패랭이꽃속. 여러해살이풀. 전국. 저지대의 건조한 곳에서 자라고, 꽃은 6~8월에 붉은색이나 흰색으로 피며, 열매는 원통 모양 삭과로 9~10월에 익는다.

별 명 꽃패랭이, 석죽, 지여죽, 참대풀
한약명 **구맥(瞿麥)**-지상부
성 미 맛은 쓰고 성질은 차다.
효 능 산어(散瘀), 소염(消炎), 이뇨(利尿), 통경(通經), 해열(解熱), 활혈(活血)
용 도 목적(目赤), 무월경(無月經), 소변불리(小便不利), 악성종기(惡性腫氣), 임질(淋疾), 타박어혈(打撲瘀血)
※술패랭이를 대용으로 쓸 수 있다.

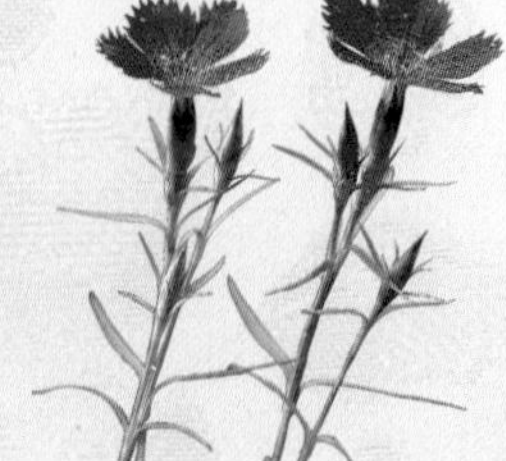

경맥을 잘 통하게 하고 염증을 가라앉게 하는 풀

술패랭이

Dianthus superbus var. *longicalycinus* (Max.) Willams

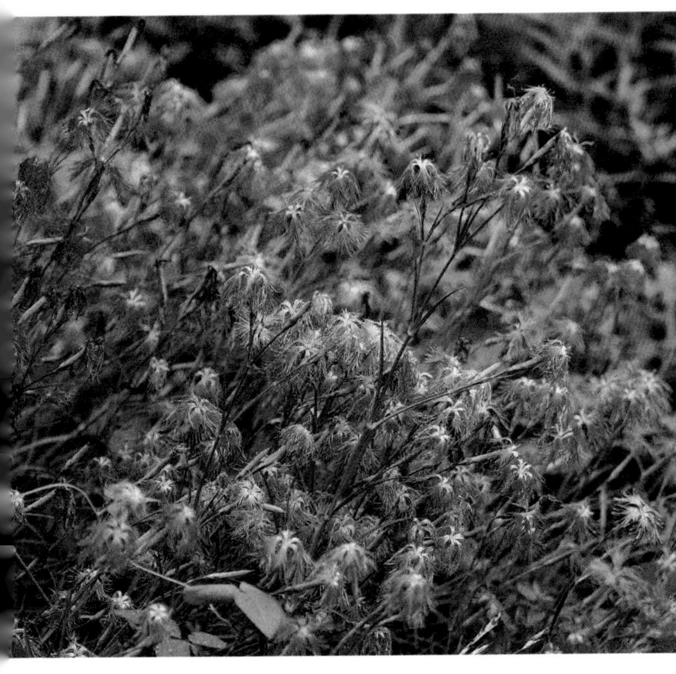

패랭이꽃속. 여러해살이풀. 전국. 깊은 산의 냇가에서 자라고, 꽃은 7~8월에 연한 홍자색으로 피며, 열매는 원기둥 모양 삭과로 9~10월에 익는다.

별 명 낙양화, 장통구맥

한약명 **구맥(瞿麥)**–지상부

성 미 맛은 쓰고 성질은 차다.

효 능 소염(消炎), 이수(利水), 청열(淸熱), 통경(通經), 파혈(破血)

용 도 목적장예(目赤障翳), 무월경(無月經), 소변불통(小便不通), 수종(水腫), 신염(腎炎), 옹종(癰腫), 임병(淋病), 침음창독(浸淫瘡毒), 혈뇨(血尿)

감기로 인한 갈증을 해소시키는 풀

동자꽃

Lychnis cognata Maxim.

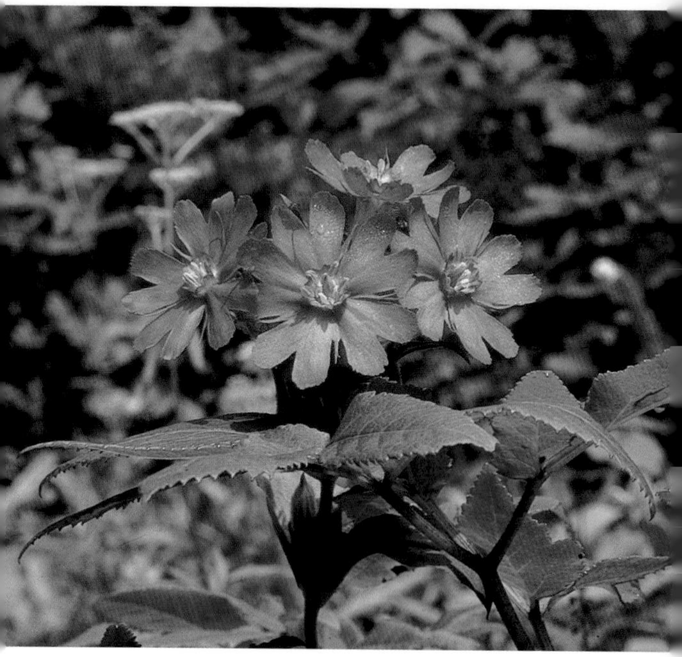

동자꽃속. 여러해살이풀. 전국. 깊은 산 숲 속에서 자라고, 꽃은 6~8월에 주홍색 취산화서로 피며, 열매는 삭과로 8~9월에 여문다.

별 명 담배나물, 전대나물, 전추라화
한약명 **전하라(剪夏羅)**–지상부
성 미 맛은 달고 성질은 차다.
용 도 감기발열갈증(感氣發熱渴症), 감한(感寒), 발열갈증(發熱渴症)

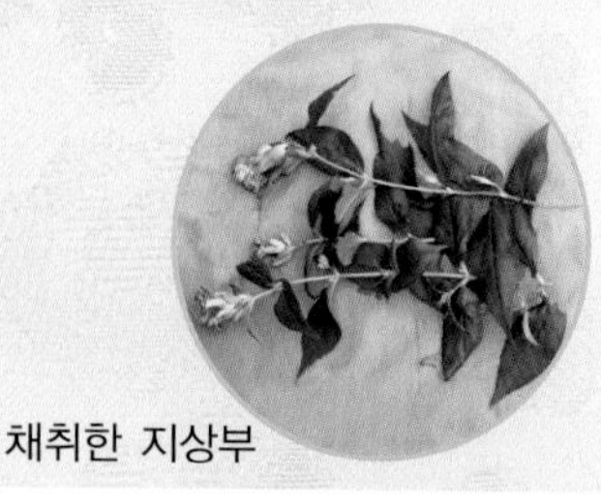

채취한 지상부

피를 잘 통하게 하고 젖이 잘 나오게 하는 풀

장구채

Silene firma Siebold & Zucc.

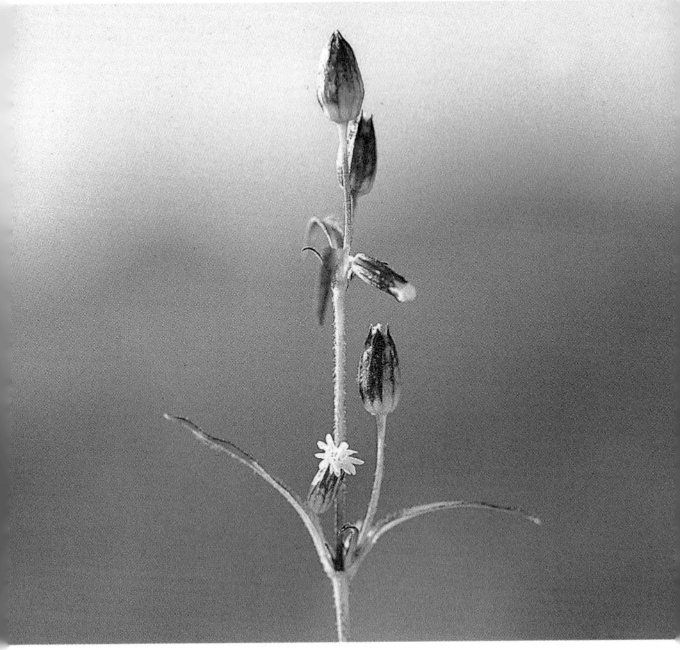

장구채속. 두해살이풀. 전국. 산과 들에서 자라고, 꽃은 7월에 흰색 취산화서로 피며, 열매는 달걀 모양 삭과로 8~9월에 익는다.

별 명 말맹이나물, 여루채
한약명 **왕불류행(王不留行)**–씨
성 미 맛은 쓰고 성질은 평하다.
효 능 건비, 소종, 이뇨, 이수, 조경, 최유, 통유, 활혈
용 도 금창출혈, 난산, 무월경, 부종, 월경불순, 생리통, 소아빈혈, 옹종, 유즙분비불량, 유즙불통, 젖앓이, 코피, 혈림

• **여루채(女婁菜**–지상부)는 월경불순, 소아감적, 소유, 인후종통, 중이염의 치료에 쓴다.

※오랑캐장구채, 털장구채를 대용으로 쓸 수 있다.

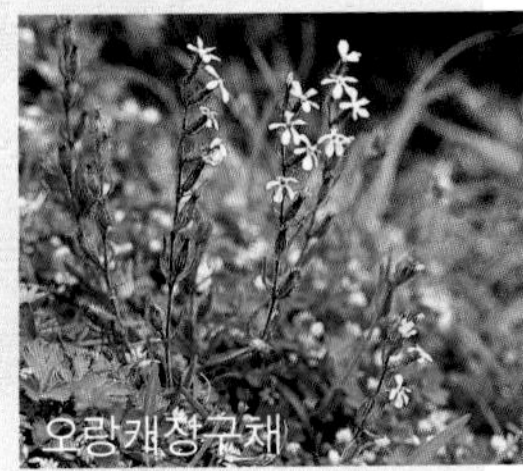
오랑캐장구채

장을 튼튼하게 하고 해독 작용을 하는 풀

명아주

Chenopodium album var. centrorubrum Makino

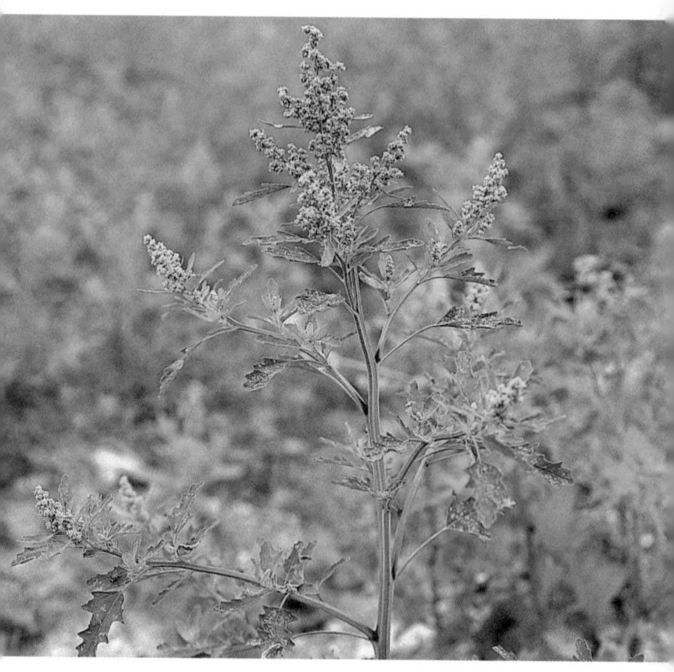

명아주속. 한해살이풀. 전국. 산과 들에서 자라고, 꽃은 6~7월에 황록색 원추화서로 피며, 열매는 납작한 원형 포과로 8~9월에 여문다.

- 별 명: 공쟁이대, 능쟁이, 도시락초, 도투라지, 붉은잎능쟁이, 청여장
- 한약명: **여(藜)**–잎과 줄기
- 성 미: 맛은 달고 성질은 평하며 독성이 조금 있다.
- 효 능: 강장(强壯), 건위(健胃), 살균(殺菌), 살충(殺虫), 청열(淸熱), 해독(解毒), 해열(解熱)
- 용 도: 독충교상(毒虫咬傷), 설사(泄瀉), 소아두창(小兒頭瘡), 이질(痢疾), 장염(腸炎), 중풍(中風), 천식(喘息), 충치통(虫齒痛)

채취한 지상부

몸을 튼튼하게 하고 가려움증을 멎게 하는 풀

댑싸리

Kochia scoparia Schrad.

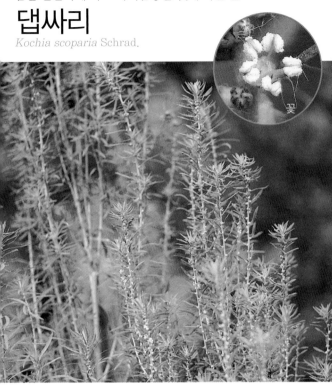

꽃

댑싸리속. 한해살이풀. 전국. 밭둑이나 민가 근처에서 자라고, 꽃은 7~8월에 연녹색이나 붉은색 수상화서로 피며, 열매는 원반형 포과로 9월에 여문다.

별　명 공쟁이, 대싸리, 뱁싸리, 비싸리
한약명 **지부자(地膚子)**-씨
성　미 맛은 달고 쓰며 성질은 차다.
효　능 강장(强壯), 건위(健胃), 살충(殺虫), 소종(消腫), 이뇨(利尿), 제습(除濕), 청습열(淸濕熱)
용　도 객열단종(客熱丹腫), 방광염(膀胱炎), 복수(腹水), 신장염(腎臟炎), 옴, 음란퇴질(陰卵㿗疾), 임질(淋疾)

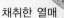

채취한 열매

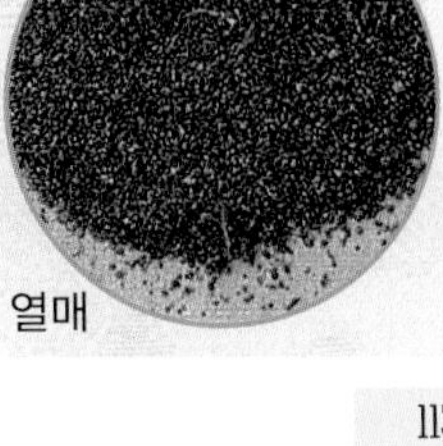

위를 튼튼하게 하고 열기를 내려주는 풀

시금치

Spinacia oleracea L.

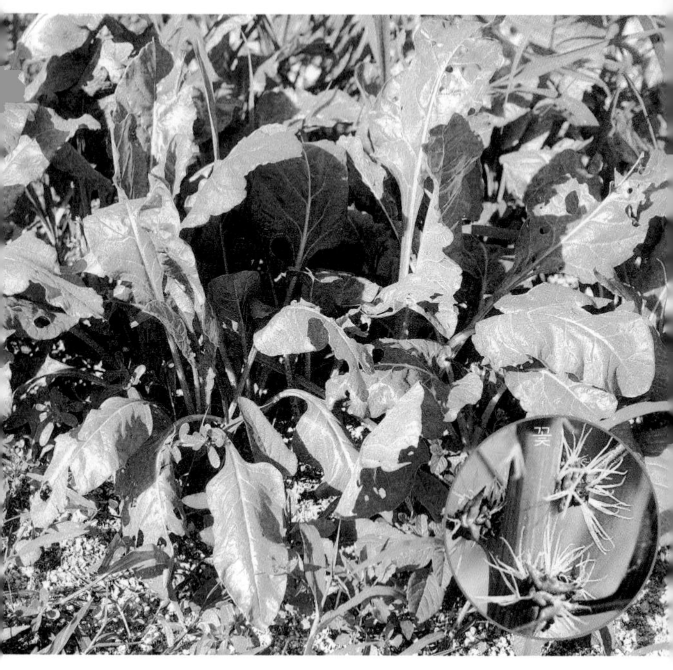

시금치속. 한(두)해살이풀. 전국. 채소로 재배하고, 꽃은 연한 노란색으로 피며, 열매는 포과로 작은 포에 싸인 뿔이 2개 있다.

별 명 적근채, 파릉채
한약명 **파채(菠菜)**–전초
성 미 맛은 달고 성질은 서늘하다.
효 능 배농(排膿), 보위(補胃), 양혈(凉血), 염음(斂陰), 윤조(潤燥), 이수(利水), 조혈(造血), 지갈(止渴), 지혈(止血), 해열(解熱), 해독(解毒)
용 도 경수과다(經水過多), 고혈압(高血壓), 농염(膿炎), 늑막염(肋膜炎), 당뇨병갈증(糖尿病渴症), 대변불순(大便不順), 백내장(白內障), 변비(便秘), 비위허한(虛寒), 빈혈두통(貧血頭痛), 소변적열(小便積熱), 숙취(宿醉), 신염(腎炎), 신장병(腎臟病), 조루(早漏), 폐병(肺病), 하복냉한(下腹冷寒), 혈열피부병(血熱皮膚病)

열을 내리게 하고 해독 작용을 하는 풀

개비름

Amaranthus blitum L.

비름속. 한해살이풀. 전국. 길가나 풀밭에서 자라고, 꽃은 6~7월에 녹색 이삭화서로 피며, 열매는 둥근 포과로 9월에 여문다.

별 명 비름나물
한약명 **야현채(野莧菜)**–지상부와 종자
효 능 청열(淸熱), 해독(解毒)
용 도 안구충혈(眼球充血), 유방염(乳房炎), 이질설사(痢疾泄瀉), 치질(痔疾)

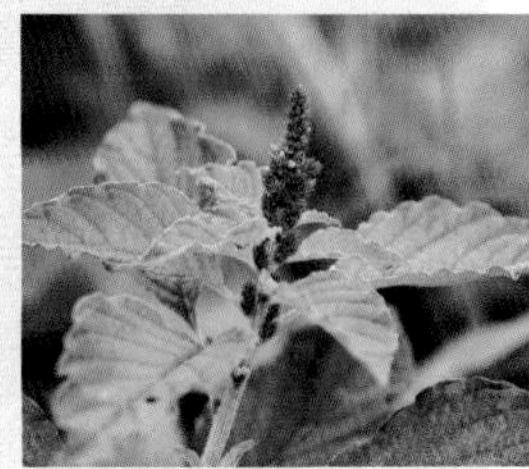

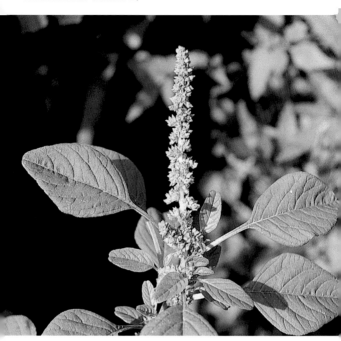
비름

열을 내리게 하고 종기를 가라앉게 하는 풀

비름

Amaranthus mangostanus L.

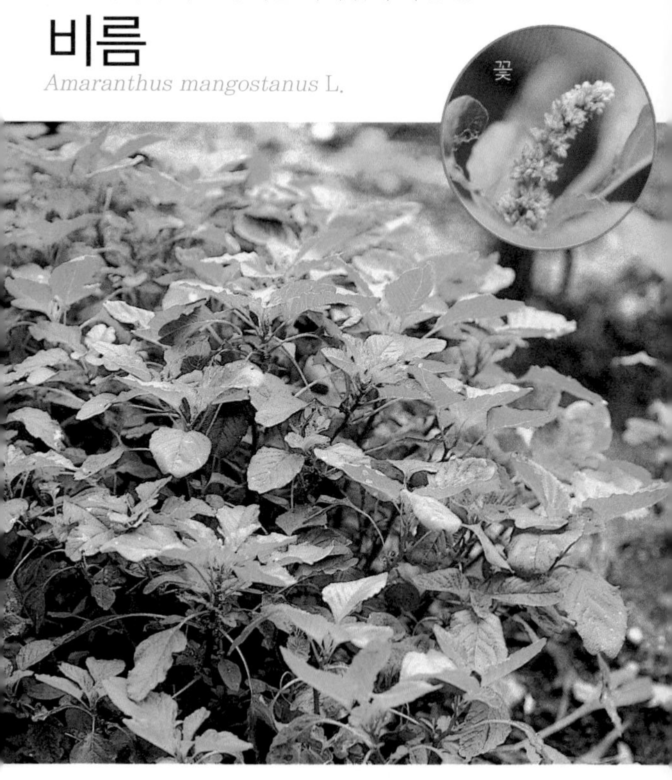

비름속. 한해살이풀. 전국. 길가나 밭에서 자라고, 꽃은 7~9월에 녹색 원추형 수상화서로 피며, 열매는 타원형 개과로 9~10월에 익는다.

별 명 비듬나물, 새비름, 참비름, 현채
한약명 **현(莧)**-지상부
성 미 맛은 달고 성질은 서늘하다.
효 능 소종(消腫), 이규(利竅), 청열(淸熱), 해독(解毒)
용 도 감기(感氣), 대소변불통(大小便不通), 사충교상(蛇虫咬傷), 이질(痢疾), 안질(眼疾), 옻독, 적백리(赤白痢), 종기(腫氣), 창종(瘡腫), 치질(痔疾)
• **현근(莧根**-뿌리)은 대하(帶下), 붕루(崩漏), 음낭종통(陰囊腫痛), 치창(痔瘡), 치통(齒痛), 타박상(打撲傷)의 치료에 쓴다.
• **현실(莧實**-열매)은 대소변불통(大小便不通), 목무불명(目霧不明), 백탁뇨(白濁尿), 예장(翳障), 청맹(青盲), 혈뇨(血尿)의 치료에 쓴다.

풍을 없애주고 간을 맑게 하는 풀

개맨드라미

Celosia argentea L.

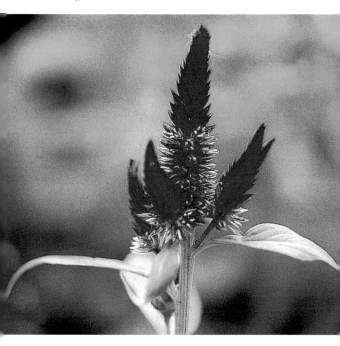

맨드라미속. 한해살이풀. 중부 이남 지방. 길가나 밭둑 등 인가 부근에서 자라고, 꽃은 8월에 연한 분홍색 원기둥 모양으로 피며, 열매는 둥근 개과로 꽃받침에 싸여 여문다.

별 명 들맨드라미

한약명 **청상자(靑霜子)**–씨

성 미 맛은 쓰고 성질은 조금 차다.

효 능 거풍(祛風), 명목퇴예(明目退瞖), 소종(消腫), 청간사화(淸肝瀉火)

용 도 고혈압(高血壓), 머리가 어지럽고 아픈 데, 부스럼, 안질(眼疾), 예막(翳膜), 자궁출혈(子宮出血), 장출혈(腸出血), 종기(腫氣), 청맹(靑盲), 피부풍열소양(皮膚風熱瘙痒)

• 꽃과 뿌리는 월경불순(月經不順)의 치료에 쓴다.

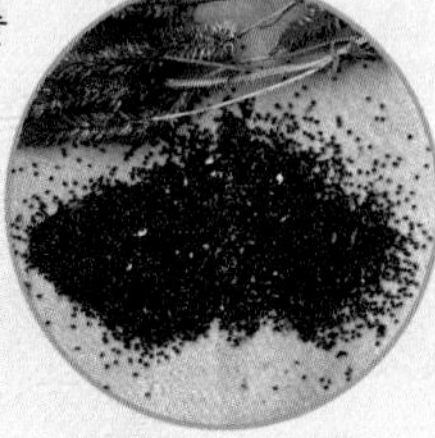

출혈을 멎게 하고 설사를 멎게 하는 풀

맨드라미

Celosia cristata L.

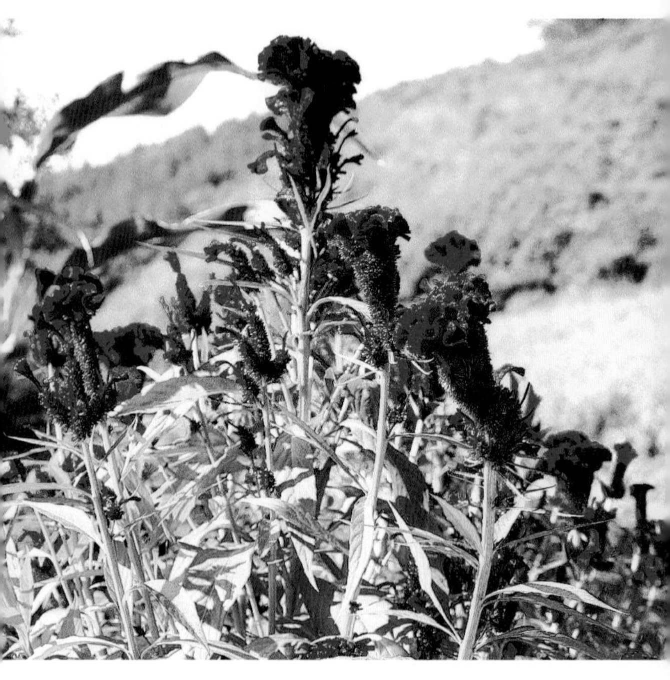

맨드라미속. 한해살이풀. 전국. 화단에서 식재하고, 꽃은 7~8월에 홍색 · 황색 · 흰색으로 피며, 열매는 달걀 모양 개과로 9~10월에 여문다.

별 명 민드라치
한약명 **계관화(鷄冠花)**–꽃과 씨
성 미 맛은 달고 성질은 서늘하다.
효 능 양혈(凉血), 지혈(止血)
용 도 간장병, 객혈(喀血), 대하, 두종(頭腫), 붕대(崩帶), 붕중(崩中), 안질, 이질, 임탁(淋濁), 자궁출혈, 장풍혈변(腸風血便), 적백대하(赤白帶下), 적백리(赤白痢), 치루하혈(痔漏下血), 치질출혈, 토혈(吐血), 혈뇨(血尿), 혈담(血痰), 혈림(血淋), 혈변(血便)
• 줄기와 잎은 담마진(蕁麻疹), 이질, 치질출혈(痔疾出血), 치창(痔瘡), 코피, 토혈(吐血), 혈붕(血崩)의 치료에 쓴다.

피를 잘 돌게 하고 관절 운동을 순조롭게 하는 풀

쇠무릎

Achyranthes japonica (Miq.) Nakai

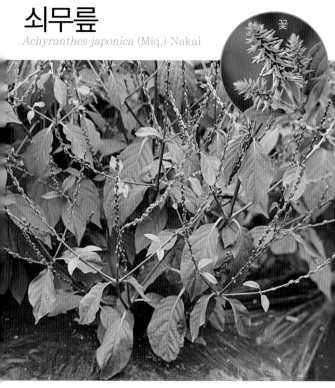

쇠무릎속. 여러해살이풀. 전국. 산지의 숲 속이나 들에서 자라고, 꽃은 8~9월에 녹색 수상화서로 피며, 열매는 장타원형 포과로 9월에 익는다.

별　명 쇠무릎지기

한약명 **우슬(牛膝)**–뿌리

성　미 맛은 쓰고 시며 성질은 따뜻하다.

효　능 강근골, 보간(補肝), 보신(補腎), 산어혈, 소옹저(消癰疽), 이뇨, 정혈(精血), 통경(通經)

용　도 관절염, 난산, 부인병, 산후어혈복통, 월경불순, 수족경련, 신경통, 옹종, 요슬골통, 마비, 유선염, 임병, 징하(癥瘕), 타박상, 포의불하(胞衣不下), 혈뇨, 후비(喉痺)
• 잎은 만성말라리아, 요슬동통, 임병, 한습위비의 치료에 쓴다.

채취한 뿌리

열기를 식히고 해독 작용을 하는 풀

선인장

Opuntia ficus-indica (Linné) Mill.

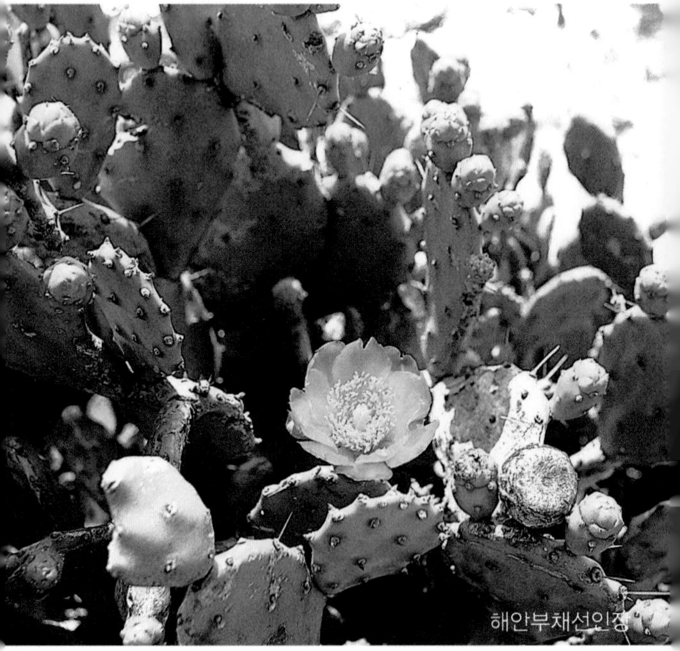

해안부채선인장

선인장속. 여러해살이풀. 제주도. 관상용으로 재배하고, 꽃은 여름에 노란색으로 피며, 열매는 길쭉한 장과로 씨가 많이 들어 있다.

별　명 단선
한약명 **선인장(仙人掌)**–줄기와 뿌리
성　미 맛은 달고 성질은 서늘하다.
효　능 청열(淸熱), 해독(解毒), 행기활혈(行氣活血)
용　도 급성이질(急性痢疾), 당뇨병(糖尿病), 복통(腹痛), 유방염(乳房炎), 종기(腫氣), 천식(喘息), 치질(痔疾), 폐결핵(肺結核), 해수(咳嗽), 화상(火傷)

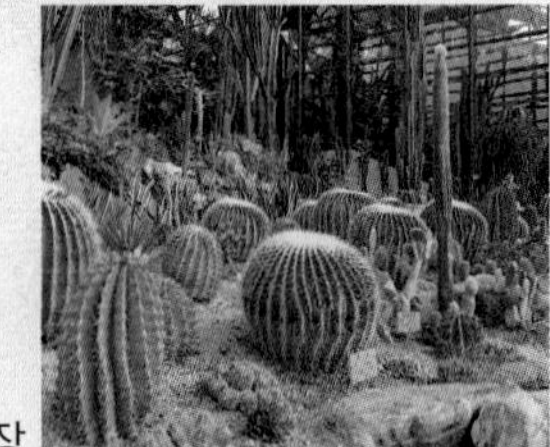
여러 가지 선인장

습기를 없애주고 기침을 멎게 하는 나무

튤립나무

Liriodendron tulipifera L.

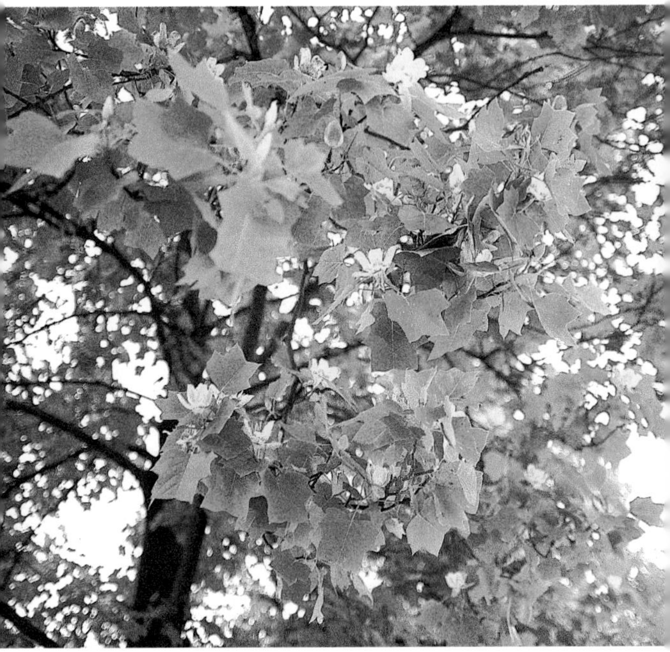

튤립나무속. 갈잎큰키나무. 전국. 관상용으로 식재하고, 꽃은 5~6월에 녹황색 튤립 모양으로 피며, 열매는 시과로 10~11월에 익는다.

별　명 백합나무
한약명 **미국아장추(美國鵝掌楸)**–나무껍질
효　능 제습(除濕), 지해(止咳)
용　도 사지부종(四肢浮腫), 천식(喘息), 해수(咳嗽), 호흡곤란(呼吸困難)

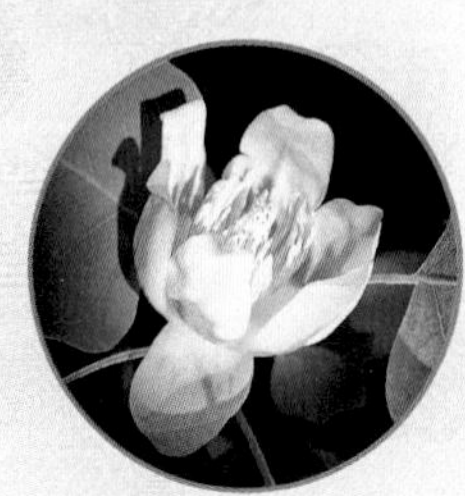

풍한을 없애주고 코막힌 것을 통하게 하는 나무

목련

Magnolia kobus DC.

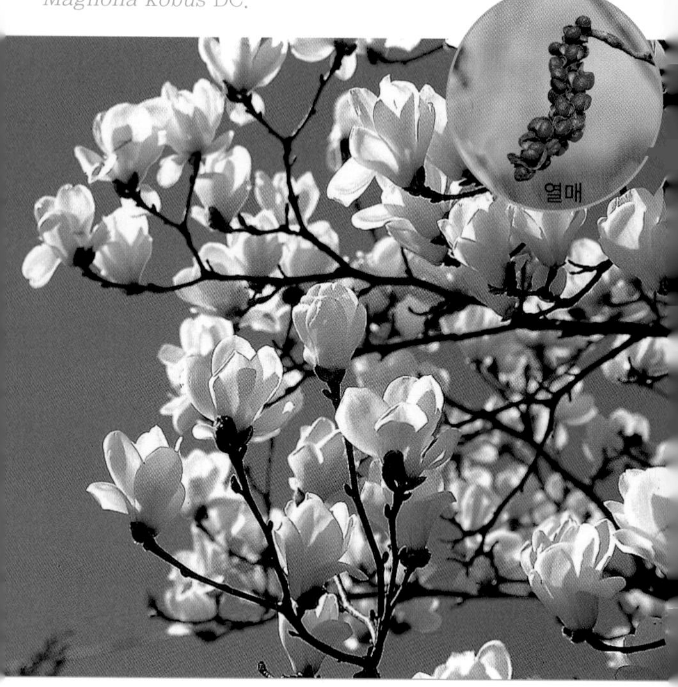

열매

목련속. 갈잎큰키나무. 전국. 산지에서 자라고, 꽃은 3~4월에 흰색으로 피며, 열매는 골돌과로 9~10월에 붉은색으로 익는다.

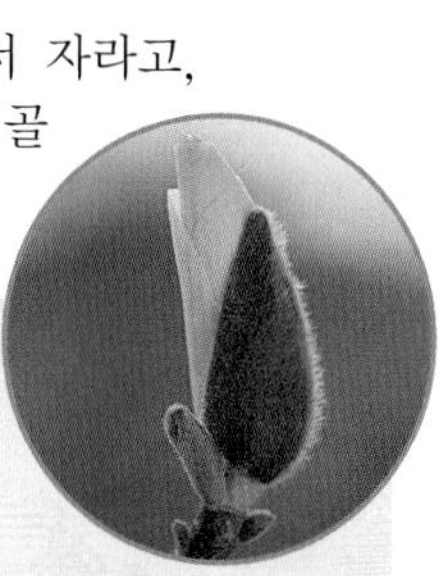

별 명 망춘화, 목란, 목필, 북향화, 영춘화

한약명 **신이(辛夷)**–꽃봉오리

성 미 맛은 맵고 성질은 따뜻하다.

효 능 거풍(祛風), 산풍한(散風寒), 통비규(通鼻竅)

용 도 두통(頭痛), 비새(鼻塞), 비연(鼻淵), 비염(鼻炎), 축농증(蓄膿症), 치통(齒痛)

• 꽃은 불임증(不妊症), 월경전복통(月經前腹痛)의 치료에 쓴다.

※백목련, 자목련을 대용으로 쓸 수 있다.

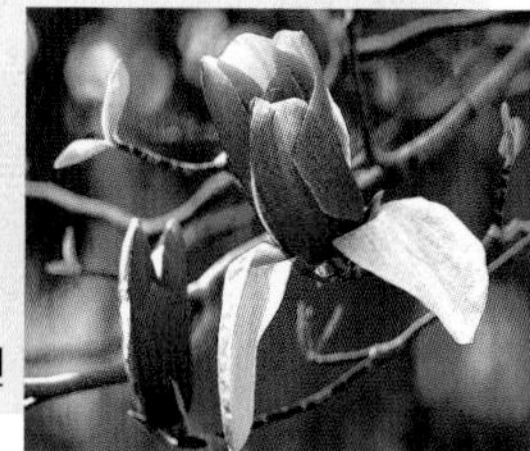
자목련

폐를 튼튼하게 하고 종기를 가라앉게 하는 나무

함박꽃나무

Magnolia sieboldii K. Koch

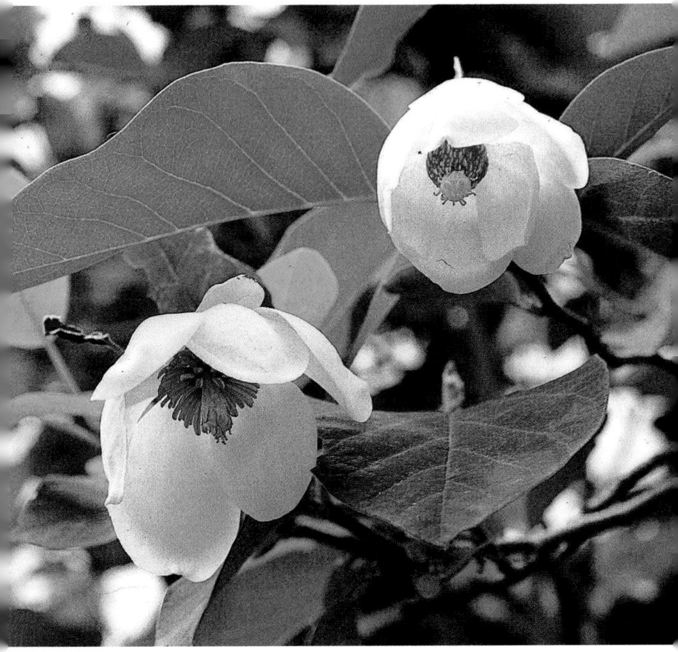

목련속. 갈잎중키나무. 전국. 깊은 산 골짜기에서 자라고, 꽃은 5~6월에 흰색화서로 피며, 열매는 집과로 9~10월에 붉은색으로 익는다.

별　명 목란, 목필, 산목단, 산목련, 소화옥란, 옥란향
한약명 **천녀목란(天女木蘭)**-꽃
성　미 맛은 쓰고 성질은 차다.
효　능 소종(消腫), 윤폐지해(潤肺止咳), 이뇨(利尿)
용　도 두통(頭痛), 안질(眼疾), 종기(腫氣), 폐렴해수(肺炎咳嗽), 혈담(血痰)

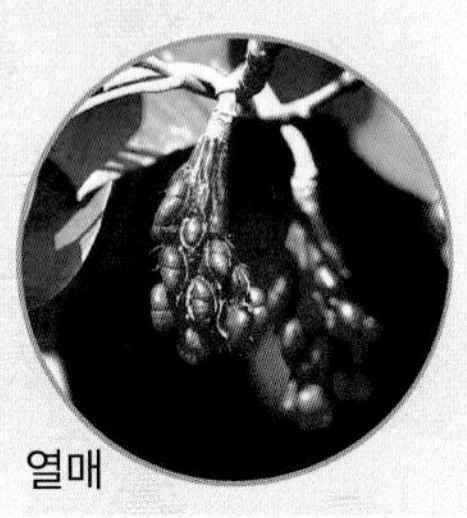
열매

기침을 멎게 하고 눈을 밝게 하는 나무

오미자나무

Schizandra chinensis Baillon

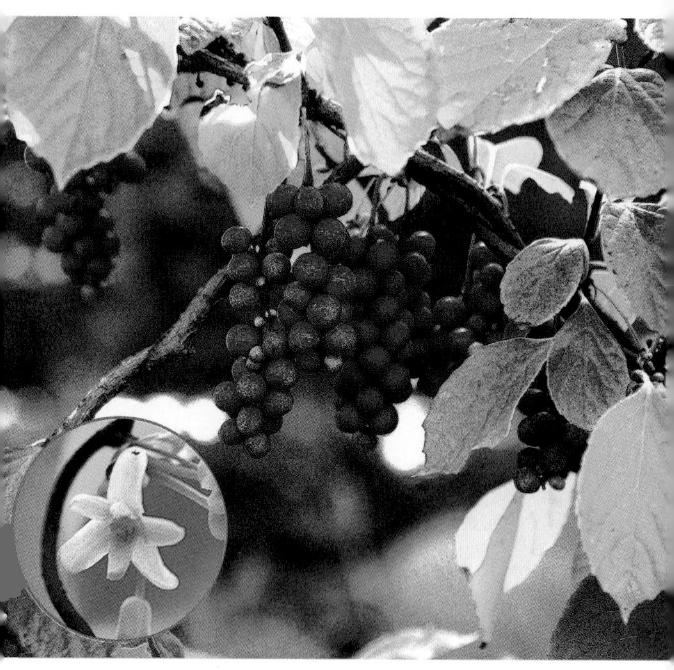

오미자속. 갈잎덩굴나무. 전국. 산골짜기의 전석지에서 자라고, 꽃은 5~7월에 연분홍색 또는 흰색으로 피며, 열매는 이삭 모양의 장과로 8~9월에 붉은색으로 익는다.

별 명	개오미자
한약명	**오미자(五味子)**－열매
성 미	맛은 신맛이 강하고 성질은 따듯하다.
효 능	거담, 삽정(澁精), 생진액(生津液), 수한(收汗), 염폐(斂肺), 자신(滋腎), 자양강장, 지사, 진해
용 도	갈증, 구갈(口渴), 구중건조구갈(口中乾燥口渴), 급성간염, 노상이수(勞傷羸瘦), 도한(盜汗), 만성하리(慢性下痢), 몽정(夢精), 식은땀, 유정(遺精), 음위(陰痿), 자한(自汗), 천식, 해수(咳嗽)

말린 열매

피부를 되살리고 벌레를 없애주는 나무

붓순나무

Illicium anisatum L.

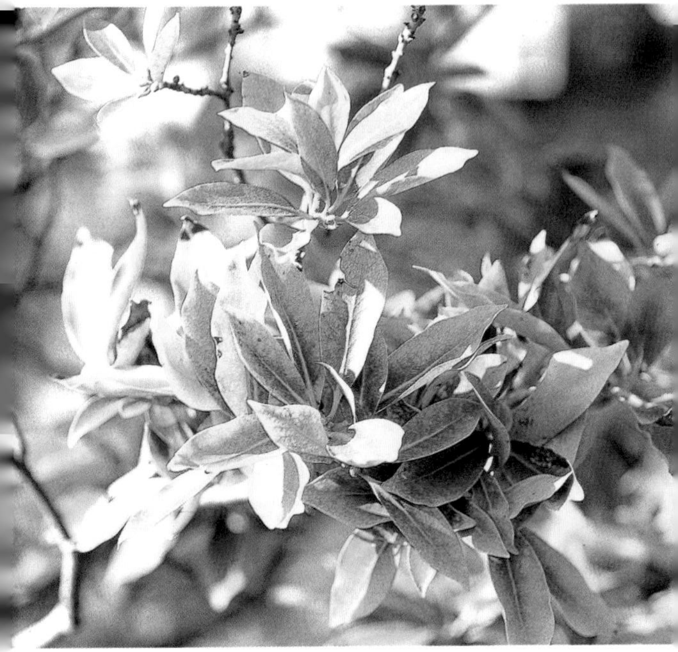

붓순나무속. 갈잎중키나무. 남부 섬 지방. 산기슭의 습지에서 자라고, 꽃은 3~4월에 연한 노란색으로 피며, 열매는 바람개비 모양 골돌과로 9월에 익는다.

별　명 가시목, 대회향, 말갈구
한약명 **동독회(東瀆茴)**–잎과 열매
성　미 독성이 있다.
효　능 살충(殺虫), 생기(生肌)
용　도 곪은 피부의 살균(殺菌) 효과와 훼손된 피부조직의 재생을 촉진시키는 효과가 있다.
• 나무껍질은 혈액응고제(血液凝固劑)로 쓴다.

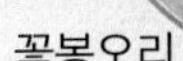

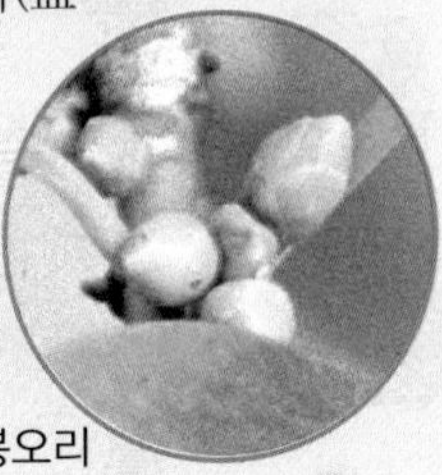

꽃봉오리

통증을 멎게 하고 살충 작용을 하는 나무

녹나무

Cinnamomum camphora Siebold

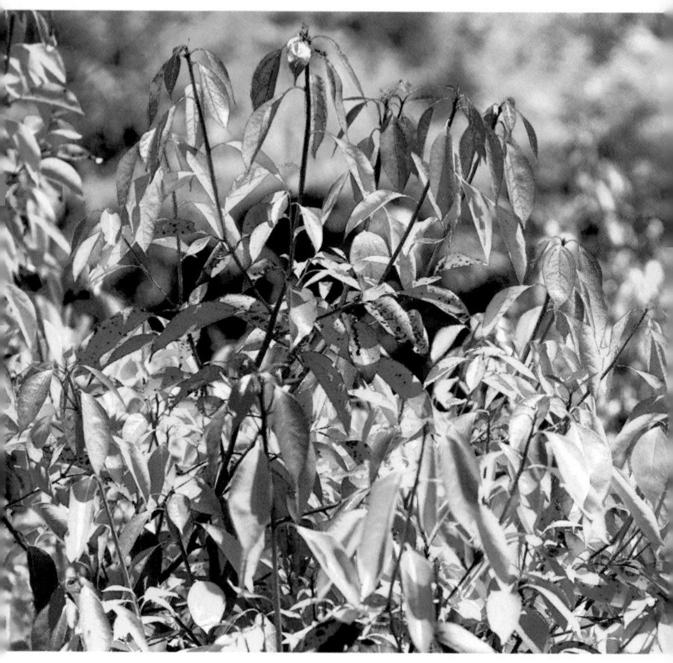

녹나무속. 늘푸른큰키나무. 제주도. 산기슭의 양지쪽에서 자라고, 꽃은 5월에 황백색 원추화서로 피며, 열매는 둥근 장과로 8~11월에 흑자색으로 익는다.

별 명 예장나무, 장목
한약명 **장뇌(樟腦)**–줄기
성 미 맛은 맵고 성질은 뜨겁다.
효 능 통규(通竅), 살충(殺虫), 지통(止痛)
용 도 가려움증, 버짐, 복통(腹痛), 악창(惡瘡), 옴, 종기(腫氣), 치통(齒痛), 탕화창(湯火瘡), 토사(吐瀉), 피부궤양(皮膚潰瘍)
• 잎과 뿌리는 각종 피부질환(皮膚疾患)의 치료에 쓴다.

장을 튼튼하게 하고 담을 삭이는 나무

후박나무

Machilus thunbergii S. et Z.

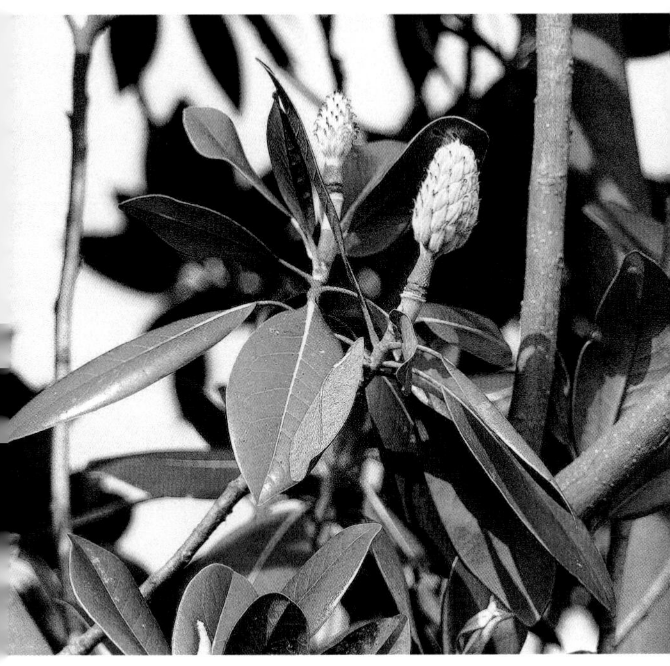

후박나무속. 늘푸른큰키나무. 남부 지방 · 울릉도. 바닷가 및 산기슭에서 자라고, 꽃은 5~6월에 황록색으로 피며, 열매는 둥근 장과로 다음해 7~8월에 흑자색으로 익는다.

별 명 왕후박나무
한약명 **토후박(土厚朴)**–나무껍질
성 미 맛은 쓰고 매우며 성질은 따뜻하다.
효 능 거담(祛痰), 건위, 소적(消積), 이기(理氣), 정장(整腸), 조습(燥濕), 하기(下氣), 행기(行氣),
용 도 구토(嘔吐), 기관지염(氣管支炎), 기관지천식(氣管枝喘息), 복부창만(腹部脹滿), 복통(腹痛), 설사(泄瀉), 설태(舌苔), 소화불량(消化不良), 위경련(胃痙攣), 위장염(胃腸炎), 해수(咳嗽)

나무껍질을 말린 약재

멍든 피를 풀어주고 타박상을 치료하는 나무

생강나무

Lindera obtusiloba Blume

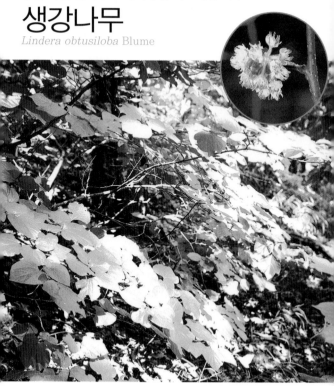

생강나무속. 갈잎중키나무. 전국. 산기슭 양지쪽에서 자라고, 꽃은 2~3월에 노란색 산형화서로 피며, 열매는 둥근 장과로 9~10월에 검은색으로 익는다.

별 명 개동백나무, 단향매, 동박나무, 산동백, 삼찬풍, 새양나무, 아귀나무, 황매목

한약명 **삼첩풍(三鉆風), 황매목(黃梅木)**-나무껍질

성 미 맛은 맵고 성질은 따뜻하다.

효 능 소종(消腫), 산어(散瘀), 서근(舒筋), 해열(解熱), 활혈(活血)

용 도 두통(頭痛), 복통(腹痛), 산후부종(産後浮腫), 신경통(神經痛), 어혈종통(瘀血腫痛), 염좌(捻挫), 오한(惡寒), 외상어혈(外傷瘀血), 타박상(打撲傷)

채취한 가지

통증을 멎게 하고 오줌을 잘 나오게 하는 덩굴

사위질빵

Clematis apiifolia DC.

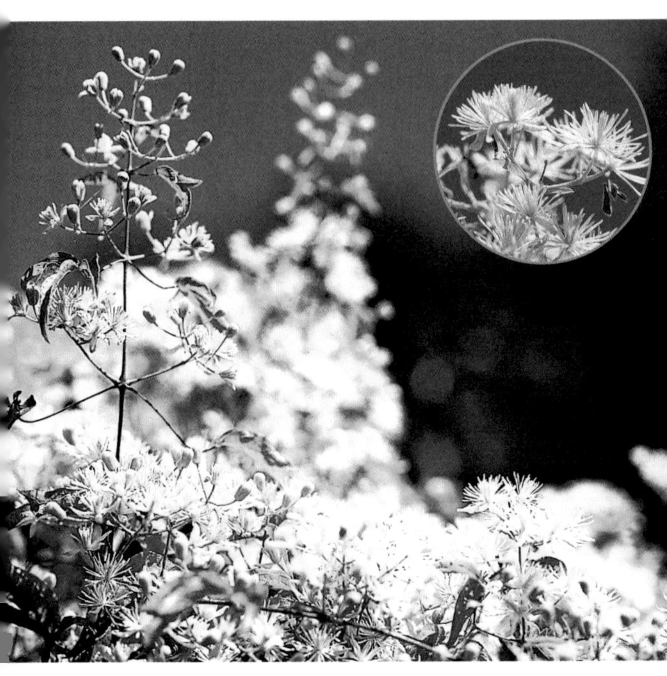

으아리속. 갈잎덩굴나무. 전국. 산과 들의 숲 가장자리에서 자라고, 꽃은 6~9월에 흰색 취산화서로 피며, 열매는 수과로 9~10월에 여문다.

별 명	길빵나물, 수먹넝쿨, 주머니끈나물
한약명	**여위(女萎)**-전초
성 미	맛은 맵고 성질은 따뜻하다.
효 능	거풍(祛風), 수렴(收斂), 이뇨(利尿), 진경(鎭痙), 진통(鎭痛), 통경락(通經絡)
용 도	경간한열(驚癎寒熱), 근골동통(筋骨疼痛), 대장염, 부종(浮腫), 사리탈항(瀉痢脫肛), 설사, 소변불리, 소아간질(小兒癎疾), 신경통, 이질, 임부부종(姙婦浮腫), 치질, 탈항, 토사곽란(吐瀉癨亂), 한열백병(寒熱百病)

채취한 전초

풍과 습을 없애주고 위를 튼튼하게 하는 나무

병조희풀

Clematis heracleifolia DC.

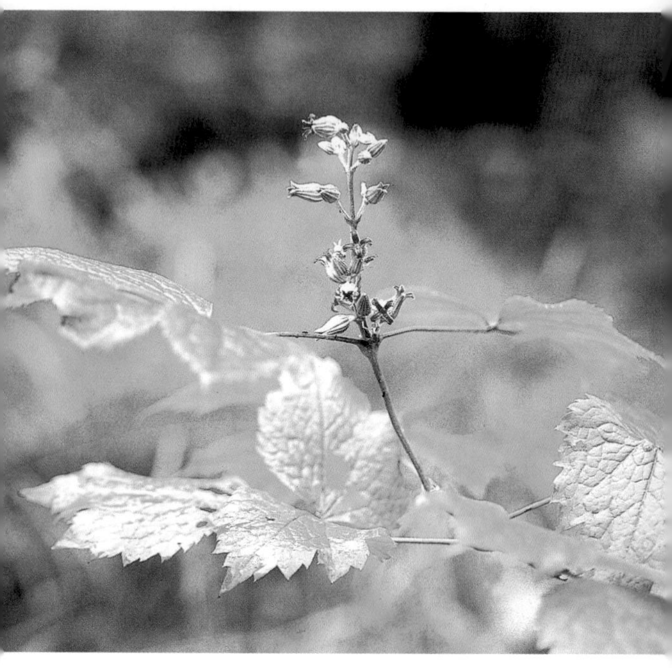

으아리속. 갈잎떨기나무. 황해도 이남 지방. 산록에서 자라고, 꽃은 7~8월에 보라색 산형화서로 피며, 열매는 달걀 모양 수과로 9~10월에 여문다.

별 명 동의목단풀, 만사초, 병모란풀, 선목단풀
한약명 **철선련(鐵線蓮)**–뿌리
성 미 맛은 맵고 달며 성질은 따뜻하다.
효 능 거담(祛痰), 거풍습(祛風濕), 건위(健胃), 소담(消痰)
용 도 사지관절염(四肢關節炎), 신경통(神經痛), 전신통(全身痛), 위냉소화불량(胃冷消化不良), 통풍(痛風), 해수(咳嗽)

해독 작용을 하고 종기를 없애주는 덩굴

세잎종덩굴

Clematis koreana Kom.

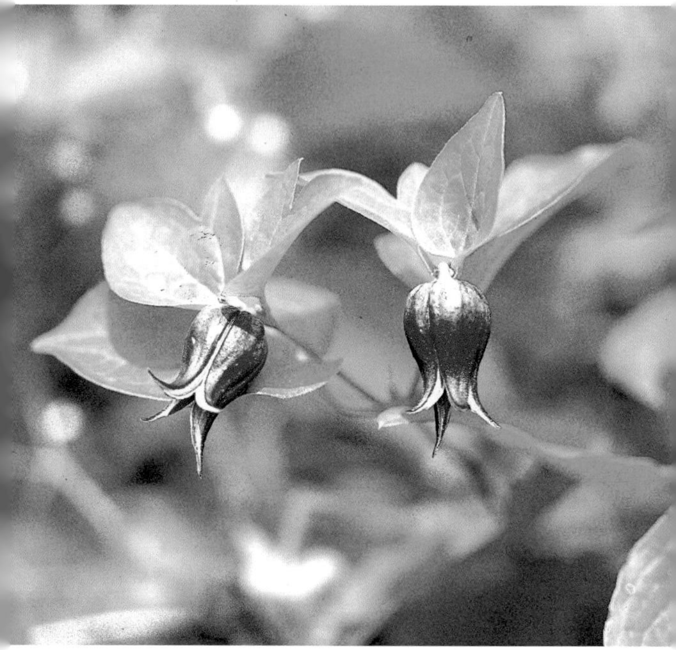

으아리속. 갈잎덩굴나무. 전국. 높은 산의 숲 속에서 자라고, 꽃은 8월에 노란색 또는 흑자색 종 모양으로 피며, 열매는 달걀 모양 수과로 9월에 여문다.

한약명 **조선철선련(朝鮮鐵線蓮)**–뿌리
성 미 맛은 쓰고 성질은 서늘하다.
효 능 소종(消腫), 이뇨(利尿), 청열(淸熱), 해독(解毒)
용 도 독충교상(毒虫咬傷), 종기(腫氣)

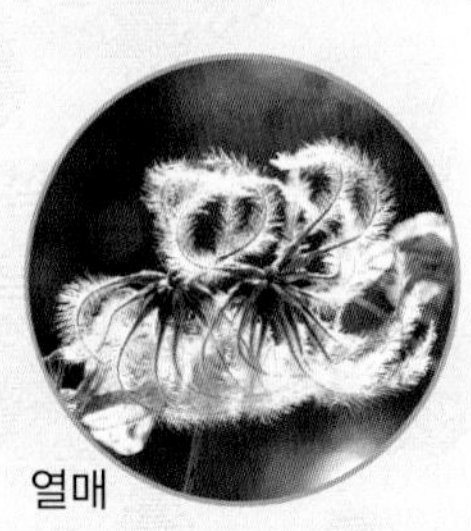
열매

기를 잘 통하게 하고 통증을 멎게 하는 덩굴

으아리

Clematis mandshurica Ruprecht.

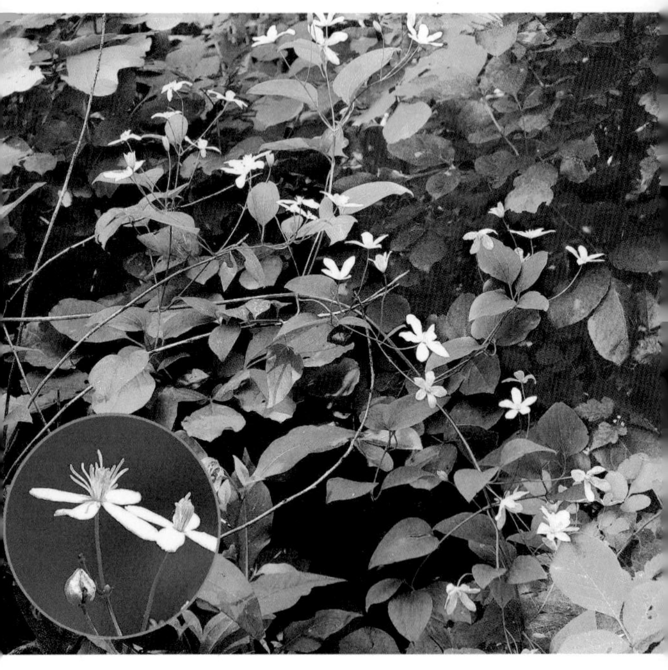

으아리속. 갈잎덩굴나무. 전국. 산기슭과 들의 숲가장자리 양지에서 자라고, 꽃은 6~8월에 흰색 원추화서로 피며, 열매는 달걀 모양 수과로 9월에 여문다.

별　명 고칫대, 날료철선련, 선인초, 어사리
한약명 **위령선(威靈仙)–뿌리**
성　미 맛은 맵고 짜며 성질은 따뜻하다.
효　능 거풍습, 경락소통(經絡疏通), 산벽적(散癖積), 소담연(消痰涎), 진통, 항균(抗菌), 화담(化痰)
용　도 각기, 경인(硬咽), 급성황달형간염, 류마티스성 심부통, 말라리아, 부종, 소변불리, 수족마비, 완비(頑痺), 요슬냉통, 인후종통, 징하(癥瘕), 적취, 타박내상, 통풍, 파상풍, 편두염, 편두통
※참으아리를 대용으로 쓸 수 있다.

채취한 뿌리

풍과 습을 없애주고 오줌을 잘 나오게 하는 덩굴

큰꽃으아리

Clematis patens C. Morren & Decne.

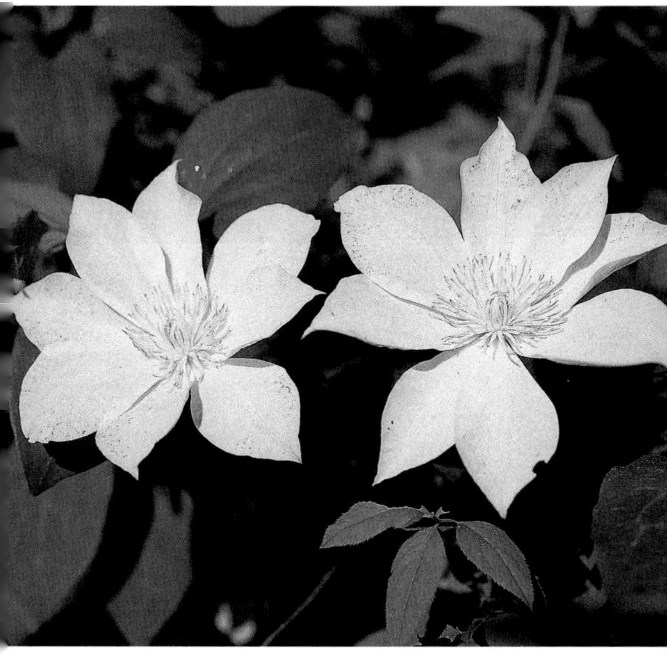

으아리속. 갈잎덩굴나무. 전국. 산기슭의 숲 가장자리에서 자라고, 꽃은 5~6월에 흰색 또는 연한 자주색으로 피며, 열매는 달걀 모양 수과로 10월에 여문다.

별 명 전자련
한약명 **위령선(威靈仙), 철전련(鐵轉蓮)**–뿌리
성 미 맛은 맵고 짜며 성질은 따뜻하다.
효 능 거풍습(祛風濕), 이뇨(利尿), 지비통(止痺痛), 진통(鎭痛), 통경락(通經絡), 해독(解毒)
용 도 가래, 관절염(關節淡), 기관지염(氣管支炎), 타박상(打撲傷), 편도선염(扁桃腺炎), 풍증(風症), 황달(黃疸)

열을 내리게 하고 멍든 것을 없어지게 하는 풀

할미꽃

Pulsatilla koreana (Yabe ex Nakai) Nakai ex Mori

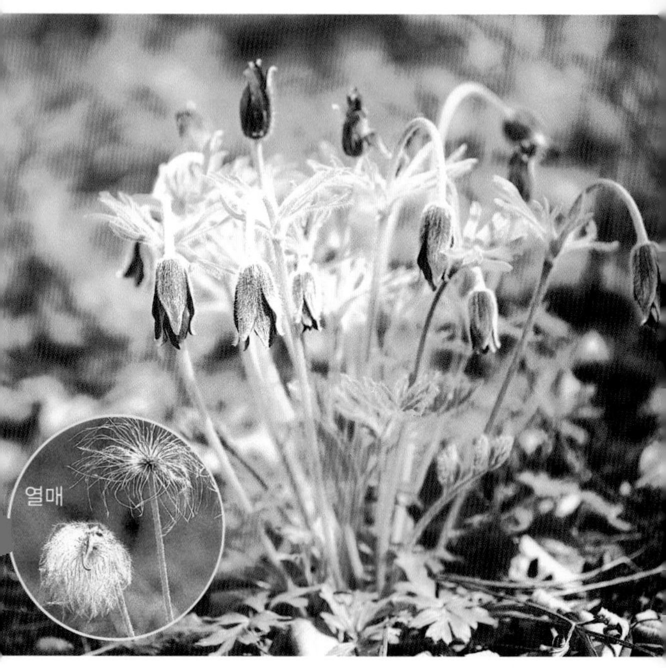

할미꽃속. 여러해살이풀. 전국. 산이나 들의 양지쪽에서 자라고, 꽃은 4~5월에 붉은 자주색 종 모양으로 피며, 열매는 달걀 모양 수과로 6~7월에 여문다.

별 명 노고초, 부활절꽃, 조선백두옹

한약명 **백두옹(白頭翁)**–뿌리

성 미 맛은 쓰고 성질은 차다.

효 능 살균, 소염, 수렴, 양혈, 지리, 청열, 항균, 해독

용 도 무좀, 복통, 신경통, 암(癌), 연주창(連珠瘡), 월경곤란, 위장통, 이질, 이질설사, 임파선염, 치출혈(痔出血), 치통, 코피, 학질

- **백두옹화(白頭翁花–꽃)**는 백독두창, 학질, 한열의 치료에 쓴다.
- **백두옹엽(白頭翁葉–잎)**은 외상(外傷), 코피의 치료에 쓴다.

※분홍할미꽃을 대용으로 쓸 수 있다.

분홍할미꽃

통증을 없어지게 하고 기침을 멎게 하는 풀

노루귀

Hepatica asiatica Nakai

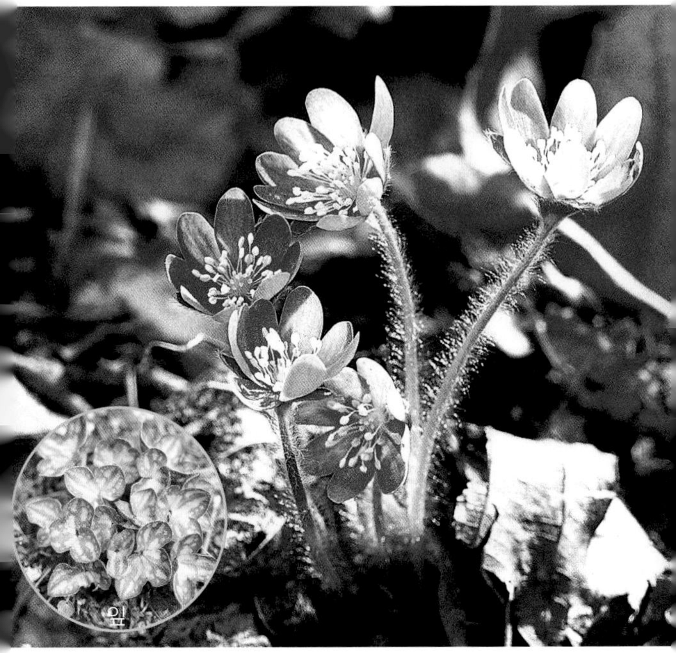

잎

노루귀속. 여러해살이풀. 전국. 산지 숲 속 그늘에서 자라고, 꽃은 3~4월에 흰색 · 담홍색 · 자주색으로 피며, 열매는 수과로 6월에 여문다.

한약명 **장이세신(獐耳細辛)**–뿌리줄기

효 능 거풍(祛風), 소종(消腫), 진통(鎭痛), 진해(鎭咳)

용 도 근골산통(筋骨酸痛), 노상(勞傷), 두통(頭痛), 복통(腹痛), 장염(腸炎), 치통(齒痛), 풍습성질환(風濕性疾患), 피부염(皮膚炎), 하리(下痢), 해수(咳嗽)

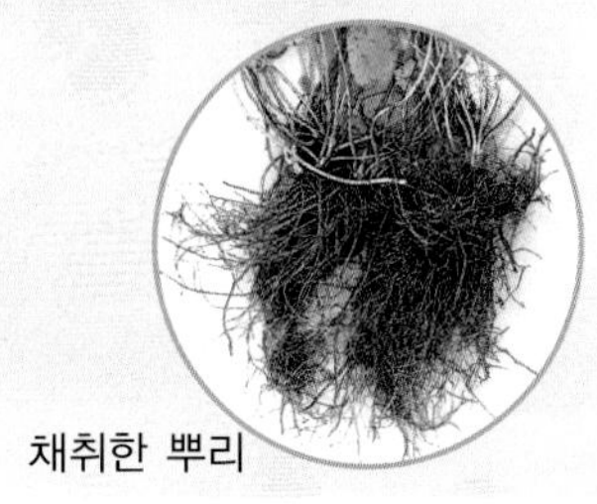

채취한 뿌리

풍과 습을 없애주고 부스럼을 치료하는 풀

꿩의바람꽃

Anemone raddenana Regel

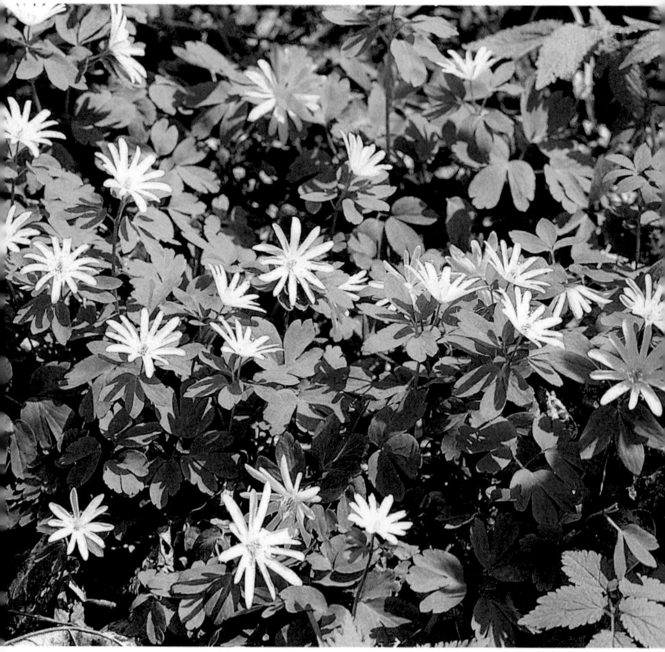

바람꽃속. 여러해살이풀. 중부 · 북부 지방. 산기슭이나 숲 가장자리에서 자라고, 꽃은 4~5월에 흰색으로 피며, 열매는 수과로 8월에 여문다.

별 명 다피은련화
한약명 죽절향부(竹節香附)-뿌리줄기
성 미 맛은 맵고 성질은 더우며 독성이 있다.
효 능 거풍습(祛風濕), 소옹종(消癰腫)
용 도 골절동통(骨節疼痛), 금창(金瘡), 사지경련(四肢痙攣), 상풍감모(傷風感冒), 옹종(癰腫), 풍담(風痰), 풍한습비(風寒濕痺)

※너도바람꽃, 바람꽃, 숲바람꽃을 대용으로 쓸 수 있다.

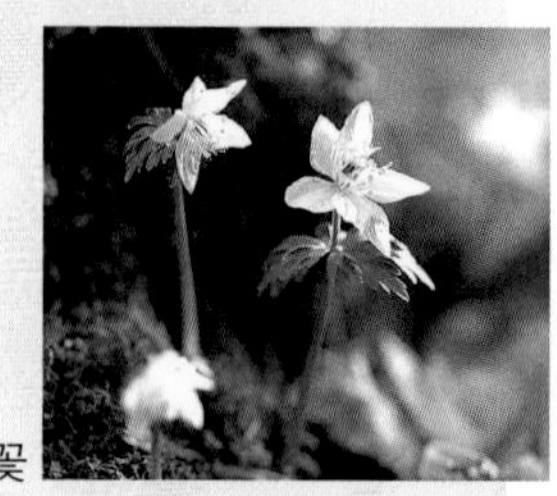

너도바람꽃

뭉친 것을 풀게 하고 정신을 안정시키는 풀

회리바람꽃

Anemone reflexa Stephan & Willdenow

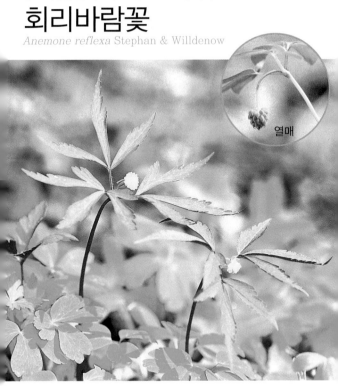

바람꽃속. 여러해살이풀. 중부 이북 지방. 산지 숲 속 그늘에서 자라고, 꽃은 5~6월에 노란색 또는 흰색으로 피며, 열매는 수과로 7월에 여문다.

한약명 **반악은련화근(反蕚銀蓮花根)**-뿌리줄기
효　능 개규화담(開竅化痰), 성비안신(醒脾安神)
용　도 거담(祛痰) 작용이 있고, 위장(胃腸)의 소화력을 높여 주며 정신(精神)을 안정시킨다.

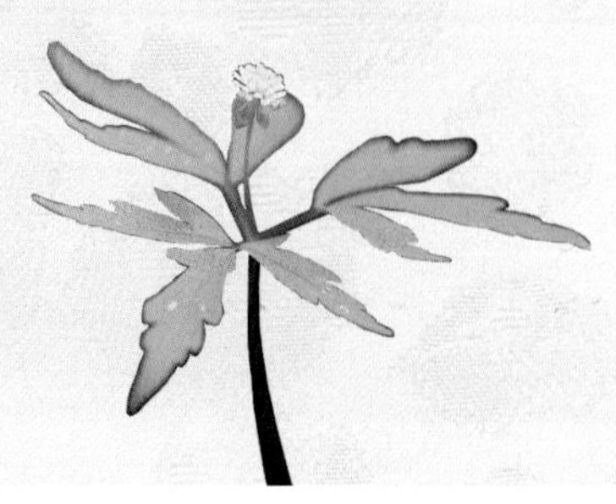

눈을 밝게 하고 황달을 치료하는 풀

미나리아재비

Ranunculus japonicus Thunb.

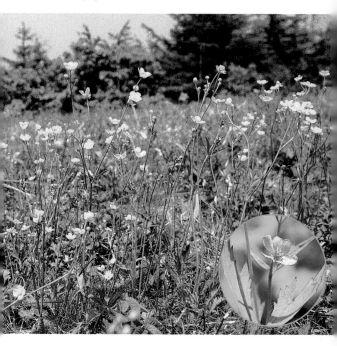

미나리아재비속. 여러해살이풀. 전국. 산과 들의 습지에서 자라고, 꽃은 6월에 짙은 노란색으로 피며, 열매는 둥근 수과로 7~9월에 여문다.

별 명 미나리할애비, 바구지
한약명 **모랑(毛茛)**–전초
성 미 맛은 달고 담백하며 성질은 평하다.
효 능 명목거예(明目去翳), 이습퇴황(利濕退黃)
용 도 개선(疥癬), 결막염(結膜炎), 골결핵(骨結核), 관절결핵(關節結核), 기관지천식(氣管枝喘息), 류마티스성관절염(rheumatic性關節炎), 말라리아(malaria), 백태(白苔), 악창(惡瘡), 옹종(癰腫), 위통(胃痛), 치통(齒痛), 편두통(偏頭痛), 학슬풍(鶴膝風), 황달(黃疸)

열기를 식히게 하고 해독 작용을 하는 풀

개구리자리

Ranunculus sceleratus Linné

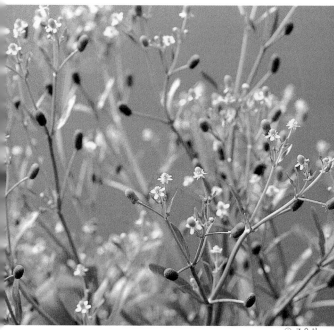

ⓒ 조유성

미나리아재비속. 두해살이풀. 전국. 낮은 지대의 논과 개울에서 자라고, 꽃은 4~6월에 노란색 두상화서로 피며, 열매는 솔방울 모양 수과로 8~9월에 여문다.

별　명 놋동우, 늪바구지

한약명 **고근(苦菫), 석룡예(石龍芮)**–지상부

성　미 맛은 맵고 쓰며 성질은 차다.

효　능 청열(淸熱), 해독(解毒)

용　도 나력결핵(瘰癧結核), 독종옹절창(毒腫癰癤瘡), 말라리아(malaria), 사교상(蛇咬傷), 옹절종독(癰癤腫毒), 충치(虫齒), 하지궤양(下肢潰瘍), 회충증(蛔虫症)

• 열매는 심열번갈(心熱煩渴), 음허실정(陰虛失精), 풍한습비(風寒濕痺)의 치료에 쓴다.

열을 내리게 하고 결핵을 없애주는 풀

개구리갓

Ranunculus ternatus Thunberg

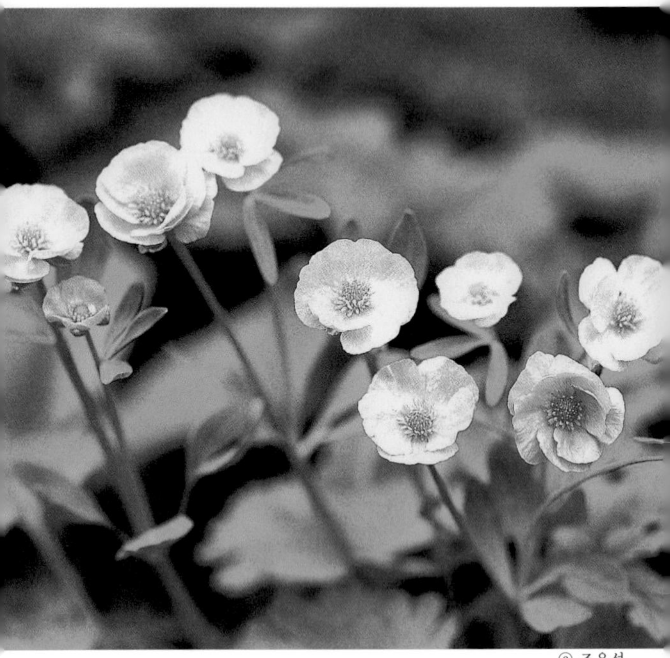

ⓒ 조유성

미나리아재비속. 여러해살이풀. 제주도. 저지대 습지에서 자라고, 꽃은 4~5월에 노란색으로 피며, 열매는 둥근 수과이다.

한약명 **묘조초(猫爪草)**–덩이뿌리
성 미 맛은 달고 매우며 성질은 따뜻하다.
효 능 소종산결(消腫散結), 청열(淸熱), 해독(解毒)
용 도 림프절결핵(lymph節結核), 인후염(咽喉炎), 폐결핵(肺結核)

심장을 강하게 하고 오줌을 잘 나가게 하는 풀

복수초

Adonis amurensis Regel et Radde

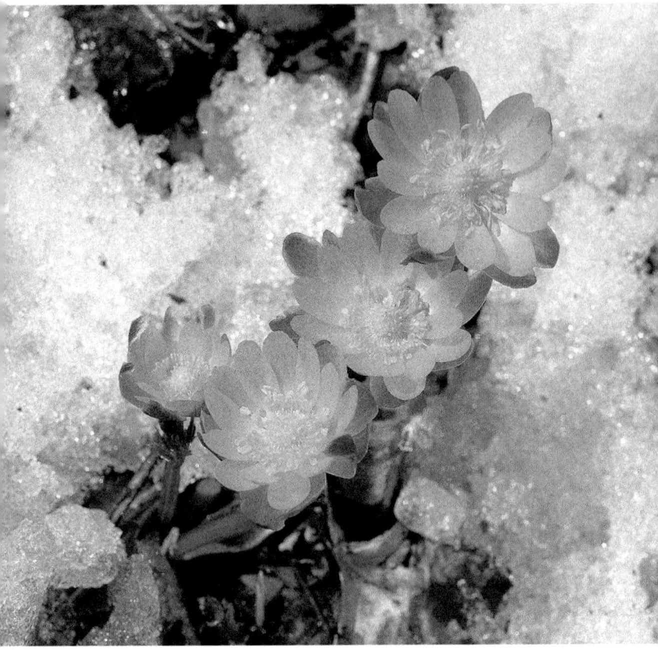

복수초속. 여러해살이풀. 전국. 산지 숲 속 그늘에서 자라고, 꽃은 2~5월에 노란색으로 피며, 열매는 수과로 6~7월에 여문다.

별 명 눈색이꽃, 복풀, 설련화, 얼음새꽃, 원일화
한약명 **복수초(福壽草)**–전초
성 미 맛은 쓰고 성질은 평온하며 독성이 조금 있다.
효 능 강심(强心), 양심안신(養心安神), 윤장통변(潤腸通便), 이뇨(利尿), 진통(鎭痛)
용 도 나간(癩癎), 동계(動悸), 수종(水腫), 심력쇠갈(心力衰竭), 심방세동(心房細動), 심장기능부전(心臟機能不全), 울혈부전(鬱血不全), 울혈성심장대상기능부전(鬱血性心臟代償機能不全)

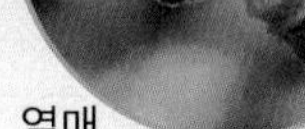
열매

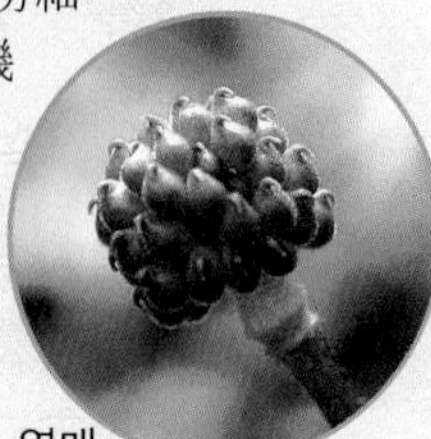

열을 내리게 하고 염증을 치료하는 풀

꿩의다리

Thalictrum aquilegifolium var. *sibiricum* Regel & Tiling

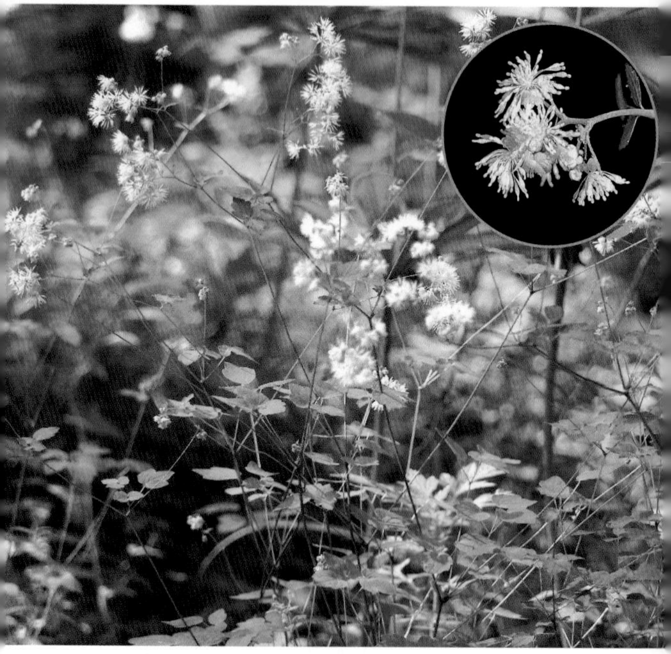

꿩의다리속. 여러해살이풀. 전국. 산기슭의 풀밭에서 자라고, 꽃은 6~8월에 흰색 또는 보라색 산방화서로 피며, 열매는 타원형 수과로 9~10월에 여문다.

별　명 꼬발, 아시아꿩의다리, 한라꿩의다리
한약명 **마미련(馬尾連)**-전초
성　미 맛은 쓰고 성질은 차다.
효　능 소염(消炎), 진통(鎭痛), 청열(淸熱), 해독(解毒)
용　도 간염(肝炎), 감기(感氣), 설사(泄瀉), 열증(熱症), 인협후염(咽峽喉炎), 장염(腸炎), 종기(腫氣), 폐열해수(肺熱咳嗽), 홍역(紅疫)

※금꿩의다리, 산꿩의다리를 대용으로 쓸 수 있다.

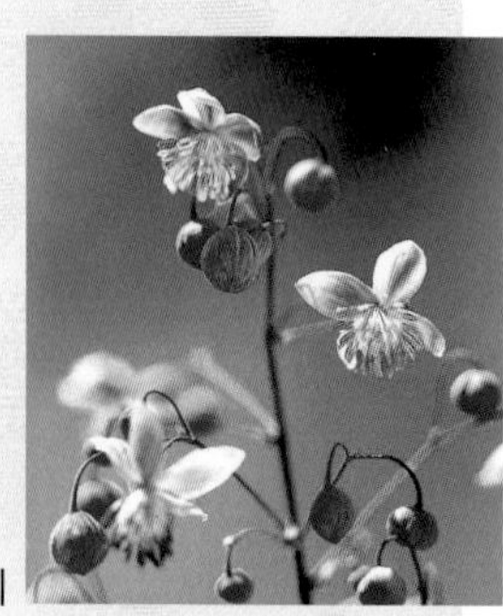
금꿩의다리

열을 내리게 하고 해독 작용을 하는 풀

산꿩의다리

Thalictrum filamentosum var. *tenerum* (Huth) Ohwi

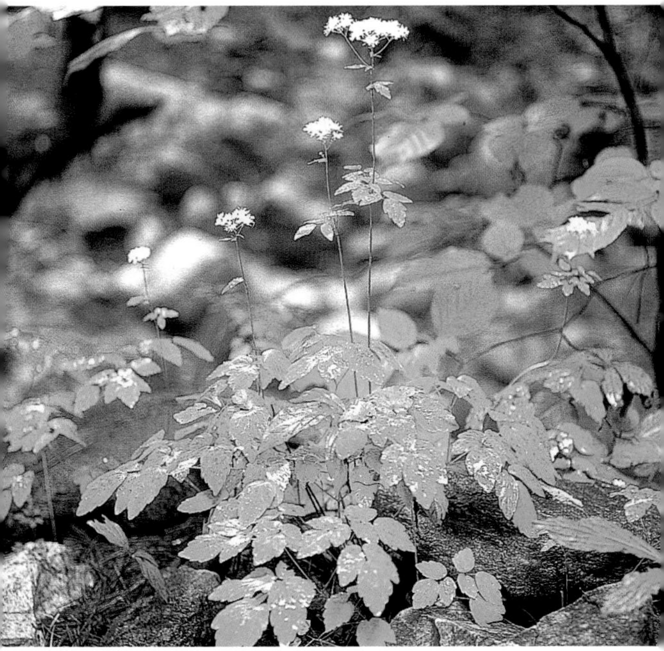

꿩의다리속. 여러해살이풀. 전국. 산지의 숲 속에서 자라고, 꽃은 6~8월에 흰색 총상화서로 피며, 열매는 굽은 수과로 9~10월에 익는다.

별 명 갈미꿩의다리, 개구엽, 뫼가락풀
한약명 **시과당송초(翅果唐松草)**-전초
성 미 맛은 쓰고 성질은 차다.
효 능 청열(清熱), 해독(解毒)
용 도 열증(熱症), 인협후염(咽峽喉炎), 폐열해수(肺熱咳嗽)

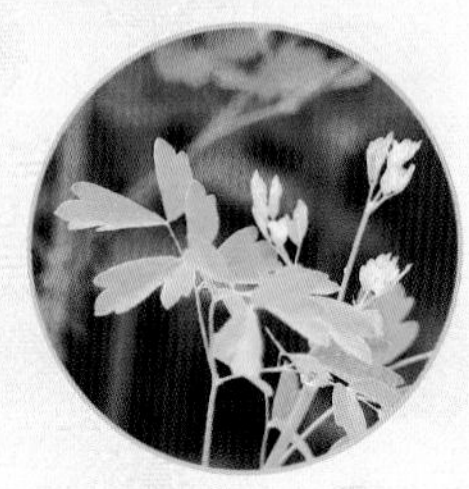

혈액을 잘 돌게 하고 경맥을 잘 통하게 하는 풀

매발톱꽃

Aquilegia buergeriana var. *oxysepala* (Trautv. & Meyer) Kitam.

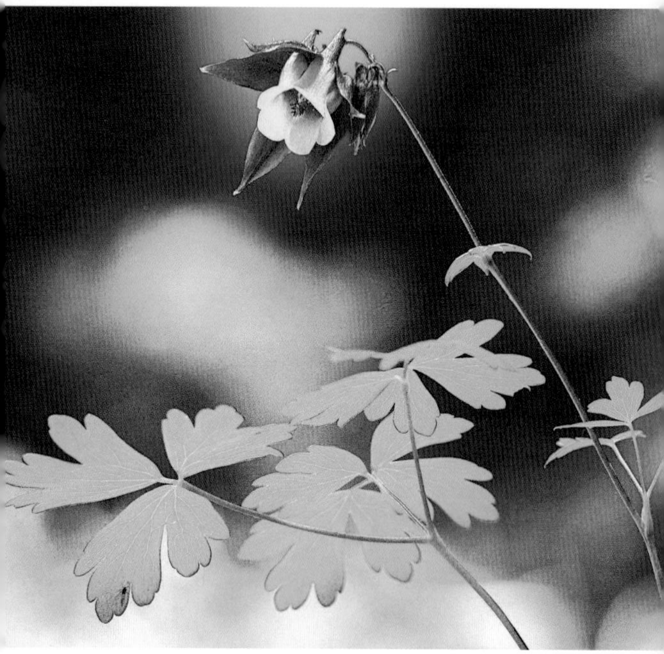

매발톱속. 여러해살이풀. 전국. 깊은 산 골짜기 양지쪽에서 자라고, 꽃은 6~7월에 노란색으로 피며, 열매는 대과로 8~9월에 여문다.

별　명 장백누두채
한약명 누두채(漏斗菜)-지상부
효　능 통경(通經), 활혈(活血)
용　도 복통(腹痛), 월경불순(月經不順)
※하늘매발톱을 대용으로 쓸 수 있다.

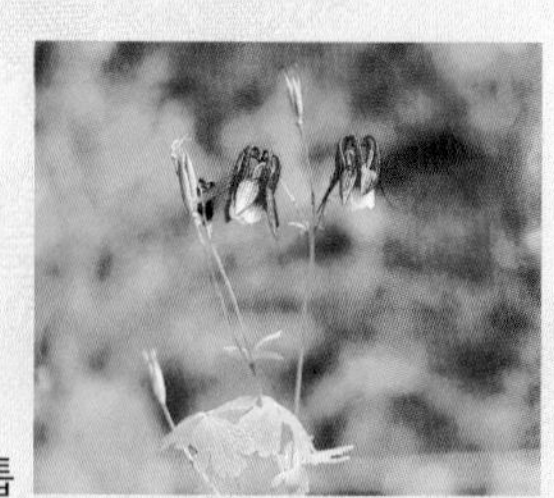
하늘매발톱

경련을 진정시키고 통증을 멎게 하는 풀

투구꽃

Aconitum jaluense Komarov.

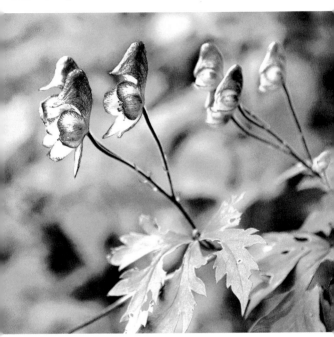

초오속. 여러해살이풀. 중부 · 북부 지방. 깊은 산골짜기에서 자라고, 꽃은 9월에 자주색 총상화서로 피며, 열매는 타원형 골돌과로 10월에 익는다.

별 명 개싹눈바꽃, 오두, 중국부자, 초오두
한약명 **초오(草烏)**–뿌리
효 능 소종(消腫), 자양(滋養), 진경(鎭痙), 진통(鎭痛)
용 도 관절염(關節淡), 냉증(冷症), 뇌졸증(腦卒症), 당뇨병(糖尿病), 두통(頭痛), 신경통(神經痛), 위복냉통(胃腹冷痛), 임파선염(淋巴腺炎), 중풍(中風), 파상풍(破傷風), 임파선염(淋巴腺炎)

채취한 뿌리

풍과 담을 없애주고 경련을 멎게 하는 풀

노랑돌쩌귀

Aconitum koreanum R. Raymond

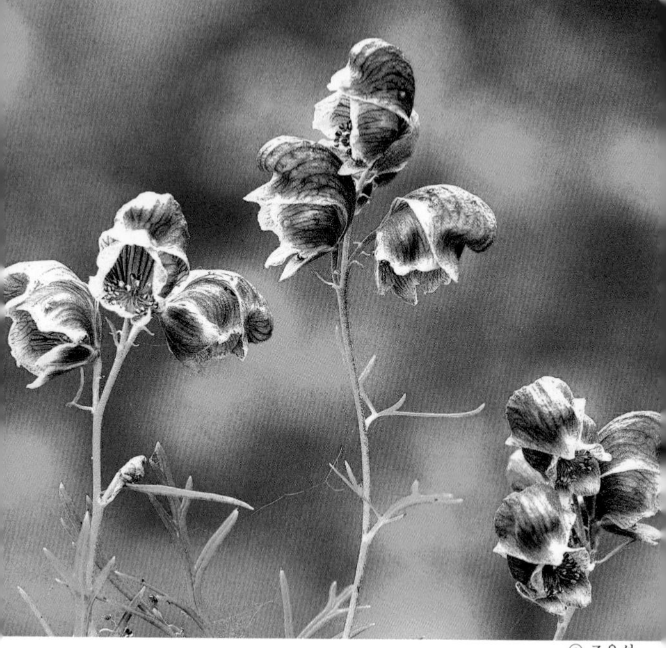

ⓒ 조유성

초오속. 여러해살이풀. 중부 이북 지방. 산기슭의 숲 속이나 풀밭에서 자라고, 꽃은 7~8월에 연황색 총상화서로 피며, 열매는 골돌과로 8~9월에 익는다.

별　명 부자, 황화오두, 흰바꽃
한약명 **백부자(白附子)**–덩이줄기
효　능 거풍담(祛風痰), 거한습(祛寒濕), 결핵균억제(結核菌抑制), 지경(止痙), 지통지양(止痛止痒), 진경간(鎮驚癎), 풍습화담(風濕化痰), 해독산결(解毒散結)
용　도 구안와사(口眼喎斜), 나간(癩癎), 두통(頭痛), 류마티즘마비동통(rheumatism痲痺疼痛), 면부간증(面浮肝蒸), 심부통(心部痛), 안면신경마비(顔面神經痲痺), 중풍담옹(中風痰壅), 창양개선(瘡瘍疥癬), 파상풍(破傷風), 피부습양(皮膚濕痒), 혈비(血痺)

혈압을 내리게 하고 대소변을 잘 나오게 하는 풀

진범

Aconitum pseudolaeve Nakai

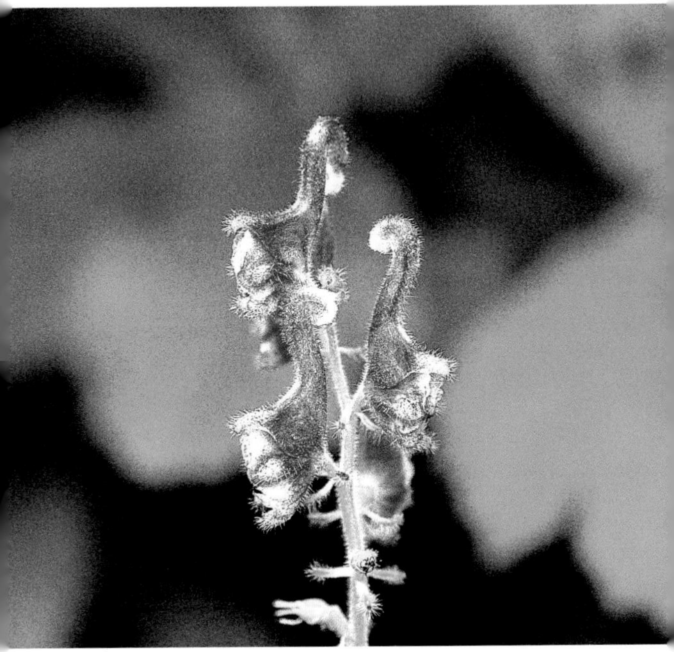

진교속. 여러해살이풀. 전국. 산지 숲 속 그늘에서 자라고, 꽃은 8~9월에 연한 자주색으로 피며, 열매는 골돌과로 10월에 익는다.

별 명 줄바꽂, 줄오독도기
한약명 **진교(秦艽)**-뿌리
성 미 맛은 쓰고 성질은 따뜻하다.
효 능 거풍습(祛風濕), 서근(舒筋), 이수(利水), 진경(鎭痙), 진통(鎭痛), 화혈(和血)
용 도 관절염(關節淡), 광견교상(狂犬咬傷), 근골구련(筋骨拘攣), 소변불리(小便不利), 장출혈동통(腸出血疼痛), 풍습비통(風濕痺痛), 황달(黃疸)

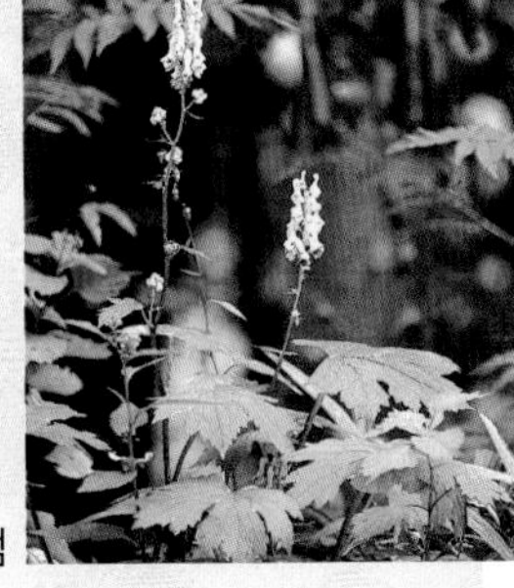

흰진범

풍열을 없애주고 해독 작용을 하는 풀

승마

Cimicifuga heracleifolia Komarov

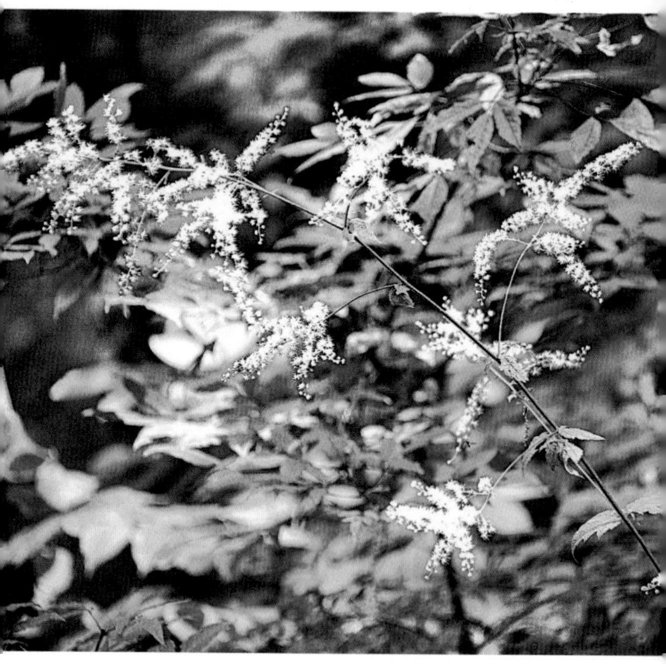

승마속. 여러해살이풀. 중부 이북 지방. 깊은 산에서 자라고, 꽃은 8~9월에 흰색 겹총상화서로 피며, 열매는 골돌과로 10월에 익는다.

뿌리

별 명 끼멸가리, 대삼엽승마
한약명 **승마(升麻)**-뿌리줄기
성 미 맛은 맵고 달며 성질은 조금 차다.
효 능 발한, 소종(消腫), 승양(昇陽), 진통, 투진(透疹), 항경련(抗痙攣), 항염, 해독, 해열
용 도 감기, 구리(久痢), 구창(口瘡), 대하(帶下), 두통(頭痛), 반진불투(斑疹不透), 붕대(崩帶), 설사, 시기역려(時氣疫癘), 악성종기(惡性腫氣), 오한(惡寒), 옹종창독(癰腫瘡毒), 월경이 멈추지 않는 증세, 인후염, 자궁탈출(子宮脫出), 자궁하수(子宮下垂), 장기탈수(臟器脫垂), 종양(腫瘍), 탈항(脫肛), 피부염, 홍역, 후통(喉痛)

양기를 북돋우고 해독 작용을 하는 풀

촛대승마

Cimicifuga simplex Wormsk.

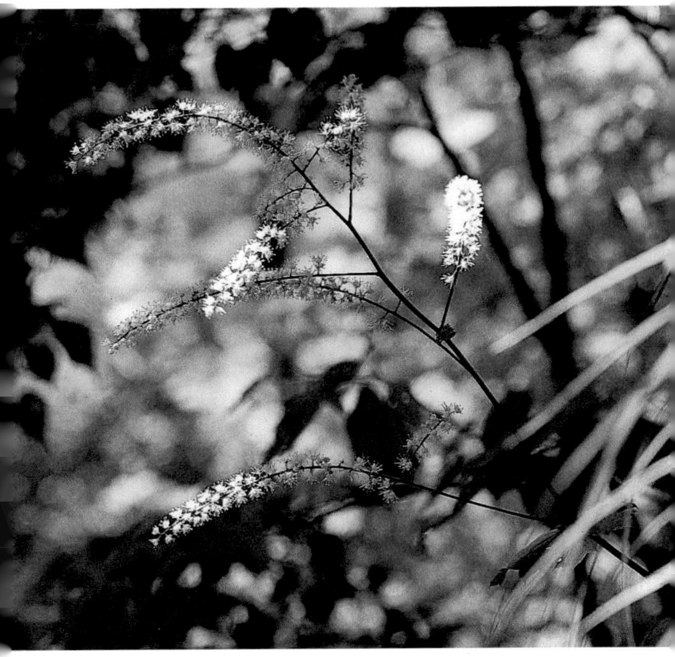

초오속. 여러해살이풀. 전국. 깊은 산지의 숲 속 그늘에서 자라고, 꽃은 5~7월에 흰색으로 피며, 열매는 긴 타원형 골돌과로 5~9월에 익는다.

별　명 단수승마

한약명 **야승마(野升麻)**–뿌리줄기

성　미 맛은 맵고 달며 성질은 조금 차다.

효　능 산풍(散風), 승양(昇陽), 투진(透疹), 해독(解毒), 해열(解熱)

용　도 반진(斑疹), 소아마진(小兒痲疹), 시기역려(時氣疫癘), 양명두통(陽明頭痛), 탈항(脫肛), 풍열창양(風熱瘡瘍), 하리(下痢), 혈붕(血崩), 후통(喉痛)

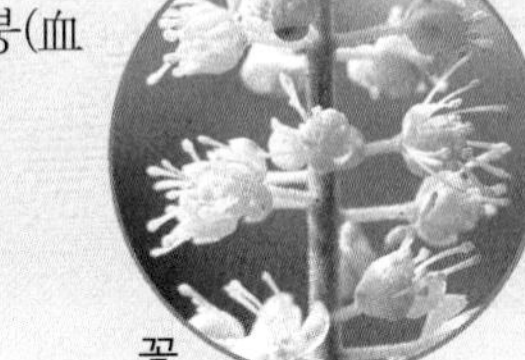
꽃

열기를 식히고 염증을 가라앉히는 풀

금매화

Trollius hondoensis Nakai

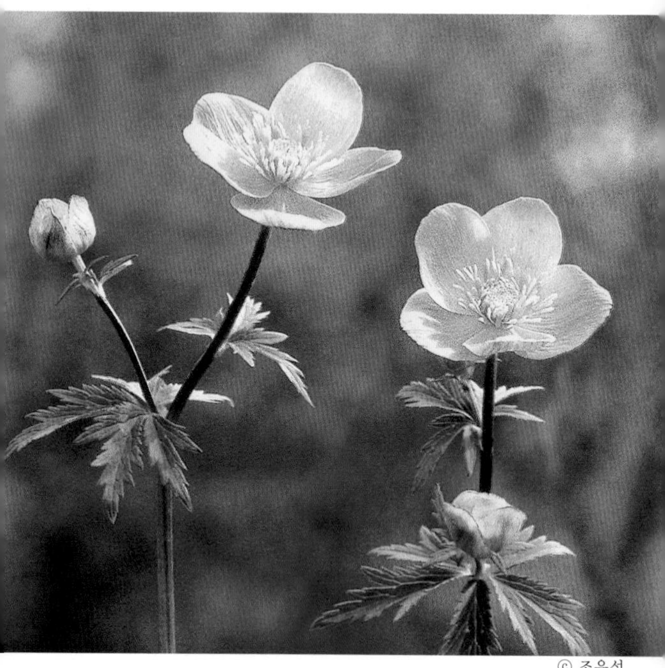

ⓒ 조유성

금매화속. 여러해살이풀. 북부 지방. 높은 산 습지에서 자라고, 꽃은 7~8월에 노란색 두상화서로 피며, 열매는 골돌과로 8월에 익는다.

별 명 장백금련화
한약명 금련화(金蓮花)-꽃
성 미 맛은 쓰고 성질은 조금 차다.
효 능 명목(明目), 소종(消腫), 청열(淸熱), 해독(解毒)
용 도 감기발열, 급성결막염, 급성고막염(急性鼓膜炎), 급성림프선염, 안구동통(眼球疼痛), 안구충혈(眼球充血), 열(熱)로 인한 구내염(口內炎), 인후염(咽喉炎), 잇몸출혈(出血), 중이염(中耳炎), 치은염(齒齦炎), 편도선염(扁桃腺炎), 피부염(皮膚炎)

열기를 식히고 염증을 가라앉게 하는 풀

큰금매화

Trollius macropetalus Fr. Schm.

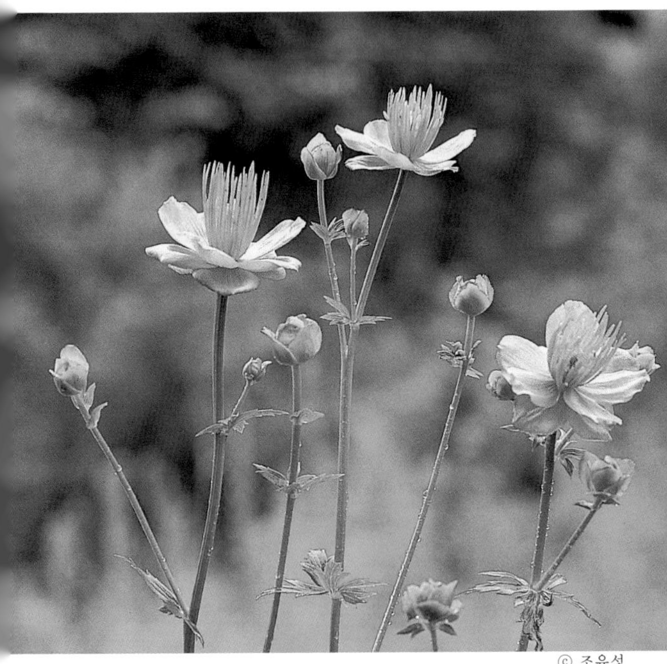

ⓒ 조유성

금매화속. 여러해살이풀. 북부 지방. 높은 산에서 자라고, 꽃은 7~8월에 노란색 두상화로 피며, 열매는 골돌과로 8~9월에 익는다.

한약명 **장판금련화(長瓣金蓮花)**-꽃

효 능 소염(消炎), 청열(淸熱), 해독(解毒)

용 도 급성결막염(急性結膜炎), 급성고막염(急性鼓膜炎), 급성임파선염(急性淋巴腺炎), 급성중이염(中耳炎), 연주창(連珠瘡), 인후염(咽喉炎), 종기(腫氣), 편도선염(扁桃腺炎), 호흡기감염(呼吸器感染)

통증을 멎게 하고 구토를 잘 나오게 하는 풀

동의나물

Caltha palustris L.

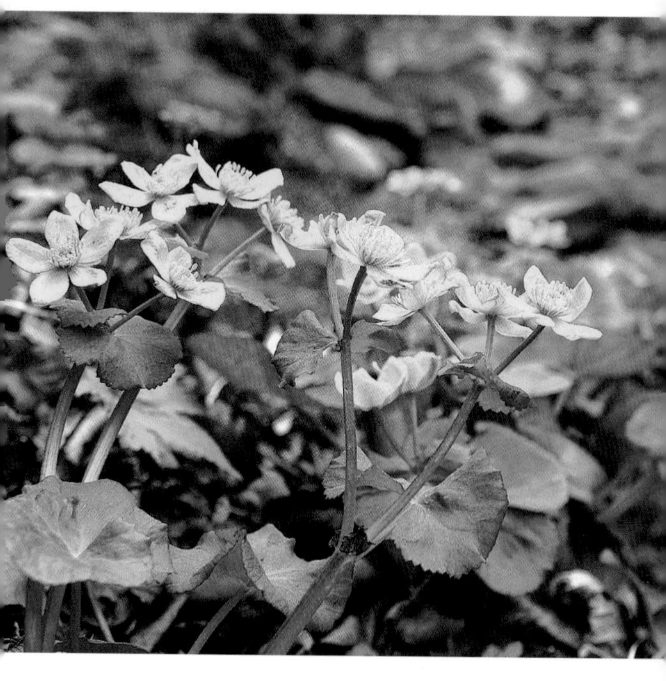

동의나물속. 여러해살이풀. 전국. 산지의 습지 주변에서 자라고, 꽃은 4~5월에 노란색으로 피며, 열매는 골돌과로 8월에 익는다.

별　명 눈알가지, 마제초
한약명 **마제초(驢蹄草), 수호로(水葫蘆)**-전초
효　능 거풍(祛風), 진통(鎭痛), 최토(催吐)
용　도 가래가 많이 끓을 때, 골절상(骨折傷), 두운(頭運), 소아이질(少兒痢疾), 수족산통(手足疝痛), 식중독(食中毒), 염좌(捻挫), 치질(痔疾)
※유독식물(有毒植物)이므로 식용이나 약재로 이용할 때는 주의해야 한다.

채취한 잎

간을 맑게 하고 피를 잘 돌게 하는 풀

산작약

Paeonia japonica (Makino) Miyabe & Takeda

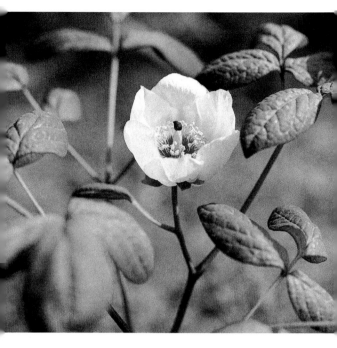

목단속. 여러해살이풀. 전국. 깊은 산지의 풀밭에서 자라고, 꽃은 5~6월에 흰색으로 피며, 열매는 골돌과로 9~10월에 익는다.

별 명 개삼, 백작약

한약명 **초작약(草芍藥)**–뿌리

성 미 맛은 쓰고 시며 성질은 조금 차다.

효 능 양혈렴음(養血斂陰), 양혈청간(凉血淸肝), 유간지통(柔肝止痛), 이뇨, 조경(調經), 평억간양(平抑肝陽), 해열(解熱), 활혈행어(活血行瘀)

용 도 월경불순(月經不順), 복중경결(腹中硬結), 악창(惡瘡), 종기(腫氣), 타박상, 표허자한(表虛自汗), 현훈(眩暈), 혈리(血痢), 협통(脇痛), 흉복동통(胸腹疼痛)

채취한 뿌리

열을 내리게 하고 오줌을 잘 나오게 하는 풀

작약

Paeonia lactiflora Pall.

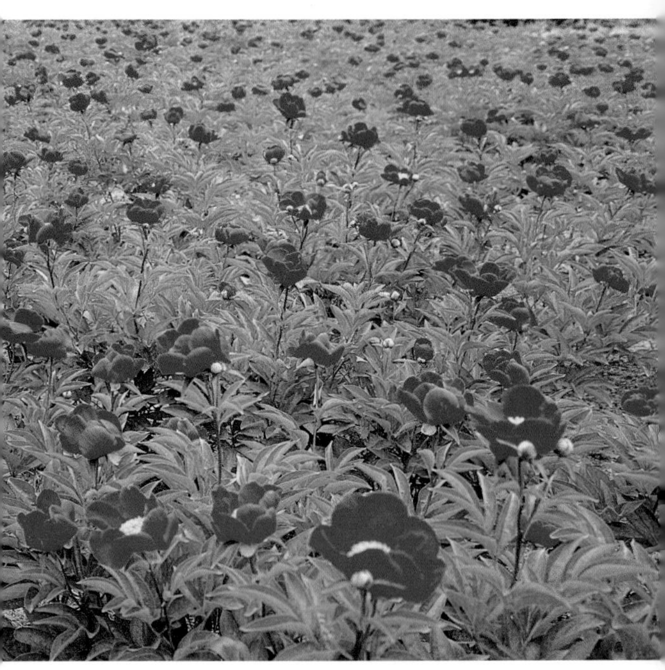

목단속. 여러해살이풀. 전국. 원예화초로 재배하고, 꽃은 5~6월에 붉은색 · 흰색 등으로 피며, 열매는 달걀 모양 골돌과로 8월에 익는다.

별　명 목단, 적작약, 함박꽃
한약명 **백작약(白芍藥), 적작약(赤芍藥)**-뿌리
성　미 맛은 쓰고 시며 성질은 조금 차다.
효　능 소옹산종(消癰散腫), 양혈활혈, 염음수한(斂陰收汗), 이뇨, 조혈(造血), 지한, 진경, 진통, 해열
용　도 대하(帶下), 두통, 복통, 붕루(崩漏), 산후어체, 월경불순, 설사복통, 식은땀, 신체허약, 십이지장궤양, 옹종(癰腫), 월경(月經)이 멈추지 않는 증세, 위궤양, 위통, 음허발열(陰虛發熱)

뿌리를 말린 약재

통증을 멎게 하고 염증을 가라앉게 하는 나무

모란

Paeonia suffruticosa Andrews.

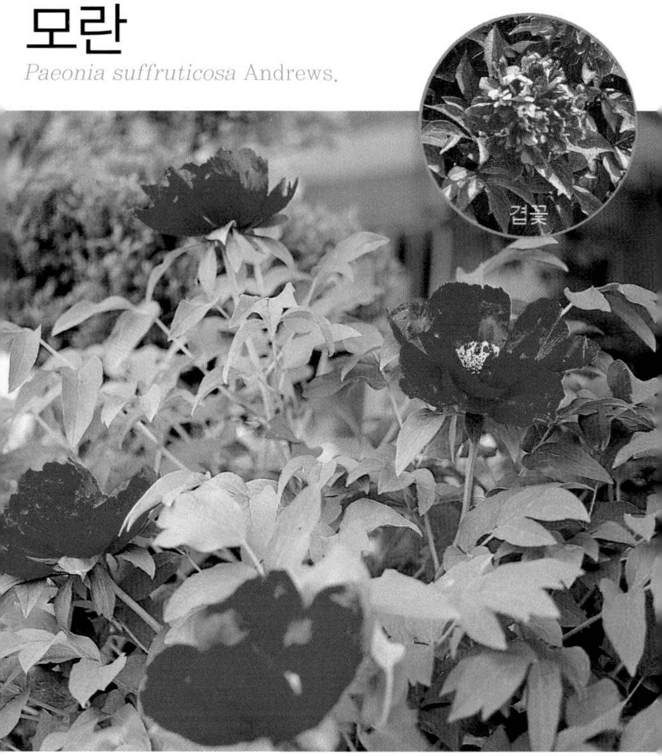

겹꽃

목단속. 여러해살이풀. 전국. 관상용으로 화단에서 재배하고, 꽃은 4~5월에 자주색으로 피며, 열매는 골돌과로 7~8월에 익는다.

별 명 목단, 백화왕

한약명 **목단피(牧丹皮)**–뿌리껍질

성 미 맛은 맵고 쓰며 성질은 조금 차다.

효 능 소어(消瘀), 소염(消炎), 양혈(凉血), 진경(鎭痙), 진통(鎭痛), 청열, 항균(抗菌), 화혈(和血)

용 도 경간(驚癎), 경폐(經閉), 골증로열(骨蒸勞熱), 두통, 발반(發斑), 월경불순, 소아간질, 열입혈분(熱入血分), 옹상(癰傷), 옹양(癰瘍), 징하(癥瘕), 코피, 타박상, 토혈, 혈변(血便)

• 꽃은 경행복통(經行腹痛), 월경불순의 치료에 쓴다.

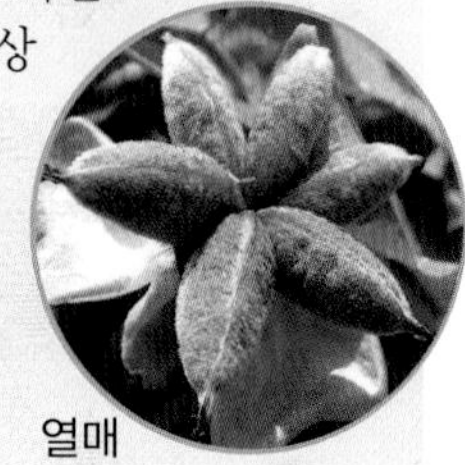

열매

월경을 통하게 하고 젖이 잘 나게 하는 나무

으름덩굴

Akebia quinata (Thunb.) Decaisne

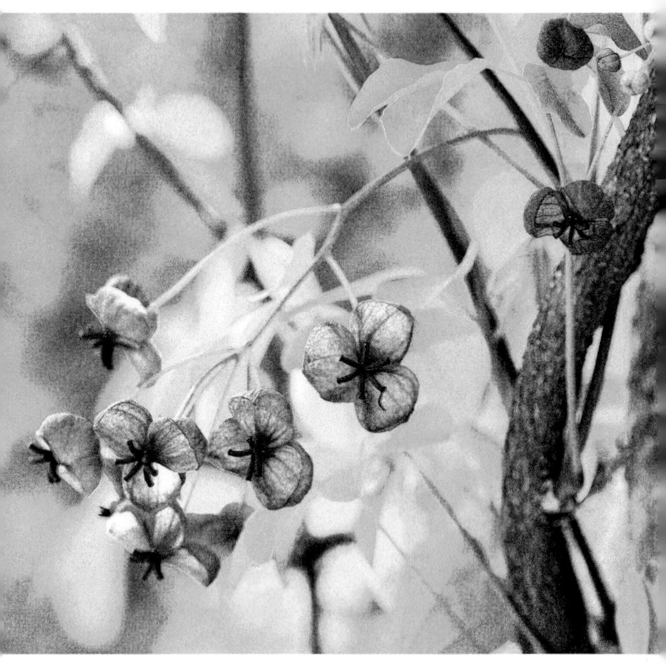

으름덩굴속. 갈잎덩굴나무. 황해도 이남 지방. 산과 들에서 자라고, 꽃은 4~8월에 암자색으로 피며, 열매는 긴 타원형 장과로 10월에 자갈색으로 익는다.

별　명 임하부인, 통초, 한국바나나
한약명 **목통(木通)**-줄기
성　미 맛은 쓰고 성질은 차다.
효　능 사화(瀉火), 이뇨(利尿), 진통(鎭痛), 혈맥통리(血脈通利)
용　도 경폐(經閉), 관절염(關節淡), 배뇨곤란(排尿困難), 부종(浮腫), 빈뇨(頻尿), 소변적삽(小便赤澁), 수종(水腫), 신경통(神經痛), 유즙불통(乳汁不通), 임탁(淋濁), 편신구통(遍身拘痛), 후비인통(喉痺咽痛), 흉중번열(胸中煩熱)
• **팔월찰(八月札**-열매)은 간위기통(肝胃氣痛), 번갈(煩渴), 생리통(生理痛), 요관결석(尿管結石), 요통(腰痛), 위열식체(胃熱食滯), 자궁하수

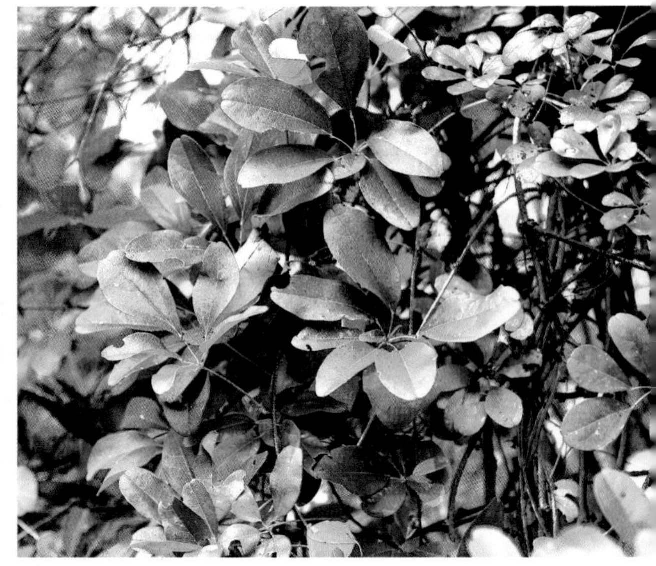

잎

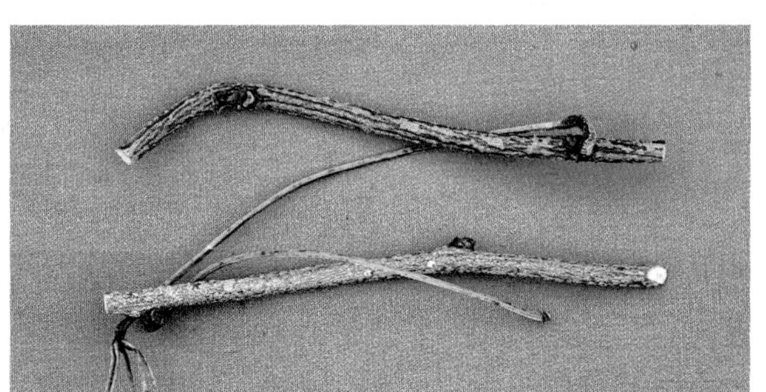

채취한 줄기

(子宮下垂), 적백이질(赤白痢疾), 탁뇨(濁尿), 협통(脇痛), 헤르니아(Hernia), 혈뇨(血尿)의 치료에 쓴다.

• **목통근(木通根**–뿌리)은 경폐(經閉), 류마티즘 관절통(rheumatism關節痛), 소변곤란(小便困難), 위장기창(胃腸氣脹), 타박상(打撲傷), 헤르니아(Hernia)의 치료에 쓴다.

• **예지자(預知子**–씨)는 기괴(氣塊), 중악실음(中惡失音), 천행온역(天行溫疫), 현벽(痃癖)의 치료에 쓴다.

열매

위를 튼튼하게 하고 병균을 없애주는 나무

매발톱나무

Berberis amurensis Rupr.

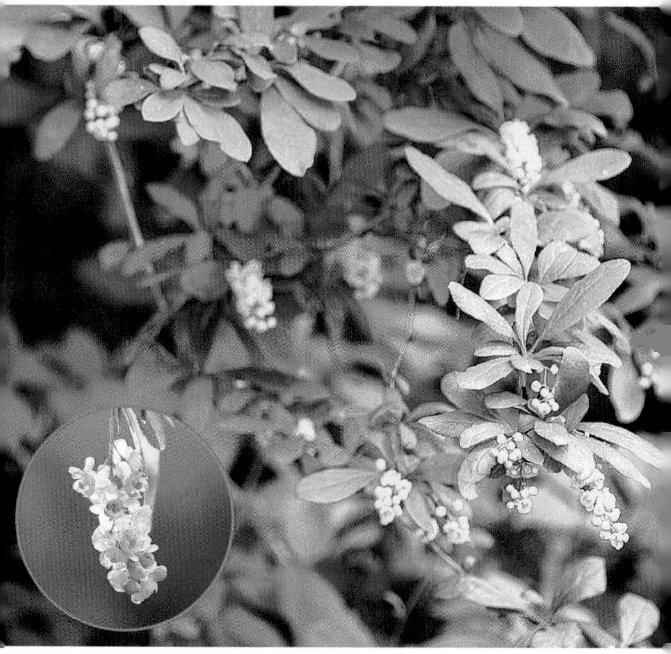

매자나무속. 갈잎떨기나무. 전국. 산기슭이나 산 중턱에서 자라고, 꽃은 4~5월에 노란색 총상화서로 피며, 열매는 긴 타원형 장과로 9~10월에 붉은색으로 익는다.

한약명 **소벽(小檗)**–뿌리와 줄기

성 미 맛은 쓰고 성질은 차다.

효 능 건위(健胃), 사화(瀉火), 살균(殺菌), 제습(除濕), 조습(燥濕), 청열(淸熱), 해독(解毒), 해열(解熱)

용 도 간장염(肝臟炎), 결막염(結膜炎), 담석증(膽石症), 변비(便秘), 복통(腹痛), 소화불량(消化不良), 안질(眼疾), 음낭습진(陰囊濕疹), 이질(痢疾), 황달(黃疸)

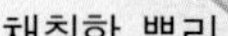

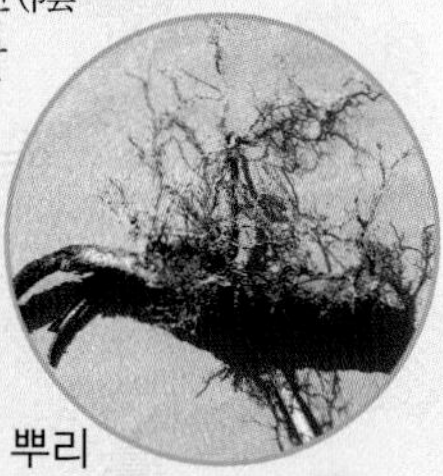

채취한 뿌리

열화를 배출하고 염증을 낫게 하는 나무

당매자나무

Berberis poiretii Schneid

매자나무속. 갈잎떨기나무. 중부 이북 지방. 산과 들에서 자라고, 꽃은 4~5월에 노란색 총상화서로 피며, 열매는 타원형 장과로 9월에 익는다.

별 명 당소벽

한약명 **삼과침(三顆針)**–뿌리

성 미 맛은 쓰고 성질은 차다.

효 능 사화(瀉火), 소염(消炎), 조습(燥濕), 청열(淸熱), 해독(解毒)

용 도 결막염(結膜炎), 골증(骨蒸), 급성장염(急性腸炎), 나력(瘰癧), 열비(熱痺), 옹종(癰腫), 이질(痢疾), 인후염(咽喉炎), 창절(瘡癤), 폐렴(肺炎), 혈붕(血崩), 황달(黃疸)

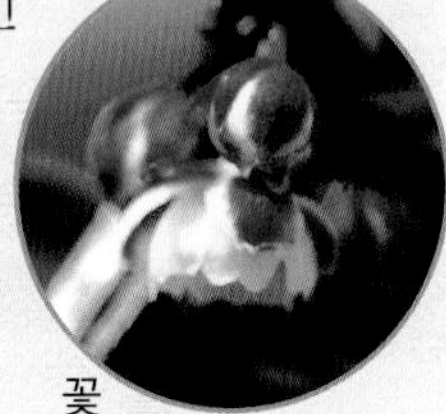

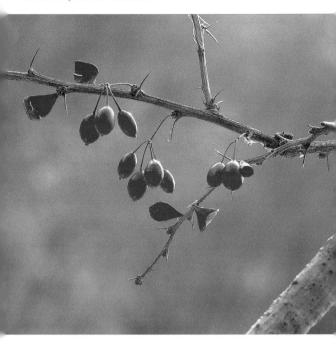

꽃

간을 맑게 하고 기침을 멎게 하는 나무

남천

Nandina domestica Thunb.

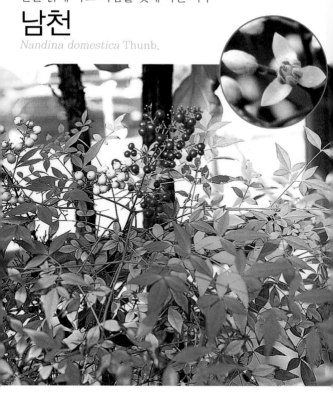

남천속. 늘푸른떨기나무. 전남 · 경남 지방. 약초로 재배하고, 꽃은 6~7월에 흰색 원추화서로 피며, 열매는 둥근 장과로 10월에 붉은색으로 익는다.

별　명 남천죽
한약명 **남천죽자(南天竹子)**-열매
성　미 맛은 달고 시며 성질은 평하다.
효　능 명목(明目), 지해(止咳), 진해(鎭咳), 청간(淸肝)
용　도 말라리아, 백일해, 염폐(斂肺), 천식, 하감궤란(下疳潰爛), 해수(咳嗽)

• **남천죽엽(南天竹葉**-잎)은 감기, 나력, 목적종통, 백일해, 말라리아, 타박상, 혈뇨의 치료에 쓴다.

• **남천죽근(南天竹根**-뿌리)은 급성결막염, 나력(瘰癧), 류마티스성마비통, 발열두통, 구토, 습열황달, 좌골신경통, 창선개라(瘡癬疥癩), 창양(瘡瘍), 폐열해수, 풍열두통의 치료에 쓴다.

몸을 튼튼하게 하고 정력을 보강해 주는 풀

삼지구엽초

Epimedium koreanum Nakai

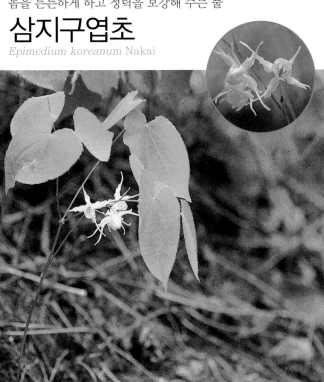

삼지구엽초속. 여러해살이풀. 중부 이북 지방. 높은 산 수림 밑 그늘에서 자라고, 꽃은 4~5월에 유백색 총상화서로 피며, 열매는 뾰족한 원기둥 모양 삭과로 8월에 익는다.

별 명 강전, 기장초, 닻풀, 방장초, 선령비, 선약초

한약명 **음양곽(淫羊藿)**-전초

성 미 맛은 맵고 성질은 따뜻하다.

효 능 강양(强陽), 강정, 거풍, 보신(補腎), 제습, 최음

용 도 건망증, 권태무력, 근골련급(筋骨攣急), 류마티즘성비통, 반신불수, 발기불능, 불임증, 사지불인(四肢不仁), 소변임력(小便淋瀝), 수족경련, 신경쇠약, 음위(陰痿), 요슬무력
• 뿌리는 백대, 백탁(白濁), 월경불순, 소아야맹증, 옹저(癰疽), 천식, 허림(虛淋)의 치료에 쓴다.

채취한 전초

심열을 내리게 하고 해독 작용을 하는 풀

깽깽이풀

Jeffersonia dubia Benth. et. Hook

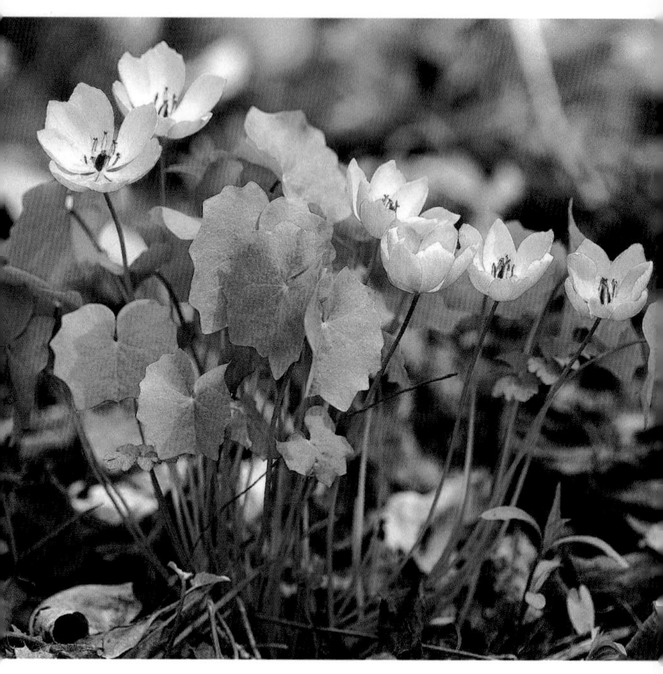

깽깽이풀속. 여러해살이풀. 경북 이북 지방. 산지 숲의 그늘에서 자라고, 꽃은 4~5월에 엷은 자홍색으로 피며, 열매는 넓은 타원형 삭과로 7월에 여문다.

별 명 깽이풀, 산련풀, 조황련, 황련
한약명 **모황련(毛黃蓮), 선황련(鮮黃連)**–뿌리
성 미 맛은 쓰고 성질은 차다.
효 능 건위(健胃), 청열(淸熱), 항염(抗炎), 해독(解毒)
용 도 구설생창(口舌生瘡), 도한(盜汗), 발열번조(發熱煩躁), 복사(腹瀉), 식욕감퇴(食欲減退), 안결막염(眼結膜炎), 안질(眼疾), 열골증(熱骨症), 오심구토(惡心嘔吐), 이질(痢疾), 장염(腸炎), 치질(痔疾), 코피, 토혈(吐血), 편도선염(扁桃腺炎), 하리(下痢)

채취한 뿌리

혈압을 내리게 하고 풍증을 제거하는 풀

새모래덩굴

Menispermum dauricum DC.

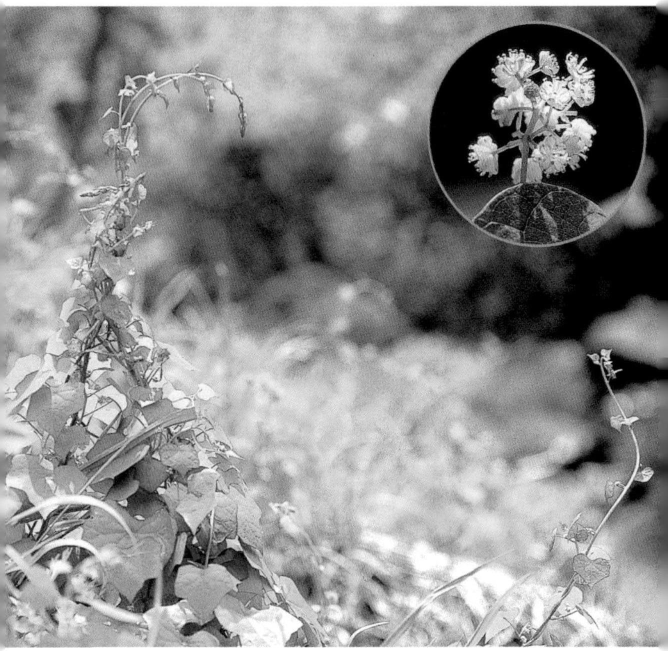

새모래덩굴속. 여러해살이덩굴풀. 전국. 산기슭 양지쪽에서 자라고, 꽃은 6~7월에 연한 노란색 원추화서로 피며, 열매는 둥근 핵과로 9월에 검은색으로 익는다.

별　명 북두근
한약명 **편복갈근(蝙蝠葛根)**–뿌리
성　미 맛은 맵고 쓰며 성질은 차다.
효　능 거풍(祛風), 소종(消腫), 이기화습(理氣化濕), 이뇨, 청열, 항암(抗癌), 혈압강하(血壓降下)
용　도 각기, 각기습종(脚氣濕腫), 간암, 고혈압, 기관지염, 류마티즘성비통, 방광소종, 복통, 수종(水腫), 신경통, 위장염, 위통, 이질, 인후염, 장염, 편도선염, 풍습마비통증, 풍종(風腫), 후두염
• **편복갈(蝙蝠葛**–줄기)은 나력, 요통의 치료에 쓴다.

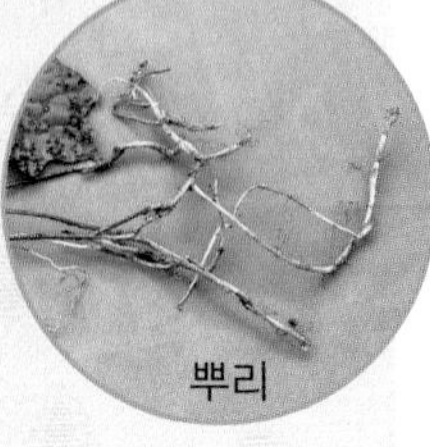

풍과 습을 없애주고 해독 작용을 하는 덩굴

댕댕이덩굴

Cocculus trilobus (Thunb.) DC.

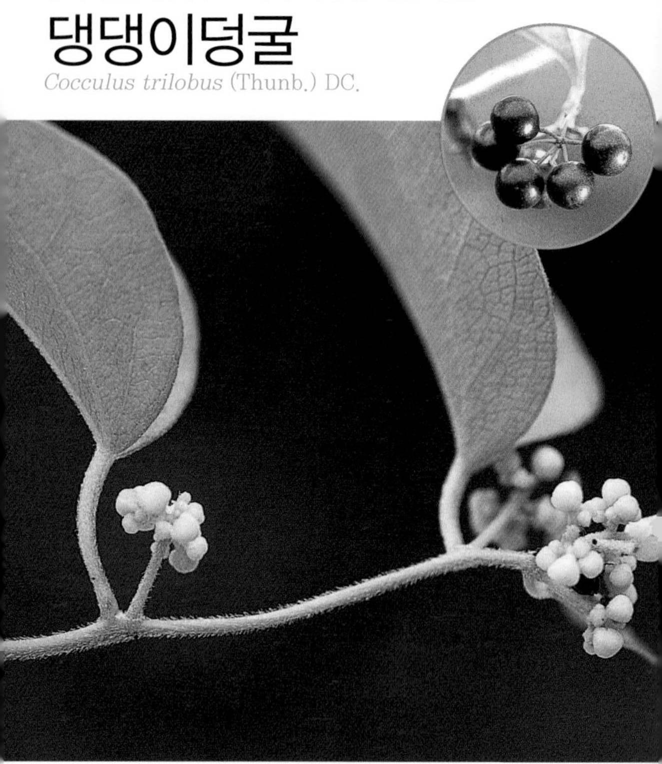

댕댕이덩굴속. 갈잎덩굴나무. 전국. 산기슭 양지쪽이나 밭둑에서 자라고, 꽃은 5~8월에 황백색 취산화서로 피며, 열매는 둥근 핵과로 10월에 흑청색으로 익는다.

별 명 꾸비돗초, 댕강덩굴

한약명 **목방기(木防己)**–뿌리

성 미 맛은 맵고 쓰며 성질은 따뜻하다.

효 능 거풍습(祛風濕), 소염(消炎), 소종(消腫), 이뇨, 지통, 진통(鎭痛), 해독(解毒), 혈압강하

용 도 관절염(關節淡), 류마티스성관절통(rheumatic性關節痛), 무명종독(無名腫毒), 반신불수(半身不遂), 복통(腹痛), 사교상(蛇咬傷), 습진(濕疹), 신경통(神經痛), 신염부종(腎炎浮腫), 요로감염(尿路感染), 정창(疔瘡)

• **청단향(靑檀香**–잎)은 각슬소양(脚膝瘙痒), 기통(氣痛), 담습류주(痰濕流注), 발사(發邪), 위통(胃痛), 제풍마비(諸風痲痺)의 치료에 쓴다.

위를 튼튼하게 하고 월경을 조절해 주는 풀

개연꽃

Nuphar japonicum DC.

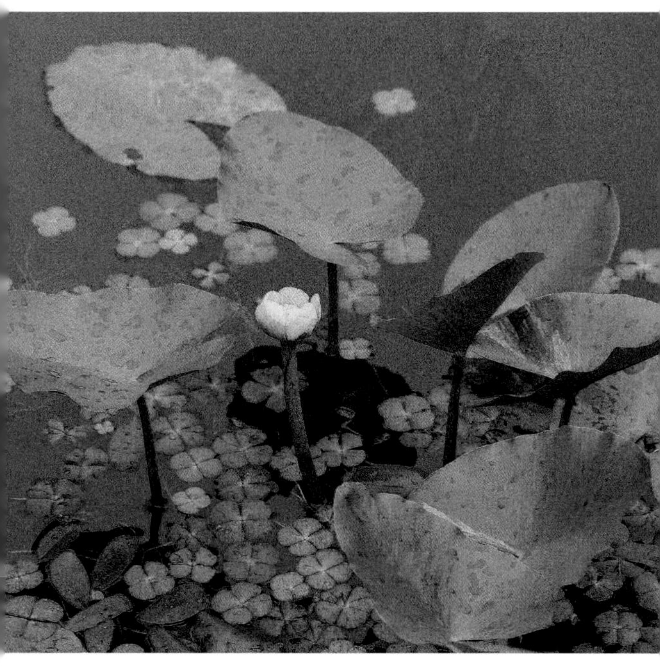

개연꽃속. 여러해살이물풀. 중부 이남 지방. 연못이나 늪의 얕은 물 속에서 자라고, 꽃은 8~9월에 노란색으로 피며, 열매는 둥근 장과로 10월에 초록색으로 익는다.

별　명 개구리연, 긴잎좀련꽃, 천골

한약명 **평봉초자(萍蓬草子)**-열매

성　미 맛은 달고 떫으며 성질은 평하다.

효　능 건비(健脾), 건위(健胃), 자양강장(滋養强壯), 조경(調經), 조비(助脾), 후장(厚腸)

용　도 산전산후출혈(産前産後出血), 월경불순(月經不順), 소화불량(消化不良), 체허쇠약(體虛衰弱)

• **평봉초근(萍蓬草根**-뿌리)은 병후쇠약(病後衰弱), 월경불순(月經不順), 소화불량(消化不良)의 치료에 쓴다.

쓸개와 비를 튼튼하게 하며 설사를 멎게 하는 풀

가시연꽃

Euryale ferox Salisbury

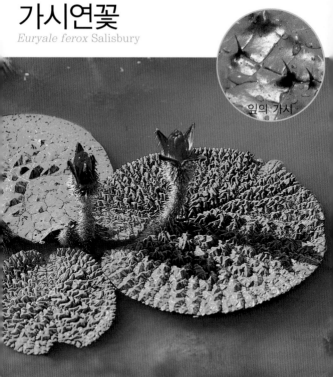

ⓒ 조유성

가시연꽃속. 여러해살이물풀. 중부 · 남부 지방. 소택지나 연못, 늪지에서 자라고, 꽃은 7~8월에 자주색으로 피며, 열매는 타원형 장과로 9월에 검은색으로 익는다.

별 명 검화, 계두미, 방석연꽃, 자인련, 자화연
한약명 감인(芡仁)–씨
성 미 맛은 달고 떫으며 성질은 평하다.
효 능 고신(固腎), 보비(補脾), 삽정(澁精), 지사(止瀉)
용 도 대하(帶下), 소변실금(小便失禁), 수양성하리(水樣性下痢), 유정, 임탁(淋濁), 주독(酒毒)
• 뿌리는 백대, 백탁, 산기(疝氣), 소복결기통(小腹結氣痛), 종독의 치료에 쓴다.
• 꽃줄기는 번열(煩熱)의 치료에 쓴다.
• 잎은 태반유잔(胎盤遺殘), 토혈(吐血)의 치료에 쓴다.

경련을 멎게 하고 정신을 맑게 하는 풀

수련

Nymphaea tetragona Georgi

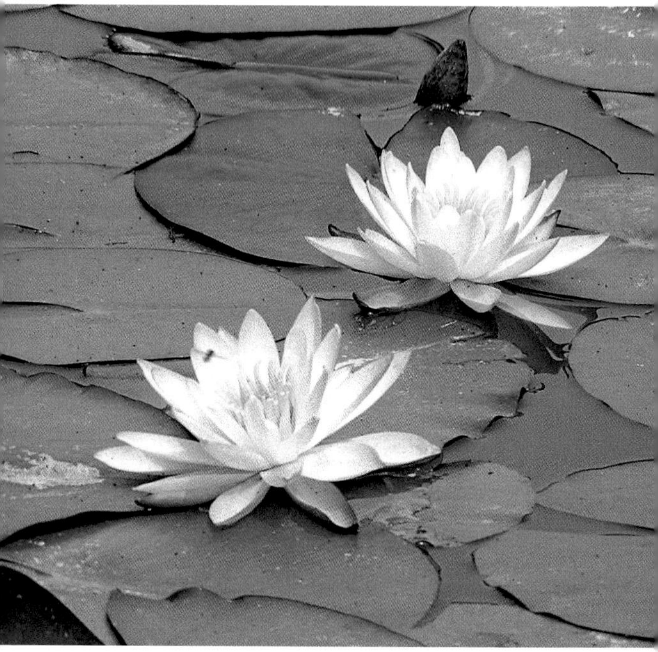

수련속. 여러해살이물풀. 중부 이남 지방. 못이나 늪지에서 자라고, 꽃은 7~8월에 흰색으로 피며, 열매는 달걀 모양 삭과로 9~10월에 익는다.

한약명 **수련(睡蓮)**–꽃
효　능 지경(止痙), 청서(淸暑), 해성(解酲)
용　도 불면증(不眠症), 서체(暑滯), 소아경풍(小兒驚風), 술독, 야제증(夜啼症)

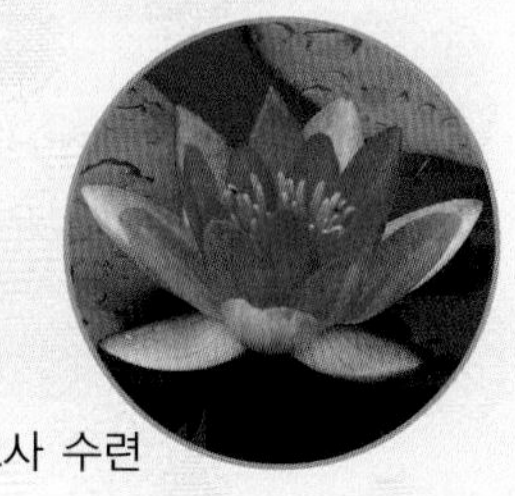

글로리오사 수련

몸을 튼튼하게 하고 소화를 잘 되게 하는 풀

연꽃

Nelumbo nucifera Gaertner

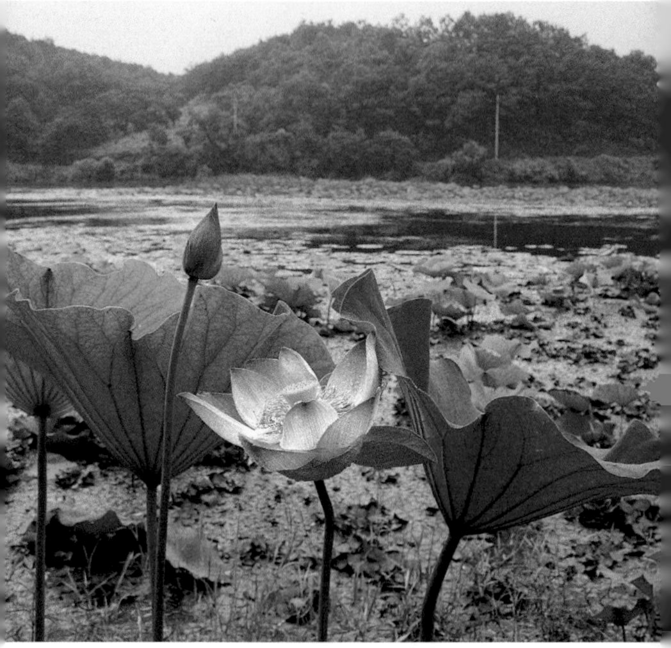

연꽃속. 여러해살이물풀. 전국. 연못이나 강가에서 자라고, 꽃은 7~8월에 분홍색이나 흰색으로 피며, 열매는 타원형 견과로 9월에 검은색으로 익는다.

한약명 **연자육(蓮子肉)**–열매와 씨

성 미 맛은 달고 떫으며 성질은 평하다.

효 능 보비(補脾), 삽장(澁腸), 수렴(收斂), 양심(養心), 익신(益腎), 자양(滋養), 지사(止瀉), 지혈(止血), 진정(鎭靜)

용 도 불면증(不眠症), 비암(鼻癌), 산후출혈(産後出血), 설사(泄瀉), 소화불량(消化不良), 신체허약(身體虛弱), 요도염(尿道炎), 위장염(胃腸炎), 유정(遺精), 인후암(咽喉癌), 임질(淋疾), 폐결핵(肺結核)

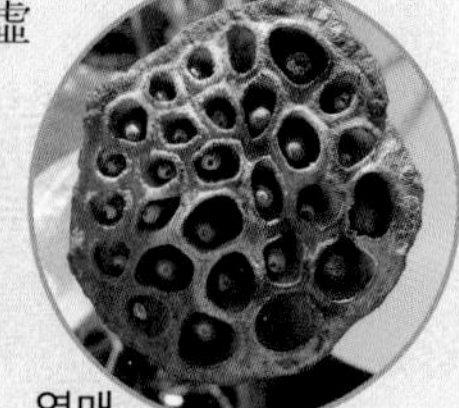
열매

대소변을 잘 나오게 하고 종기를 가라앉게 하는 풀

삼백초

Saururus chinensis (Lour.) Baill.

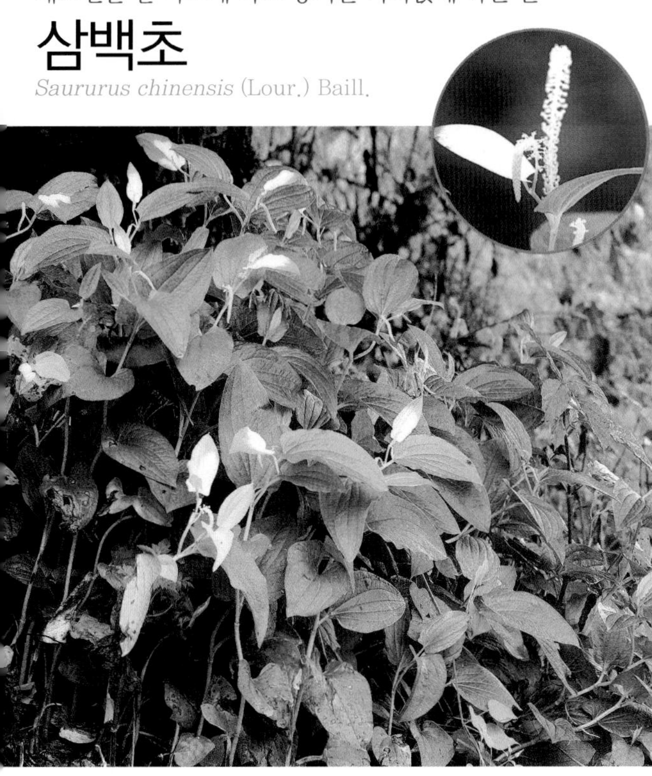

삼백초속. 여러해살이풀. 남부 지방. 들판의 습지나 물가에서 자라고, 꽃은 6~8월에 흰색 총상화서로 피며, 열매는 둥근 장과로 8~9월에 익는다.

별 명 백화연, 삼점백, 수목통

한약명 **삼백초(三白草)**–지상부

성 미 맛은 맵고 쓰며 성질은 차다.

효 능 소독(消毒), 습열(濕熱), 완화(緩和), 이뇨(利尿), 청리(淸利), 항균(抗菌), 해독(解毒)

용 도 각기(脚氣), 대하(帶下), 변비, 부종(浮腫), 세균성설사(細菌性泄瀉), 옹종(癰腫), 임탁(淋濁), 정독(疔毒), 종기, 황달(黃疸)

• 뿌리는 각기경종(脚氣脛腫), 개선(疥癬), 대하(帶下), 옹종(癰腫), 임탁(淋濁)의 치료에 쓴다.

채취한 지상부

몸을 튼튼하게 하고 출혈을 멎게 하는 풀

약모밀

Houttuynia cordata Thunberg

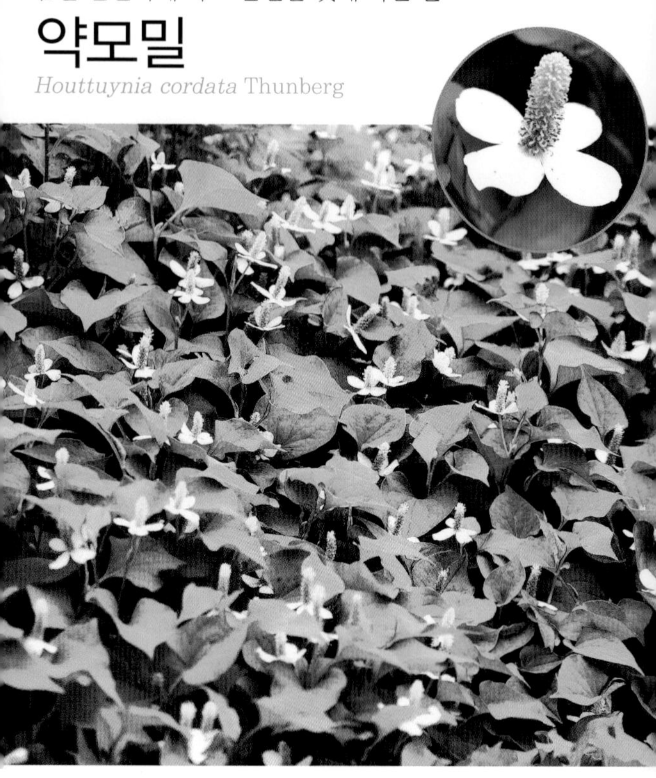

약모밀속. 여러해살이풀. 남부 지방. 산지 숲 속의 습지에서 자라고, 꽃은 5~6월에 노란색 이삭화서로 피며, 열매는 삭과로 8~9월에 여문다.

별 명 멸, 십약, 십자풀, 중약, 즙채, 집약초, 취채

한약명 **어성초(魚腥草)**–지상부

성 미 맛은 맵고 쓰며 성질은 조금 차다.

효 능 배농(排膿), 소종(消腫), 이뇨(利尿), 청열(淸熱), 통림(通淋), 해독(解毒)

용 도 개선(疥癬), 독창(禿瘡), 말라리아(malaria), 백대(白帶), 수종(水腫), 습진(濕疹), 열리(熱痢), 옹저(癰疽), 임병(淋病), 치창(痔瘡), 탈항(脫肛), 폐렴(肺炎), 폐농양(肺膿瘍)

채취한 지상부

풍을 없애주고 어혈과 종기를 가라앉게 하는 풀

홀아비꽃대

Chloranthus japonicus Sieb.

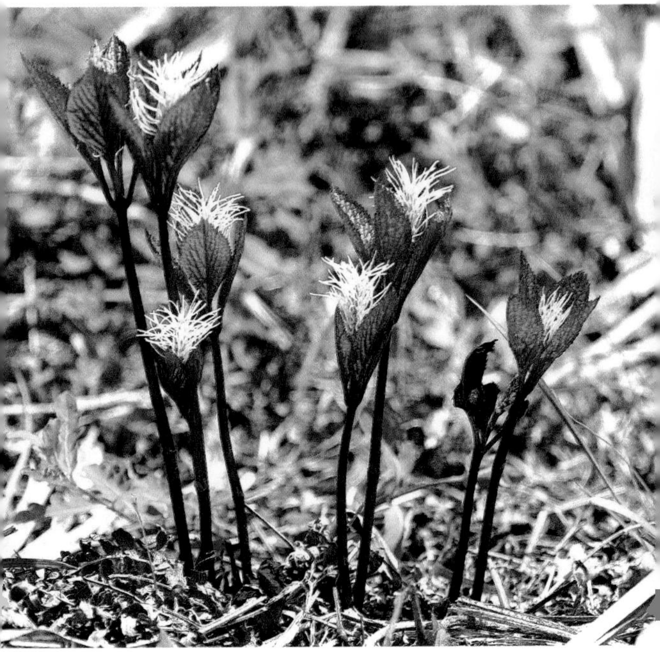

홀아비꽃대속. 여러해살이풀. 전국. 산지 숲 속의 그늘에서 자라고, 꽃은 4~6월에 흰색 수상화서로 피며, 열매는 달걀 모양 삭과로 9~10월에 익는다.

별　명 노젓갈, 젓갈나물, 놋절나물
한약명 **은선초(銀線草)**–지상부
성　미 맛은 쓰고 매우며 성질은 따뜻하다.
효　능 거풍(祛風), 산어(散瘀), 소종(消腫), 조습(燥濕), 지통(止痛), 해독, 화담(化痰), 활혈(活血)
용　도 가래기침, 기관지염(氣管支炎), 기침, 악성종기(惡性腫氣), 인후염(咽喉炎), 월경불순(月經不順), 생리통(生理痛), 타박어혈(打撲瘀血), 해수(咳嗽)

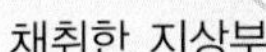

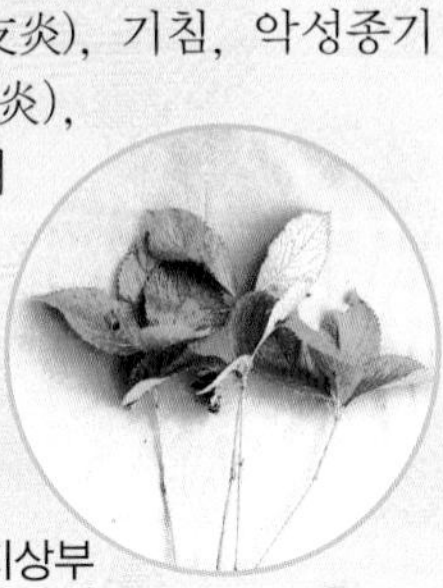

채취한 지상부

가래를 없애주고 통증을 멎게 하는 풀

족도리풀

Asarum sieboldii Miquel.

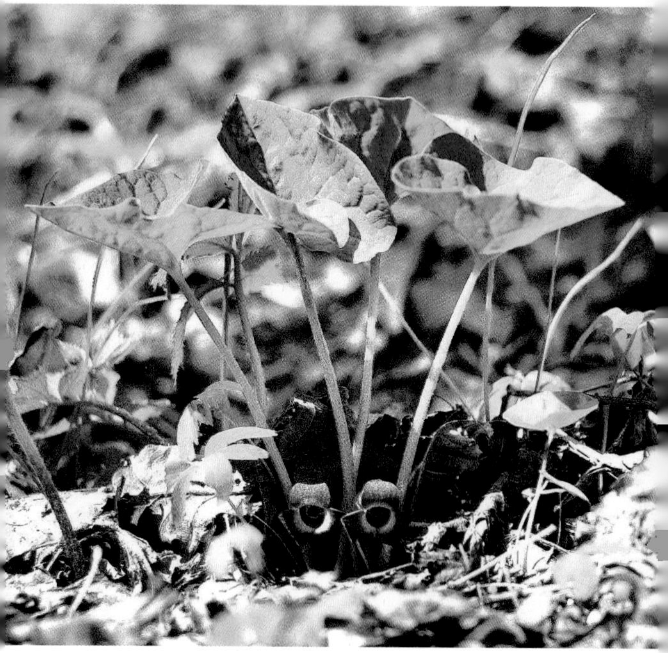

족도리풀속. 여러해살이풀. 전국. 산지에서 자라고, 꽃은 4~5월에 흑자색 족도리 모양으로 피며, 열매는 장과로 8~9월에 익는다.

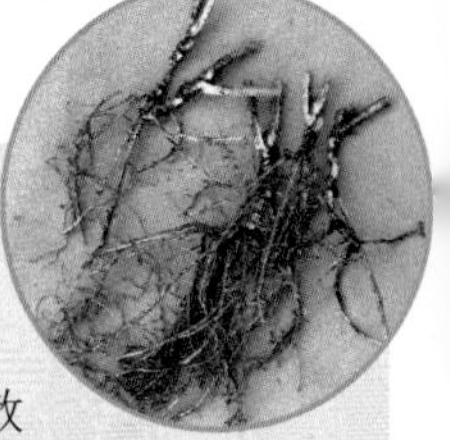

별 명 각시풀, 놋동이풀, 세삼

한약명 **세신(細辛)**–잎과 뿌리

성 미 맛은 맵고 성질은 따뜻하다.

효 능 개규(開竅), 거풍, 산한지대(散寒止帶), 온폐, 해표(解表), 화담

용 도 담음해역(痰飮咳逆), 류마티즘비통, 외감풍한(外感風寒), 축농증, 치통(齒痛), 풍냉두통(風冷頭痛)

• 열매는 두통(頭痛)의 치료에 쓴다.

※개족도리를 대용으로 쓸 수 있다.

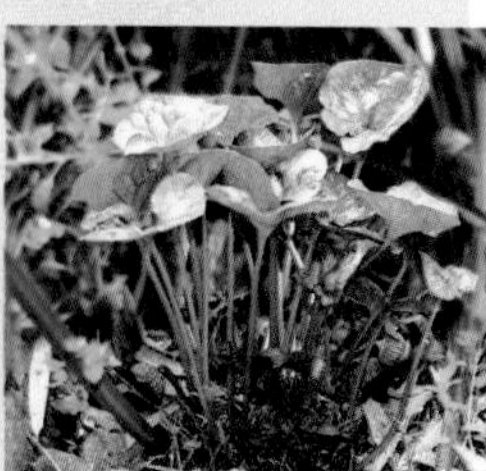

개족도리

폐의 열을 내리고 기침을 멎게 하는 풀

쥐방울덩굴

Aristolochia contorta Bunge

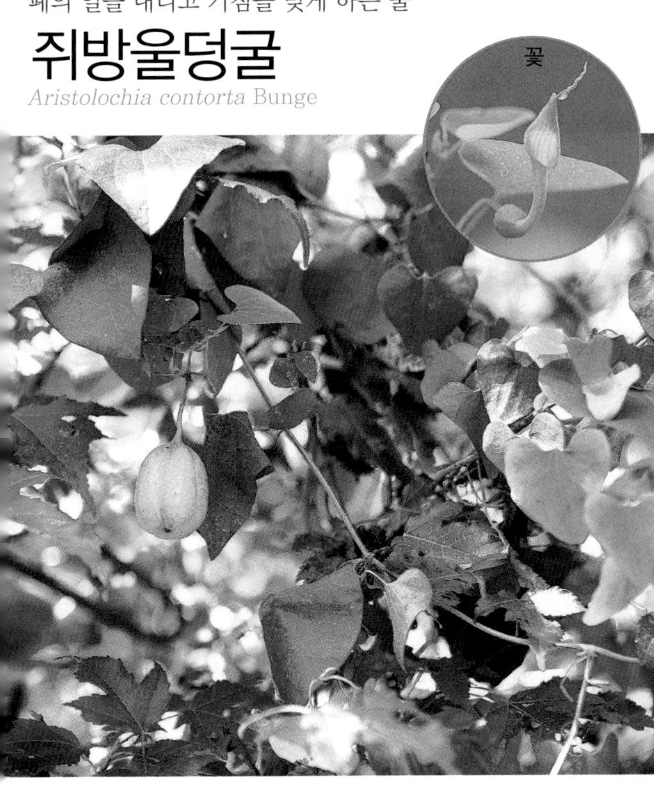

쥐방울덩굴속. 여러해살이덩굴풀. 황해도 이남 지방. 산과 들의 숲가장자리에서 자라고, 꽃은 7~8월에 녹자색으로 피며, 열매는 둥근 삭과로 10월에 익는다.

별　명 까치오줌요강, 말방울, 방울덩굴, 청목향, 후로파관

한약명 **마두령(馬兜鈴)**-열매

성　미 맛은 쓰고 조금 매우며 성질은 차다.

효　능 진정(鎭靜), 진해(鎭咳), 청폐(淸肺), 해열(解熱), 항균(抗菌), 항암(抗癌), 화담(化痰)

용　도 가래, 고혈압(高血壓), 천식(喘息), 치질(痔疾), 폐열해수(肺熱咳嗽)
• 뿌리는 이질(痢疾), 장염(腸炎), 종기(腫氣)의 치료에 쓴다.

벌어진 열매와 씨

오줌을 잘 나오게 하고 통증을 멎게 하는 덩굴

등칡

Aristolochia manshuriensis Kom.

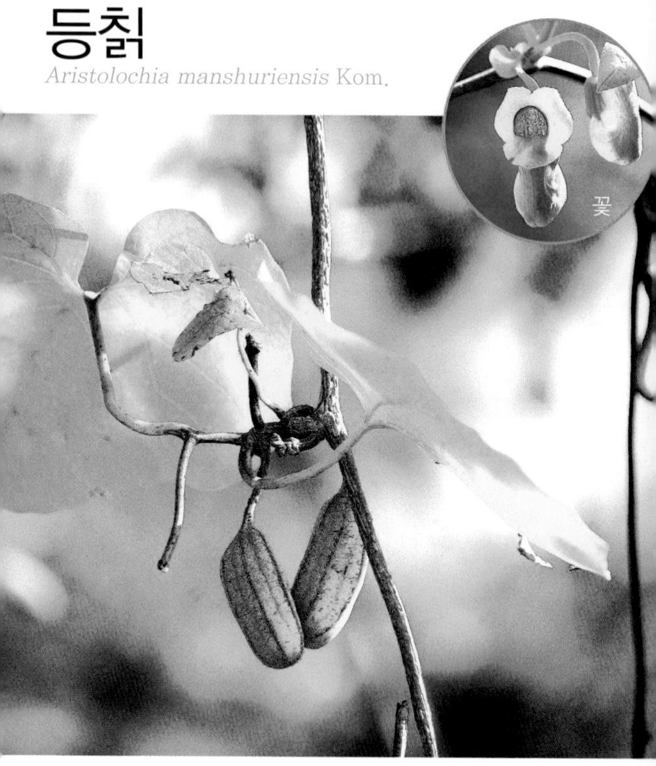

쥐방울덩굴속. 갈잎덩굴나무. 중부 지방. 산기슭이나 숲 가장자리에서 자라고, 꽃은 5~6월에 연녹색으로 피며, 열매는 타원형 삭과로 9~11월에 여문다.

별　명 긴쥐방울, 목통마두령, 칡향, 큰쥐방울
한약명 **관목통(關木通)**-줄기
성　미 맛은 달고 성질은 차다.
효　능 이뇨(利尿), 이수(利水), 진통(鎮痛), 청열(淸熱), 통유(通乳), 통혈맥(通穴脈), 하유(下乳)
용　도 구설생창(口舌生瘡), 방광염(膀胱炎), 산후유소(産後乳少), 심번뇨적(心煩尿赤), 유즙불통(乳汁不通), 임병(淋病)

채취한 줄기

갈증을 없애주고 오줌을 잘 나가게 하는 나무

다래나무

Actinidia arguta (Sieb. & Zucc.) Planch. ex Miq.

다래나무속. 갈잎덩굴나무. 전국. 산지 숲에서 자라고, 꽃은 5~6월에 흰색 또는 녹백색 취산화서로 피며, 열매는 달걀 모양 장과로 9~10월에 황록색으로 익는다.

별 명 다래몽두리, 다래순, 지금도나무, 참다래

한약명 **미후리(獼猴梨)**-열매

성 미 맛은 달고 시며 성질은 차다.

효 능 지갈(止渴), 해번열(解煩熱)

용 도 냉증(冷症), 부종(浮腫), 석림(石淋), 신경통(神經痛), 요통(腰痛), 위장질환(胃腸疾患)

• 잎은 구토(嘔吐), 류마티즘 관절통(rheumatism關節痛), 복사(腹瀉), 소화불량(消化不良), 황달(黃疸)의 치료에 쓴다.

• 수액(樹液)은 신장병(腎臟病)의 치료에 쓴다.

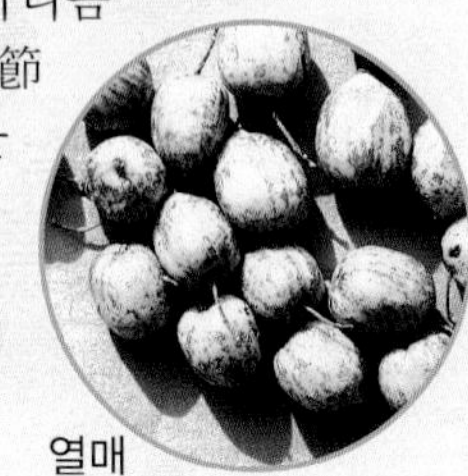

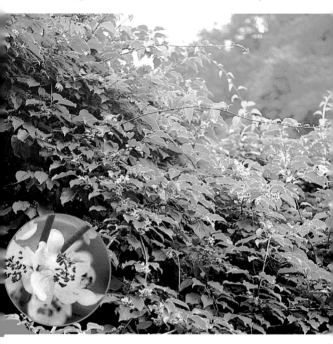

열매

영양을 좋게 하여 신체를 튼튼하게 하는 나무

쥐다래나무

Actinidia kolomikta Max.

다래나무속. 낙엽덩굴나무. 전국. 깊은 산에서 자라고, 꽃은 5월에 흰색으로 피며, 열매는 긴 달걀 모양 장과로 9~10월에 노란색으로 익는다.

한약명 **구조미후도(狗棗獼猴桃)**-열매
성 미 맛은 달고 시며 성질은 평하다.
효 능 자양강장(滋養强壯)
용 도 비타민C결핍증(vitaminC缺乏症)

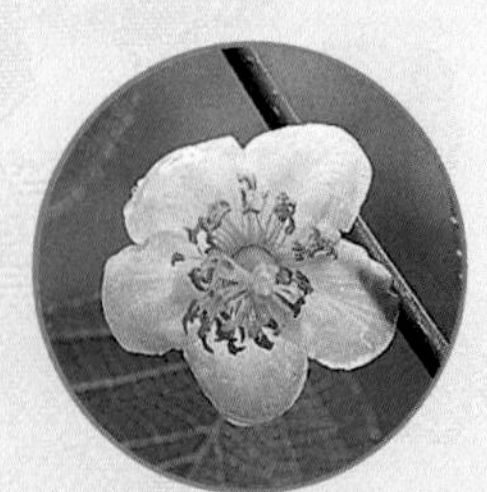

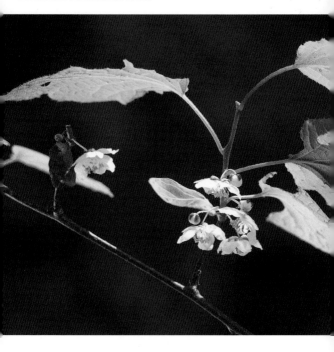

갈증을 없애주고 해독 작용을 하는 나무

차나무

Thea sinensis L.

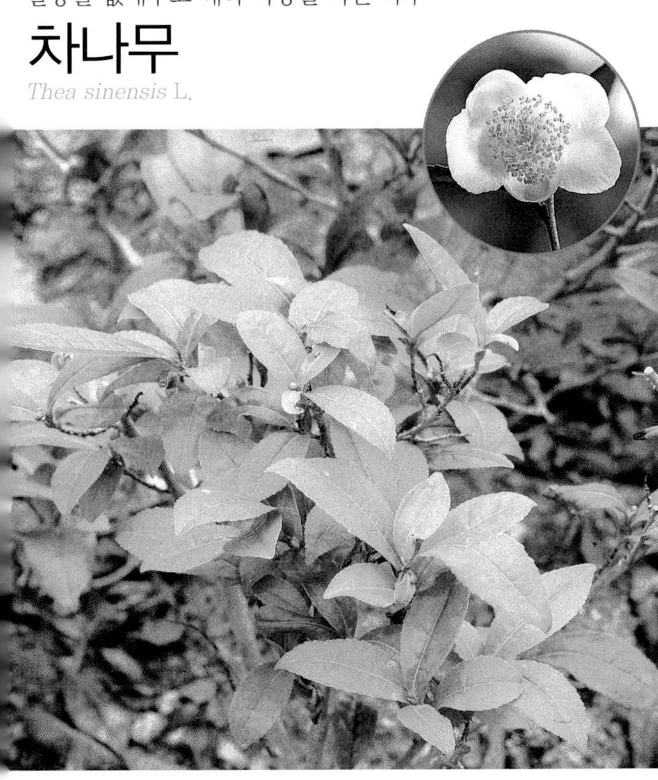

차나무속. 늘푸른떨기나무. 남부 지방. 농가에서 재배하고, 꽃은 10~11월에 연분홍색 또는 흰색으로 피며, 열매는 편구형 삭과로 다음해 10월에 익는다.

별 명 실화상봉수
한약명 **다엽(茶葉)**-잎
성 미 맛은 달고 쓰며 성질은 서늘하다.
효 능 소식(消食), 이뇨, 이습(利濕), 제번갈(除煩渴), 지통, 청두목(淸頭目), 청열, 해독, 화담(化痰)
용 도 다면증(多眠症), 두통(頭痛), 말라리아(malaria), 목현(目眩), 식적담체(食積痰滯), 심번구갈(心煩口渴), 약물중독(藥物中毒), 하리(下痢), 화상(火傷)
• **다수근(茶樹根**-뿌리)은 구내미란(口內靡爛), 구창, 심장병, 우피선의 치료에 쓴다.
• **다자(茶子**-열매)는 천식(喘息), 해수(咳嗽)의 치료에 쓴다.

종기를 가라앉게 하고 출혈을 멎게 하는 나무

동백나무

Camellia japonica L.

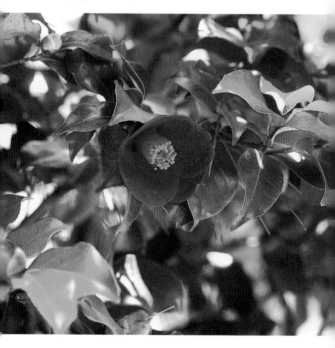

동백나무속. 늘푸른중키나무. 남부 지방 · 울릉도 · 대청도. 산지와 마을 부근에서 자라고, 꽃은 2~4월에 붉은색으로 피며, 열매는 둥근 삭과로 10월에 여문다.

별　명 동백깜부기, 된방나무, 산다화, 여심화, 차매화, 춘백, 해홍화

한약명 산다화(山茶花)-꽃

성　미 맛은 맵고 달고 쓰며 성질은 서늘하다.

효　능 산어(散瘀), 소종(消腫), 양혈(凉血), 지혈(止血)

용　도 대변출혈(大便出血), 자궁출혈(子宮出血), 장풍하리(腸風下痢), 코피, 타박상(打撲傷), 타박어혈(打撲瘀血), 토혈(吐血), 혈리(血痢), 혈림(血淋), 혈붕(血崩), 화상(火傷)

• 열매도 같은 약성을 가지고 있다.

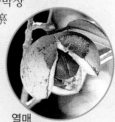

열매

혈액순환을 좋게 하고 근육을 편하게 하는 나무

노각나무

Stewartia pseudocamellia Maxim.

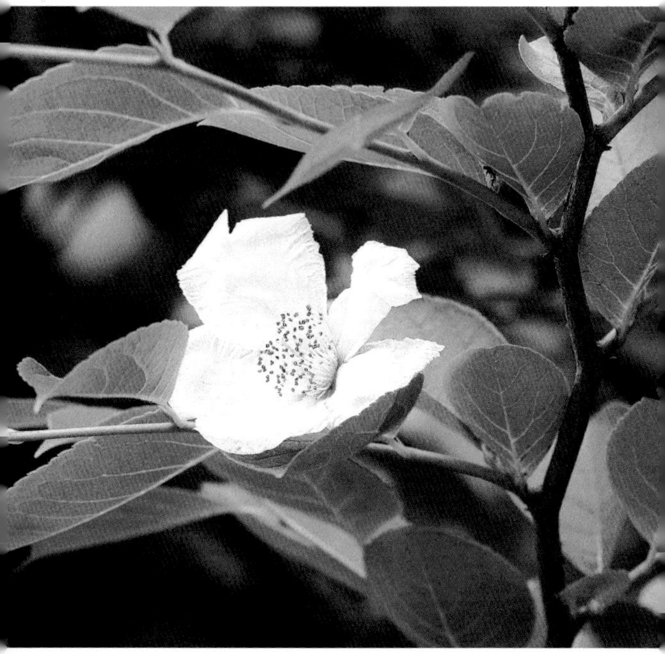

노각나무속. 갈잎큰키나무. 남부 지방 · 평남 양덕. 산 중턱에서 자라고, 꽃은 6~7월에 흰색으로 피며, 열매는 5각형 삭과로 10월에 여문다.

별　명 금수목, 노가지나무, 비단나무, 여름동백, 하춘
한약명 **모란(帽蘭)**–줄기껍질과 뿌리껍질
성　미 맛은 맵고 쓰며 성질은 서늘하다.
효　능 서근(舒筋), 활혈(活血)
용　도 사지마비(四肢麻痺), 타박상(打撲傷), 풍습성동통(風濕性疼痛)

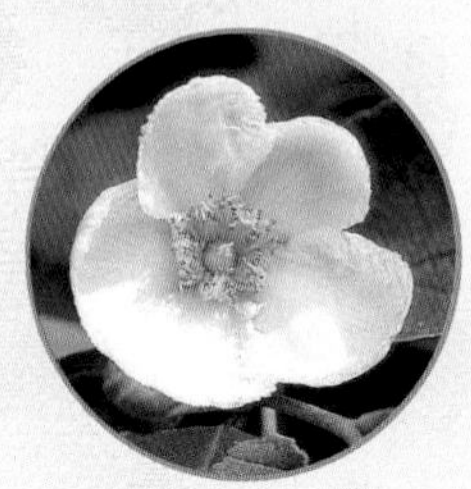

출혈을 멎게 하고 종기를 가라앉게 하는 풀

물레나물

Hypericum ascyron L.

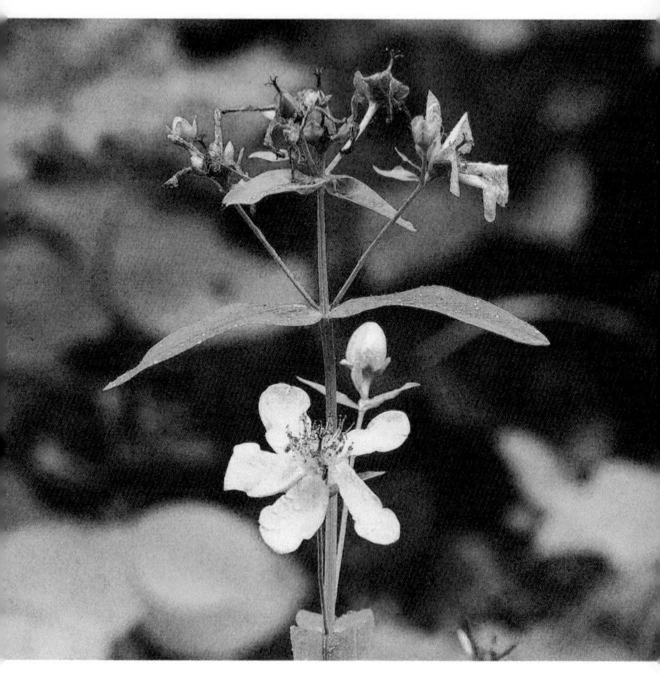

고추나물속. 여러해살이풀. 전국. 산과 들에서 자라고, 꽃은 6~8월에 노란색으로 피며, 열매는 달걀 모양 삭과로 9~11월에 익는다.

별　명 금사도, 대련교, 부지깽이나물, 황해당
한약명 **홍한련(紅旱蓮)**–전초
성　미 맛은 조금 쓰고 성질은 차다.
효　능 소종(消腫), 지혈(止血), 패독(敗毒), 평간(平肝), 부종완하(浮腫緩下)
용　도 간염(肝炎), 두통(頭痛), 월경과다(月經過多), 임파선염(淋巴腺炎), 종기(腫氣), 창옹(瘡癰), 창절(瘡癤), 타박상(打撲傷), 토혈(吐血)

채취한 지상부

젖을 잘 나오게 하고 출혈을 멎게 하는 풀

고추나물

Hypericum erectum Thunb.

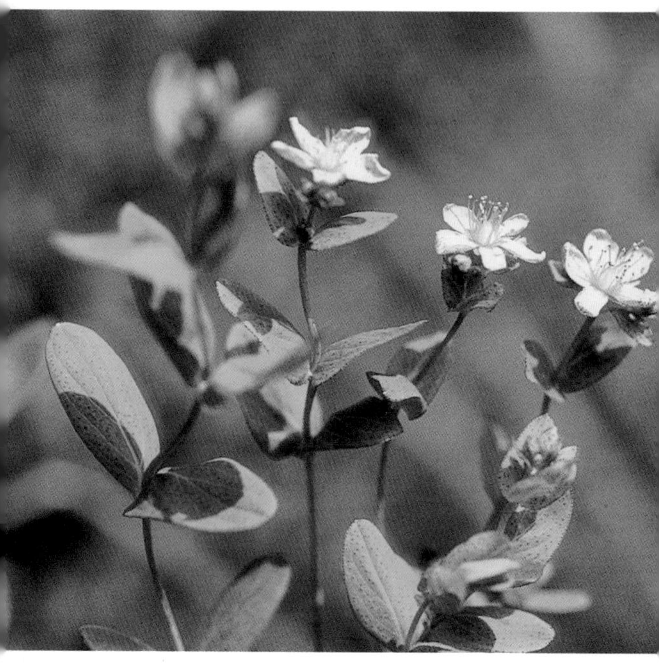

고추나물속. 여러해살이풀. 전국. 산지의 약간 습기가 있는 곳에서 자라고, 꽃은 7~8월에 노란색으로 피며, 열매는 달걀 모양 삭과로 10월에 여문다.

한약명 **소연교(小連翹)**-지상부

성　미 맛은 맵고 성질은 평하다.

효　능 소종(消腫), 조경(調經), 지통(止痛), 지혈(止血), 통유(通乳), 활혈(活血)

용　도 근골통(筋骨痛), 두통(頭痛), 류마티스(rheumatism), 산기(疝氣), 월경불순(月經不順), 연주창(連珠瘡), 요복통(腰腹痛), 유즙불통(乳汁不通), 자궁출혈(子宮出血), 절종(癤腫), 종기(腫氣), 창상출혈(瘡傷出血), 코피, 타박상(打撲傷), 토혈(吐血), 황달(黃疸)

채취한 지상부

기침을 멎게 하고 가래를 없애주는 풀

끈끈이주걱

Drosera rotundifolia L.

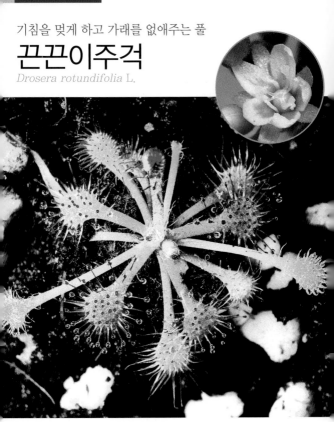

끈끈이주걱속. 여러해살이벌레잡이풀. 전국. 산지의 물가나 습한 곳에서 자라고, 꽃은 7월에 흰색과 연분홍색 총상화서로 피며, 열매는 삭과로 9월에 여문다.

한약명 **원엽모고채(圓葉茅膏菜)**-지상부

효 능 소염(消炎), 진해거담(鎭咳祛痰), 청열지리(淸熱止痢)

용 도 기관지염(氣管支炎), 백일해(百日咳), 적백구리(赤白久痢), 해천다담(咳喘多痰)

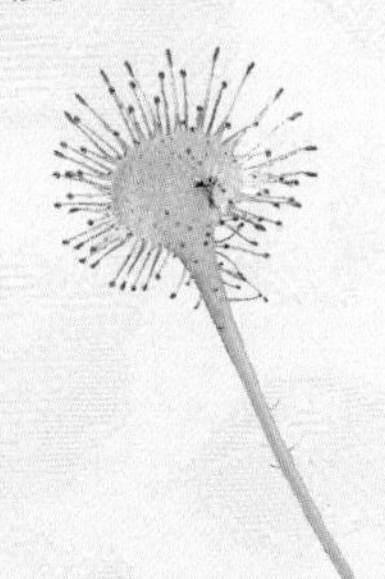

설사를 멎게 하고 기침을 가라앉히는 풀

개양귀비

Papaver rhoeas Linné

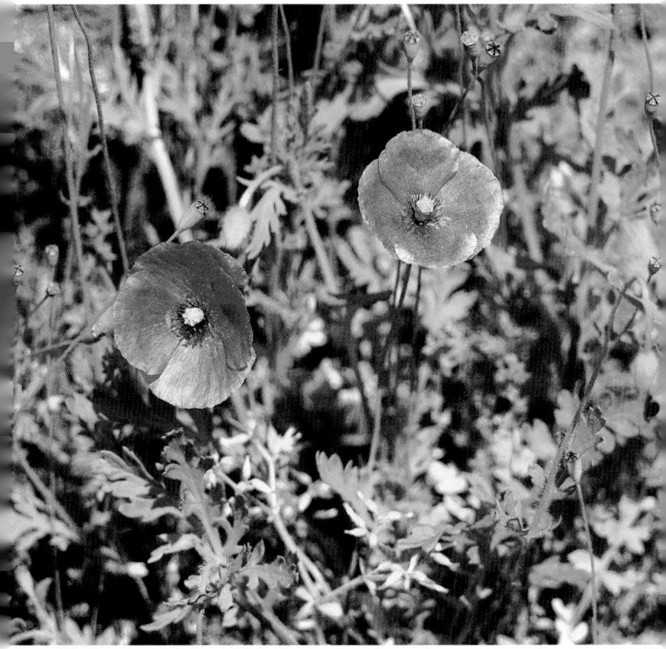

양귀비속. 두해살이풀. 전국. 관상용으로 식재하고, 꽃은 5~6월에 빨간색으로 피며, 열매는 넓은 달걀 모양의 삭과로 7월에 여문다.

별　명 애기아편꽃, 우미인초
한약명 **여춘화(麗春花)**-꽃과 지상부
성　미 독성이 있다.
효　능 지사(止瀉), 진통(鎮痛), 진해(鎮咳)
용　도 복통(腹痛), 설사(泄瀉), 이질(痢疾)
※ 꽃양귀비는 약용하지 않는다.

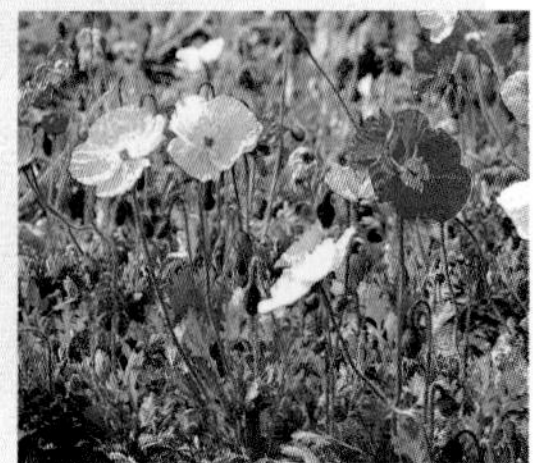
꽃양귀비

통증과 기침을 멎게 하는 풀

양귀비

Papaver somniferum L.

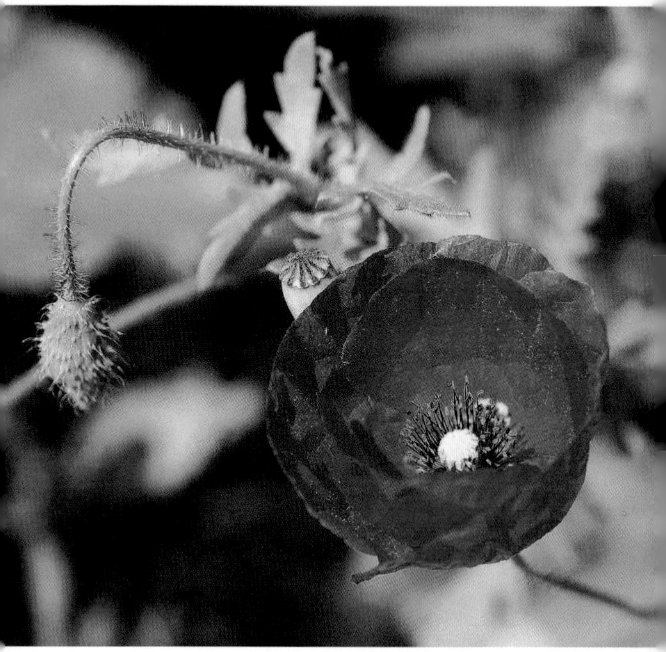

양귀비속. 두해살이풀. 전국. 약초로 재배하고, 꽃은 5~6월에 붉은색 · 자주색 · 흰색 등 여러 가지 색으로 피며, 열매는 둥근 삭과이다.

별　명 미낭화, 아편꽃, 약담배, 여춘화
한약명 앵속각(罌粟殼)-열매껍질
성　미 맛은 시고 떫으며 성질은 평하다.
효　능 삽장(澁腸), 염폐(斂肺), 지해(止咳), 진통(鎭痛)
용　도 다뇨(多尿), 만성해수, 백대하(白帶下), 심복근골통(心腹筋骨痛), 탈항, 혈변(血便), 활정(滑精)
• 씨는 반위(反胃), 복통(腹痛), 탈항, 하리(下痢)의 치료에 쓴다.
• 유즙은 심복근골통, 하리(下痢), 탈항, 해수의 치료에 쓴다.
※두메양귀비는 약용하지 않는다.

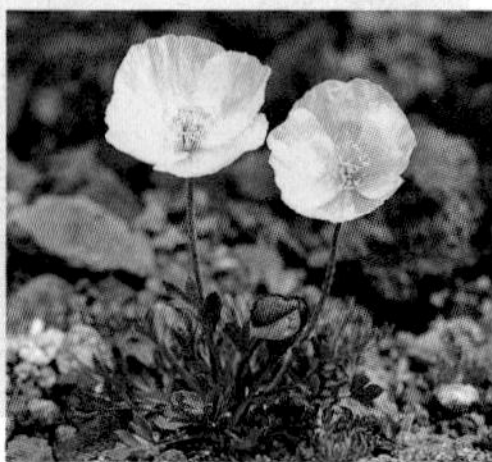

두메양귀비

기침을 멎게 하고 해독 작용을 하는 풀

애기똥풀

Chelidonium majus var. *asiaticum* (Hara) Ohwi

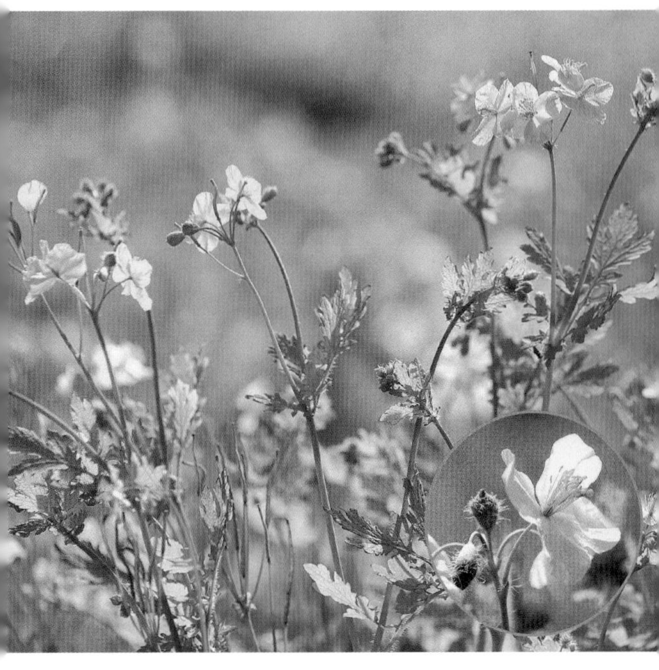

애기똥풀속. 두해살이풀. 전국. 마을 부근에서 자라고, 꽃은 5~8월에 노란색 산형화서로 피며, 열매는 좁은 원기둥 모양 삭과로 9월에 익는다.

별 명 까치다리, 똥풀, 씨아똥, 연장풀, 젖풀
한약명 **백굴채(白屈菜)**–지상부
성 미 맛은 맵고 쓰며 성질은 따뜻하고 독성이 있다.
효 능 소염(消炎), 이뇨(利尿), 지해(止咳), 진경(鎭痙), 진통(鎭痛), 항종양(抗腫瘍), 해독(解毒)
용 도 간염, 개선창종(疥癬瘡腫), 기관지염, 기침, 백일해, 사교상(蛇咬傷), 생리통, 수종(水腫), 암(癌), 염좌(捻挫), 옻독, 위장동통(胃腸疼痛), 종기, 충교상(虫咬傷), 치질(痔疾), 타박상, 황달
• 뿌리는 노상어혈(勞傷瘀血), 복통(腹痛), 사교상(蛇咬傷), 월경불순(月經不順), 생리통(生理痛), 설사(泄瀉), 소화성궤양(消化性潰瘍), 신경통(神經痛), 염좌(捻挫)의 치료에 쓴다.

풍과 습을 없애주고 통증을 진정시키는 풀

피나물

Hylomecon vernalis Maxim.

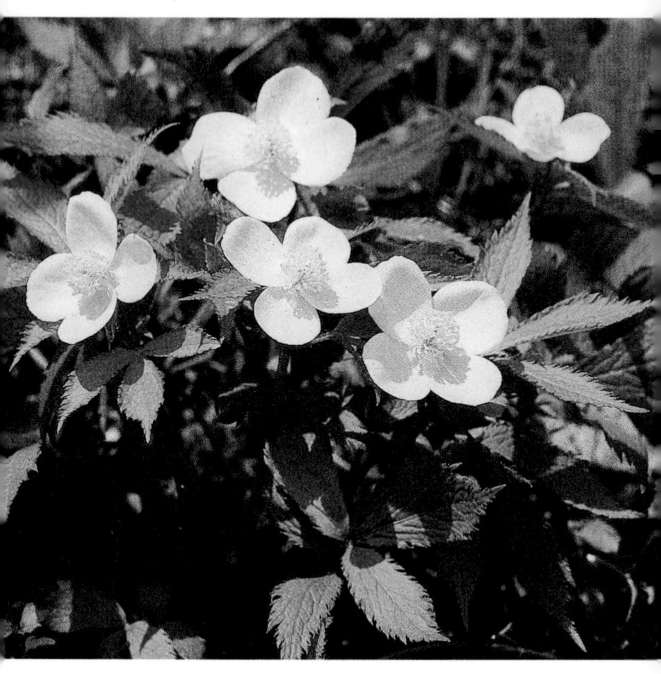

피나물속. 여러해살이풀. 중부 이북 지방. 산지의 그늘진 습지에서 자라고, 꽃은 4~5월에 노란색으로 피며, 열매는 좁은 원기둥 모양 삭과로 6~7월에 익는다.

별 명 노랑매미꽃, 봄매미꽃

한약명 **하청화근(荷靑花根)**–뿌리

성 미 맛은 쓰고 성질은 평하다.

효 능 거풍습(祛風濕), 산어(散瘀), 서근(舒筋), 소종(消腫), 지통(止痛), 지혈(止血), 진통(鎭痛), 활락(活絡), 활혈(活血)

용 도 관절염(關節淡), 습진(濕疹), 신경통(神經痛), 염좌(捻挫), 종기(腫氣), 질타손상(跌打損傷), 타박상(打撲傷), 풍습성관절염(風濕性關節炎), 피로허약(疲勞虛弱)

채취한 뿌리

풍을 제거하고 상처를 치료하는 풀

금낭화

Dicentra spectabilis (L.) Lem.

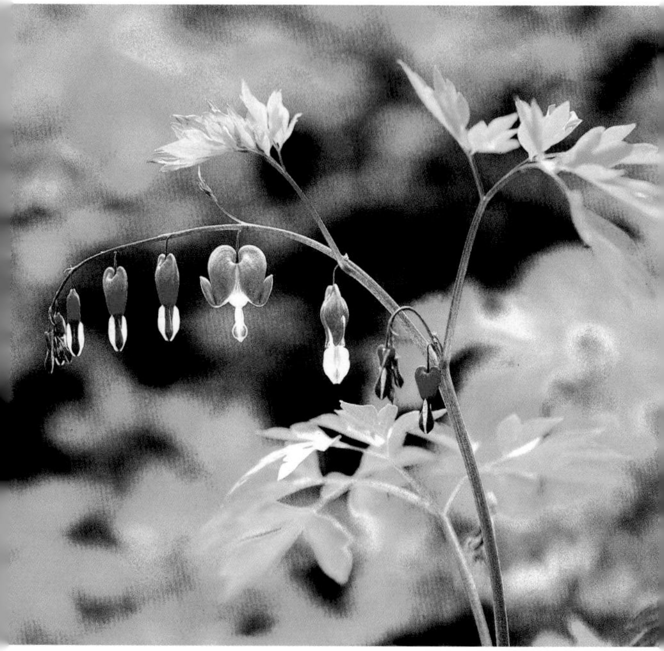

금낭화속. 여러해살이풀. 전국. 깊은 산 계곡 부근과 초원에서 자라고, 꽃은 5~7월에 담홍색 주머니 모양으로 피며, 열매는 긴 타원형 삭과로 7~10월에 여문다.

별 명 등모랑, 며느리꽃, 며느리주머니, 밥풀꽃
한약명 **하포목단근(包包牧丹根)**-뿌리줄기
성 미 맛은 맵고 성질은 따뜻하다.
효 능 거풍(祛風), 산혈(散血), 소창독(消瘡毒), 화혈산혈(和血散血)
용 도 금창(金瘡), 외상(外傷), 타박상(打撲傷)

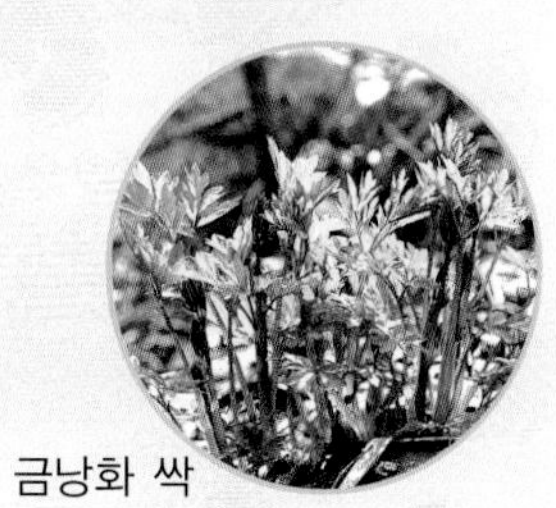
금낭화 싹

벌레를 없애주고 해독 작용을 하는 풀

자주괴불주머니

Corydalis incisa (Thunb.) Pers.

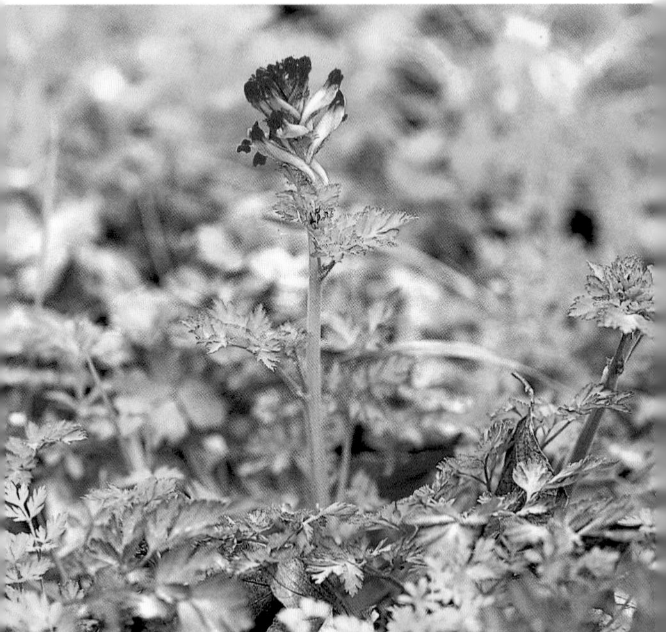

갯괴불주머니속. 두해살이풀. 전국. 산과 들의 습지에서 자라고, 꽃은 4~5월에 홍자색으로 피며, 열매는 원통 모양 삭과로 6~7월에 익는다.

별 명 자근
한약명 **자화어등초(紫花魚燈草)**–지상부
성 미 맛은 쓰고 떫으며 성질은 차고 독성이 있다.
효 능 살충(殺虫), 해독(解毒)
용 도 개라(疥癩), 도상(刀傷), 버짐, 선창(癬瘡), 악독충창(惡毒虫瘡), 악창(惡瘡), 옴, 종기(腫氣)

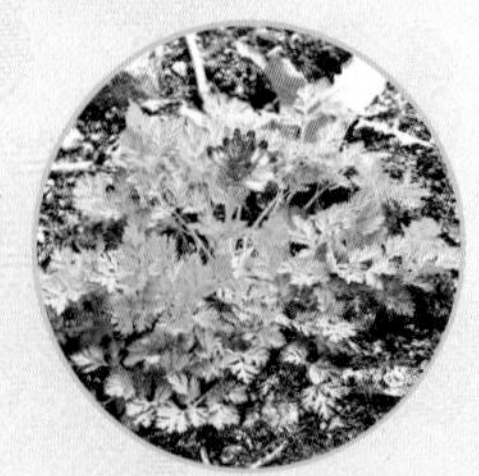

독성을 뽑아내고 종기를 치료하는 풀

눈괴불주머니

Corydalis ochotensis Turcz.

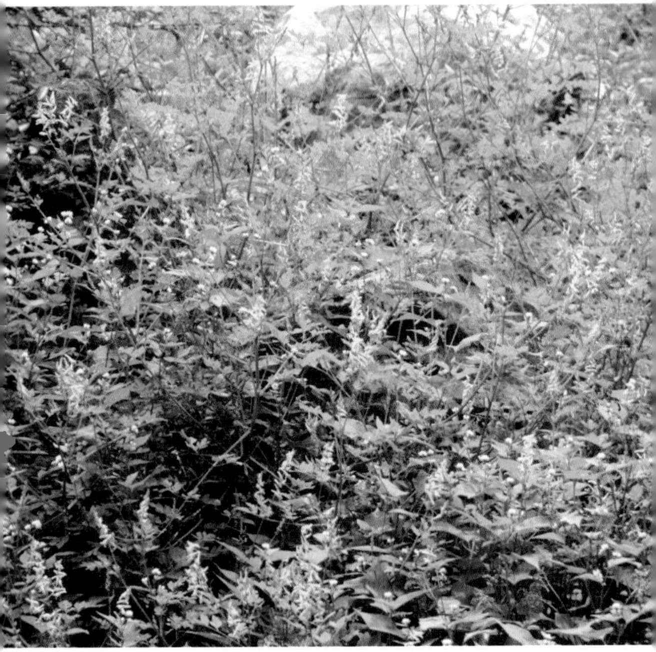

갯괴불주머니속. 두해살이풀. 전국. 산지 숲가장자리의 습한 곳에서 자라고, 꽃은 7~9월에 노란색으로 피며, 열매는 긴 달걀 모양 삭과로 10월에 여문다.

별 명 개현호색
한약명 **황자근(黃紫堇)**-지상부
효 능 발독(拔毒), 소종(消腫), 이뇨(利尿), 지리(止痢), 진통(鎭痛), 청열(淸熱), 해독(解毒)
용 도 무명종독(無名腫毒), 열절(熱節), 옹창(癰瘡), 폐결핵각혈(肺結核咯血), 풍화안통(風火眼痛)

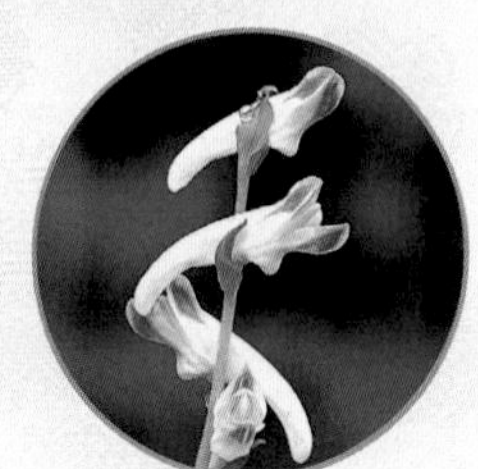

통증을 누르고 해독 작용을 하는 풀

산괴불주머니

Corydalis speciosa Max.

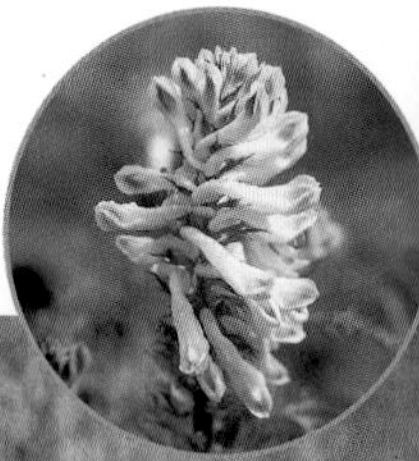

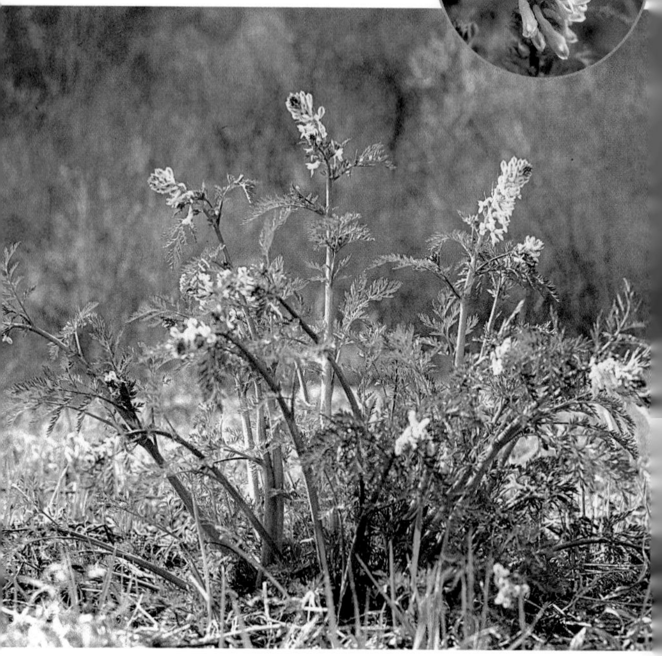

갯괴불주머니속. 두해살이풀. 전국. 산지의 습한 곳에서 자라고, 꽃은 3~6월에 노란색 총상화서로 피며, 열매는 선 모양 삭과로 8월에 익는다.

별 명 국화황련, 마씨자근, 산뿔꽃
한약명 **황근(黃堇)**–지상부
성 미 맛은 쓰고 떫으며 성질은 차고 독성이 있다.
효 능 조경(調經), 진경(鎭痙), 진통(鎭痛), 해독(解毒)
용 도 복통(腹痛), 옴, 이질(痢疾), 종기(腫氣), 타박상(打撲傷)
• 뿌리는 종독(腫毒), 피부병(皮膚病)의 치료에 쓴다.

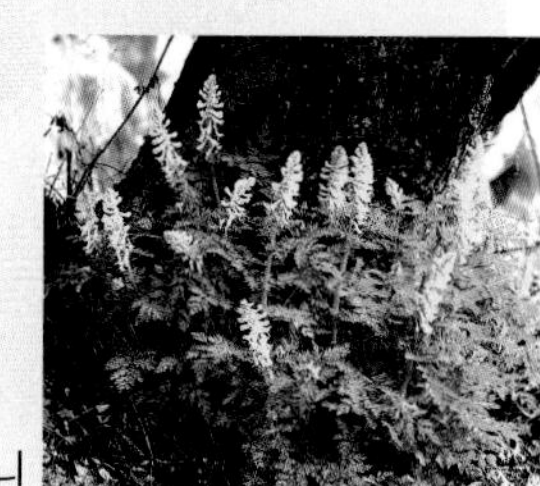

괴불주머니

어혈을 없어지게 하고 통증을 멎게 하는 풀

현호색

Corydalis remota Fisch. ex Maxim.

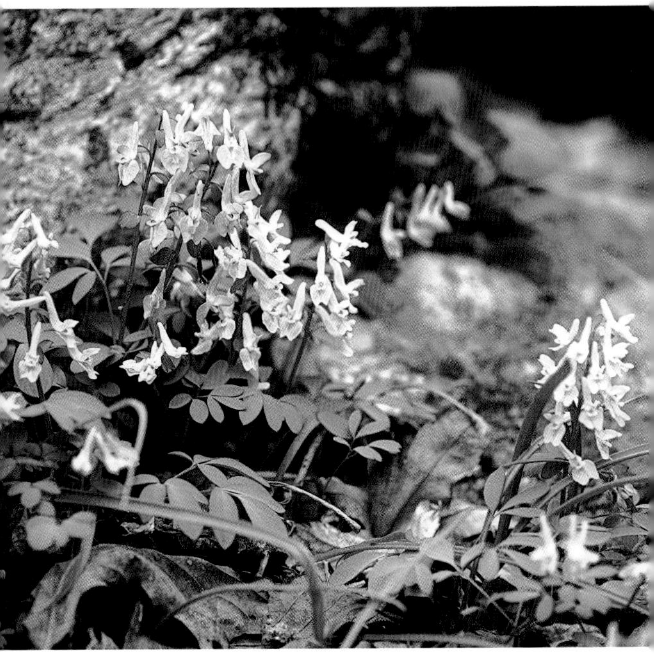

갯괴불주머니속. 여러해살이풀. 전국. 산지의 그늘진 습지에서 자라고, 꽃은 4~5월에 담홍자색 · 남색으로 피며, 열매는 긴타원형 삭과로 6~7월에 익는다.

별 명 물곳, 연호색
한약명 **현호색(玄胡索)**–덩이줄기
성 미 맛은 맵고 쓰며 성질은 따뜻하다.
효 능 산어(散瘀), 정혈(精血), 지통, 진경(鎭痙), 진정(鎭靜), 항궤양(抗潰瘍), 행기(行氣), 활혈(活血)
용 도 기관지염(氣管支炎), 두통, 복통, 산후어지럼증, 월경불순(月經不順), 생리통, 어혈(瘀血), 요슬산통(腰膝酸痛), 위경련(胃痙攣), 타박상

※댓잎현호색, 들현호색, 점현호색, 좀현호색을 대용으로 쓸 수 있다.

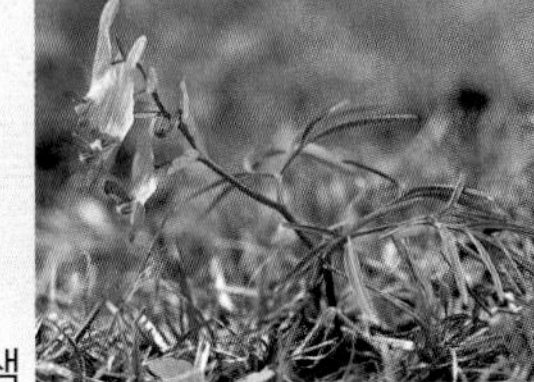

댓잎현호색

근육을 풀어주고 피를 잘 돌게 하는 풀

풍접초

Cleome spinosa Linné

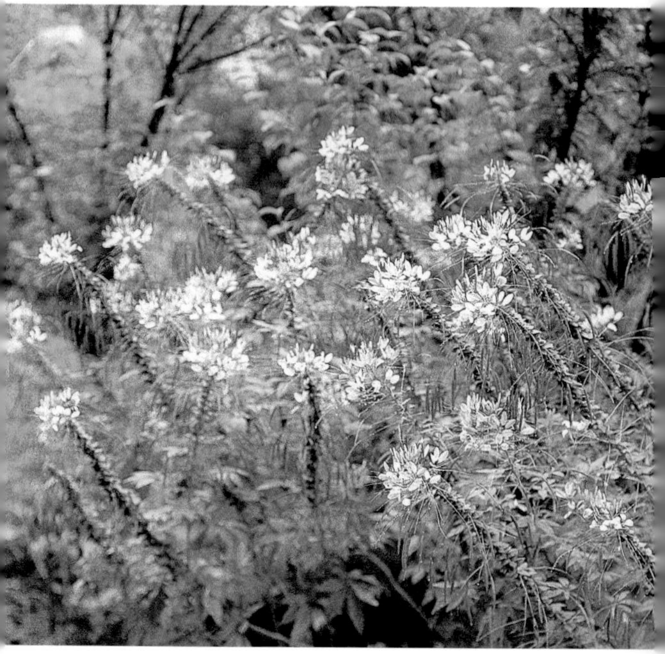

풍접초속. 한해살이풀. 전국. 원예화초로 재식하고, 꽃은 8~9월에 홍자색 또는 흰색 총상화서로 피며, 열매는 선형 삭과로 8~11월에 익는다.

한약명 **취접화(醉蝶花)**–지상부
성　미 맛은 달고 매우며 성질은 따뜻하다.
효　능 서근(舒筋), 활혈(活血)
용　도 사지마비동통(四肢痲痺疼痛), 타박상(打撲傷)

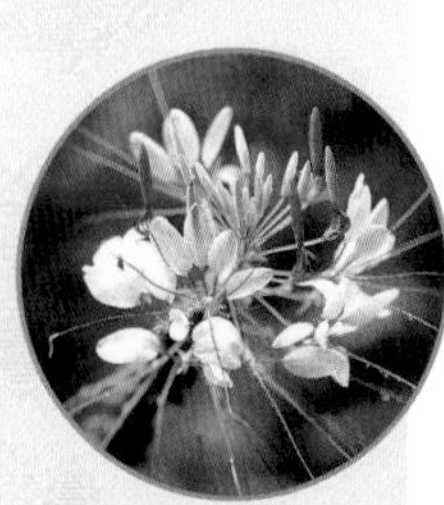

소화 작용을 돕고 가래를 삭이게 하는 풀

무

Raphanus sativus L.

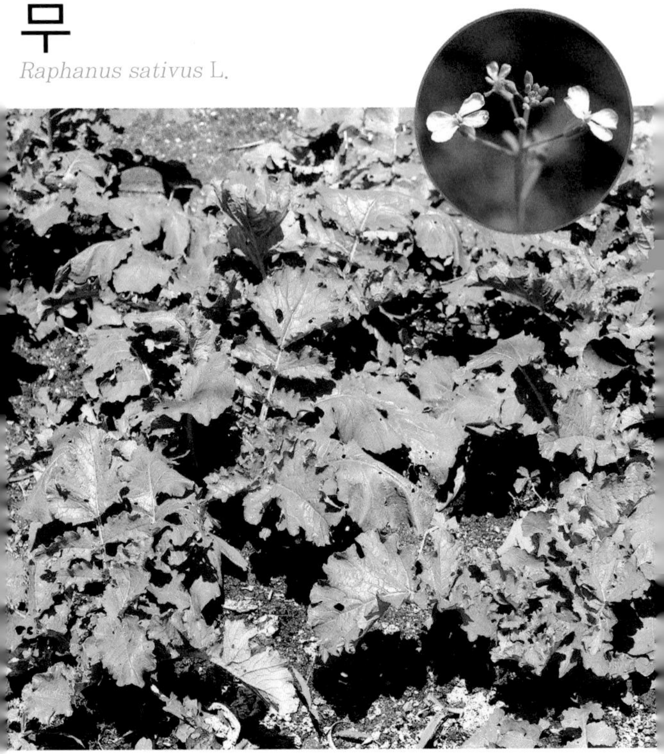

무속. 한(두)해살이풀. 전국. 밭에서 채소로 재배하고, 꽃은 4~5월에 엷은 홍자색으로 피며, 열매는 기둥 모양 각과로 6~7월에 익는다.

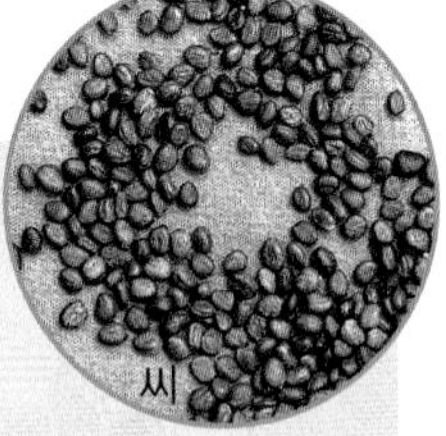

씨

별 명 동삼, 무시, 무우, 청근
한약명 **나복자(蘿葍子)**–씨
성 미 맛은 달고 매우며 성질은 평하다.
효 능 소화촉진(消化促進), 항균(抗菌)
용 도 변비, 소화장애(消化障碍), 식체(食滯), 염좌(捻挫), 천식(喘息), 타박상(打撲傷), 해수(咳嗽)
• 뿌리줄기는 감기, 목이 쉰데, 부종(浮腫), 염좌(捻挫), 인후부종(咽喉浮腫), 타박상(打撲傷)의 치료에 쓴다.

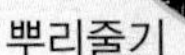
뿌리줄기

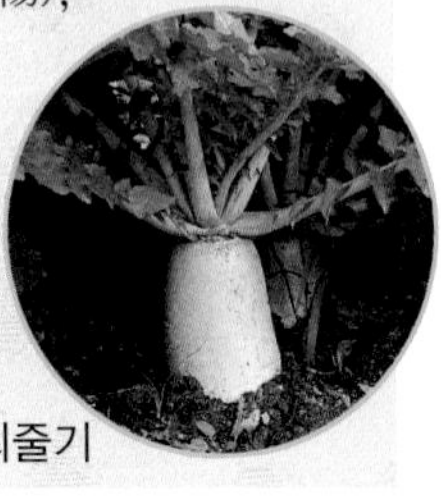

출혈을 멎게 하고 종기를 없애주는 풀

유채

Brassica napus L.

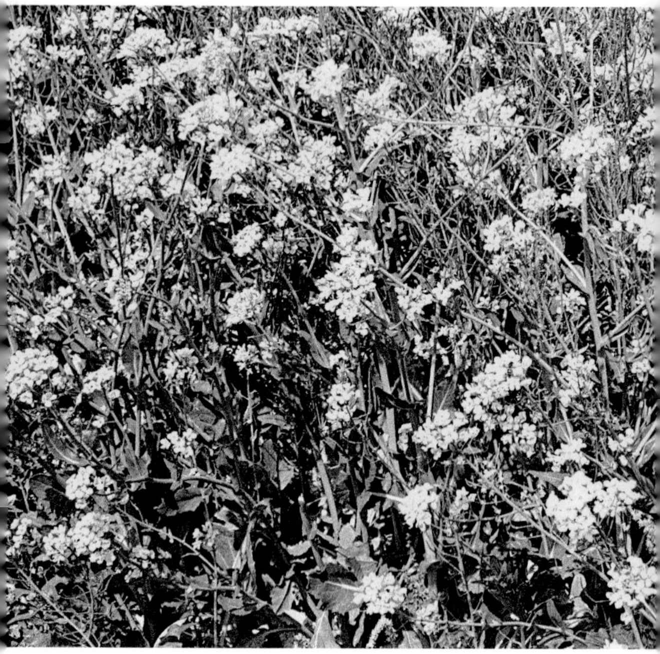

배추속. 두해살이풀. 남부 지방. 농가의 밭에서 재배하고, 꽃은 4월에 노란색 총상화서로 피며, 열매는 원기둥 모양 각과로 5~6월에 익는다.

별 명 대개, 채종유, 평지
한약명 **운대(蕓薹)**–어린 잎과 줄기
성 미 맛은 맵고 성질은 서늘하다.
효 능 산혈(散血), 소종(消腫), 지혈(止血)
용 도 노상(勞傷), 단독(丹毒), 산후어혈(産後瘀血), 산후혈풍(産後血風), 열독(熱毒), 유옹(乳癰), 창(瘡), 토혈(吐血), 혈리(血痢)
• **운대자(蕓薹子**–씨)는 몽정(夢精), 산후복통(産後腹痛), 종기(腫氣), 종독(腫毒), 치루(痔漏), 하혈(下血), 혈리(血痢)의 치료에 쓴다.

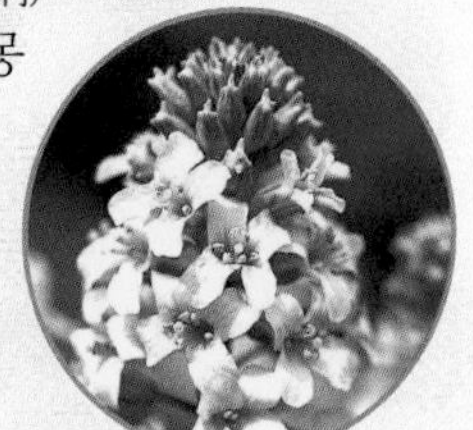

비와 위장을 튼튼하게 하고 소화를 촉진하는 풀

배추

Brassica campestris subsp. *napus* var. *pekinensis* Makino

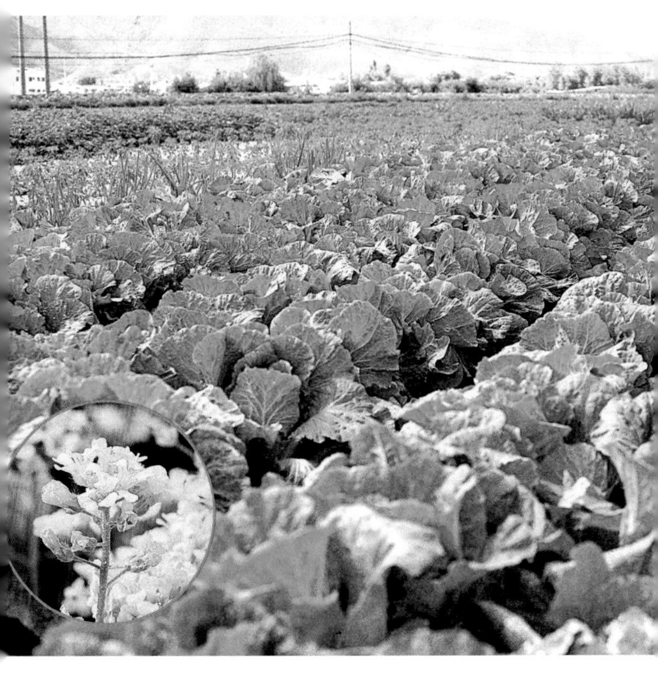

배추속. 두해살이풀. 전국. 농가에서 채소로 재배하고, 꽃은 4월에 노란색 총상화서로 피며, 열매는 길쭉한 각과로 6월에 익는다.

별 명 송채
한약명 **백채(白菜)**-잎
성 미 맛은 달고 성질은 따뜻하다.
효 능 거담(祛痰), 건비(健脾), 건위(健胃), 소화촉진(消化促進), 이뇨(利尿)
용 도 변비(便秘), 수족고열(手足高熱), 숙취(宿醉), 종기(腫氣), 탈모(脫毛), 탈발증(脫髮症)

가래를 삭이고 통증을 멎게 하는 풀

겨자

Brassica juncea var. *crispifolia* L. H. Bailey

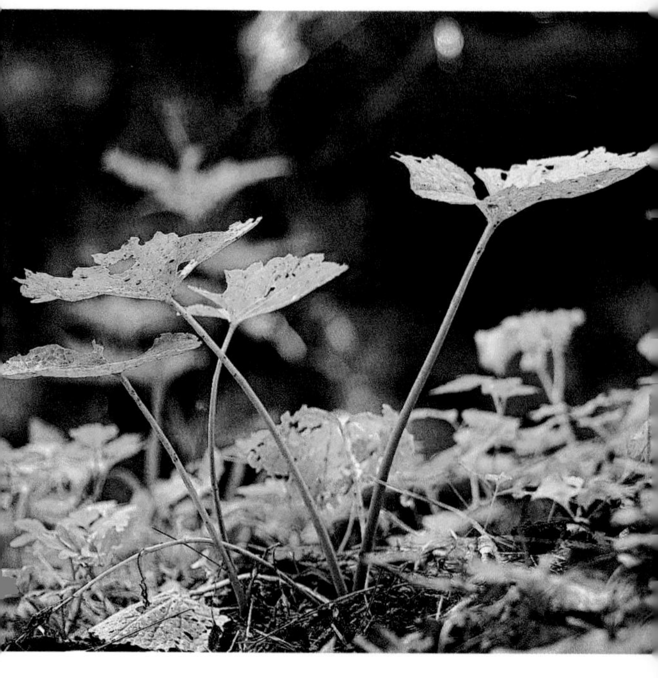

배추속. 한(두)해살이풀. 전국. 농가에서 작물로 재배하고, 꽃은 5월에 노란색 총상화서로 피며, 열매는 각과로 갈황색으로 여문다.

한약명 **백개자(白芥子)**–씨
성 미 맛은 맵고 성질은 따뜻하다.
효 능 건위(健胃), 억균(抑菌), 온폐거담(溫肺去痰), 이기산결(理氣散結), 진통(鎭痛), 통락지통(通絡止痛)
용 도 결핵성림프선염(結核性lymph腺炎), 관절통(關節痛), 류마티스성관절염(rheumatic性關節炎), 만성기관지염(慢性氣管支炎), 부스럼, 신경통(神經痛), 요통(腰痛), 종기(腫氣), 천식(喘息), 폐렴(肺炎), 해수(咳嗽)

담을 없애주고 관절의 마비와 동통을 풀어주는 풀

갓

Brassica juncea (L.) Czern.

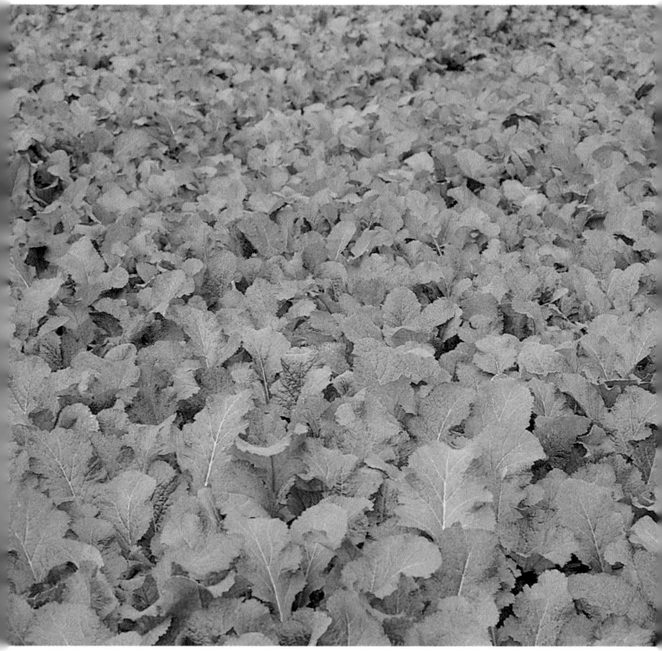

배추속. 두해살이풀. 전국. 밭에서 채소로 재배하고, 꽃은 4월에 노란색 총상화서로 피며, 열매는 원기둥 모양 각과로 6~8월에 익는다.

별 명 개자

한약명 **개채(芥菜)**–씨

성 미 맛은 맵고 성질은 따뜻하다.

효 능 온폐거담(溫肺去痰), 이기산결(理氣散結), 통락지통(通絡止痛)

용 도 관절마비동통(關節麻痺疼痛), 담음기역(痰飮氣逆), 종기(腫氣), 천식(喘息), 한담옹폐(寒痰壅肺), 해수(咳嗽)

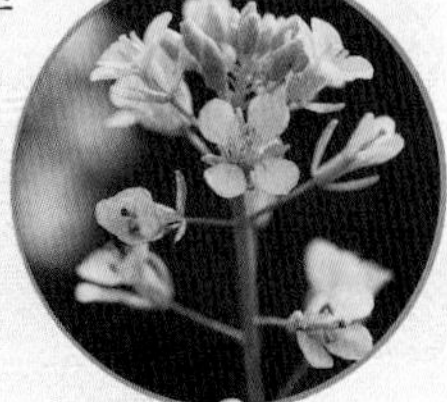

마음을 편안하게 하고 오줌을 잘 나오게 하는 풀

다닥냉이

Lepidium apetalum Willd.

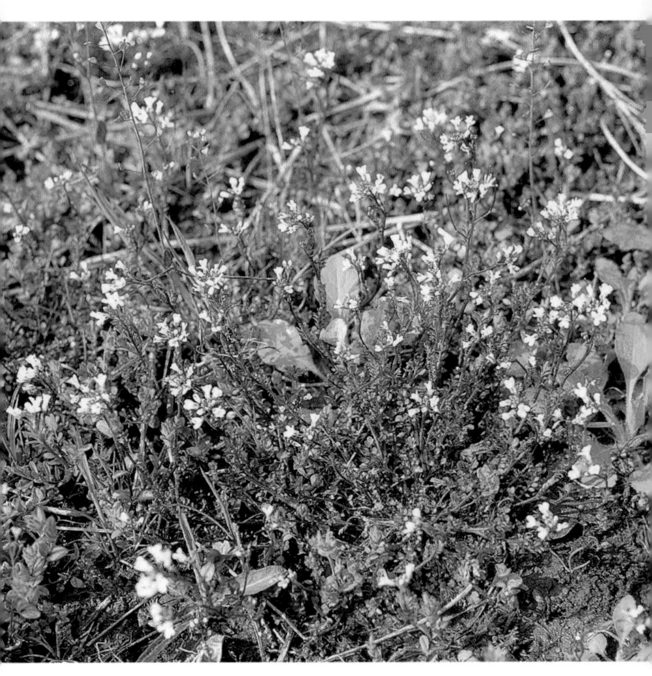

다닥냉이속. 두해살이풀. 전국. 밭 가장자리나 황폐지 풀밭에서 자라고, 꽃은 5~6월에 흰색으로 피며, 열매는 원반형 단각과로 6~7월에 여문다.

한약명 **정력자(葶藶子), 정력(葶藶), 대실(大室)**–씨
성　미 맛은 맵고 쓰며 성질은 차다.
효　능 사폐평천(瀉肺平喘), 완화(緩和), 이뇨(利尿), 이수소종(利水消腫)
용　도 담음(痰飮), 백일해(百日咳), 변비(便秘), 복수(腹水), 삼출성늑막염(滲出性肋膜炎), 소변불리(小便不利), 심장질환(心臟疾患)으로 인한 호흡곤란(呼吸困難), 천식(喘息), 해수(咳嗽)

열기를 식히게 하고 눈을 밝게 하는 풀

황새냉이

Cardamine flexuosa With.

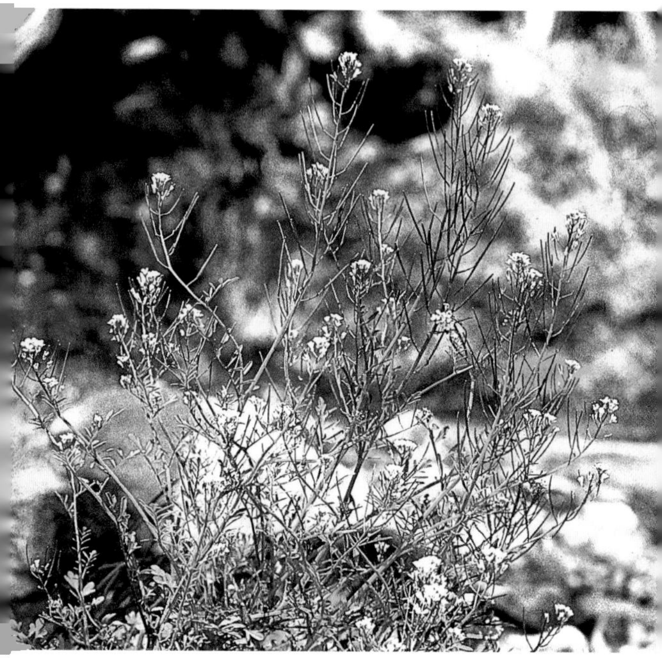

황새냉이속. 두해살이풀. 전국. 들판의 습지에서 자라고, 꽃은 4~5월에 흰색 총상화서로 피며, 열매는 길쭉한 각과로 9~10월에 익는다.

별 명 두루미냉이, 영선, 정력, 황새나생이
한약명 **쇄미제(碎米薺)**–지상부
성 미 맛은 달고 조금 시며 성질은 평하다.
효 능 명목(明目), 양혈(凉血), 조경(調經), 청열(淸熱)
용 도 안질(眼疾), 이질(痢疾), 토혈(吐血)

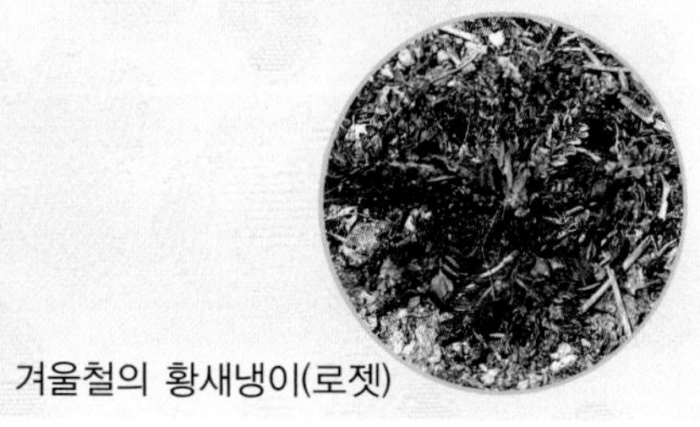

겨울철의 황새냉이(로젯)

기침을 멎게 하고 백일해를 치료하는 풀

미나리냉이

Cardamine leucantha (Tausch) O. E. Schulz

황새냉이속. 여러해살이풀. 전국. 산지의 그늘진 곳에서 자라고, 꽃은 5~7월에 흰색 총상화서로 피며, 열매는 길쭉한 각과로 8~9월에 익는다.

별　명 삼베나물, 삼나물
한약명 **채자칠(菜子七)**-뿌리
효　능 지해(止咳)
용　도 백일해(百日咳)
• 잎은 기침, 기관지염(氣管支炎), 백일해(百日咳)의 치료에 쓴다.

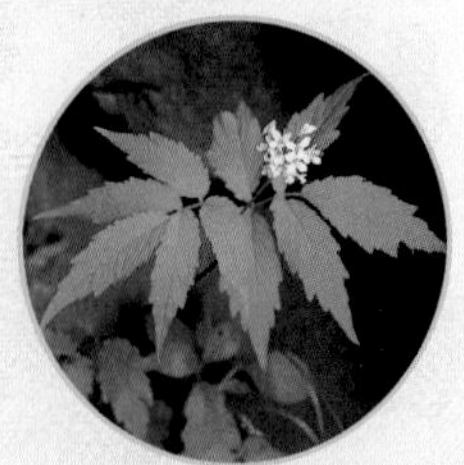

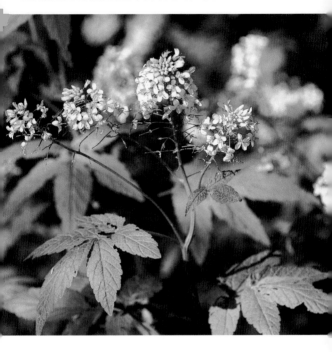

출혈을 멎게 하고 오줌을 잘 나가게 하는 풀

냉이

Capsella bursa-pastoris (L.) L. W. Medicus

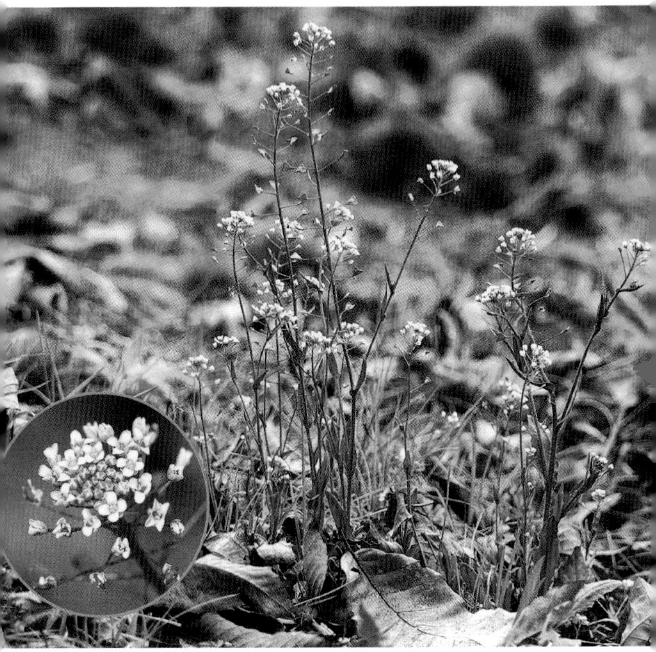

냉이속. 두해살이풀. 전국. 들과 밭에서 자라고, 꽃은 5~6월에 흰색 총상화서로 피며, 열매는 삼각형 단각과로 5~7월에 여문다.

별 명 나생이, 나승개, 나시, 내생이, 제채, 참냉이
한약명 **제채(薺菜)**-전초
성 미 맛은 달고 성질은 평하다.
효 능 명목(明目), 이수(利水), 지혈(止血), 화비(和脾)
용 도 관절염(關節淡), 냉증(冷症), 목적동통(目赤疼痛), 수종(水腫), 신경통(神經痛), 월경과다(月經過多), 유미뇨(乳獼尿), 이질(痢疾), 임병(淋病), 토혈(吐血), 혈변(血便), 혈붕(血崩), 홍역(紅疫)
※나도냉이를 대용으로 쓸 수 있다.

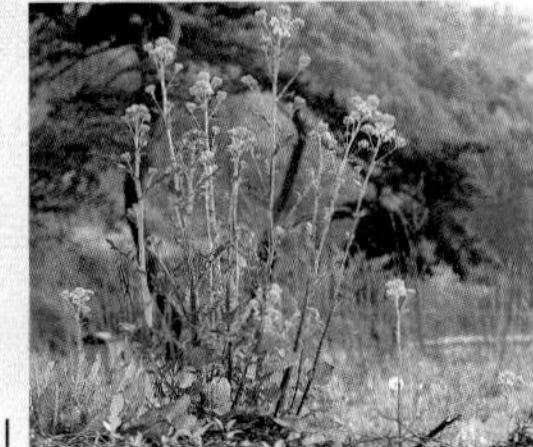
나도냉이

폐를 안정시키고 오줌을 잘 나오게 하는 풀

꽃다지

Draba nemorosa L.

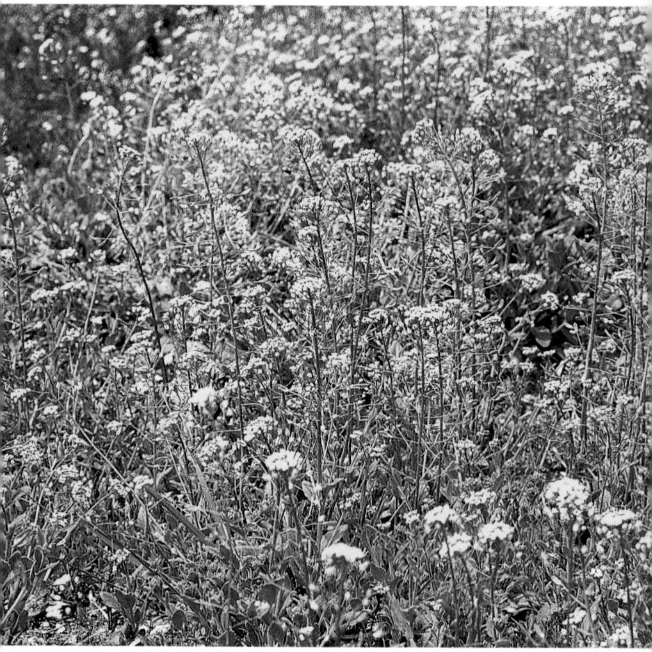

꽃다지속. 두해살이풀. 전국. 들이나 밭의 양지바른 곳에서 자라고, 꽃은 4~6월에 노란색으로 피며, 열매는 긴 타원형 각과로 7~8월에 여문다.

별 명 꽃다대, 코딱지나물
한약명 **정력자(葶藶子)**–씨
성 미 맛은 맵고 쓰며 성질은 차다.
효 능 사폐평천(瀉肺平喘), 완화(緩和), 이뇨(利尿), 이수소종(利水消腫)
용 도 담음(痰飮), 백일해(百日咳), 변비(便秘), 복수(腹水), 삼출성늑막염(滲出性肋膜炎), 소변불리(小便不利), 심장질환(心臟疾患)으로 인한 호흡곤란(呼吸困難), 천식(喘息), 해수(咳嗽)

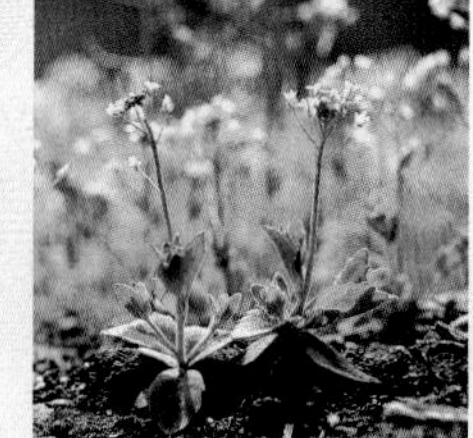

통증과 설사를 멎게 하는 나무

플라타너스

Platanus orientalis L.

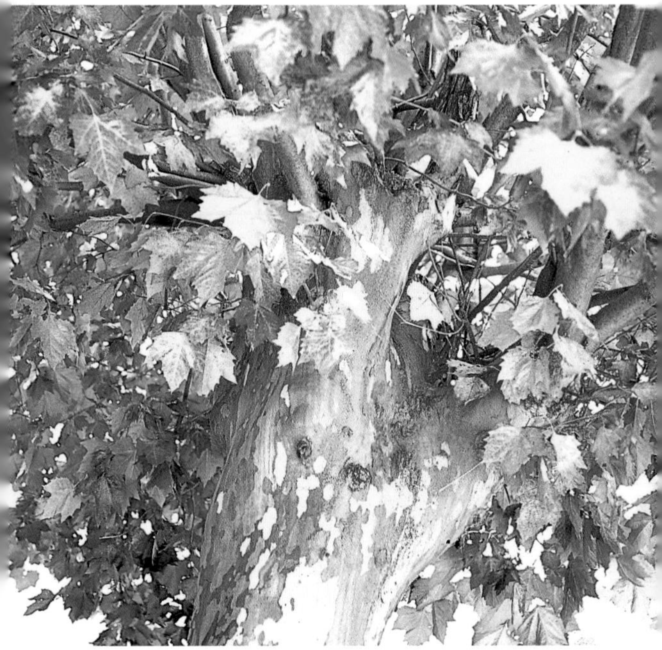

플라타너스속. 갈잎큰키나무. 전국. 관상용으로 식재하고, 꽃은 흑적색(수꽃)과 연두색(암꽃)으로 피며, 열매는 공 모양 구과로 9~10월에 익는다.

별　명 방울나무, 버즘나무
한약명 **법국오동(法國梧桐)**–나무껍질
효　능 지리(止痢), 진통(鎭痛)
용　도 복사(腹瀉), 복통(腹痛), 설사(泄瀉), 이질(痢疾), 산기(疝氣), 치통(齒痛)

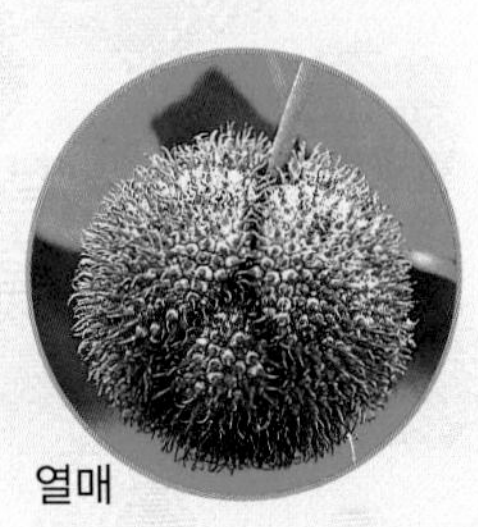
열매

열을 내리게 하고 종기를 가라앉게 하는 풀

꿩의비름

Sedum erythrostichum Miquel.

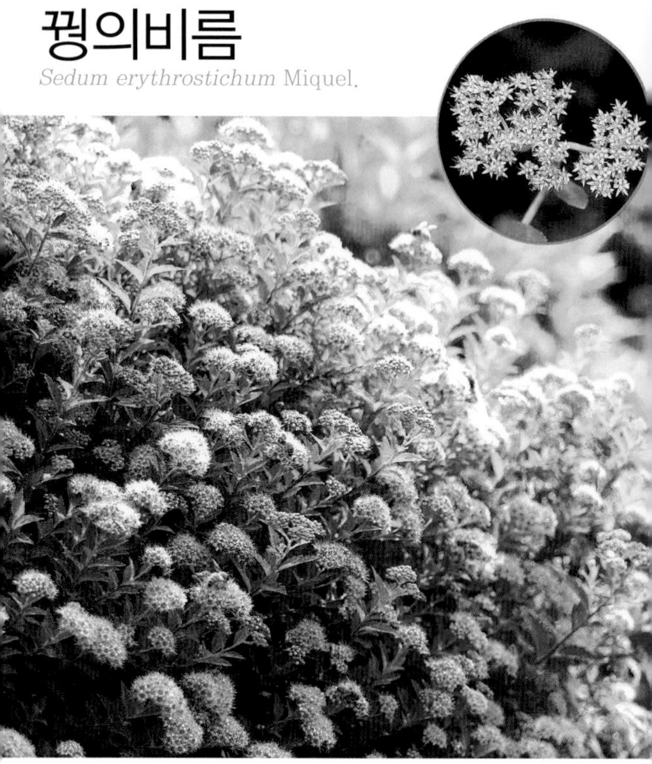

꿩의비름속. 여러해살이풀. 전국. 산지의 양지에서 자라고, 꽃은 8~10월에 붉은빛을 띤 흰색 취산화서로 피며, 열매는 골돌과로 10월에 익는다.

별 명 임금님선인장
한약명 **경천(景天)**-지상부
성 미 맛은 쓰고 시며 성질은 차다
효 능 소종(消腫), 지혈, 해독(解毒), 해열(解熱)
용 도 객혈(喀血), 경광(驚狂), 다한증(多汗症), 단독(丹毒), 땀띠, 번열(煩熱), 습진, 안구충혈동통(眼球充血疼痛), 안질, 외상출혈(外傷出血), 유풍(遊風), 정창(疔瘡), 종기(腫氣), 종독(腫毒), 칠창(漆瘡), 토혈(吐血), 풍진(風疹)

※둥근잎꿩의비름을 대용으로 쓸 수 있다.

잎과 줄기

마음을 편안하게 하고 혈액순환을 돕는 풀

기린초

Sedum kamtschaticum Fisch. & Mey.

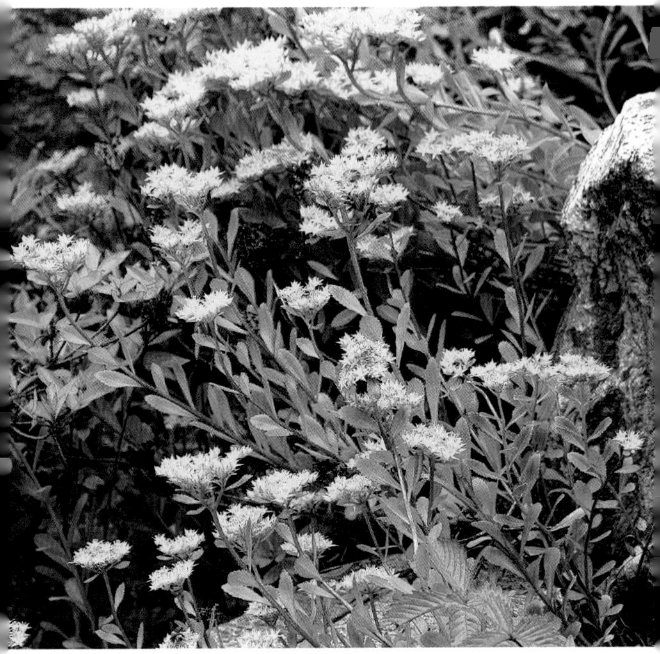

꿩의비름속. 여러해살이풀. 중부 이남 지방. 산지의 양지쪽 바위 위에서 자라고, 꽃은 5~7월에 노란색 별 모양으로 피며, 열매는 골돌과로 9월에 익는다.

별 명 각시기린초, 넓은잎기린초
한약명 **비채(費菜)**–전초
성 미 맛은 시고 성질은 평하다.
효 능 소종(消腫), 영심(寧心), 이습(利濕), 지혈(止血), 해독(解毒), 활혈(活血)
용 도 심계(心悸), 심장병(心臟病), 옹종(癰腫), 타박상(打撲傷), 토혈(吐血), 폐결핵(肺結核), 해수출혈(咳嗽出血), 혈변(血便)

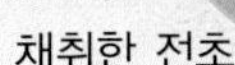
채취한 전초

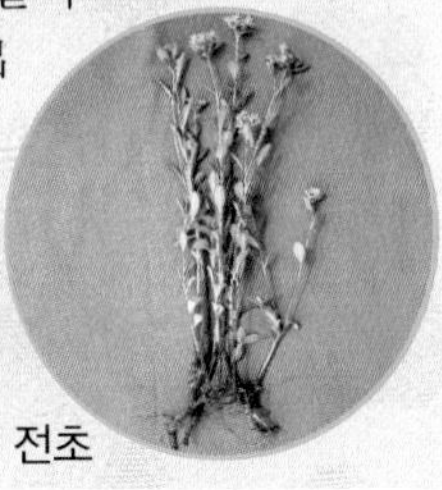

해독 작용을 하고 열을 내리게 하는 풀

바위채송화

Sedum polystichoides Hemsl.

꿩의비름속. 여러해살이풀. 중부 이남 지방. 산지 바위 틈에서 자라고, 꽃은 7~9월에 노란색 취산화서로 피며, 열매는 둥근 피침형 골돌과로 8~9월에 익는다.

별　명 개돌나물, 대마채송화
한약명 **유엽경천(柳葉景天)**-지상부
효　능 청열(淸熱), 해독(解毒)
용　도 동통(疼痛), 종기발열(腫氣發熱)

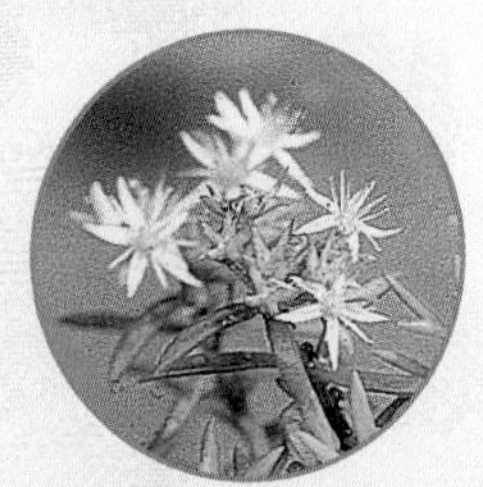

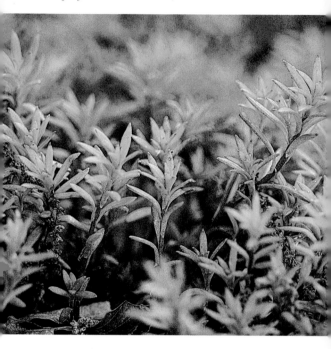

열을 내리게 하고 부기를 가라앉게 하는 풀

돌나물

Sedum sarmentosum Bunge

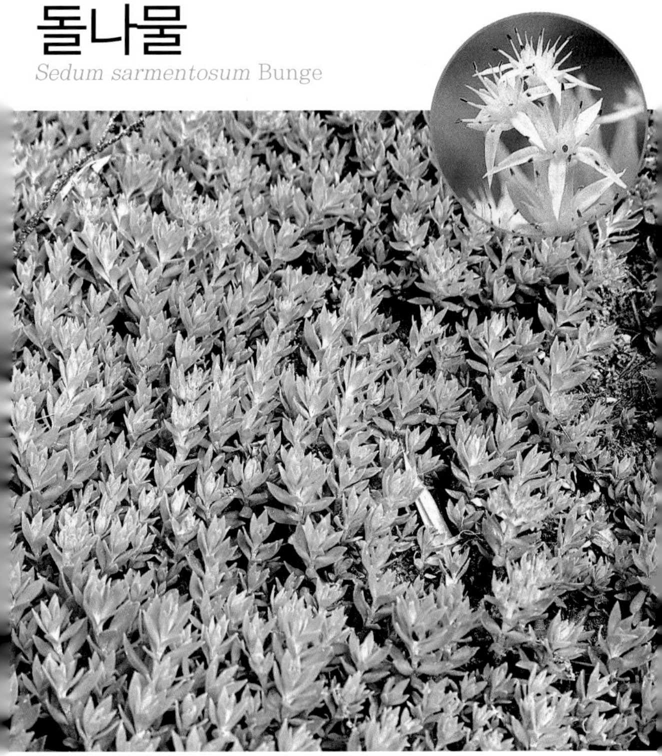

꿩의비름속. 여러해살이풀. 전국. 산지의 돌과 바위에서 자라고, 꽃은 5~6월에 노란색 취산화서로 피며, 열매는 골돌과로 8월에 익는다.

별 명 돈나물, 돋나물, 석련화

한약명 **석지갑(石指甲), 수분초(垂盆草)**–전초

성 미 맛은 달고 담백하며 성질은 서늘하다.

효 능 소종(消腫), 청열(淸熱), 해독(解毒)

용 도 간염(肝炎), 고열소변곤란(高熱小便困難), 독충교상(毒虫咬傷), 사교상(蛇咬傷), 옹종(癰腫), 인후염(咽喉炎), 인후종통(咽喉腫痛), 화상(火傷)

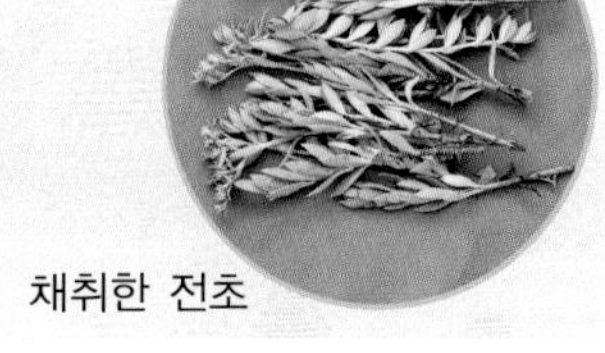
채취한 전초

통증과 출혈을 멎게 하는 풀

큰꿩의비름

Sedum spectabile Boreau

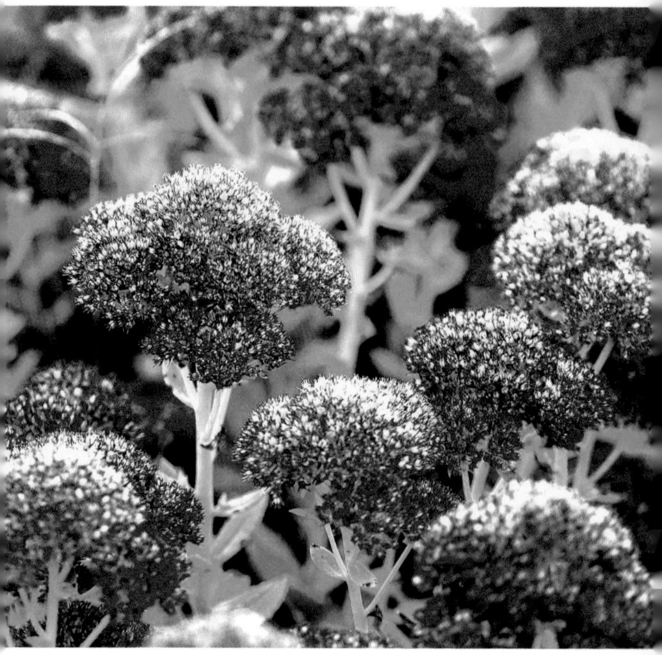

꿩의비름속. 여러해살이풀. 완도 · 경기도 이북 지방. 산과 들에서 자라고, 꽃은 8~9월에 홍자색 산방화서로 피며, 열매는 골돌과로 10월에 익는다.

한약명 **장약경천(長藥景天)**-지상부
효　능 지통(止痛), 지혈(止血), 화어(化瘀), 활혈(活血)
용　도 타박상(打撲傷), 토혈(吐血)

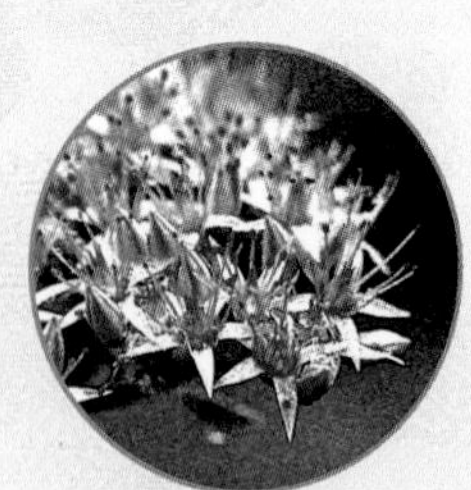

해독 작용을 하고 종기의 고름을 빨아내는 풀

바위솔

Orostachys japonicus (Max.) A. Berger

연화바위솔속. 여러해살이풀. 전국. 깊은 산지의 바위 틈에서 자라고, 꽃은 9~11월에 흰색 수상화서로 피며, 열매는 골돌과로 11월에 여문다.

별 명 범발자국, 석탑화, 옥송, 와송, 지붕지기

한약명 **와송(瓦松)**-전초

성 미 맛은 쓰고 시며 성질은 서늘하다.

효 능 소종(消腫), 염창(斂瘡), 이습(利濕), 지리(止痢), 지혈(止血), 통경(通經), 항암(抗癌), 해열(解熱)

용 도 간염(肝炎), 독사교상(毒蛇咬傷), 습진(濕疹), 악성종기(惡性腫氣), 이질설사(痢疾泄瀉), 충교상(虫咬傷), 치질(痔疾), 학질(瘧疾), 화상(火傷)

※둥근바위솔을 대용으로 쓸 수 있다.

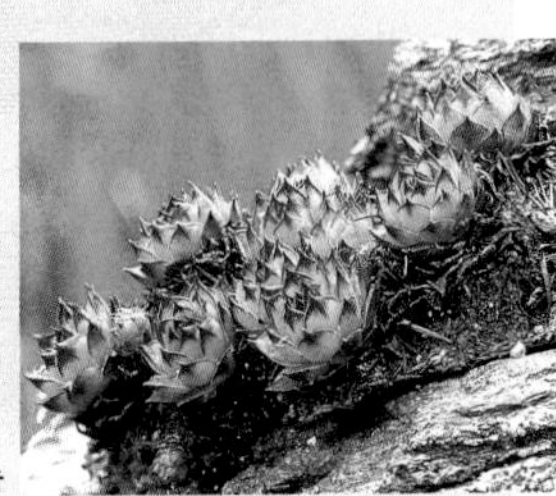

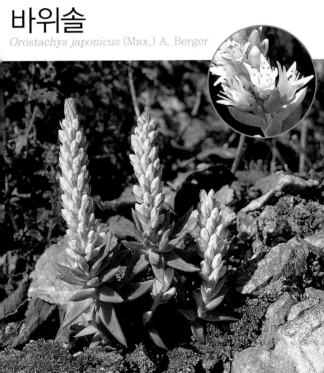

둥근바위솔

피를 잘 돌게 하고 월경을 조절하는 풀

낙지다리

Penthorum chinense Pursh

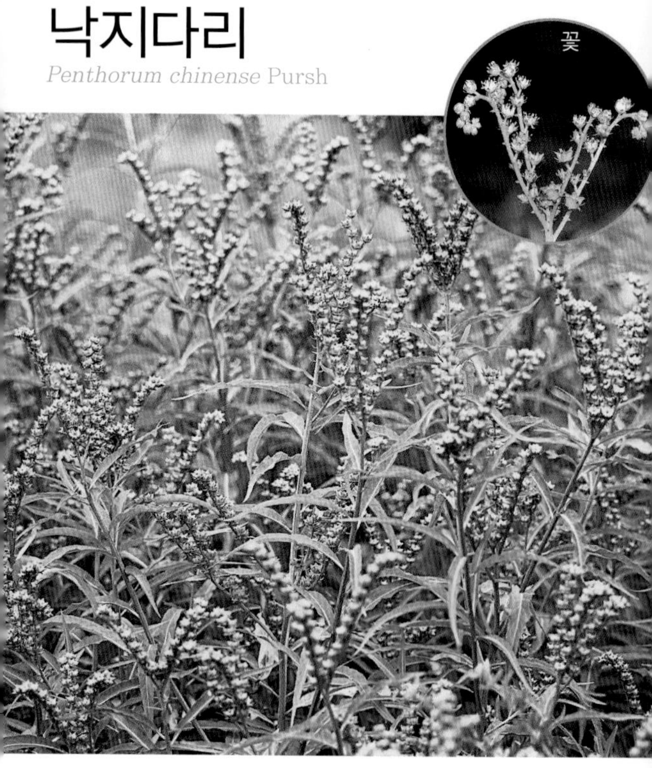

낙지다리속. 여러해살이풀. 전국. 들판의 습지에서 자라고, 꽃은 7~8월에 유백색 총상화서로 피며, 열매는 삭과로 9월에 여문다.

한약명 **수택란(水澤蘭)**–지상부
성 미 맛은 달고 성질은 따뜻하다.
효 능 거어지통(祛瘀止痛), 이수제습(利水除濕), 조경(調經), 행수(行水), 활혈(活血)
용 도 대하(帶下), 월경불순(月經不順), 수종(水腫), 월경(月經)이 멈추지 않는 증세, 월경폐지(月經閉止), 타박상(打撲傷), 혈붕(血崩)

몸의 열기를 내리게 하는 풀

도깨비부채

Rodgersia podophylla A. Gray

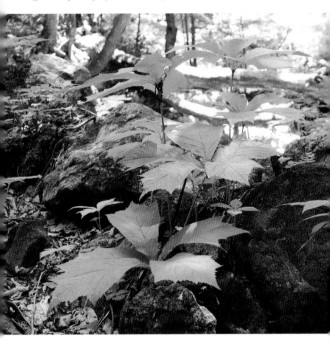

도깨비부채속. 여러해살이풀. 중부 이북 지방. 깊은 산 그늘에서 자라고, 꽃은 6~7월에 황백색 원추화서로 피며, 열매는 달걀 모양 삭과로 8월에 여문다.

별　명 **수레부채**
한약명 **반룡칠(盤龍七)**－잎
효　능 **해열(解熱)**
용　도 **발열(發熱)**

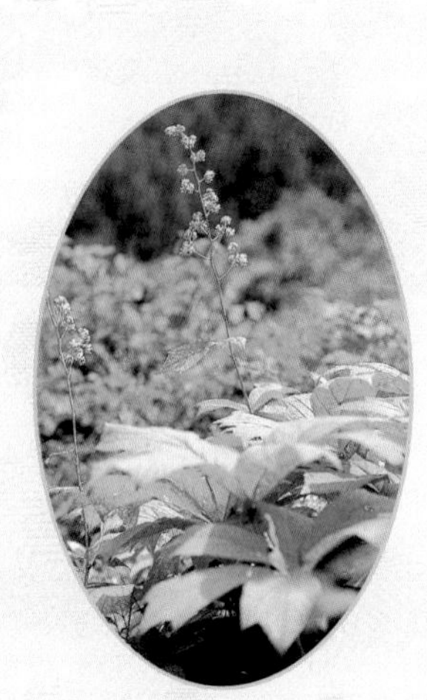

풍열을 없애주고 기침을 멎게 하는 풀

노루오줌

Astilbe chinensis var. davidii Fr.

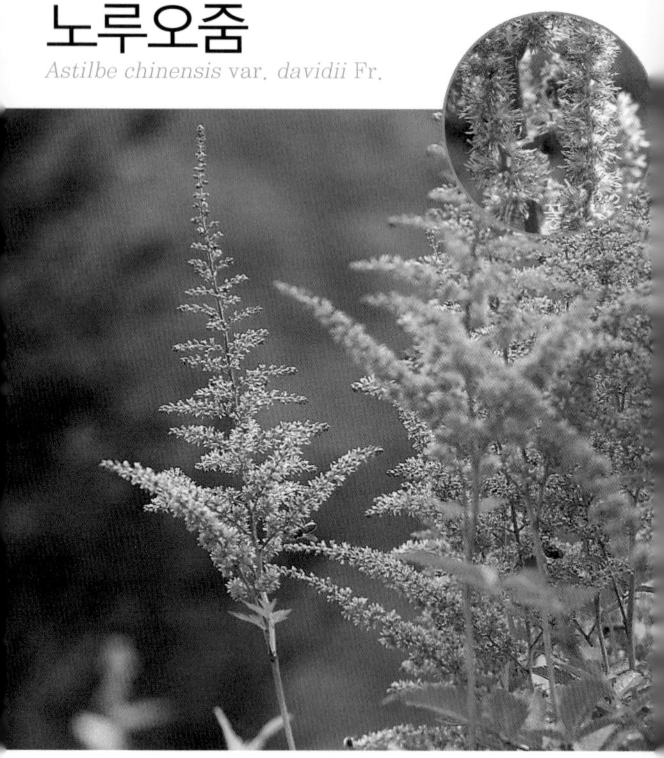

노루오줌속. 여러해살이풀. 전국. 산지의 냇가나 습한 곳에서 자라고, 꽃은 7~8월에 분홍색 원추화서로 피며, 열매는 삭과로 9~10월에 여문다.

별　명 큰노루오줌, 호마, 홍승마
한약명 **낙신부(落新婦), 적승마(赤升痲)**-전초
성　미 맛은 쓰고 성질은 서늘하다.
효　능 거풍(祛風), 지해(止咳), 청열(淸熱)
용　도 각혈(咯血), 두신동통(頭身疼痛), 풍열감모(風熱感冒), 해수(咳嗽)

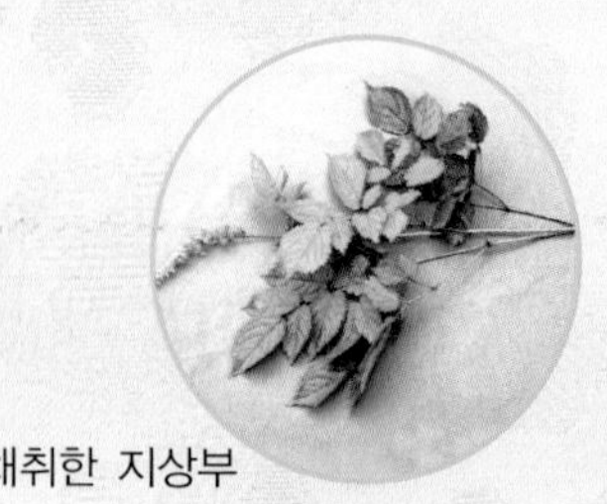
채취한 지상부

콩팥을 튼튼하게 하고 오줌을 잘 나오게 하는 풀

바위떡풀

Saxifraga fortunei var. *incisolobata* Nakai

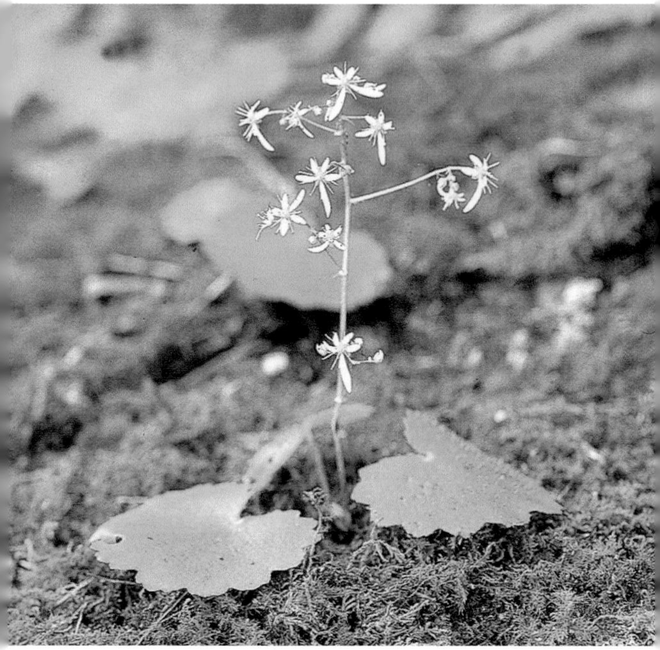

범의귀속. 여러해살이풀. 전국. 산지 습지의 바위 위에서 자라고, 꽃은 8~9월에 흰색 원추상취산화서로 피며, 열매는 달걀 모양 삭과로 10월에 익는다.

별　명 대문자꽃잎풀
한약명 **화중호이초(華中虎耳草)**–지상부
효　능 보신(補腎), 소염(消炎), 이뇨(利尿)
용　도 소변불리(小便不利), 신장병(腎臟病), 중이염(中耳炎)

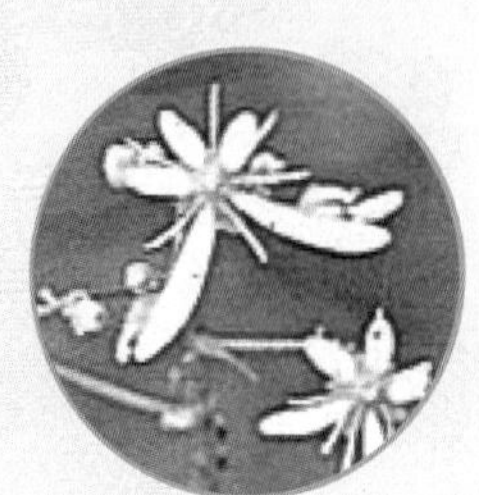

피의 열을 없애주고 해독 작용을 하는 풀

바위취

Saxifraga stolonifera Meerb.

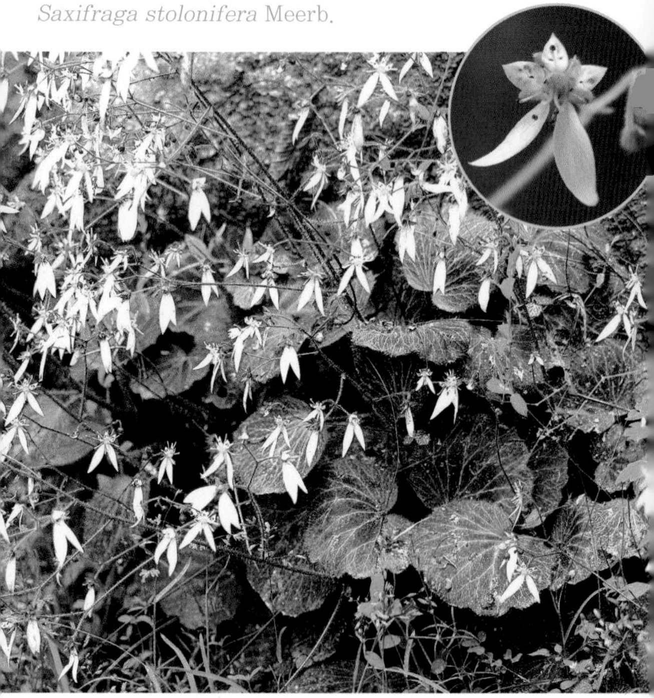

범의귀속. 늘푸른여러해살이풀. 중부 이남 지방. 산지의 절벽이나 읍습지에서 자라고, 꽃은 5월에 흰색 또는 연홍색으로 피며, 열매는 둥근 삭과로 10월에 익는다.

한약명 **호이초(虎耳草)**–전초

효 능 거풍(祛風), 억균(抑菌), 양혈(凉血), 청열(淸熱), 해독(解毒)

용 도 단독(丹毒), 동상(凍傷), 붕루(崩漏), 소아간질(小兒癎疾), 소아경련(少兒痙攣), 소아이질(少兒痢疾), 습진(濕疹), 여드름, 자궁출혈(子宮出血), 종기(腫氣), 중이염(中耳炎), 충교상(虫咬傷), 치질(痔疾), 폐옹(肺癰), 풍진(風疹), 해수토혈(咳嗽吐血), 화상(火傷)

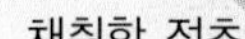

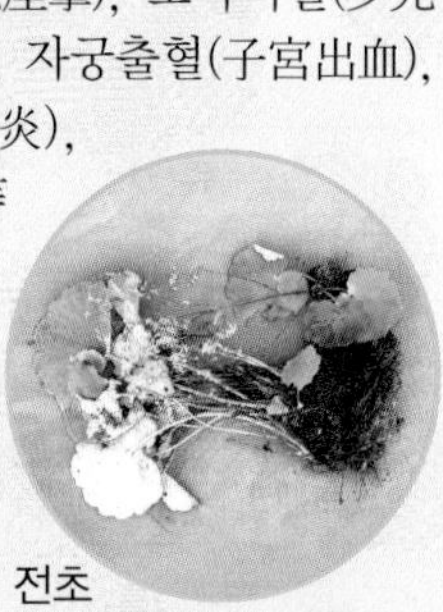

채취한 전초

몸의 열기를 식히고 종기를 가라앉게 하는 풀

괭이눈

Chrysosplenium grayanum Max.

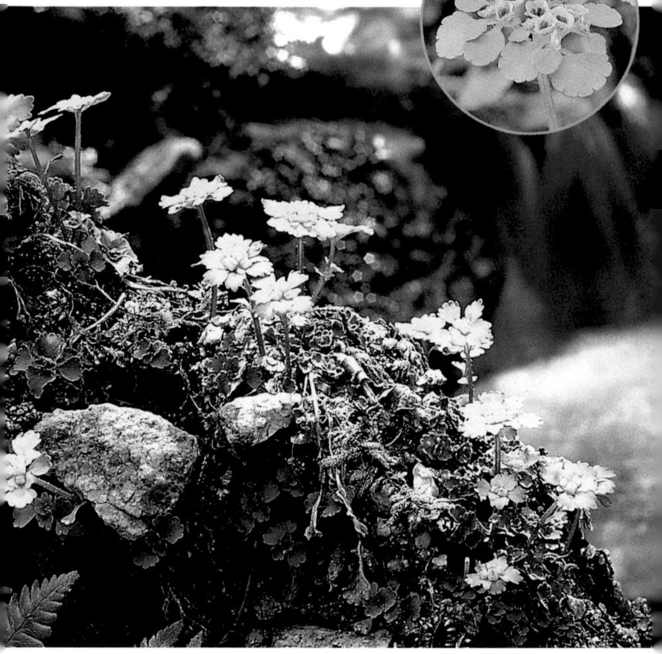

열매

괭이눈속. 여러해살이풀. 전국. 깊은 산 계곡의 반그늘지고 서늘한 습지에서 자라고, 꽃은 4~5월에 연한 황록색으로 피며, 열매는 삭과로 7월에 여문다.

한약명 **금전고엽초(金錢苦葉草)**-전초
효 능 배농(排膿), 배석(排石), 이뇨(利尿), 청열(淸熱), 퇴황(退黃), 해독(解毒)
용 도 요로감염(尿路感染), 정창(疔瘡), 종기(腫氣), 황달형간염(黃疸型肝炎)

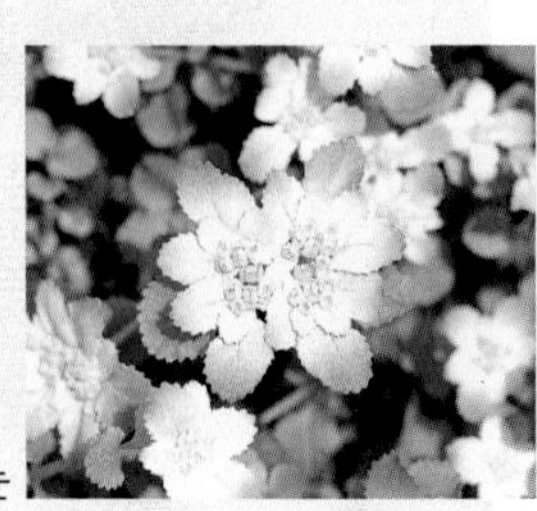
산괭이눈

열을 내리게 하고 종기를 가라앉게 하는 풀

헐떡이약풀

Tiarella polyphylla D. Don

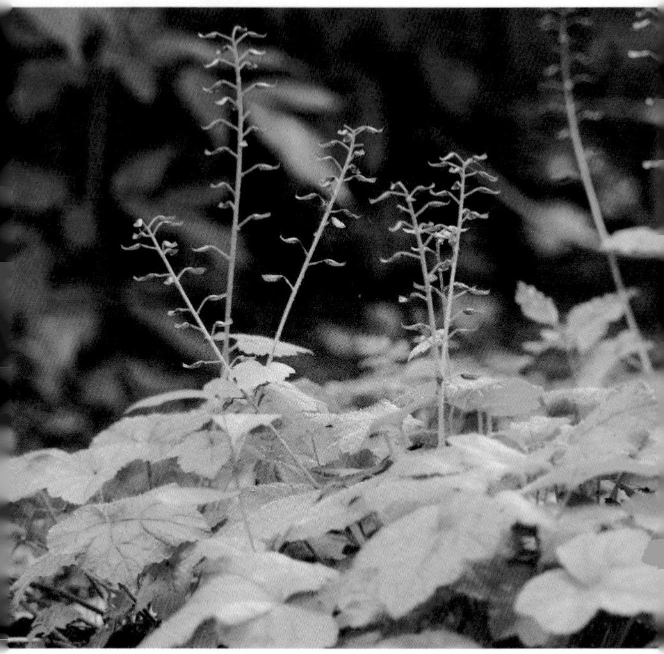

헐떡이약풀속. 여러해살이풀. 경북 울릉도. 깊은 산 계곡의 나무 그늘에서 자라고, 꽃은 5~6월에 흰색 총상화서로 피며, 열매는 삭과이고 씨는 검은색으로 광택이 난다.

별　명 천식약풀, 헐떡이풀
한약명 **황수지(黃水枝)**-지상부
성　미 맛은 쓰고 매우며 성질은 차다.
효　능 거어(祛瘀), 소종(消腫), 지통(止痛), 청열(淸熱), 해독(解毒), 활혈(活血)
용　도 발열성피부염(發熱性皮膚炎), 종기(腫氣), 천식(喘息), 타박상(打撲傷), 해수(咳嗽)

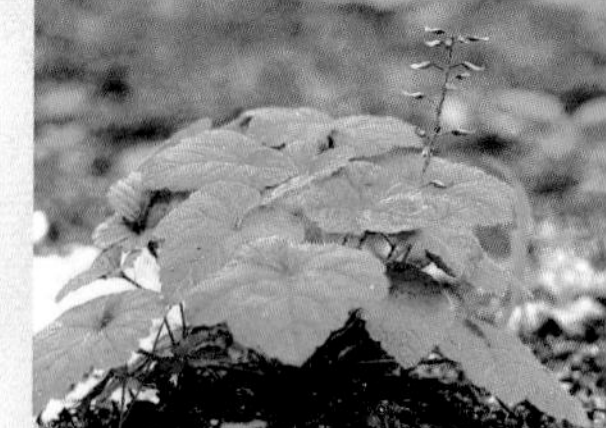

열을 내리게 하고 해독 작용을 하는 풀

물매화풀

Parnassia palustris Linné

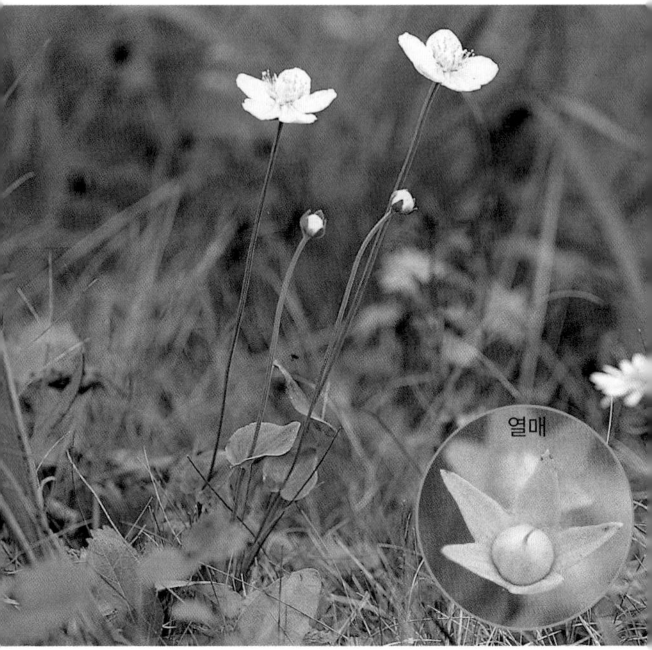

물매화풀속. 여러해살이풀. 전국. 산록의 볕이 잘 드는 습지에서 자라고, 꽃은 7~9월에 흰색으로 피며, 열매는 넓은 달걀 모양 삭과로 10~11월에 익는다.

한약명 **매화초(梅花草)**–전초
성 미 맛은 쓰고 성질은 서늘하다.
효 능 소종(消腫), 양혈(凉血), 청열(淸熱), 해독(解毒)
용 도 동맥염(動脈炎), 맥관염(脈管炎), 창옹종(瘡癰腫), 황달형간염(黃疸形肝炎)

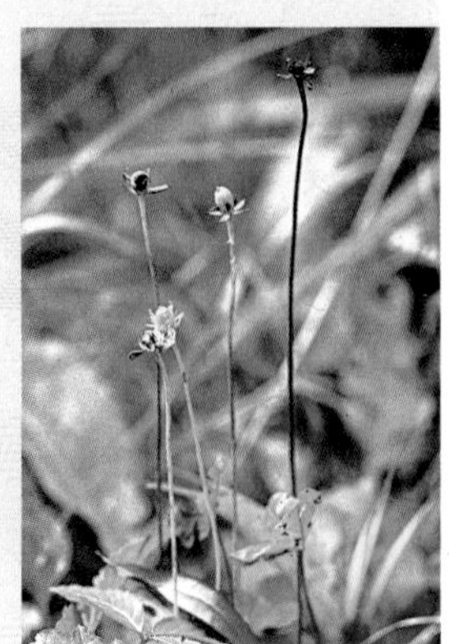

몸 속의 맺힌 것을 풀어주고 해독 작용을 하는 나무

산수국

Hydrangea serrata for. *acuminata* (S. et Z.) Wils.

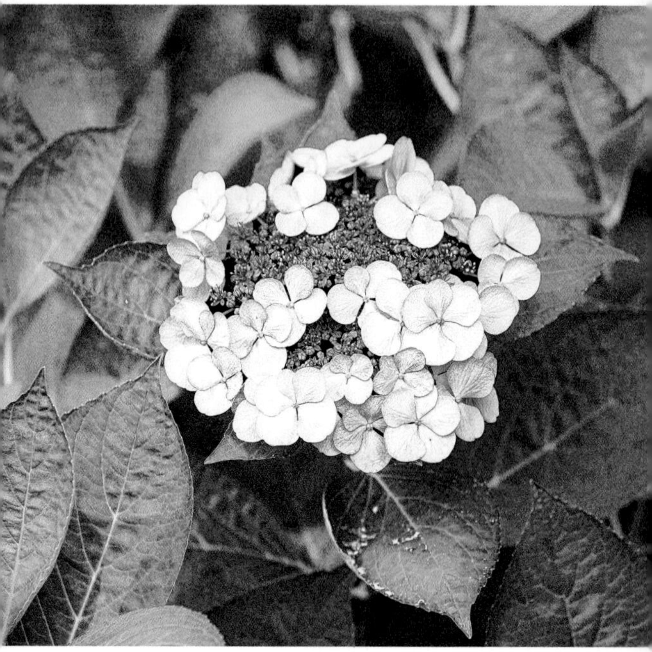

수국속. 갈잎떨기나무. 중부 이남 지방. 산골짜기 및 돌더미 틈에서 자라고, 꽃은 7~8월에 연청색으로 피며, 열매는 달걀 모양 삭과로 9~10월에 익는다.

별 명 팔선화

한약명 **토상산(土常山)**-뿌리

성 미 맛은 맵고 시며 성질은 서늘하다.

효 능 산결(散結), 살충(殺虫), 소적제창(消積除脹), 해독(解毒)

용 도 버짐, 옴, 종기(腫氣), 흉복부팽만(胸腹部膨滿)

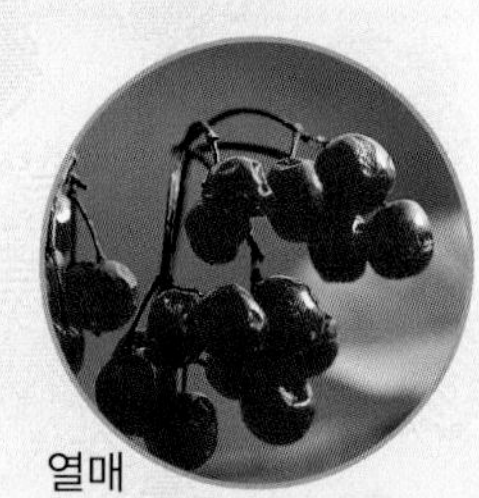

열매

열을 내리게 하고 말라리아를 치료하는 나무

수국

Hydrangea macrophylla for. *otaksa* (S. et Z.) Wils.

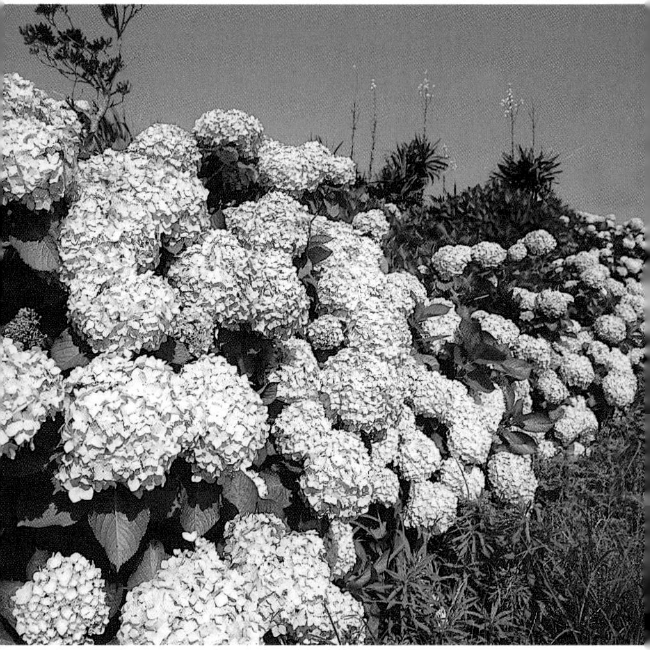

수국속. 갈잎떨기나무. 중부 이남 지방. 관상용으로 재배하고, 꽃은 6~7월에 연한 자주색이나 하늘색으로 피며, 열매는 잘 맺지 않는다.

별 명 자양화
한약명 **팔선화(八仙花)**-뿌리, 잎, 꽃
성 미 맛은 조금 쓰고 매우며 성질은 차다.
효 능 해열(解熱)
용 도 고환염(睾丸炎), 말라리아(malaria), 번조(煩躁), 심열경계(心熱驚悸), 심장병(心臟病), 학질(瘧疾)

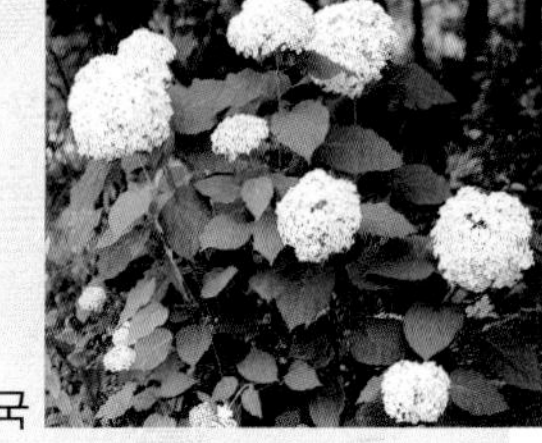
미국수국

열을 내리게 하고 종기를 치료하는 나무

고광나무

Philadelphus schrenkii Rupr.

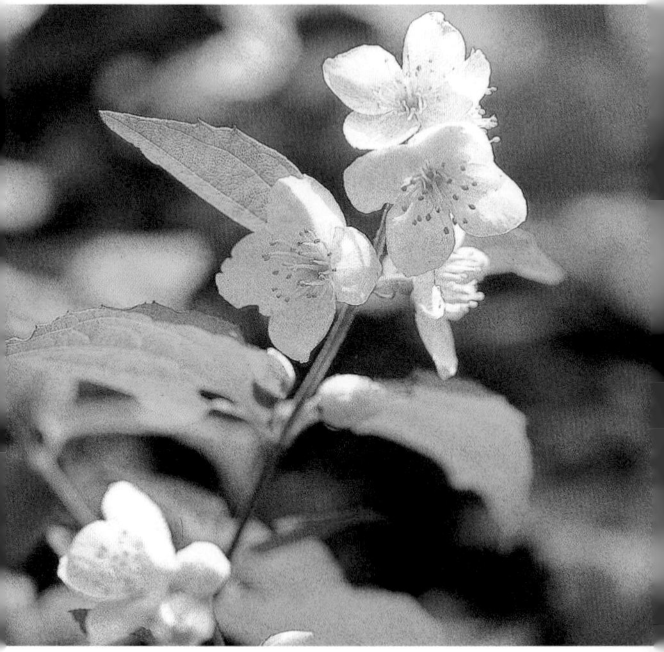

고광나무속. 갈잎떨기나무. 전국. 산지 계곡의 숲 속에서 자라고, 꽃은 4~6월에 흰색 총상화서로 피며, 열매는 타원형 삭과로 9월에 여문다.

별 명 명나물, 명태나물, 뿌구기나물, 쇠영꽃나무, 오이순, 이석추나물, 조선산매화
한약명 **동북산매화(東北山梅花)**-뿌리
효 능 소종(消腫), 청열(淸熱), 해독(解毒)
용 도 요배산통(腰背疝痛), 치질(痔疾)

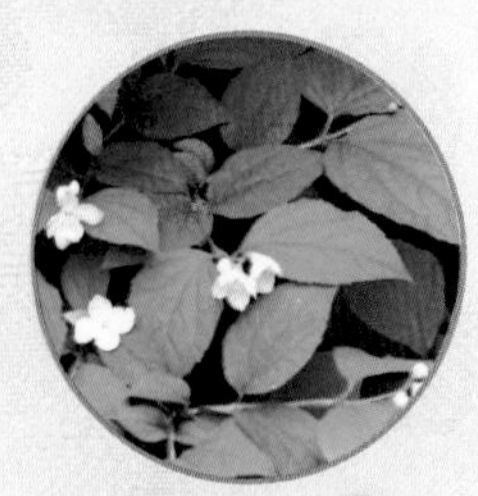

열을 내리게 하고 월경을 조절해 주는 나무

까마귀밥여름나무

Ribes fasciculatum var. *chinense* Max.

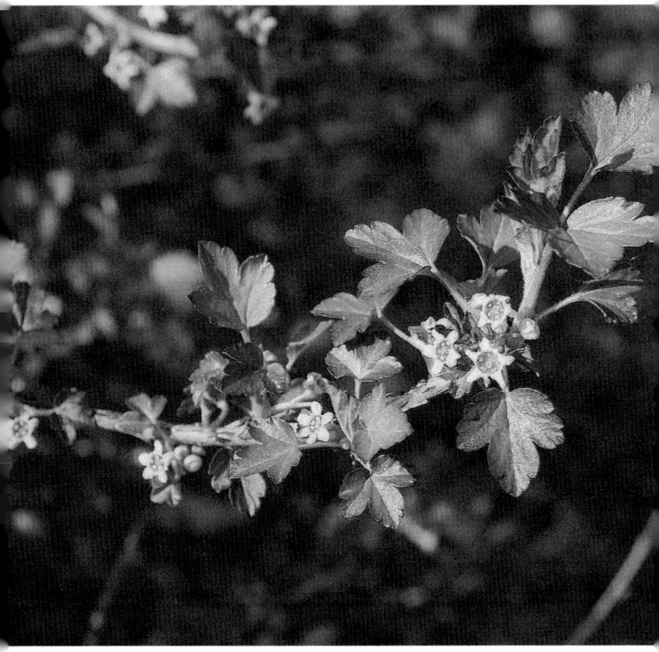

까치밥나무속. 갈잎떨기나무. 평남 · 강원도 이남 지방. 계곡과 산기슭에서 자라고, 꽃은 4~5월에 노란색으로 피며, 열매는 둥근 장과로 10월에 붉은색으로 익는다.

한약명 **등롱과(燈籠果)**-열매와 뿌리
효　능 청열(淸熱), 통경(通經), 해열(解熱)
용　도 갈증(渴症), 월경불순(月經不順), 생리통(生理痛)

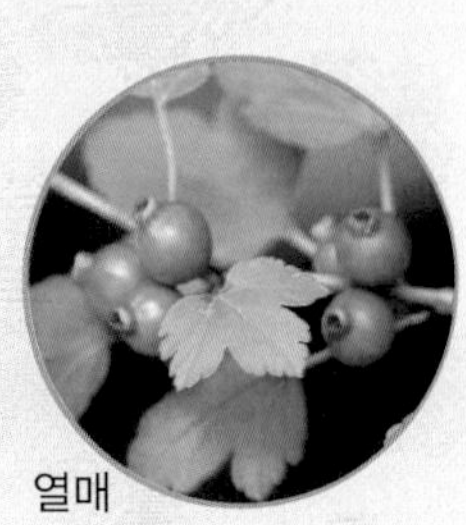
열매

힘줄과 뼈를 튼튼하게 하고 태아를 안정시키는 나무

두충나무

Eucommia ulmoides Oliver

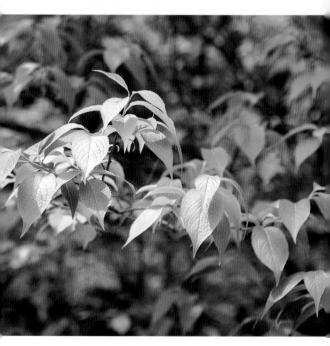

두충속. 갈잎큰키나무. 중부 이남 지방. 산지에서 자라고, 꽃은 4~5월에 꽃잎이 없이 피며, 열매는 납작한 긴 타원형 시과로 10~11월에 여문다.

별　명 당두충, 원두충
한약명 **두충(杜沖)**–줄기껍질
성　미 맛은 달고 성질은 따뜻하다.
효　능 강근골(强筋骨), 보간(補肝), 보신(補腎), 안태(安胎), 이뇨, 진통, 항노화(抗老化), 항염(抗炎)
용　도 고혈압(高血壓), 근무력증(筋無力症), 슬마비(膝痲痺), 신경통, 요배산통(腰背痠痛), 음습증(陰濕症), 음하습양(陰下濕痒), 임산부자궁출혈(妊産婦子宮出血), 잔뇨(殘尿), 조유산(早流産), 태루욕타(胎漏欲墮)

채취한 줄기껍질

혈압을 낮추고 종기를 치료하는 나무

돈나무

Pittosporum tobira (Thunb.) Aiton

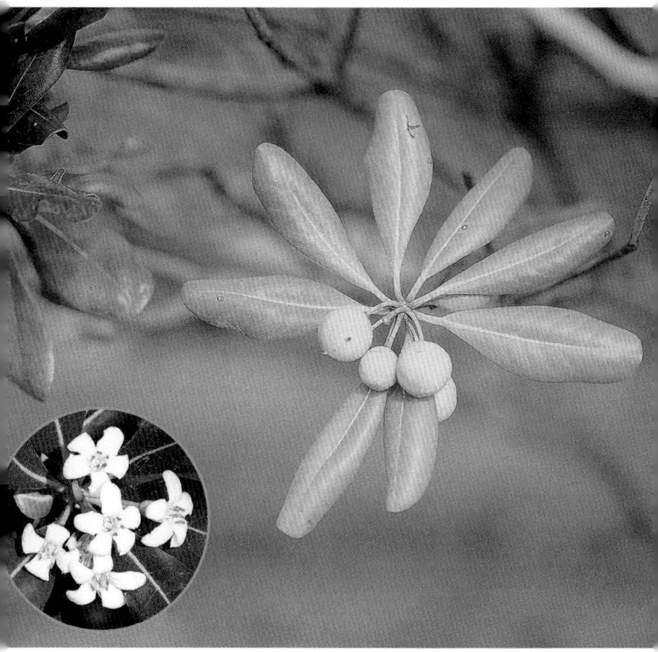

돈나무속. 늘푸른떨기나무. 전북 · 경남 이남 지방. 산기슭에서 자라고, 꽃은 5~6월에 흰색으로 피었다가 노란색으로 변하며, 열매는 삭과로 9~10월에 붉은색으로 익는다.

별 명 섬음나무, 해동화
한약명 **소년약(小年藥), 칠리향(七里香)**–줄기껍질과 잎
효 능 강압(降壓), 소종독(消腫毒), 활혈(活血)
용 도 고혈압(高血壓), 골절통(骨折痛), 동맥경화(動脈硬化), 습진(濕疹), 종기(腫氣), 종독(腫毒), 창독(瘡毒)

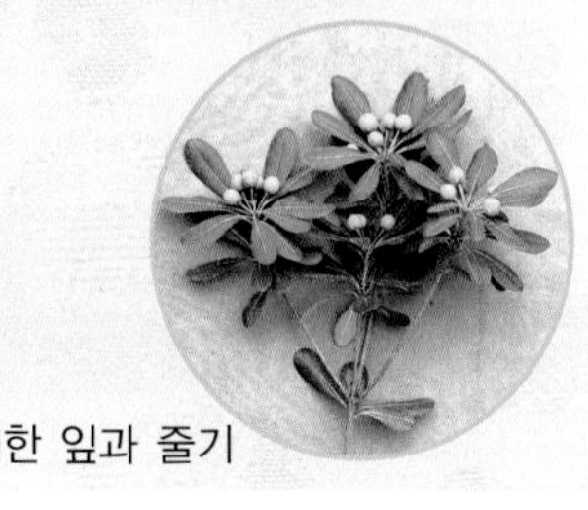

채취한 잎과 줄기

병균을 막아주고 학질을 치료하는 나무

산조팝나무

Spiraea blumei G. Don

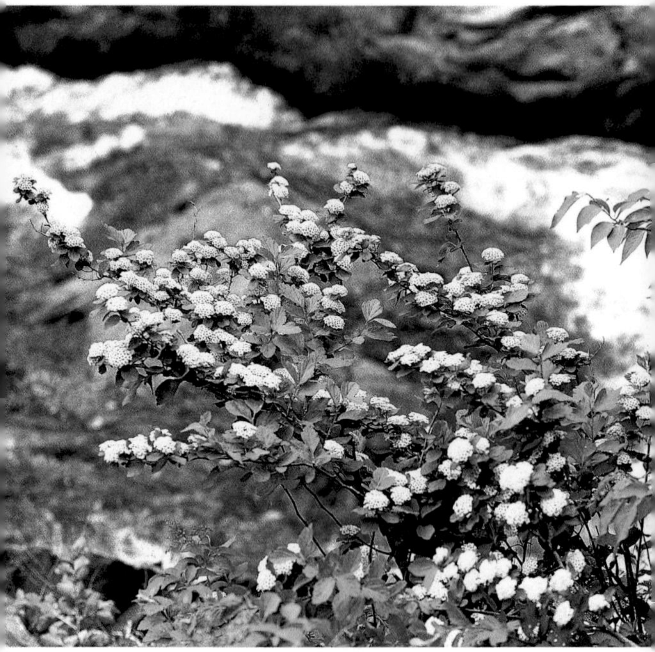

조팝나무속. 갈잎떨기나무. 중부 이남 지방. 깊은 산 바위 틈에서 자라고, 꽃은 5월에 흰색 산형화서로 피며, 열매는 골돌과로 10월에 익는다.

한약명 **마엽투구(麻葉綉球)**-가지
효　능 항균(抗菌)
용　도 개선(疥癬), 학질(瘧疾)

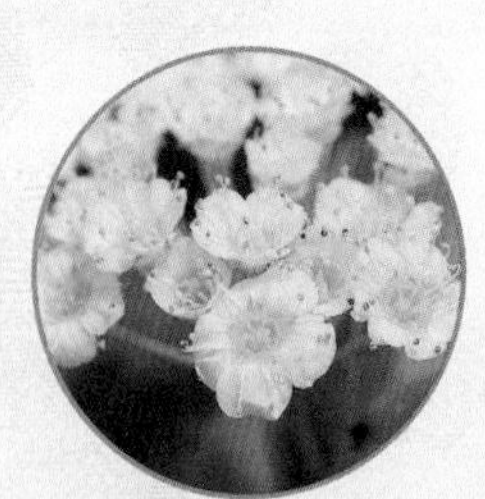

열을 내리게 하고 설사를 멎게 하는 나무

조팝나무

Spiraea prunifolia for. *simpliciflora* Nakai

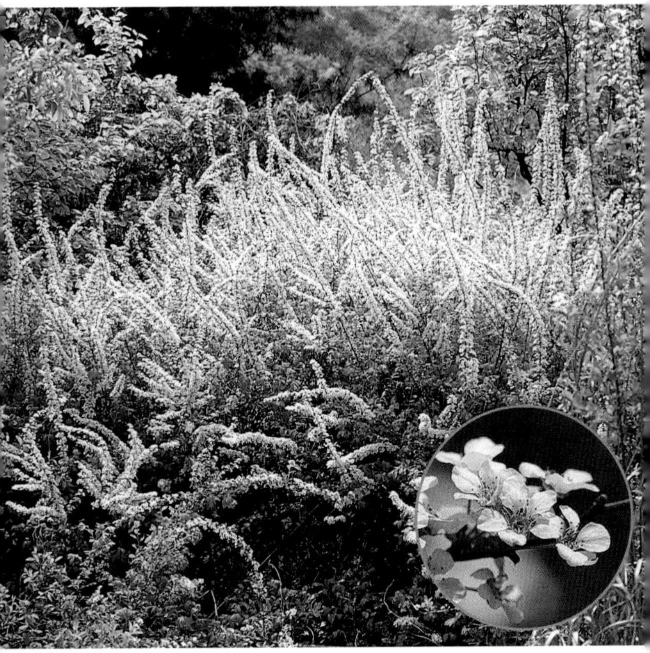

조팝나무속. 갈잎떨기나무. 전국. 산이나 들판 및 논밭의 둑에서 자라고, 꽃은 4~5월에 흰색 산형화서로 피며, 열매는 골돌과로 9월에 갈색으로 익는다.

별　명 목상산, 설유화, 이엽수선국, 조밥나무, 짧은잎조팝나무

한약명 **소엽화(笑靨花), 촉칠근(蜀漆根)**-뿌리

효　능 수렴(收斂), 진통(鎭痛), 해열(解熱)

용　도 감모발열(感冒發熱), 대하(帶下), 설사(泄瀉), 신경통(神經痛), 인후염(咽喉炎), 인후종통(咽喉腫痛), 학질(瘧疾)

※참조팝나무를 대용으로 쓸 수 있다.

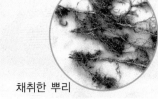

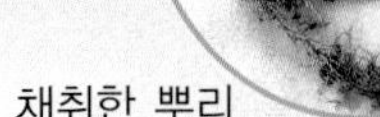

채취한 뿌리

통증을 가라앉히고 상처를 치료하는 나무

꼬리조팝나무

Spiraea salicifolia L.

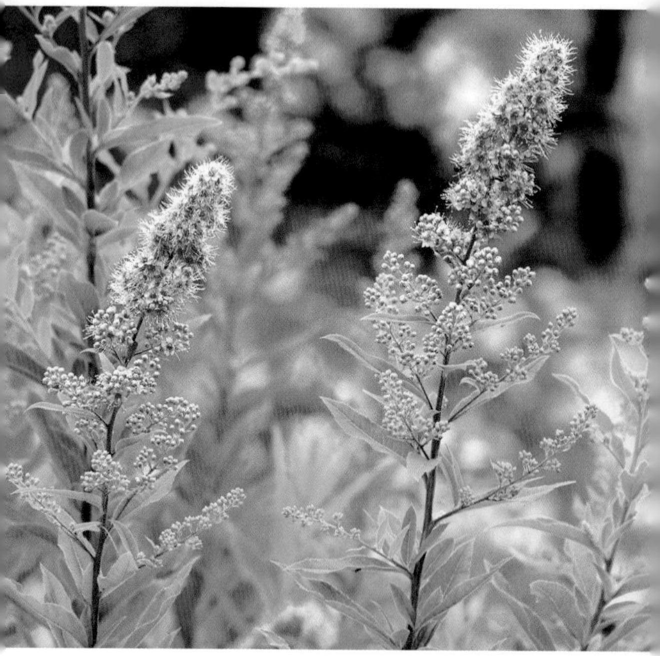

조팝나무속. 갈잎떨기나무. 중부 이북 지방. 산골짜기 습지에서 자라고, 꽃은 6~8월에 연한 붉은색 원추화서로 피며, 열매는 골돌과로 9월에 익는다.

한약명 **유엽수선국(柳葉繡線菊)**–나무껍질과 뿌리
효　능 진통(鎭痛)
용　도 관절동통(關節疼痛), 전신산통(全身疝痛), 질타손상(跌打損傷)

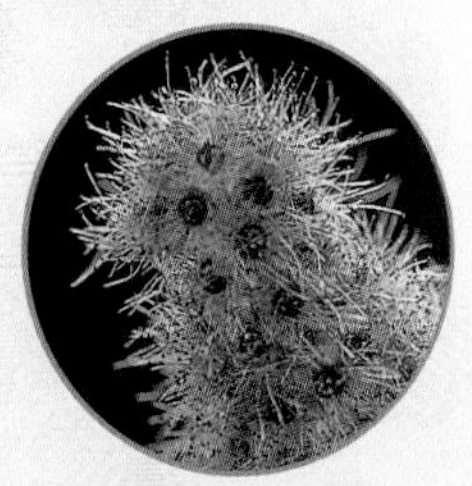

통증을 멎게 하고 종기를 가라앉히는 나무

개쉬땅나무

Sorbaria sorbifolia var. *stellipila* Max.

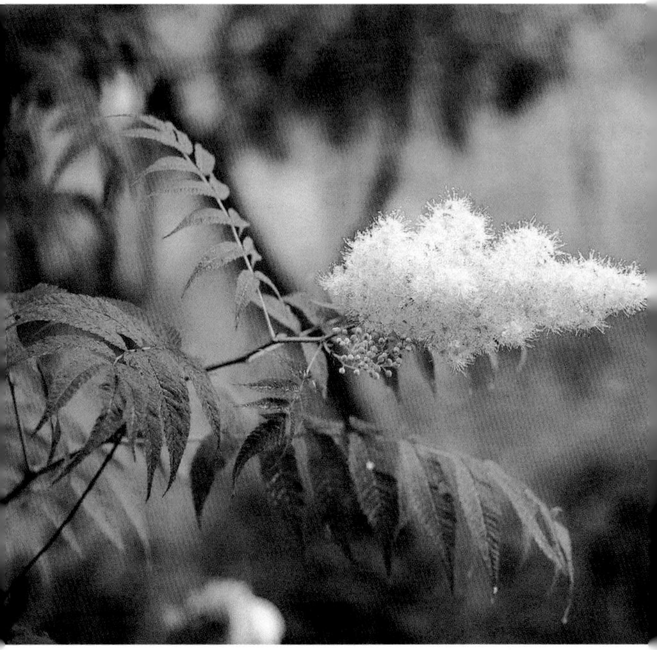

개쉬땅나무속. 갈잎떨기나무. 중부 이북 지방. 산골짜기의 습한 곳에서 자라고, 꽃은 6~7월에 흰색 겹총상화서로 피며, 열매는 골돌과로 9월에 익는다.

별　명 쉬땅나무, 밥쉬나무
한약명 **진주매(珍珠梅)**-줄기껍질
성　미 맛은 쓰고 성질은 차다.
효　능 거어(祛瘀), 소종(消腫), 지통(止痛), 활혈(活血)
용　도 골절(骨折), 타박상(打撲傷)

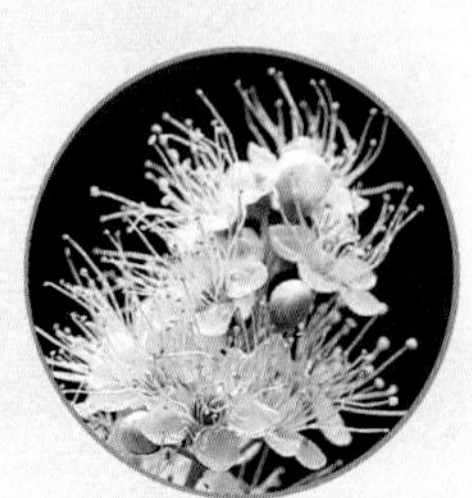

콩팥을 튼튼하게 하고 혈기를 보하는 나무

병아리꽃나무

Rhodotypos scandens (Thunb.) Makino

병아리꽃나무속. 갈잎떨기나무. 중부 이남 지방. 해안가 산록에서 자라고, 꽃은 4~5월에 흰색으로 피며, 열매는 타원형 견과로 9월에 검은색으로 익는다.

별　명 개함박꽃나무, 대대추나무, 이리화, 자미꽃, 죽도화
한약명 **계마(鷄麻)**-뿌리
성　미 맛은 달고 성질은 따뜻하다.
효　능 보신(補腎), 보혈(補血)
용　도 빈혈(貧血), 신장허약(腎臟虛弱)

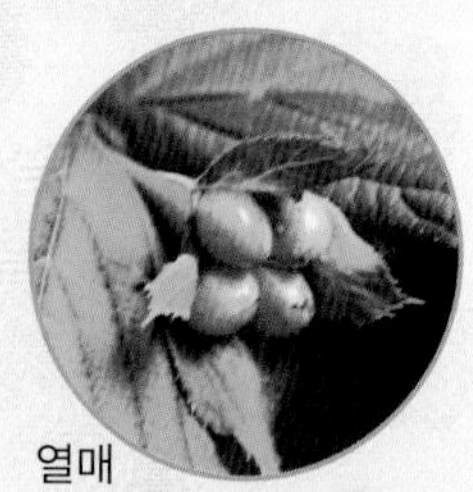

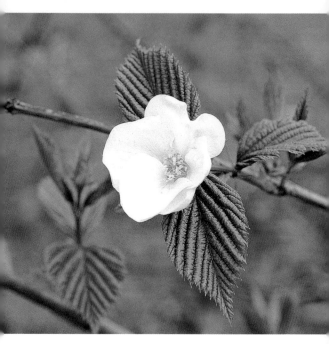
열매

풍을 없애주고 가래와 기침을 삭여주는 나무

황매화

Kerria japonica (L.) DC.

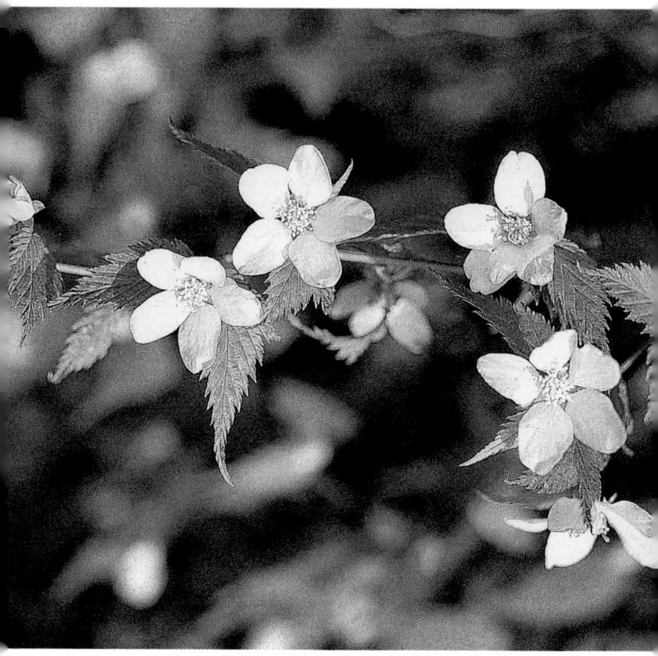

황매화속. 갈잎떨기나무. 전국. 관상용으로 식재하고, 꽃은 4~5월에 노란색으로 피며, 열매는 달걀 모양 견과로 9월에 흑갈색으로 익는다.

별 명 산취, 수중화, 죽단화

한약명 **체당화(棣棠花)**—꽃

성 미 맛은 조금 쓰고 성질은 평하다.

효 능 거담(祛痰), 거풍(祛風), 윤장(潤腸), 윤폐(潤肺), 이뇨(利尿), 지해(止咳), 화담(化痰)

용 도 류마티스통(rheumatism痛), 소아주마진(小兒朱痲疹), 소화불량(消化不良), 수종(水腫), 열독창(熱毒瘡), 해수(咳嗽)
• 잎은 소화불량(消化不良), 해수(咳嗽)의 치료에 쓴다.

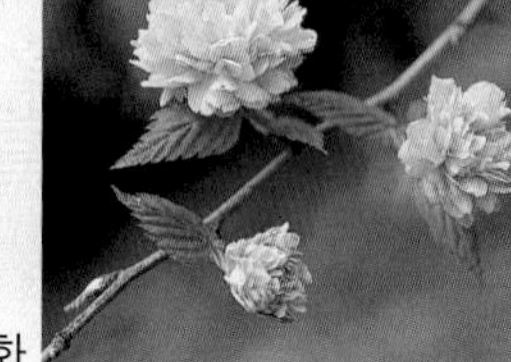

겹황매화

기침을 멎게 하고 해독 작용을 하는 풀

뱀딸기

Duchesnea indica (Andr.) Focke

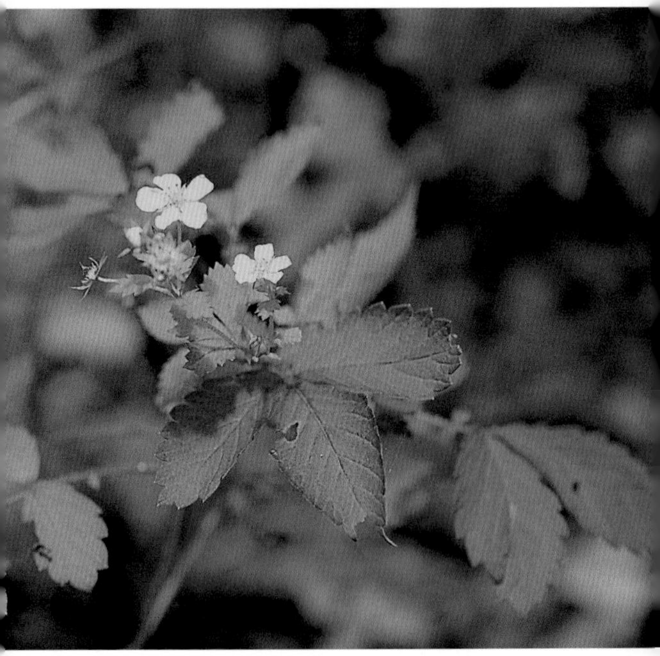

뱀딸기속. 여러해살이덩굴풀. 전국. 들의 풀밭이나 숲가장자리에서 자라고, 꽃은 4~6월에 노란색으로 피며, 열매는 둥근 수과로 6월에 붉은색으로 여문다.

별 명 개미딸기, 배암딸기, 사과초, 정장초
한약명 **사매(蛇莓)**–지상부
성 미 맛은 달고 쓰며 성질은 차다.
효 능 소종(消腫), 양혈(凉血), 지해(止咳), 지혈, 진해(鎭咳), 청열, 통경(通經), 항균, 항암, 해독
용 도 감기, 경간(驚癎), 기침, 사교상(蛇咬傷), 월경불순, 어한(禦寒), 열병, 옹종(癰腫), 이질, 인후종통(咽喉腫痛), 정창(疔瘡), 천식(喘息), 충교상(虫咬傷), 치질(痔疾), 해수, 화상
• 뿌리는 내열(內熱), 조열(潮熱)의 치료에 쓴다.

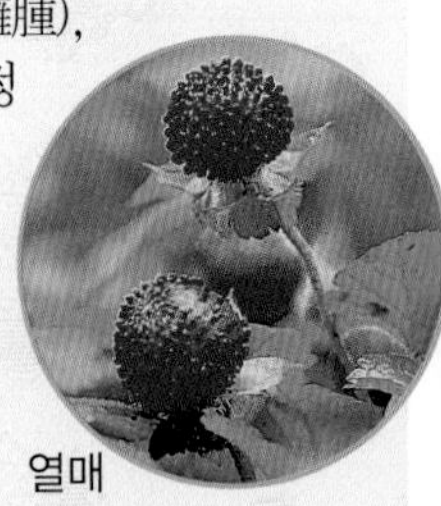
열매

몸을 시원하게 하여 갈증을 멎게 하는 풀

딸기

Fragaria ananassa Duchesne

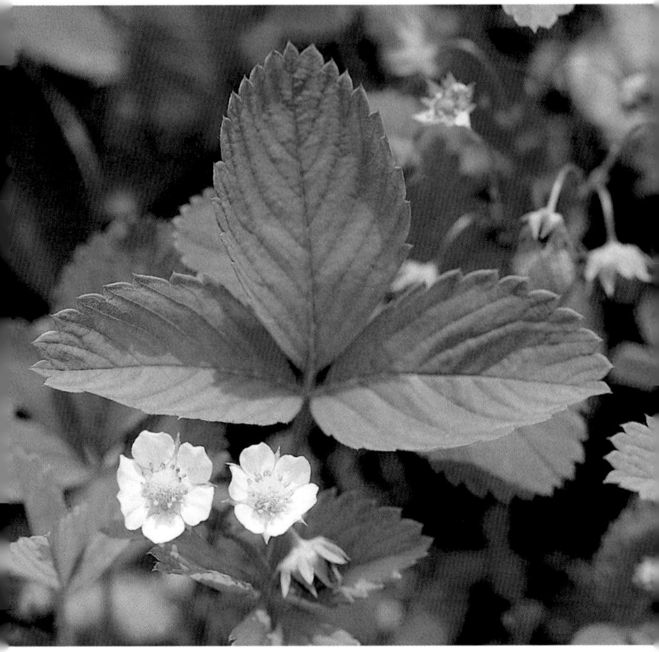

딸기속. 여러해살이풀. 전국. 밭에서 재배하고, 꽃은 4~6월에 흰색 취산화서로 피며, 열매는 달걀 모양 수과로 6월에 붉은색으로 여문다.

별　명 양딸기
한약명 **초매(草莓)**-열매
효　능 청량지갈(淸凉止渴)
용　도 갈증(渴症)

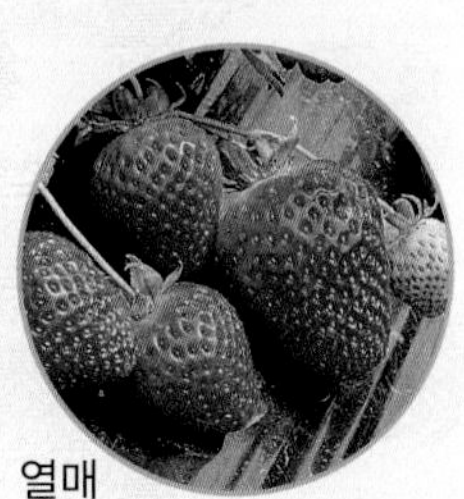
열매

설사와 출혈을 멎게 하는 풀

딱지꽃

Potentilla chinensis Seringe

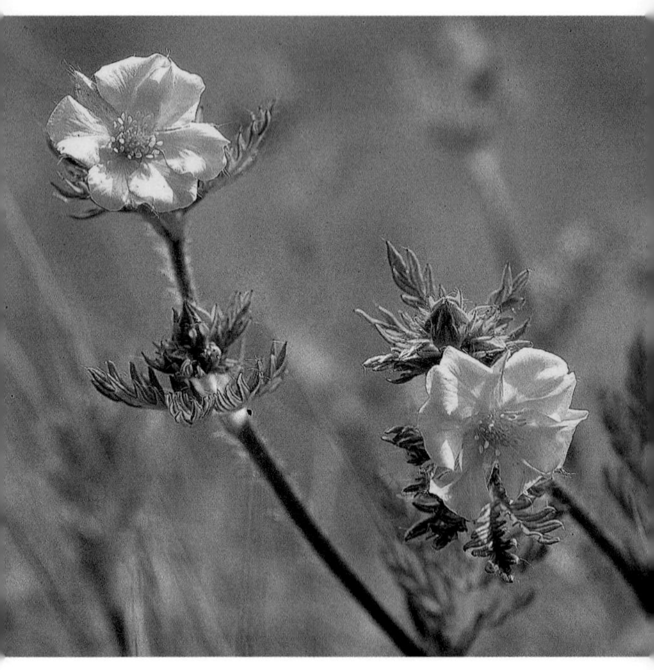

양지꽃속. 여러해살이풀. 전국. 개울가와 들에서 자라고, 꽃은 6~7월에 노란색 산방상 취산화서로 피며, 열매는 넓은 달걀 모양 수과로 7~8월에 여문다.

별　명 갯딱지꽃, 당딱지꽃, 산딱지, 선모초, 지네초

한약명 **위릉채(萎陵菜)**-전초

성　미 맛은 쓰고 성질은 차다.

효　능 거풍습(祛風濕), 구충(驅虫), 양혈(凉血), 지혈(止血), 청열(淸熱), 해독(解毒)

용　도 류마티스성근골동통(rheumatic性筋骨疼痛), 사지마비(四肢麻痺), 세균성이질(細菌性痢疾), 소변출혈(小便出血), 아메바성이질(amoeba性痢疾), 자궁출혈(子宮出血), 전간(癲癎), 창개(瘡疥), 코피, 토혈(吐血)

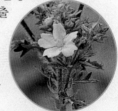

피를 잘 돌게 하고 출혈을 멎게 하는 풀

물양지꽃

Potentilla cryptotaeniae Max.

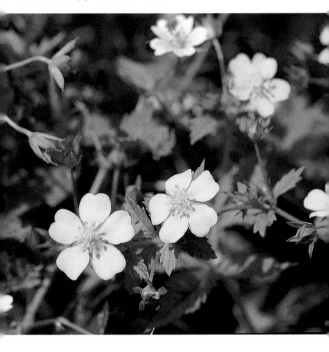

양지꽃속. 여러해살이풀. 전국. 깊은 산기슭의 냇가에서 자라고, 꽃은 7~8월에 노란색 취산화서로 피며, 열매는 수과로 8~9월에 여문다.

별 명 낭아위릉채
한약명 **지봉자(地峰子)**-전초
효 능 지혈(止血), 해독(解毒), 활혈(活血)
용 도 복통(腹痛), 붕루(崩漏), 설사(泄瀉), 옹종(癰腫), 이질(痢疾), 질타손상(跌打損傷), 창선(瘡癬), 타박어혈(打撲瘀血), 토혈(吐血), 폐허해수(肺虛咳嗽), 하혈(下血)

혈기를 시원하게 하고 출혈을 멎게 하는 풀

솜양지꽃

Potentilla discolor Bunge

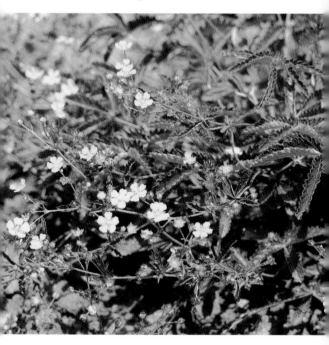

양지꽃속. 여러해살이풀. 중부 이남 지방. 산과 들의 양지쪽에서 자라고, 꽃은 4~8월에 노란색 취산화서로 피며, 열매는 수과로 8~9월에 갈색으로 여문다.

- 별 명 닭의발톱, 복령초, 원삼, 천청지백, 칠양지꽃
- 한약명 **번백초(飜白草)**–전초
- 성 미 맛은 달고 쓰며 성질은 평하다.
- 효 능 소종(消腫), 양혈(凉血), 지혈(止血), 청열(淸熱), 해독(解毒)
- 용 도 나력결핵(瘰癧結核), 말라리아(malaria), 붕루(崩漏), 옹종(癰腫), 이질(痢疾), 자궁출혈(子宮出血), 창선(瘡癬), 천식(喘息), 토혈(吐血), 폐옹(肺癰), 하혈(下血), 학질(瘧疾), 해혈(咳血)

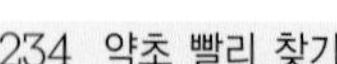

몸의 기운을 튼튼하게 하고 소화력을 높여주는 풀

양지꽃

Potentilla fragarioides L. var. *major* Max.

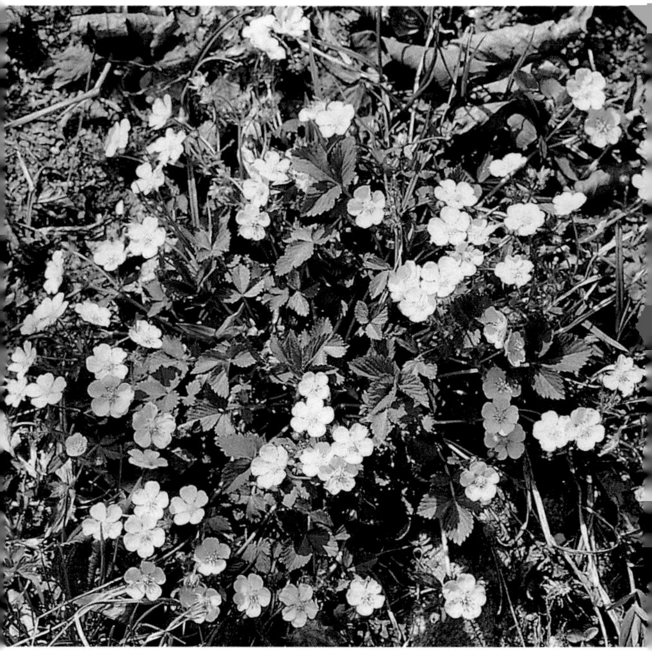

양지꽃속. 여러해살이풀. 전국. 산기슭이나 풀밭의 양지에서 자라고, 꽃은 4~6월에 노란색 취산화서로 피며, 열매는 달걀 모양 수과로 6~7월에 여문다.

한약명 **치자연(雉子筵)**–지상부

성　미 맛은 달고 성질은 따뜻하다.

효　능 보음허(補陰虛), 보익중기(補益中氣), 소화촉진

용　도 산증(疝症), 산후오로부정(產後惡露不淨), 월경과다, 자궁근종출혈, 자궁출혈, 폐결핵객혈

• 뿌리는 나력결핵(瘰癧結核), 말라리아, 붕루(崩漏), 옹종(癰腫), 이질, 이하선염, 창선(瘡癬), 토혈(吐血), 폐옹(肺癰), 하혈, 해혈(咳血)의 치료에 쓴다.

※돌양지꽃을 대용으로 쓸 수 있다.

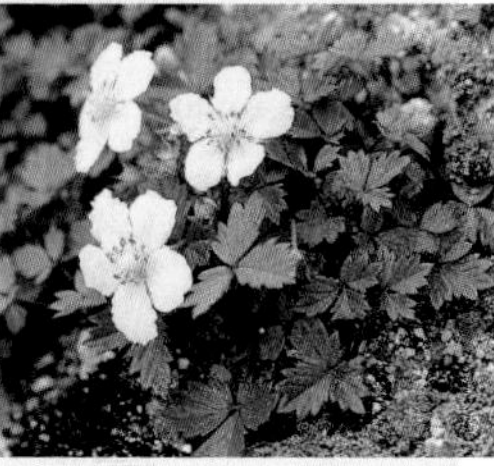

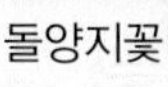

돌양지꽃

어혈을 풀어주고 종기를 가라앉게 하는 풀

세잎양지꽃

Potentilla freyniana Bornmueller

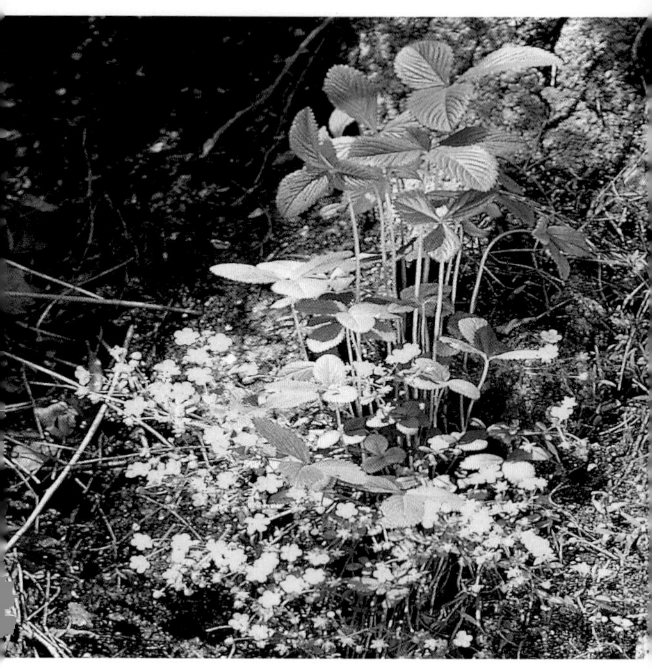

양지꽃속. 여러해살이풀. 전국. 산기슭의 풀밭이나 밭둑에서 자라고, 꽃은 3~4월에 노란색으로 피며, 열매는 주름이 있는 수과로 5월에 여문다.

한약명 **삼엽위릉채(三葉萎陵菜)**-전초

효 능 산어(散瘀), 소종(消腫), 지혈(止血), 진경(鎭痙), 청열(淸熱), 해독(解毒)

용 도 골결핵(骨結核), 구강염(口腔炎), 나력(瘰癧), 소아경련(少兒痙攣), 옹종(癰腫), 외상출혈(外傷出血), 정창(疔瘡), 치창(痔瘡), 타박상(打撲傷)
• 뿌리는 골수염(骨髓炎), 독사교상(毒蛇咬傷), 외상출혈(外傷出血)의 치료에 쓴다.

풍을 없애주고 종기를 가라앉게 하는 풀

큰뱀무

Geum aleppicum Jacq.

뱀무속. 여러해살이풀. 전국. 산과 들에서 자라고, 꽃은 6~7월에 노란색으로 피며, 열매는 둥근 수과로 8~9월에 여문다.

한약명 **오기조양초(五氣朝陽草)**–전초
성 미 맛은 달고 매우며 성질은 평하다.
효 능 거풍(祛風), 소종(消腫), 제습(除濕), 활혈(活血)
용 도 림프절결핵(lymph節結核), 백대하(白帶下), 악창(惡瘡), 요슬산통(腰膝酸痛), 이질(痢疾), 인후염(咽喉炎), 자궁출혈(子宮出血), 종기(腫氣)

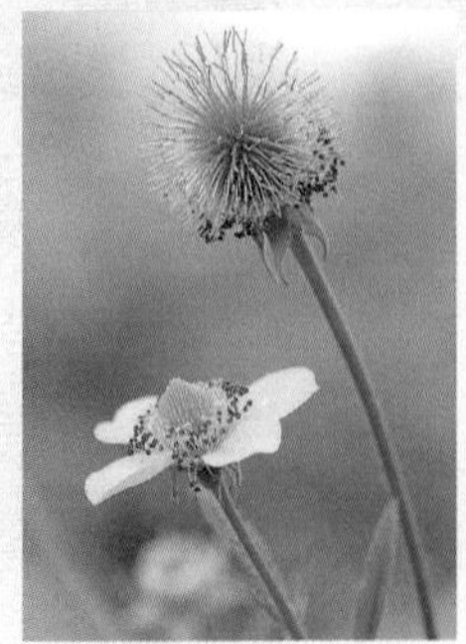

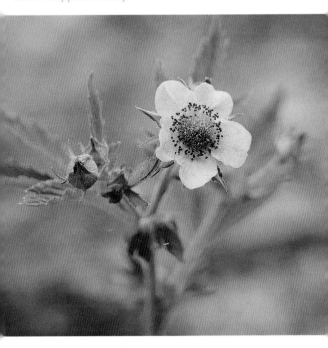

몸을 튼튼하게 하고 피를 잘 돌게 하는 풀

뱀무

Geum japonicum Thunberg

뱀무속. 여러해살이풀. 중부 이남 지방. 산과 들에서 자라고, 꽃은 6~7월에 노란색 취산화서로 피며, 열매는 수과로 9월에 여문다.

- 별　명　귀머거리풀, 대근초
- 한약명　**수양매(水楊梅)**-지상부
- 성　미　맛은 맵고 성질은 따뜻하다.
- 효　능　보허(補虛), 익신(益腎), 활혈(活血)
- 용　도　골절, 두운목현(頭韻目眩), 복통사리(腹痛瀉痢), 불면증, 사지무력, 월경불순, 양위(陽痿), 유정(遺精), 정신불안, 창종(瘡腫), 표허감모(表虛感冒), 해수토혈(咳嗽吐血), 허약체질, 허한복통(虛汗腹痛)
  - 뿌리는 신허두운(腎虛頭暈), 풍한감모(風寒感冒)의 치료에 쓴다.

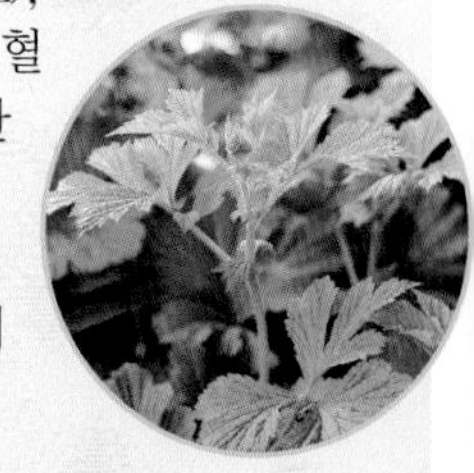

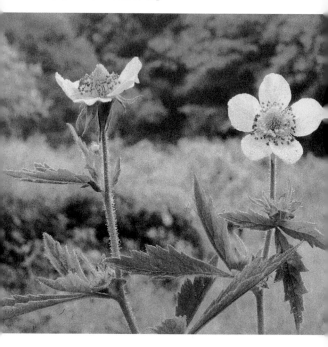

간과 쓸개를 튼튼하게 하고 눈을 밝게 하는 나무

산딸기나무

Rubus crataegifolius Bunge

산딸기속. 갈잎떨기나무. 전국. 산과 들에서 자라고, 꽃은 5~8월에 흰색 산방화서로 피며, 열매는 취과로 7~8월에 검붉은색으로 익는다.

별　명 나무딸기, 마림과, 함박딸

한약명 **우질두(牛迭肚)**–덜 익은 열매

성　미 맛은 달고 시며 성질은 따뜻하다.

효　능 명목, 보간신, 삽정, 조양(助陽), 축뇨(縮尿)

용　도 목음(目音), 발기불능, 빈뇨(頻尿), 양위(陽痿), 유익(遺溺), 유정(遺精), 허로(虛勞)

• 뿌리는 노상토혈, 월경불순, 코피, 타박상, 복통(腹痛), 설사(泄瀉)의 치료에 쓴다.

• 잎은 겸창(鎌瘡), 다루(多淚), 목검적란(目瞼赤爛), 치통(齒痛)의 치료에 쓴다.

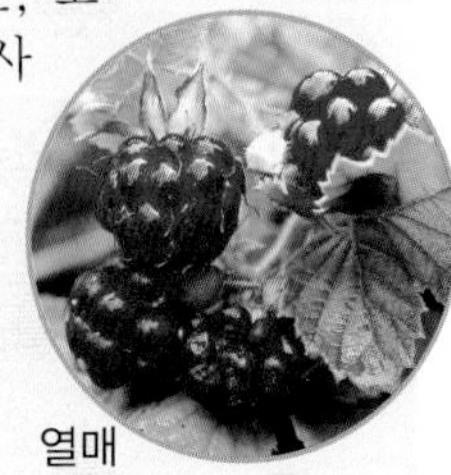

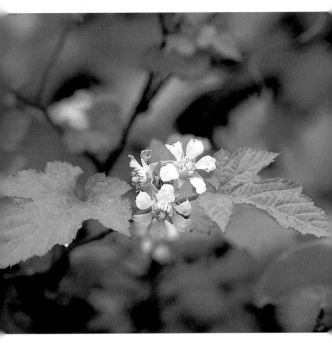

열매

정력을 강하게 하고 눈을 밝게 하는 나무

복분자딸기

Rubus coreanus Miquel

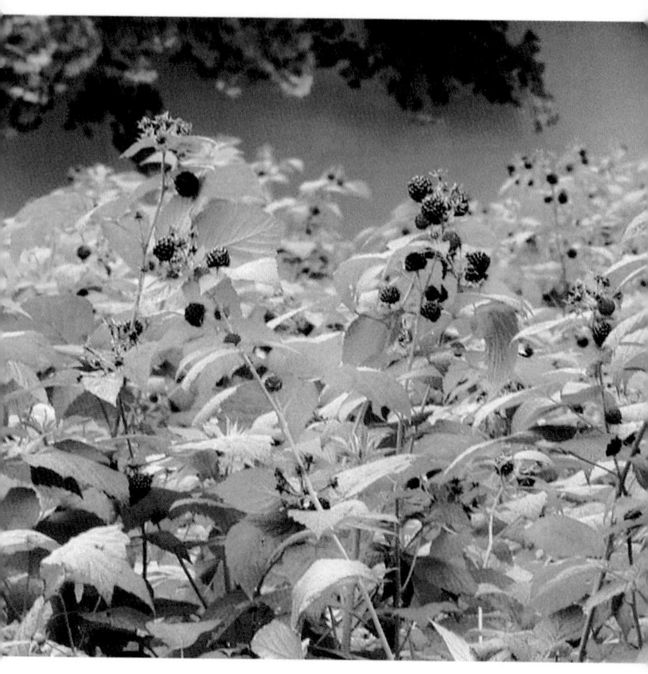

산딸기속. 갈잎떨기나무. 중부 이남 지방. 산록 양지에서 자라고, 꽃은 5~6월에 연한 홍색 산방화서로 피며, 열매는 둥근 복과로 7~8월에 검은색으로 익는다.

별　명 고무딸기, 곰딸, 넝쿨딸기

한약명 **복분자(覆盆子)**-열매

성　미 맛은 달고 시며 성질은 조금 따뜻하다.

효　능 강장(强壯), 강정(强精), 명목(明目), 보간(補肝), 보신(補腎), 삽정(澁精), 자양(滋養), 조양(助陽), 축뇨(縮尿)

용　도 고혈압(高血壓), 당뇨병(糖尿病), 면역력저하(免疫力低下), 목음(目音), 불임증(不姙症), 빈뇨(頻尿), 소변불금(小便不禁), 시력약화(視力弱化), 신체허약(身體虛弱), 야뇨증(夜尿症), 양기부족(陽氣不足), 양위(陽痿), 유익(遺溺), 유정(遺精), 음위(陰痿), 허로(虛勞), 현기증(眩氣症)

• **복분자근(覆盆子根**-뿌리)은 노상토혈(勞傷吐

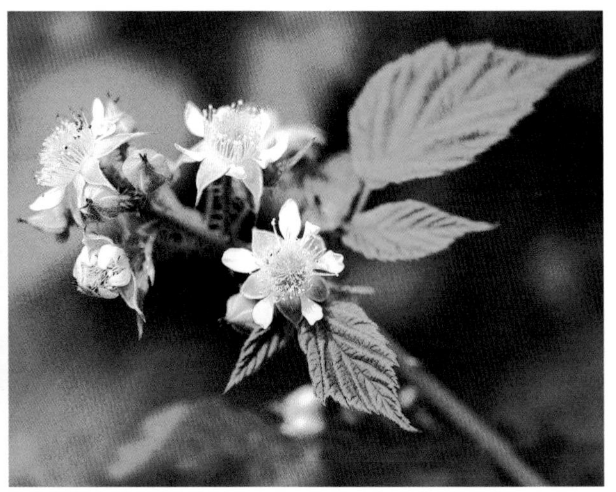
꽃

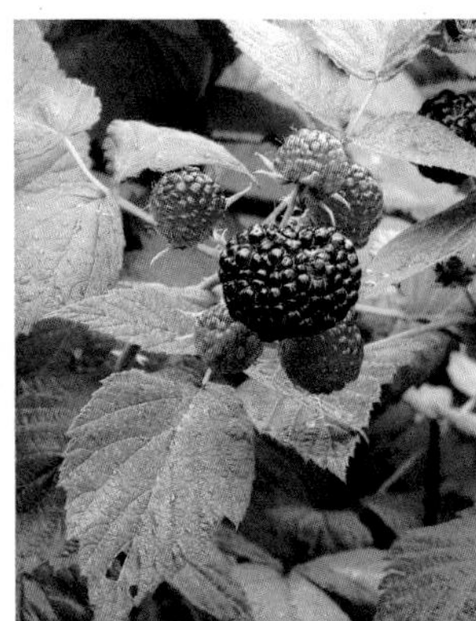
다 익은 열매

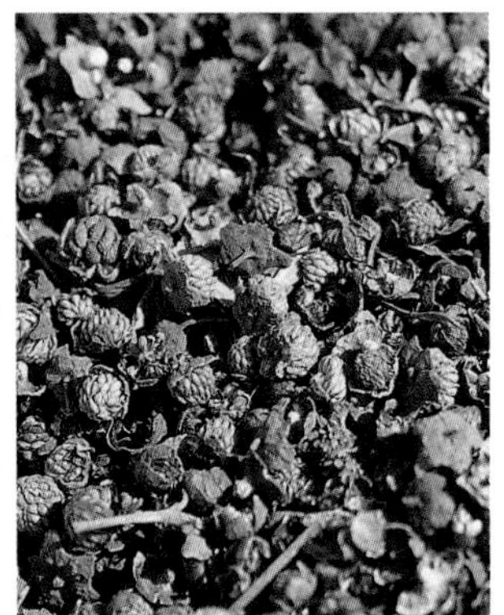
말린 열매

血), 월경불순(月經不順), 코피, 타박상(打撲傷)의 치료에 쓴다.

• **복분자엽(覆盆子葉-잎)**은 다루(多淚), 목검적란(目瞼赤爛), 치통(齒痛)의 치료에 쓴다.

※나무딸기, 붉은가시딸기를 대용으로 쓸 수 있다.

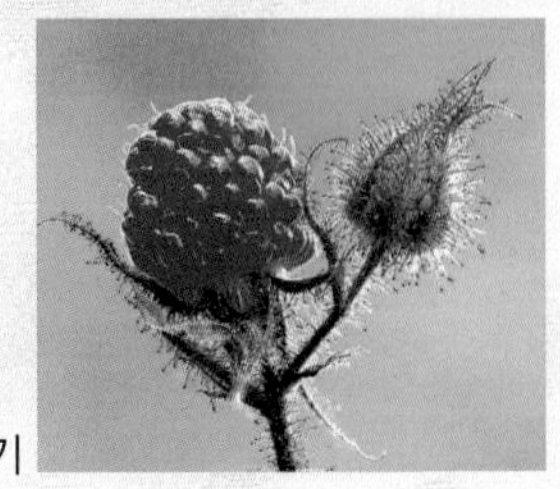
붉은가시딸기

통증을 멎게 하고 해독 작용을 하는 나무

멍석딸기

Rubus parvifolius L.

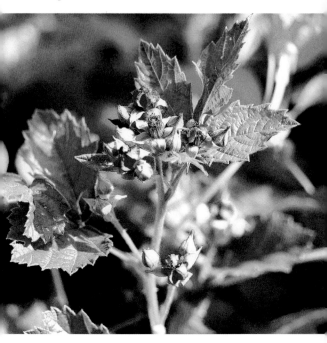

산딸기속. 갈잎떨기나무. 전국. 낮은 지대 산기슭이나 논밭 둑에서 자라고, 꽃은 5~6월에 연분홍색으로 피며, 열매는 복과로 7~8월에 붉은색으로 익는다.

별　명 덤풀딸기, 멍두딸, 번둥딸나무, 사슨딸기
한약명 **호전표(薅田藨)**–지상부
성　미 맛은 달고 시며 성질은 평하다.
효　능 산어(散瘀), 살충(殺虫), 지통(止痛), 해독(解毒)
용　도 개창(疥瘡), 나력(瘰癧), 산후어체복통, 이질, 치창(痔瘡), 타박도상(打撲刀傷), 토혈(吐血)
• 뿌리는 간염(肝炎), 감기고열(感氣高熱), 결석(結石), 류마티스성비통(rheumatic性痺痛), 붕루(崩漏), 사리(瀉痢), 신염부종(腎炎浮腫), 요로감염, 인후종통(咽喉腫痛), 정창(疔瘡), 종상(腫傷), 타박상, 토혈, 해혈(咳血)의 치료에 쓴다.

열매

출혈을 멎게 하고 열을 내리게 하는 풀

산오이풀

Sanguisorba hakusanensis Makino

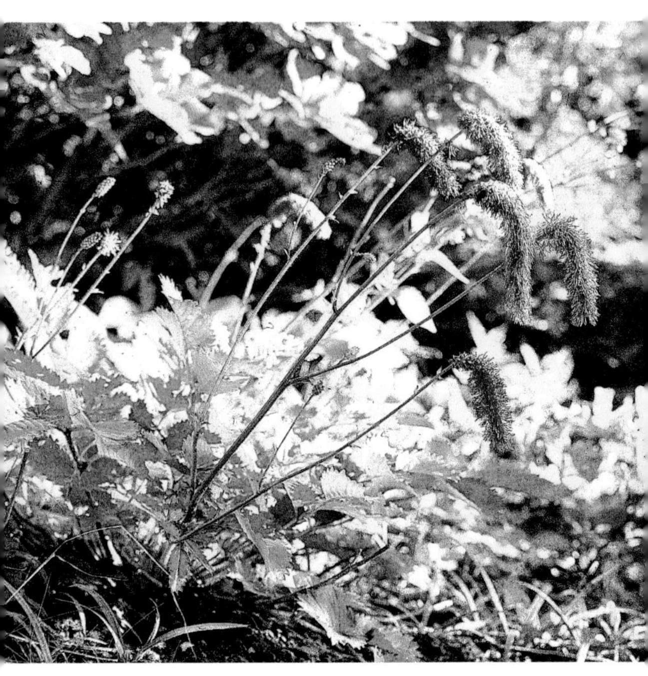

오이풀속. 여러해살이풀. 지리산 · 설악산 및 북부 지방. 고산 지대 습지에서 자라고, 꽃은 8~9월에 홍자색 이삭화서로 피며, 열매는 네모진 수과로 10월에 여문다.

별 명 찔렁
한약명 **지유(地榆)**-뿌리
성 미 맛은 쓰고 시며 성질은 조금 차다.
효 능 수렴(收斂), 양혈(凉血), 지혈(止血), 청열(淸熱), 해독(解毒)
용 도 금창(金瘡), 붕루(崩漏), 습진(濕疹), 옹종(癰腫), 장풍(腸風), 치루(痔漏), 코피, 토혈(吐血), 혈리(血痢), 화상(火傷)

설사를 멎게 하고 옻나무 독을 해독하는 풀

오이풀

Sanguisorba officinalis L.

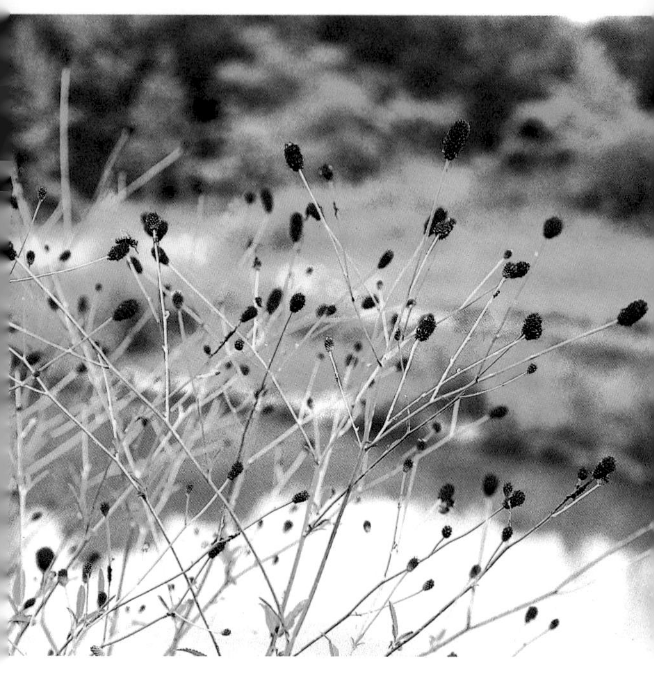

오이풀속. 여러해살이풀. 전국. 산과 들의 양지쪽 풀밭에서 자라고, 꽃은 6~8월에 검붉은색 수상화서로 피며, 열매는 수과로 9~10월에 여문다.

별 명 외순나물, 외풀, 지우초, 찔렁

한약명 **지유(地楡)**-뿌리

성 미 맛은 쓰고 시며 성질은 조금 차다.

효 능 수렴(收斂), 양혈(凉血), 지혈, 해독(解毒), 해열

용 도 금창(金瘡), 대장염(大腸炎), 붕루(崩漏), 산후출혈(産後出血), 설사(泄瀉), 습진(濕疹), 옹종(癰腫), 외상출혈(外傷出血), 월경과다(月經過多), 이질(痢疾), 장풍(腸風), 치루(痔漏), 코피, 토혈(吐血), 혈리(血痢), 화상(火傷)

※산오이풀을 대용으로 쓸 수 있다.

출혈을 멎게 하고 해독 작용을 하는 풀

큰오이풀

Sanguisorba sitchensis C. A. Meyer

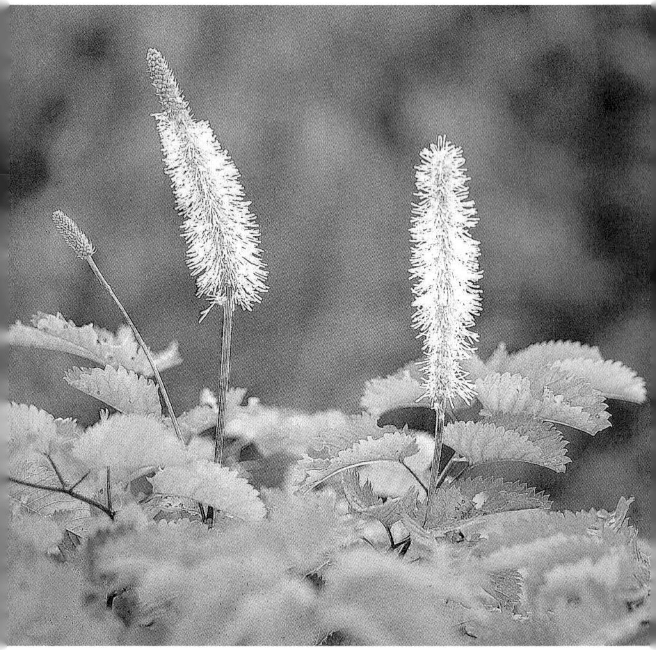

오이풀속. 여러해살이풀. 백두산. 고산 지역의 습기가 많은 풀밭에서 자라고, 꽃은 9월에 흰색 이삭화서로 피며, 열매는 네모진 수과로 10월에 여문다.

한약명 **대백화지유(大白花地楡)**-뿌리줄기
성　미 맛은 쓰고 시며 성질은 조금 차다.
효　능 양혈(凉血), 지혈(止血), 청열(淸熱), 해독(解毒)
용　도 만성위장염(慢性胃臟炎), 치루(痔漏), 토혈(吐血)

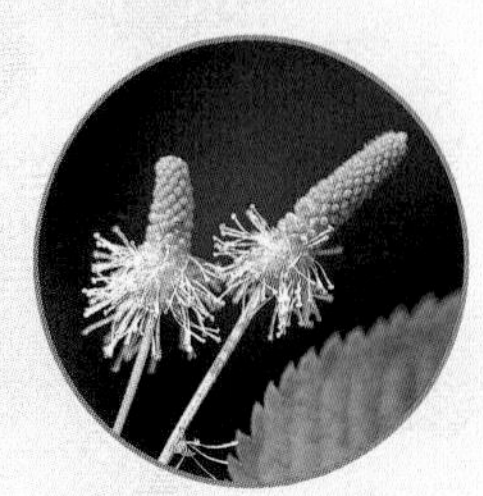

출혈을 멎게 하고 뱀독을 해독하는 풀

짚신나물

Agrimonia pilosa Ledeb.

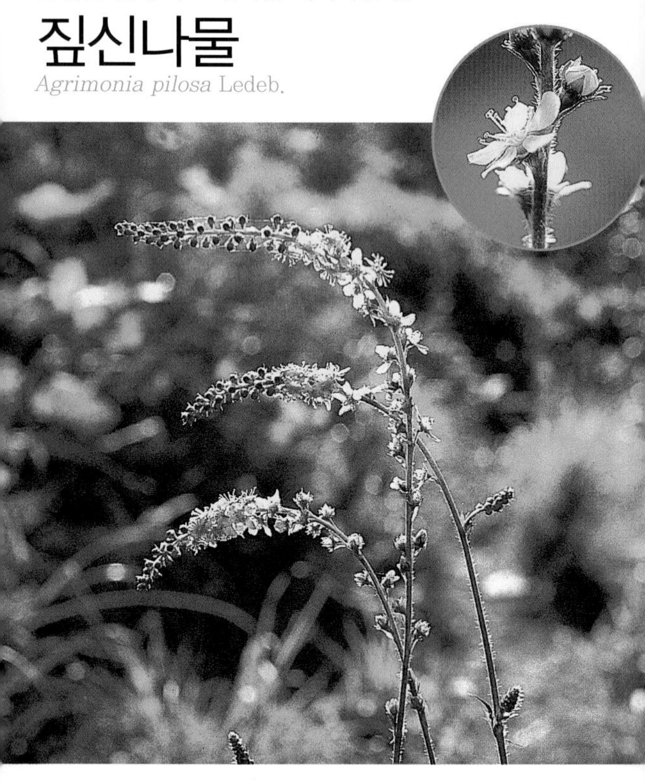

짚신나물속. 여러해살이풀. 전국. 들이나 길가에서 자라고, 꽃은 6~8월에 노란색 총상화서로 피며, 열매는 수과로 9~10월에 익는다.

별 명 낭아, 짚신풀, 큰골짚신나물
한약명 **선학초(仙鶴草), 용아초(龍芽草)**-지상부
성 미 맛은 쓰고 떫으며 성질은 서늘하다.
효 능 강심(強心), 건위(健胃), 살충, 소염(消炎), 수렴(收斂), 지사, 지혈, 진통(鎭痛), 항균, 해독
용 도 간농양, 과로탈력, 대하, 사교상, 옹종, 위궤양, 위궤양출혈, 이질, 자궁출혈, 장염, 적백리(赤白痢), 절상, 종기, 출혈성장염, 치출혈, 타박상, 토혈, 폐결핵객혈, 혈뇨, 혈변
• **용아초근(龍芽草根**-뿌리)은 무월경, 세균성하리, 요충증, 종독의 치료에 쓴다.

채취한 지상부

비와 위를 튼튼하게 하여 소화를 촉진하는 나무

생열귀나무

Rosa davurica Pallas

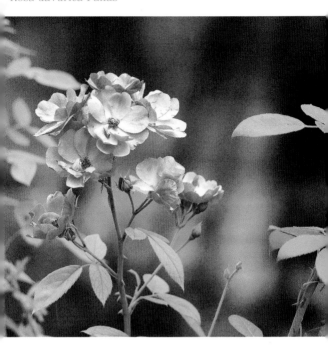

장미속. 갈잎떨기나무. 충청 이북 지방. 산골짜기와 중턱의 자갈밭에서 자라고, 꽃은 5월에 홍자색으로 피며, 열매는 수과로 6~9월에 황홍색으로 익는다.

별 명 까마귀밥나무, 뱀의찔레, 산자매

한약명 **자매과(刺莓果)**－열매

효 능 건비소화(健脾消化), 건위(健胃)

용 도 복통설사(腹痛泄瀉), 월경불순(月經不順), 소화불량(消化不良), 임질(淋疾)

• 꽃 · 열매 · 뿌리는 동맥경화(動脈硬化), 방광염(膀胱炎), 세균성이질(細菌性痢疾), 월경부조(月經不調), 장염(腸炎)의 치료에 쓴다.

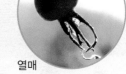

열매

혈액 순환을 돕고 오줌을 잘 나가게 하는 나무

찔레나무

Rosa multiflora Thunb.

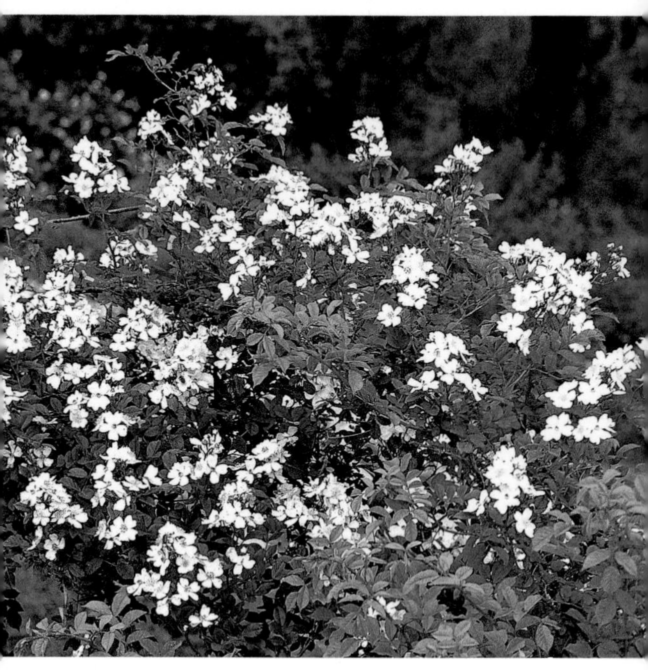

장미속. 갈잎떨기나무. 전국. 산기슭이나 냇가에서 자라고, 꽃은 5월에 흰색이나 연분홍색으로 피며, 열매는 타원형 수과로 9~10월에 붉은색으로 여문다.

별　명 가시나무, 까치밥, 담장미, 설널레나무, 야장미
한약명 **영실(營實)**-열매
성　미 맛은 시고 성질은 서늘하다.
효　능 사하(瀉下), 이뇨(利尿), 제열(除熱), 해독(解毒), 활혈(活血)
용　도 각기(脚氣), 변비(便秘), 부종(浮腫), 불면증(不眠症), 생리통(生理痛), 소변불리(小便不利), 소변비삽(小便秘澁), 신장염(腎臟炎), 월경복통(月經腹痛), 위염(胃炎), 정력감퇴(精力減退), 창개옹종(瘡疥擁腫)
• **장미화(薔薇花**-꽃)는 구갈(口渴), 도상출혈(刀傷出血), 말라리아(malaria), 사리(瀉痢), 서열토혈(暑熱吐血)의 치료에 쓴다.

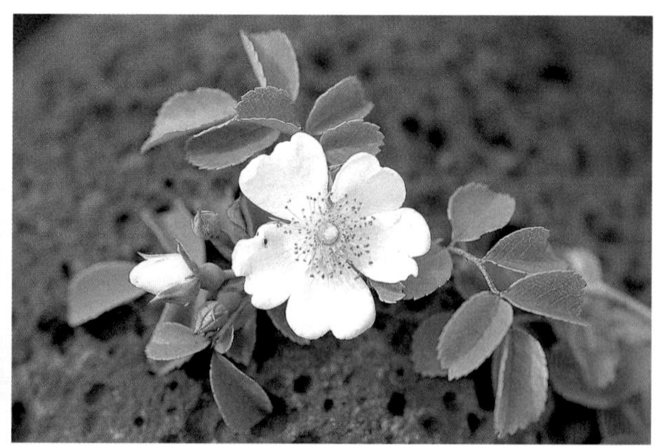

꽃

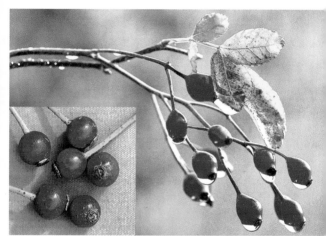

열매

• **장미근(薔薇根**-뿌리)은 관절염(關節淡), 당뇨병(糖尿病), 빈뇨(頻尿), 사지마비(四肢麻痺), 월경불순(月經不順), 유뇨(遺尿), 이질(痢疾), 창절개선(瘡癤疥癬), 코피, 타박상(打撲傷), 토혈(吐血), 폐옹(肺癰)의 치료에 쓴다.

• **장미지(薔薇枝**-줄기)는 부인의 독발(禿髮)의 치료에 쓴다.

피를 잘 돌아가게 하고 당뇨병을 치료하는 나무

해당화

Rosa rugosa Thunberg

열매

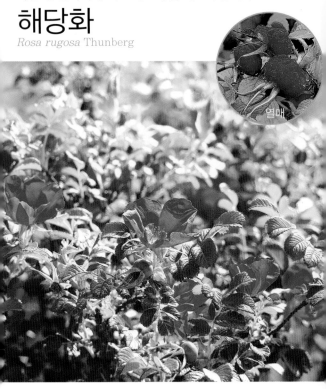

장미속. 갈잎떨기나무. 전국. 바닷가 모래 땅과 산기슭에서 자라고, 꽃은 5~7월에 홍자색으로 피며, 열매는 둥근 수과로 8월에 황적색으로 익는다.

별 명 멍개나무, 배회
한약명 **매괴화(玫瑰花)**–꽃
성 미 맛은 달고 조금 쓰며 성질은 따뜻하다.
효 능 산어(散瘀), 수렴(收斂), 지사(止瀉), 지혈(止血), 진통(鎭痛), 해울(解鬱), 행기(行氣), 화혈(和血)
용 도 각혈(咯血), 대장카타르(大腸katarrh), 월경불순, 옆구리가 결리는 증세, 유옹(乳癰), 타박상, 토혈(吐血), 풍습마비(風濕痲痺)
• 열매는 당뇨병, 불면증(不眠症)의 치료에 쓴다.
• 뿌리는 당뇨병(糖尿病)의 치료에 쓴다.

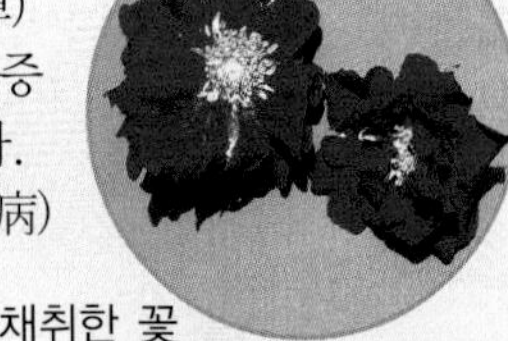
채취한 꽃

기침을 멎게 하고 회충을 없애주는 나무

매실나무

Prunus mume Siebold & Zucc.

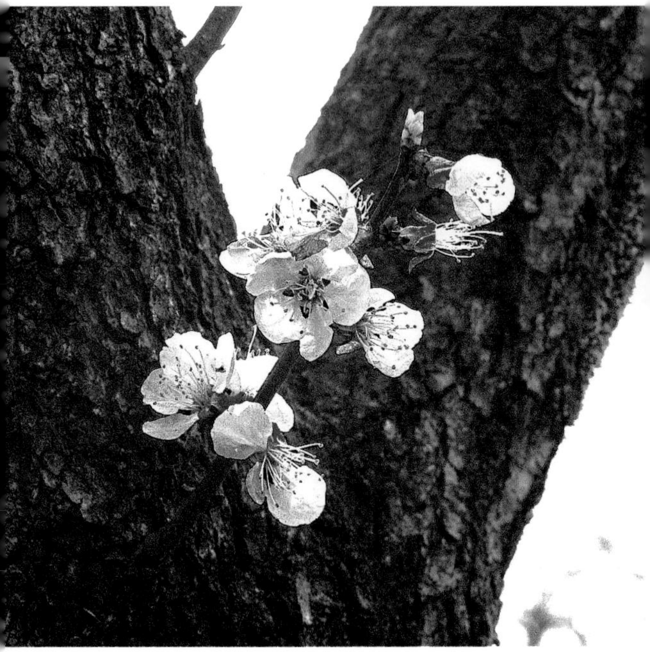

벚나무속. 갈잎큰키나무. 중부 이남 지방. 마을 부근에서 재배하고, 꽃은 2~4월에 흰색 또는 담홍색으로 피며, 열매는 핵과로 6~7월에 노란색으로 익는다.

별 명 매화나무

한약명 **오매(烏梅)**-열매

성 미 맛은 시고 떫으며 성질은 따뜻하다.

효 능 거담, 구충, 생진, 소종, 수렴, 진통, 진해, 해독

용 도 구서, 구충병, 구토, 만성하리, 만성해수, 우피선, 이질, 혈뇨, 혈변, 혈붕, 회충급성복통

- 뿌리는 나력, 담낭염, 풍비의 치료에 쓴다.
- 잎은 곽란, 휴식리의 치료에 쓴다.
- 꽃봉오리는 간위기통, 나력, 매핵기, 식욕부진, 현훈의 치료에 쓴다.

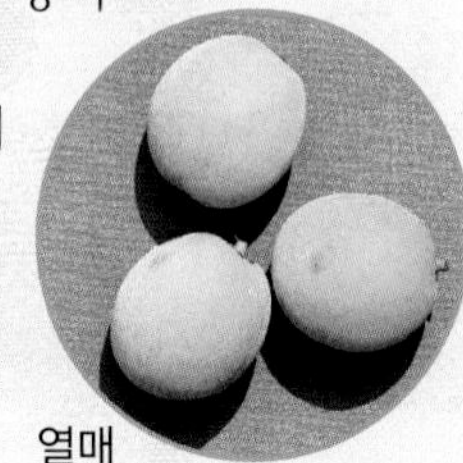

열매

기침을 멎게 하고 해독 작용을 하는 나무

살구나무

Prunus armeniaca var. *ansu* Max.

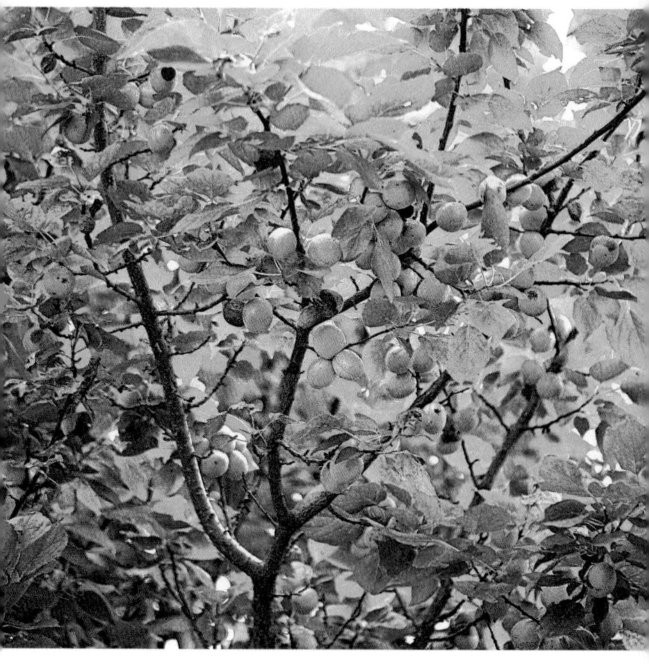

벚나무속. 갈잎큰키나무. 전국. 마을 부근에서 재배하고, 꽃은 4월에 연분홍색으로 피며, 열매는 둥근 핵과로 6~7월에 노란색으로 익는다.

별 명 행수
한약명 **행인(杏仁)**-씨
성 미 맛은 쓰고 성질은 조금 따뜻하며 독성이 조금 있다.
효 능 거담(祛痰), 윤장(潤腸), 지해(止咳), 진해(鎭咳), 평천(平喘), 항종양(抗腫瘍)
용 도 급성폐렴(急性肺炎), 기관지염(氣管支炎), 기침, 식체(食滯), 외감해수(外感咳嗽), 인후염(咽喉炎), 장조변비(腸燥便秘), 천만(喘滿), 천식(喘息), 폐결핵(肺結核), 후비(喉痺)
• **행수근(杏樹根**-뿌리)은 타태(墮胎), 행인다식미란장사(杏仁多食迷亂將死)의 치료에 쓴다.
• **행수피(杏樹皮**-나무껍질)는 행인중독(杏仁中

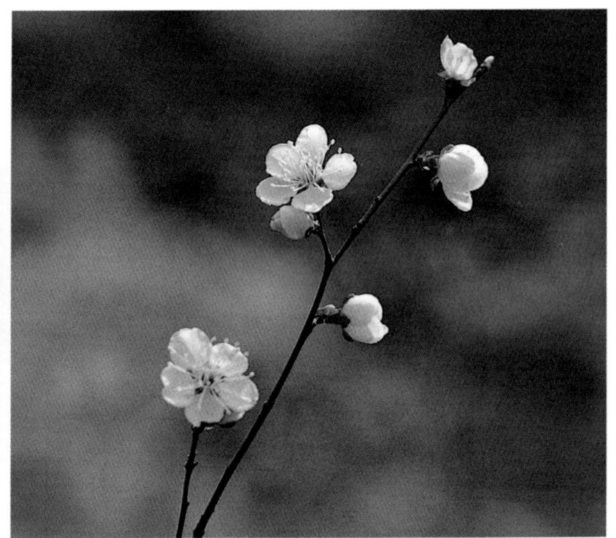

꽃

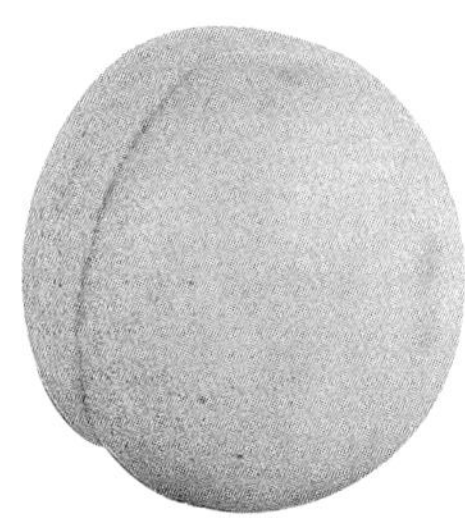

다 익은 열매

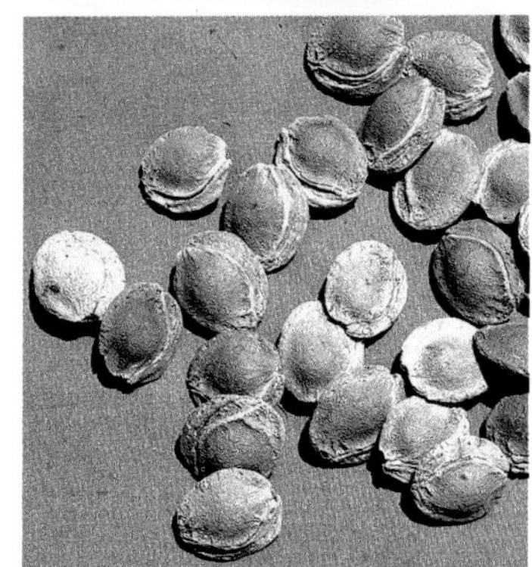

말린 씨(행인)

毒)의 치료에 쓴다.

• **행지(杏枝**-가지)는 낙마타박상(落馬打撲傷), 내출혈(內出血), 번민(煩悶), 타상(墮傷)의 치료에 쓴다.

• **행엽(杏葉**-잎)은 대악창(大惡瘡), 수종(水腫), 안질(眼疾), 종창(腫脹)의 치료에 쓴다.

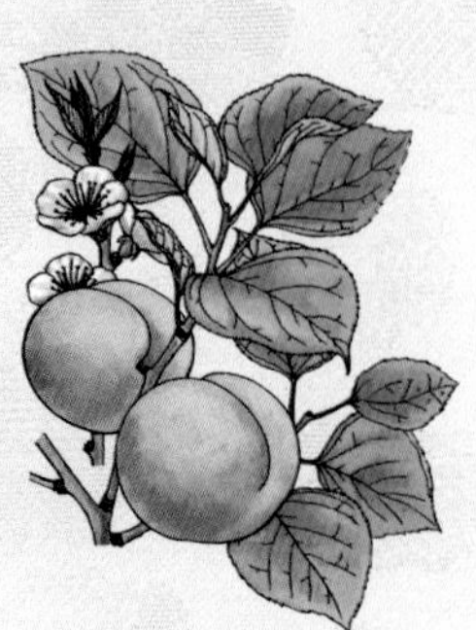

• **행화(杏花**-꽃)는 궐역(厥逆), 불임증(不姙症), 한열비(寒熱痺)의 치료에 쓴다.

설사를 멎게 하고 복통을 치료하는 나무

귀룽나무

Prunus padus L.

벚나무속. 갈잎큰키나무. 전국. 깊은 산의 골짜기나 물가에서 자라고, 꽃은 5월에 흰색 원통 모양 총상화서로 피며, 열매는 둥근 핵과로 6~7월에 검은색으로 익는다.

별　명 구름나무

한약명 **앵액(櫻額)**–열매

성　미 맛은 달고 떫으며 성질은 따뜻하다.

효　능 보비(補脾), 지사(止瀉)

용　도 복통(腹痛), 설사(泄瀉), 이질(痢疾)

• 잎은 관절통(關節痛), 설사(泄瀉), 요퇴통(腰腿痛), 척추질환(脊椎疾患), 풍습동통(風濕疼痛)의 치료에 쓴다.

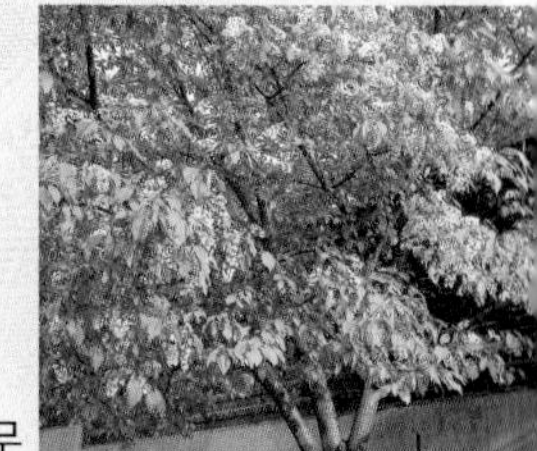

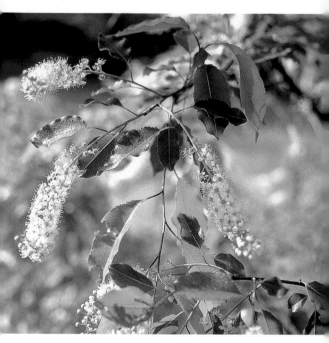

서울귀룽나무

간을 맑게 하고 오줌을 잘 나오게 하는 나무

자두나무

Prunus salicina Lindl.

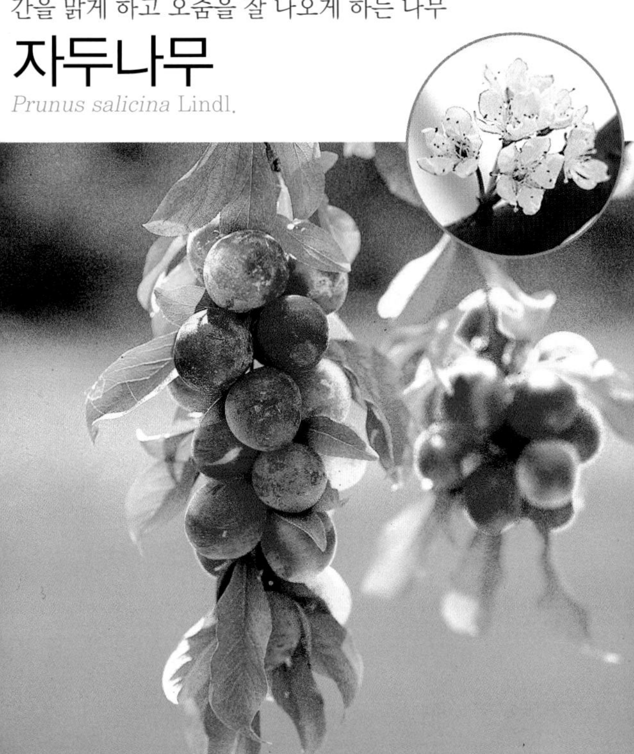

벚나무속. 갈잎중키나무. 전북 이북 지방. 과수로 재배하고, 꽃은 4월에 흰색으로 피며, 열매는 달걀 모양 핵과로 7~8월에 황적색으로 익는다.

별 명 깨나무, 오얏나무
한약명 이자(李子)-열매
성 미 맛은 쓰고 떫으며 성질은 따뜻하다.
효 능 생진(生津), 이수(利水), 조열(滌熱), 청간(淸肝)
용 도 복수(腹水), 소갈(消渴), 허로골증(虛勞骨蒸)
• 이근(李根-뿌리)은 단독(丹毒), 당뇨병, 소갈(消渴), 이질, 임병(淋病), 치통의 치료에 쓴다.
• 이근피(李根皮-뿌리껍질)는 대하, 소갈심번, 분돈기역, 치통의 치료에 쓴다.
• 이수엽(李樹葉-잎)은 경간(驚癇), 금창(金瘡), 소아장열(小兒壯熱), 수종(水腫)의 치료에 쓴다.
• 이핵인(李核仁-씨)은 담음해수, 대변비결, 수기종만, 충교상통, 타박울혈통의 치료에 쓴다.

피를 잘 돌아가게 하고 담을 없애주는 나무

복숭아나무

Prunus persica (L.) Batsch

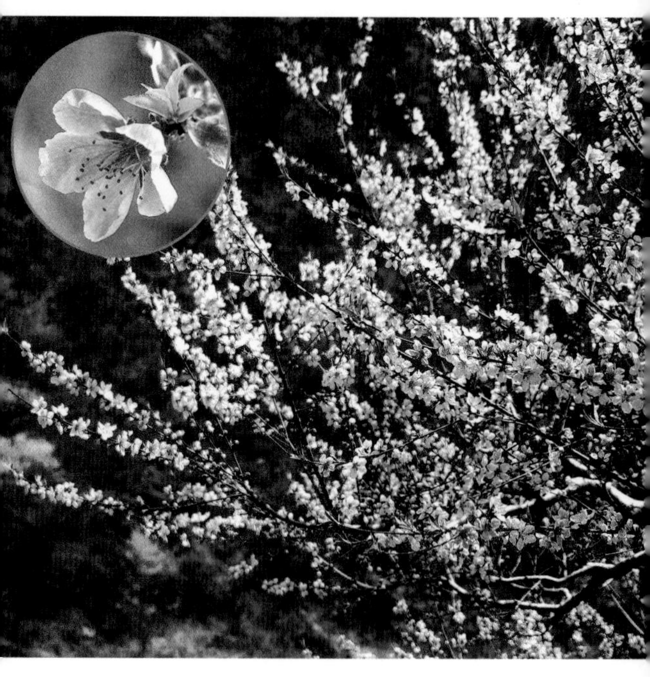

벚나무속. 갈잎중키나무. 전국. 과수로 재배하고, 꽃은 4~5월에 흰색 · 붉은색 등 여러 가지로 피며, 열매는 둥근 핵과로 8~9월에 붉은색으로 익는다.

별 명 복사나무
한약명 **도인(桃仁)**–씨
성 미 맛은 쓰고 성질은 평하다.
효 능 윤조(潤燥), 파혈(破血), 통경(通經), 행어(行瘀), 활장(滑腸)
용 도 각기(脚氣), 담음(痰飮), 류마티스성관절염(rheumatic性關節炎), 말라리아(malaria), 무월경(無月經), 변비(便秘), 부기, 부스럼, 어혈종통(瘀血腫痛), 열병축혈(熱病蓄血), 타박상(打撲傷), 혈조변비(血燥便秘)
• 뿌리는 월경폐지(月經閉止), 옹종(癰腫), 치창(痔瘡), 코피, 토혈(吐血), 황달(黃疸)의 치료에 쓴다.

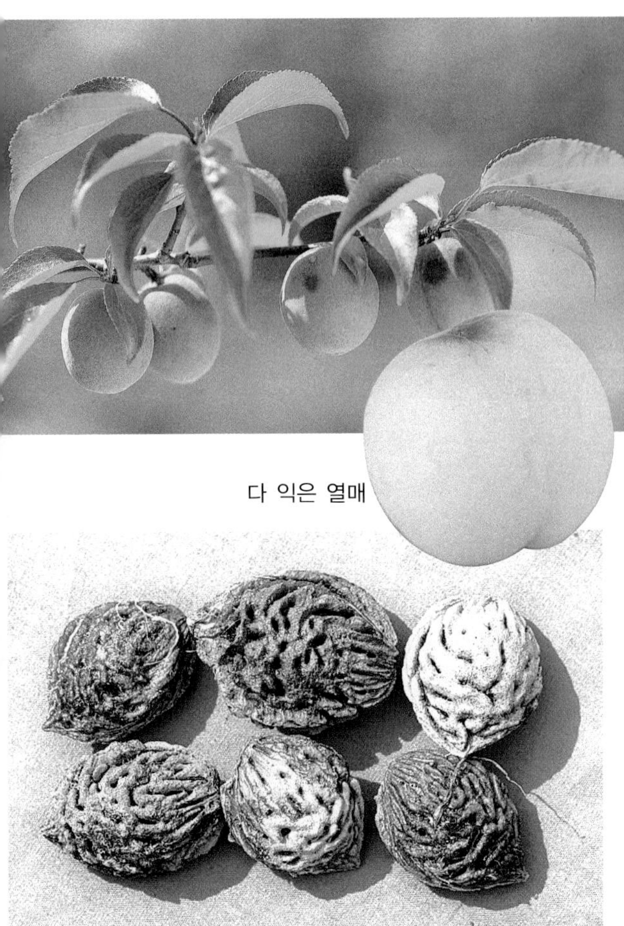

다 익은 열매

씨

• 나무껍질은 나력(瘰癧), 사기복통(邪氣腹痛), 수종(水腫), 습창(濕瘡), 옹저(癰疽), 폐열천민(肺熱喘悶)의 치료에 쓴다.

• 가지는 심복통, 충교상의 치료에 쓴다.

• 잎은 두통(頭痛), 말라리아(malaria), 선창(癬瘡), 습진(濕疹), 유주성관절류마티즘(遊走性關節rheumatism), 종창(腫脹)의 치료에 쓴다.

• 꽃은 각기(脚氣), 담음(痰飮), 대소변불리(大小便不利), 말라리아(malaria), 방광산기(膀胱疝氣), 석림(石淋), 수종(水腫), 월경폐지, 유정(遺精), 임신하혈, 적체(積滯), 침한(寢汗), 토혈, 혈림(血淋), 흉복통(胸腹痛)의 치료에 쓴다.

폐열을 시원하게 하고 발진을 촉진하는 나무

벚나무

Prunus serrulata var. *spontanea* (Maxim.) E. H. Wilson

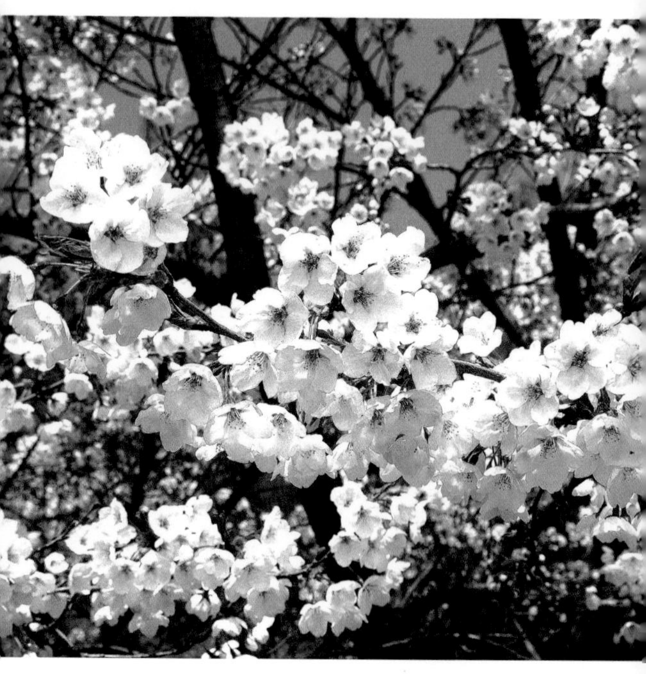

벚나무속. 갈잎큰키나무. 전국. 산과 마을 부근에서 자라고, 꽃은 3~5월에 분홍색 또는 흰색으로 피며, 열매는 둥근 핵과로 6~7월에 붉은색으로 익는다.

별 명 버찌나무, 뻔나무
한약명 야앵화(野櫻花)–씨
성 미 맛은 쓰고 성질은 차다.
효 능 청폐열(淸肺熱), 투진(透疹)
용 도 가래, 기침, 천식(喘息), 해수(咳嗽), 홍역(紅疫)
• 나무껍질은 가려움증, 기침, 담마진(蕁麻疹), 두드러기, 피부염(皮膚炎)의 치료에 쓴다.
※산벚나무를 대용으로 쓸 수 있다.

열매(버찌)

오줌을 잘 나오게 하고 변비를 치료하는 나무

앵두나무

Prunus tomentosa Thunberg

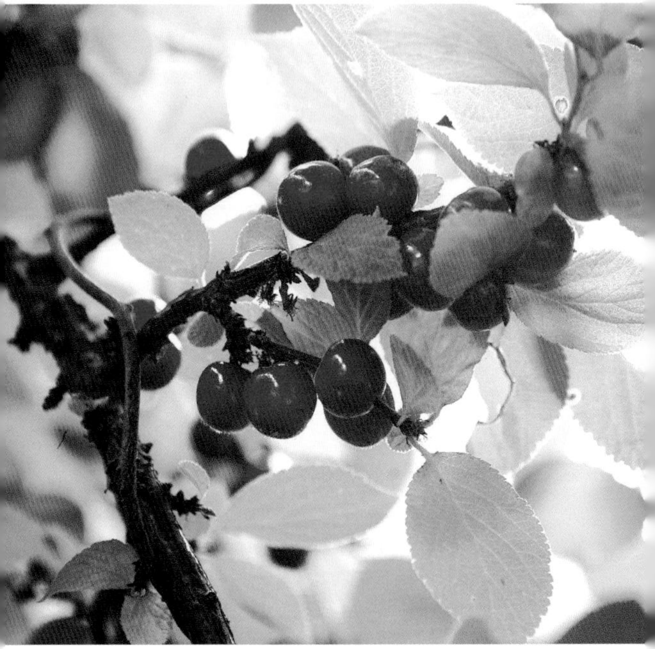

벚나무속. 갈잎떨기나무. 전국. 과수로 재배하고, 꽃은 4월에 연분홍색 또는 흰색으로 피며, 열매는 둥근 핵과로 6월에 붉은색으로 익는다.

별 명 욱리인

한약명 **앵도(櫻桃)**–씨

성 미 맛은 맵고 달며 성질은 평하다.

효 능 고정(固精), 완하(緩下), 이뇨(利尿), 이수(利水), 익기(益氣), 하기(下氣), 활장(滑腸)

용 도 각기(脚氣), 대복수종(大腹水腫), 대장기체(大腸氣滯), 사지부종(四肢浮腫), 설사(泄瀉), 소변불리(小便不利), 이질(痢疾), 조삽불통(燥澁不通), 촌충증(寸虫症), 회충증(蛔虫症)

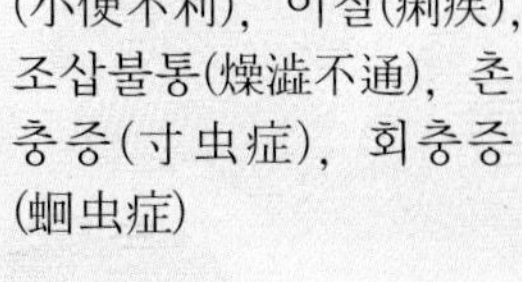

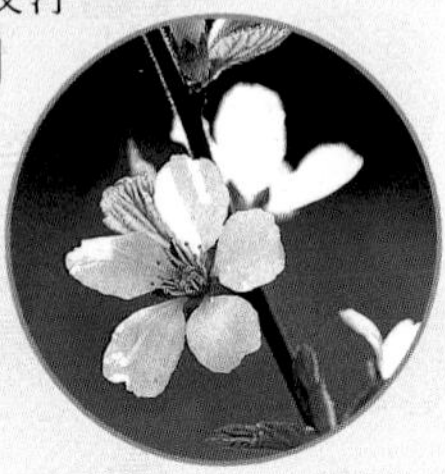

기혈을 잘 통하게 하고 위장을 튼튼하게 하는 나무

산사나무

Crataegus pinnatifida Bunge

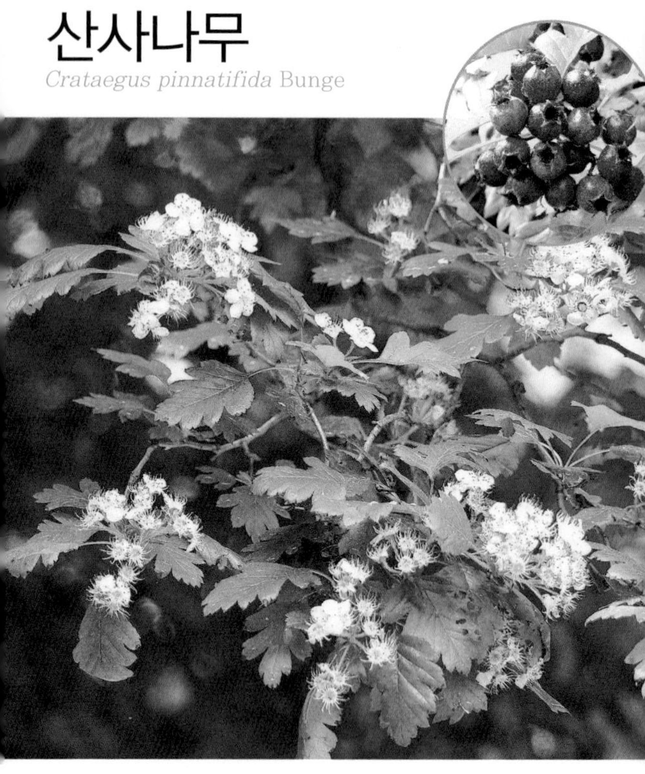

산사나무속. 갈잎큰키나무. 중부 이북 지방. 산과 들에서 자라고, 꽃은 4~5월에 흰색 또는 담홍색 산방화서로 피며, 열매는 둥근 이과로 9월에 붉은색으로 익는다.

별　명 동배나무, 산리홍, 아가위나무, 찔광나무
한약명 **산사(山楂)**–열매
성　미 맛은 달고 시며 성질은 따뜻하다.
효　능 산어(散瘀), 소식화적(消食化積), 조충구제(條虫驅除), 소화, 활혈산어(活血散瘀)
용　도 고혈압, 담음(痰飮), 산기(疝氣), 산후아침통, 소아유식정체(小兒乳食停滯), 오로부전, 요통, 육적, 장풍, 징하(癥瘕), 탄산(呑酸), 하리
• 뿌리는 객혈, 관절통, 식적, 이질의 치료에 쓴다.
• 줄기는 두풍, 소양증, 수양성하리의 치료에 쓴다.

말린 열매

오줌을 잘 나오게 하고 경련을 진정시키는 나무

풀명자나무

Chaenomeles japonica (Thunb.) Lindley

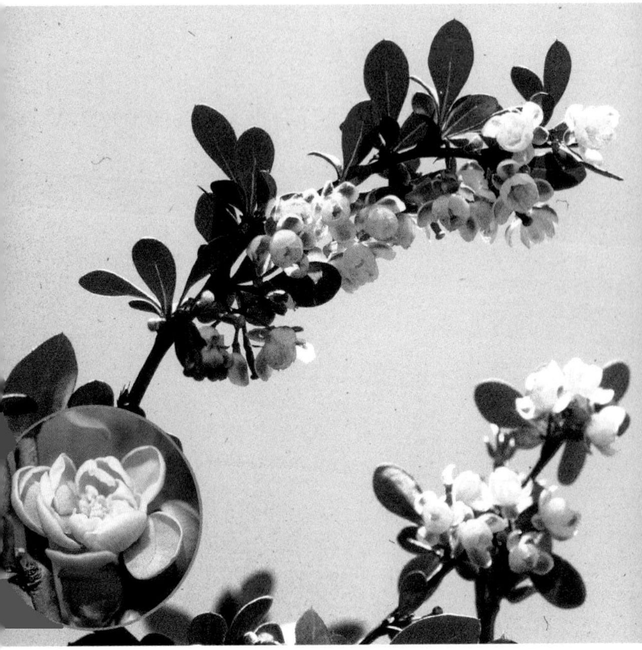

명자나무속. 갈잎떨기나무. 중부 이남 지방. 정원에서 식재하고, 꽃은 4~5월에 주홍색 또는 흰색으로 피며, 열매는 넓은 타원형 이과로 7~9월에 노란색으로 익는다.

별 명 가시덕이, 애기씨꽃나무, 청자
한약명 **일본모과(日本木瓜)**-열매
효 능 이뇨(利尿), 진경(鎭痙), 진해(鎭咳)
용 도 서병허탈(暑病虛脫), 식중독사지경련(食中毒四肢痙攣), 풍습성사지동통(風濕性四肢疼痛)

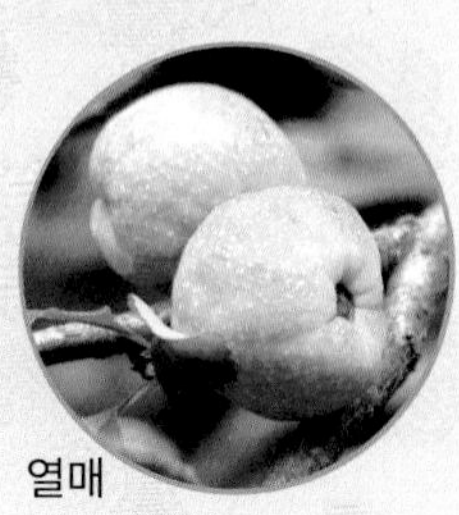
열매

기침을 멎게 하고 피로회복에 도움을 주는 나무

모과나무

Chaenomeles sinensis (Thouin) Koehne

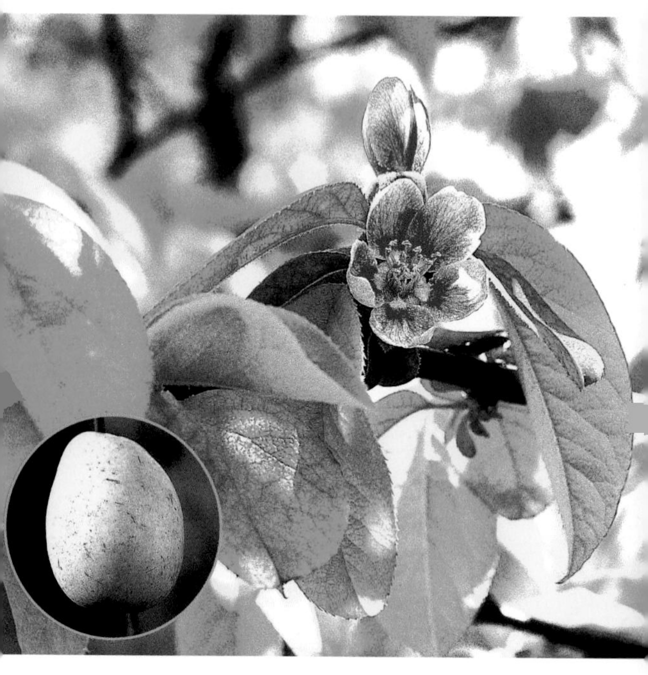

명자나무속. 갈잎큰키나무. 중부 이남 지방. 낮은 지대 민가 부근에서 식재하고, 꽃은 4~5월에 연홍색으로 피며, 열매는 타원형 이과로 9월에 노란색으로 익는다.

한약명 **모과(木瓜)**-열매

성 미 맛은 시고 성질은 따뜻하다.

효 능 거담(祛痰), 거풍습(祛風濕), 자양강장, 지사(止瀉), 진통(鎭痛), 진해(鎭咳), 피로회복

용 도 각기(脚氣), 각기습비(脚氣濕痺), 구토, 근육통, 기관지염, 늑막염, 백일해, 범산(泛酸), 복통(腹痛), 빈혈, 설사, 신경통, 오심(惡心), 요퇴침통(腰腿沈痛), 이질(痢疾), 천식, 토사전근(吐瀉轉筋), 폐렴, 풍습근골산통(風濕筋骨酸痛), 풍습마비

열매를 말린 약재

근육을 부드럽게 하고 간과 위를 따뜻하게 하는 나무

명자나무

Chaenomeles japonica (Thunb.) Lindl. ex Spach

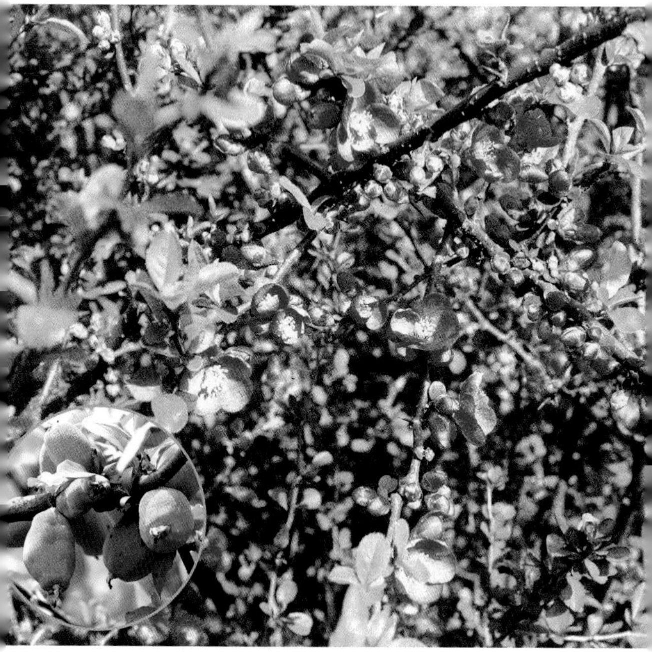

명자나무속. 갈잎떨기나무. 황해도 이남 지방. 인가 부근에서 관상용으로 식재하고, 꽃은 4월에 적색으로 피며, 열매는 타원형 이과로 7~9월에 노란색으로 익는다.

별　명 **산당화**

한약명 **모과(木瓜)**–열매

성　미 맛은 시고 성질은 따뜻하다.

효　능 거습, 서근(舒筋), 평간, 화위(和胃), 활락(活絡)

용　도 각기(脚氣), 구토, 근육경련(筋肉痙攣), 류마티스성마비, 수종(水腫), 이질(痢疾), 하리(下痢)

- 뿌리는 각기의 치료에 쓴다.
- 가지는 곽란(癨亂), 대토하(大吐下), 습비사기(濕痺邪氣), 전근(轉筋), 하리(下痢)의 치료에 쓴다.
- 씨는 곽란(癨亂), 번조기급(煩燥氣急)의 치료에 쓴다.

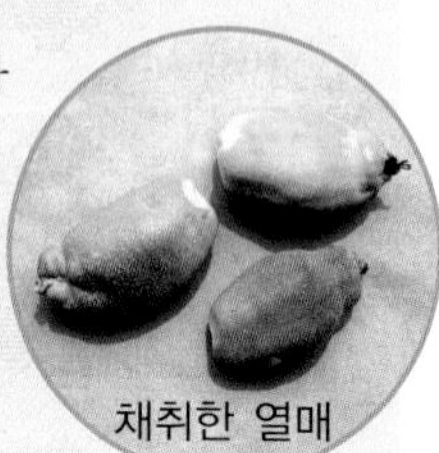
채취한 열매

비장을 튼튼하게 하고 출혈을 멎게 하는 나무

피라칸다

Pyracantha angustifolia Schneider

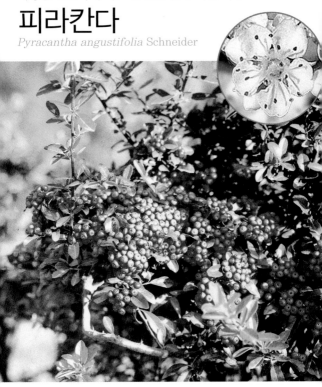

피라칸다속. 늘푸른떨기나무. 충청 이남 지방. 관상용으로 식재하고, 꽃은 5~6월에 흰색 또는 연한 황백색으로 피며, 열매는 9~10월에 주황색 또는 붉은색으로 익는다.

별 명 피라칸사스
한약명 **적양자(赤陽子)**-열매
성 미 맛은 달고 시며 성질은 평하다.
효 능 건비(健脾), 소적(消積), 지혈(止血), 활혈(活血)
용 도 산후어혈동통(産後瘀血疼痛), 설사(泄瀉), 위염(胃炎), 이질(痢疾), 자궁출혈(子宮出血)

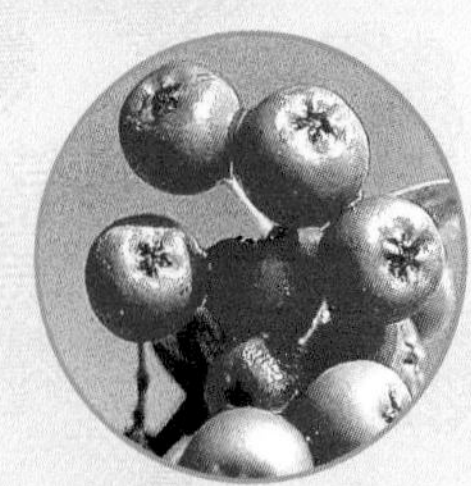

몸속에 쌓인 것을 풀어주고 어혈을 없어지게 하는 나무

야광나무

Malus baccata Borkh.

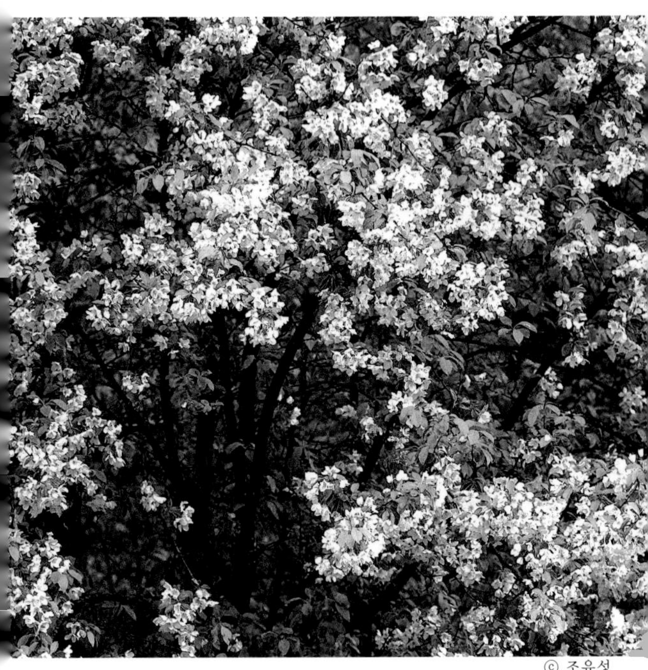

ⓒ 조유성

능금속. 갈잎중키나무. 중부 이북 지방. 산지에서 자라고, 꽃은 5~6월에 흰색 또는 연한 홍색으로 피며, 열매는 이과로 9~10월에 적황색으로 익는다.

별 명 동배나무, 산형자, 아가위나무

한약명 **임금(林檎)**-열매

성 미 맛은 달고 시며 성질은 평하다.

효 능 산어, 삽정(澁精), 소적, 제충, 지갈, 화체(化滯)

용 도 담음, 산기(疝氣), 산후아침통, 소갈, 소아유식정체, 소아이질, 오로부전, 요통, 유정, 육적, 장풍, 징하(癥瘕), 탄산(呑酸), 토사곽란, 하리
- 뿌리는 객혈, 관절통, 식적(食積), 이질의 치료에 쓴다.
- 가지는 두풍, 소양증, 수양성하리의 치료에 쓴다.
- 잎과 꽃은 고혈압, 칠창(漆瘡)의 치료에 쓴다.
- 씨는 산기, 식적, 퇴산(㿉疝)의 치료에 쓴다.

폐를 편안하게 하고 위장을 깨끗하게 하는 나무

사과나무

Malus pumila Miller

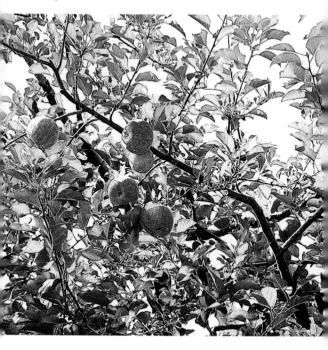

능금속. 갈잎중키나무. 전국. 과수로 재배하고, 꽃은 4~5월에 흰색 또는 분홍색으로 피며, 열매는 둥근 이과로 9~10월에 붉은색으로 익는다.

별 명 **평과(苹果)**－열매
한약명 맛은 달고 시며 성질은 따뜻하다.
성 미 개위(開胃), 번조제거(煩燥除去), 생진액(生津液), 성주(醒酒), 윤폐(潤肺), 정장, 해서(解暑)
효 능 구토, 두통, 반위토담(反胃吐痰), 변비(便秘), 설
용 도 사, 식체(食滯), 실면(失眠), 십이지장충증, 요충증(嶢虫症), 위장허약(胃臟虛弱), 이질(痢疾), 임파선부종(淋巴腺浮腫), 회충증(蛔虫症)
• 잎은 경수부조(經水不調), 산후실기(產後失氣), 증열발소(蒸熱發燒), 화독창(火毒瘡)의 치료에 쓴다.

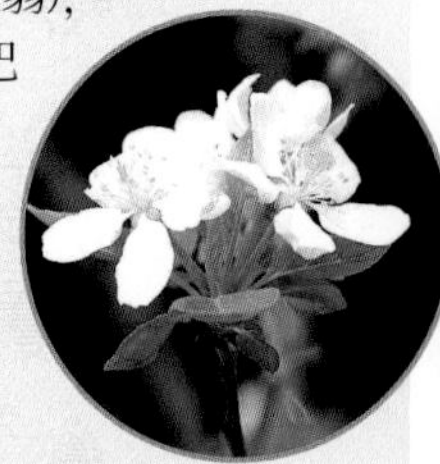

열기를 식히고 가래를 삭이게 하는 나무

아그배나무

Malus sieboldii (Regel) Rehder

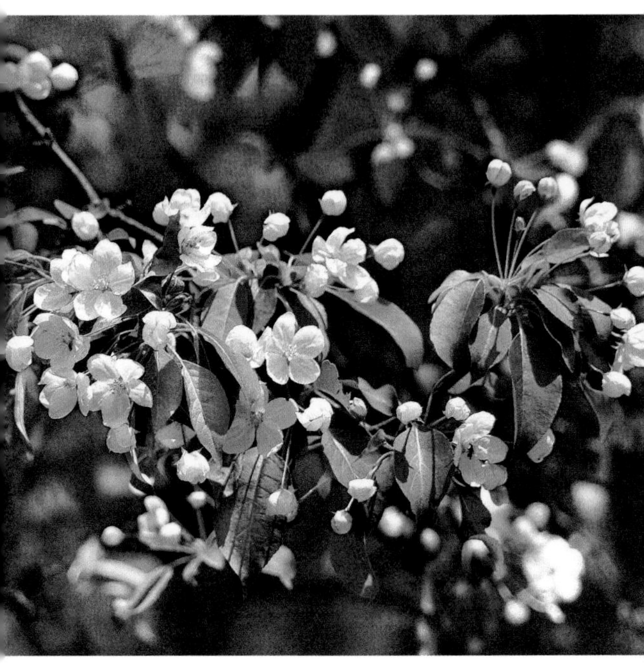

능금속. 갈잎중키나무. 전국. 산기슭에서 자라고, 꽃은 5월에 연분홍색 또는 흰색 산형화서로 피며, 열매는 둥근 이과로 9~10월에 붉은색으로 익는다.

별 명 삼엽해당, 아가배
한약명 **해홍(海紅)**-열매
성 미 맛은 달고 조금 시며 성질은 서늘하다.
효 능 생진윤조(生津潤燥), 청열(淸熱), 화담(化痰)
용 도 갈증(渴症), 담열경련발작(痰熱痙攣發作), 당뇨병갈증(糖尿病渴症), 열성번조(熱盛煩躁), 열해(熱咳)

몸을 튼튼하게 하고 열을 내리게 하는 나무

배나무

Pyrus pyrifolia var. *culta* (Makino) Nakai

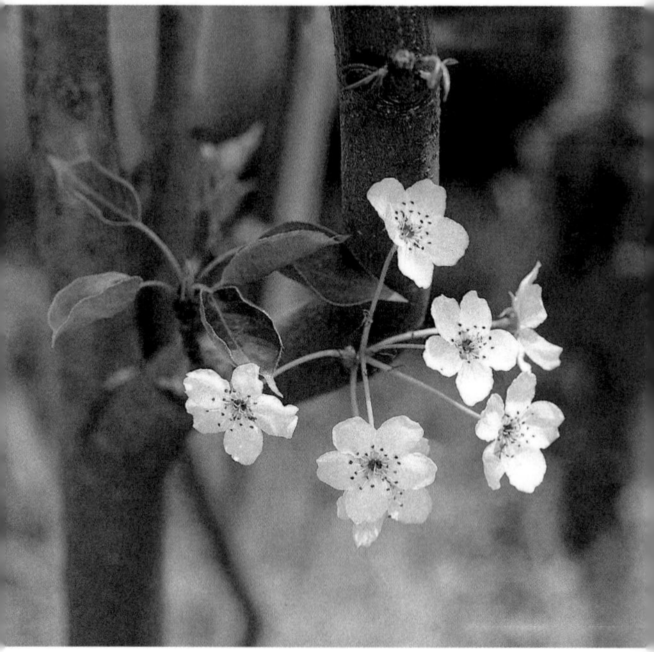

배나무속. 갈잎큰키나무. 전국. 과수로 재배하고, 꽃은 4~5월에 흰색 산방화서로 피며, 열매는 둥근 이과로 9~10월에 다갈색으로 익는다.

한약명 **이(梨)**–열매

성 미 맛은 달고 성질은 평하다.

효 능 강장(强壯), 생진윤조(生津潤燥), 이뇨(利尿), 청열(淸熱), 통변(通便), 해열(解熱), 화담(化痰)

용 도 금창(金瘡), 대소변불행(大小便不行), 발열(發熱), 소갈(消渴), 열병진상(熱病津傷), 풍열(風熱), 해수(咳嗽)

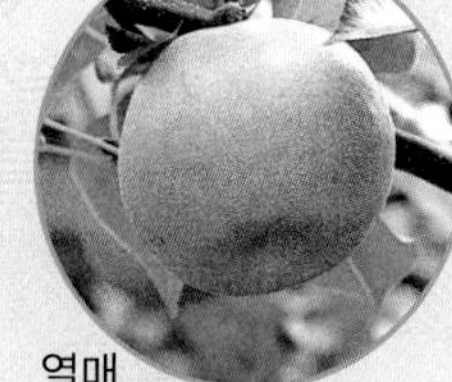
열매

혈액순환을 돕고 빈혈을 치료하는 나무

팥배나무

Sorbus alnifolia (S. et Z.) K. Koch

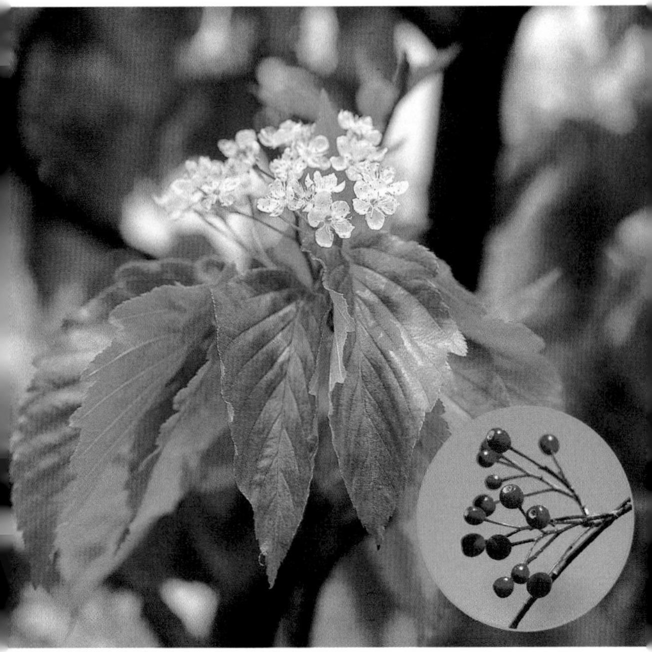

마가목속. 갈잎중키나무. 전국. 산지에서 자라고, 꽃은 5~6월에 흰색 산방화서로 피며, 열매는 타원형 이과로 9~10월에 황홍색으로 익는다.

별 명 물방치나무, 물앵도나무, 벌배나무, 왕팥배나무, 운향나무
한약명 **수유과(水榆果)**-열매
효 능 행혈(行血)
용 도 빈혈(貧血), 허약체질(虛弱體質), 혈허로권(血虛勞倦)

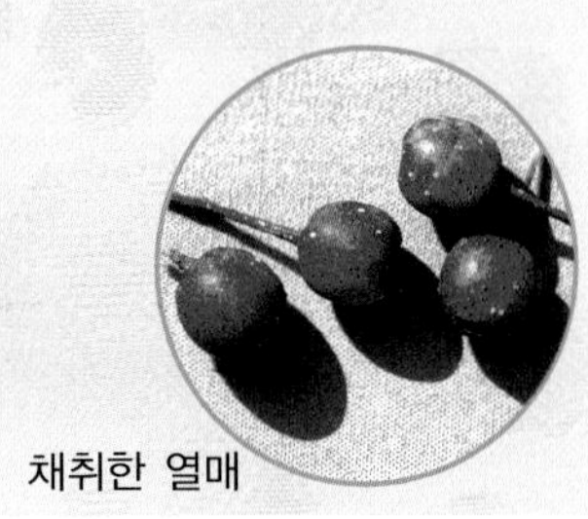

채취한 열매

몸을 튼튼하게 하고 폐를 맑게 해주는 나무

마가목

Sorbus commixta Hedlund

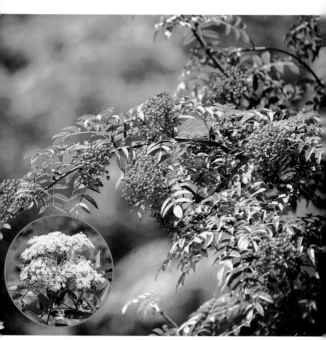

마가목속. 갈잎중키나무. 중부 이남 지방. 깊은 산 중턱 이상 숲 속에서 자라고, 꽃은 5~6월에 흰색 산방화서로 피며, 열매는 둥근 이과로 9~10월에 붉은색으로 익는다.

별　명 마구마, 잡화추
한약명 **천산화추(天山花楸)**-나무껍질
성　미 맛은 달고 쓰며 성질은 평하다.
효　능 강장(强壯), 거풍(祛風), 보비생진(補脾生津), 진해(鎭咳), 청폐지해(淸肺止咳)
용　도 백발증(白髮症), 신체허약, 요슬산통(腰膝酸痛), 풍습비통(風濕痺痛), 해수
• 열매는 갈증, 괴혈병(壞血病), 기관지염, 기침, 백발증, 수종, 신체허약, 요슬산통, 위염, 천식, 폐결핵, 풍습비통, 해수의 치료에 쓴다.

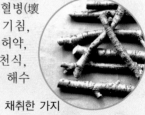

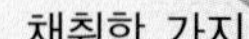
채취한 가지

정신을 진정시키고 피를 잘 통하게 하는 나무

자귀나무

Albizia julibrissin Durazz.

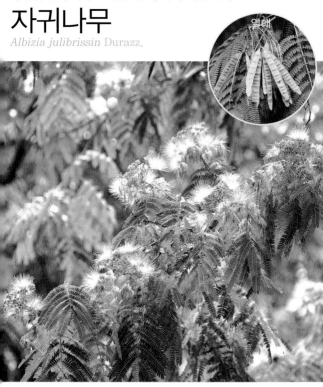

자귀나무속. 갈잎큰키나무. 황해도 이남 지방. 산기슭 양지에서 자라고, 꽃은 6~7월에 연분홍색 산형화서로 피며, 열매는 편평한 꼬투리인 협과로 9~10월에 익는다.

별 명 소쌀나무, 야합수, 합환수

한약명 **합환피(合歡皮)**-나무껍질

성 미 맛은 달고 성질은 평하다.

효 능 구충, 소종, 영심(寧心), 진정, 해울(解鬱), 화혈(和血)

용 도 골절(骨折), 나력(瘰癧), 류마티스, 습진(濕疹), 옹종(癰腫), 우울불면(憂鬱不眠), 정신불안, 종기(腫氣), 타박상(打撲傷), 폐옹(肺癰)

• **합환화(合歡花**-꽃)는 각기, 건망증, 불면증, 시물불청(視物不淸), 옹종(癰腫), 요슬산통(腰膝酸痛), 울결흉민(鬱結胸悶), 인통(咽痛), 타박동통, 풍화안질(風火眼疾)의 치료에 쓴다.

혈액순환을 돕고 해독 작용을 하는 나무

박태기나무

Cercis chinensis Bunge

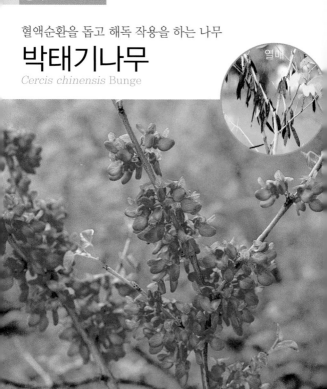

박태기나무속. 갈잎떨기나무. 전국. 관상용으로 재배하고, 꽃은 4~5월에 홍자색 나비 모양으로 피며, 열매는 장타원형 협과로 10월에 익는다.

별 명 구슬꽃나무, 만조홍, 밥풀대기나무, 자형목

한약명 자형피(刺荊皮)-나무껍질

성 미 맛은 쓰고 성질은 평하다.

효 능 살충, 소종, 통경(通經), 항균, 해독, 활혈(活血)

용 도 독충교상(毒虫咬傷), 생리통, 옹종(癰腫), 월경폐지, 임질(淋疾), 풍한습비(風寒濕痺), 후비(喉痺), 선개(癬疥), 타박상(打撲傷)

• 뿌리껍질은 광견교상(狂犬咬傷), 유뇨(遺尿)의 치료에 쓴다.

• 꽃은 류마티스성근골통(rheumatic性筋骨痛), 비중감창(鼻中疳瘡)의 치료에 쓴다.

• 열매는 임부심통(姙婦心痛), 해수(咳嗽)의 치료에 쓴다.

풍을 없애주고 종기를 가라앉게 하는 나무

주엽나무

Gleditsia japonica Miq.

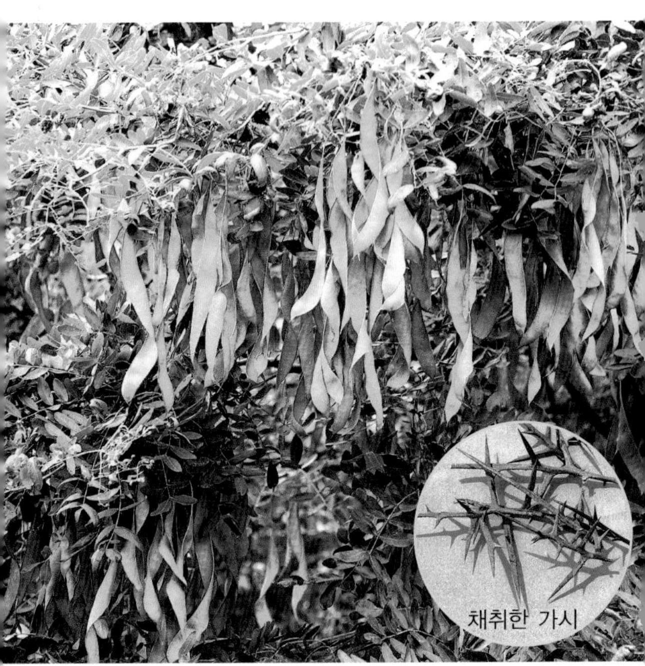
채취한 가시

주엽나무속. 갈잎큰키나무. 전국. 산기슭 습지에서 자라고, 꽃은 5~6월에 황록색 총상화서로 피며, 열매는 협과로 꼬투리가 비틀리고 10월에 익는다.

별 명 가막과즐나무, 조각수, 주염나무, 쥐엄나무

한약명 **조협(早莢)**-열매

성 미 맛은 맵고 성질은 따뜻하며 독성이 조금 있다.

효 능 개규(開竅), 거담(祛痰), 거풍(祛風), 산결(散結), 소종(消腫)

용 도 객담(喀痰), 기관지염, 기침, 두통, 변비, 종기, 중풍, 천식, 치질, 편도선염, 피부궤양, 해수

• 가시는 급성편도선염, 종기(腫氣), 피부종독(皮膚腫毒)의 치료에 쓴다.

• 씨는 대변부실, 혈변(血便)의 치료에 쓴다.

※조각자나무를 대용으로 쓸 수 있다.

풍담을 없애주고 종기를 가라앉게 하는 나무

조각자나무

Gleditsia sinensis Lam

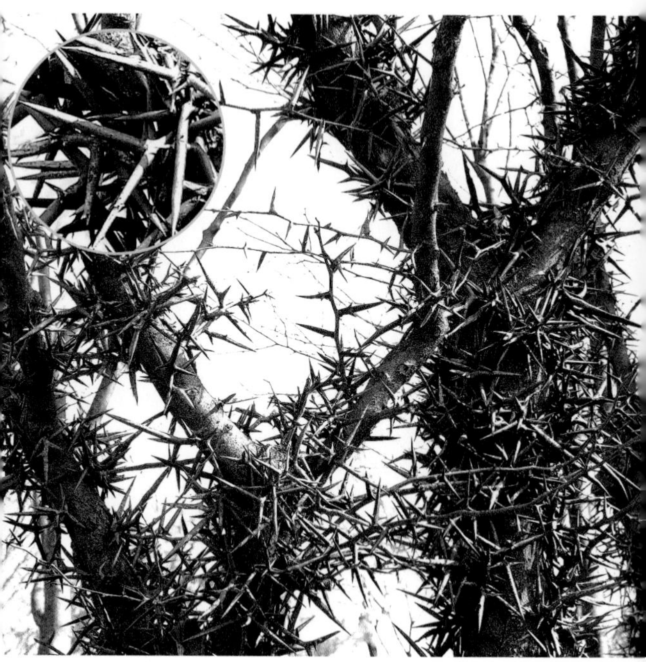

주엽나무속. 갈잎큰키나무. 전국. 관상용으로 식재하고, 꽃은 6월에 흰색으로 피며, 주엽나무에 비해 가시가 훨씬 크고 단면이 둥글며 꼬투리가 비틀리거나 꼬이지 않는다.

별 명 조각나무
한약명 조협(皁莢)-열매
성 미 맛은 맵고 성질은 따뜻하며 독성이 조금 있다.
효 능 개규(開竅), 거습독, 거풍담, 산결, 살충, 소종
용 도 구안와사(口眼喎斜), 옹종(癰腫), 장풍혈변(腸風血便), 중풍(中風), 창선개라(瘡癬疥癩)

• 조협근피(皁莢根皮-뿌리껍질)는 류마티즘골통, 무명종독의 치료에 쓴다.

• 조협자(皁莢子-씨)는 나력, 변비, 산기, 장풍하혈, 종독, 창선, 하리복통의 치료에 쓴다.

• 조협엽(皁莢葉-잎)은 풍진의 치료에 쓴다.

• 조각자(皁角刺-가시)는 선창(癬瘡), 여풍(癘風), 옹종(癰腫), 태의불하의 치료에 쓴다.

열기를 내리고 마음을 안정시키는 풀

미모사

Mimosa pudica Linné

미모사속. 한해살이풀. 중부 이남 지방. 원예화초로 재배하고, 꽃은 7~8월에 연한 붉은색 두상화서로 피며, 열매는 마디가 있는 협과로 9~10월에 익는다.

별　명 민감풀, 신경초, 잠풀

한약명 **함수초(含羞草)**-지상부

성　미 맛은 달고 성질은 차다.

효　능 소염(消炎), 소적(消積), 안신(安神), 청열, 해독

용　도 눈의 열종동통(熱腫疼痛), 대상포진, 불면증(不眠症), 소아감적(小兒疳積), 심부농종(深部膿腫), 위염(胃炎), 장염(腸炎)

• 뿌리는 류마티스성동통(rheumatic性疼痛), 만성 기관지염, 만성위염(慢性胃炎), 소아의 소화불량 치료에 쓴다.

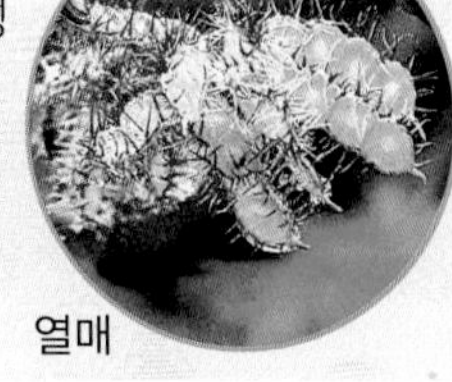

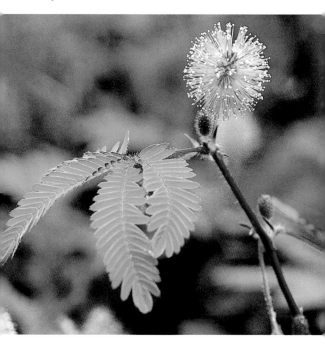

열매

간을 깨끗하게 하고 오줌을 잘 나가게 하는 풀

차풀

Chamaecrista nomame (Siebold) H. Ohashi

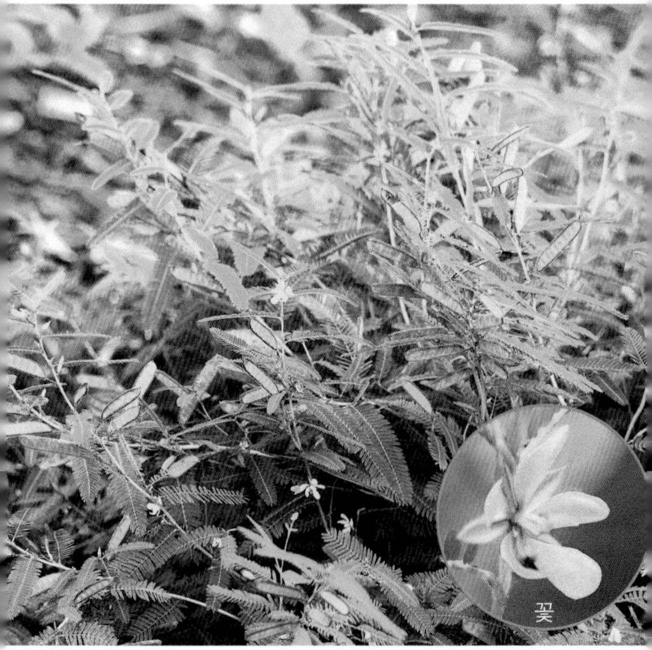

꽃

차풀속. 한해살이풀. 전국. 강가나 산지에서 자라고, 꽃은 7~8월에 노란색으로 피며, 열매는 납작하고 긴 타원형 협과로 10월에 익는다.

별 명 며느리감나물
한약명 **산편두(山扁豆)**-지상부
성 미 맛은 달고 성질은 평하다.
효 능 산어(散瘀), 이습(利濕), 청간(淸肝), 화적(化積)
용 도 노상적어(勞傷積瘀), 만성변비(慢性便秘), 서열토사(暑熱吐瀉), 소아감적(小兒疳積), 수종(水腫), 습열황달(濕熱黃疸), 옹종(癰腫), 정창(疔瘡)

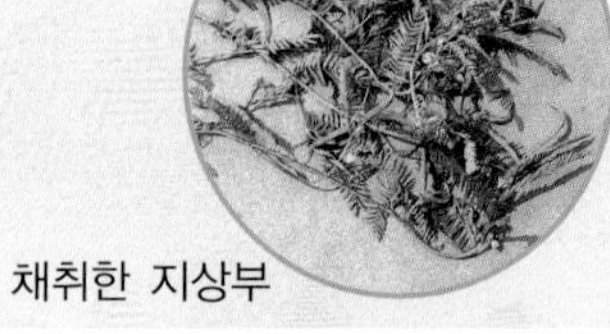
채취한 지상부

간의 열기를 내리게 하고 눈을 밝게 하는 풀

결명자

Senna tora (L.) Roxb.

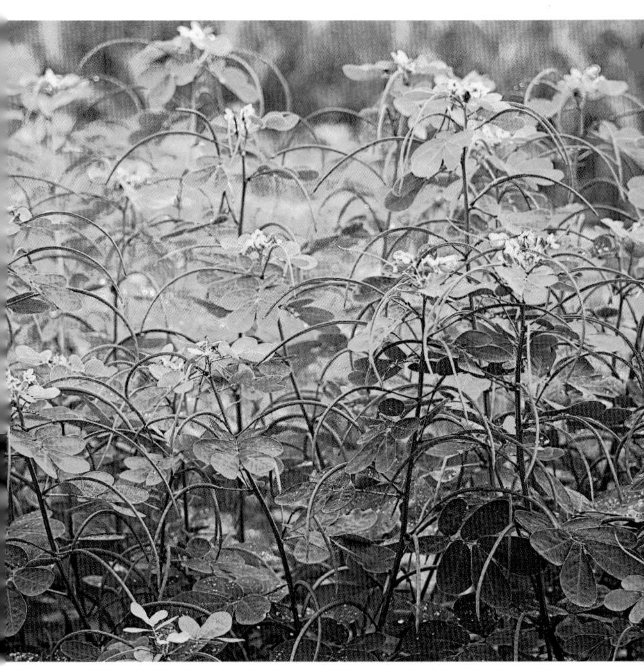

차풀속. 한해살이풀. 중부 지방. 밭에서 약초로 재배하고, 꽃은 6~8월에 노란색으로 피며, 열매는 긴 꼬투리가 있는 협과로 9~10월에 여문다.

별 명 강남두, 되팥, 마제초, 망강남, 양각, 초결명

한약명 결명자(決明子)–씨

성 미 맛은 달고 쓰며 성질은 조금 차다.

효 능 건위(健胃), 명목, 변통(便通), 청간(淸肝), 해독

용 도 두훈두창(頭暈頭脹), 목적종통(目赤腫痛), 변비(便秘), 복통, 소화불량, 시신경위축(視神經萎縮), 야맹증, 위통, 이질(痢疾)

• 줄기와 잎은 두통, 야맹증, 변비, 복부비만통, 사교상(蛇咬傷), 위비만통, 정창(疔瘡), 종독(腫毒), 천식, 충교상, 해수, 혈뇨의 치료에 쓴다.

채취한 씨

위를 튼튼하게 하고 염증을 가라앉게 하는 풀

고삼

Sophora flavescens Solander ex Aiton

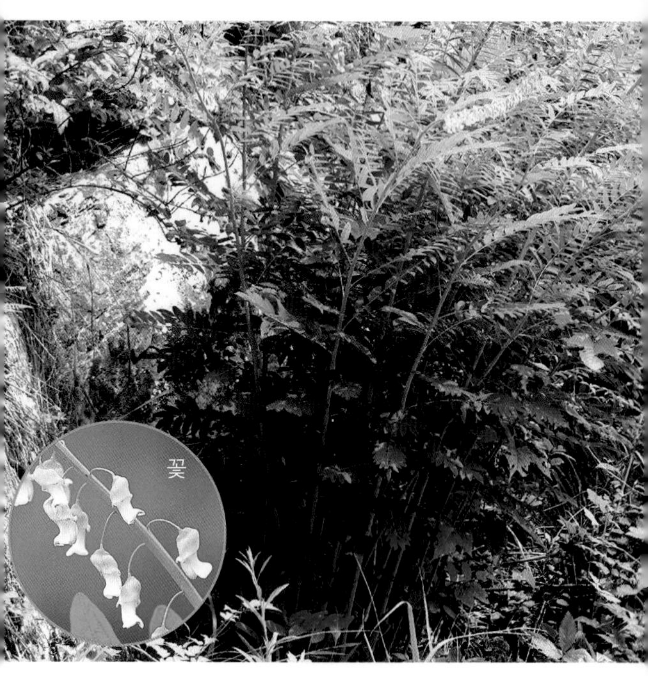

도둑놈의지팡이속. 여러해살이풀. 전국. 들과 산림의 낮은 지대에서 자라고, 꽃은 6~8월에 연황색 총상화서로 피며, 열매는 원기둥 모양 협과로 9~10월에 여문다.

별 명 고골, 너삼, 도둑놈의지팡이, 야괴, 여삼
한약명 고삼(苦蔘)-뿌리
성 미 맛은 쓰고 성질은 차다.
효 능 거풍(祛風), 건위(健胃), 살충, 이뇨, 진통(鎭痛), 청열조습(淸熱燥濕), 항염, 항종양, 해열
용 도 관절염, 불면증, 소변불통, 숙취(宿醉), 설사(泄瀉), 옴, 음부소양(陰部瘙痒), 이질, 장출혈, 치질, 트리코모나스성질염(Trichomonas性膣炎), 폐결핵, 피부화농성 질병, 한센병(Hansen病), 황달(黃疸)

채취한 뿌리

출혈을 멎게 하고 종기를 가라앉게 하는 나무

회화나무

Sophora japonica L.

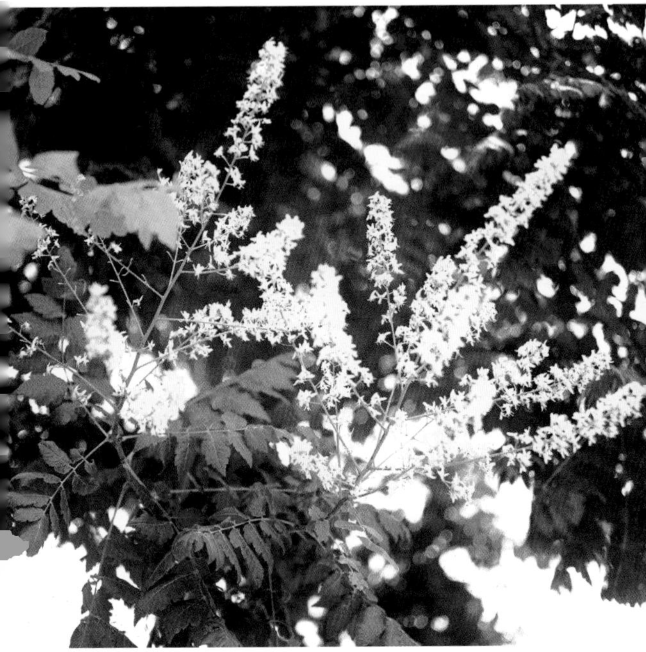

도둑놈의지팡이속. 갈잎큰키나무. 전국. 관상수로 식재하고, 꽃은 8월에 황백색 겹총상화서로 피며, 열매는 염주모양 협과로 10월에 익는다.

별 명 괴수, 출세수, 학자수, 행복수, 회나무
한약명 **괴화(槐花)**–꽃
성 미 맛은 쓰고 성질은 조금 차다.
효 능 소종(消腫), 양혈(凉血), 지혈(止血), 진경(鎮痙)
용 도 고혈압, 뇌일혈, 대하, 월경이 멈추지 않은 증세, 음부습창(陰部濕瘡), 임파선염, 자궁출혈, 장출혈동통, 치루, 토혈, 혈변
• 열매는 가슴이 답답한 증세, 월경이 멈추지 않은 증세, 장염, 토혈, 혈뇨, 혈변의 치료에 쓴다.

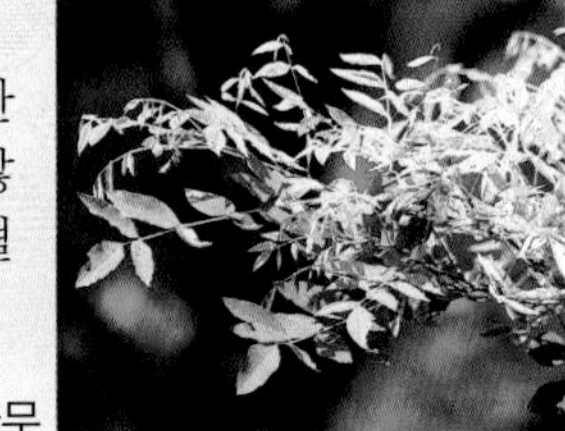

황금회화나무

열을 내리게 하고 오줌을 잘 나오게 하는 나무

싸리나무

Lespedeza bicolor Turcz.

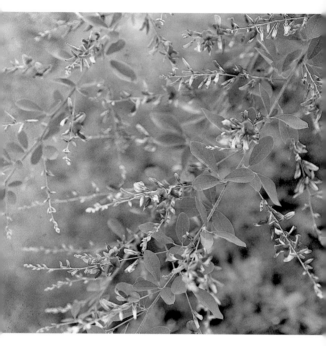

싸리속. 갈잎떨기나무. 전국. 산과 들의 양지에서 자라고, 꽃은 7~8월에 짙은 자색 또는 홍자색으로 피며, 열매는 넓은 타원형 협과로 9~10월에 익는다.

별 명 과산룡, 녹명화, 목형, 쌀개나무, 참싸리, 형조
한약명 **호지자(胡枝子)**–줄기와 잎
효 능 윤폐(潤肺), 이뇨(利尿), 이수(利水), 청열(淸熱)
용 도 기침, 무좀, 백일해(百日咳), 오줌소태, 임병(淋病), 코피, 폐열해수(肺熱咳嗽)
• 뿌리는 류마티스성비통((rheumatic性痺痛), 유주(流注), 적백대하(赤白帶下), 종독(腫毒), 타박상(打撲傷)의 치료에 쓴다.

정력제. 콩팥을 보하고 기침을 가라앉게 하는 풀

비수리

Lespedeza cuneata G. Don

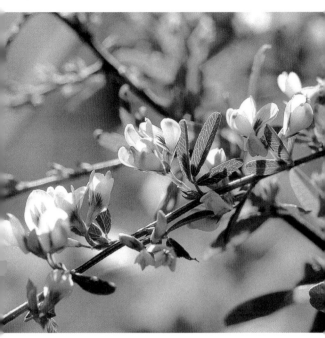

싸리속. 여러해살이풀. 전국. 들의 풀밭에서 자라고, 꽃은 8~9월에 흰색으로 피며, 열매는 넓은 달걀 모양 협과로 10월에 암갈색으로 익는다.

한약명 **야관문(夜關門)**-지상부

성 미 맛은 맵고 쓰며 성질은 서늘하다.

효 능 거담(祛痰), 보익간신(保益肝腎), 산어(散瘀), 소염, 소종, 진해, 폐음보익(肺陰補益), 항균

용 도 결막염(結膜炎), 급성유선염, 노상(勞傷), 백대(白帶), 백탁(白濁), 소아감적(小兒疳積), 소아빈혈(少兒貧血), 시력감퇴, 안질(眼疾), 야뇨증, 어혈(瘀血), 위통(胃痛), 유뇨(遺尿), 유정(遺精), 종기(腫氣), 천식(喘息), 천효(喘哮), 타박상(打撲傷), 하리(下痢)

채취한 지상부

비장을 튼튼하게 하고 피부를 되살리는 풀

매듭풀

Kummerowia striata (Thunb.) Schindl.

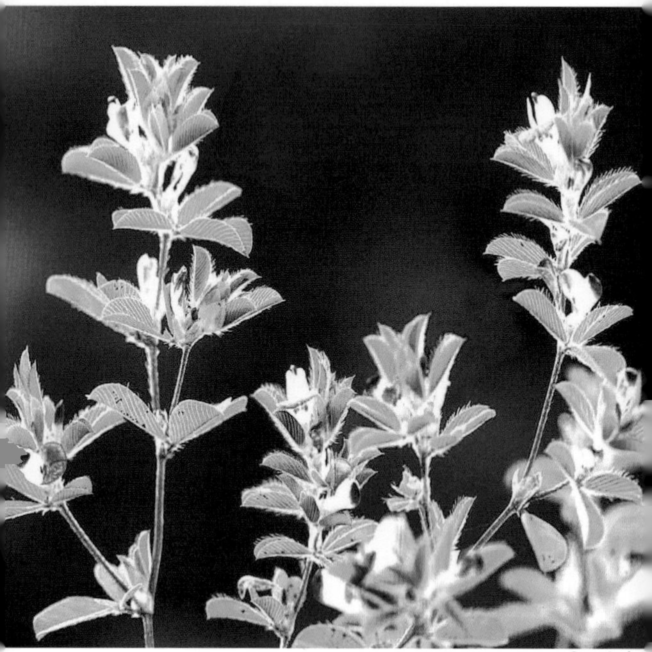

ⓒ 조유성

매듭풀속. 한해살이풀. 전국. 산과 들에서 자라고, 꽃은 8~9월에 연한 홍색으로 피며, 열매는 둥글고 납작한 협과로 씨는 1개이다.

한약명 **계안초(鷄眼草)**–전초
성 미 맛은 달고 담백하며 성질은 조금 차다.
효 능 건비(健脾), 배농(排膿), 생기(生肌), 이습(利濕), 청열(淸熱), 해독(解毒)
용 도 감모발열(感冒發熱), 만성간염(慢性肝炎), 말라리아(malaria), 백탁(白濁), 서습토사(暑濕吐瀉), 열림(熱淋), 위장염(胃腸炎), 이질(痢疾), 전염성간염(傳染性肝炎)

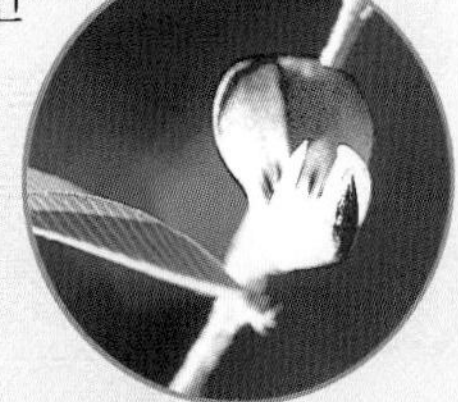

폐를 부드럽게 하고 위를 따뜻하게 하는 풀

땅콩

Arachis hypogaea Linné

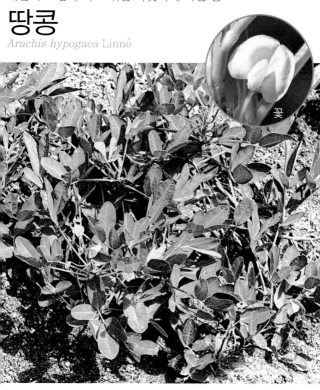

땅콩속. 한해살이풀. 전국. 모래땅에서 재배하고, 꽃은 7~9월에 노란색 나비 모양으로 피며, 열매는 긴 타원형 협과로 10월에 땅속에서 적갈색으로 여문다.

별 명 호콩
한약명 **낙화생(落花生)**–씨
성 미 맛은 달고 성질은 평하다.
효 능 윤폐(潤肺), 지혈(止血), 항암(抗癌), 화위(和胃)
용 도 마른기침, 변비(便秘), 복부냉증(腹部冷症), 소아백일해(小兒百日咳), 위암(胃癌), 폐결핵(肺結核)

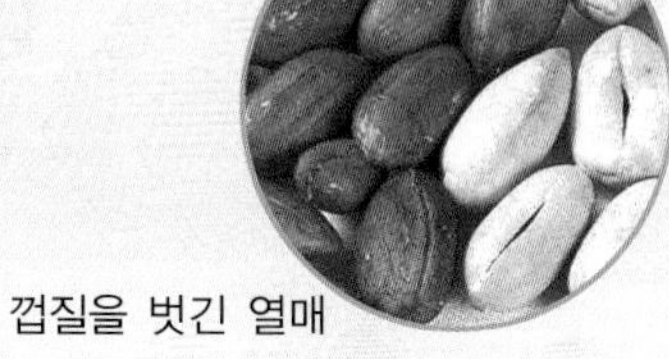

껍질을 벗긴 열매

풍을 없애주고 해독 작용을 하는 풀

자귀풀

Aeschynomene indica L.

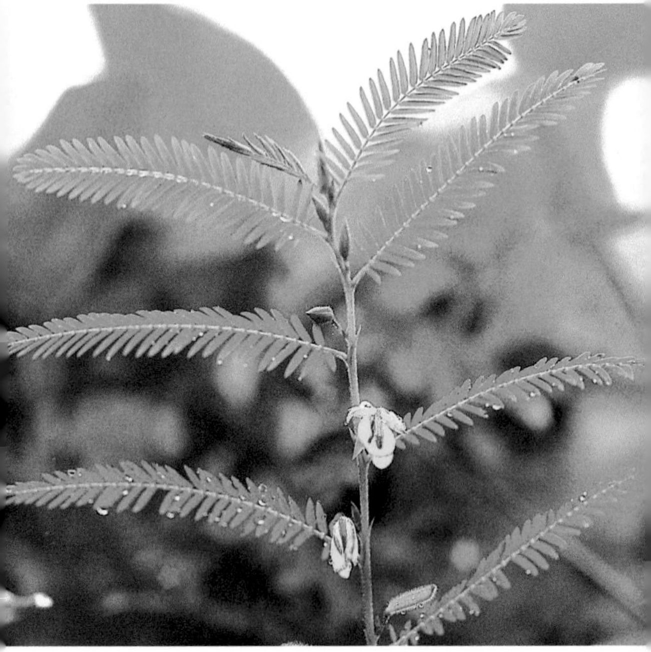

자귀풀속. 한해살이풀. 전국. 낮은 지대 밭둑이나 습지에서 자라고, 꽃은 7~9월에 노란색 총상화서로 피며, 열매는 선형 협과로 10~11월에 익는다.

별 명 거몰자, 경통초, 수고맥, 전비각

한약명 **합맹(合萌)**–지상부

성 미 맛은 달고 담백하며 성질은 차다.

효 능 거풍(祛風), 소종(消腫), 이습(利濕), 청열(淸熱), 해독(解毒)

용 도 복부팽만(腹部膨滿), 습진(濕疹), 옹종(癰腫), 위염(胃炎), 이질(痢疾), 임병(淋病), 풍열감모(風熱感冒), 피부염(皮膚炎), 황달(黃疸)

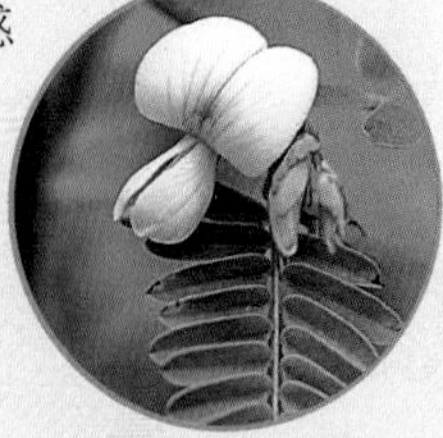

해독 작용을 하고 열기를 식히게 하는 풀

감초

Glycyrrhiza uralensis Fisch.

가시감초속. 여러해살이풀. 전국. 산지에서 자라고, 꽃은 7~8월에 남자색 총상화서로 피며, 열매는 선형 협과로 9~10월에 익는다.

별　명 국로, 노초, 밀초, 영통
한약명 **감초(甘草)**-뿌리
성　미 맛은 달고 성질은 평하다.
효　능 윤폐지해, 청열, 해독, 화중완급
용　도 경간(驚癎), 노권발열(勞倦發熱), 동계(動悸), 복통, 비위허약, 소식(少食), 소화성궤양, 식물독(食物毒), 약독(藥毒), 옹저창양(癰疽瘡瘍), 인후종통(咽喉腫痛), 폐해수(肺咳嗽)

※개감초를 대용으로 쓸 수 있다.

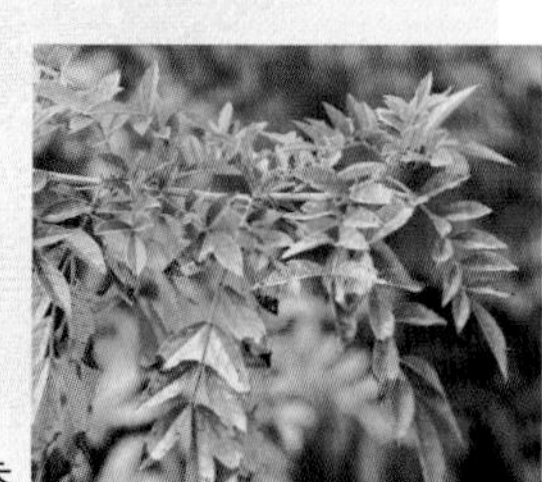

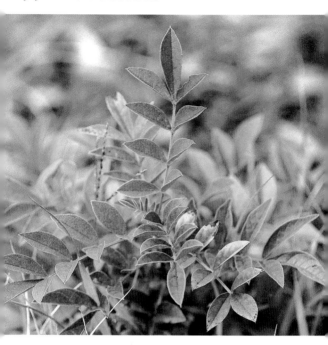
개감초

풍과 습을 없애주고 통증을 멎게 하는 풀

갈퀴나물

Vicia amoena Fisch. ex DC.

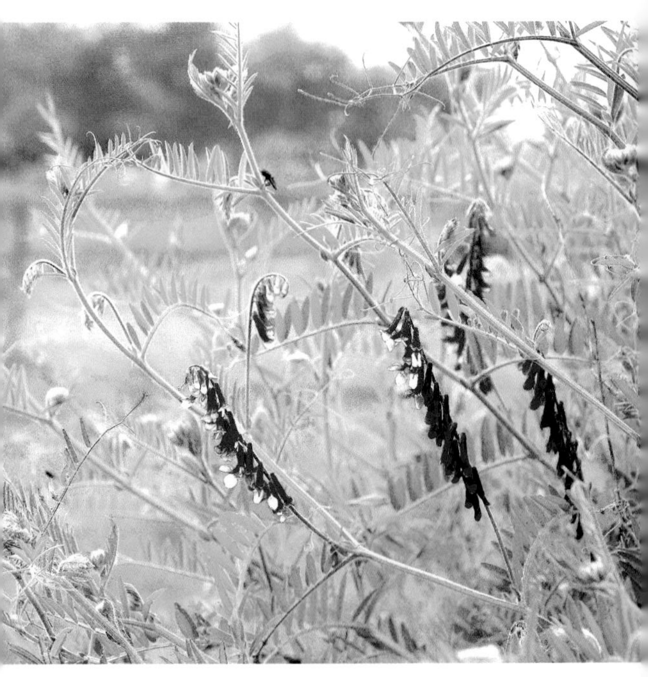

나비나물속. 여러해살이덩굴풀. 전국. 들에서 자라고, 꽃은 6~9월에 홍자색으로 피며, 열매는 긴 타원형 협과로 8~10월에 익는다.

별 명 갈퀴덩굴, 녹두두미, 말굴레풀, 참갈귀

한약명 **산야완두(山野豌豆)**–지상부

성 미 맛은 달고 쓰며 성질은 따뜻하다.

효 능 거풍습(祛風濕), 서근(舒筋), 지통(止痛), 활혈(活血)

용 도 관절염(關節淡), 근육마비(筋肉痲痺), 류마티즘통(rheumatism痛), 섬좌상(閃挫傷), 음낭습진(陰囊濕疹), 종기(腫氣), 종독(腫毒)

원기를 회복시키고 어지럼증을 가라앉히는 풀

나비나물

Vicia unijuga A. Braun

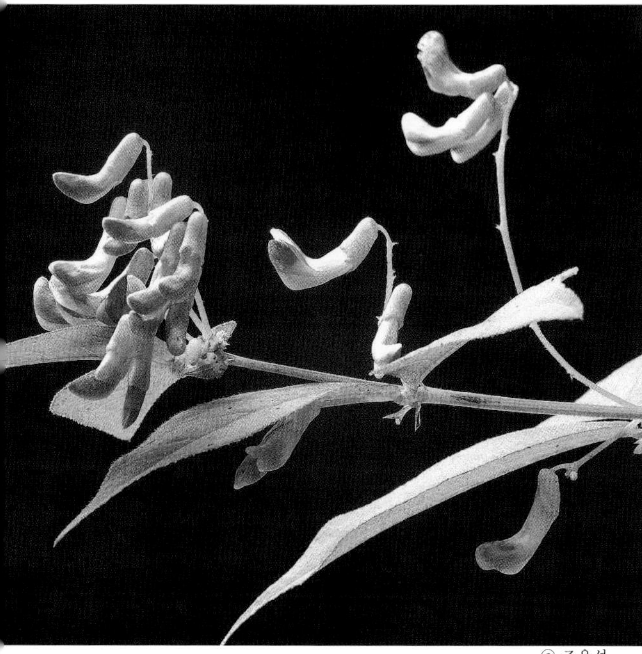

ⓒ 조유성

나비나물속. 여러해살이풀. 전국. 산과 들에서 자라고, 꽃은 8월에 홍자색 총상화서로 피며, 열매는 협과로 9~10월에 여문다.

한약명 **삼령자(三鈴子)**-뿌리와 어린 잎
성　미 맛은 달고 성질은 평하다.
효　능 보허(補虛)
용　도 경부림프절결핵(經部lymph節結核), 노상(勞傷), 두운(頭韻)

통증을 없어지게 하는 풀

활량나물

Lathyrus davidii Hance

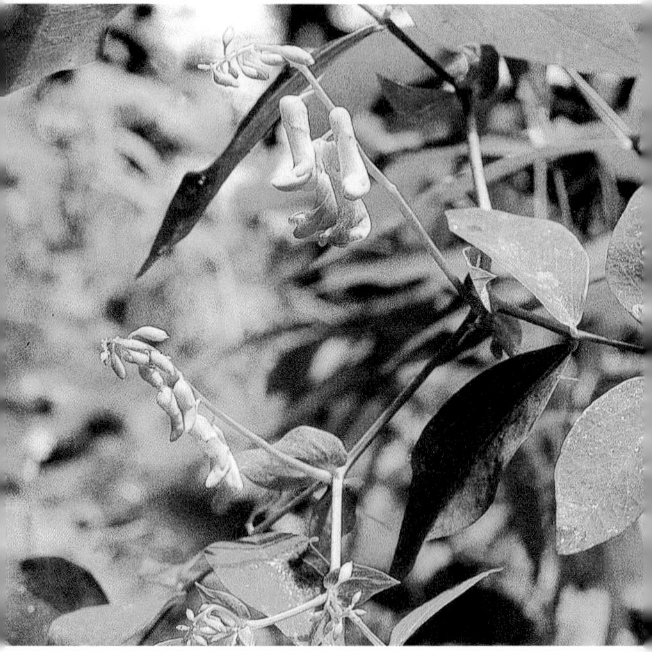

연리초속. 여러해살이풀. 전국. 산과 들에서 자라고, 꽃은 6~8월에 노란색 나비 모양으로 피며, 열매는 선형 협과로 10월에 익는다.

별 명 화살나물
한약명 대산여두(大山黧豆)-씨
효 능 진통(鎭痛)
용 도 생리통(生理痛), 자궁내막염(子宮內膜炎)

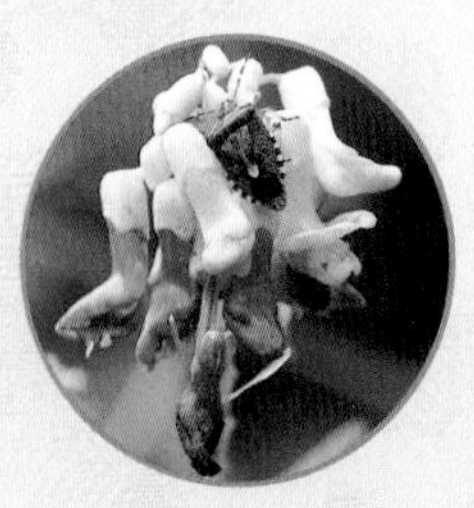

오줌을 잘 나오게 하고 마음을 안정시키는 풀

갯완두

Lathyrus japonica Willd.

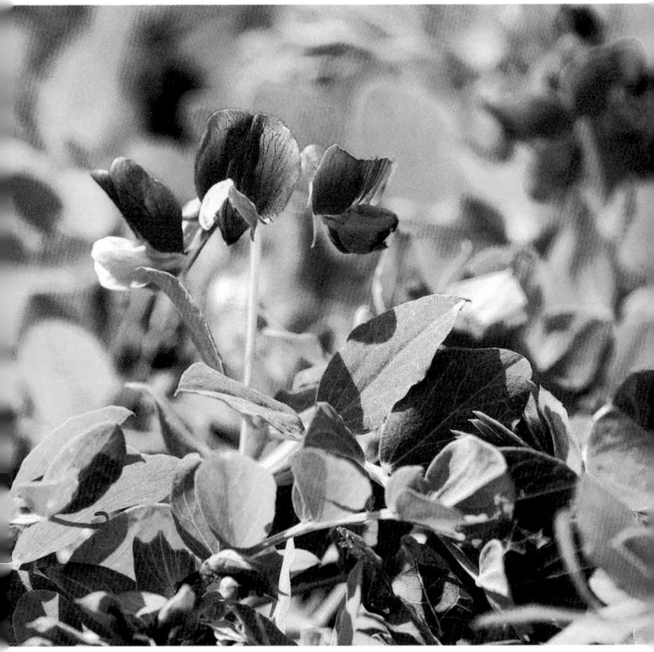

연리초속. 여러해살이풀. 전국. 바닷가의 모래땅에서 자라고, 꽃은 5~6월에 적자색 나비 모양으로 피며, 열매는 긴 타원형 협과로 8~9월에 여문다.

별 명 개완두, 일본향완두
한약명 **대두황권(大豆黃卷)**-어린 싹
성 미 맛은 달고 성질은 평하다.
효 능 건위(健胃), 이뇨(利尿), 익기(益氣), 제독(除毒), 진정(鎭靜), 청해표사(淸解表邪), 통락(通絡)
용 도 감기발열(感氣發熱), 근골산통(筋骨酸痛), 근육경련(筋肉痙攣), 비증(痺症), 사지마비(四肢麻痺), 서열증(暑熱症), 설사(泄瀉), 소변불리(小便不利), 수종(水腫)

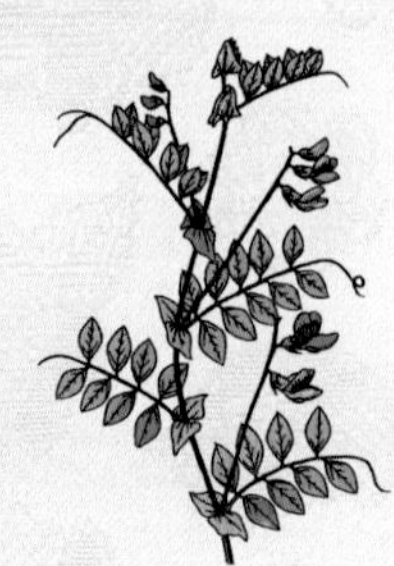

위장을 튼튼하게 하고 젖을 잘 나오게 하는 풀

완두

Pisum sativum L.

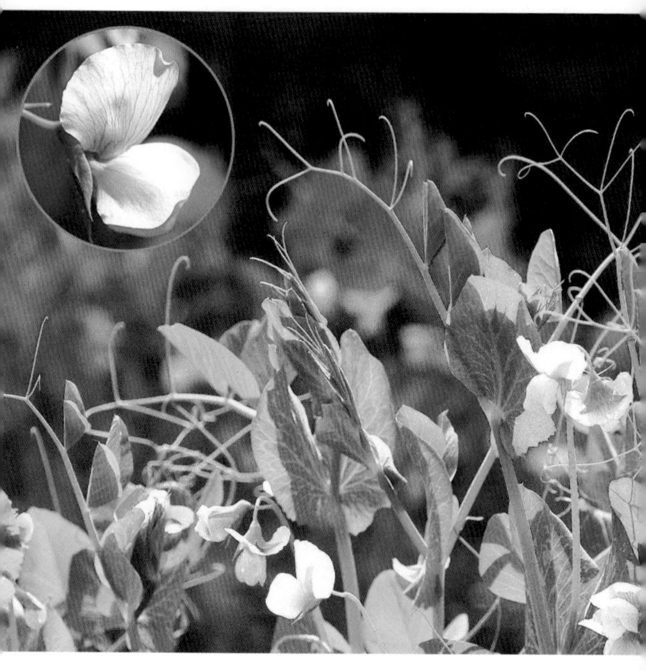

완두속. 두해살이덩굴풀. 전국. 농가에서 작물로 재배하고, 꽃은 5월에 꽃은 붉은색 · 자주색 · 흰색 등으로 피며, 열매는 칼 모양 협과로 6~10월에 익는다.

한약명 **완두(豌豆)**–열매

성　미 맛은 달고 성질은 평하다.

효　능 건위강장(健胃强腸), 지사(止瀉), 최유(催乳)

용　도 기혈허약(氣血虛弱), 대변부실(大便不實), 독창옹종(毒瘡癰腫), 오랜 설사(泄瀉), 유즙분비부족(乳汁分泌不足), 이질(痢疾), 장막흡수불량(腸膜吸收不良), 장질환(腸疾患), 창절(瘡癤)

• 꽃은 폐병토혈(肺病吐血)의 치료에 쓴다.

꼬투리를 벗긴 열매

오줌을 잘 나오게 하고 해독 작용을 하는 풀

팥

Phaseolus angularis W. F. Wight

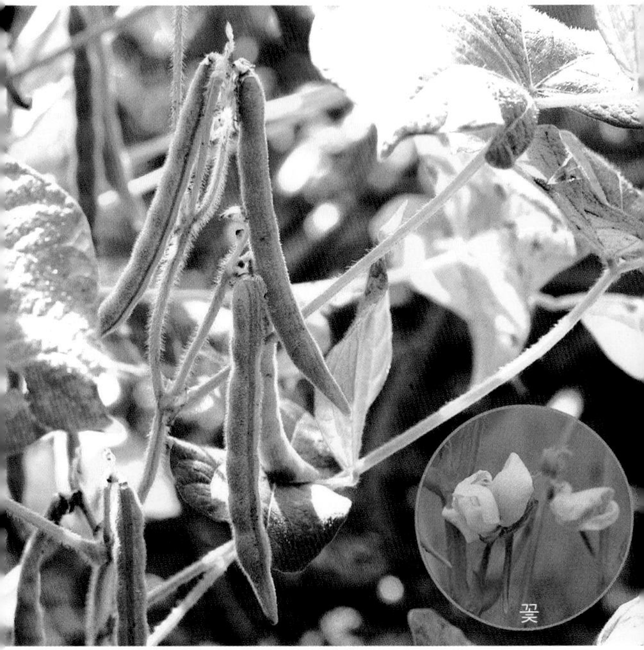

팥속. 한해살이풀. 전국. 밭에서 작물로 재배하고, 꽃은 8월에 노란색 나비 모양으로 피며, 열매는 둥근 기둥 모양 협과로 9~10월에 익는다.

한약명 **적소두(赤小豆)**－씨

성 미 맛은 달고 시며 성질은 평하다.

효 능 구충(驅虫), 배농(排膿), 소염(消炎), 이뇨(利尿), 이수(利水), 이습퇴황(利濕退黃), 최유(催乳), 통경(通經), 통변(通便), 해독(解毒), 활혈(活血)

용 도 각기(脚氣), 간경변복수(肝硬變腹水), 고열종기(高熱腫氣), 당뇨병(糖尿病), 부스럼, 부종(浮腫), 전염성이하선염(傳染性耳下腺炎), 치통(齒痛), 화농성피부질환(化膿性皮膚疾患), 황달(黃疸)

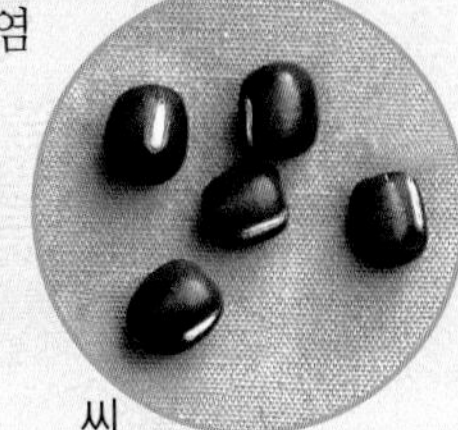

씨

간을 튼튼하게 하고 해독 작용을 하는 풀

녹두

Vigna radiata (L.) Wilczek

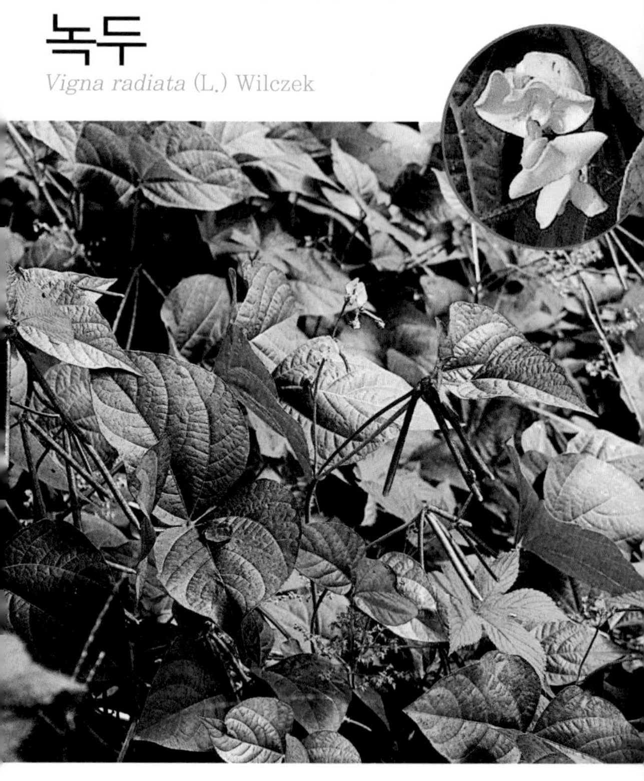

팥속. 한해살이풀. 전국. 밭작물로 재배하고, 꽃은 6~9월에 노란색 나비 모양으로 피며, 열매는 원통 모양 협과로 8~10월에 검은색으로 여문다.

별　명 가지박두리
한약명 **녹두(綠豆)**–열매
성　미 맛은 달고 성질은 차다.
효　능 강간, 명목 보위, 소종하수, 이뇨, 진정, 치창, 해독
용　도 고혈압, 과민성피부염(過敏性皮膚炎), 곽란(癨亂), 구토(嘔吐), 단독(丹毒), 당뇨병, 독사교상(毒蛇咬傷), 두창(頭瘡), 만성수종(慢性水腫), 비상독(砒霜毒), 소아열절창(小兒熱癤瘡), 소아(小兒)의 콧병, 식중독, 약중독, 종창(腫瘡), 주독, 천두창(天痘瘡), 천포창(天疱瘡), 폭설(暴泄), 피부소양
• 수토병(水土病) 예방에 효과를 볼 수 있다.

통증을 멎게 하고 해독 작용을 하는 풀

돌동부

Vigna vexillata (Linne′) Benth. var. *tsusimensis* Matsumura

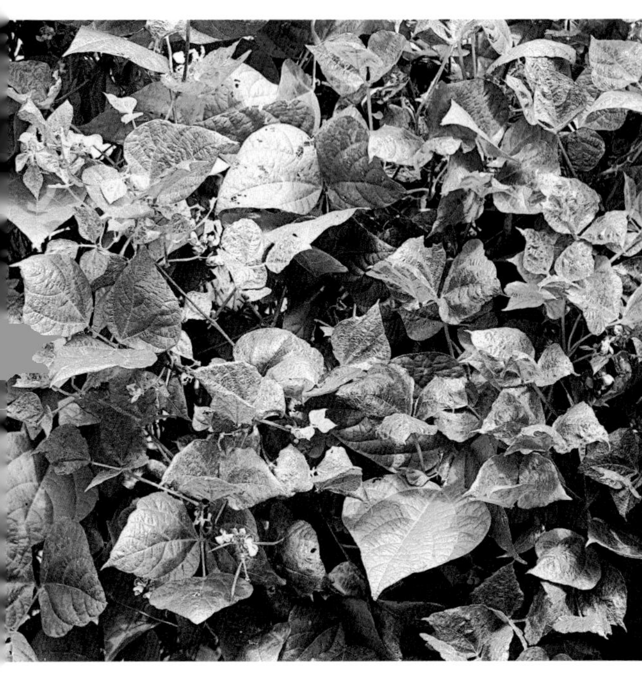

동부속. 여러해살이덩굴풀. 전남 진도, 제주도. 농가에서 재배하고, 꽃은 8~9월에 연한 홍자색 총상화서로 피며, 열매는 길쭉한 협과로 10월에 여문다.

별　명 돌팥
한약명 **산마두근(山馬豆根)**–뿌리
성　미 맛은 쓰고 성질은 차다.
효　능 소종(消腫), 이인(利咽), 지통(止痛), 청열(淸熱), 해독(解毒)
용　도 변비(便秘), 복통(腹痛), 인후염(咽喉炎), 치질(痔疾), 타박관절동통(打撲關節疼痛), 폐결핵(肺結核), 풍치(風齒), 헛배

꽃

땀을 나게 하고 술독을 풀어주는 덩굴나무

칡

Pueraria lobata (Willd.) Ohwi

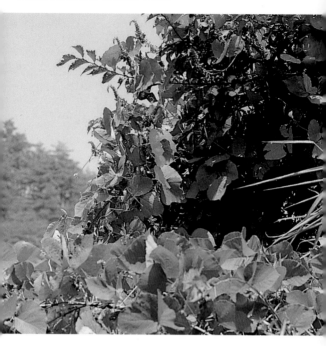

칡속. 갈잎덩굴나무. 전국. 산기슭에서 자라고, 꽃은 7~8월에 자홍색 총상화서로 피며, 열매는 꼬투리 모양 협과로 9~10월에 갈색으로 익는다.

뿌리를 말린 약재

별 명 곡불히, 청월치끈, 청치끈

한약명 **갈근(葛根)**–뿌리

성 미 맛은 달고 매우며 성질은 서늘하다.

효 능 발한(發汗), 승양(升陽), 지갈(止渴), 지사(止瀉), 진경(鎭痙), 투진(透疹), 해기(解飢), 해열(解熱)

용 도 갈증(渴症), 감기(感氣), 고열(高熱), 고혈압(高血壓), 구갈(口渴), 구토, 난청(難聽), 두통(頭痛), 반진불투(斑疹不透), 번열(煩熱), 번열소갈(煩熱消渴), 상한발한(傷寒發汗), 상한온열두통(傷寒溫熱頭痛), 설사(泄瀉), 심교통(心絞痛), 열병구갈(熱病口渴), 열창(熱瘡), 요통(腰痛), 이명

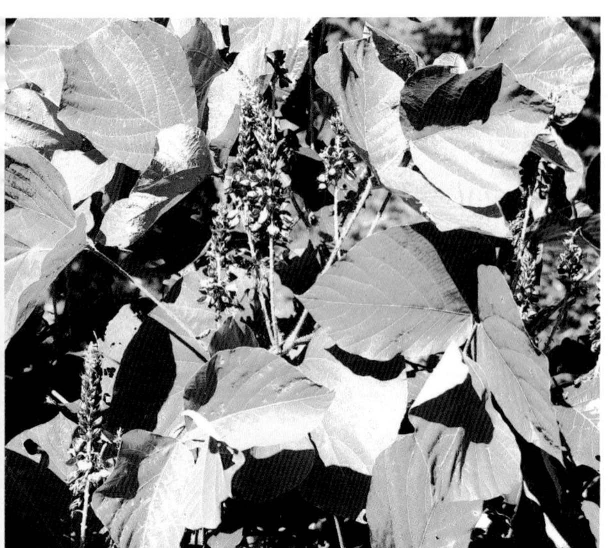

꽃

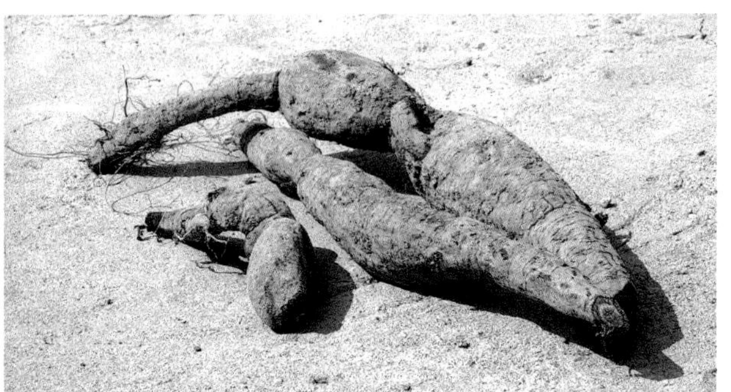

뿌리

(耳鳴), 이질(痢疾), 축농증(蓄膿症), 하혈(下血), 항강증(項强症), 협심증(狹心症), 후비(喉痺)

• **갈만(葛蔓**-덩굴)은 옹종(癰腫), 후비(喉痺)의 치료에 쓴다.

• **갈엽(葛葉**-잎)은 절상출혈(切傷出血)의 치료에 쓴다.

• **갈화(葛花**-꽃)는 구역토산(嘔逆吐酸), 구토(嘔吐), 내치하혈(內痔下血), 발열(發熱), 번갈(煩渴), 상주발열(傷酒發熱), 숙취(宿醉), 식욕부진, 오심(惡心), 장출혈동통(腸出血疼痛), 장풍하혈(腸風下血), 토혈(吐血)의 치료에 쓴다.

• **갈곡(葛穀**-씨)은 주독, 하리(下痢)의 치료에 쓴다.

콩팥의 원기를 보하고 장기를 따뜻하게 하는 풀

작두콩

Canavalia gladiata DC.

꽃

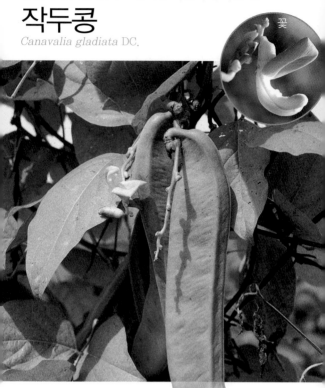

해녀콩속. 한해살이덩굴풀. 중부 이남 지방. 농가에서 작물로 재배하고, 꽃은 7~8월에 연한 홍색 또는 흰색으로 피며, 열매는 작두형 협과로 9월에 익는다.

한약명 **도두(刀豆)**-씨

성　미 맛은 쓰고 성질은 따뜻하다.

효　능 온중(溫中), 익신보원(益腎補元), 하기(下氣)

용　도 구토, 담천(痰喘), 복창, 신허요통, 허한애역

• **도두각(刀豆殼**-씨껍질)은 만성하리, 반위, 애역(噫逆), 폐경, 후두결핵(喉頭結核), 후두매독, 후선(喉癬)의 치료에 쓴다.

• **도두근(刀豆根**-뿌리)은 류마티즘성요척추통, 산기(疝氣), 타박상, 폐경(閉經), 하리(下痢)의 치료에 쓴다.

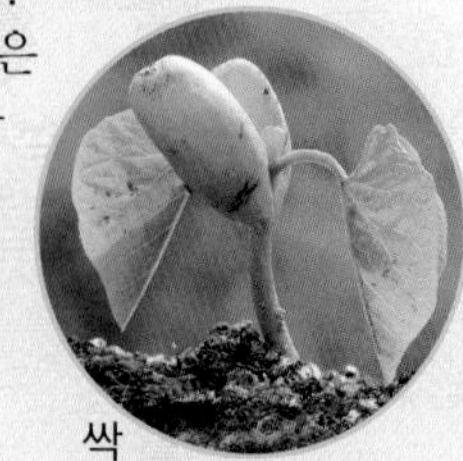

싹

기침을 멎게 하고 물고기 식중독을 해독하는 풀

콩

Glycine max Merr.

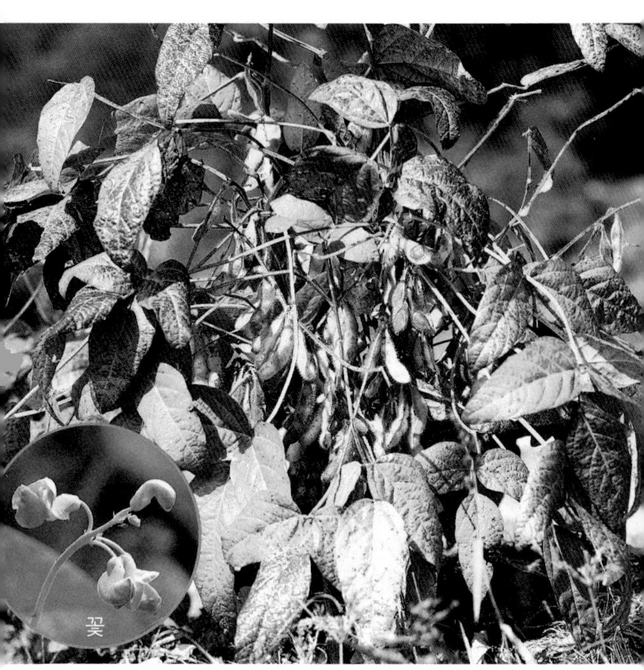

꽃

콩속. 한해살이풀. 전국. 농가에서 작물로 재배하고, 꽃은 7~8월에 자줏빛이 도는 붉은색 또는 흰색으로 피며, 열매는 편평한 타원형 협과로 9월에 익는다.

- **별　명** 메주콩, 장단콩, 콩청대, 풋베기콩, 황대두
- **한약명** **흑대두(黑大豆)**–씨
- **성　미** 맛은 달고 성질은 온화하다.
- **효　능** 거풍(祛風), 소염(消炎), 이뇨(利尿), 이수(利水), 진해(鎭咳), 해독(解毒), 활혈(活血)
- **용　도** 각기(脚氣), 간염(肝炎), 근육경련(筋肉痙攣), 기침, 목이 쉰 데, 물고기식중독(食中毒), 부종(浮腫), 사지마비(四肢麻痺), 산후경련발작(産後痙攣發作), 설사(泄瀉), 인후부종(咽喉浮腫), 중풍실음(中風失音)

검은콩

팔 다리의 통증을 멎게 하는 풀

새콩

Amphicarpaea bracteata ssp. *edgeworthii* (Benth.) H. Ohashi

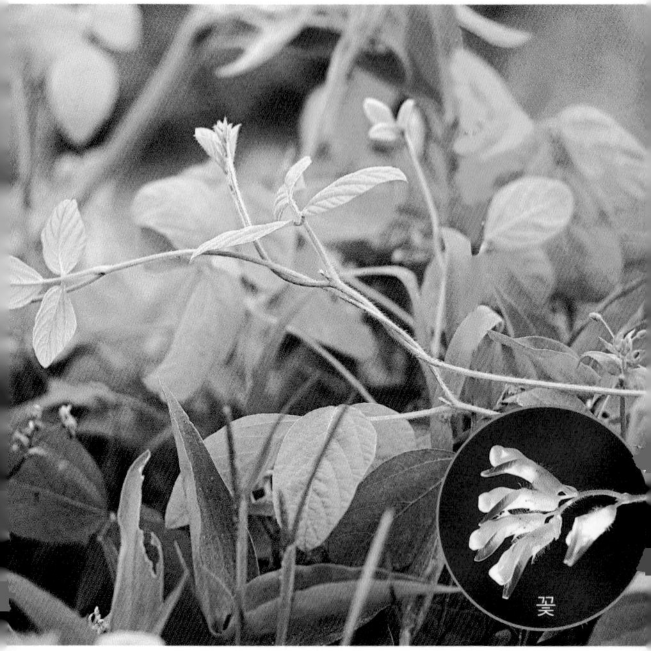

새콩속. 한해살이덩굴풀. 전국. 들의 풀밭에서 자라고, 꽃은 8~9월에 자주색 총상화서로 피며, 열매는 납작한 타원형 협과로 10월에 익는다.

한약명 **양형두(兩型豆)**-뿌리
효　능 지통(止痛)
용　도 사지동통(四肢疼痛)

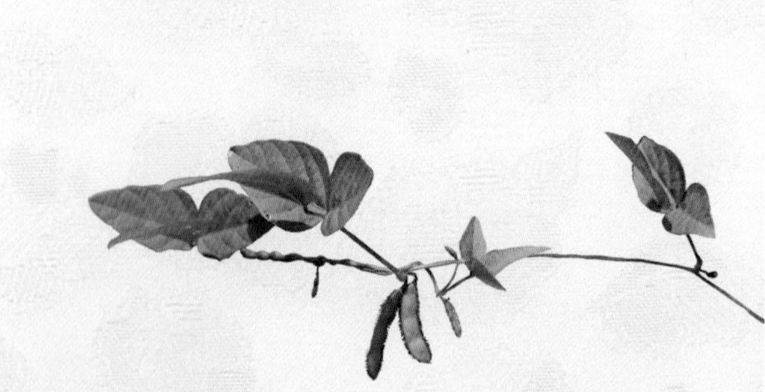

해독 작용을 하고 종기를 가라앉게 하는 나무

땅비싸리

Indigofera kirilowi Max.

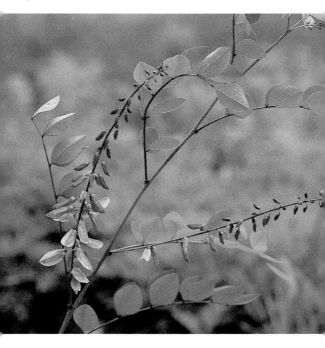

낭아초속. 갈잎떨기나무. 전국. 산기슭과 산 중턱의 양지에서 자라고, 꽃은 5~6월에 엷은 홍색 총상화서로 피며, 열매는 선 모양 협과로 10월에 여문다.

별　명 논싸리, 땅홑잎, 젓밤나무
한약명 **토두근(土豆根)**-뿌리
효　능 소염(消炎), 소종(消腫), 지통(止痛), 해독(解毒)
용　도 개선(疥癬), 견교상(犬咬傷), 독창(禿瘡), 사충교상(蛇虫咬傷), 열종(熱腫), 천만열해(喘滿熱咳), 치경종통(齒莖腫痛), 치질(痔疾), 하리(下痢), 화병(火病), 후옹(喉癰), 후풍(候風), 황달(黃疸)

오줌을 잘 나오게 하고 소화 작용을 촉진하는 나무

낭아초

Indigofera pseudotinctoria Matsum.

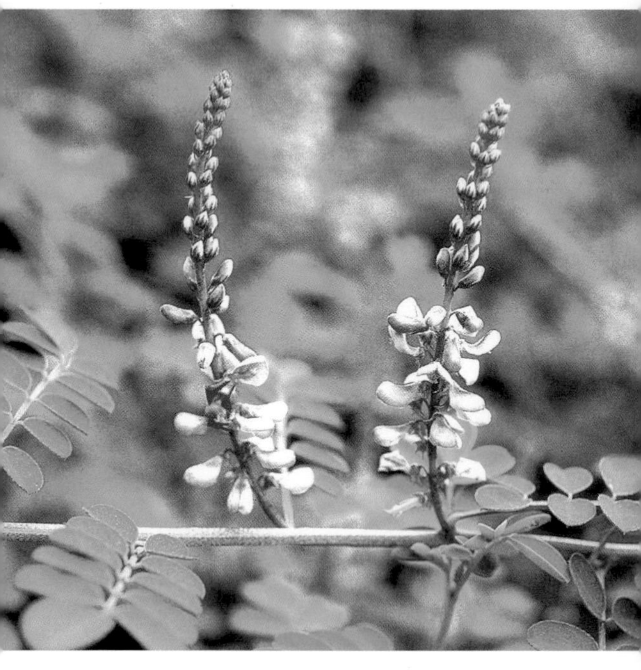

낭아초속. 갈잎반떨기나무. 남부 지방. 낮은 산지와 해안 지대에서 자라고, 꽃은 7~9월에 연홍색이나 흰색 총상화서로 피며, 열매는 원기둥 모양 협과로 10월에 여문다.

별 명 물깜싸리
한약명 일미약(一味藥)-전초
성 미 맛은 쓰고 떫으며 성질은 따뜻하다.
효 능 이수(利水), 소창(消脹)
용 도 감기해수(感氣咳嗽), 나력(瘰癧), 소화불량(消化不良), 식적(食積), 정창(疔瘡), 치창(痔瘡), 타박상(打撲傷), 편도선염(扁桃腺炎), 해천(咳喘)

오줌을 잘 나오게 하고 통증을 멎게 하는 나무

등나무

Wistaria floribunda (Willd.) DC.

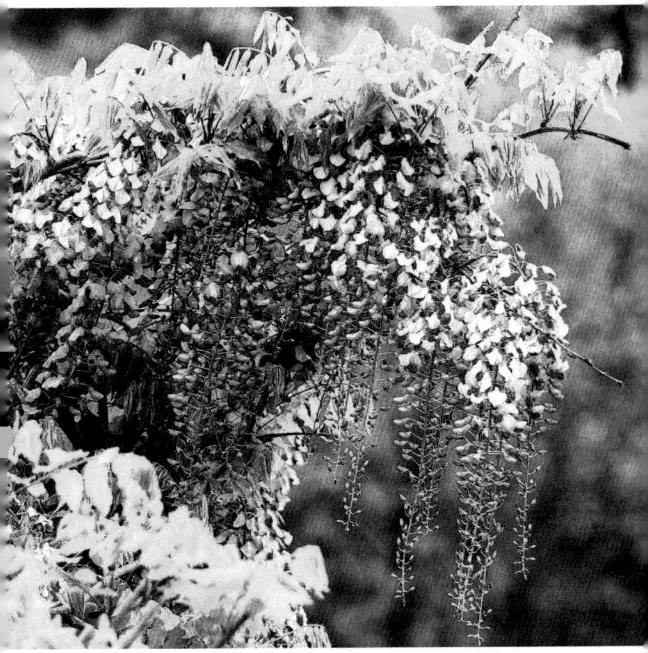

등속. 갈잎덩굴나무. 전국. 관상수로 재배하고, 꽃은 4~5월에 연보라색 또는 흰색 총상화서로 피며, 열매는 원기둥 모양 협과로 9~10월에 여문다.

별 명 참등
한약명 다화자등(多花紫藤)–뿌리와 씨
효 능 이뇨(利尿), 지통(止痛)
용 도 근골동통(筋骨疼痛), 완사(緩瀉)

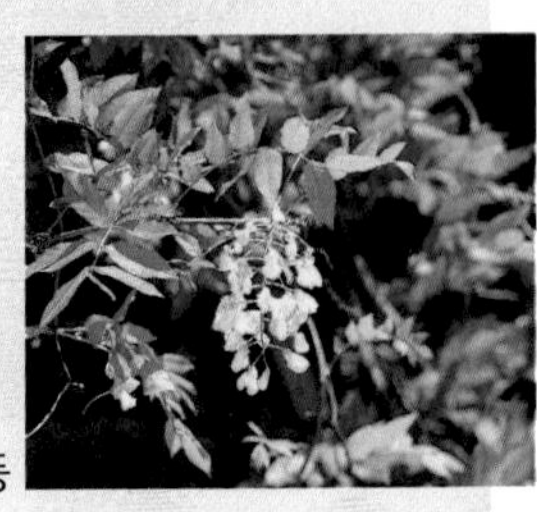
백등

출혈을 멎게 하고 오줌을 잘 나오게 하는 나무

아카시나무

Robinia pseudoacacia L.

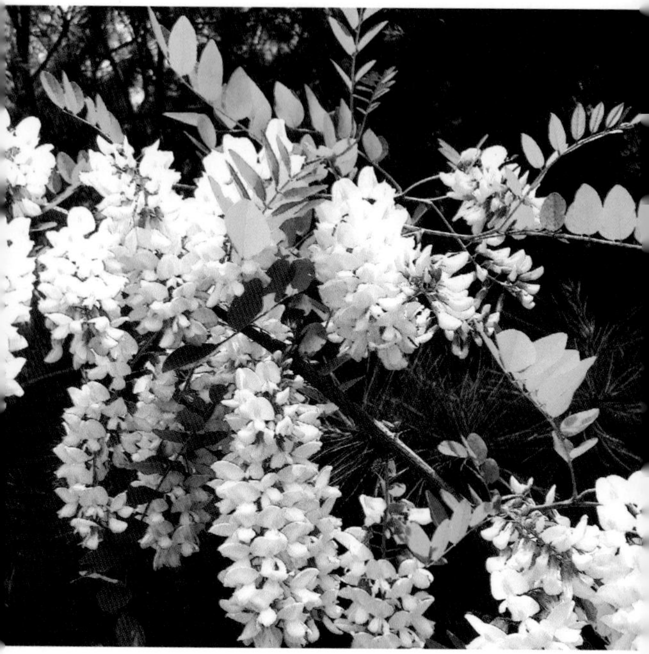

아카시아나무속. 갈잎큰키나무. 전국. 산과 들에서 자라고, 꽃은 5~6월에 흰색 나비 모양으로 피며, 열매는 긴 타원형 협과로 10월에 익는다.

별 명 까시나무, 아카시아
한약명 **자괴화(刺槐花)**–꽃
효 능 이뇨(利尿), 지혈(止血)
용 도 신장염(腎臟炎), 자궁출혈(子宮出血), 폐결핵각혈(肺結核咯血)
※꽃아카시아는 약용하지 않는다.

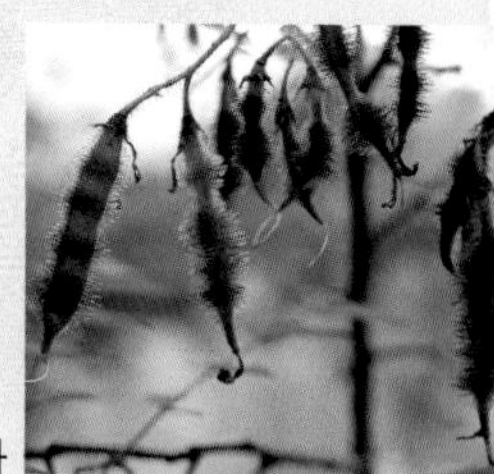
꽃아카시아

몸을 튼튼하게 하고 갈증을 풀어주는 풀

벌노랑이

Lotus corniculatus L. var. *japonicus* Regel

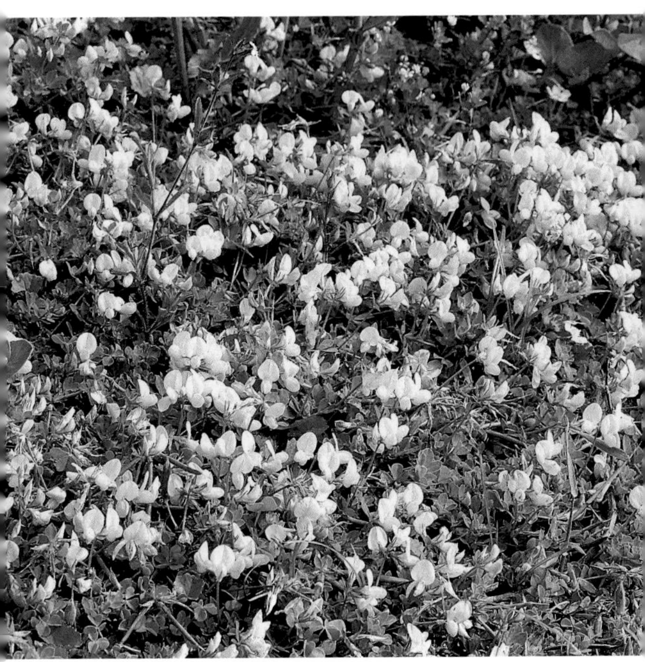

벌노랑이속. 여러해살이풀. 전국. 높은 산과 들의 풀밭에서 자라고, 꽃은 5~8월에 노란색 산형화서로 피며, 열매는 꼬투리 모양 협과로 8월에 익는다.

별　명 금화채, 노랑돌콩
한약명 **백맥근(百脈根)**–지상부
성　미 맛은 달고 쓰며 성질은 약간 차다.
효　능 보익(補益), 제허로(除虛勞), 지갈(止渴), 하기(下氣)
용　도 갈증(渴症), 감기(感氣), 대장염(大腸炎), 이질(痢疾), 인후염(咽喉炎), 허약체질(虛弱體質), 혈변(血便)

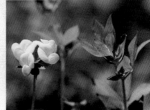

통증을 억제하고 관절염을 치료하는 나무

골담초

Caragana sinica (Buchoz) Rehder

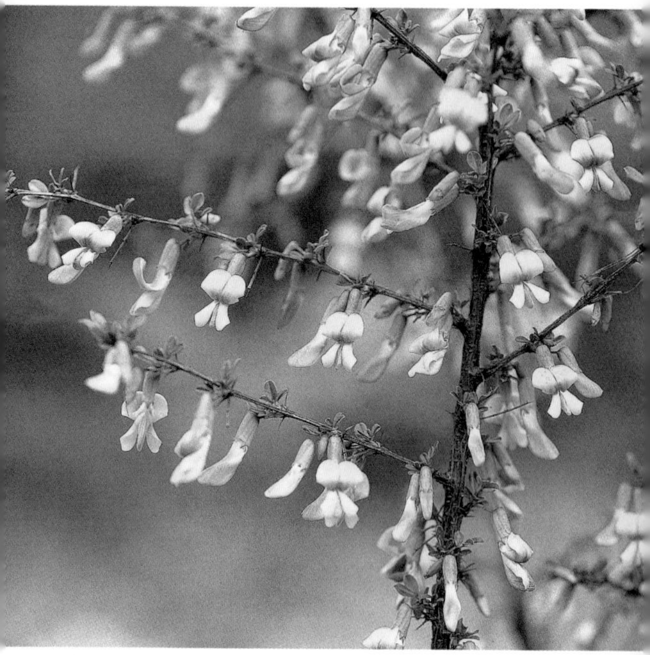

골담초속. 갈잎떨기나무. 중부 이남 지방. 산지와 마을 부근에서 자라고, 꽃은 5월에 노란색이었다가 후에 붉은색으로 피며, 열매는 기둥 모양 협과로 8~10월에 여문다.

별 명 곤달초, 금작화, 버선꽃, 산약나무
한약명 **금작근(金雀根)**–뿌리
성 미 맛은 맵고 쓰며 성질은 평하다.
효 능 진통(鎭痛), 활혈(活血)
용 도 각기(脚氣), 고혈압, 관절염(關節淡), 기침, 대하(帶下), 류마티스(rheumatism), 발열(發熱), 습진(濕疹), 신경통(神經痛), 통풍(痛風), 해수(咳嗽)
• 꽃은 급성유선염(急性乳腺炎), 대하(帶下), 요통(腰痛), 이명(耳鳴), 해수(咳嗽)의 치료에 쓴다.

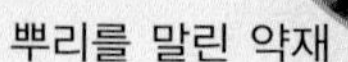
뿌리를 말린 약재

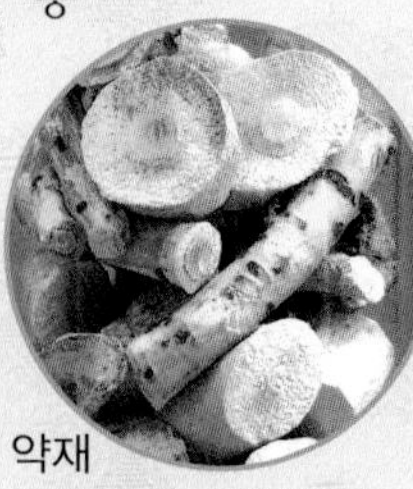

습기를 없애주고 종기를 가라앉게 하는 나무

족제비싸리

Amorpha fruticosa L.

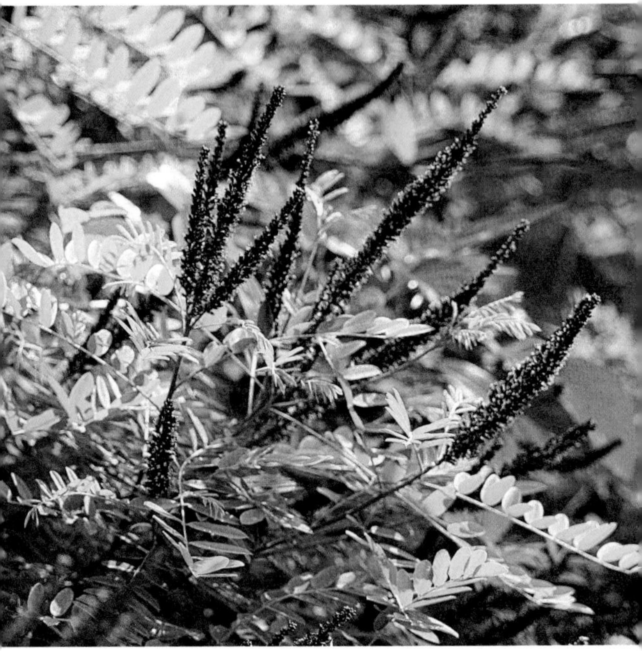

족제비싸리속. 갈잎떨기나무. 전국. 들에서 자라고, 꽃은 5~6월에 자줏빛을 띤 하늘색으로 피며, 열매는 약간 구부러진 협과로 9월에 익는다.

별　명 왜싸리
한약명 자수괴(紫穗塊)-잎
성　미 맛은 조금 쓰고 성질은 서늘하다.
효　능 거습(祛濕), 소종(消腫)
용　도 습진(濕疹), 종기(腫氣), 화상(火傷)

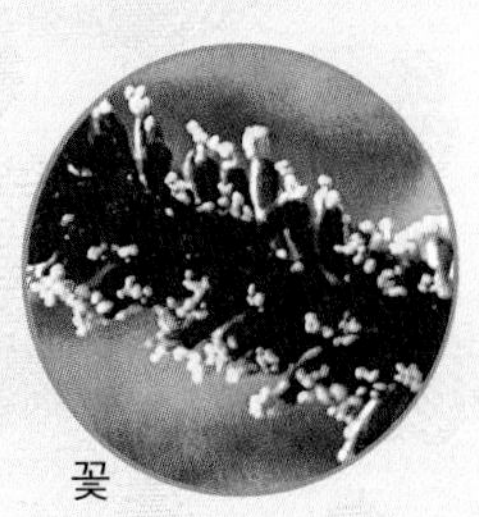
꽃

몸을 튼튼하게 하며 땀을 멎게 하는 풀

황기

Astragalus membranaceus Bunge

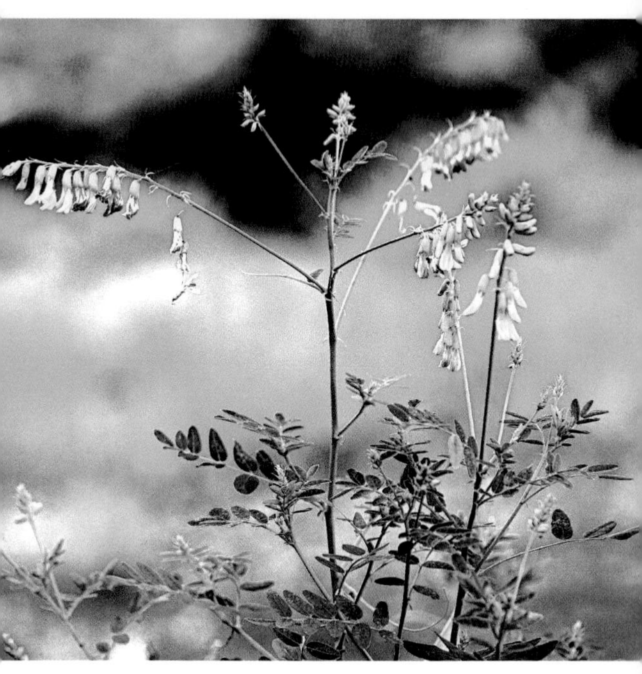

황기속. 여러해살이풀. 북부 지방. 산지 높은 곳에서 자라고, 꽃은 7~8월에 노란색 나비 모양으로 피며, 열매는 타원형 협과로 9~10월에 익는다.

별　명 단너삼

한약명 **황기(黃芪)**–뿌리

성　미 맛은 달고 성질은 조금 따뜻하다.

효　능 강장, 강심, 강정, 면역강화, 보기승양(補氣昇陽), 이뇨, 익위고표(益胃固表), 지한, 활혈

용　도 감기, 뇌빈혈, 늑막염, 당뇨병, 만성신염, 만성위염, 만성피부궤양, 비기허증(脾氣虛症), 습진, 신체허약, 십이지장궤양, 위궤양, 잘 때 식은땀, 천식, 폐농양(肺膿瘍), • 씨는 감기, 천식, 해수(咳嗽)의 치료에 쓴다.

뿌리를 말린 약재

풍을 없애주고 해독 작용을 하는 풀

자운영

Astragalus sinicus Linné

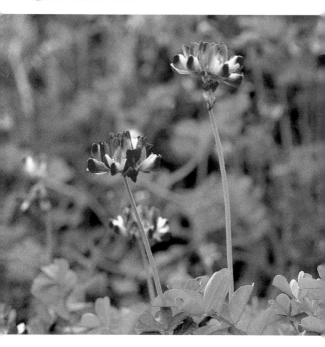

황기속. 두해살이풀. 남부 지방. 들에서 녹비로 재배하고, 꽃은 4~6월에 홍자색 또는 흰색 산형화서로 피며, 열매는 긴 타원형 협과로 6~7월에 검은색으로 익는다.

별 명 자우정
한약명 **홍화채(紅花菜)**-지상부
성 미 맛은 조금 달고 성질은 서늘하다.
효 능 거풍(祛風), 명목(明目), 양혈(凉血), 지혈(止血), 청열(淸熱), 해독(解毒)
용 도 급성결막염(急性結膜炎), 대상포진(帶狀疱疹), 월경불순(月經不順), 외상출혈(外傷出血), 인후통(咽喉痛), 종기(腫氣), 풍담해수(風痰咳嗽), 피부염(皮膚炎), 혈소판감소성자반증(血小板減少性紫斑症), 화안(火眼)

• **자운영자(紫雲英子**-씨)는 안질(眼疾)의 치료에 쓴다.

열기를 내리게 하고 해독 작용을 하는 풀

두메자운

Oxytropis anertii Nakai

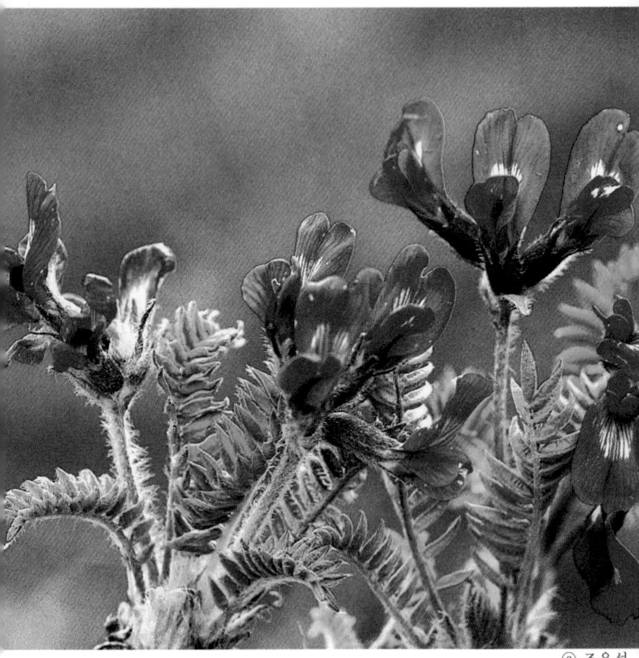

ⓒ 조유성

두메자운속. 여러해살이풀. 북부 지방. 높은 산지에서 자라고, 꽃은 6~7월에 홍자색 총상화서로 피며, 열매는 달걀 모양 협과로 7~9월에 여문다.

별　명 남화극두
한약명 장백극두(長白棘豆)-전초
효　능 청열(淸熱), 해독(解毒)
용　도 종기(腫氣)

기침을 멎게 하고 경련을 진정시키는 풀

붉은토끼풀

Trifolium pratense L.

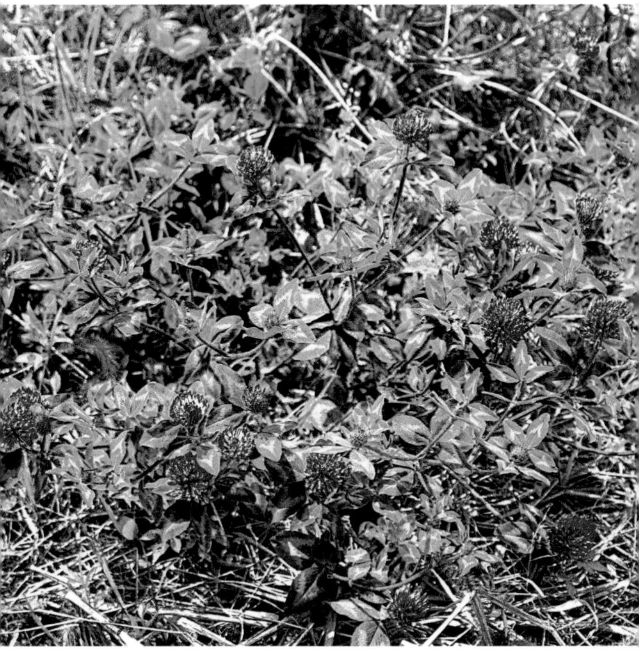

토끼풀속. 여러해살이풀. 전국. 들의 풀밭에서 자라고, 꽃은 6~7월에 붉은색 산형화서로 피며, 열매는 선형 협과로 9월에 익는다.

별 명 레드클로버
한약명 **홍차축초(紅車軸草)**–지상부
성 미 맛은 조금 달고 성질은 평하다.
효 능 지천해(止喘咳), 진경(鎭痙), 진해(鎭咳)
용 도 기관지염(氣管支炎), 인후염(咽喉炎), 천촉(喘促), 해수(咳嗽)

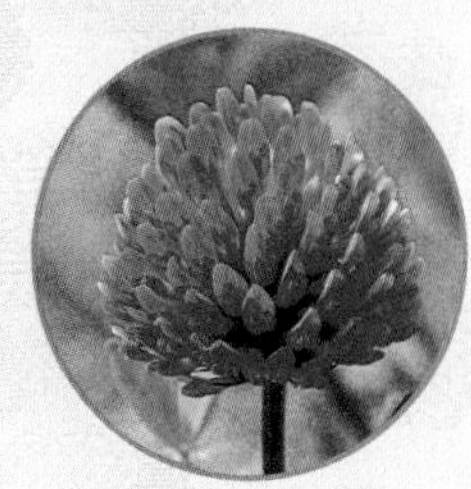

피를 맑게 하고 열기를 식히는 풀

토끼풀

Trifolium repens Linné

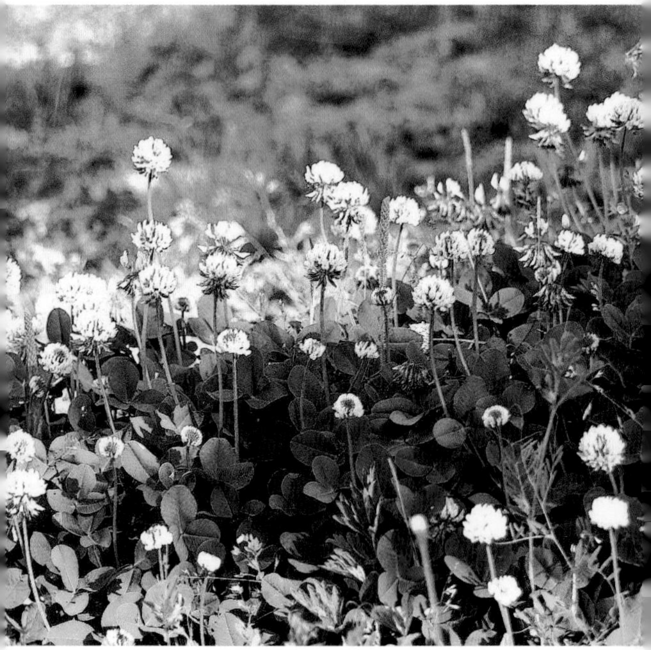

토끼풀속. 여러해살이풀. 전국. 들의 풀밭에서 자라고, 꽃은 6~7월에 흰색 두상화로 피며, 열매는 선형 협과로 9월에 익는다.

별 명 말자운영, 반지나물, 쇠똥, 크로버
한약명 삼소초(三消草)-지상부
성 미 맛은 조금 달고 성질은 평하다.
효 능 양혈(凉血), 청열(淸熱)
용 도 신경이상(神經異狀), 치질출혈(痔疾出血)

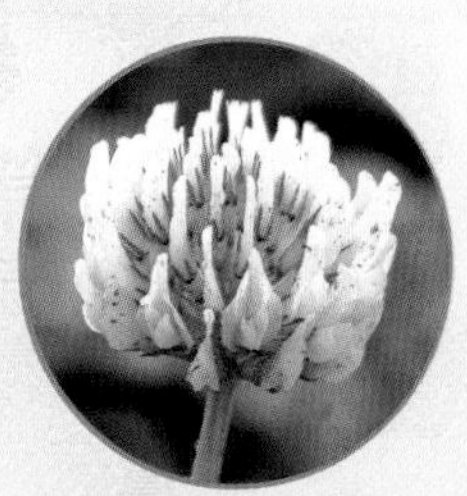

열을 내리게 하고 해독 작용을 하는 풀

활나물

Crotalaria sessiliflora Linné

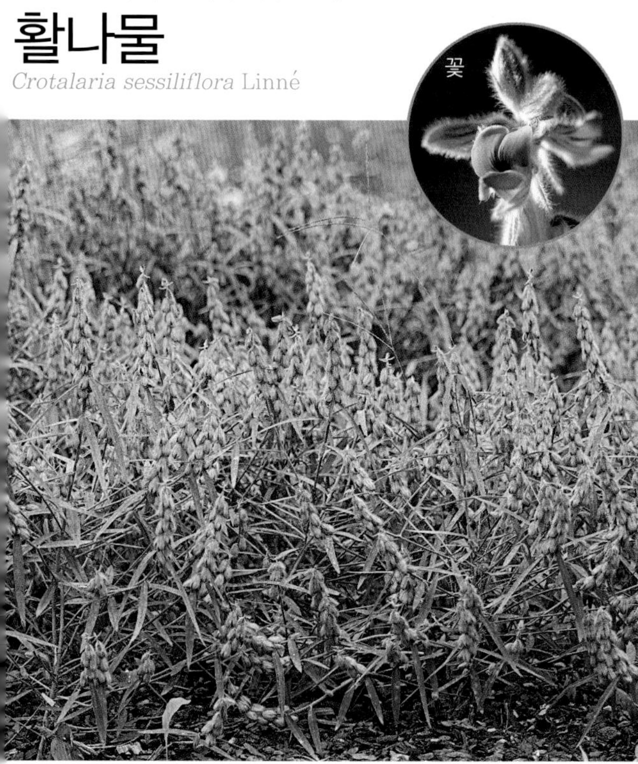

활나물속. 한해살이풀. 전국. 들이나 길가의 초원에서 자라고, 꽃은 7~9월에 청자색 나비 모양으로 피며, 열매는 긴 타원형 협과로 9~10월에 익는다.

별 명 구령초, 농길리, 불지갑, 야백합

한약명 **농길리(農吉利)**–지상부

성 미 맛은 쓰고 성질은 서늘하다.

효 능 소종(消腫), 이뇨, 이습(利濕), 자양강장(滋養强壯), 진경(鎭痙), 청열, 항암(抗癌), 해독(解毒)

용 도 구내염(口內炎), 림프절결핵(lymph節結核), 복수(腹水), 사교상(蛇咬傷), 소변불리(小便不利), 수종(水腫), 식도암(食道癌), 열병경련발작(熱病痙攣發作), 염증발열(炎症發熱), 외상출혈(外傷出血), 유방암(乳房癌), 이질(痢疾), 인후염(咽喉炎), 자궁경암(子宮頸癌), 종기(腫氣), 직장암(直腸癌), 파상풍(破傷風), 피부암(皮膚癌), 혈변(血便)

몸을 튼튼하게 하고 설사를 멎게 하는 풀

개암풀

Psoralea corylifolia L.

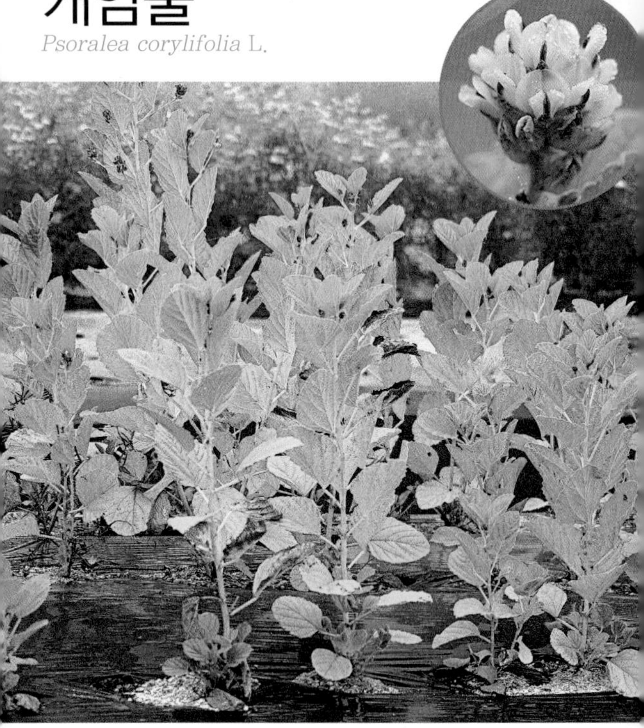

보골지속. 한해살이풀. 전국. 산과 들에서 자라고, 꽃은 7~8월에 자줏색 작은 나비 모양으로 피며, 가을에 콩깍지 모양의 열매가 익는다.

별　명 파고지, 호고자, 흑고자

한약명 **보골지(補骨脂)**–열매

성　미 맛은 쓰고 매우며 성질은 따뜻하다.

효　능 고정축뇨(固精縮尿), 납기평천(納氣平喘), 보신장양(補腎壯陽), 온비지사(溫脾止瀉)

용　도 반독(斑禿), 백절풍(百節風), 빈뇨(頻尿), 빈삭(頻數), 사마귀, 산연무력(酸軟無力), 설사, 슬통, 신허양위(腎虛陽痿), 신허작천(腎虛作喘), 요통(腰痛), 원형탈모증(圓形脫毛症), 유정(遺精), 음위(陰痿), 티눈, 피부병

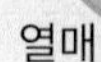

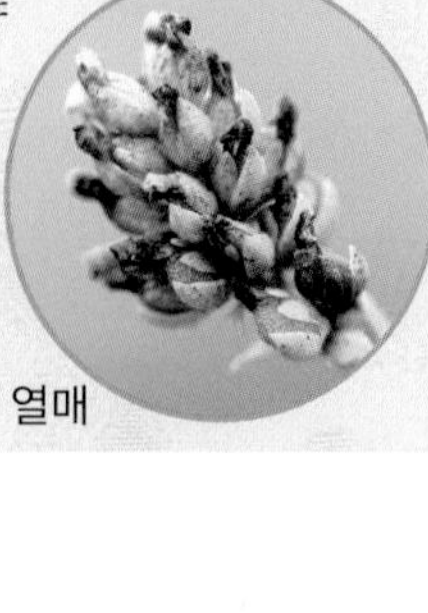

열매

열을 내리게 하고 피멍을 없어지게 하는 풀

괭이밥

Oxalis corniculata L.

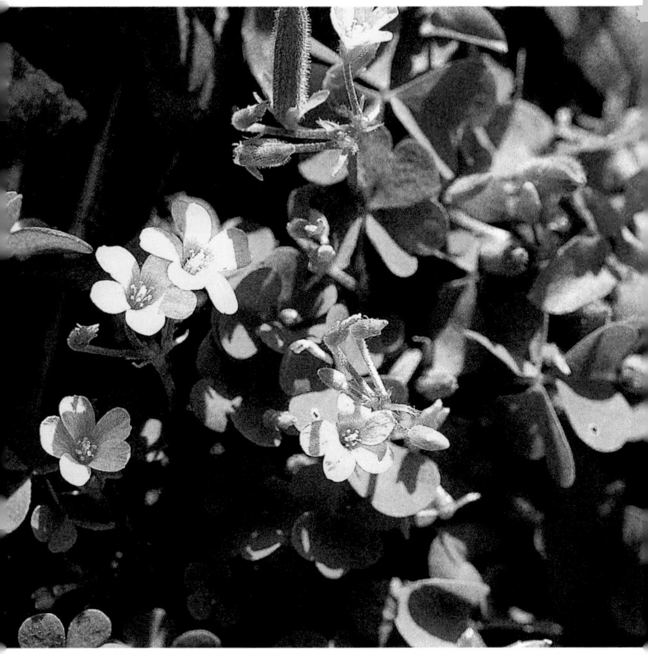

괭이밥속. 여러해살이풀. 전국. 밭이나 길가에서 자라고, 꽃은 5~8월에 노란색으로 피며, 열매는 원기둥 모양 삭과로 9월에 여문다.

별 명 고양이풀, 눈텅개, 산장초, 시금초, 시엉
한약명 **초장초(酢漿草)**–지상부
성 미 맛은 시고 성질은 차다.
효 능 소종해독, 양혈산어(凉血散瘀), 청열이습
용 도 개선(疥癬), 마진(痲疹), 설사, 옹종(癰腫), 이질(痢疾), 인후종통(咽喉腫痛), 임병(淋病), 적백대하(赤白帶下), 정창(疔瘡), 치질, 코피, 타박상, 탈항(脫肛), 토혈(吐血), 화상, 황달(黃疸)

※자주괭이밥, 큰괭이밥을 대용으로 쓸 수 있다.

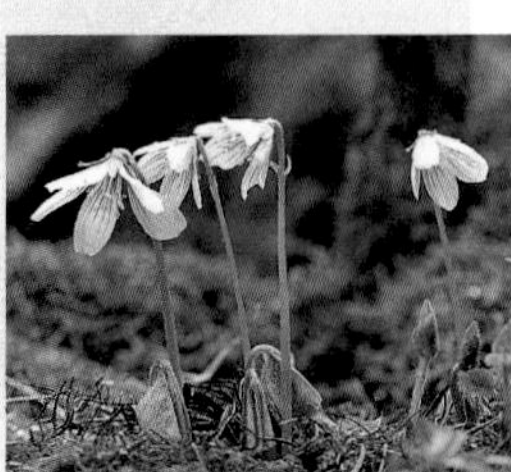

큰괭이밥

풍과 습을 없애주고 설사를 멎게 하는 풀

쥐손이풀

Geranium sibiricum L.

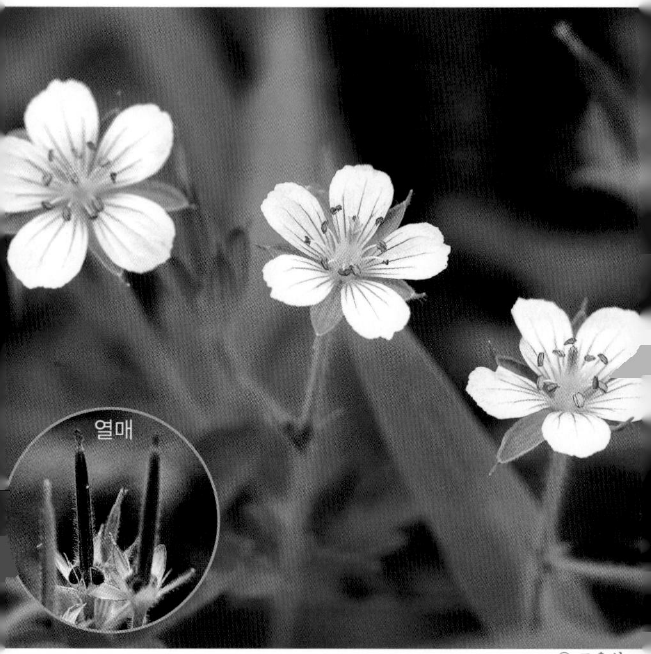

ⓒ 조유성

쥐손이풀속. 여러해살이풀. 전국. 산과 들에서 자라고, 꽃은 7~9월에 연한 홍색 또는 홍자색으로 피며, 열매는 삭과로 9~10월에 익는다.

별　명 개발초, 광지풀, 손잎풀, 현초
한약명 **노관초(老鸛草)**–지상부
성　미 맛은 쓰고 매우며 성질은 평하다.
효　능 거풍(祛風), 제습, 지사, 청열, 해독, 활혈(活血)
용　도 각막염, 관절염, 구련마목(拘攣痲木), 급성장염, 류마티즘동통, 복통(腹痛), 월경부조(月經不調), 이질, 장염, 타박상, 화농성종양(化膿性腫瘍)
• 잎은 무좀의 치료에 쓴다.
※털쥐손이를 대용으로 쓸 수 있다.

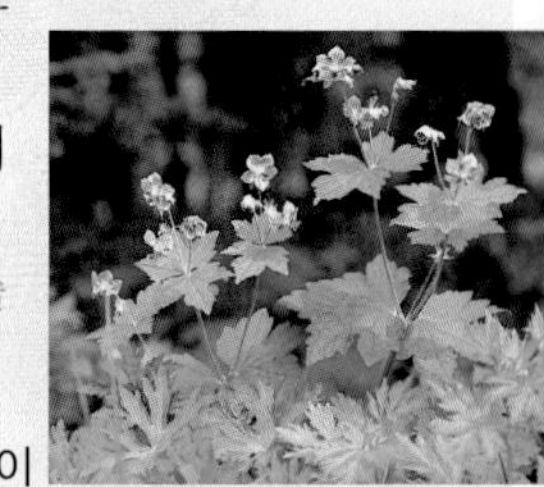
털쥐손이

열을 내리게 하고 설사를 멎게 하는 풀

이질풀

Geranium thunbergii S. & Z.

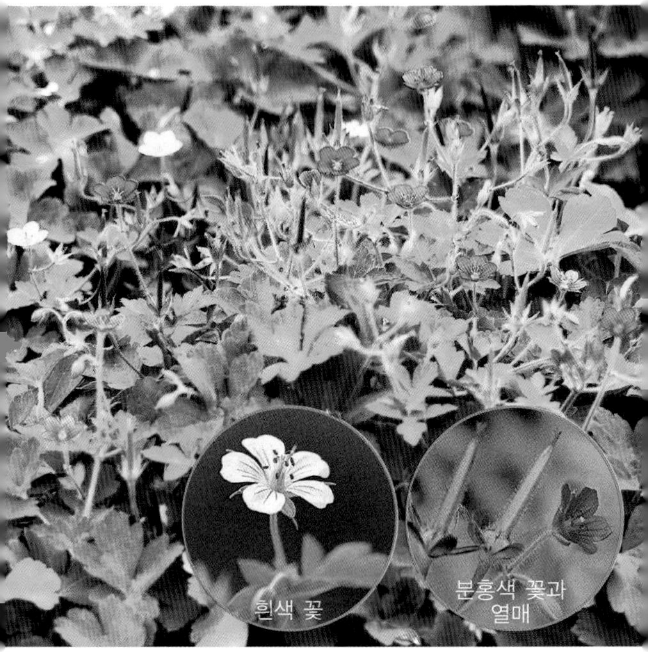

흰색 꽃

분홍색 꽃과 열매

쥐손이풀속. 여러해살이풀. 전국. 산과 들에서 자라고, 꽃은 8~9월에 분홍색 · 홍자색 · 흰색으로 피며, 열매는 삭과로 9~10월에 익는다.

별　명 개발초, 현초

한약명 **노관초(老鸛草)**–지상부와 열매

성　미 맛은 맵고 쓰며 성질은 평하다.

효　능 거풍(祛風), 수렴(收斂), 지사(止瀉), 청열(淸熱), 해독(解毒), 활혈(活血)

용　도 구련마목(拘攣痲木), 류마티즘동통, 설사(泄瀉), 옹저(癰疽), 이질(痢疾), 장염(腸炎), 타박상(打撲傷)

※꽃쥐손이, 세잎쥐손이, 쥐손이풀, 털쥐손이를 대용으로 쓸 수 있다.

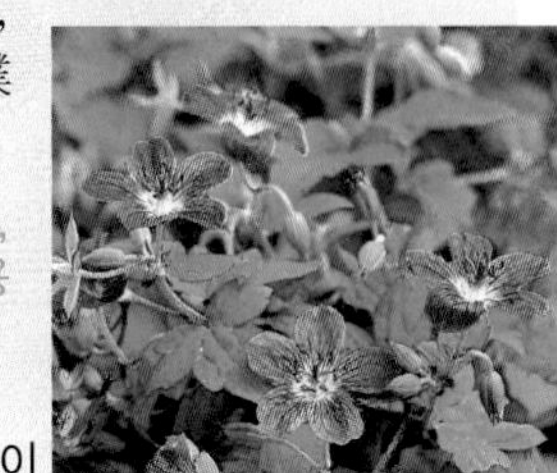

꽃쥐손이

열을 내리게 하고 기생충을 없애주는 나무

굴거리나무

Daphniphyllum macropodum Miq.

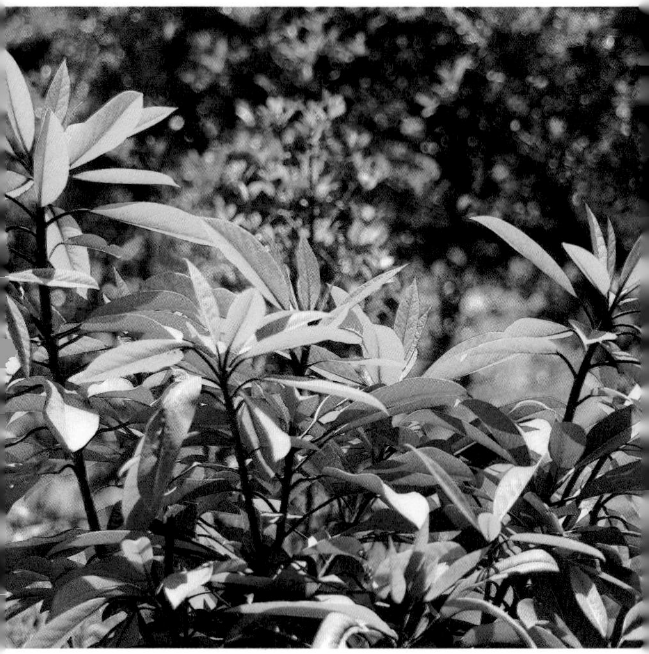

굴거리나무속. 늘푸른큰키나무. 내장산 · 충청도 지방. 바닷가 숲에서 자라고, 꽃은 4~6월에 녹색 총상화서로 피며, 열매는 타원형 핵과로 10~11월에 암벽색으로 익는다.

별　명 국활나무, 만병초, 산황수, 청대동
한약명 **우이풍(牛耳楓)**–잎
효　능 살충(殺虫), 청열(淸熱)
용　도 감기, 촌충증(寸虫症), 편도선염(扁桃腺炎)
• 나무껍질을 달여 낸 즙을 구충제(驅虫劑)로 쓴다.

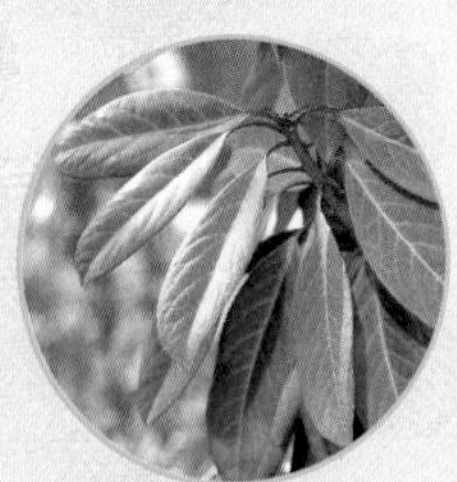

콩팥을 이롭게 하고 근육과 뼈를 튼튼하게 하는 나무

광대싸리

Securinega suffruticosa (Pall.) Rehder

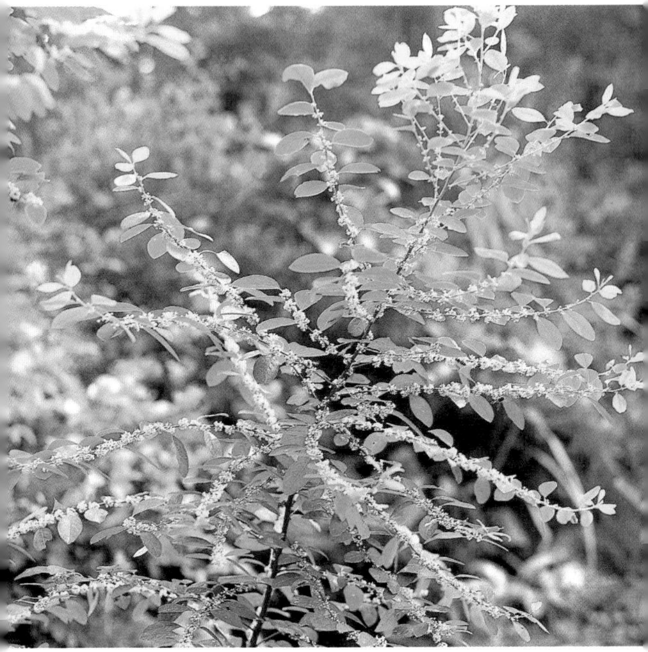

광대싸리속. 갈잎떨기나무. 전국. 산과 들에서 자라고, 꽃은 6~7월에 연황색으로 피며, 열매는 둥근 삭과로 9~10월에 여문다.

별 명 골싸리, 공정싸리, 구럭싸리, 구리싸리, 구살순, 국싸리, 맵쌀, 싸리버들옷, 엽저주

한약명 **일엽추(一葉秋)**-어린 가지와 잎

성 미 맛은 맵고 쓰며 성질은 따뜻하다.

효 능 강근골(强筋骨), 건비(健脾), 서근(舒筋), 익신(益腎), 활혈(活血)

용 도 류마티즘요통(rheumatism腰痛), 반신불수(半身不遂), 사지마비(四肢麻痺), 소아마비후유증(小兒痲痺後遺症), 안면신경마비(顔面神經麻痺), 음위(陰痿)

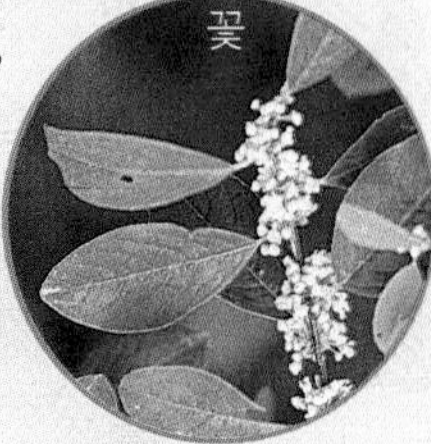

해독 작용을 하고 종기를 가라앉게 하는 풀

아주까리

Ricinus communis L.

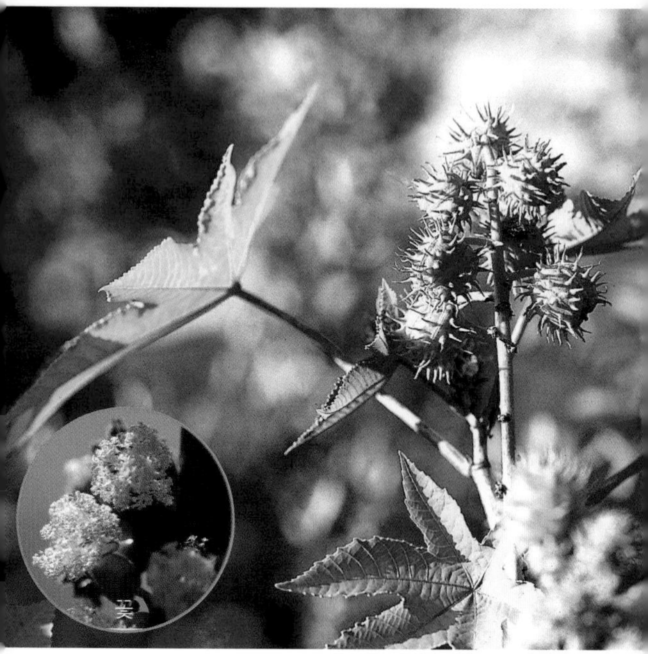

꽃

피마자속. 한해살이풀. 전국. 민가에서 재배하고, 꽃은 8~9월에 연한 노란색 또는 붉은색 총상화서로 피며, 열매는 가시가 달린 삭과로 10월에 익는다.

별　명 **동박**

한약명 **피마자(蓖麻子)**－씨

성　미 맛은 맵고 달며 성질은 평온하고 독성이 있다.

효　능 배농(排膿), 소종(消腫), 소염(消炎), 완하(緩下), 진정(鎭靜), 해독(解毒), 해열(解熱)

용　도 각기, 급성위장염, 당뇨병, 두통, 맹장염, 변비, 복통, 부스럼, 소화불량, 식중독, 역리, 연주창, 위장병, 체증, 충치, 치통, 편도선염, 화상

• 잎은 각기, 고환염, 천식, 해수의 치료에 쓴다.

• 뿌리는 타박상, 파상풍(破傷風)의 치료에 쓴다.

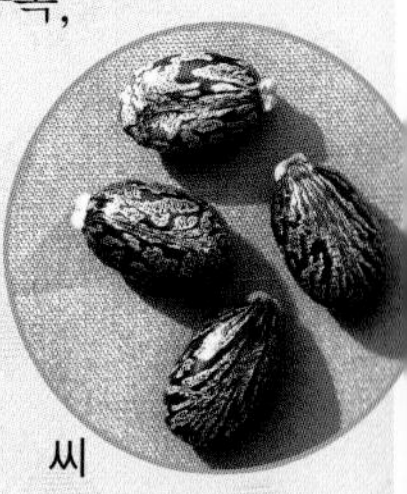

씨

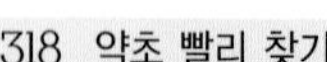

오줌을 잘 나오게 하고 가래를 없애주는 풀

등대풀

Euphorbia helioscopia L.

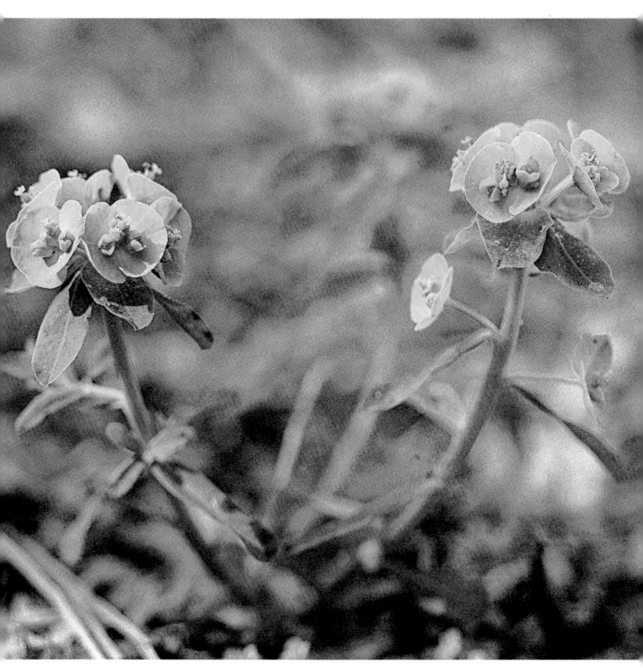

대극속. 두해살이풀. 경기 이남 지방. 들판에서 자라고, 꽃은 5월에 황록색 배상화서로 피며, 열매는 삭과로 익으면 3개로 갈라진다.

별　명 등대대극, 오풍초

한약명 **택칠(澤漆)**–지상부

효　능 살충(殺虫), 소담(消痰), 이뇨(利尿), 해독(解毒), 행수(行水)

용　도 결핵성누관염(結核性瘻管炎), 골수염(骨髓炎), 림프절결핵(lymph節結核), 복수(腹水), 수종(水腫), 이질(痢疾), 천식(喘息), 해수(咳嗽)

꽃

열을 식히고 오줌을 잘 나오게 하는 풀

땅빈대

Euphorbia humifusa Willd. ex Schltdl.

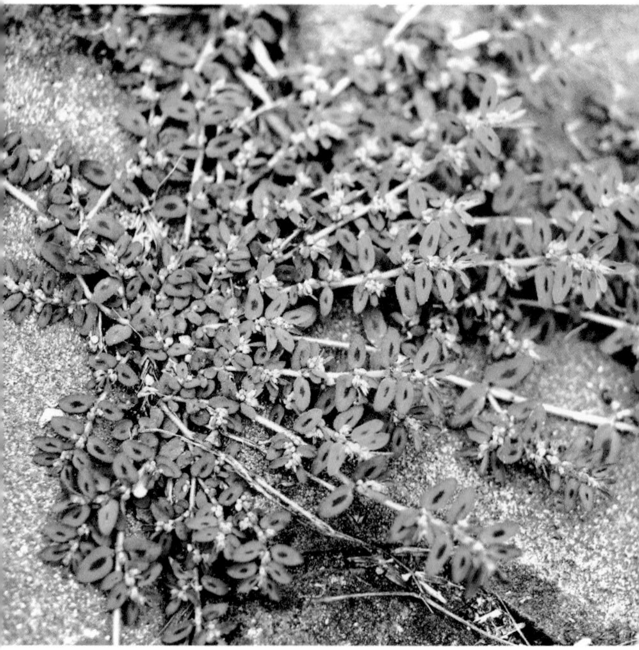

대극속. 한해살이풀. 전국. 풀밭에서 흔히 자라고, 꽃은 8~9월에 연한 적자색 배상화서로 피며, 열매는 납작한 달걀 모양 삭과로 9~10월에 여문다.

별 명 점박이풀

한약명 **지금초(地錦草)**-지상부

성 미 맛은 맵고 쓰며 성질은 평하다.

효 능 소종(消腫), 양혈(凉血), 이습(利濕), 지혈(止血), 청열(淸熱), 해독(解毒)

용 도 간염황달(肝炎黃疸), 변혈(便血), 습진(濕疹), 외상출혈(外傷出血), 이질(痢疾), 장염(腸炎), 토혈(吐血), 화상(火傷)

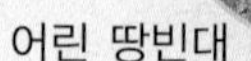

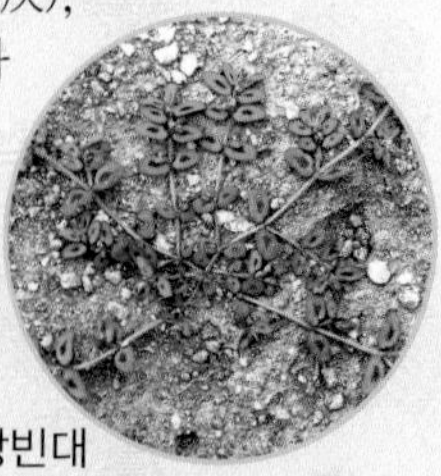

어린 땅빈대

독성을 제거하고 부패를 막아주는 풀

낭독

Euphorbia pallasii Trucz. for. pilosa (Regel) Kitagawa

대극속. 여러해살이풀. 경북 · 충북 · 평북 · 백두산. 산에서 자라고, 꽃은 5~6월에 노란색 산형화서로 피며, 열매는 둥근 삭과로 8~9월에 여문다.

별　명 오독도기
한약명 **백낭독(白狼毒)**-뿌리
성　미 맛은 맵고 성질은 차며 독성이 많다.
효　능 거부(祛腐), 발독(拔毒), 살충(殺虫), 제습(除濕), 지양(止痒), 파적(破積)
용　도 외상(外傷), 옴, 적취(積聚)

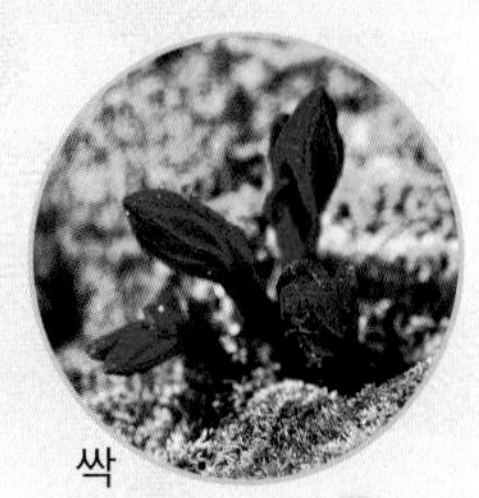

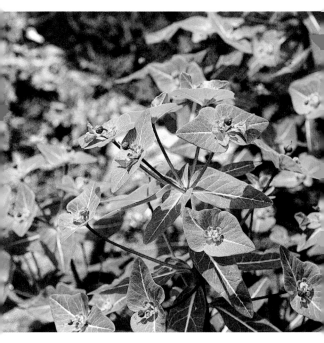
싹

대소변을 잘 나가게 하고 종기를 가라앉게 하는 풀

대극

Euphorbia pekinensis Rupr.

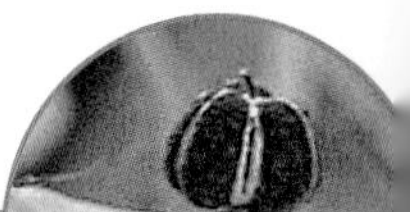

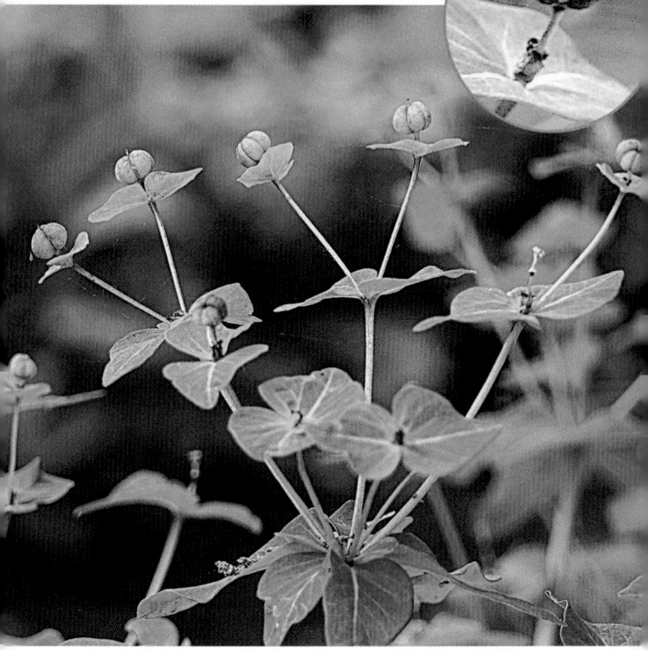

대극속. 여러해살이풀. 전국. 산과 들에서 자라고, 꽃은 5~6월에 녹황색 배상화서로 피며, 열매는 삭과로 겉에 돌기가 있으며 8~9월에 여문다.

별　명 버들옻, 우독초
한약명 **대극(大戟)**-뿌리
성　미 맛은 맵고 쓰며 성질은 차다.
효　능 사수축음(瀉水逐飮), 사하(瀉下), 소종산결(消腫散結)
용　도 구토(嘔吐), 나력(瘰癧), 담음(痰飮), 복만급통(腹滿急痛), 수고(水敲), 수종(水腫), 십이수(十二水), 적취(積聚), 중풍(中風), 피부동통, 화농성종양(化膿性腫瘍)
※암대극을 대용으로 쓸 수 있다.

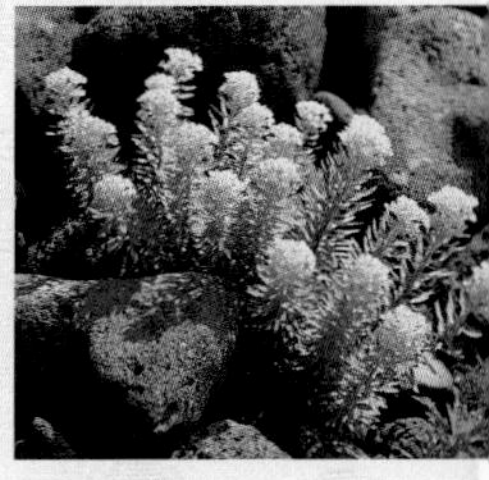
암대극

대소변을 잘 나오게 하고 종기를 가라앉게 하는 풀

개감수

Euphorbia sieboldiana Morr. et Decne.

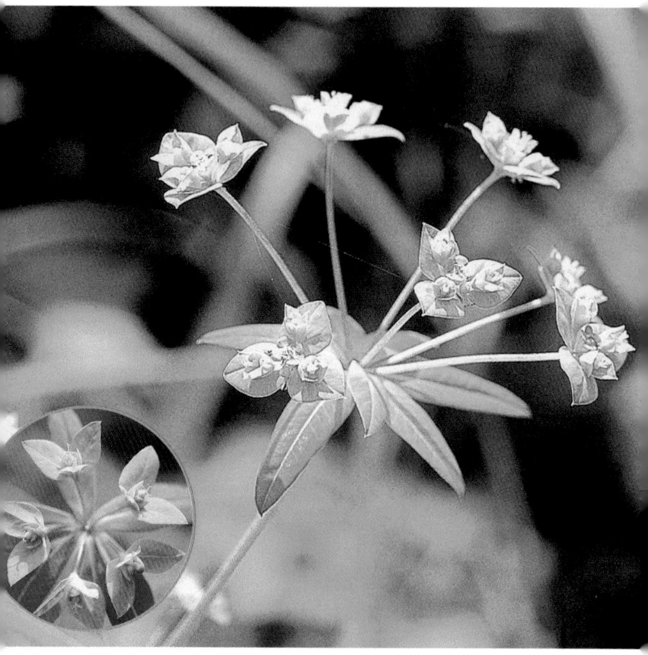

대극속. 여러해살이풀. 전국. 산이나 들의 양지바른 풀밭에서 자라고, 꽃은 4~7월에 황록색 배상화서로 피며, 열매는 둥근 삭과로 9월에 여문다.

별 명 참대극
한약명 **감수(甘遂)**-뿌리
성 미 맛은 쓰고 달며 성질은 차고 독성이 있다.
효 능 강심(强心), 사수음(瀉水飮), 이뇨(利尿), 파적취(破積聚), 통이변(通二便), 항염(抗炎)
용 도 결흉격(結胸隔), 대소변불통(大小便不通), 복부병괴결집(腹部病塊結集), 수종복만(水腫腹滿), 유음(溜飮), 전간(癲癎)

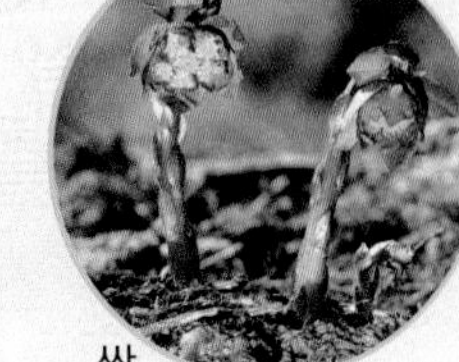
싹

위장을 튼튼하게 하고 통증을 멎게 하는 나무

초피나무

Zanthosylum piperitum A. P. DC.

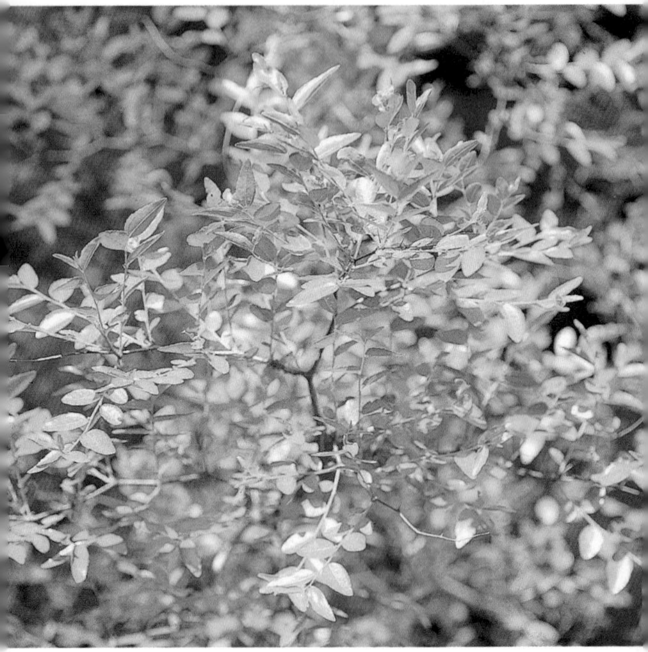

산초나무속. 갈잎떨기나무. 중부 이남 지방. 산지에서 자라고, 꽃은 5월에 황록색 원추화서로 피며, 열매는 둥근 삭과로 9~10월에 익는다.

별　명 계피, 상초나무, 재피, 전피, 제피, 좀피나무
한약명 **산초(山椒), 화초(花椒)**-열매껍질
성　미 맛은 맵고 성질은 따뜻하며 독성이 조금 있다.
효　능 건위(健胃), 산한(散寒), 살충(殺虫), 온중(溫中), 정장(整腸), 제습(除濕), 지통(止痛), 해독(解毒)
용　도 구토, 기침, 산통(疝痛), 설사, 소화불량, 식체, 위하수, 위확장증, 유선염, 음부소양(陰部瘙痒), 이질, 종기, 창개, 치통, 타박상, 회충증
• 씨는 천식(喘息)의 치료에 쓴다.
• 줄기는 슬통(膝痛)의 치료에 쓴다.

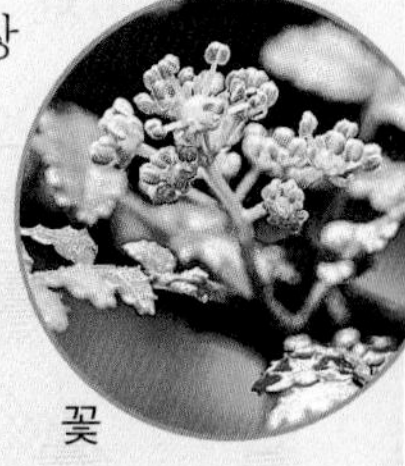
꽃

체한 것을 낫게 하고 종기를 없어지게 하는 나무

산초나무

Zanthoxylum schinifolium Sieb. et Zucc.

꽃

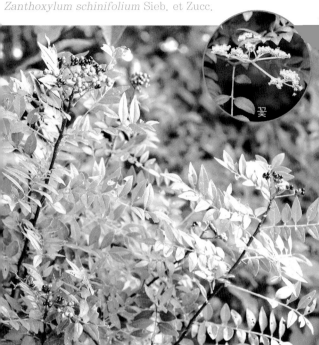

산초나무속. 갈잎떨기나무. 전국. 산기슭에서 자라고, 꽃은 6~9월에 황록색 취산화서로 피며, 열매는 둥근 삭과로 9~10월에 녹갈색으로 익는다.

열매

별 명 분지나무, 점초, 촉초, 한초
한약명 천초(川椒)–열매껍질
성 미 맛은 맵고 성질은 따뜻하다.
효 능 건위, 산한, 살충, 온중(溫中), 정장(整腸), 제습, 지통, 해독
용 도 구토 기침, 산통(疝痛), 설사, 소화불량, 식체, 심복냉통, 애기(噫氣), 위내정수, 위하수, 위확장증, 유선염, 음부소양, 이질, 종기, 창개, 치통, 타박상, 하리, 해수기역, 회충증
• 뿌리는 신방광허냉(腎膀胱虛冷)의 치료에 쓴다.
• 잎은 각기(脚氣), 개선(疥癬), 곽란전근(癨亂轉筋), 칠창(漆瘡), 한적(寒赤)의 치료에 쓴다.
• 씨는 담음천역, 수종창만의 치료에 쓴다.

혈압을 내리게 하고 해독 작용을 하는 나무

황벽나무

Phellodendron amurense Rupr.

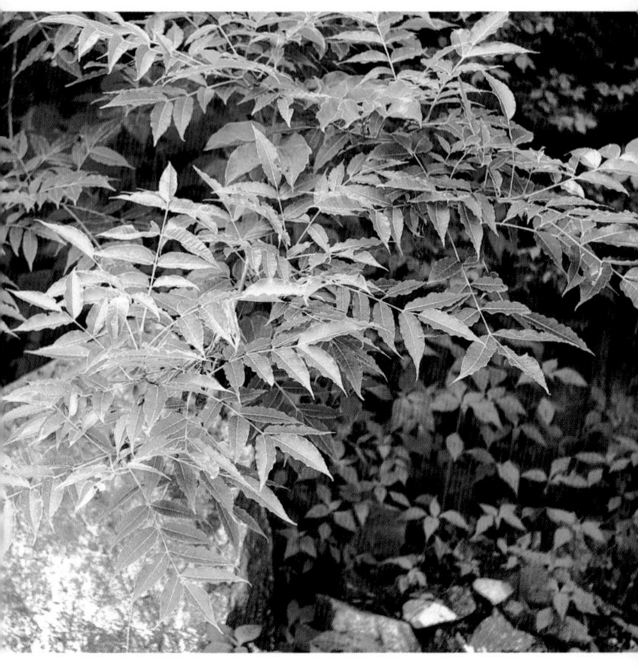

황벽나무속. 갈잎큰키나무. 전국. 깊은 산에서 자라고, 꽃은 5~6월에 노란색 원추화서로 피며, 열매는 둥근 핵과로 7~10월에 검은색으로 익는다.

별 명 황경피나무, 황백나무

한약명 **황백(黃柏)**–나무껍질

성 미 맛은 쓰고 성질은 차다.

효 능 거담(祛痰), 건위, 살균, 살충, 소염, 소종, 이뇨, 이담(利膽), 지혈, 진해, 항균, 해독, 혈압강하

용 도 고혈압, 골관절결핵, 구강염, 뇌척수막염, 담석증, 대하(帶下), 만성간염, 만성담낭염, 목적현훈(目赤眩暈), 방광염, 설사, 세균성적리, 소아두통, 습진, 신장염, 옴, 옹종(癰腫), 요도염, 요슬산통, 위장발열, 유정(遺精), 음부소양, 이슬, 이질, 인후염, 자궁염, 장염, 축농증, 폐결핵, 황달, 황달장풍하혈(黃疸腸風下血)

마음을 강건하게 하고 음식의 소화를 돕는 나무

탱자나무

Poncirus trifoliata Raf.

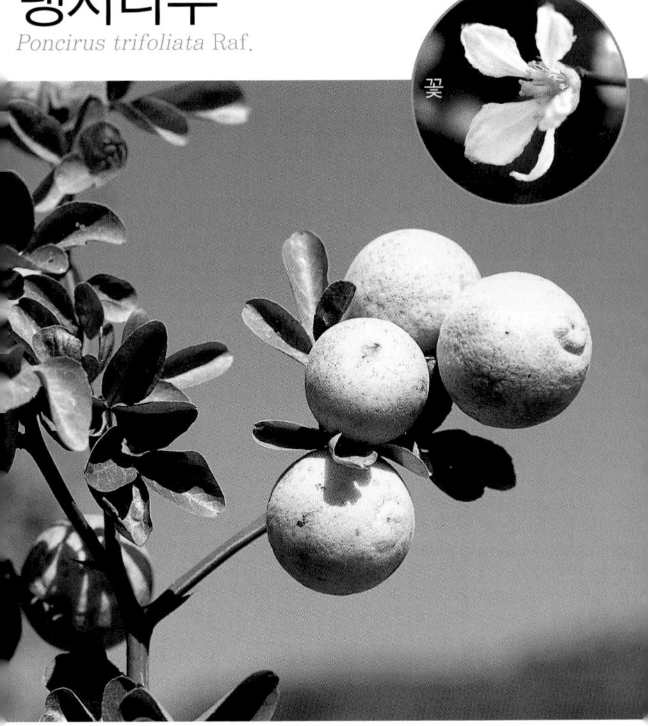

꽃

탱자나무속. 갈잎떨기나무. 중부 이남 지방. 인가 부근에서 식재하고, 꽃은 5월에 흰색으로 피며, 열매는 둥근 장과로 9월에 노란색으로 익는다.

한약명 **지실(枳實)**－덜 익은 열매

성 미 맛은 쓰고 시고 매우며 성질은 조금 차다.

효 능 강심, 거담, 건위, 소적(消積), 소화촉진, 이뇨, 이담(利膽), 진통(鎭痛), 파기(破氣), 혈압상승

용 도 담낭질환, 두드러기, 변비, 소양증, 소화불량, 위통, 자궁하수(子宮下垂), 장출혈동통(腸出血疼痛), 치질, 황달, 흉복팽창

• 열매껍질은 감기의 치료에 쓴다.

• **지각(枳殼**－익은 열매) 은 위염, 위하수, 위확장증, 자궁하수, 탈항, 흉협통의 치료에 쓴다.

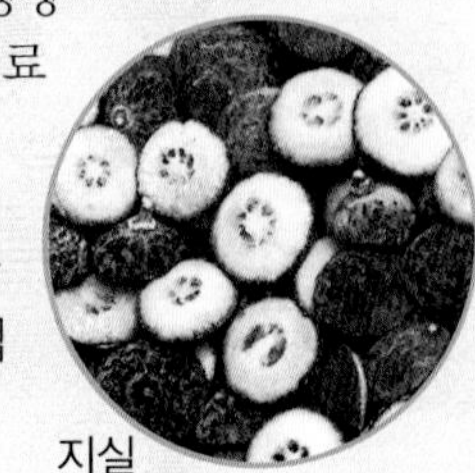
지실

숙취를 해소하고 소화를 촉진하는 나무

유자나무

Citrus junos Tanaka

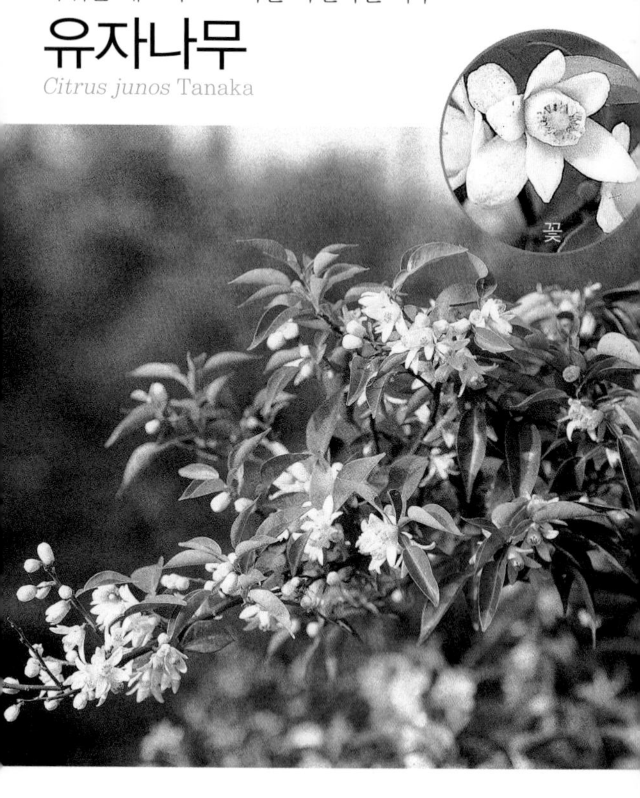

귤나무속. 늘푸른큰키나무. 남부 지방. 과수로 재배하고, 꽃은 5~6월에 흰색으로 피며, 열매는 편구형 장과로 9~10월에 노란색으로 익는다.

한약명 **유자(柚子)**–열매
성 미 맛은 달고 시며 성질은 차다.
효 능 관흉격(寬胸膈), 소화촉진(消化促進), 어해독해독(魚蟹毒解毒), 이격(利膈), 제허로(除虛勞), 지갈(止渴), 지구(止嘔), 지구악(止嘔惡), 하기(下氣), 해주독(解酒毒), 화담(化痰)
용 도 목감기, 산기(疝氣), 요통(腰痛), 음주구취(飮酒口臭), 임병(淋病), 흉복부냉증(胸腹部冷症)

소화 작용을 돕고 가래를 삭이게 하는 나무

귤나무

Citrus unshiu Marcov.

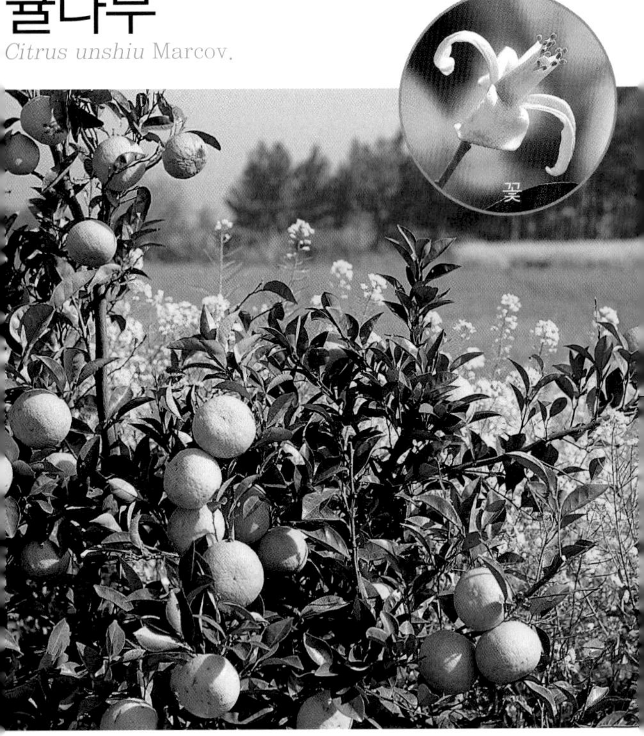

꽃

귤나무속. 늘푸른중키나무. 제주도. 과수로 재배하고, 꽃은 6월에 흰색으로 피며, 열매는 편구형 장과로 10월에 등황색으로 익는다.

별 명 온주귤, 온주밀감

한약명 **귤피(橘皮), 진피(陳皮), 청피(靑皮)**-열매껍질

성 미 맛은 맵고 쓰며 성질은 따뜻하다.

효 능 건비(健脾), 소화촉진, 이기(理氣), 이뇨(利尿), 조습(燥濕), 조중(調中), 통락(通絡), 화담(化痰)

용 도 가슴이 두근거리는 증세, 구토홰역, 담음해수(痰飮咳嗽), 소화불량, 식적(食積), 어지럼증, 어해중독(魚蟹中毒), 위염, 흉협위동통

• 씨는 산증(疝症)의 치료에 쓴다.

• 잎은 요통, 유옹(乳癰), 화농성유선염의 치료에 쓴다.

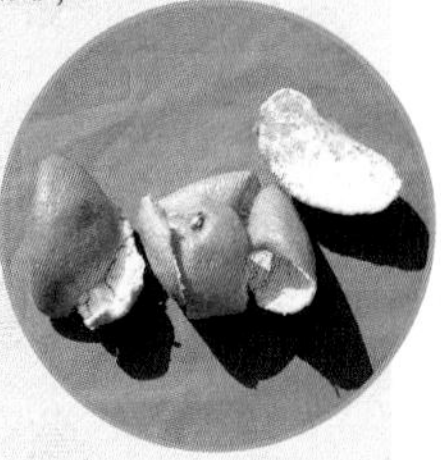

풍을 없애주고 하고 열기를 식히게 하는 풀

백선

Dictamnus dasycarpus Turcz.

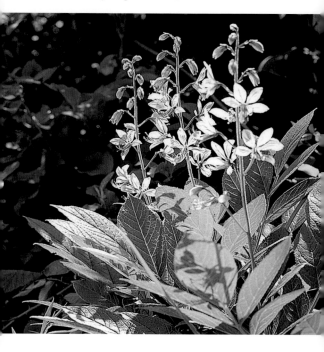

백선속. 여러해살이풀. 전국. 산지의 그늘지고 습한 초원에서 자라고, 꽃은 5~6월에 담홍색 총상화서로 피며, 열매는 납작한 삭과로 8~10월에 검은색으로 익는다.

별　명 검화풀, 백선유, 백양선, 봉삼, 양선초
한약명 **백선피(白鮮皮)**-뿌리껍질
성　미 맛은 쓰고 성질은 차다.
효　능 거풍(祛風), 억균(抑菌), 이담(利膽), 조습(燥濕), 청열(淸熱), 항균(抗菌), 해독(解毒), 해열(解熱)
용　도 개선(疥癬), 대장염(大腸炎), 두통(頭痛), 류마티즘성비통(rheumatism性痺痛), 만성습진(慢性濕疹), 버짐, 옴, 창독(瘡毒), 풍습복통(風濕腹痛), 풍열창독(風熱瘡毒), 피부양진(皮膚痒疹), 황달(黃疸)

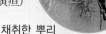

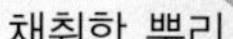
채취한 뿌리

열을 내리게 하고 해독 작용을 하는 나무

소태나무

Picrasma quassioides (D. Don) Benn.

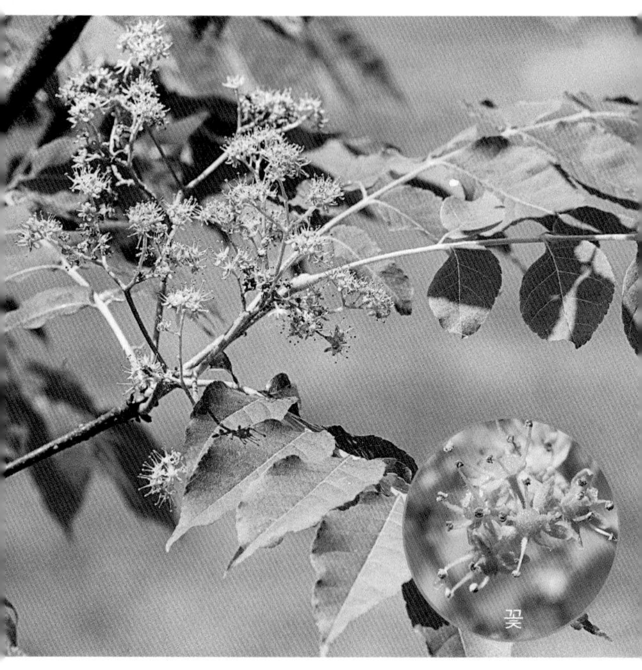

소태나무속. 갈잎큰키나무. 전국. 산지 양지쪽에서 자라고, 꽃은 5~6월에 황록색 총상화서로 피며, 열매는 달걀 모양 핵과로 9월에 붉은색으로 익는다.

별 명 황동수

한약명 **고목(苦木)**–나무껍질

성 미 맛은 쓰고 성질은 차다.

효 능 건위(健胃), 살충(殺虫), 소종(消腫), 조습(燥濕), 지혈(止血), 청열(淸熱), 항암(抗癌), 해독(解毒)

용 도 당뇨병(糖尿病), 담도감염(膽道感染), 세균성하리(細菌性下痢), 소화불량(消化不良), 습진(濕疹), 요충증(蟯虫症), 위장염(胃腸炎), 인후염(咽喉炎), 종기(腫氣), 편도선염(扁桃腺炎), 화상(火傷), 회충증(蛔虫症)

채취한 가지

열을 내리게 하고 출혈을 멈추게 하는 나무

가죽나무

Ailanthus altissima Swingle

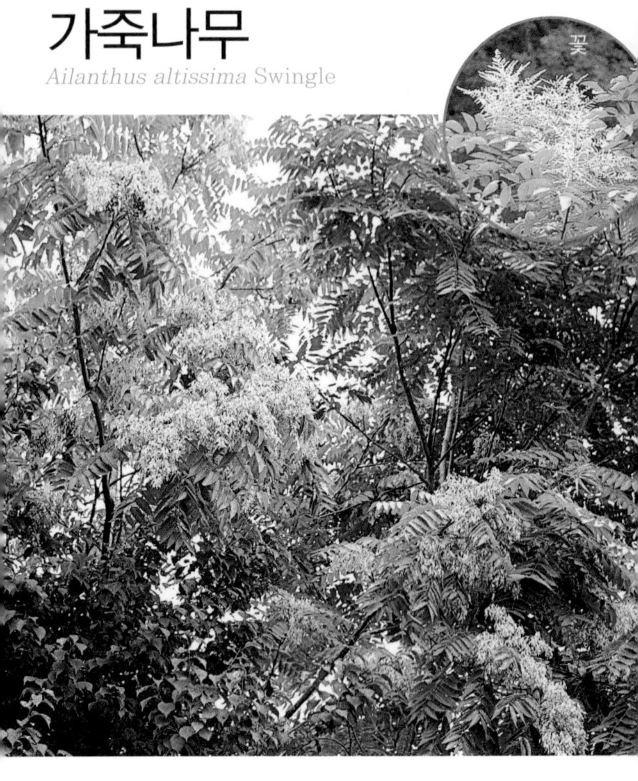

가죽나무속. 갈잎큰키나무. 전국. 산지에서 자라고, 꽃은 6월에 녹백색 원추화서로 피며, 열매는 피침형 시과로 9월에 연한 적갈색으로 익는다.

별 명 가중나무
한약명 **저백피(樗白皮)**–뿌리와 줄기의 껍질
성 미 맛은 쓰고 떫으며 성질은 차다.
효 능 살충(殺虫), 소염(消炎), 제습(除濕), 지사(止瀉), 지혈(止血), 해열(解熱)
용 도 대장염(大腸炎), 방광염(膀胱炎), 설사(泄瀉), 요도염(尿道炎), 위염(胃炎), 이슬, 이질(痢疾), 자궁출혈(子宮出血), 장출혈(腸出血), 치질(痔疾)
• 거미, 벼룩, 옴을 방제하는 살충제(殺虫劑)로도 쓴다.

채취한 뿌리껍질

마음을 안정시키고 가래를 삭이게 하는 풀

애기풀

Polygala japonica Houtt.

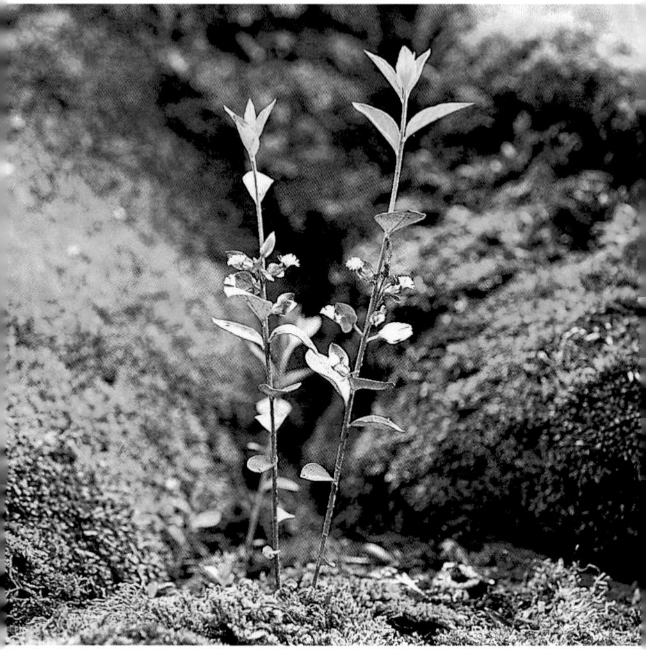

원지속. 여러해살이풀. 전국. 산지에서 자라고, 꽃은 4~6월에 연한 홍색 총상화서로 피며, 열매는 둥근 삭과로 8~9월에 익는다.

별 명 과자초, 영신초, 원사초, 중구자, 청어담
한약명 **과자금(瓜子金)**-전초
성 미 맛은 맵고 쓰며 성질은 평하다.
효 능 안신(安神), 지해(止咳), 지혈(止血), 해독(解毒), 화담(化痰), 활혈(活血)
용 도 불면증(不眠症), 사교상(蛇咬傷), 인후종통(咽喉腫痛), 정충(怔忡), 타박상(打撲傷), 토혈(吐血), 해수다담(咳嗽多痰), 혈변(血便)

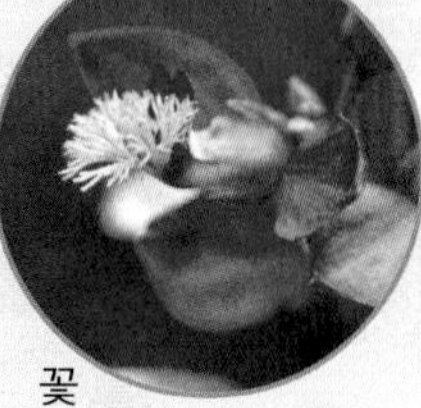
꽃

열을 내리게 하고 해독 작용을 하는 나무

붉나무

Rhus chinensis Miller

옻나무속. 갈잎중키나무. 전국. 산기슭 및 골짜기에서 자라고, 꽃은 7~8월에 황백색 원추화서로 피며, 열매는 둥글납작한 핵과로 10월에 황적색으로 익는다.

별 명 굴나무, 뿔나무, 오배자나무
한약명 **염부목(鹽膚木)**-뿌리와 잎
성 미 맛은 시고 짜며 성질은 차다.
효 능 산어(散瘀), 지혈(止血), 청열(淸熱), 해독, 해열
용 도 감기, 사교상(蛇咬傷), 장염, 치질출혈
• 열매는 구내염, 기침, 다한증, 옴, 인후염, 종기, 치통, 황달의 치료에 쓴다.
• **오배자(五倍子**-벌레집)는 구내염, 만성해수, 설사, 유정, 이질, 종기, 탈항, 피부염의 치료에 쓴다.
• 수액은 외상출혈의 치료에 쓴다.

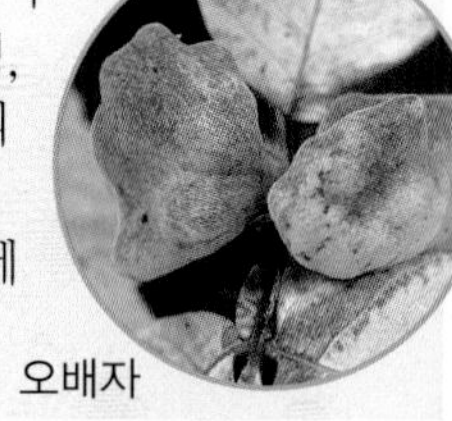

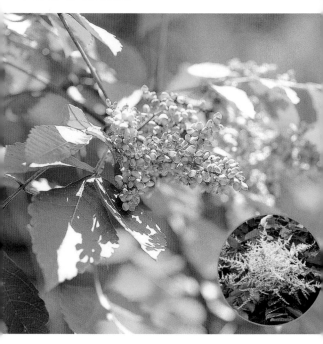
오배자

피를 잘 돌아가게 하고 벌레를 없애주는 나무

옻나무

Rhus verniciflua Stokes

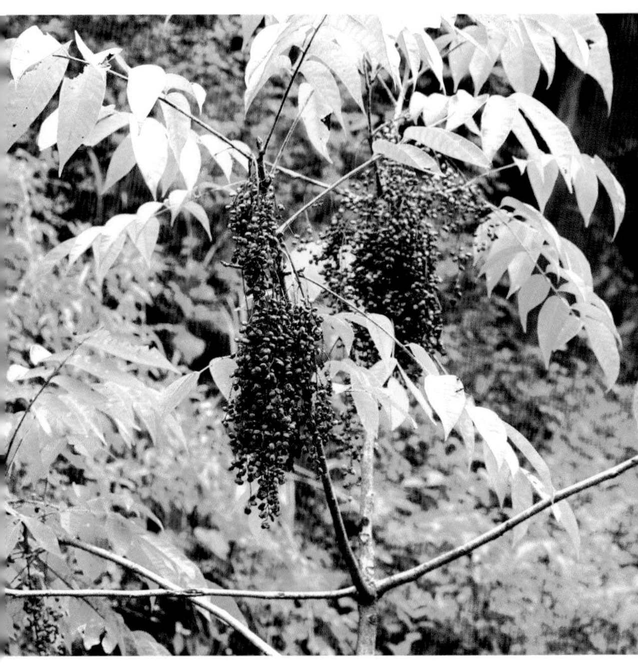

옻나무속. 갈잎큰키나무. 전국. 산과 들에서 자라고, 꽃은 6월에 황록색 원추화서로 피며, 열매는 편원형 핵과로 9월에 연한 노란색으로 익는다.

별 명 옻칠, 참옻, 칠목
한약명 건칠(乾漆)-수지를 말린 것
성 미 맛은 맵고 쓰며 성질은 따뜻하고 독성이 조금 있다.
효 능 살충(殺虫), 소적(消積), 파어(破瘀)
용 도 무월경, 복중경결, 식체, 어혈, 징가, 회충증
• 생칠(生漆-생수지)은 수고(水敲)의 치료에 쓴다.
• 칠수근(漆樹根-뿌리)은 타박구적(打撲久積)의 치료에 쓴다.
• 칠수피(漆樹皮-나무껍질)는 접골에 쓴다.
• 칠수목심(漆樹木心-목심)은 심위기통(心胃氣痛)의 치료에 쓴다.
• 칠자(漆子-열매)는 하혈의 치료에 쓴다.

풍을 없애주고 신경통을 치료하는 나무

신나무

Acer tataricum ssp. *ginnala* (Maxim.) Wesm.

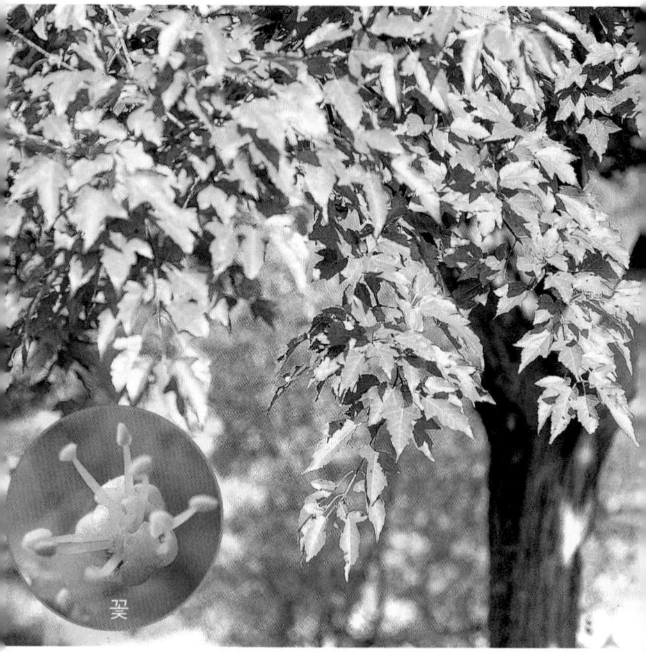

꽃

단풍나무속. 갈잎중키나무. 전국. 하천 유역 및 습원에서 자라고, 꽃은 5~7월에 홍록색 또는 황백색 겹산방화서로 피며, 열매는 시과로 9~10월에 익는다.

별 명 괭이신나무, 붉신나무, 시닥나무
한약명 **다조축(茶條槭)**–뿌리껍질
효 능 거풍(祛風), 제습(除濕)
용 도 관절염(關節淡), 사지마비동통(四肢麻痺疼痛), 신경통(神經痛)

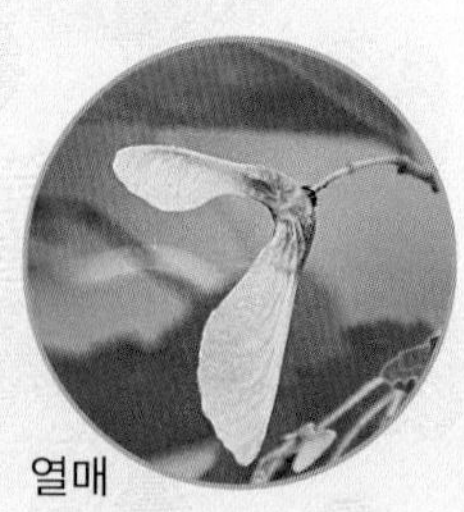
열매

풍과 습을 없애주고 뼈를 튼튼하게 하는 나무

고로쇠나무

Acer pictum ssp. *mono* (Maxim.) Ohashi

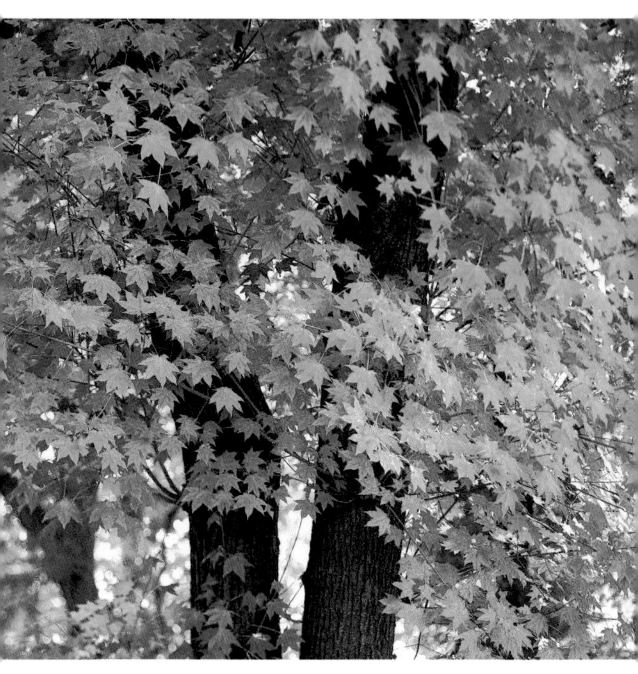

단풍나무속. 갈잎큰키나무. 전국. 산지의 숲 속에서 자라고, 꽃은 4~5월에 노란색 원추화서로 피며, 열매는 시과로 9~10월에 여문다.

별　명 고래솔나무, 고로수, 물통나무

한약명 **지금축(地錦槭)**–나무껍질

성　미 맛은 맵고 성질은 따뜻하다.

효　능 거풍제습(祛風除濕), 활혈거어(活血祛瘀)

용　도 골절상, 풍습성사지마비, 타박상(打撲傷)

• 수액(樹液)은 고혈압, 골다공증(骨多孔症), 관절염, 당뇨병, 변비, 비뇨기계질환(泌尿器系疾患), 소화불량, 숙취, 신경통(神經痛), 요로결석(尿路結石), 위장병, 치질(痔疾), 폐병기침, 허약체질(虛弱體質)의 치료에 쓴다.

수액 채취

풍과 습을 없애주고 염증을 치료하는 나무

단풍나무

Acer palmatum Thunb.

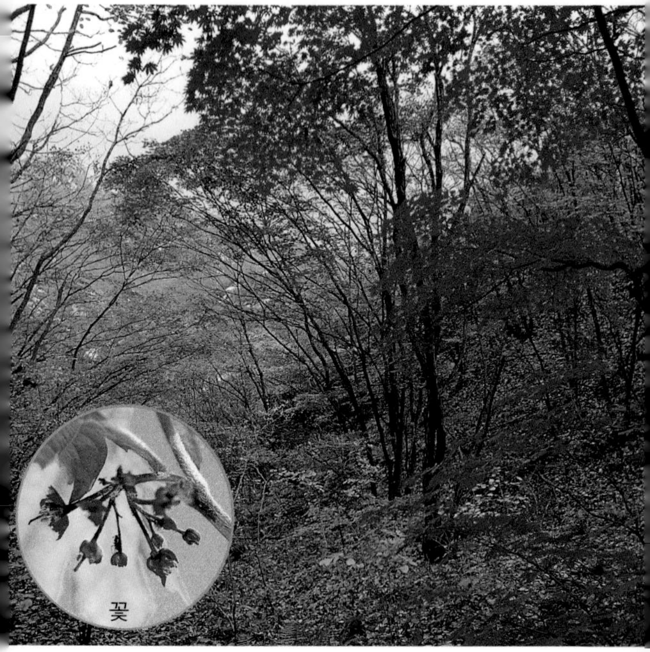

꽃

단풍나무속. 갈잎큰키나무. 경기도 이남 지방. 산지에서 자라고, 꽃은 4~5월에 녹자색 산방화서로 피며, 열매는 시과로 9~10월에 여문다.

별 명 붉은단풍나무, 색단풍나무
한약명 **계조축(鷄爪槭)**–뿌리껍질과 가지
효 능 거풍습(祛風濕), 소염(消炎), 해독(解毒)
용 도 골절상(骨折傷), 관절염(關節淡), 사지마비동통(四肢麻痺疼痛), 질타손상(跌打損傷)
• 수액(樹液)은 위장병(胃腸病), 성병(性病)의 치료에 쓴다.

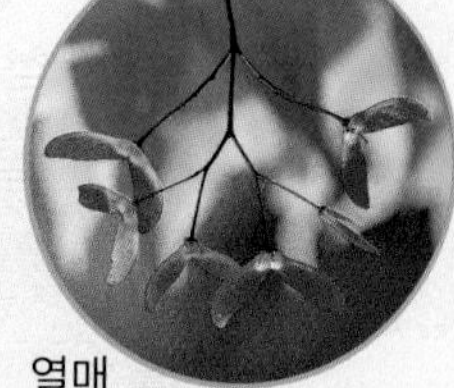
열매

신경을 안정시키고 출혈을 멈추게 하는 나무

산겨릅나무

Acer tegmentosum Maxim.

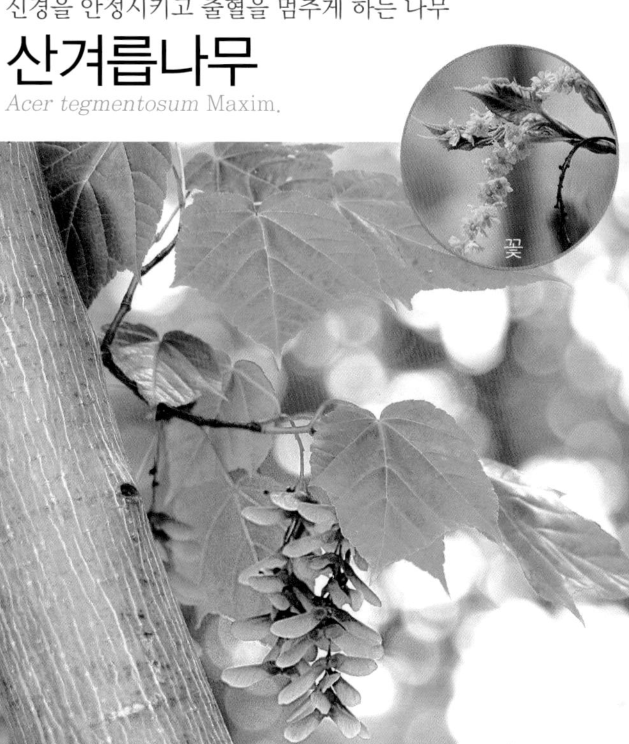

단풍나무속. 갈잎중키나무. 중부 이북 지방. 깊은 산 계곡에서 자라고, 꽃은 5월에 노란색 총상화서로 피며, 열매는 시과로 9~10월에 익는다.

별 명 벌나무, 산청목, 참겨릅나무

한약명 **청해축(靑楷槭)**–줄기와 나무껍질

효 능 소종(消腫), 신경안정(神經安定), 이뇨(利尿), 이수(利水), 제독(除毒), 지방분해(脂肪分解), 지사(止瀉), 지혈(止血), 청혈(淸血), 화독(化毒)

용 도 간경화(肝硬化), 간암(肝癌), 간염(肝炎), 간옹(肝癰), 간위(肝痿), 백혈병(白血病), 주독(酒毒), 외상출혈(外傷出血), 이뇨(利尿), 종기(腫氣), 종독(腫毒)

열매

병원균을 막아주고 염증을 가라앉게 하는 나무

모감주나무

Koelreuteria paniculata Laxm.

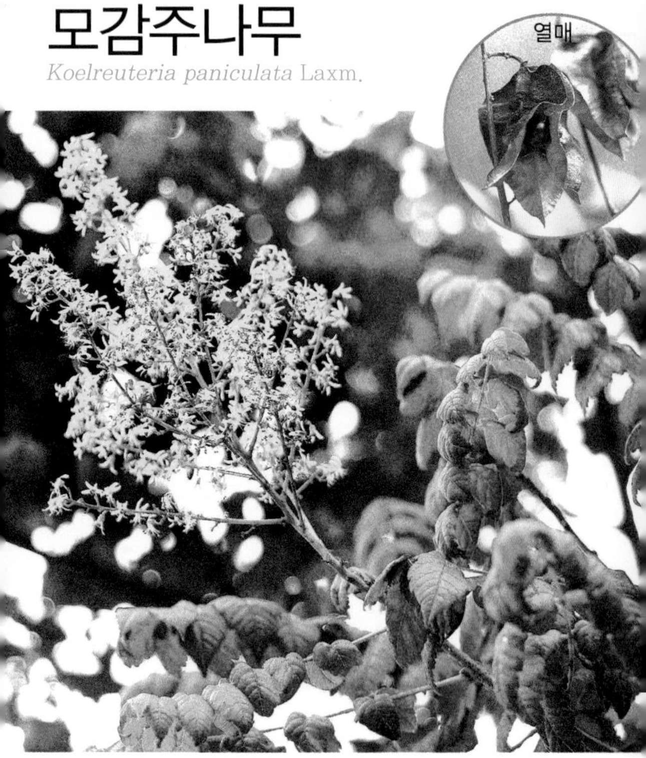

열매

모감주나무속. 갈잎중키나무. 전국. 낮은 지대 양지바른 곳에서 자라고, 꽃은 6~7월에 노란색 원추화서로 피며, 열매는 꽈리 모양 삭과로 9~10월에 익는다.

별 명 난수, 염주나무
한약명 **난화(欒華)**–꽃
성 미 맛은 시고 성질은 따뜻하다.
효 능 소염(消炎), 항균(抗菌)
용 도 간염(肝炎), 목통류루(目痛流淚), 소화불량(消化不良), 안적종통(眼赤腫痛), 요도염(尿道炎), 이질(痢疾), 장염(腸炎)

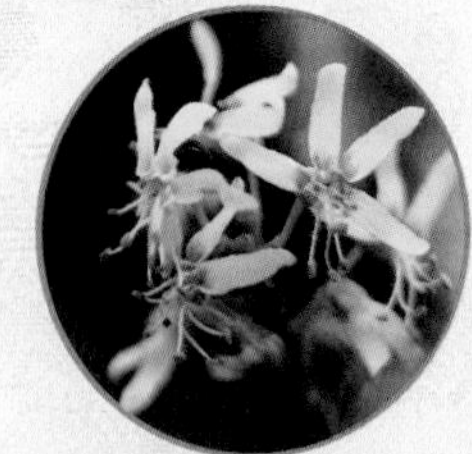

피를 잘 돌게 하고 통증을 없애주는 풀

봉숭아

Impatiens balsamina L.

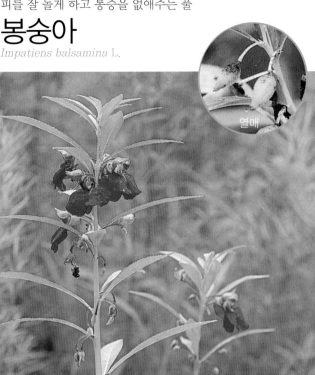

물봉선속. 한해살이풀. 전국. 관상용으로 재배하고, 꽃은 7~8월에 빨간색 · 흰색 등 여러가지로 피며, 열매는 삭과로 9월에 익는다.

별 명 금봉화, 급성자, 미인초, 봉선화, 지갑화
한약명 **봉선(鳳仙)**-지상부
성 미 맛은 맵고 쓰며 성질은 따뜻하다.
효 능 거풍(祛風), 지통, 진통(鎭痛), 소종(消腫), 활혈
용 도 나력옹종(瘰癧癰腫), 류마티스성관절염(rheumatic性關節炎), 정창(疔瘡), 타박통
• **봉선근(鳳仙根**-뿌리)은 류마티즘근골동통(rheumatism筋骨疼痛)의 치료에 쓴다.
• **봉선화(鳳仙花**-꽃)는 소변불리, 풍습편서, 요협동통, 폐경복통, 산후어혈, 하사태, 타박상, 옹감, 정창, 아장풍, 회지갑의 치료에 쓴다.
• **급성자(急性子**-씨)는 간염, 산후복통, 소아비적, 월경폐지, 일격구토, 적괴의 치료에 쓴다.

종기를 가라앉게 하고 해독 작용을 하는 풀

물봉선

Impatiens textori Miq.

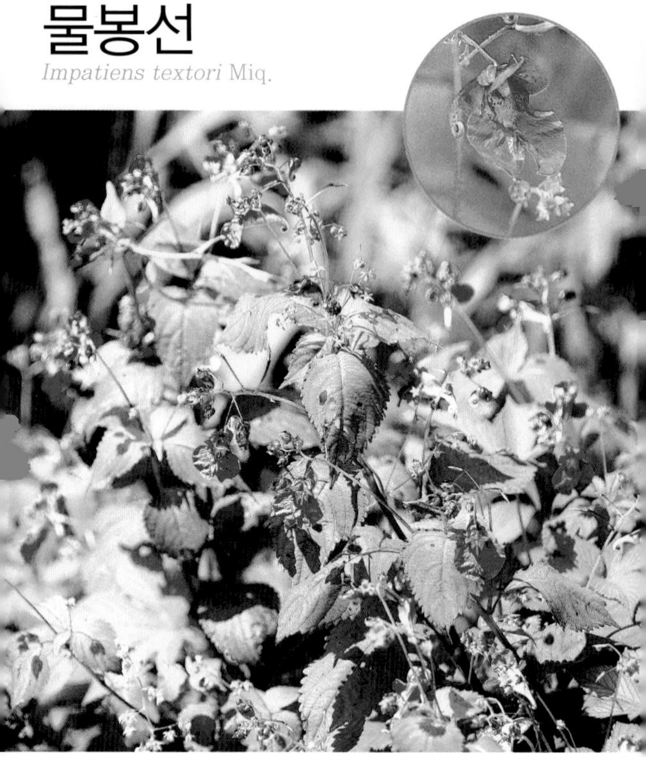

물봉선속. 한해살이풀. 전국. 산골짜기의 물가나 습지에서 자라고, 꽃은 8~9월에 홍자색 총상화서로 피며, 열매는 피침형 삭과로 10월에 익는다.

별 명 들봉선화, 물봉숭아

한약명 **야봉선화(野鳳仙花)**–지상부

성 미 맛은 쓰고 성질은 차다.

효 능 강장(强壯), 거부(祛腐), 산어혈(散瘀血), 소종(消腫), 청량(淸凉), 해독(解毒)

용 도 사교상(蛇咬傷), 악창궤양(惡瘡潰瘍), 욕창(辱瘡), 종기(腫氣), 타박상(打撲傷), 피부궤양(皮膚潰瘍)

※노랑물봉선, 흰물봉선을 대용으로 쓸 수 있다.

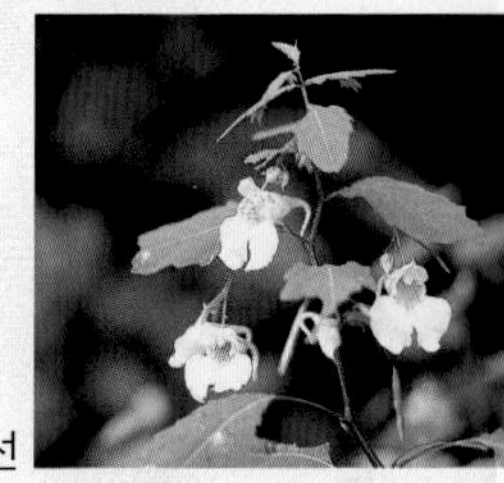

노랑물봉선

풍과 습을 없애주고 간과 콩팥을 튼튼하게 하는 나무

호랑가시나무

Ilex cornuta Lindley

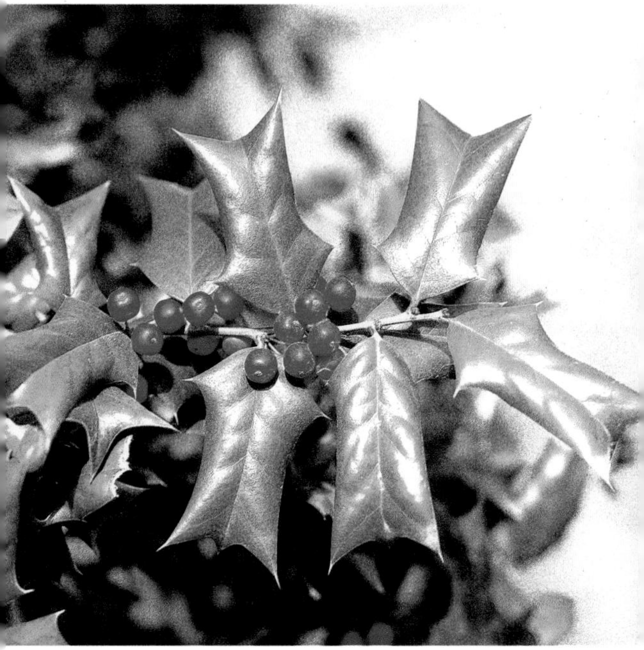

감탕나무속. 늘푸른떨기나무. 전북 이남 지방. 해변가 양지쪽에서 자라고, 꽃은 4~5월에 흰색 산형화서로 피며, 열매는 둥근 핵과로 9~10월에 붉은색으로 익는다.

- 별 명 묘아자나무, 호랑이등긁기나무
- 한약명 **구골엽(枸骨葉)**-잎
- 성 미 맛은 쓰고 성질은 서늘하다.
- 효 능 거습(祛濕), 거풍(祛風), 보간신(補肝腎), 양기혈(養氣血)
- 용 도 과로기력손실(過勞氣力損失), 요슬동통마비(腰膝疼痛麻痺), 타박상(打撲傷), 해수(咳嗽)
  - 뿌리는 관절염(關節淡), 두통(頭痛), 요통(腰痛)의 치료에 쓴다.

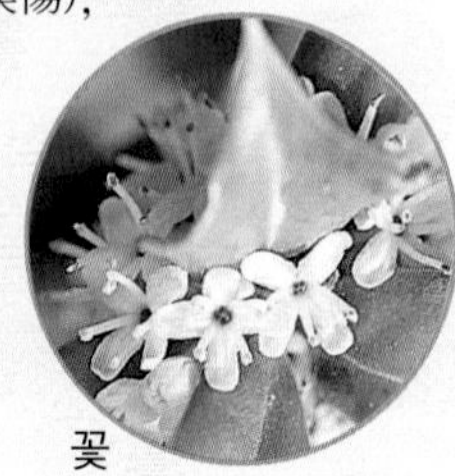
꽃

열기를 식히고 출혈을 멎게 하는 나무

낙상홍

Ilex serrata var. *sieboldii* Loesm

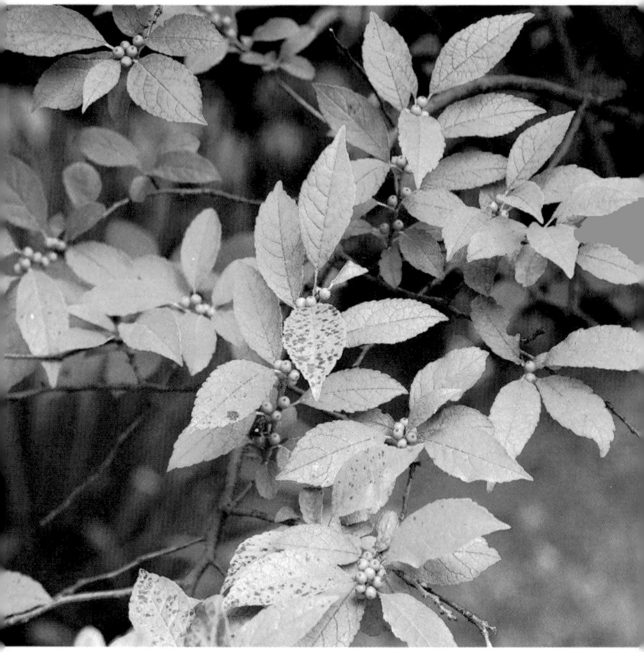

감탕나무속. 갈잎떨기나무. 전국. 관상용으로 식재하고, 꽃은 5~6월에 연분홍색 취산화서로 피며, 열매는 둥근 장과로 10월에 붉은색으로 익는다.

한약명 낙상홍(落霜紅)-뿌리껍질과 잎

효 능 소염(消炎), 양혈(凉血), 지혈(止血), 청열(淸熱), 해독(解毒)

용 도 외상출혈(外傷出血), 피부궤양(皮膚潰瘍), 화상(火傷)

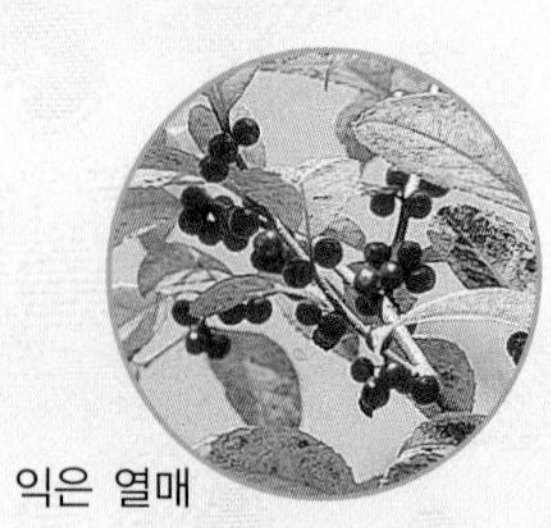

익은 열매

풍을 없애주고 피를 잘 돌게 하는 덩굴

노박덩굴

Celastrus orbiculatus Thunb.

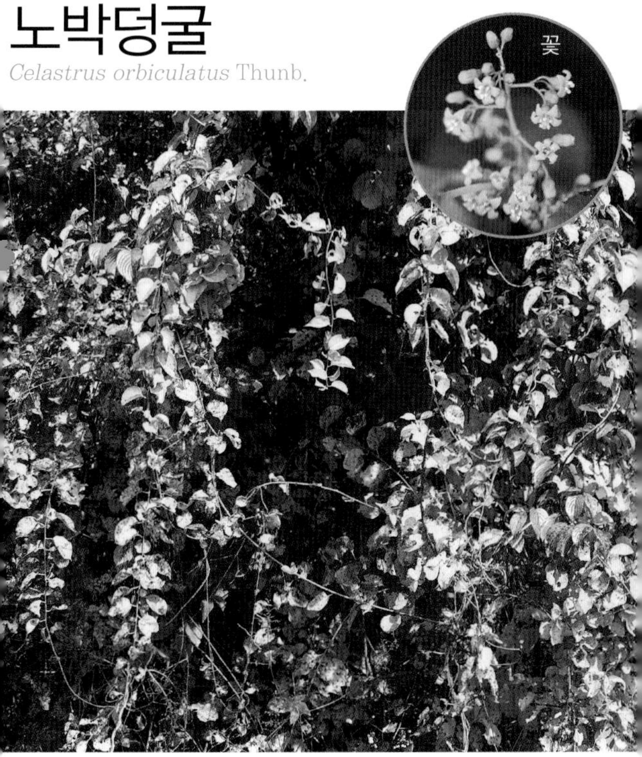

꽃

노박덩굴속. 갈잎덩굴나무. 전국. 산과 들의 숲 속에서 자라고, 꽃은 5~6월에 연두색 취산화서로 피며, 열매는 둥근 삭과로 10월에 노란색으로 여문다.

별 명 노방패너울, 노랑꽃나무, 노파위나무, 노판구

한약명 **남사등(南蛇藤)**-줄기와 가지

성 미 맛은 조금 맵고 성질은 따뜻하다.

효 능 거풍(祛風), 해독(解毒), 소종(消腫), 활혈(活血)

용 도 근골동통(筋骨疼痛), 사지마비(四肢麻痺), 요통(腰痛), 이질(痢疾), 장염(腸炎), 치질(痔疾)

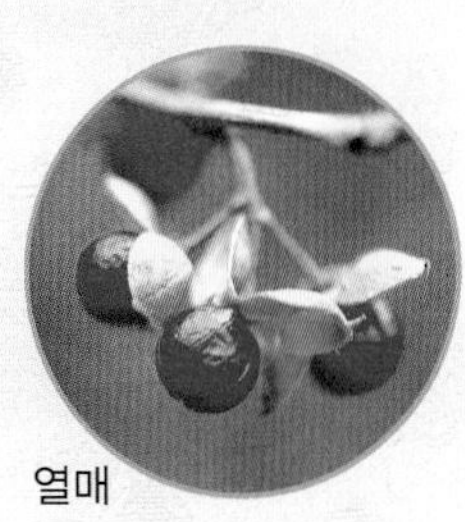

열매

멍든 피를 없애주고 월경을 잘 통하게 하는 나무

화살나무

Euonymus alatus (Thunb.) Sieb.

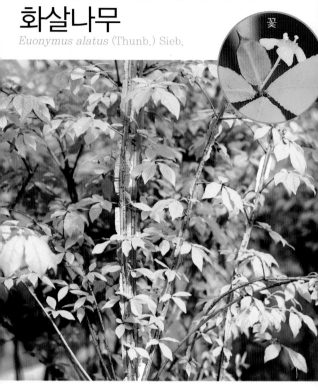

화살나무속. 갈잎떨기나무. 전국. 산기슭과 산 중턱 암석지에서 자라고, 꽃은 5~6월에 황록색 취산화서로 피며, 열매는 삭과로 10월에 붉은색으로 익는다.

별 명 참빗나무, 햇님나물, 홑잎나무

한약명 **귀전우(鬼箭羽)**–가지와 가지날개

성 미 맛은 쓰고 성질은 차다.

효 능 거담(祛痰), 산어(散瘀), 살충(殺虫), 진정(鎭靜), 통경(通經), 파혈(破血), 항암(抗癌), 혈압강하

용 도 가래기침, 동맥경화(動脈硬化), 산후어혈복통(産後瘀血腹痛), 월경불순(月經不順), 충적복통(虫積腹痛), 폐경(閉經), 혈전증(血栓症)

※회잎나무를 대용으로 쓸 수 있다.

가지와 가지날개

월경을 조절하고 어혈을 없어지게 하는 나무

사철나무

Euonymus japonicus Thunb.

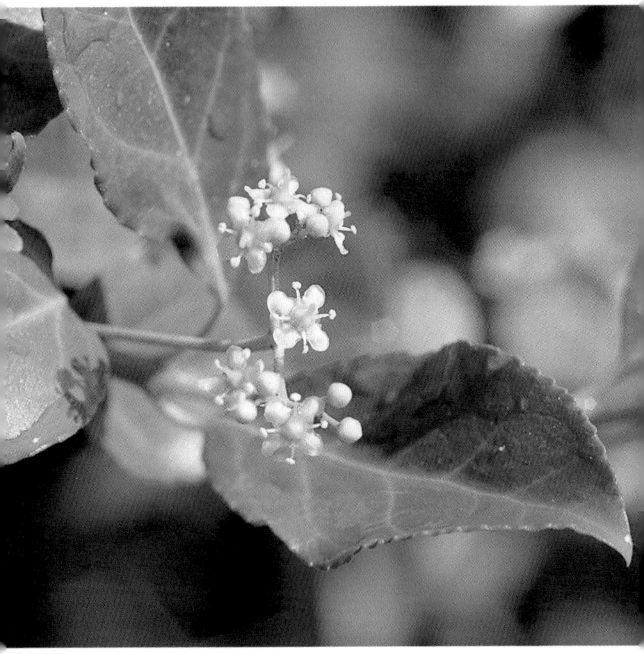

화살나무속. 늘푸른떨기나무. 중부 이남 지방. 산기슭이나 인가 근처에서 자라고, 꽃은 6~7월에 연한 녹색으로 피며, 열매는 둥근 삭과로 10월에 붉은색으로 익는다.

별　명 푸른나무
한약명 **조경초(調經草)**–뿌리
성　미 맛은 맵고 성질은 따뜻하다.
효　능 조경(調經), 화어(化瘀)
용　도 관절통(關節痛), 월경불순(月經不順), 생리통(生理痛), 요통(腰痛)
- 열매는 두통(頭痛)의 치료에 쓴다
- 줄기와 잎은 근육통(筋肉痛)의 치료에 쓴다.

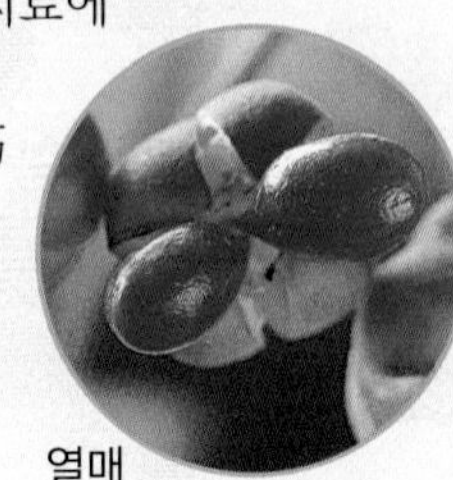
열매

출혈을 멈추게 하고 오줌을 잘 나오게 하는 나무

고추나무

Staphylea bumalda DC.

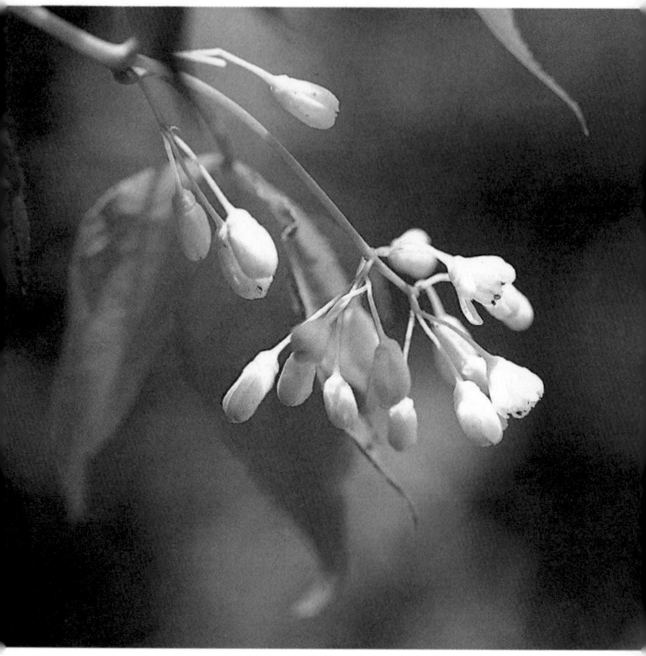

고추나무속. 갈잎떨기나무. 전국. 산골짜기와 냇가에서 자라고, 꽃은 5~6월에 흰색으로 피며, 열매는 반원형 삭과로 9~10월에 여문다.

별 명 가자구눈까리, 개철초나무, 까자귀나무, 꼬시노물, 매대나무, 미영꽃나무, 철천잎
한약명 **성고유(省沽油)**-열매와 뿌리
효 능 이뇨(利尿), 지혈(止血)
용 도 건해(乾咳), 기관지염(氣管支炎), 산후어혈부정(産後瘀血不淨)

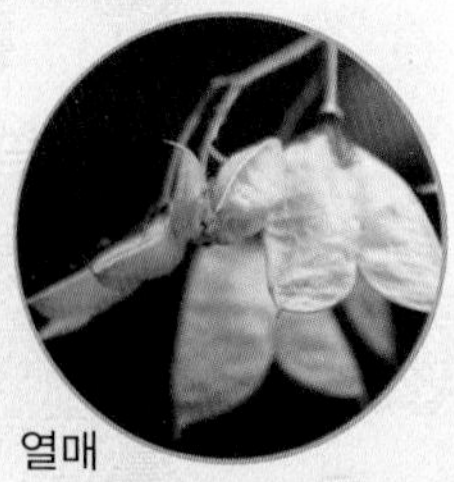
열매

풍과 습을 없애주고 통증을 멎게 해주는 나무

회양목

Buxus microphylla S. et Z. var. *koreana* Nakai

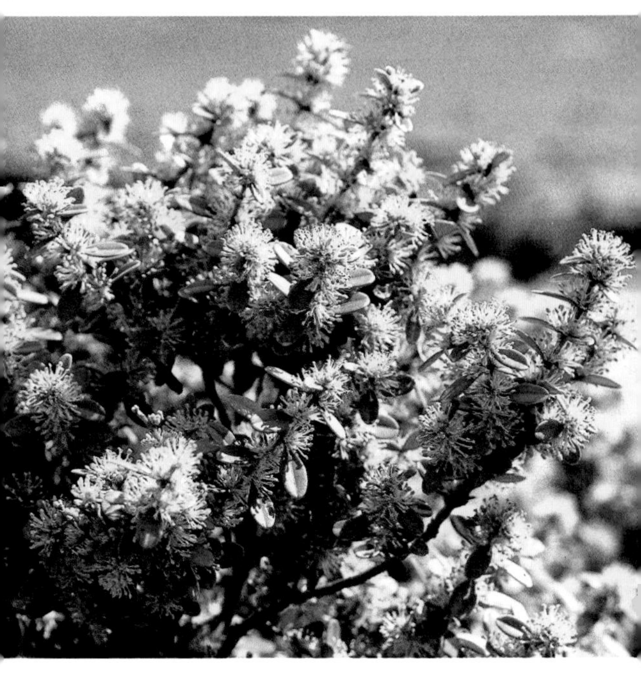

회양목속. 늘푸른떨기나무. 전국. 산지의 석회암 지대에서 자라고, 꽃은 4~6월에 노란색 단정화서로 피며, 열매는 둥근 삭과로 6~8월에 갈색으로 익는다.

- 별 명 도장나무
- 한약명 황양목(黃楊木)-전초
- 성 미 맛은 쓰고 성질은 평하다.
- 효 능 거풍습(祛風濕), 이기(理氣), 지통(止痛), 진통(鎭痛), 진해(鎭咳)
- 용 도 고환(睾丸)과 부고환(副睾丸)의 질환으로 인한 신경통, 근골동통(筋骨疼痛), 류마티스, 매독(梅毒), 백일해, 사지동통(四肢疼痛), 안구충혈(眼球充血), 치통, 타박상, 통풍(痛風), 흉복부창만(胸腹部脹滿)

채취한 잎과 줄기

몸을 튼튼하게 하고 해독 작용을 하는 나무

대추나무

Zizyphus jujuba var. *inermis* (Bunge) Rehder

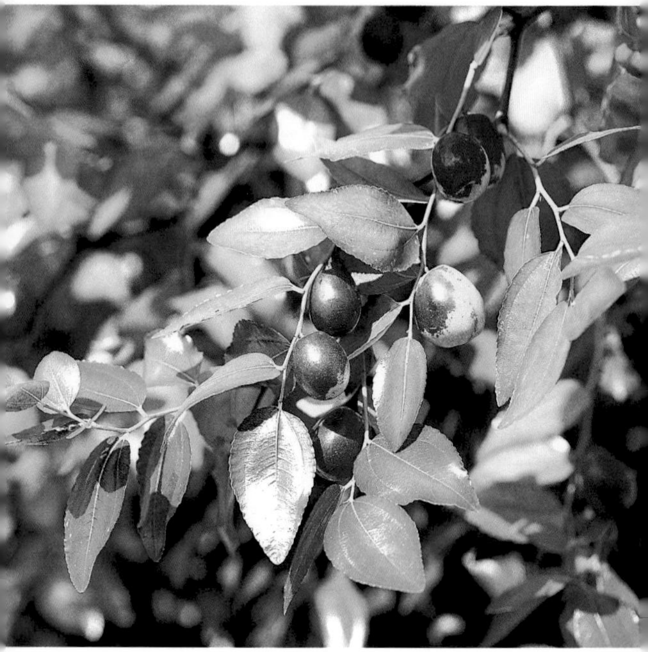

대추나무속. 갈잎큰키나무. 전국. 산지에서 자라고, 꽃은 5~6월에 연한 황록색 취산화서로 피며, 열매는 타원형 핵과로 9월에 적갈색으로 익는다.

별 명 여초
한약명 **대조(大棗)**-열매
성 미 맛은 달고 성질은 따뜻하다.
효 능 강장(强壯), 보비(補脾), 생진액(生津液), 완화(緩和), 이뇨(利尿), 익기(益氣), 조영위(調營衛), 진경(鎭痙), 진정(鎭靜), 항알러지(抗allergy), 항종양(抗腫瘍), 해독(解毒), 화위(和胃)
용 도 건해(乾咳), 백약독(百藥毒), 부녀히스테리(婦女hysteria), 불면증(不眠症), 비약연변(脾弱軟便), 수액

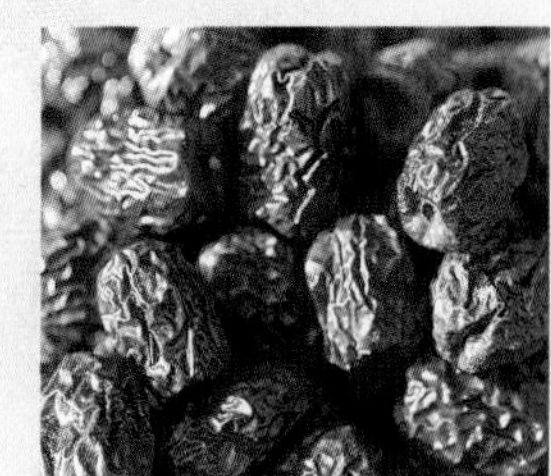

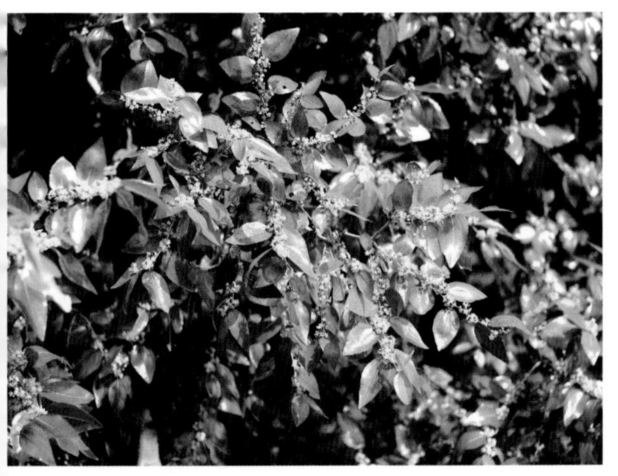

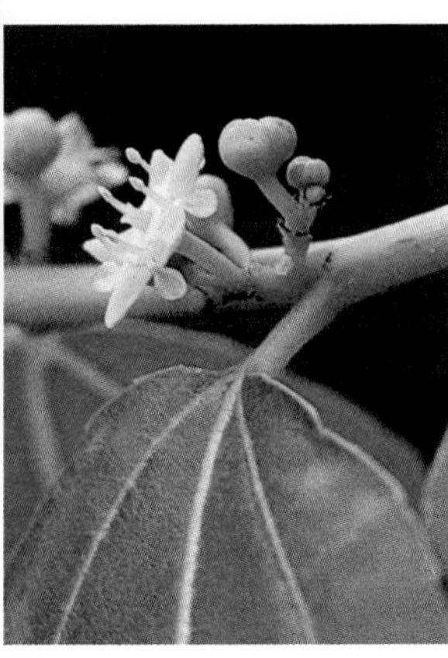

꽃

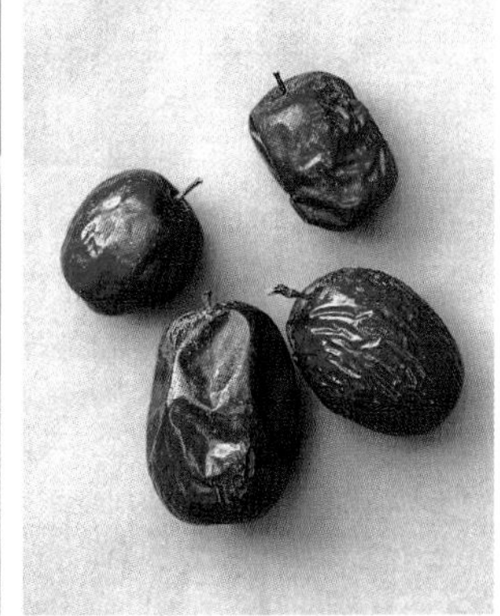

채취한 열매

부족(唾液不足), 신경과민(神經過敏), 위허식욕부진(胃虛食欲不振), 혈행불화(血行不和)

• 씨는 경창(脛瘡), 급성인후부궤양(急性咽喉部潰瘍), 복통사기(腹痛邪氣)의 치료에 쓴다.

• 뿌리는 관절산통(關節酸痛), 단독(丹毒), 월경불순(月經不順), 위통(胃痛), 토혈(吐血), 풍진(風疹), 혈붕(血崩)의 치료에 쓴다.

• 나무껍질은 만성기관지염(慢性氣管支炎), 시력장애(視力障碍), 외상출혈(外傷出血), 이질(痢疾), 장염(腸炎), 화상(火傷)의 치료에 쓴다.

• 잎은 고혈압(高血壓), 시기발열(時氣發熱), 열창(熱瘡), 창절(瘡癤)의 치료에 쓴다.

숙취를 풀어주고 오줌을 잘 나오게 하는 나무

헛개나무

Hovenia dulcis Thunb.

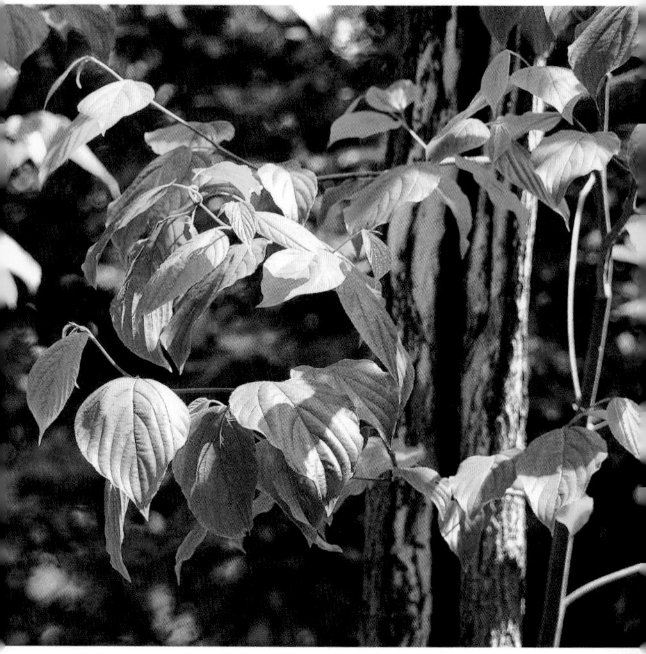

헛개나무속. 갈잎큰키나무. 전국. 산중턱 이하의 숲 속에서 자라고, 꽃은 5~7월에 녹색 취산화서로 피며, 열매는 울퉁불퉁한 핵과로 8~10월에 갈색으로 익는다.

별　명 볼게나무, 호리깨나무

한약명 **지구자(枳椇子)**–씨

성　미 맛은 달고 성질은 평하다.

효　능 이뇨(利尿), 지갈제번(止渴除煩), 청열(淸熱), 해주독(解酒毒)

용　도 간경화, 구갈(口渴), 구토, 딸꾹질, 알코올성간염(alcohol性肝炎), 알코올중독, 열병번열(熱病煩熱), 지방간(脂肪肝), 황달
• 가지는 구토(嘔吐), 당뇨병(糖尿病), 딸꾹질, 소변불리(小便不利)의 치료에 쓴다.

채취한 열매

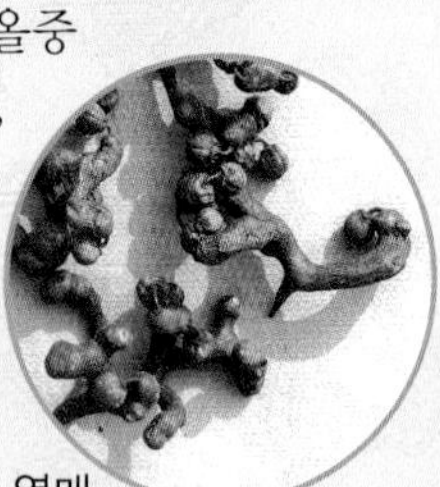

몸을 튼튼하게 하고 종기를 가라앉게 하는 나무

왕머루

Vitis amurensis Rupr.

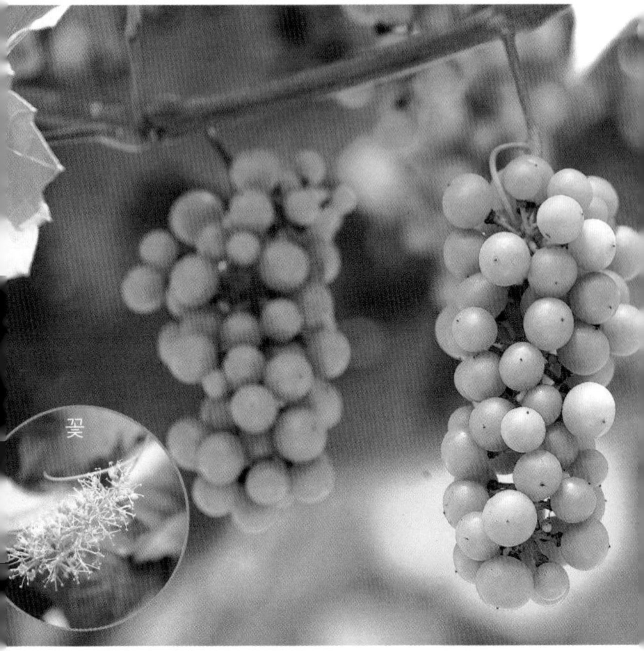

포도속. 갈잎덩굴나무. 전국. 계곡과 산록에서 자라고, 꽃은 6월에 황록색 원추화서로 피며, 열매는 둥근 장과로 9월에 검은색으로 익는다.

별　명 머레순, 멀구넝굴, 조선산포도

한약명 **산포도(山葡萄)**–뿌리, 줄기, 열매

성　미 맛은 시고 성질은 서늘하다.

효　능 강장(强壯), 보혈(補血), 소종(消腫), 수렴(收斂), 식욕촉진, 자양(滋養), 지통(止痛), 청열, 해독

용　도 금창(金瘡), 동상(凍傷), 두통(頭痛), 복통(腹痛), 산후복통(産後腹痛), 수술후동통(手術後疼痛), 신경통, 외상통(外傷痛), 위장동통(胃腸疼痛), 음위(陰痿), 창종(瘡腫), 허약증(虛弱症), 화상(火傷)

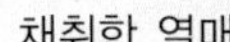

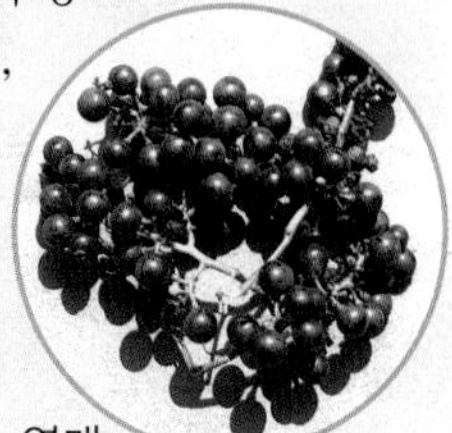

채취한 열매

통증을 그치게 하고 홍역의 치료에 쓰는 나무

머루

Vitis coignetiae Pulliat ex Planch.

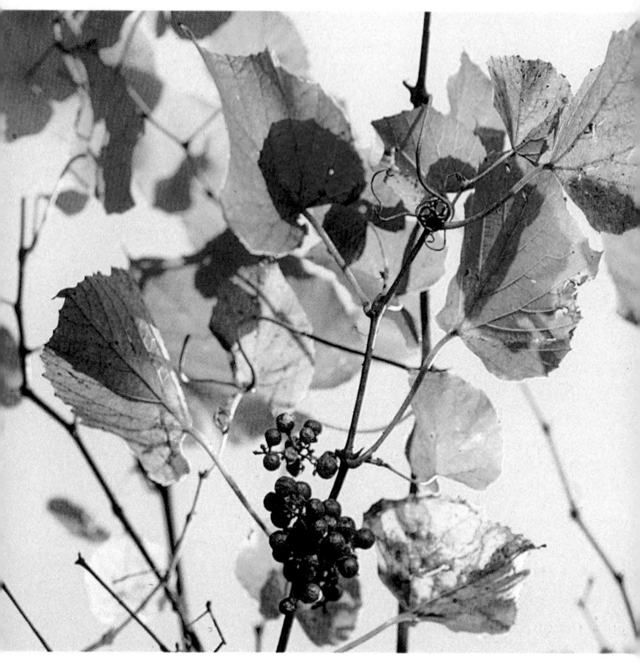

포도속. 갈잎덩굴나무. 전국. 산기슭과 골짜기에서 자라고, 꽃은 5~6월에 황록색 원추화서로 피며, 열매는 둥근 장과로 9~10월에 검은색으로 익는다.

별 명 멀구, 산머루
한약명 **산등등앙(山藤藤秧)**–뿌리와 줄기
효 능 지통(止痛)
용 도 신경성두통(神經性頭痛), 외상동통(外傷疼痛), 위장관동통(胃腸關疼痛)
• 열매는 기침, 천식(喘息), 홍역(紅疫)의 치료에 쓴다.

근육과 뼈를 강하게 하고 위장을 튼튼하게 하는 나무

포도나무

Vitis vinifera L.

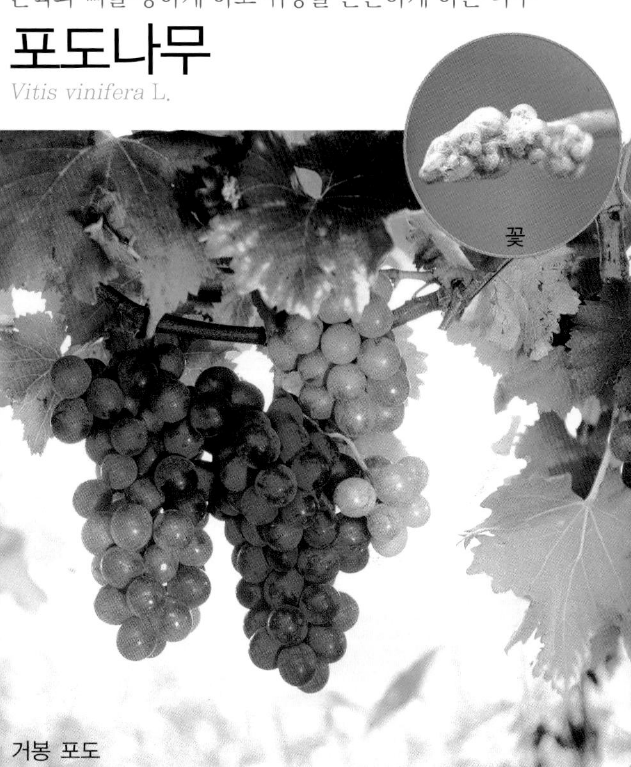

거봉 포도

포도속. 갈잎덩굴나무. 전국. 과수로 재배하고, 꽃은 5~6월에 황록색 원추화서로 피며, 열매는 둥근 장과로 자줏빛을 띤 검은색으로 익는다.

별 명 유럽포도

한약명 **포도(葡萄)**–열매

성 미 맛은 달고 시며 성질은 평하다.

효 능 강근골, 건위(健胃), 보기혈(補氣血), 이뇨, 생혈(生血), 자양강장(滋養强壯), 조혈(造血)

용 도 수종(水腫), 임병(淋病), 천식(喘息), 태기충격(胎氣衝擊), 해수(咳嗽)

• 뿌리는 관절염(關節淡), 구역질, 구토(嘔吐), 설사(泄瀉), 족통(足痛)의 치료에 쓴다.

• 덩굴은 구역질, 구토(嘔吐), 설사(泄瀉), 족통(足痛)의 치료에 쓴다.

• 잎은 구역질, 구토(嘔吐), 설사(泄瀉), 신염수종(腎炎水腫), 족통(足痛)의 치료에 쓴다.

열을 내리게 하고 종기를 가라앉게 하는 덩굴

개머루

Ampelopsis brevipedunculata (Maxim.) Trautv.

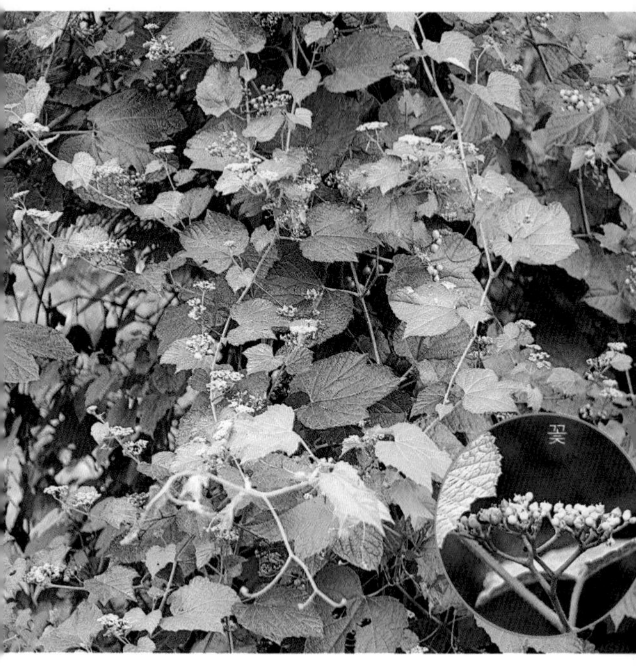

개머루속. 갈잎덩굴나무. 전국. 산과 들에서 자라고, 꽃은 6~7월에 녹색 취산화서로 피며, 열매는 둥근 장과로 9월에 남색으로 익는다.

별　명 개멀구, 돌머루
한약명 **사포도(蛇葡萄)**-줄기
성　미 맛은 달고 성질은 평하다.
효　능 거풍(祛風), 소염(消炎), 이뇨(利尿), 해열(解熱)
용　도 간염(肝炎), 급성맹장염(急性盲腸炎), 급성복통(急性腹痛), 만성신장염(慢性腎臟炎), 오줌이 붉고 잘 나오지 않을 때, 종기(腫氣), 풍습성관절통(風濕性關節痛)

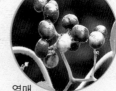

열매

통증을 가라앉히고 출혈을 멈추게 하는 나무

담쟁이덩굴

Parthenocissus tricuspidata (S. & Z.) Planch.

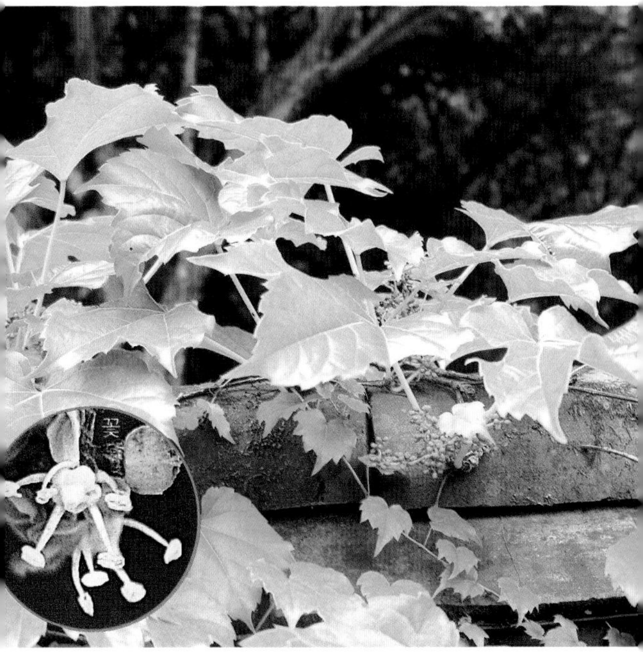

담쟁이덩굴속. 갈잎덩굴나무. 전국. 산골짜기 숲 밑에서 자라고, 꽃은 6~7월에 황록색 취산화서로 피며, 열매는 둥근 장과로 8~10월에 검은색으로 익는다.

별 명 돌담장이, 상춘등
한약명 **지금(地錦)**–뿌리와 줄기
성 미 맛은 달고 성질은 따뜻하다.
효 능 지통(止痛), 지혈(止血), 활혈(活血)
용 도 관절통(關節痛), 근육통(筋肉痛), 당뇨병(糖尿病), 산후혈어(産後血瘀), 암(癌), 옹종(癰腫), 장내출혈(腸內出血), 적백대하(赤白帶下), 주침(酒浸), 주파로혈(主破老血), 편두통(偏頭痛), 풍습성관절염(風濕性關節炎)

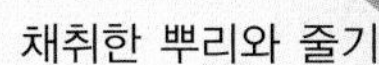
채취한 뿌리와 줄기

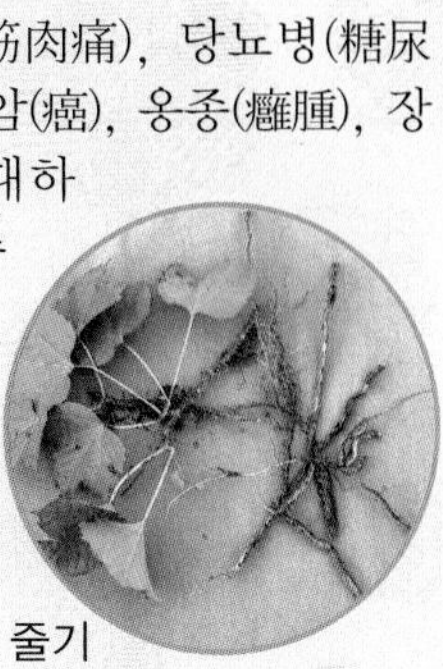

몸속의 기생충을 없애주고 소화를 촉진하는 나무

장구밤나무

Grewia parviflora Bunge

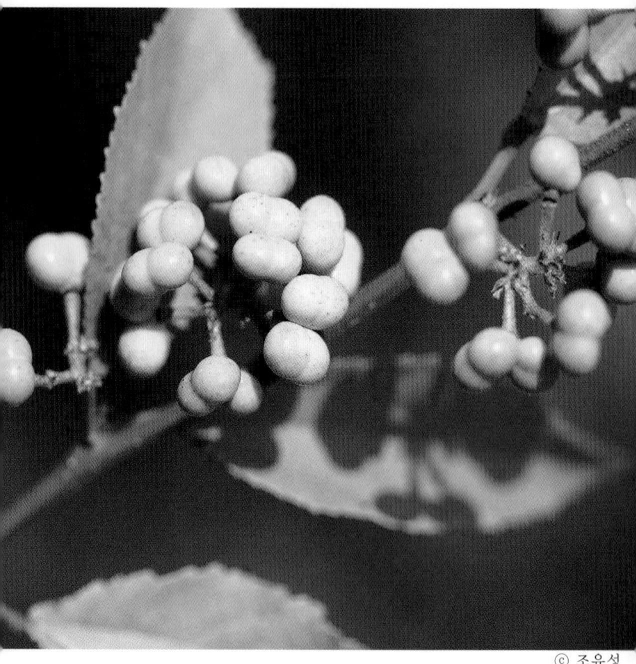

ⓒ 조유성

장구밤나무속. 갈잎떨기나무. 중부 이남 지방. 산기슭의 양지에서 자라고, 꽃은 7~8월에 연한 노란색 취산화서로 피며, 열매는 장과로 10월에 황적색으로 익는다.

별 명 잘먹기나무, 장구밥나무
한약명 **왜왜권(娃娃拳)**-뿌리줄기와 잎
성 미 맛은 달고 쓰며 성질은 따뜻하다.
효 능 구충(驅虫), 소화촉진(消化促進)
용 도 대하(帶下), 부녀붕대(婦女崩帶), 비허식소(脾虛食少), 소아감적(小兒疳積), 소아장내기생충(小兒腸內寄生虫), 자궁출혈(子宮出血), 흉비창만(胸痺脹滿)

꽃

열을 내리게 하고 염증을 가라앉히는 나무

피나무

Tilia amurensis Rupr.

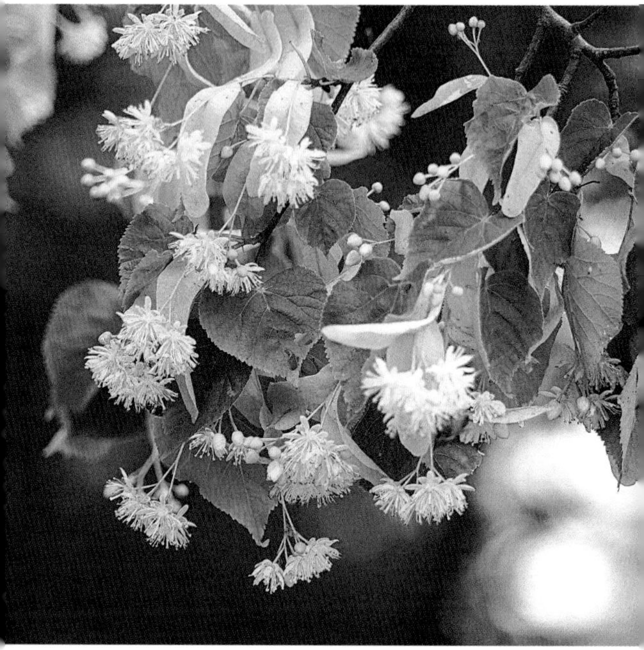

피나무속. 갈잎큰키나무. 중부 이북 지방. 산골짜기 숲 속에서 자라고, 꽃은 6월에 연한 노란색 산방화서로 피며, 열매는 둥근 견과로 9~10월에 익는다.

별 명 벌나무
한약명 **자단(紫椴)**-꽃
성 미 맛은 쓰고 맵다.
효 능 발한(發汗), 소염(消炎), 항염(抗炎), 해열(解熱)
용 도 감기(感氣), 구강염(口腔炎), 신우신염(腎盂腎炎), 인후염(咽喉炎)
• 가지는 폐결핵(肺結核), 천식(喘息)의 치료에 쓴다.

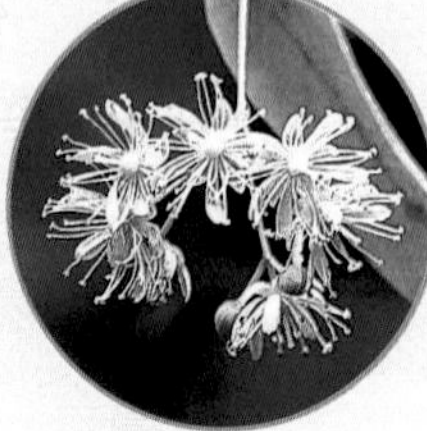

소변을 잘 나오게 하고 해독 작용을 하는 풀

닥풀

Hibiscus manihot L.

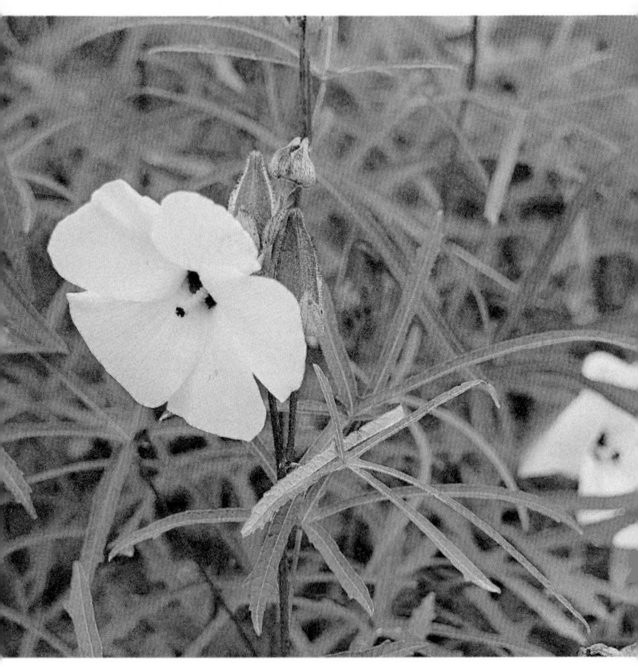

무궁화속. 한해살이풀. 전국. 농가에서 재배하고, 꽃은 8~9월에 연한 노란색 총상화서로 피며, 열매는 장타원형 삭과로 10월에 여문다.

별　명 오꾸라, 황촉규
한약명 **황촉규화(黃蜀葵花)**–꽃
성　미 맛은 달고 성질은 차다.
효　능 소종(消腫), 통림(通淋), 해독(解毒)
용　도 옹저종(癰疽腫), 임병(淋病), 화상(火傷)
• 황촉규근(黃蜀葵根–뿌리)은 부종(浮腫), 옹종(癰腫), 유즙분비장애(乳汁分泌障碍), 이하선염(耳下腺炎), 임병(淋病), 종기의 치료에 쓴다.
• 줄기는 산욕열(産褥熱), 화상의 치료에 쓴다.
• 잎은 골절(骨折), 부종(浮腫), 옹종창(癰腫瘡), 유즙불통(乳汁不通), 임병(淋病), 타박상(打撲傷)의 치료에 쓴다.
• 씨는 유즙(乳汁) 분비촉진에 효과가 있다.

열을 내리게 하고 해독 작용을 하는 나무

부용

Hibiscus mutabilis L.

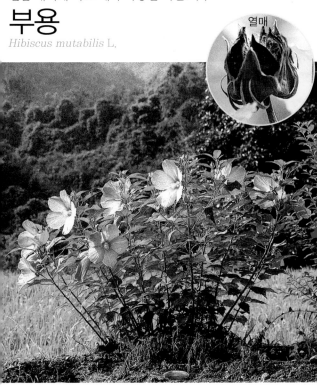

무궁화속. 갈잎반떨기나무. 전국. 산과 들의 양지쪽에서 자라고, 꽃은 8~10월에 연한 홍색으로 피며, 열매는 둥근 삭과로 10~11월에 익는다.

별　명 화초무궁화
한약명 **목부용화(木芙蓉花)**－꽃
성　미 맛은 맵고 성질은 평하다.
효　능 소종(消腫), 양혈(凉血), 청열(淸熱), 해독(解毒)
용　도 백대(白帶), 붕루(崩漏), 옹종(癰腫), 정창(疔瘡), 토혈(吐血), 폐열해수(肺熱咳嗽), 화상(火傷)

• 뿌리는 백대하(白帶下), 옹종(癰腫), 원형탈모증(圓形脫毛症), 해수기천(咳嗽氣喘)의 치료에 쓴다.

• 잎은 대상포진(帶狀疱疹), 목적종통(目赤腫痛), 옹종흔종(癰腫痕腫), 타박상(打撲傷), 화상(火傷)의 치료에 쓴다.

해독 작용을 하고 종기를 가라앉히는 나무

무궁화

Hibiscus syriacus L.

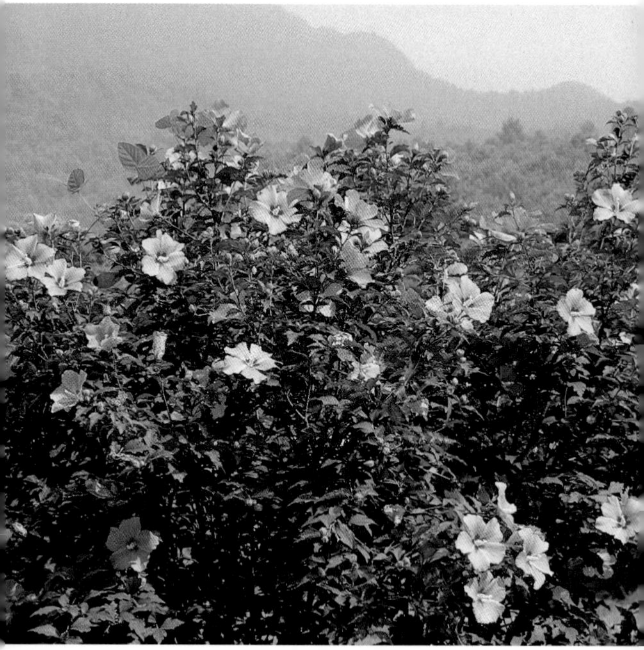

무궁화속. 갈잎떨기나무. 전국. 관상용으로 식재하고, 꽃은 7~9월에 흰색과 분홍색으로 피며, 열매는 타원형 삭과로 11월에 익는다.

별 명 번리화, 어사화, 학질꽃

한약명 **목근피(木槿皮)**–뿌리껍질과 줄기껍질

성 미 맛은 달고 쓰며 성질은 시원하다.

효 능 소종(消腫), 이습(利濕), 지양(止痒), 청열(淸熱), 항균(抗菌), 해독(解毒)

용 도 개선(疥癬), 기관지염(氣管支炎), 백대(白帶), 소갈(消渴), 심번불면(心煩不眠), 옴, 이질(痢疾), 장염(腸炎), 장옹(腸癰), 장풍사혈(腸風瀉血), 치장종통(痔腸腫痛), 치창(痔瘡), 코피, 피부병(皮膚病), 탈항(脫肛), 폐옹(肺癰), 해수

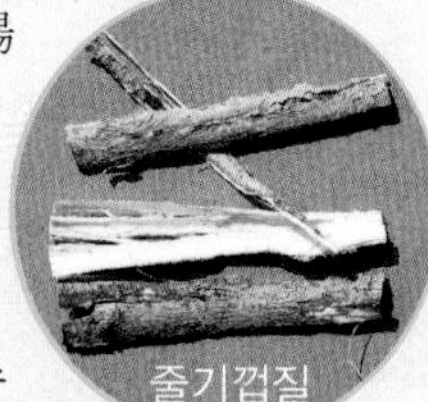
줄기껍질

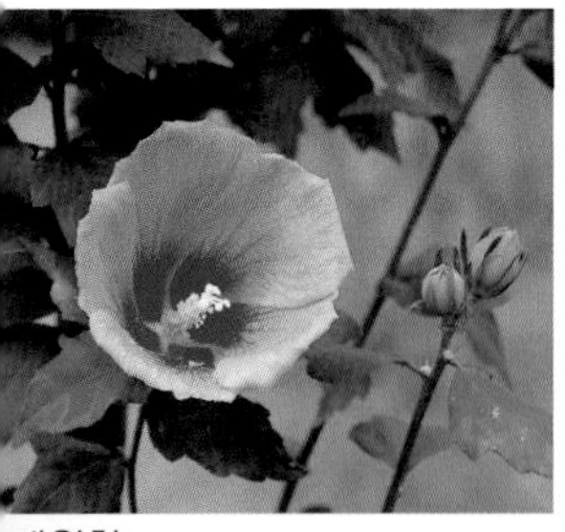
계월향

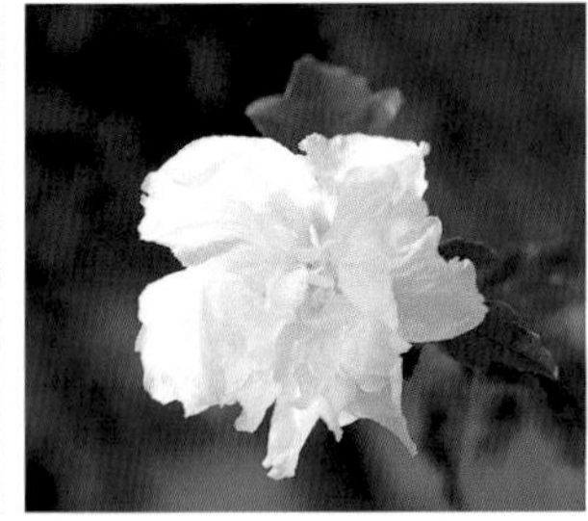
눈보라

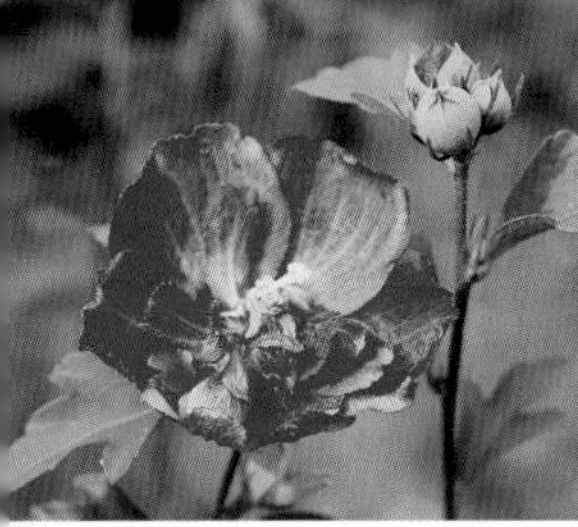
산처녀

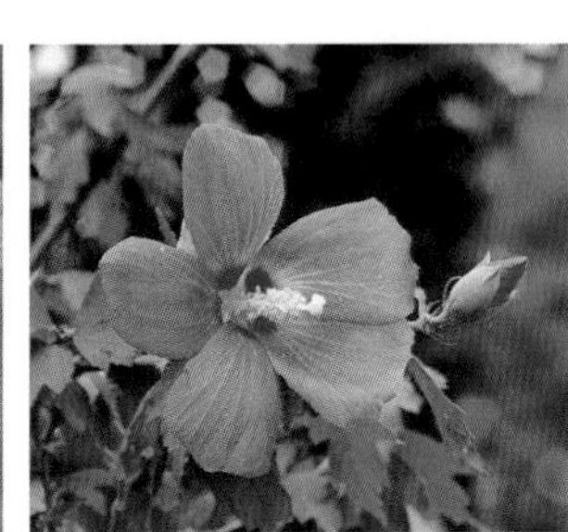
새아침

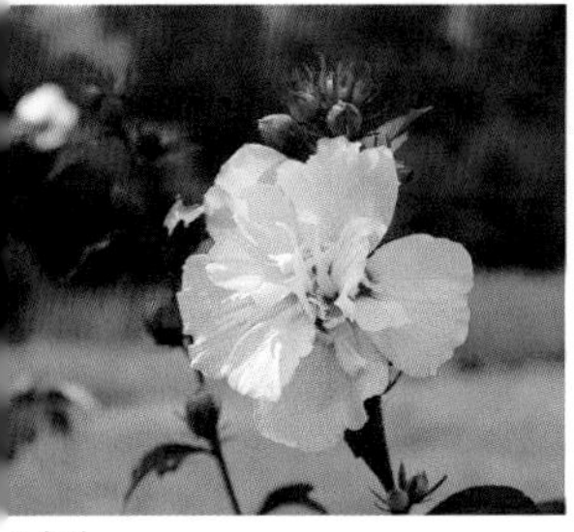
평화

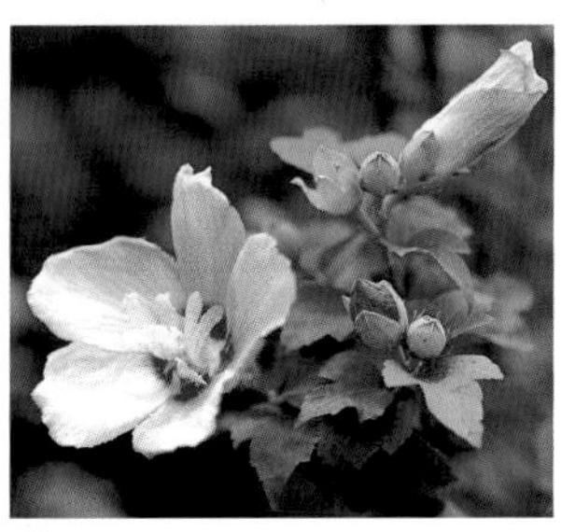
홍순

(咳嗽)

• 목근엽(木槿皮-잎)은 건삽불통(乾澁不通), 적리(赤痢), 적백리(赤白痢)의 치료에 쓴다.

• 목근화(木槿花-꽃)는 백대(白帶), 백리(白痢), 이질(痢疾), 장풍사혈(腸風瀉血), 피부병(皮膚病)의 치료에 쓴다.

• 목근자(木槿子-씨)는 편정두통(偏正頭風), 폐풍담천(肺風痰喘), 해수(咳嗽)의 치료에 쓴다.

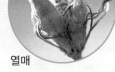

열매

열기를 식히고 기침을 멈추게 하는 풀

수박풀

Hibiscus trionum L.

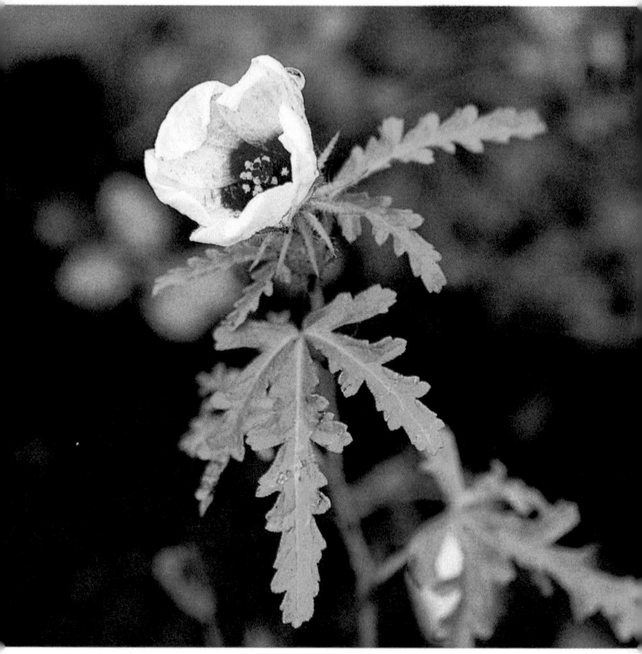

무궁화속. 한해살이풀. 전국. 들의 풀밭이나 길가에서 자라고, 꽃은 7~8월에 연한 노란색으로 피며, 열매는 삭과로 10월에 익는다.

한약명 **야서과묘(野西瓜苗)**–전초
효 능 거습(祛濕), 지해(止咳), 청열(淸熱)
용 도 관절염(關節淡), 풍열해수(風熱咳嗽), 화상(火傷)

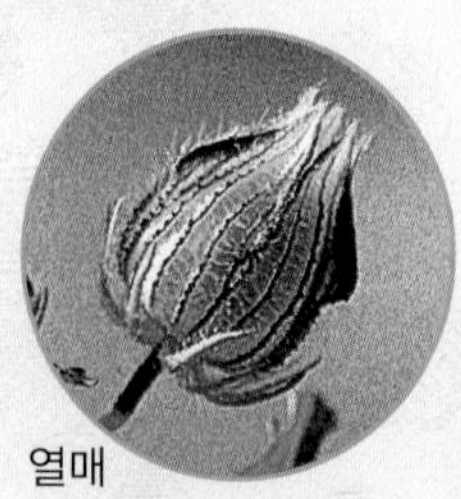
열매

몸의 기운을 조절하고 대소변을 잘 나오게 하는 풀

당아욱

Malva sylvestris Linné var. *mauritiana* Mill.

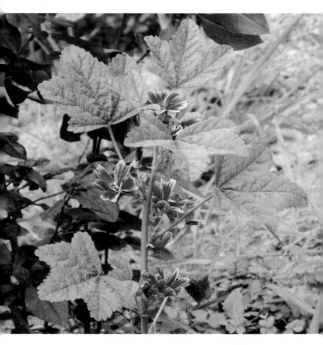

아욱속. 두해살이풀. 울릉도. 바닷가에서 자라고, 꽃은 5월~가을에 연한 자주색으로 피며, 열매는 삭과로 가을에 여문다.

한약명 **금규(錦葵)**–잎과 줄기
효　능 이기(理氣), 이습(利濕), 청열(淸熱), 통변(通便)
용　도 대소변불통(大小便不通), 대하(帶下), 림프절결핵(lymph節結核), 제복동통(臍腹疼痛)

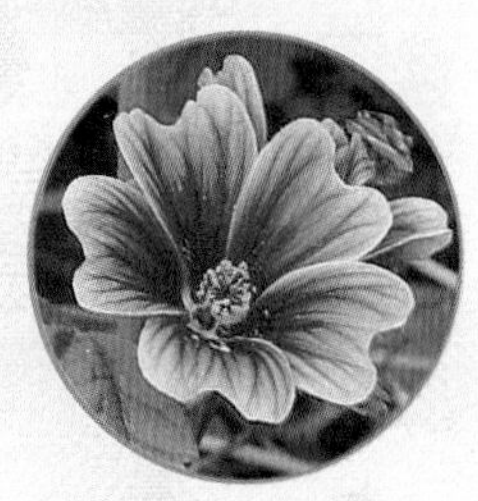

젖을 잘 나오게 하고 장운동을 원활하게 하는 풀

아욱

Malva verticillata L.

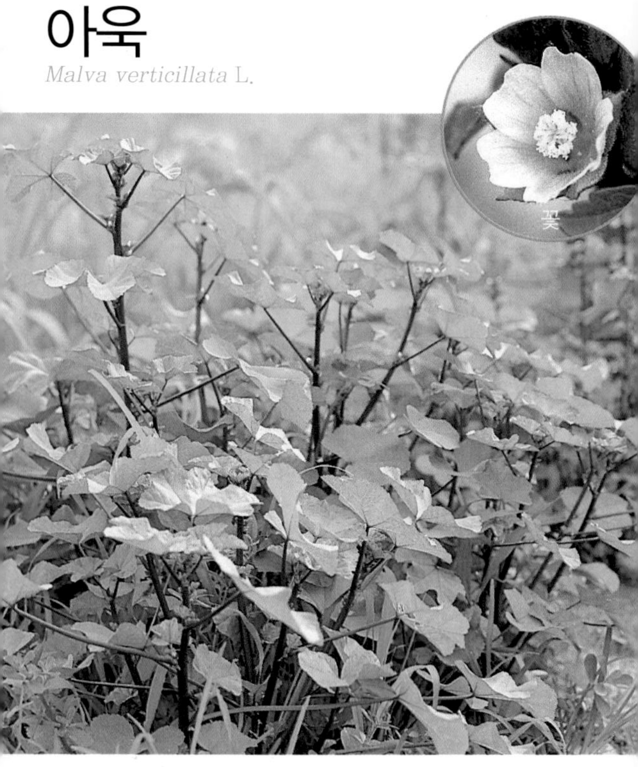

아욱속. 한해살이풀. 전국. 밭에서 재배하고, 꽃은 봄~가을에 연분홍색으로 피며, 열매는 삭과로 9~10월에 익는다.

별 명 동규, 활채

한약명 **기채자(奇菜子), 동규자(冬葵子)**–씨

성 미 맛은 달고 성질은 차다.

효 능 이뇨(利尿), 이수(利水), 최유(催乳), 활장(滑腸)

용 도 배뇨곤란(排尿困難), 배뇨통(排尿痛), 변비, 유방종통(乳房腫痛), 유즙불통, 임병(淋病)

• 뿌리는 대소변불리, 도한(盜汗), 독충교상(毒虫咬傷), 백대(白帶), 소갈, 임병(淋病), 허해(虛咳)의 치료에 쓴다.

• 잎은 금창, 단독(丹毒), 도한, 열독하리(熱毒下痢), 자상, 절상, 폐로(肺勞), 폐열해수, 허해, 황달의 치료에 쓴다.

대소변을 잘 나오게 하고 출혈을 멎게 하는 풀

접시꽃

Althaea rosea Cavanil

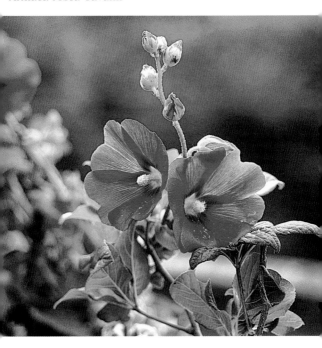

접시꽃속. 두해살이풀. 전국. 관상용으로 식재하고, 꽃은 6월에 분홍색 · 자주색 · 흰색 등으로 피며, 열매는 접시 모양 삭과로 9월에 익는다.

별　명 단오금, 덕두화, 모시꽃, 서국화, 일장홍
한약명 **촉규화(蜀葵花)**-꽃
성　미 맛은 쓰고 성질은 평하다.
효　능 윤조(潤燥), 이변통리, 지혈, 화혈(和血), 활장
용　도 대소변불통, 대하(帶下), 소아풍진(小兒風疹), 이질, 토혈, 혈붕(血崩), 말라리아(malaria)

• **촉규근(蜀葵根**-뿌리)은 냉증, 백대, 불임증, 신경통, 위장병, 임병, 자궁출혈, 장옹, 종기, 창종, 토혈, 하혈, 혈뇨, 혈붕의 치료에 쓴다.

• **촉규묘(蜀葵苗**-줄기와 잎)는 금창(金瘡), 도상(刀傷), 열독하리, 임병(淋病)의 치료에 쓴다.

• **촉규자(蜀葵子**-열매)는 개창(疥瘡), 변비(便秘), 수종(水腫), 임병(淋病)의 치료에 쓴다.

풍을 제거하고 염증을 가라앉히는 풀

어저귀

Abutilon theophrasti Medicus

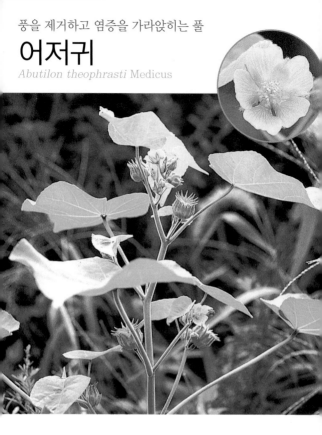

어저귀속. 한해살이풀. 전국. 들이나 밭둑과 인가 부근에서 자라고, 꽃은 7~9월에 노란색으로 피며, 열매는 분과로 10월에 검은색으로 익는다.

별 명 청마
한약명 경실(苘實), 백마(白麻)-씨
성 미 맛은 쓰고 성질은 평하다.
효 능 거풍(祛風), 명목(明目), 소염(消炎), 윤장(潤腸), 이뇨(利尿), 지리(止痢), 통유(通乳), 해독(解毒)
용 도 관절염, 나력(瘰癧), 변비, 안예(眼翳), 옹종(癰腫), 유선염, 이질, 임신부종, 적백리, 종기
• 경마(苘麻-지상부)는 관절둔통(關節鈍痛), 옹(癰), 이농(耳聾), 이명(耳鳴), 이질, 종(腫), 중이염의 치료에 쓴다.
• 경마근(苘麻根-뿌리)은 소변임력(小便淋瀝), 하리(下痢)의 치료에 쓴다.

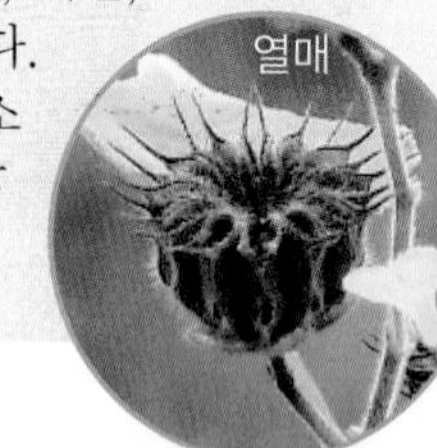
열매

몸을 튼튼하게 하고 출혈을 멈추게 하는 풀

목화

Gossypium indicum Lam.

목화속. 한해살이풀. 중부 이남 지방. 밭에서 작물로 재배하고, 꽃은 8~9월에 연한 노란색 또는 흰색으로 피며, 열매는 달걀 모양 삭과로 11월에 익는다.

별 명 면화, 목화다래, 초면
한약명 **면화자(棉花子)**-씨
성 미 맛은 맵고 성질은 뜨겁다.
효 능 보허(補虛), 온신(溫腎), 지혈(止血)
용 도 개선, 대하, 붕루(崩漏), 악창, 양기부족, 양위, 유뇨, 자궁출혈, 종기, 치혈, 침소변, 탈항, 황달
• 면모(棉毛-열매의 솜)는 금창출혈, 토혈, 하혈의 치료에 쓴다.
• 뿌리껍질은 붕대, 산기(疝氣), 자궁탈수, 체허해천(體虛咳喘)의 치료에 쓴다.
• 열매껍질은 격기(膈氣), 격식(膈食)의 치료에 쓴다.

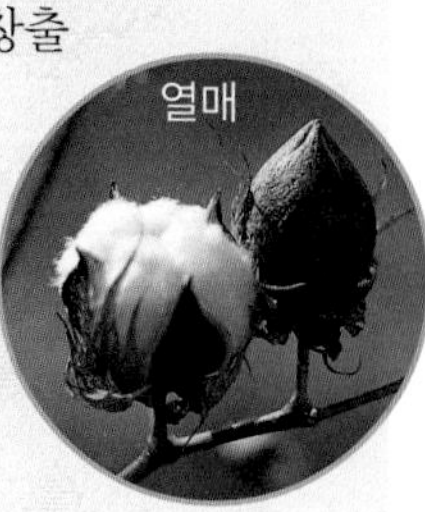

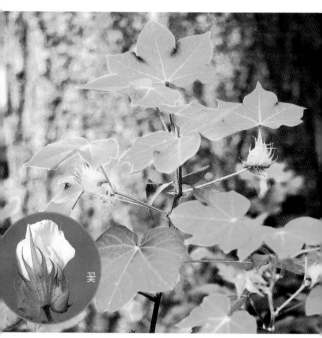

몸의 기운을 순조롭게 하고 소화를 돕는 나무

벽오동

Firmiana simplex (L.) W. F. Wight

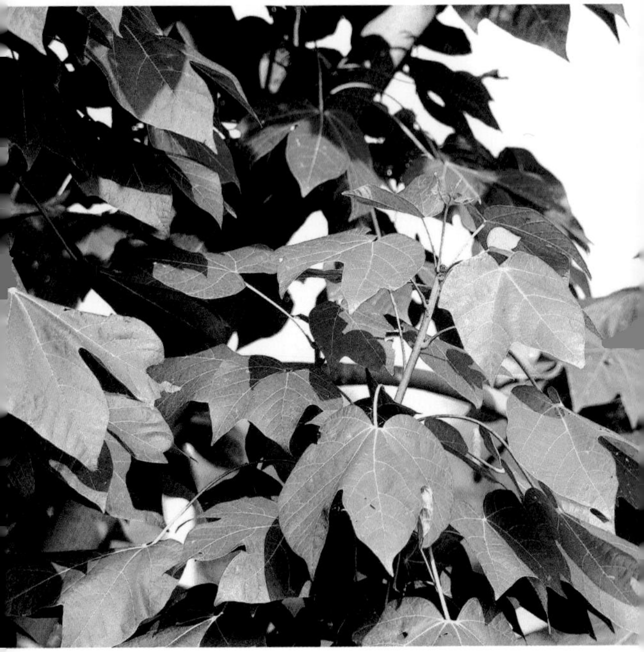

벽오동속. 갈잎큰키나무. 중부 이남 지방. 인가 부근에서 재배하고, 꽃은 6~7월에 연한 노란색 원추화서로 피며, 열매는 분과로 10월에 익는다.

별　명 청동목
한약명 **오동자(梧桐子)**–씨
성　미 맛은 달고 성질은 평하다.
효　능 소식(消食), 순기(順氣), 화위(和胃)
용　도 백발증(白髮症), 복통(腹痛), 설사(泄瀉)
• 잎은 고혈압(高血壓), 사지마비(四肢麻痺), 악창(惡瘡), 외상출혈(外傷出血), 종기(腫氣)의 치료에 쓴다.
• 뿌리는 장출혈동통(腸出血疼痛), 타박상(打撲傷), 풍습성사지마비동통(風濕性四肢麻痺疼痛)의 치료에 쓴다.

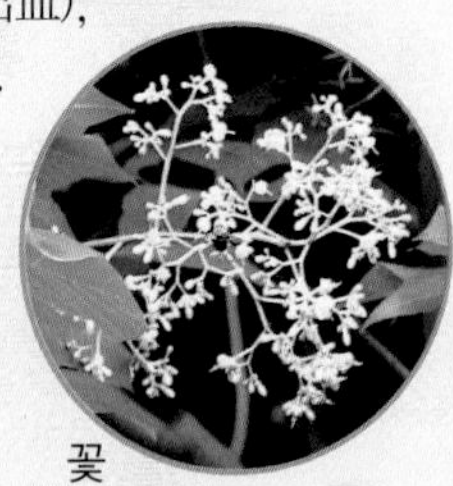
꽃

가래를 삭이게 하고 오줌을 잘 나오게 하는 나무

팥꽃나무

Daphne genkwa S. et Z.

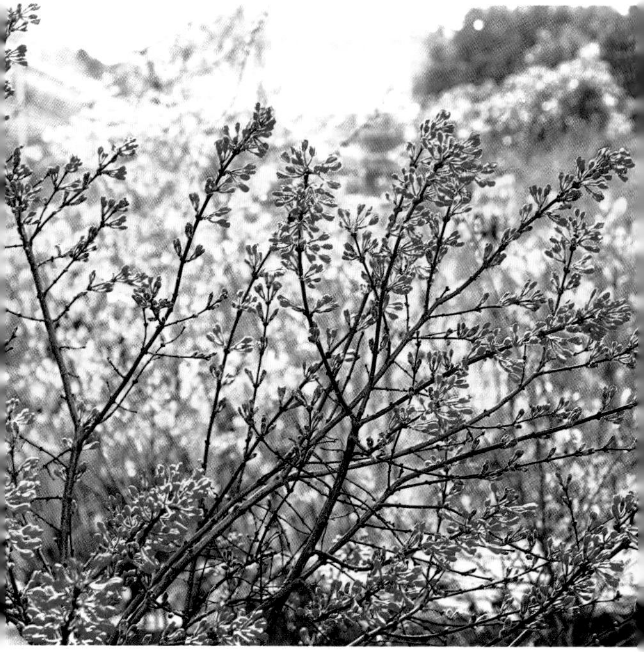

팥꽃나무속. 갈잎떨기나무. 전국. 바닷가의 산과 들에서 자라고, 꽃은 3~5월에 홍자색 산형화서로 피며, 열매는 둥근 장과로 7월에 흰색으로 익는다.

별 명 넓은잎팥꽃나무, 이팥나무, 조기꽃나무
한약명 원화(芫花)-꽃봉오리
성 미 맛은 맵고 쓰며 성질은 따뜻하고 독성이 있다.
효 능 척담(滌痰), 축수(逐水)
용 도 독창(禿瘡), 복부창만(腹部脹滿), 요통(腰痛), 종기(腫氣), 천식(喘息), 해수(咳嗽)

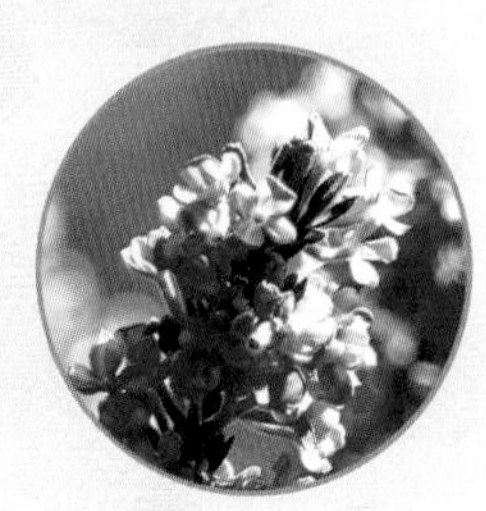

몸속에 쌓인 것을 녹여내고 병균을 막아내는 풀

피뿌리풀

Stellera rosea Nakai

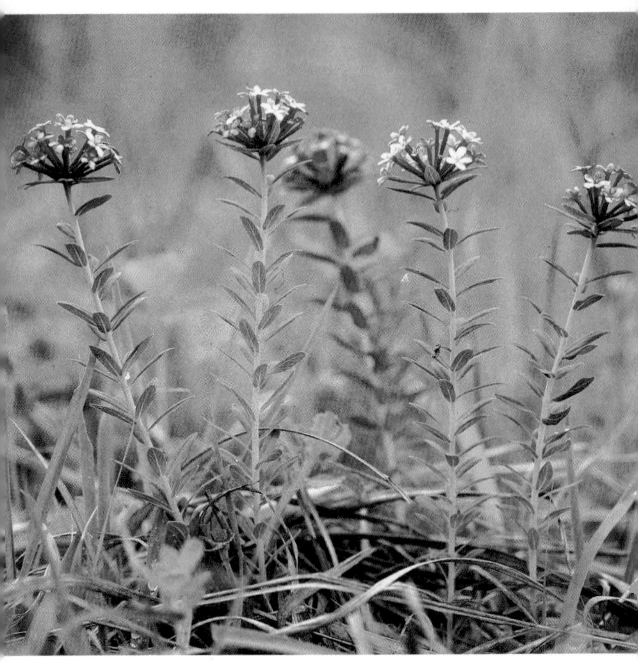

피뿌리풀속. 여러해살이풀. 제주도 · 황해도 이북 지방. 들판의 풀밭에서 자라고, 꽃은 5~7월에 홍색으로 피며, 열매는 타원형 수과로 8월에 여문다.

한약명 **낭독(狼毒)**–뿌리

성 미 맛은 맵고 쓰며 성질은 평온하고 독성이 강하다.

효 능 사수축음(瀉水逐飮), 살충(殺虫), 이뇨(利尿), 진통(鎭痛), 파적(破積), 항균(抗菌), 항암(抗癌)

용 도 간경화(肝硬化), 결핵성질환(結核性疾患), 전신부종(全身浮腫), 증가적취(症瘕積聚), 피부궤양(皮膚潰瘍)

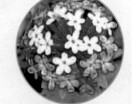

설사를 멈추게 하고 종기를 가라앉히는 나무

보리장나무

Elaeagnus glabra Thunb.

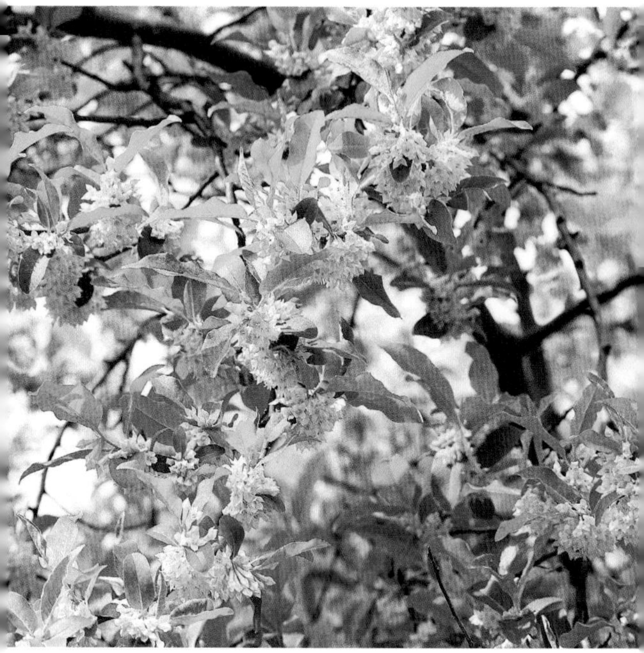

보리수나무속. 늘푸른떨기나무. 남부 지방. 바닷가에서 자라고, 꽃은 10~12월에 은백색으로 피며, 열매는 타원형 핵과로 다음해 4~5월에 붉은색으로 익는다.

별 명 볼네나무
한약명 **만호퇴자(蔓胡頹子)**–열매, 뿌리, 잎
성 미 맛은 시고 성질은 평하다.
효 능 수렴지사(收斂止瀉), 이수통림(利水通淋), 산어(散瘀), 소종, 진해(鎭咳), 평천지해(平喘止咳)
용 도 • 열매–복통(腹痛), 설사(泄瀉)
• 뿌리–요로결석(尿路結石), 타박상(打撲傷)
• 잎–감기(感氣), 기관지천식(氣管枝喘息)

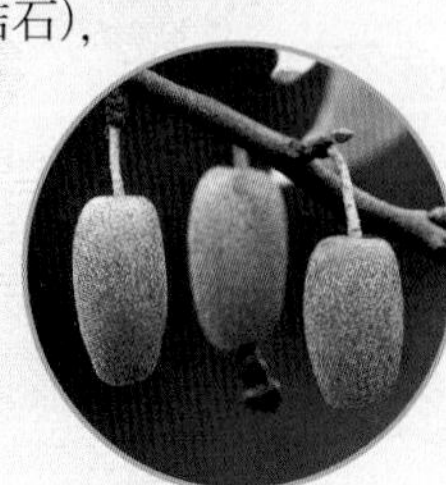

피를 잘 돌게 하고 종기를 가라앉게 하는 나무

뜰보리수

Elaeagnus multiflora Thunb.

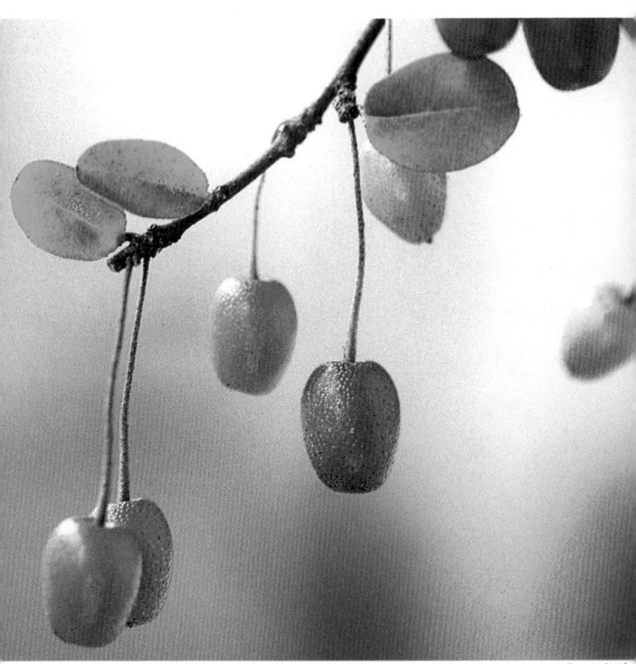

ⓒ 조유성

보리수나무속. 갈잎떨기나무. 전국. 민가 부근에 식재하고, 꽃은 4~5월에 연한 노란색으로 피며, 열매는 긴 타원형 핵과로 7월에 붉은색으로 익는다.

한약명 **목반하(木半夏)**–열매

성 미 맛은 담백하고 떫으며 성질은 따뜻하다.

효 능 소종(消腫), 수렴(收斂), 행기(行氣), 활혈(活血)

용 도 산후어혈복통(産後瘀血腹痛), 아통(牙痛), 유선염(乳腺炎), 이질(痢疾), 자궁수축통(子宮收縮痛), 장염(腸炎), 종기(腫氣), 천식(喘息), 충수돌기염(虫垂突起炎), 치질(痔疾), 치창(痔瘡), 타박상(打撲傷)

• 뿌리는 치창(痔瘡), 타박상(打撲傷)의 치료에 쓴다.

기침을 멈추게 하고 열기를 식히는 나무

보리수나무

Elaeagnus umbellata Thunberg

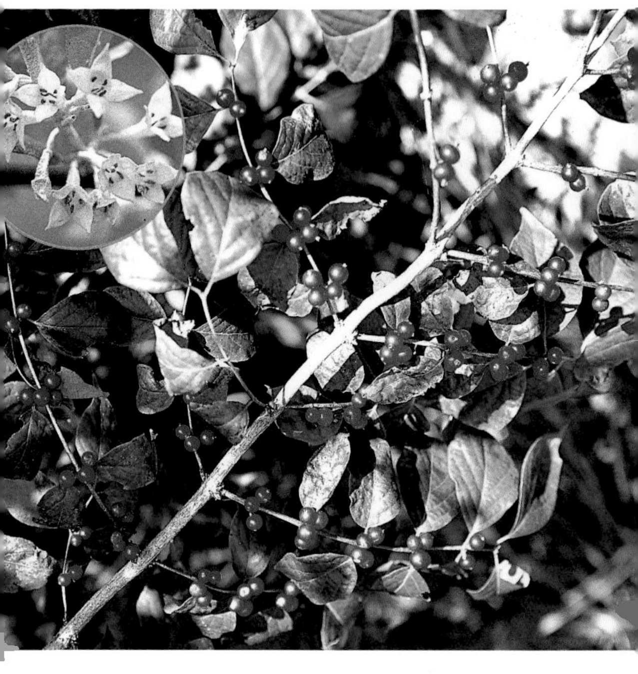

보리수나무속. 갈잎떨기나무. 황해도 이남 지방. 산과 들의 풀밭에서 자라고, 꽃은 4~6월에 연황색 산형화서로 피며, 열매는 둥근 핵과로 10월에 붉은색으로 익는다.

별 명 보리똥나무, 뻘뚱나무

한약명 **목우내(木牛奶)**–뿌리와 가지

성 미 맛은 쓰고 시며 성질은 서늘하다.

효 능 보허(補虛), 이습(利濕), 지사(止瀉), 지혈(止血), 청열(淸熱), 행기(行氣), 활혈(活血)

용 도 대하(帶下), 발열성해수(發熱性咳嗽), 설사(泄瀉), 이질(痢疾), 자궁출혈(子宮出血), 치창(痔瘡), 타박상(打撲傷)

• 열매는 기침, 대하(帶下), 설사(泄瀉), 월경(月經)이 멈추지 않는 증세, 이질(痢疾), 천식(喘息), 치창(痔瘡), 타박상(打撲傷)의 치료에 쓴다.

통증을 없애주고 종기를 가라앉게 하는 풀

졸방제비꽃

Viola acuminata Ledebour

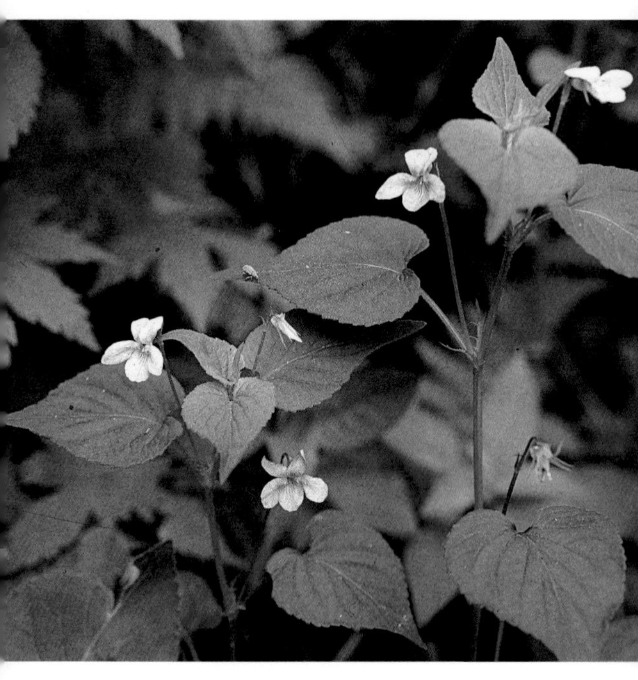

제비꽃속. 여러해살이풀. 전국. 산록의 양지에서 자라고, 꽃은 5~6월에 담자색 또는 흰색으로 피며, 열매는 세모진 삭과로 7~8월에 갈색으로 익는다.

- 별 명 계퇴근채, 졸방나물
- 한약명 **주변강(走邊彊)**–지상부
- 성 미 맛은 담백하고 성질은 차다.
- 효 능 소종(消腫), 지통(止痛), 청열(淸熱), 해독(解毒)
- 용 도 종기(腫氣), 창절종독(瘡癤腫毒), 타박동통(打撲疼痛), 타박부종(打撲浮腫), 타박종통(打撲腫痛), 폐열해수(肺熱咳嗽)

해독 작용을 하고 염증을 가라앉히는 풀

남산제비꽃

Viola albida var. *chaerophylloides* (Regel) F. Maek.

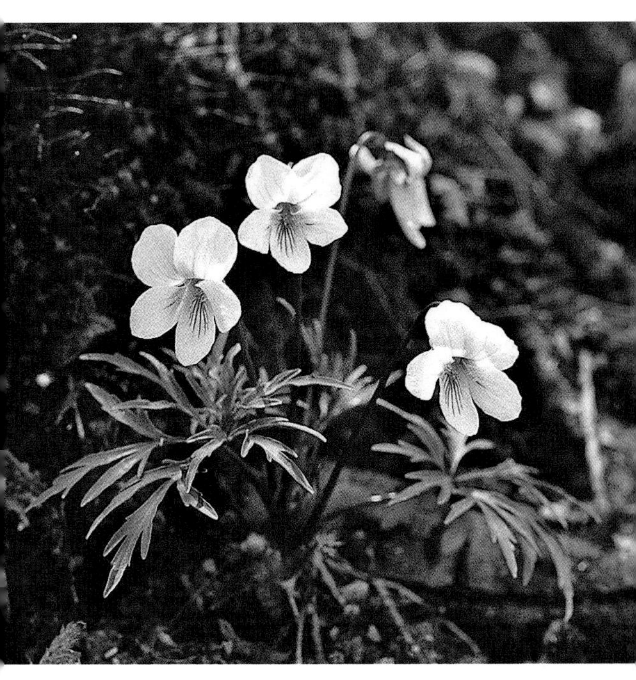

제비꽃속. 여러해살이풀. 전국. 산골짜기 그늘 및 들의 양지쪽 언덕에서 자라고, 꽃은 4~6월에 흰색으로 피며, 열매는 타원형 삭과로 7~8월에 여문다.

한약명 **정독초(疔毒草)**–지상부

성 미 맛은 쓰고 성질은 차다.

효 능 산어(散瘀), 소염(消炎), 소옹종(消癰腫), 청열(清熱), 해독(解毒)

용 도 무명종독(無名腫毒), 신우염(腎盂炎), 옹창정독(癰瘡疔毒), 임탁신염(淋濁腎炎), 종기(腫氣), 창절(瘡癤)

열매

열을 내리게 하고 해독 작용을 하는 풀

제비꽃

Viola mandshurica W. Becker

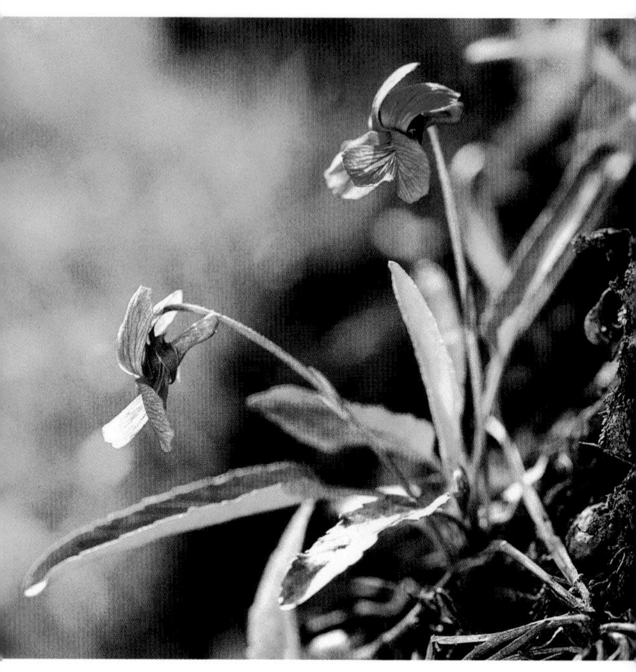

제비꽃속. 여러해살이풀. 전국. 산이나 들에서 자라고, 꽃은 4~5월에 보라색으로 피며, 열매는 넓은 타원형 삭과로 6~7월에 익는다.

별　명 반지꽃나물, 씨름꽃, 앉은뱅이꽃, 오랑캐꽃
한약명 자화지정(紫花地丁)-지상부
성　미 맛은 쓰고 매우며 성질은 차다.
효　능 소염(消炎), 소종(消腫), 이뇨(利尿), 이습(利濕), 지사(止瀉), 청열(淸熱), 최토(催吐), 해독, 해열
용　도 간염, 관절종통, 급성유선염(急性乳腺炎), 나력(瘰癧), 독사교상, 맥립종(麥粒腫), 목적종통(目赤腫痛), 방광염, 설사, 소변불리, 수종(水腫), 옹종(癰腫), 위염, 이질, 임파결핵(淋巴結核), 임파선염, 적목(赤目), 전립선염, 정창, 종기, 코피, 하리(下痢), 혈변(血便), 황달, 후비(喉痺)
※노랑제비꽃, 서울제비꽃, 종지나물을 대용으로 쓸 수 있다.

열을 내리게 하고 종기를 가라앉게 하는 풀

흰제비꽃

Viola patrinii DC.

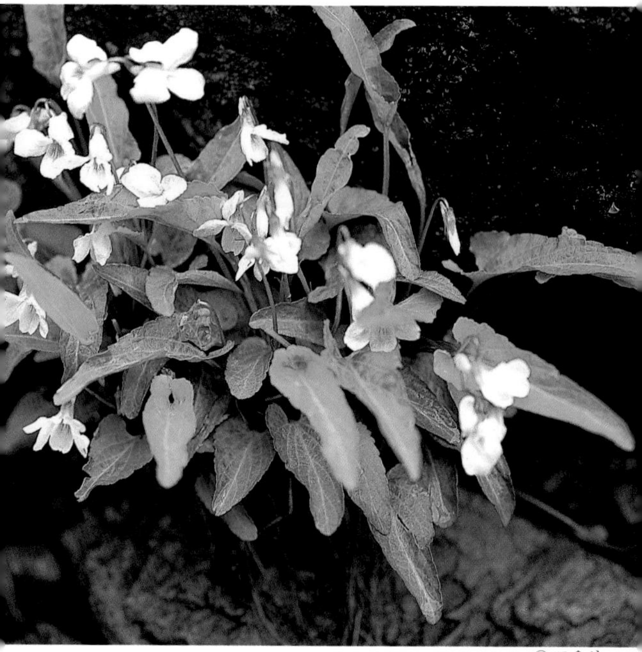

ⓒ 조유성

제비꽃속. 여러해살이풀. 전국. 들의 풀밭에서 자라고, 꽃은 4~5월에 흰색으로 피며, 열매는 넓은 타원형 삭과로 6~7월에 익는다.

한약명 **화두초(譁頭草)**–지상부
성 미 맛은 조금 쓰고 매우며 성질은 차다.
효 능 산어(散瘀), 소종(消腫), 청열(淸熱), 해독(解毒)
용 도 악창(惡瘡), 적목(赤目), 종기(腫氣), 충수돌기염(虫垂突起炎), 피부염(皮膚炎)

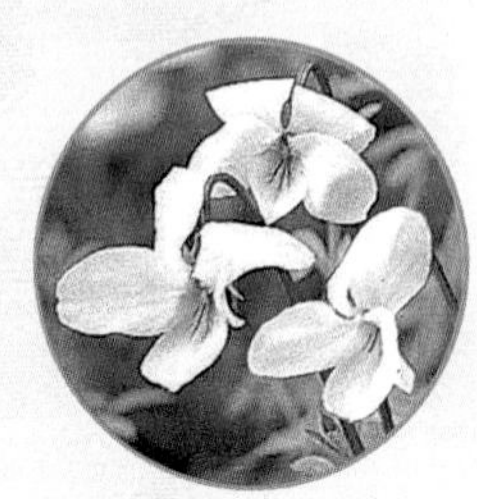

열기를 식히고 독성을 해독하는 풀

고깔제비꽃

Viola rossii Hemsl.

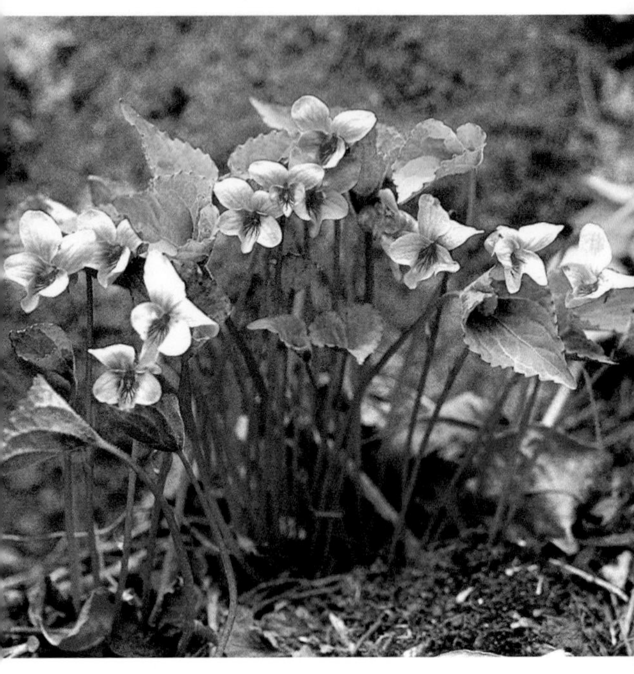

제비꽃속. 여러해살이풀. 전국. 산지 초목 밑이나 양지에서 자라고, 꽃은 4~5월에 홍자색 또는 흰색으로 피며, 열매는 타원형 삭과로 7~8월에 여문다.

별 명 반지꽃
한약명 노산근채(盧山堇菜)－전초
성 미 맛은 맵고 쓰며 성질은 차다.
효 능 청열(淸熱), 해독(解毒)
용 도 간열적목(肝熱赤目), 독사교상(毒蛇咬傷), 맹장염(盲腸炎), 발열종기(發熱腫氣)
※제비꽃을 대용으로 쓸 수 있다.

열기를 식히고 살충 작용을 하는 풀

알록제비꽃

Viola variegata Fischer

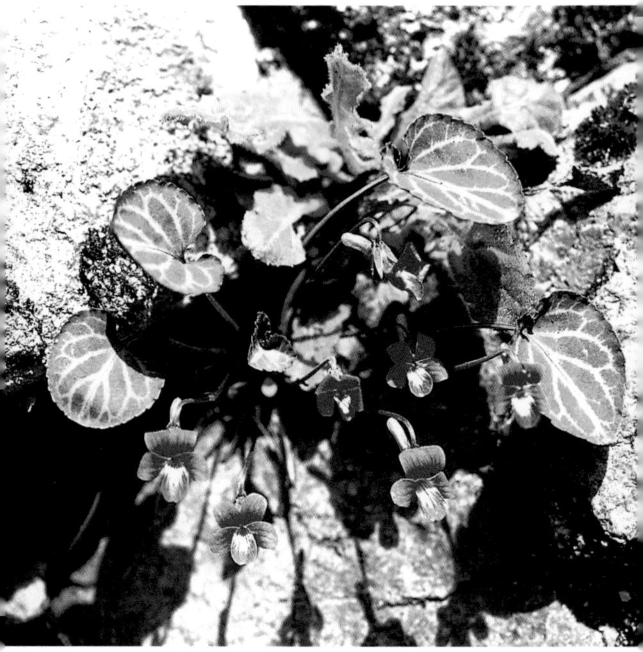

제비꽃속. 여러해살이풀. 전국. 산지의 양지쪽에서 자라고, 꽃은 5~6월에 자주색으로 피며, 열매는 타원형 삭과로 8~9월에 갈색으로 익는다.

한약명 **반엽근채(班葉堇菜)**-지상부
성 미 맛은 조금 쓰고 성질은 차다.
효 능 살충(殺虫), 청열(淸熱), 해독(解毒)
용 도 급성백혈병(急性白血病), 종기(腫氣), 충교상(虫咬傷)

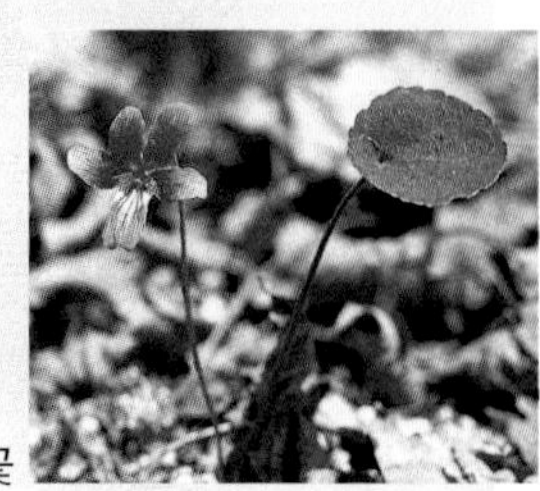

청알록제비꽃

열기를 식히고 해독 작용을 하는 풀

콩제비꽃

Viola verecunda A. Gray

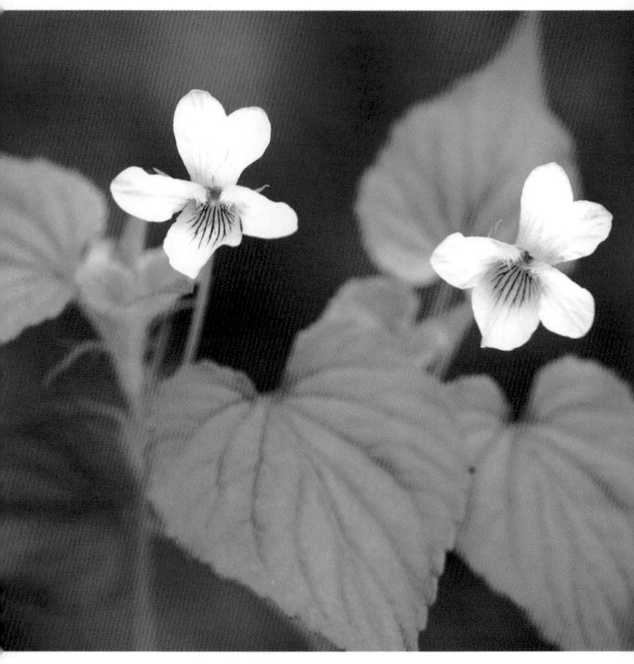

제비꽃속. 여러해살이풀. 전국. 산록이나 들의 습지에서 자라고, 꽃은 4~5월에 흰색으로 피며, 열매는 긴 달걀 모양 삭과로 8~9월에 익는다.

별 명 조갑지나물, 조개나물, 좀턱제비꽃, 콩오랑캐
한약명 **소독약(消毒藥)**-지상부
성 미 맛은 쓰고 성질은 서늘하다.
효 능 청열(清熱), 해독(解毒)
용 도 무명종독(無名腫毒), 악창(惡瘡), 외상염증(外傷炎症), 종기(腫氣)

오줌을 잘 나오게 하고 종기를 가라앉히는 풀

하늘타리

Trichosanthes kirilowii Max.

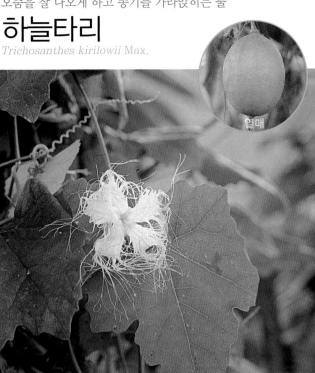

하늘타리속. 여러해살이덩굴풀. 중부 이남 지방. 들과 산기슭에서 자라고, 꽃은 7~8월에 노란색으로 피며, 열매는 둥근 박과로 10월에 주황색으로 익는다.

별　명 과루, 대원과, 조과, 쥐참외, 천과, 하늘수박

한약명 **천화분(天花紛)**-뿌리

성　미 맛은 조금 달고 쓰며 성질은 따뜻하다.

효　능 배농, 생진, 소종, 이뇨, 청열, 항암, 화담

용　도 기관지천식, 당뇨병, 월경불순, 소갈, 식도암, 옹종창양, 유방암, 종기, 폐암, 황달

- 열매는 기관지염, 당뇨병, 변비, 소갈, 어혈, 유방염, 종기, 해수, 황달의 치료에 쓴다.
- **과루인(瓜蔞仁**-씨)은 변비(便秘), 종기(腫氣), 해수(咳嗽)의 치료에 쓴다.
- 열매껍질은 변비(便秘), 소갈(消渴), 해수(咳嗽)의 치료에 쓴다.
- 잎은 사교상(蛇咬傷)의 치료에 쓴다.

더위를 식히고 해독 작용을 하는 풀

여주

Momordica charantia L.

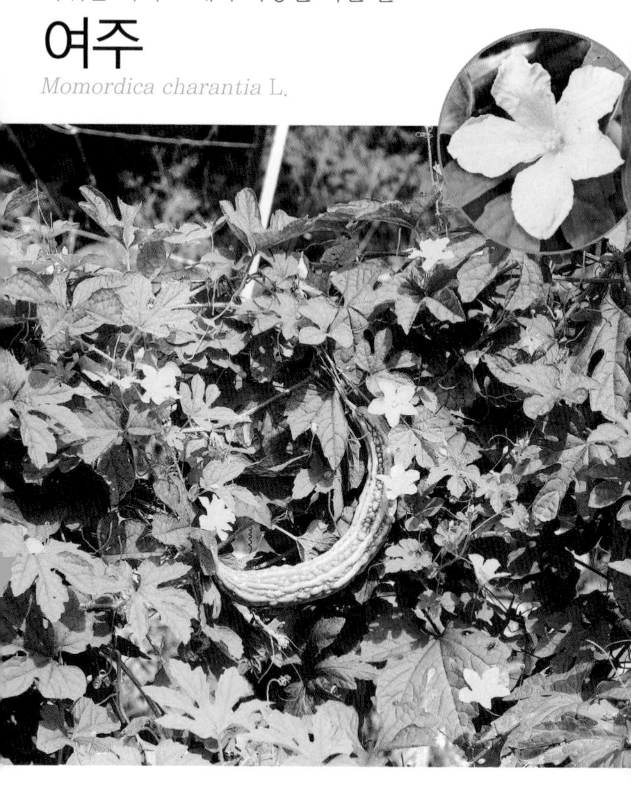

여주속. 한해살이덩굴풀. 전국. 관상용으로 재배하고, 꽃은 6~9월에 노란색으로 피며, 열매는 긴 타원형 박과로 10월에 황적색으로 익는다.

열매

별 명 유자, 유주
한약명 **고과(苦瓜)**-열매
성 미 맛은 쓰고 성질은 차다.
효 능 명목(明目), 청서조열(清暑滌熱), 해독(解毒)
용 도 단독(丹毒), 악창(惡瘡), 열병번갈(熱病煩渴), 열사병(熱射病), 옹종(癰腫), 이질(痢疾), 일사병(日射病), 적안동통(赤眼疼痛)
• **고과근(苦瓜根**-뿌리)은 변혈(便血), 이질(痢疾), 정창종독(疔瘡腫毒), 치통(齒痛), 풍화통(風火痛)의 치료에 쓴다.
• **고과등(苦瓜藤**-줄기)은 소아태독(小兒胎毒), 이질(痢疾), 치통(齒痛)의 치료에 쓴다.

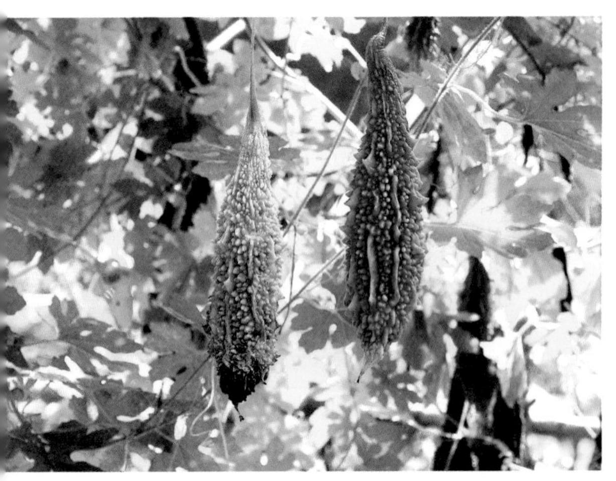

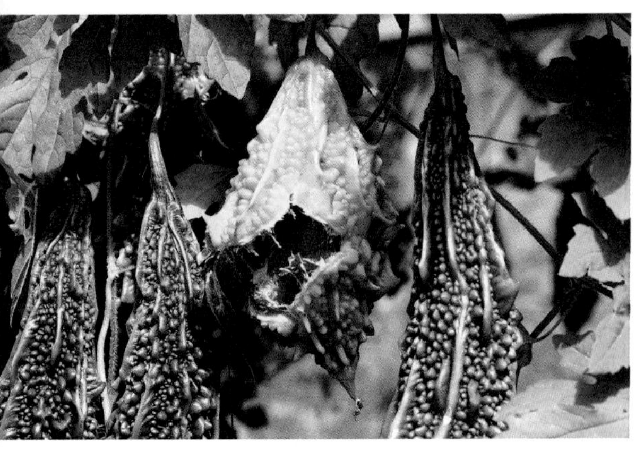

• 고과엽(苦瓜葉-잎)은 위병(胃病), 이질(痢疾), 정창종독(疔瘡腫毒)의 치료에 쓴다.
• 고과화(苦瓜花-꽃)는 위기통(胃氣痛), 이질(痢疾)의 치료에 쓴다.
• 고과자(苦瓜子-씨)는 육류식중독(肉類食中毒)의 치료에 쓴다.

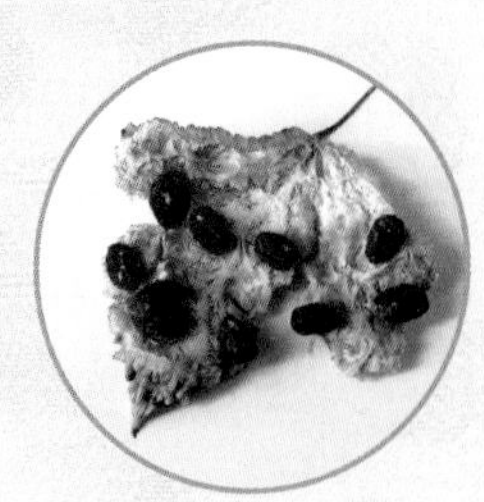

가래를 삭여 없애주고 열기를 식혀주는 풀

수세미외

Lufa cylindrica Roemer

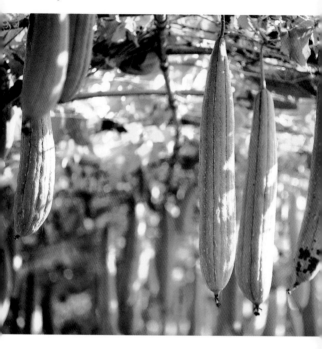

수세미오이속. 한해살이덩굴풀. 전국. 담장이나 울타리에서 재배하고, 꽃은 8~9월에 노란색 총상화서로 피며, 열매는 긴 원통형 액과로 9~10월에 익는다.

별 명 수세미, 수세미오이

한약명 **사과(絲瓜)**-열매

성 미 맛은 달고 성질은 평하다.

효 능 양혈(凉血), 청열(淸熱), 해독(解毒), 화담(化痰)

용 도 담천해수(痰喘咳嗽), 붕대(崩帶), 열병신열번갈(熱病身熱煩渴), 옹종(癰腫), 유즙분비부족, 장풍치루(腸風痔漏), 정창(疔瘡), 혈림(血淋)

• **사과근(絲瓜根**-뿌리)은 사교상(蛇咬傷), 요통(腰痛), 유선염(乳腺炎), 인두염(咽頭炎), 장풍하혈(腸風下血), 축농증(蓄膿症), 편두통(偏頭痛), 후두염종통(喉頭炎腫痛)의 치료에 쓴다.

• **사과등(絲瓜藤**-줄기)은 비연(鼻淵), 월경불순, 수종, 요슬사지마목, 충치의 치료에 쓴다.

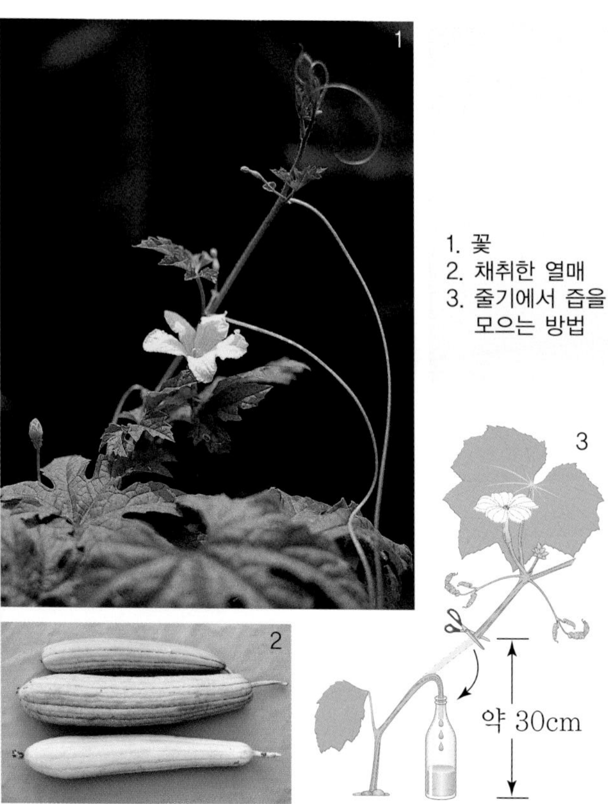

1. 꽃
2. 채취한 열매
3. 줄기에서 즙을 모으는 방법

• **천라수(天羅水**-줄기에서 나오는 즙)는 각기(脚氣), 감모(感冒), 두통, 복통, 수종(水腫), 쌍단아(雙單蛾), 주독(酒毒), 폐옹(肺癰), 폐위(肺痿)의 치료에 쓴다.

• **사과엽(絲瓜葉**-잎)은 백선, 사교상(蛇咬傷), 옹저(癰疽), 정종(疔腫), 화상의 치료에 쓴다.

• **사과화(絲瓜花**-꽃)는 비두염(鼻竇炎), 인통(咽痛), 정창(疔瘡), 치창, 폐열해수의 치료에 쓴다.

• **사과피(絲瓜皮**-열매껍질)는 금창(金瘡), 좌판창(坐板瘡)의 치료에 쓴다.

• **사과체(絲瓜蒂**-열매꼭지)는 소아두창(小兒頭瘡), 인후종통(咽喉腫痛)의 치료에 쓴다.

• **사과락(絲瓜絡**-열매의 그물 모양 섬유)은 무월경, 복통, 옹종(癰腫), 요통, 유즙불통, 치루, 폐열담해(肺熱痰咳), 혈변, 혈붕, 흉협동통

• **사과자(絲瓜子**-씨)는 사지부종, 석림(石淋), 안면부종(顔面浮腫), 장풍(腸風)의 치료에 쓴다.

피를 깨끗하게 하고 열을 내리게 하는 풀

왕과

Thladiantha dubia Bunge

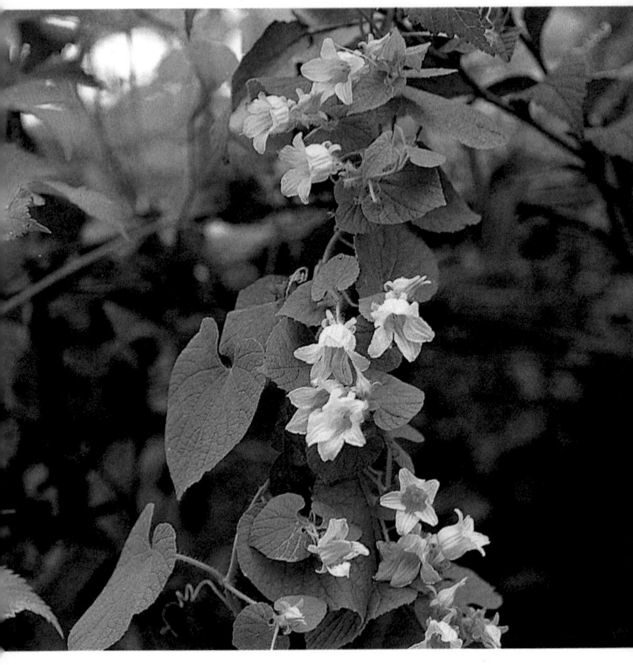

왕과속. 여러해살이덩굴풀. 전국. 산과 들에서 자라고, 꽃은 7~8월에 노란색 긴 종 모양으로 피며, 열매는 긴 타원형 장과로 9월에 익는다.

별　명 주먹외, 쥐참외, 토과
한약명 **적박(赤爬)**-열매
성　미 맛은 쓰고 시며 성질은 평하다.
효　능 강역이습(降逆利濕), 이뇨(利尿), 정혈(精血), 최유(催乳), 해열(解熱), 화어(化瘀)
용　도 월경불순(月經不順), 위산과다(胃酸過多), 이질(痢疾), 전염성간염(傳染性肝炎), 폐결핵(肺結核)기침, 하혈(下血), 혈담(血痰), 화상(火傷), 황달(黃疸)

갈증을 풀어주고 오줌을 잘 나오게 하는 풀

수박

Citrullus vulgaris Schrader

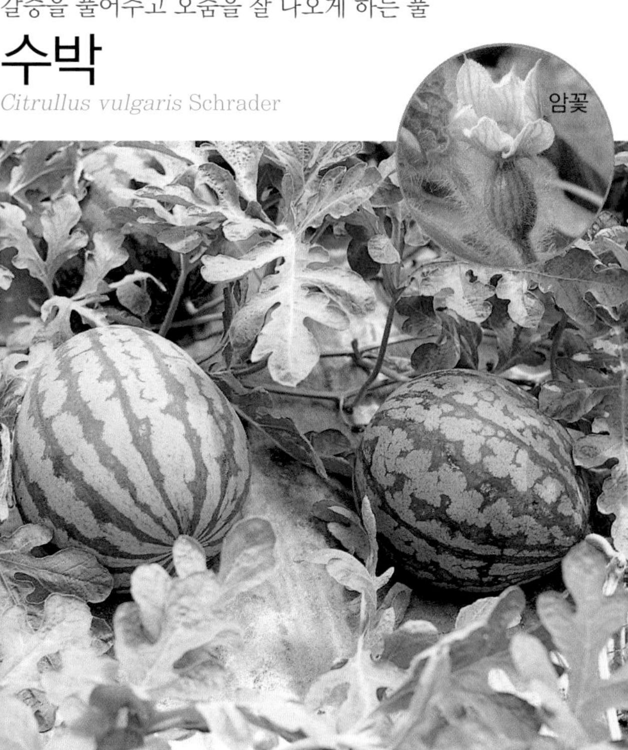

수박속. 한해살이덩굴풀. 전국. 밭에서 재배하고, 꽃은 5~6월에 연한 노란색으로 피며, 열매는 공 모양 박과로 7~8월에 익는다.

한약명 **서과(西瓜)**-열매살
성 미 맛은 달고 담백하며 성질은 차다.
효 능 이뇨, 제번지갈(除煩止渴), 청열, 해서(解暑)
용 도 구설생창, 급성신장염, 서열번갈(暑熱煩渴), 소변불리, 수종(水腫), 주취, 화상, 후비(喉痺)
• 뿌리는 설사, 이질(痢疾)의 치료에 쓴다.
• 열매껍질은 갈증, 구내염, 구설생창, 부종, 서열번갈, 소변단소, 수종의 치료에 쓴다.
• 씨는 구해(久咳), 토혈(吐血)의 치료에 쓴다.
• 씨껍질은 장풍하혈, 토혈의 치료에 쓴다.

더위를 식혀주고 오줌을 잘 나오게 하는 풀

참외

Cucumis melo Linné var. *makuwa* Makino

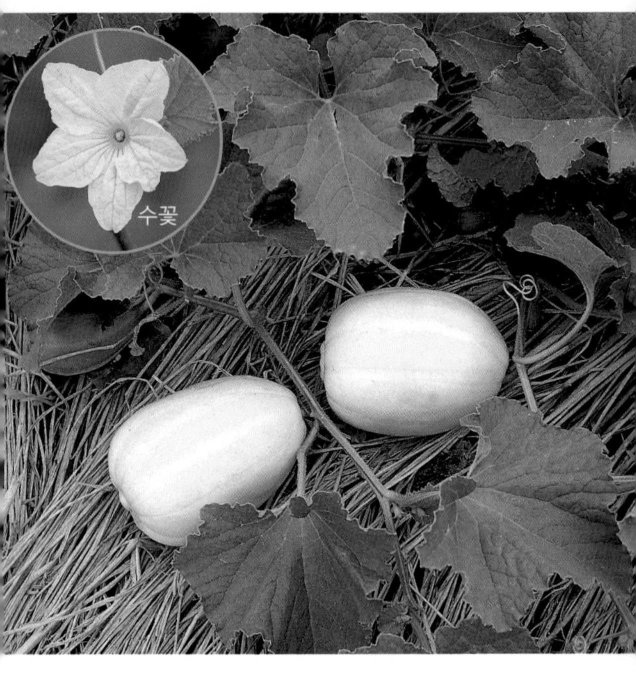

참외속. 한해살이덩굴풀. 전국. 농가에서 재배하고, 꽃은 6~7월에 노란색으로 피며, 열매는 타원형 장과로 7~8월에 노란색 · 황록색 등으로 익는다.

별　명 감과, 진과
한약명 **첨과(甛瓜)**-열매
성　미 맛은 달고 성질은 조금 차다.
효　능 이뇨(利尿), 청서열(淸暑熱), 해번갈(解煩渴)
용　도 사지동통(四肢疼痛), 풍습마비(風濕痲痺)

- 뿌리는 풍라의 치료에 쓴다.
- 줄기는 비용(鼻茸)의 치료에 쓴다.
- 잎은 소아감기(小兒疳氣)의 치료에 쓴다.
- 꽃은 심통(心痛), 창상, 해역의 치료에 쓴다.
- 열매꼭지는 간염, 습열황달, 인후통(咽喉痛), 축농증(蓄膿症)의 치료에 쓴다.
- 씨는 복내결취(腹內結聚), 장옹(腸癰), 해수구갈(咳嗽口渴)의 치료에 쓴다.

기침을 그치게 하고 해독 작용을 하는 채소

오이

Cucumis sativus L.

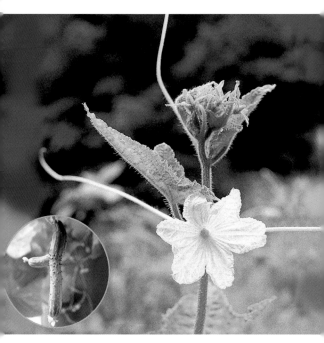

참외속. 한해살이덩굴풀. 전국. 농가의 밭에서 재배하고, 꽃은 5~6월에 노란색으로 피며, 열매는 원기둥 모양 장과로 8~10월에 짙은 황갈색으로 익는다.

별　명 물외
한약명 **황과(黃瓜)**–열매
성　미 맛은 달고 성질은 서늘하다.
효　능 이뇨(利尿), 지해(止咳), 항종양(抗腫瘍), 해독(解毒)
용　도 각기(脚氣), 구토(嘔吐), 두통(頭痛), 숙취(宿醉), 식중독(食中毒), 심장성부종(心臟性浮腫), 신장염(腎臟炎), 여드름, 일사병(日射病), 타박상(打撲傷), 화상(火傷)

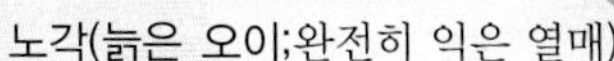

노각(늙은 오이;완전히 익은 열매)

오줌을 잘 나오게 하고 종기를 가라앉게 하는 풀

박

Lagenaria leucantha Rusby

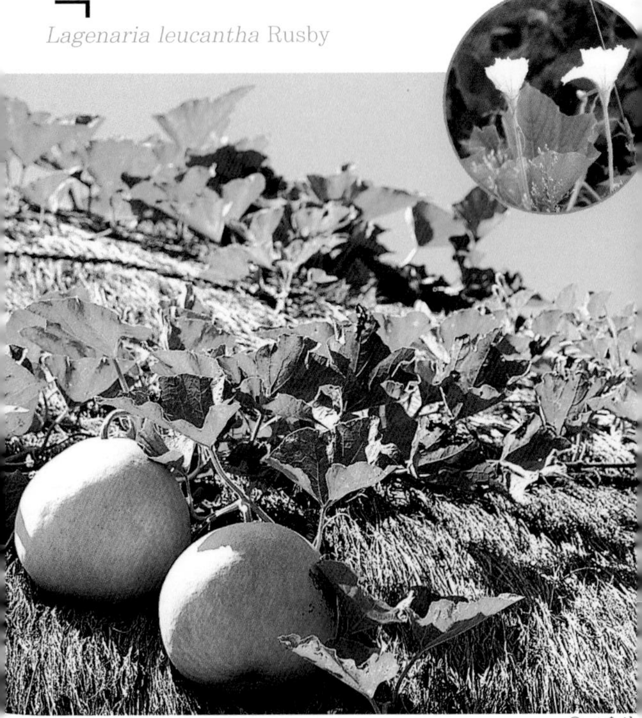

ⓒ 조유성

박속. 한해살이덩굴풀. 전국. 농가에서 재배하고, 꽃은 7~9월에 흰색으로 피며, 열매는 둥근 장과로 10월에 노란색으로 익는다.

한약명 **고호로(苦壺盧)**－열매
성　미 맛은 쓰고 성질은 차다.
효　능 소종(消腫), 이뇨(利尿), 이수(利水), 통림(通淋)
용　도 간염(肝炎), 고창(鼓脹), 대하(帶下), 버짐, 복창(腹脹), 소변불리(小便不利), 수종(水腫), 악창(惡瘡), 옴, 임병(淋病), 치간화농(齒間化膿), 치루(痔漏), 치아동통(齒牙疼痛), 혈붕(血崩), 황달(黃疸)

※표주박을 대용으로 쓸 수 있다.

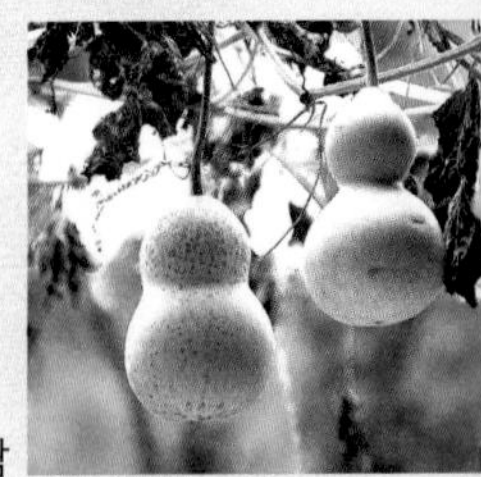

표주박

위장을 튼튼하게 하고 기생충을 없애주는 풀

호박

Cucurbita moschata Duchesne ex Poir

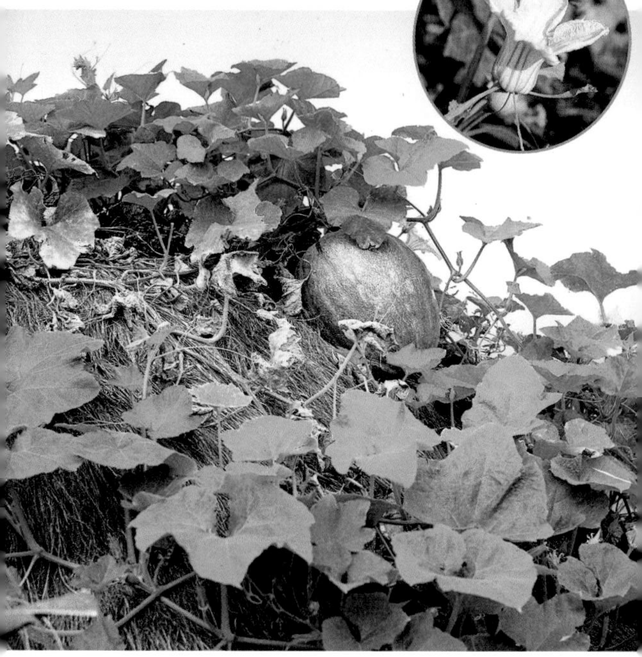

암꽃

호박속. 한해살이덩굴풀. 전국. 농가에서 작물로 재배하고, 꽃은 6~10월에 노란색으로 피며, 열매는 둥근 박과로 9~10월에 익는다.

한약명 **남과자(南瓜子)**–씨

성 미 맛은 달고 성질은 평하다.

효 능 건위(健胃), 살충(殺虫), 이뇨(利尿), 자양강장(滋養强壯)

용 도 불면증, 백일해, 야맹증(夜盲症), 일사병(日射病), 촌충증(寸虫症), 회충증(蛔虫症)

- 줄기는 미열(微熱), 복통, 월경불순의 치료에 쓴다.
- 열매꼭지는 구내염(口內炎), 종기(腫氣), 화상(火傷)의 치료에 쓴다.
- 열매살은 부종(浮腫)의 치료에 쓴다.

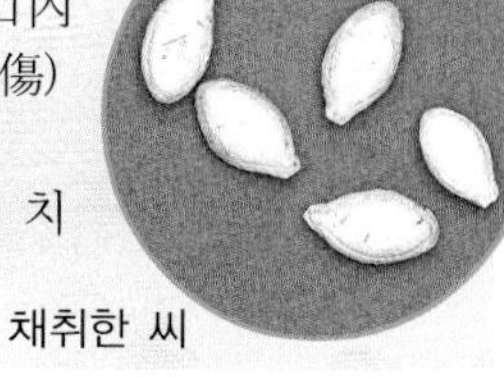

채취한 씨

종기를 가라앉히고 출혈을 멈추게 하는 나무

배롱나무

Lagerstroemia indica L.

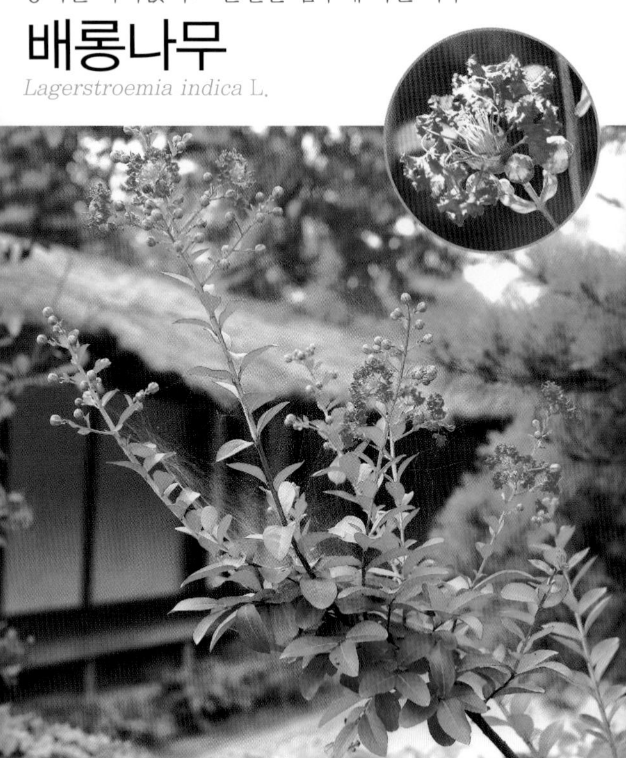

배롱나무속. 갈잎큰키나무. 충청 이남 지방. 관상용으로 재배하고, 꽃은 7~9월에 붉은색 원추화서로 피며, 열매는 넓은 타원형 삭과로 10월에 익는다.

별 명 간지럼나무, 게으름뱅이나무, 목백일홍, 백일홍나무, 부끄럼나무, 쌀밥나무, 파양화

한약명 자미화(刺微花)–꽃

성 미 맛은 조금 시고 성질은 차다.

효 능 지혈(止血), 소종(消腫), 활혈

용 도 개라선창(疥癩癬瘡), 대하(帶下), 방광염, 버짐, 붕중(崩中), 산후출혈, 산후혈붕, 설사, 소아난두태독(小兒爛頭胎毒), 악창(惡瘡), 옴, 외상출혈, 월경과다, 장염, 징하(癥瘕), 혈격(血隔)

• 뿌리는 옹저창독(癰疽瘡毒), 이질(痢疾), 치통(齒痛)의 치료에 쓴다.

• 잎은 이질(痢疾), 습진(濕疹), 창상출혈(瘡傷出血)의 치료에 쓴다.

출혈을 그치게 하고 살균 작용을 하는 풀

부처꽃

Lythrum anceps (Koehne) Makino.

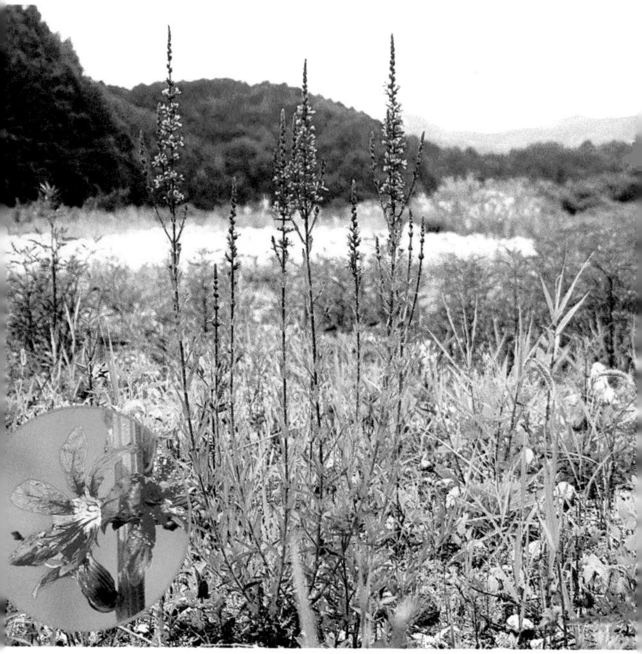

부처꽃속과. 여러해살이풀. 전국. 산과 들의 습지나 냇가에서 자라고, 꽃은 5~8월에 홍자색 집산화서로 피며, 열매는 긴 타원형 삭과로 9월에 익는다.

별　명 두렁꽃, 우렁꽃
한약명 **천굴채(千屈菜)**–지상부
성　미 맛은 쓰고 성질은 차다.
효　능 살균(殺菌), 양혈(凉血), 지혈(止血), 청혈(淸血), 항균(抗菌)
용　도 세균성하리(細菌性下痢), 이질(痢疾), 자궁출혈(子宮出血), 피부궤양(皮膚潰瘍), 혈붕(血崩)

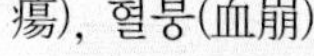

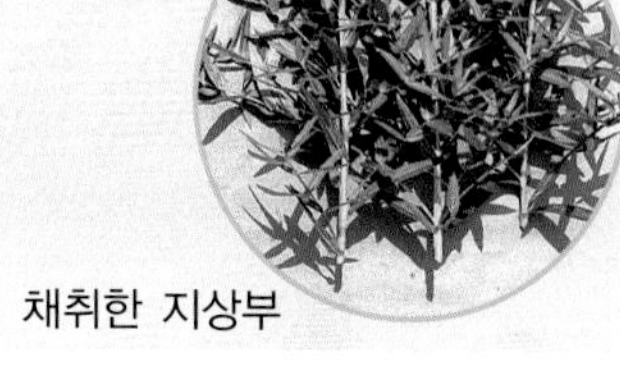

채취한 지상부

설사를 멈추게 하고 기생충을 없애주는 나무

석류나무

Punica granatum L.

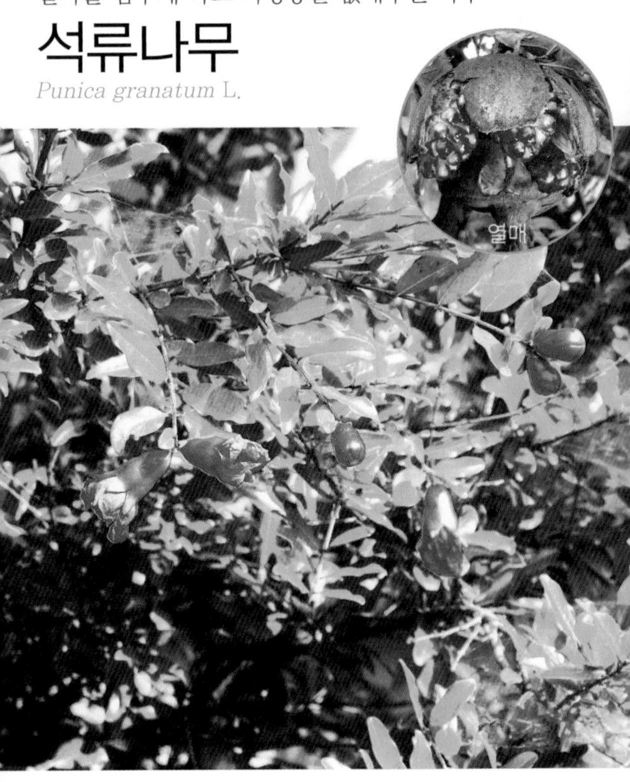

석류나무속. 갈잎중키나무. 남부 지방. 과수로 재배하고, 꽃은 5~7월에 등홍색 종 모양으로 피며, 열매는 9~10월에 황홍색으로 익는다.

한약명 **석류피(石榴皮)**-열매껍질
성　미 맛은 달고 시고 떫으며 성질은 따뜻하다.
효　능 구충(驅虫), 살충, 삽장(澁腸), 억균, 지대(止帶)
용　도 개선, 구리(久痢), 설사, 신경통, 자궁출혈, 적백대하, 촌백충증, 탈항, 혈변, 활정, 회충증
- **산석류(酸石榴**-열매)는 구리, 구사(久瀉), 대하(帶下), 붕루(崩漏), 위병의 치료에 쓴다.
- **석류근피(石榴根皮**-뿌리껍질)는 구리, 구사, 적백대하(赤白帶下), 조충증의 치료에 쓴다.
- **석류엽(石榴葉**-잎)은 두풍창(痘風瘡), 타박상(打撲傷), 풍라(風癩)의 치료에 쓴다.
- **석류화(石榴花**-꽃)는 월경불순, 자상출혈, 중이염, 치통, 코피, 토혈, 화상의 치료에 쓴다.

열기를 식히고 비장을 튼튼하게 하는 풀

마름

Trapa japonica Flerov.

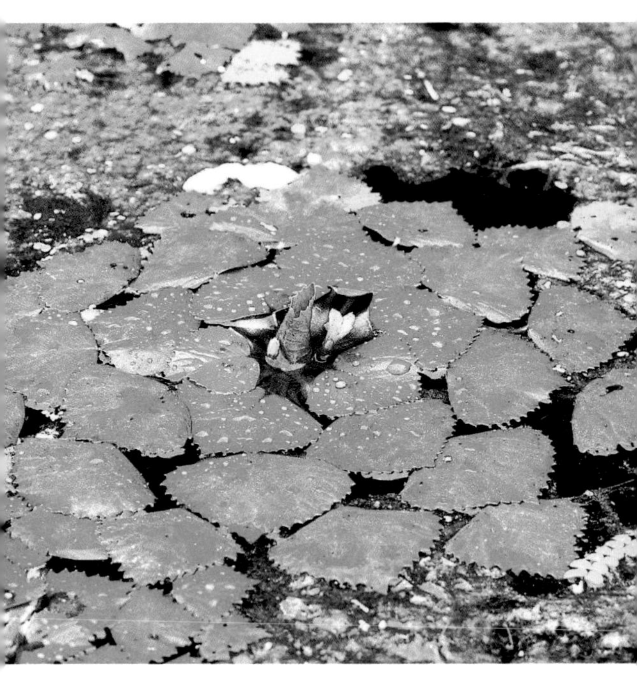

마름속. 한해살이물풀. 전국. 소하천이나 연못에서 자라고, 꽃은 7~8월에 흰색으로 피며, 열매는 딱딱한 삼각형 골질로 10월에 여문다.

별 명 골뱅이
한약명 **능실(菱實), 능인(菱仁)**-열매
성 미 맛은 쓰고 성질은 서늘하다.
효 능 건비(健脾), 소종(消腫), 양혈(凉血), 익기(益氣), 청서해열(淸暑解熱), 청열(淸熱), 해독
용 도 급성황달형간염(急性黃疸型肝炎), 맥관염, 사지마비(四肢麻痺), 식도암, 열독(熱毒), 요퇴근골통, 위장병, 자궁암, 종기, 주독(酒毒), 초오중독
- 줄기는 위궤양, 사마귀의 치료에 쓴다.
- 잎은 소아두창(小兒頭瘡)의 치료에 쓴다.
- 열매자루는 사마귀, 위궤양의 치료에 쓴다.
- 열매껍질은 설사, 정종(疔腫), 천포창(天疱瘡), 치창(痔瘡), 탈항(脫肛)의 치료에 쓴다.

염증을 아물게 하고 열을 내리게 하는 풀

달맞이꽃

Oenothera biennis L.

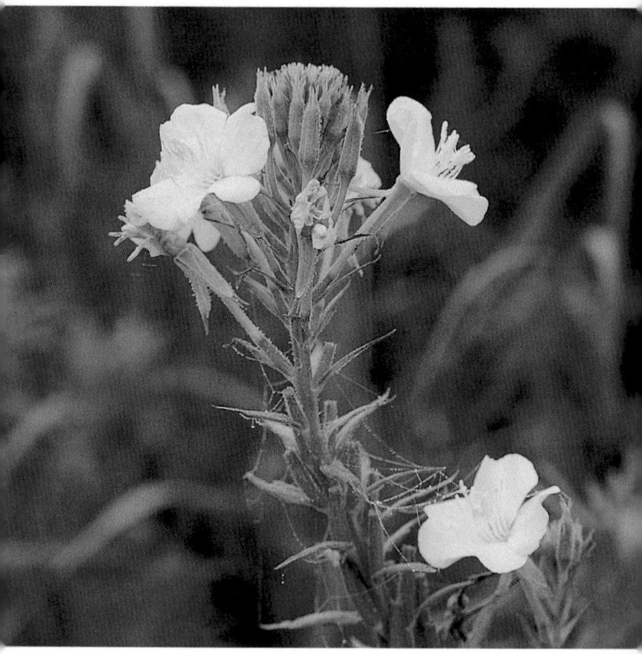

달맞이꽃속. 두해살이풀. 전국. 들의 초원과 물가 또는 길가에서 자라고, 꽃은 7~8월에 노란색으로 피며, 열매는 긴 타원형 삭과로 9월에 여문다.

한약명 **월견초(月見草)**–뿌리
효　능 소염(消炎), 해열(解熱)
용　도 감기(感氣), 기관지염(氣管支炎), 인후염(咽喉炎), 피부염(皮膚炎)

• 씨는 고지혈증(高脂血症), 당뇨병(糖尿病)의 치료에 쓴다.

• 잎은 피부염(皮膚炎)의 치료에 쓴다.

※애기달맞이꽃, 큰달맞이꽃을 대용으로 쓸 수 있다.

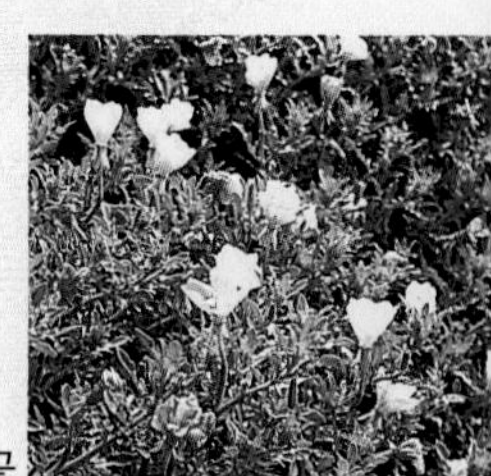
애기달맞이꽃

풍을 없애주고 통증을 멈추게 하는 나무

박쥐나무

Alangium platanifolium var. *trilobum* (Miq.) Ohwi

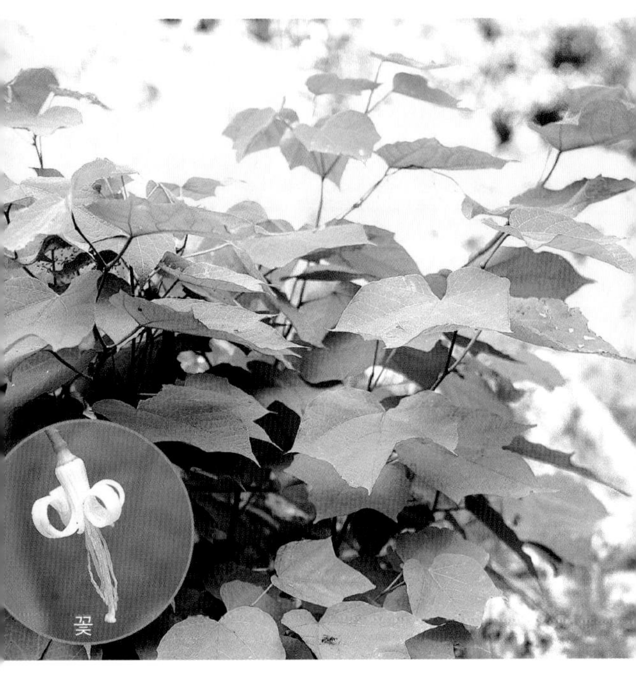

꽃

박쥐나무속. 갈잎떨기나무. 전국. 산지의 바위가 많은 숲 속에서 자라고, 꽃은 6~8월에 연황색 취산화서로 피며, 열매는 달걀 모양 핵과로 8월에 진한 하늘색으로 익는다.

별　명 과목, 누른대나무, 팔각풍
한약명 **백룡수(白龍須)**–뿌리
성　미 독성이 약간 있다.
효　능 거풍(祛風), 근육이완(筋肉弛緩), 마취(痲醉), 산어(散瘀), 지통(止痛), 통락(通絡)
용　도 관절통(關節痛), 근육통, 노상요통(勞傷腰痛), 류마티스성동통, 사지마비(四肢痲痺), 심력쇠갈(心力衰竭), 타박상(打撲傷)
• 잎은 타박상(打撲傷)의 치료에 쓴다.
• 꽃은 편두통, 흉복창만의 치료에 쓴다.

채취한 뿌리

출혈을 멈추게 하고 각혈병을 치료하는 나무

흰말채나무

Cornus alba Linné

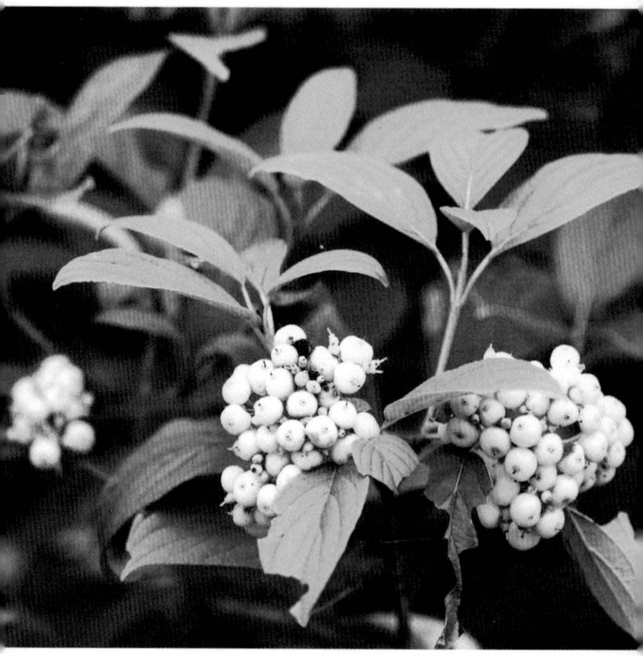

층층나무속. 갈잎떨기나무. 함경도 · 평안도. 산지의 계곡의 숲 속에서 자라고, 꽃은 5~6월에 황백색 취산화서로 피며, 열매는 타원형 핵과로 8~9월에 흰색으로 익는다.

별　명 붉은말채, 아라사말채나무
한약명 **홍서목(紅瑞木)**–나무껍질
효　능 수렴(收斂), 지혈(止血)
용　도 각혈(咯血)
• 잎은 신우신염(腎盂腎炎), 흉막염(胸膜炎)의 치료에 쓴다.

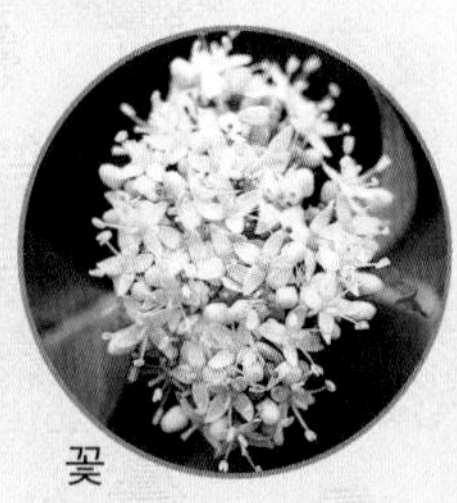
꽃

염증을 가라앉히고 통증을 그치게 하는 나무

층층나무

Cornus controversa Hemsley

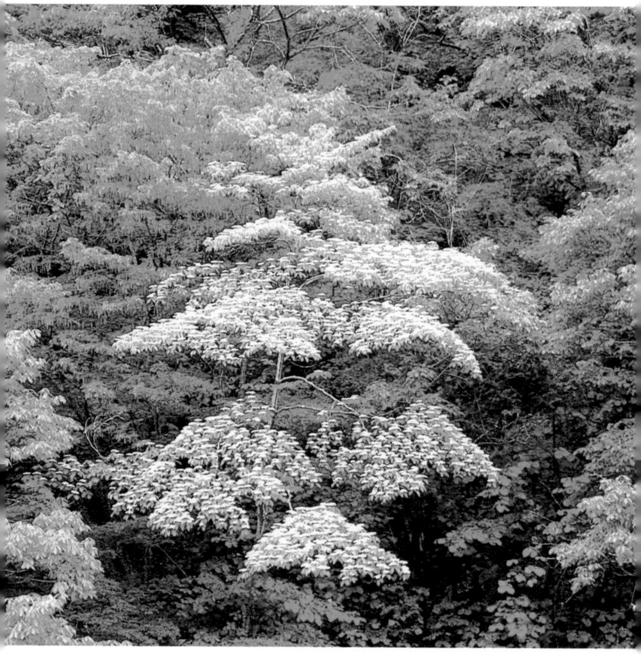

층층나무속. 갈잎큰키나무. 전국. 산록과 골짜기에서 자라고, 꽃은 5~6월에 흰색 취산화서로 피며, 열매는 둥근 핵과로 9~10월에 자흑색으로 익는다.

별　명 꺼그렁나무, 물깨금나무
한약명 **등대수(燈臺樹)**–가지와 나무껍질
효　능 소염(消炎), 소종(消腫), 지통(止痛)
용　도 고혈압(高血壓), 구내염(口內炎), 급성결막염(急性結膜炎), 두통(頭痛), 인후염(咽喉炎), 치통(齒痛), 편도선염(扁桃腺炎)

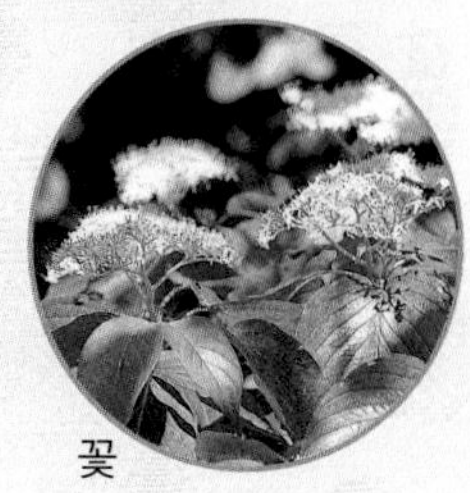
꽃

설사를 멈추게 하고 뼈가 잘 붙게 하는 나무

산딸나무

Cornus kousa Buerger et Hance

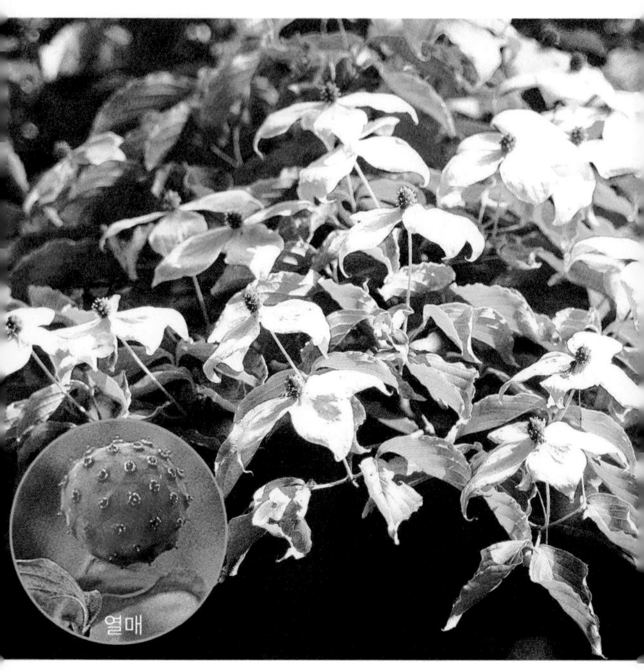

층층나무속. 갈잎큰키나무. 황해도 이남 지방. 산지에서 자라고, 꽃은 6~7월에 피는데 꽃잎은 없고 흰색 총포가 꽃잎처럼 보이며, 열매는 둥근 취과로 10월에 익는다.

별 명 미영꽃나무, 쇠박달나무
한약명 **야여지(野荔枝)**–꽃과 열매
성 미 맛은 떫고 성질은 평하다.
효 능 속골(續骨), 수렴(收斂), 지리(止痢), 지혈(止血)
용 도 골절(骨折), 외상출혈(外傷出血), 이질(痢疾)
• 잎은 골절(骨折), 소화불량(消化不良), 설사(泄瀉), 외상(外傷)의 치료에 쓴다.

채취한 열매

정력을 북돋우고 혈압을 내리게 하는 나무

산수유나무

Cornus officinalis Siebold & Zucc.

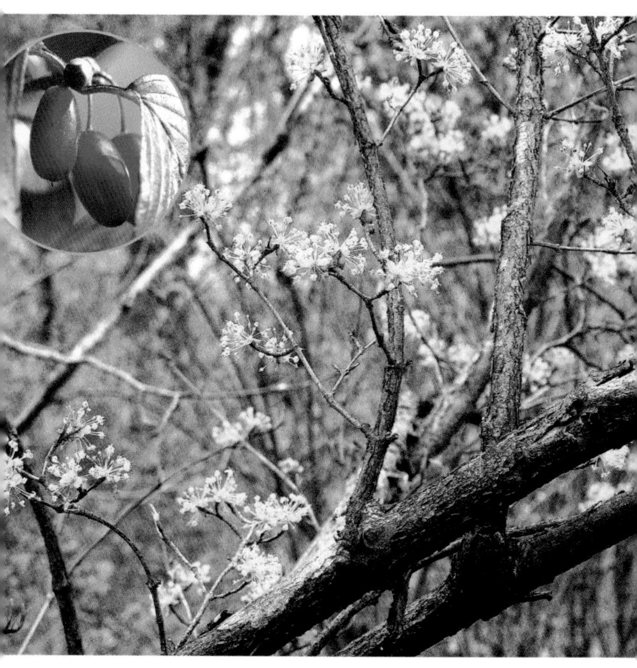

층층나무속. 갈잎중키나무. 전국. 산지나 마을 부근에서 자라고, 꽃은 3~4월에 노란색 산형화서로 피며, 열매는 긴 타원형 핵과로 8~10월에 붉은색으로 익는다.

별　명 **춘황금화**
한약명 **산수유(山茱萸)**–열매의 과육
성　미 맛은 시고 성질은 조금 따뜻하다.
효　능 강장, 강정, 보익간신(保益肝腎), 이뇨, 정기수렴(精氣收斂), 허탈고삽(虛脫固澁), 혈압강하
용　도 간허한열(肝虛寒熱), 구사(久瀉), 빈뇨(頻尿), 식은땀, 심요산맥(心搖散脈), 양위(陽痿), 요슬둔통(腰膝鈍痛), 월경과다, 유정(遺精), 이명, 허한부지(虛汗不止), 현훈(眩暈)

채취한 열매

풍을 없애주고 통증을 멎게 하는 풀

독활

Aralia cordata var. *continentalis* (Kitag.) Y. C. Chu

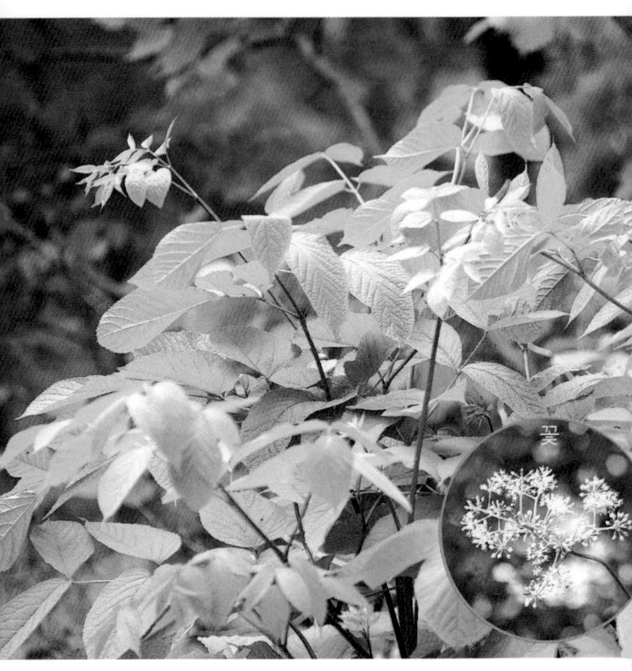

두릅나무속. 여러해살이풀. 전국. 산지에서 자라고, 꽃은 7~8월에 연한 녹색 산형화서로 피며, 열매는 둥근 액과로 9~10월에 흑자색으로 여문다.

별　명 땃두릅, 뫼두릅나무

한약명 **총목(楤木)**–뿌리

성　미 맛은 맵고 쓰며 성질은 따뜻하다.

효　능 거풍(祛風), 발한(發汗), 보허(補虛), 소종(消腫), 소풍(疏風), 승습(勝濕), 이뇨(利尿), 조습(燥濕), 지통(止痛), 화혈(和血), 활혈(活血)

용　도 감모(感冒), 두통(頭痛), 류마티즘(rheumatism), 소갈(消渴), 신경통(神經痛), 편두통(偏頭痛), 풍습요퇴통(風濕腰腿痛), 피부습양(皮膚濕瘍)

채취한 뿌리

정신을 안정시키고 혈액 순환을 좋게 하는 나무

두릅나무

Aralia elata (Miq.) Seemann

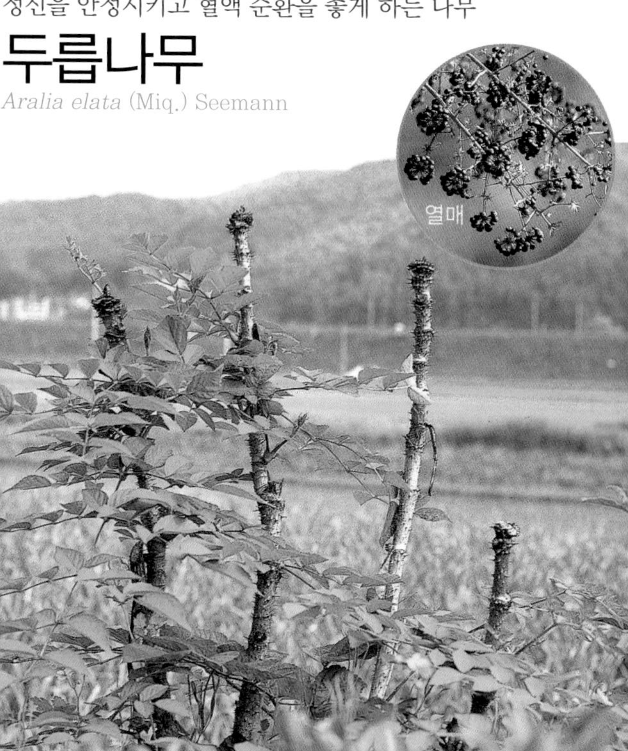

두릅나무속. 갈잎떨기나무. 전국. 산록의 양지와 골짜기에서 자라고, 꽃은 7~9월에 흰색 총상화서로 피며, 열매는 납작한 공 모양 장과로 10월에 검은색으로 익는다.

별 명 두릅나물, 목말채, 벙구나무, 참두릅
한약명 **자노아(刺老鴉)**-뿌리껍질과 나무껍질
성 미 맛은 맵고 성질은 평하다.
효 능 강정자신(强精滋腎), 거풍(祛風), 구어혈(驅瘀血), 보기(補氣), 소염(消炎), 안신(安神), 이뇨(利尿), 활혈(活血)
용 도 간경변(肝硬變), 기허증(氣虛症), 당뇨병(糖尿病), 류마티스성관절염(rheumatic性關節炎), 만성간염(慢性肝炎), 신경쇠약(神經衰弱), 신양부족(腎陽不足), 신염(腎炎), 심장신경증(心臟神經症), 양허기약(陽虛氣弱), 위장병(胃腸病), 저혈압(低血壓), 정신분열증(精神分裂症)

원기를 북돋아 주고 비장과 폐를 강하게 하는 풀

인삼

Panax ginseng Meyer.

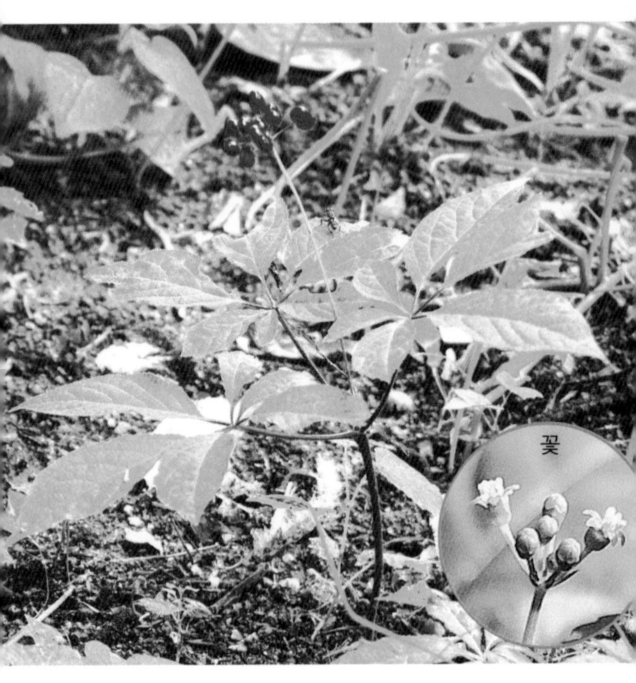

인삼속. 여러해살이풀. 중부 이북 지방. 깊은 산의 숲 속에서 자라고, 꽃은 4월에 연한 녹색으로 피며, 열매는 핵과로 8~9월에 선홍색으로 익는다.

별　명 산삼, 삼, 심, 지정

한약명 **인삼(人蔘)**–뿌리

성　미 맛은 달고 조금 쓰며 성질은 조금 따뜻하다.

효　능 보비익폐(補脾益肺), 생진지갈(生津止渴), 안신증지(安神增智), 원기회복(元氣回復)

용　도 건망증(健忘症), 경계(驚悸), 구갈(口渴), 구토설사(嘔吐泄瀉), 구허불복(久虛不復), 권태감(倦怠感), 기함설사(氣陷泄瀉), 기허욕탈(氣虛欲脫), 기혈부족(氣血不足), 노상허손(勞傷虛損), 대변활설(大便滑泄), 동측기천(動則氣

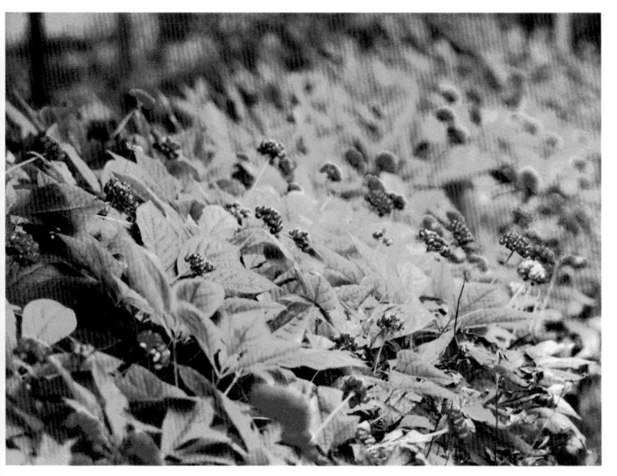

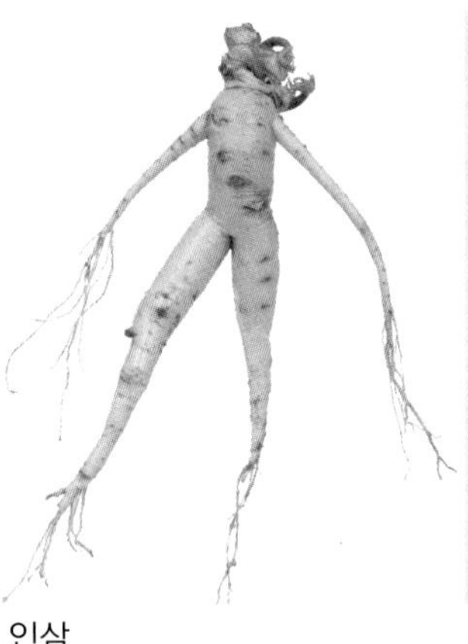

인삼

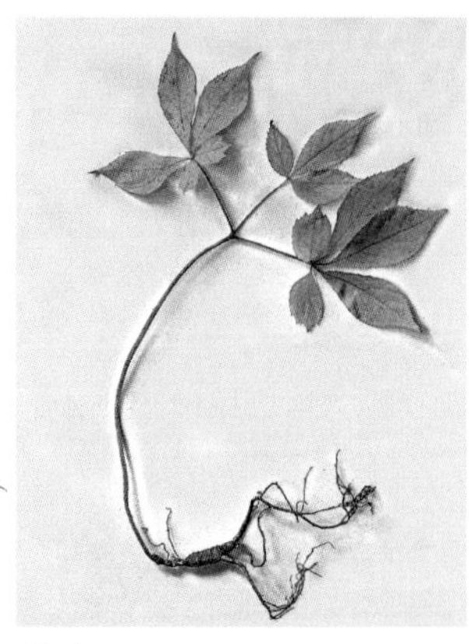

산삼

喘), 무력감(無力感), 반위토식(反胃吐食), 붕루(崩漏), 빈뇨(頻尿), 상복부팽만(上腹部膨滿), 소갈(消渴), 소식(少食), 소아만경(小兒慢驚), 식욕부진(食欲不振), 양위(陽痿), 자한폭탈(自汗暴脫), 허해천촉(虛咳喘促), 현훈두통(眩暈頭痛)

• **인삼로(人蔘蘆**-뿌리줄기)는 허인담옹흉격(虛人痰壅胸膈)의 치료에 쓴다.

※ 산삼(山蔘)은 깊은 산지에서 자연적으로 생장한 것을 말하며 인삼보다 약효가 뛰어나다고 알려진다.

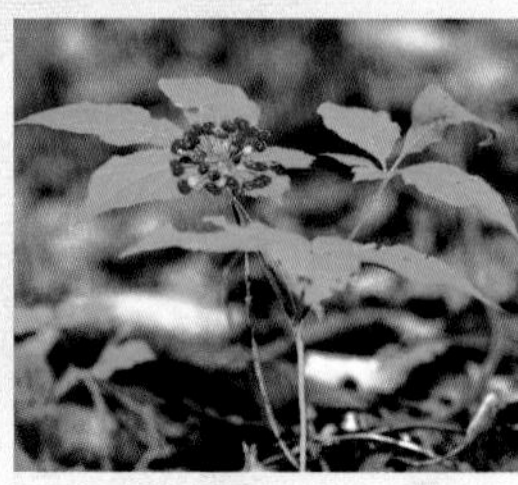

산삼

풍과 습을 없애주고 해독 작용을 하는 덩굴나무

송악

Hedera rhombea Bean

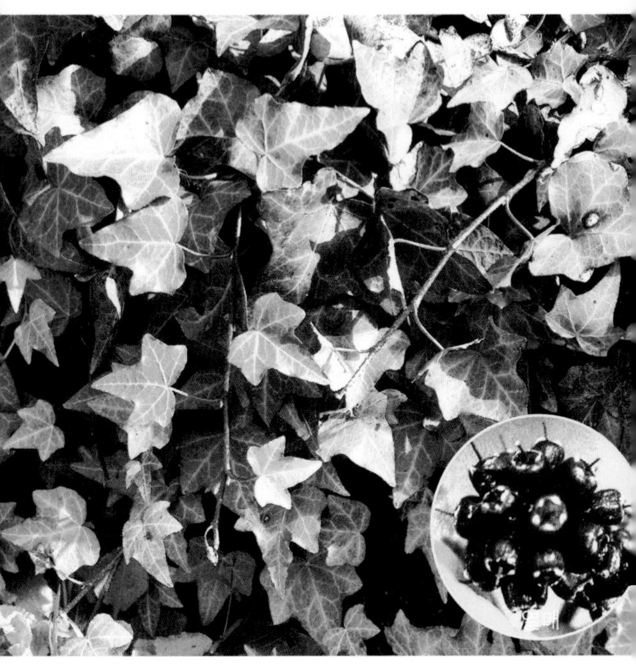

송악속. 늘푸른덩굴나무. 중부 이남 지방. 바닷가의 숲 속 그늘에서 자라고, 꽃은 10월에 녹황색 산형화서로 피며, 열매는 둥근 핵과로 다음해 5월에 검은색으로 익는다.

별　명 담장나무, 사풍등, 삼각풍, 소밥, 용린
한약명 **상춘등(常春藤)**-줄기와 잎
성　미 맛은 쓰고 성질은 서늘하다.
효　능 거풍(祛風), 이습(利濕), 지혈(止血), 평간(平肝), 해독(解毒)
용　도 각막백반(角膜白斑), 고혈압(高血壓), 광견교상(狂犬咬傷), 구안와사(口眼喎斜), 노쇠(老衰), 류마티스성관절염(rheumatic性關節炎), 목예(目翳), 목현(目眩), 복내제냉혈폐(腹內諸冷血閉), 빈혈(貧血), 소아백선(小兒白癬), 옹저종독(癰疽腫毒), 코피, 타박상(打撲傷)

가래를 삭이고 피멍을 없어지게 하는 나무

팔손이나무

Fatsia japonica Decne. et Planch.

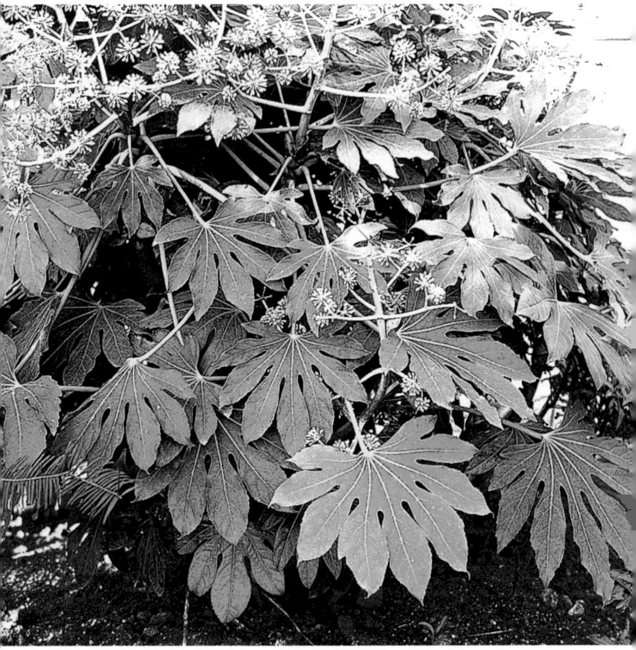

팔손이나무속. 늘푸른떨기나무. 남부 지방. 산록의 수림 속에서 자라고, 꽃은 10~11월에 흰색 산형화서로 피며, 열매는 둥근 장과로 다음해 5월에 검은색으로 익는다.

한약명 **팔각금반(八角金盤)**-뿌리와 잎
효　능 거담(祛痰), 산어(散瘀)
용　도 타박동통(打撲疼痛)

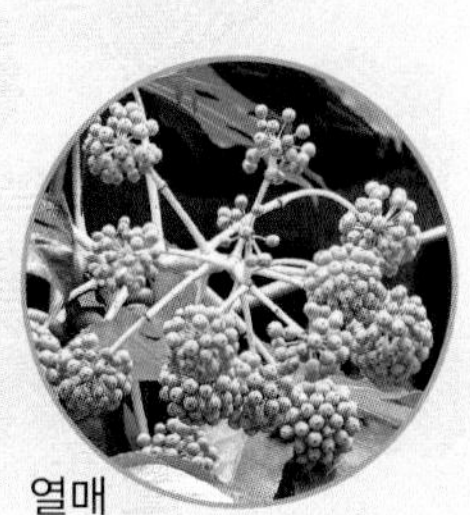
열매

풍과 습을 없애주고 뼈를 튼튼하게 하는 나무

가시오갈피

Eleutherococcus senticosus (Rupr. & Max.) Max.

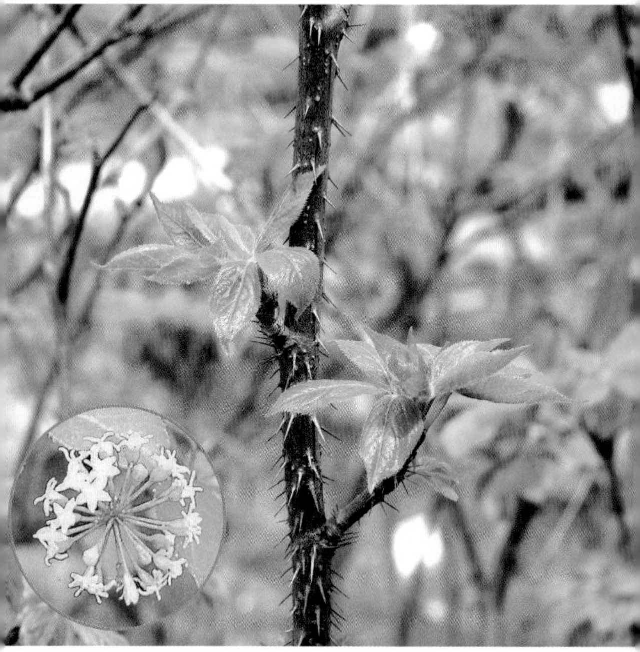

오갈피나무속. 갈잎떨기나무. 전국. 깊은 산 골짜기에서 자라고, 꽃은 7월에 자황색 산형화서로 피며, 열매는 둥근 핵과로 10월에 적흑색으로 익는다.

별　명 백침, 섬오갈피, 왕가시오갈피, 잔가시오갈피
한약명 **자오가(刺五加)**–뿌리와 줄기 껍질
성　미 맛은 맵고 약간 쓰며 성질은 따뜻하다.
효　능 거풍습(祛風濕), 장근골(壯筋骨), 보간신(補肝腎), 활혈(活血)
용　도 각기(脚氣), 구강암, 근골경련(筋骨痙攣), 류마티즘, 수종(水腫), 요통(腰痛), 소아행지(小兒行遲), 유뇨(遺尿), 유선암, 음위(陰痿), 족요동통(足腰疼痛), 창저종독(瘡疽腫毒), 타박로상(打撲勞傷), 풍한습비(風寒濕痺)

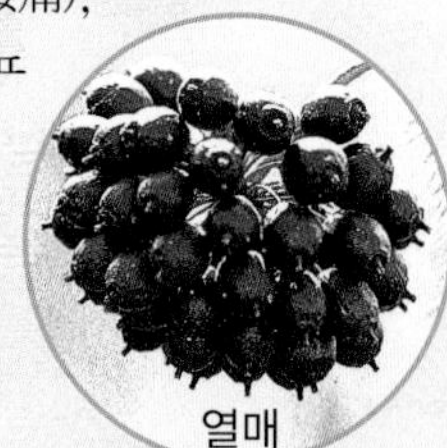

심장을 강하게 하고 근육과 뼈를 튼튼하게 하는 나무

오갈피나무

Eleutherococcus sessiliflorus (Rupr. & Maxim.) S. Y. Hu

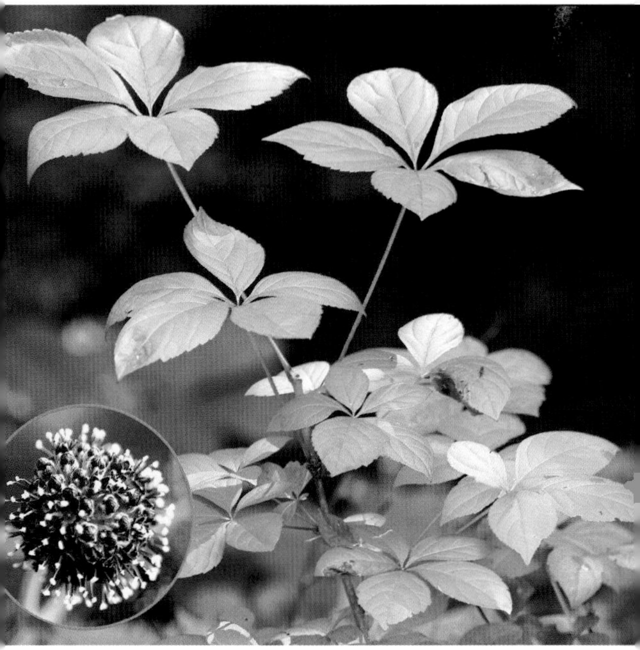

오갈피나무속. 갈잎떨기나무. 전국. 산과 들의 숲 속에서 자라고, 꽃은 8~9월에 자주색 산형화서로 피며, 열매는 타원형 장과로 10월에 검은색으로 익는다.

별 명 나무인삼, 단편오가, 오가
한약명 **오가피(五加皮)**–나무껍질과 뿌리껍질
성 미 맛은 맵고 쓰며 성질은 따뜻하다.
효 능 강장, 거어(祛瘀), 거풍습(祛風濕), 보간신(補肝腎), 이수, 장근골, 진통(鎭痛), 해독, 활혈
용 도 각기, 관절류마티즘, 근골경련, 소아발육불량, 수종(水腫), 신경통, 신체허약, 옴, 요통, 유뇨(遺尿), 음위(陰痿), 족요냉동통(足腰冷疼痛), 종기, 창저종독(瘡疽腫毒), 타박상, 풍습마비동통
• **오가엽(五加葉**–잎)은 타박종통, 피부풍을 치료한다.

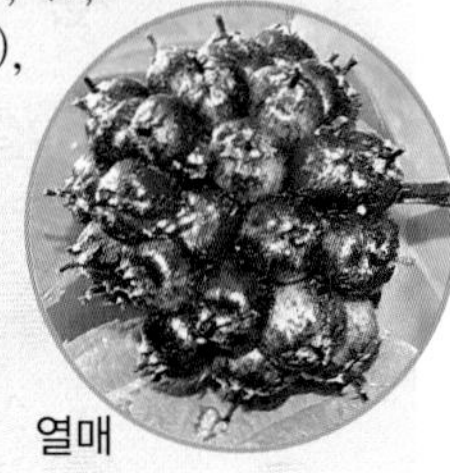

열매

근육의 마비를 풀어주고 종기를 없애주는 나무

음나무

Kalopanax septemlobus (Thunb.) Koidz.

음나무속. 갈잎큰키나무. 전국. 산지에서 자라고, 꽃은 7~8월에 황록색 산형화서로 피며, 열매는 둥근 핵과로 10월에 검은색으로 익는다.

별　명 개두릅나무, 멍구나무, 며느리채찍나무, 엄나무
한약명 **자추수피(刺楸樹皮), 해동피(海桐皮)**-나무껍질
성　미 맛은 쓰고 매우며 성질은 평하다.
효　능 거풍(祛風), 살충, 소종(消腫), 제습, 진통, 활혈
용　도 개선, 관절염, 구내염, 근육통, 류마티스성근육마비, 신경통, 악창(惡瘡), 옴, 옹저(癰疽), 요각통, 요통, 저루(疽瘻), 종기, 타박상, 풍치, 하감(下疳)
• **해동수근(海桐樹根**-뿌리껍질)은 류마티스성골통, 장풍치혈(腸風痔血), 타박상(打撲傷)의 치료에 쓴다.

채취한 나무껍질

간의 열을 내리게 하고 양기를 북돋아주는 풀

시호

Bupleurum falcatum L.

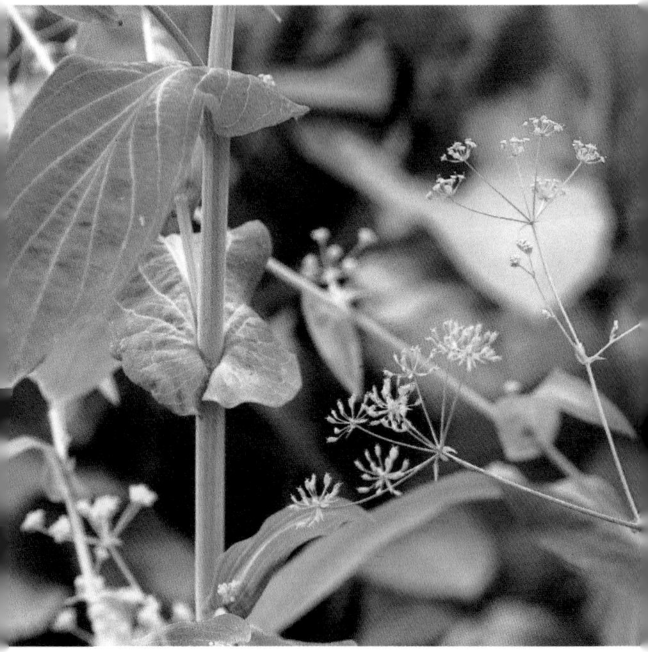

시호속. 여러해살이풀. 전국. 약초로 재배하고, 꽃은 8~9월에 노란색 겹산형화서로 피며, 열매는 타원형 분과로 9~10월에 갈색으로 익는다.

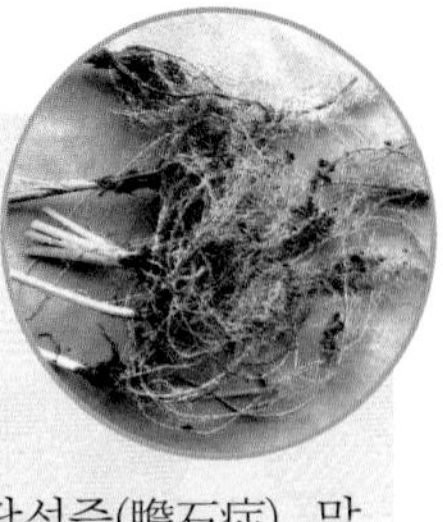

한약명 시호(柴胡)-뿌리
성 미 맛은 맵고 쓰며 성질은 조금 차다.
효 능 발한, 소염, 승양, 이담, 진정, 진통, 진해, 청간, 해독, 해열
용 도 간염(肝炎), 고혈압, 담낭염, 담석증(膽石症), 말라리아(malaria), 두통, 이명(耳鳴), 자궁하수(子宮下垂), 탈항(脫肛), 현기증(眩氣症), 황달(黃疸)
※섬시호를 대용으로 쓸 수 있다.

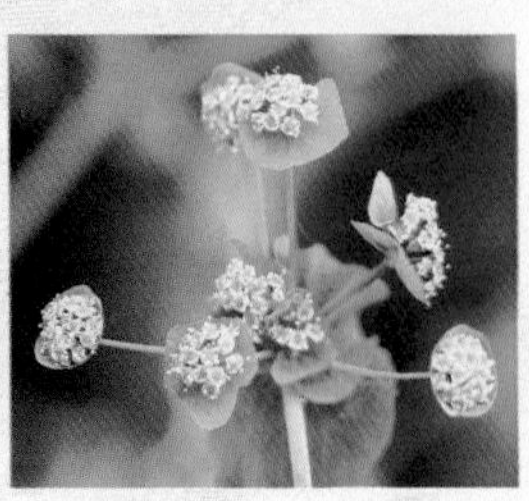
섬시호

폐를 깨끗하게 하고 가래를 삭이는 풀

참반디

Sanicula chinensis Bunge

참반디속. 여러해살이풀. 전국. 산지의 숲 속에서 자라고, 꽃은 7월에 흰색 겹산형화서로 피며, 열매는 둥근 분과로 8월에 익는다.

별　명 산취, 참나물, 참반듸, 참반디나물
한약명 **대폐근초(大肺筋草)**–지상부
성　미 맛은 달고 매우며 성질은 평하다.
효　능 산풍(散風), 청폐(淸肺), 행혈(行血), 화담(化痰)
용　도 생리통(生理痛), 천식(喘息), 해수(咳嗽)
※붉은참반디를 대용으로 쓸 수 있다.

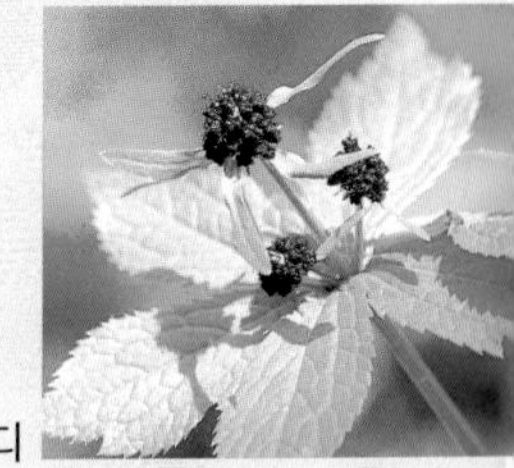

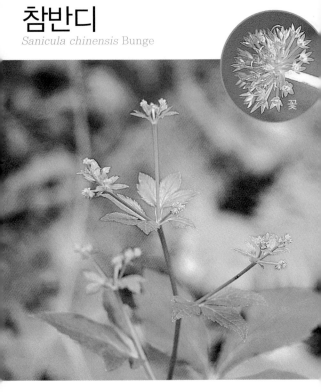

붉은참반디

풍과 습을 없애주고 벌레를 없애주는 풀

사상자

Torilis japonica (Houtt.) DC.

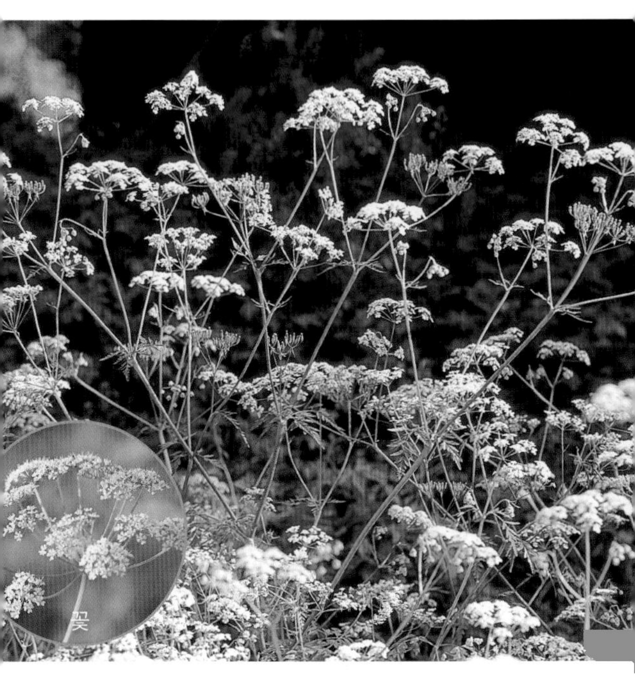

사상자속. 두해살이풀. 전국. 들의 풀밭에서 자라고, 꽃은 6~8월에 흰색 겹산형화서로 피며, 열매는 달걀 모양 분열과이다.

별　명 뱀도랏, 진들개미나리, 파자초
한약명 **사상자(蛇床子)**－열매
성　미 맛은 맵고 쓰며 성질은 조금 따뜻하다.
효　능 거풍(祛風), 구충(驅虫), 습조살충(濕燥殺虫), 온신(溫腎), 장양(壯陽)
용　도 개선습창(疥癬濕瘡), 대하음양(帶下陰痒), 발기부전(勃起不全), 설사(泄瀉), 양위(陽痿), 음낭습양(陰囊濕痒), 음중종통(陰中腫痛), 자궁한냉불임(子宮寒冷不姙), 풍습비통(風濕痺痛), 회충증(蛔虫症)

채취한 열매

위를 튼튼하게 하여 음식의 소화를 돕는 풀

고수

Coriandrum sativum L.

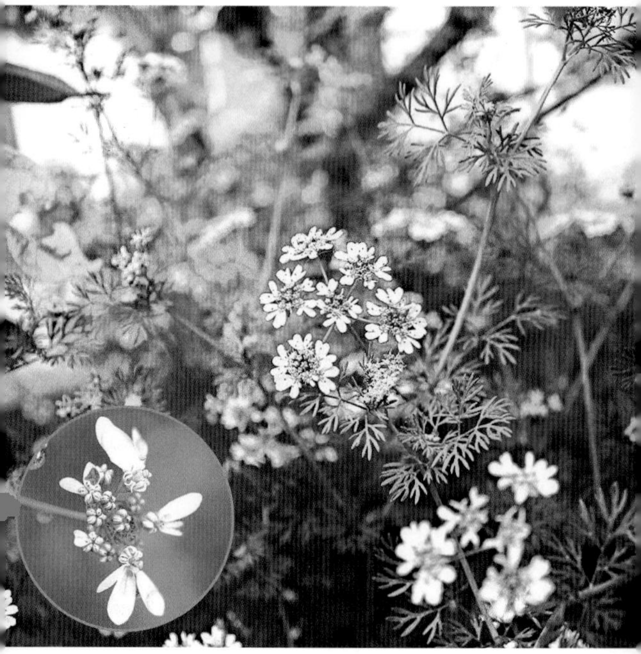

고수속. 한해살이풀. 전국. 절 부근에 많이 재배하고, 꽃은 6~7월에 흰색 산형화서로 피며, 열매는 둥근 분과로 7~8월에 여문다.

별 명 고수나물
한약명 **호유(胡荽)**–전초
성 미 맛은 맵고 성질은 따뜻하다.
효 능 건위(健胃), 발한(發汗), 소식(消食), 투진(透疹), 하기(下氣), 항진균(抗眞菌)
용 도 미발진마진(未發疹痲疹), 소화불량(消化不良)
• **호유자(胡荽子**–씨)는 미발진천연두(未發疹天然痘), 이질(痢疾), 치창(痔瘡)의 치료에 쓴다.

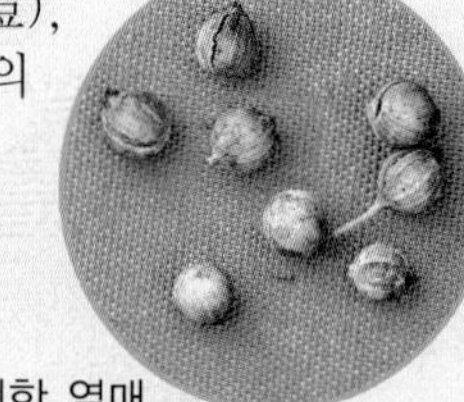
채취한 열매

피를 잘 돌게 하고 종기를 없애주는 풀

파드득나물

Cryptotaenia japonica Hassk.

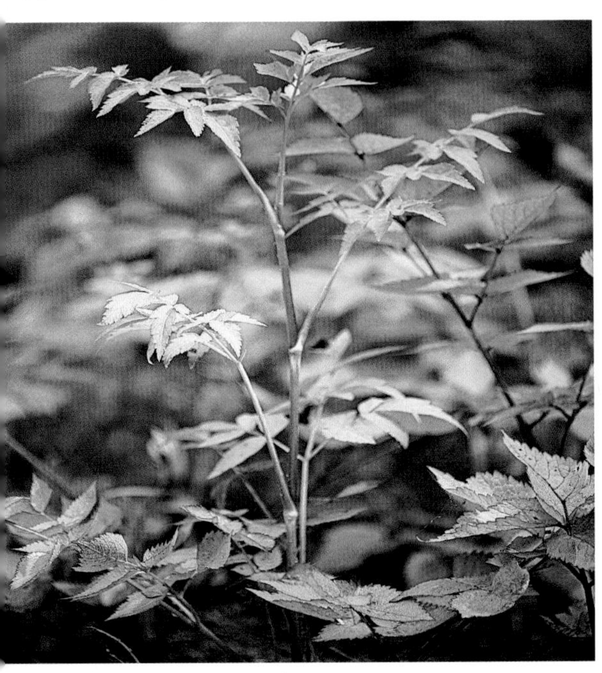

반디나물속. 여러해살이풀. 전국. 산지 숲 속에서 자라고, 꽃은 6~7월에 흰색 겹산형화서로 피며, 열매는 타원형 분과로 검은색으로 익는다.

별 명 반디나물, 참나물
한약명 **압아근(鴨兒芹)**-줄기와 잎
성 미 맛은 쓰고 매우며 성질은 평하다.
효 능 소염(消炎), 소종(消腫), 해독(解毒), 활혈(活血)
용 도 감기, 대상포진, 산기(疝氣), 월경불순(月經不順), 안구충혈(眼球充血), 옹저정종(癰疽疔腫), 요도염(尿道炎), 임병(淋病), 종기, 천식(喘息), 타박상, 폐농종(肺膿腫), 폐렴(肺炎), 풍화치통(風火齒痛), 피부소양(皮膚瘙痒), 해수(咳嗽)
• **압아근과(鴨兒芹果**-열매)는 소화불량(消化不良)의 치료에 쓴다.
• **압아근근(鴨兒芹根**-뿌리)은 감기, 습성해수, 타박상, 풍한감모(風寒感冒)의 치료에 쓴다.

오줌을 잘 나가게 하고 해독 작용을 하는 풀

미나리

Oenanthe javanica (Blume.) DC.

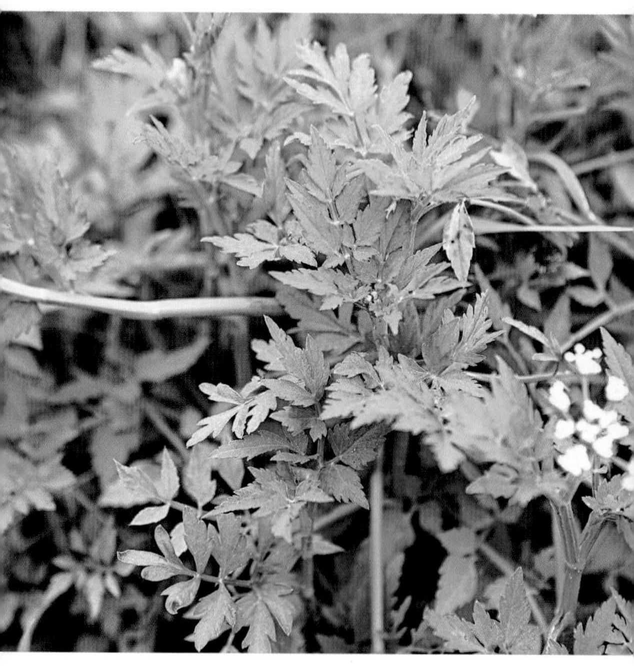

미나리속. 여러해살이물풀. 전국. 습지와 물가에서 자라고, 꽃은 7~9월에 흰색 겹산형화서로 피며, 열매는 타원형 분과로 9~10월에 익는다.

별 명 돌미나리, 물미나리, 언양미나리
한약명 **수근(水芹)**–지상부
성 미 맛은 맵고 달며 성질은 서늘하다.
효 능 강장(强壯), 이뇨(利尿), 이수(利水), 청열(淸熱), 해독(解毒)
용 도 결막염(結膜炎), 나력(瘰癧), 대하(帶下), 류마티스성신경동통(rheumatic性神經疼痛), 수종(水腫), 유행성이하선염(流行性耳下腺炎), 임병(淋病), 폭열번갈(暴熱煩渴), 황달(黃疸), 맥일(脈溢)

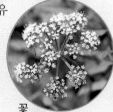

꽃

피를 잘 돌아가게 하고 통증을 멎게 하는 풀

천궁

Cnidium officinale Makino

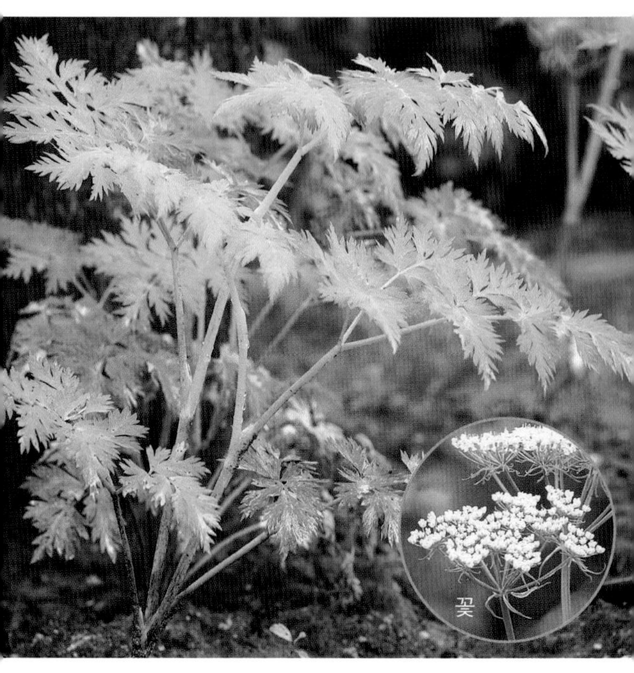

갯사상자속. 여러해살이풀. 전국. 약초용으로 밭에서 재배하고, 꽃은 8~9월에 흰색 산형화서로 피며, 우리나라에서는 열매를 잘 맺지 않는다.

- 별　명　사천궁궁, 토천궁
- 한약명　천궁(川芎)-뿌리줄기
- 성　미　맛은 맵고 성질은 따뜻하다.
- 효　능　개울(開鬱), 거풍(祛風), 조습(燥濕), 지통(止痛), 진정(鎭靜), 진통(鎭痛), 항궤양(抗潰瘍), 항균(抗菌), 행기(行氣), 활혈(活血)
- 용　도　난산(難産), 산후어저괴통(産後瘀疽塊痛), 월경불순(月經不順), 옹저창양(癰疽瘡瘍), 풍랭두통선훈(風冷頭痛旋暈), 한사근육마비(寒邪筋肉麻痺), 협복동통(脇腹疼痛)

채취한 뿌리

풍을 제거하고 통증을 멈추게 하는 풀

고본

Angelica tenuissima Nakai

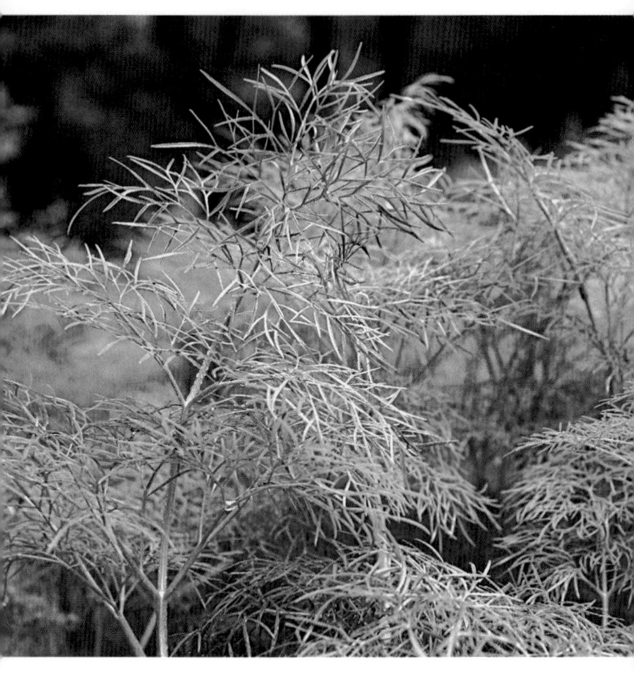

왜당귀속. 여러해살이풀. 전국. 깊은 산의 산기슭에서 자라고, 꽃은 8~9월에 흰색 겹산형화서로 피며, 열매는 긴 타원형 분과로 9월에 여문다.

한약명 **고본(藁本)**-뿌리줄기
성 미 맛은 맵고 성질은 따뜻하다.
효 능 거풍지통(祛風止痛), 발표산한(發表散寒), 억균(抑菌), 진정(鎮靜), 진통(鎮痛), 항염(抗炎), 해열(解熱)
용 도 골동(骨疼), 두정통(頭頂痛), 두통목종(頭痛目腫), 상한(傷寒), 설사(泄瀉), 옴, 치통(齒痛), 태양두통(太陽頭痛), 풍습통양(風濕痛痒), 풍한두통(風寒頭痛), 풍한표증(風寒表症), 하복통(下腹痛), 한습복통(寒濕腹痛)

한기를 몰아내고 통증을 가라앉게 하는 풀

회향

Foeniculum vulgare Miller

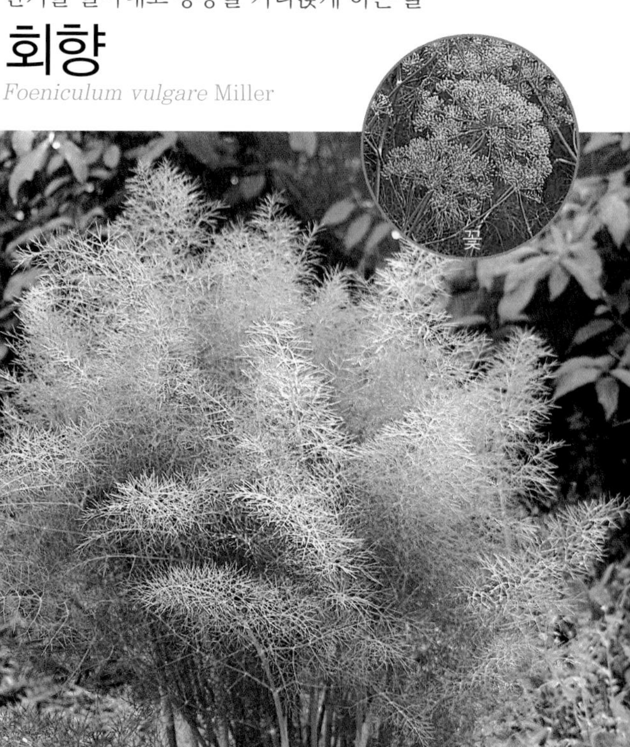

회향속. 여러해살이풀. 전국. 약초로 재배하고, 꽃은 7~8월에 노란색 겹산형화서로 피며, 열매는 타원형 분과로 향기가 강하다.

한약명 **회향(茴香)**–열매
성 미 맛은 맵고 성질은 따뜻하다.
효 능 난간(煖肝), 산한(散寒), 온신(溫腎), 이기개위(理氣開胃), 지통(止痛)
용 도 고환염(睾丸炎), 구토(嘔吐), 복부냉증(腹部冷症), 신허요통(腎虛腰痛), 흉협동통(胸脇疼痛)
• 뿌리는 구토(嘔吐), 복통(腹痛), 풍습성관절염(風濕性關節炎)의 치료에 쓴다.
• 줄기와 잎은 소장헤르니아(小腸Hernia), 천식(喘息), 협통(脇痛)의 치료에 쓴다.

혈액순환을 좋게 하고 통증을 멈추게 하는 풀

구릿대

Angelica dahurica (F. ex H.) Benth. & Hook. f. ex Franch. & Sav.

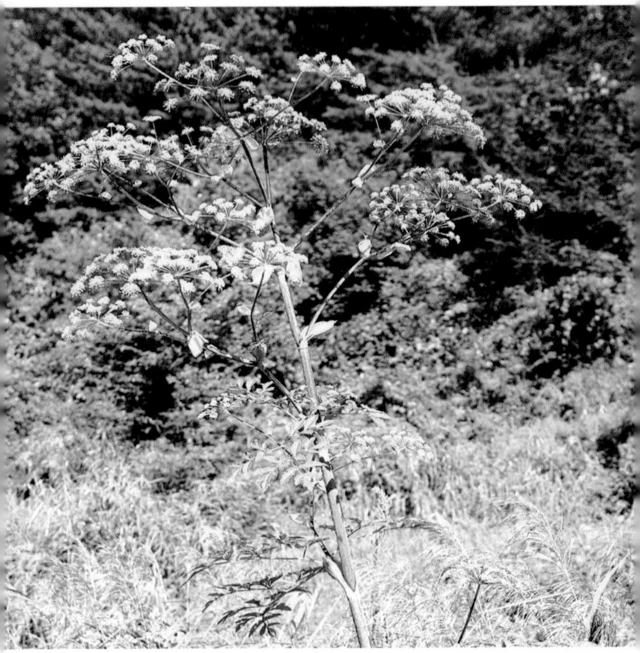

바디나물속. 여러해살이풀. 전국. 산지의 골짜기에서 자라고, 꽃은 6~8월에 흰색 산형화서로 피며, 열매는 편평한 타원형 분과로 10월에 여문다.

한약명 **백지(白芷)**–뿌리

성 미 맛은 맵고 성질은 따뜻하다.

효 능 거풍(祛風), 소염(消炎), 소종(消腫), 조습(燥濕), 지통(止痛), 통규(通竅), 항균(抗菌)

용 도 개선(疥癬), 두통, 미릉골통(眉稜骨痛), 비연(鼻淵), 옹저창양(癰疽瘡瘍), 장풍치루(腸風痔漏), 적백대하, 치통, 피부조양(皮膚燥痒), 한습복통(寒濕腹痛)

• 줄기는 단독(丹毒)의 치료에 쓴다.

• **백지엽(白芷葉–잎)**은 은진풍진의 치료에 쓴다.

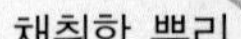

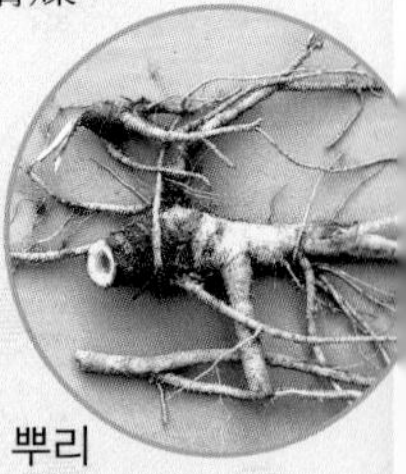

채취한 뿌리

열기를 식히고 가래를 없애주는 풀

바디나물

Angelica decursiva (Miq.) Fr. et Sav.

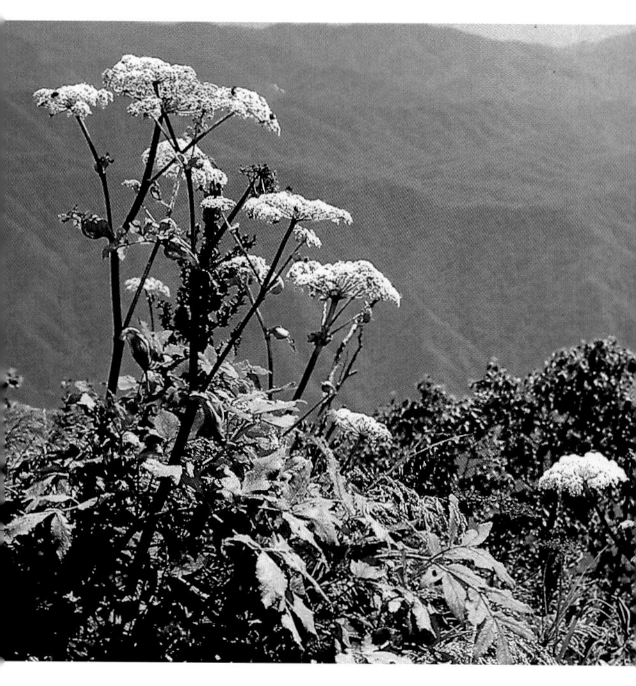

바디나물속. 여러해살이풀. 전국. 산이나 들의 습지 부근에서 자라고, 꽃은 8~9월에 흰색 또는 짙은 자주색 겹산형화서로 피며, 열매는 납작한 타원형 분과이다.

별 명 개당나물, 까치발나물, 사약채, 연삼
한약명 **전호(前胡)**-뿌리
성 미 맛은 맵고 쓰며 성질은 조금 차다.
효 능 산풍(散風), 소담(消痰), 청열(淸熱), 하기(下氣), 항경련(抗痙攣), 항궤양(抗潰瘍), 항균(抗菌), 항암(抗癌), 해독(解毒)
용 도 구역(嘔逆), 담열천(痰熱喘), 수독(水毒), 열독천(熱毒喘), 풍열두통(風熱頭痛), 흉격만민(胸膈滿悶)

몸을 튼튼하게 하고 통증을 멎게 하는 풀

참당귀

Angelica gigas Nakai

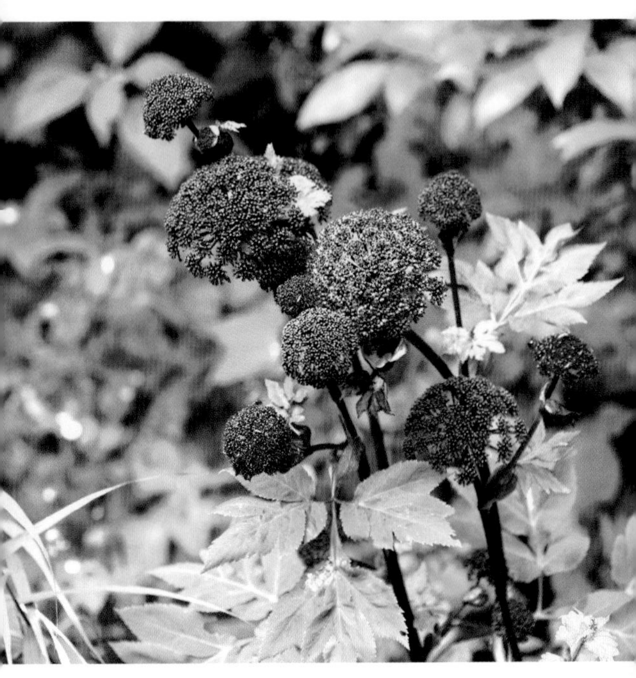

바디나물속. 여러해살이풀. 전국. 산골짜기 냇가 근처에서 자라고, 꽃은 8~9월에 자색 겹산형화서로 피며, 열매는 타원형 분과로 10월에 익는다.

별　명 당귀, 승검초, 조선당귀, 한당귀
한약명 **토당귀(土當歸)**-뿌리
성　미 맛은 달고 쓰며 성질은 따뜻하다.
효　능 강장, 거풍(祛風), 보혈, 산어(散瘀), 조경(調經), 진정(鎭靜), 진통, 화혈(和血)
용　도 관절통(關節痛), 당뇨병(糖尿病), 두통(頭痛), 변비(便秘), 복통(腹痛), 월경불순(月經不順), 신체허약(身體虛弱), 염좌(捻挫), 장조변비(腸燥便秘), 질타손상(跌打損傷), 타박손상(打撲損傷), 현훈(眩暈)

채취한 뿌리

통증을 멈추게 하고 열기를 내리게 하는 풀

궁궁이

Angelica polymorpha Max.

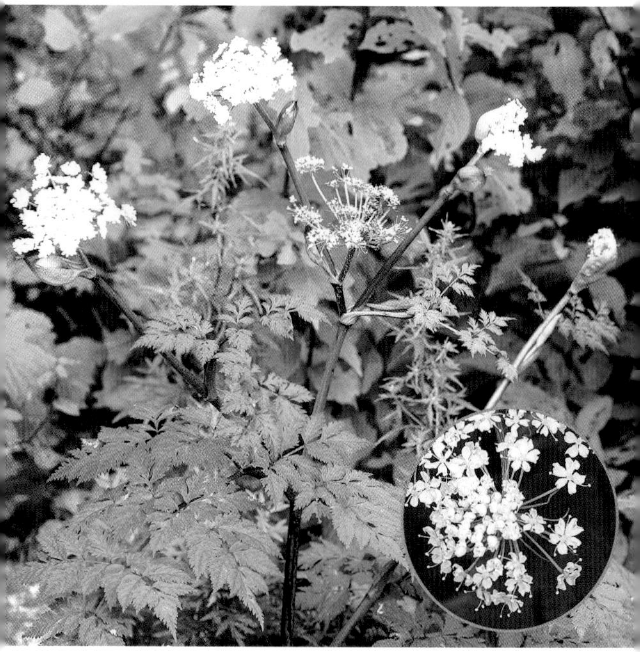

바디나물속. 여러해살이풀. 전국. 산골짜기 냇가 근처에서 자라고, 꽃은 8~9월에 흰색으로 피며, 열매는 납작한 타원형 분과로 9~10월에 여문다.

별 명	거른대, 거무노리, 도랑대, 백봉천궁, 심산천궁
한약명	**산궁궁(山芎藭), 천궁(川芎)**–뿌리
성 미	맛은 맵고 쓰며 성질은 따뜻하다.
효 능	거풍(祛風), 산한(散寒), 지통(止痛), 청열(淸熱)
용 도	두통(頭痛), 발열(發熱), 빈혈(貧血), 사지마비(四肢麻痺), 사지연약무력(四肢軟弱無力), 산후출혈(産後出血), 오한(惡寒), 임신이질(妊娠痢疾), 치질출혈(痔疾出血), 타박상(打撲傷), 피부소양(皮膚瘙痒)

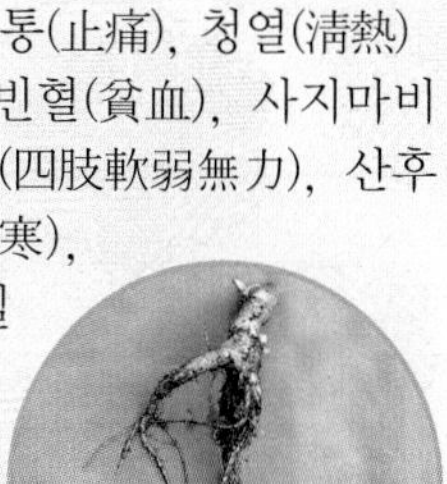

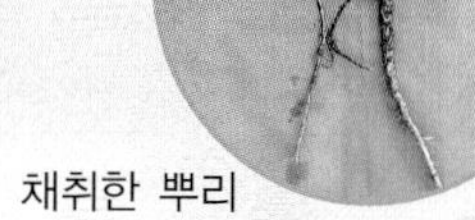

채취한 뿌리

풍증을 없애주고 통증과 경련을 진정시키는 풀

강활

Ostericum praeteritum Kitag.

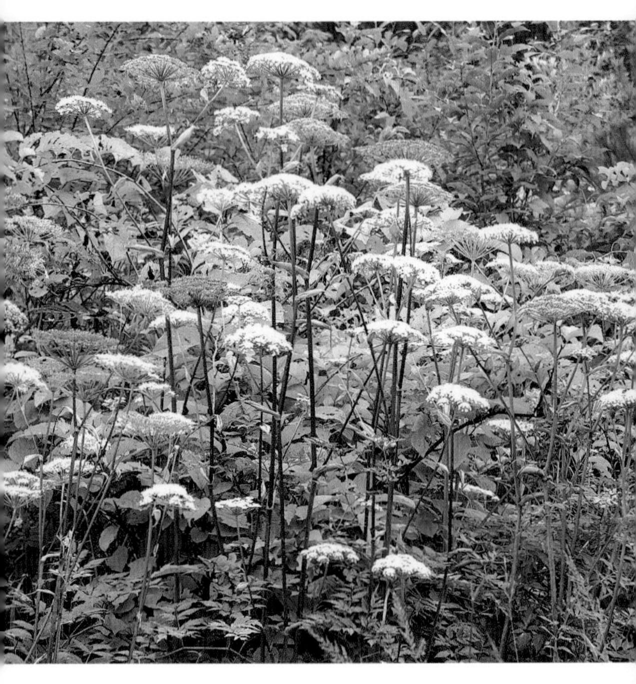

멧미나리속. 여러해살이풀. 중부 이북 지방. 산지에서 자라고, 꽃은 8~9월에 흰색 산형화서로 피며, 열매는 타원형 시과로 10월에 익는다.

별　명 강호리, 조선강활

한약명 **강활(羌活)**–뿌리

성　미 맛은 맵고 쓰며 성질은 따뜻하다.

효　능 거풍습(祛風濕), 발표산한(發表散寒), 이관절(利關節), 지통(止痛), 진통(鎭痛), 해열(解熱)

용　도 골절산동(骨節酸疼), 두통무한(頭痛無汗), 옹저창독(癰疽瘡毒), 중풍불어(中風不語), 풍한감모(風寒感冒), 풍한습비(風寒濕痺), 풍수부종(風水浮腫), 항강근급(項强筋急)

채취한 뿌리

풍과 습을 없애주고 통증을 멎게 하는 풀

어수리

Heracleum moellendorffii Hance

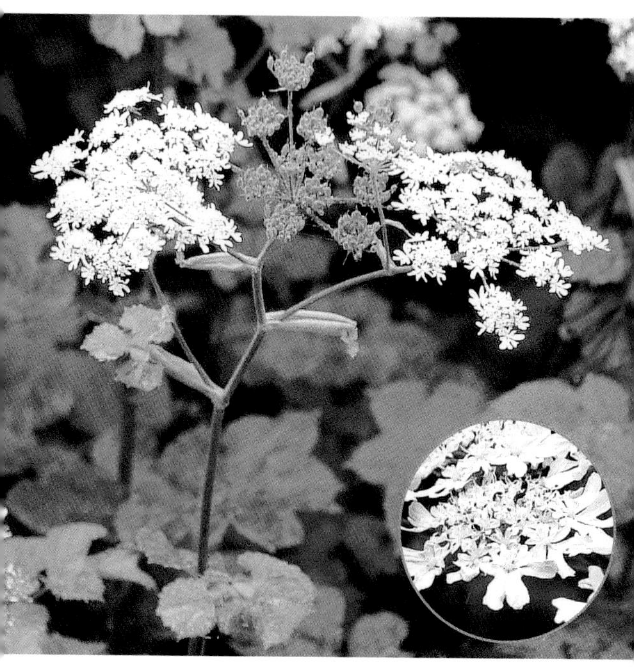

어수리속. 여러해살이풀. 전국. 산과 들에서 자라고, 꽃은 7~8월에 흰색 겹산형화서로 피며, 열매는 달걀 모양 분과로 9~10월에 익는다.

별 명 단모백지, 단모독활, 어너리, 호박나물
한약명 독활(獨活)-뿌리
성 미 맛은 맵고 쓰며 성질은 따뜻하다.
효 능 거풍습(祛風濕), 살균(殺菌), 소종(消腫), 지통(止痛), 진정(鎭靜), 진통(鎭痛), 최면(催眠), 항염(抗炎), 해독(解毒)
용 도 관절염(關節淡), 근육통(筋肉痛), 당뇨병(糖尿病), 두통(頭痛), 발열(發熱), 변비(便秘), 신경통(神經痛), 오한(惡寒), 요통(腰痛), 종기(腫氣), 피부소양(皮膚瘙痒), 피부염(皮膚炎)

열을 내리게 하고 통증을 멎게 하는 풀

방풍

Ledebouriella seseloides (Hoffm.) H. Wolff

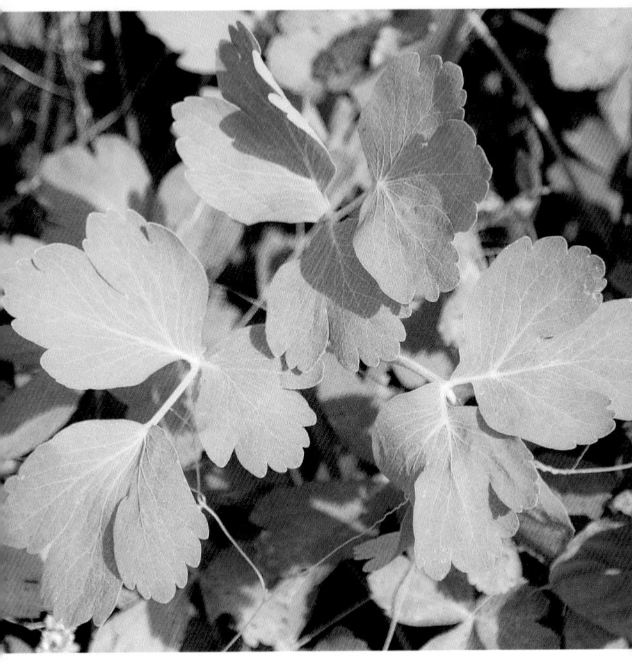

방풍속. 세해살이풀. 북부 지방. 들에서 자라고, 꽃은 7~8월에 흰색 겹산형화서로 피며, 열매는 넓은 타원형 분열과로 8월에 익는다.

별　명 가는잎방풍, 개방풍, 산방풍

한약명 **방풍(防風)**-뿌리

성　미 맛은 맵고 달며 성질은 조금 따뜻하다.

효　능 거풍(祛風), 발표(發表), 승습(勝濕), 지통, 항궤양(抗潰瘍), 항균, 항염(抗炎), 해열

용　도 근골산통(筋骨酸痛), 두통, 목현(目眩), 사지급통연급(四肢急痛攣急), 수근경직(手筋痙直), 외감풍한(外感風寒), 파상풍, 풍한습비(風寒濕痺)

- 잎은 중풍(中風)의 치료에 쓴다.
- 꽃은 경맥허리(經脈虛羸), 근골간동통(筋骨間疼痛), 사지구급(四肢拘急), 심복통(心腹痛), 행이부득(行履不得)의 치료에 쓴다.

비장과 위장을 튼튼하게 하고 종기를 가라앉히는 풀

당근

Daucus carota subsp. *sativa* (Hoffm.) Arcang.

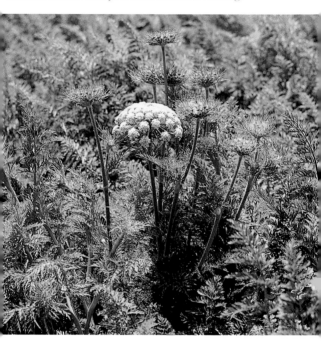

당근속. 두해살이풀. 전국. 밭에서 재배하고, 꽃은 7~8월에 흰색 산형화서로 피며, 열매는 긴 타원형 분과로 9월에 여문다.

별 명 호나복, 홍당무
한약명 학슬풍(鶴蝨風), 홍라복(紅蘿蔔)-뿌리
성 미 맛은 달고 성질은 평하다.
효 능 건비(健脾), 건위(健胃), 소종(消腫), 화체(化滯)
용 도 소화불량(消化不良), 장기하리(長期下痢), 해수(咳嗽)
• 남학슬(南鶴蝨-씨)은 구리(久痢), 담천(痰喘), 복통(腹痛), 하리(下痢)의 치료에 쓴다.

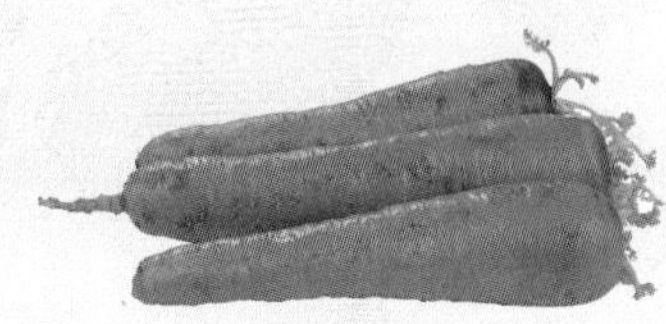

근육과 뼈를 튼튼하게 하고 출혈을 멎게 하는 풀

노루발풀

Pyrola japonica Klenze. ex DC.

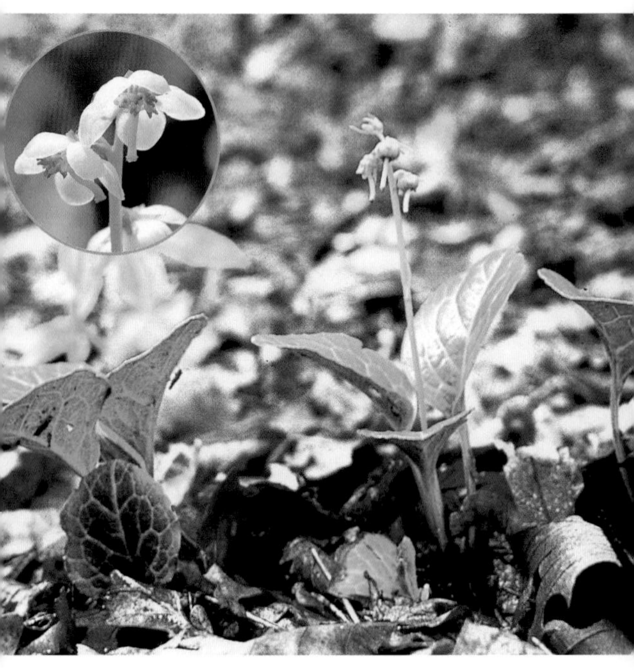

노루발풀속. 늘푸른여러해살이풀. 전국. 산지 숲 속 그늘에서 자라고, 꽃은 6~7월에 황백색 총상화서로 피며, 열매는 납작한 공 모양 삭과로 9월에 갈색으로 여문다.

별 명 금강초, 금상초, 노근방초, 애기노루발

한약명 **녹수초(鹿壽草)**, **녹제초(鹿蹄草)**-전초

성 미 맛은 달고 쓰며 성질은 따뜻하다.

효 능 거풍(祛風), 건근골(健筋骨), 보폐신(補肺腎), 보허(補虛), 수렴(收斂), 익신(益腎), 제습(除濕), 조경(調經), 지혈(止血)

용 도 노상토혈(勞傷吐血), 류마티스성관절통(rheumatic性關節痛), 반신불수(半身不遂), 백대(白帶), 붕루(崩漏), 외상출혈(外傷出血), 요슬무력(腰膝無力), 음허(陰虛), 허로해수(虛勞咳嗽), 허약해수(虛弱咳嗽)

장운동을 활발하게 하고 오줌을 잘 나오게 하는 나무

산앵두나무

Vaccinium hirtum var. *koreanum* (Nakai) Kitam.

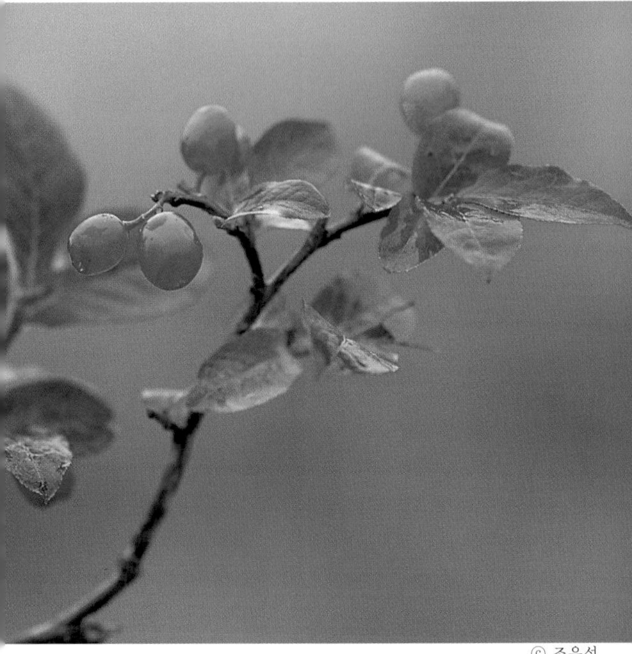

ⓒ 조유성

정금나무속. 갈잎떨기나무. 전국. 산지의 높은 곳에서 자라고, 꽃은 5~6월에 연분홍색 종 모양으로 피며, 열매는 절구 모양 장과로 8~9월에 붉은색으로 익는다.

별　명	물앵도나무, 산앵도
한약명	**욱리인(郁李仁)**–열매
성　미	맛은 달고 쓰고 매우며 성질은 평하다.
효　능	완하(緩下), 윤조(潤燥), 이뇨(利尿), 이수(利水), 하기(下氣), 활장(滑腸)
용　도	각기(脚氣), 대복수종(大腹水腫), 대장기체(大腸氣滯), 변비(便秘), 사지부종(四肢浮腫), 소변불리(小便不利), 조삽불통(燥澁不通)

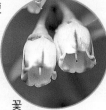

꽃

오줌을 잘 나오게 하고 염증을 가라앉게 하는 나무

월귤

Vaccinium vitis-idaea L.

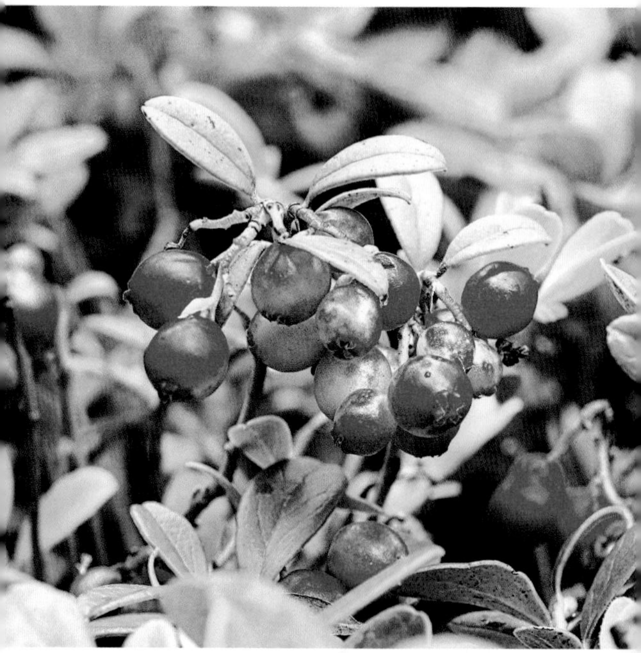

정금나무속. 늘푸른떨기나무. 금강산 이북 지방. 고산의 정상 부근에서 자라고, 꽃은 5~6월에 연홍색 총상화서로 피며, 열매는 둥근 장과로 8~9월에 적색으로 익는다.

별 명 땃들쭉, 큰잎월귤나무
한약명 **월귤엽(越橘葉)**-잎
성 미 맛은 쓰고 떫으며 성질은 따뜻하다.
효 능 소염(消炎), 이뇨(利尿), 해독(解毒)
용 도 급성비뇨기질환(急性泌尿器疾患), 방광염(膀胱炎), 요도염(尿道炎)

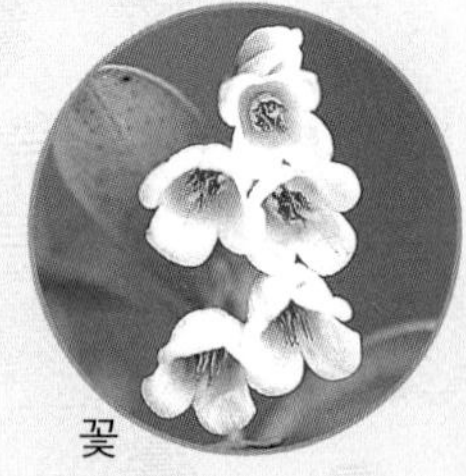
꽃

몸을 튼튼하게 하고 최음제로 쓰이는 나무

만병초

Rhododendron brachycarpum D.Don ex G. Don

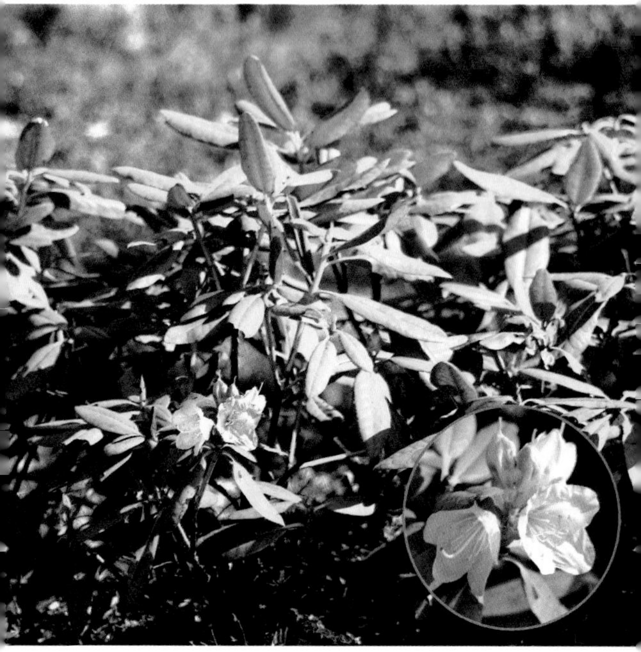

진달래속. 늘푸른떨기나무. 전국. 깊은 산지의 숲 속에서 자라고, 꽃은 7월에 흰색 또는 연한 홍색으로 피며, 열매는 타원형 삭과로 9월에 갈색으로 익는다.

별　명 뚝갈나무, 석남화
한약명 **우피두견(牛皮杜鵑)**–잎
성　미 독성이 조금 있다.
효　능 강심, 강장, 거풍(祛風), 발한(發汗), 수렴(收斂), 이뇨, 지통, 진통, 최음(催淫), 항균, 해열
용　도 감기, 고혈압, 관절통, 두통, 발기부전(勃起不全), 불임증, 월경불순(月經不順), 신장염(腎臟炎), 신허요통(腎虛腰痛), 양위(陽痿), 요배산통(腰背疝痛), 위장병

※노랑만병초를 대용으로 쓸 수 있다.

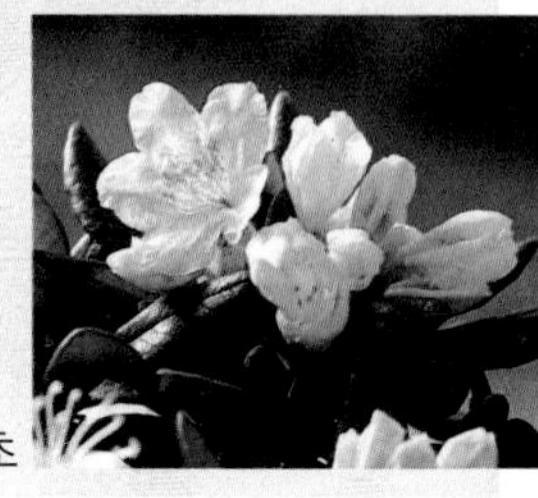

노랑만병초

풍증을 해소하고 혈액순환을 잘 되게 하는 나무

꼬리진달래

Rhododendron micranthum Turcz.

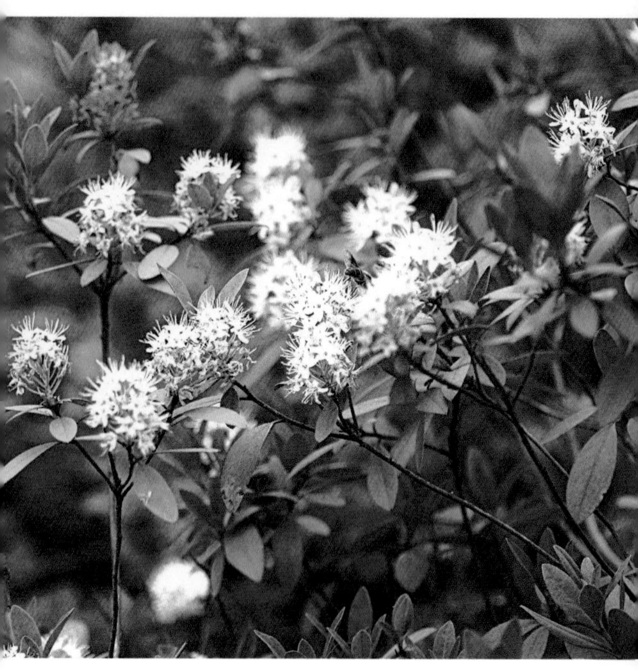

진달래속. 갈잎떨기나무. 전국. 산지의 양지쪽에서 자라고, 꽃은 6~7월에 홍갈색 총상화서로 피며, 열매는 긴 타원형 삭과로 9~10월에 익는다.

별 명 **참꽃나무겨우살이**
한약명 **조산백(照山白)**–잎과 꽃
성 미 맛은 시고 떫으며 성질은 따뜻하다.
효 능 거풍(祛風), 소종(消腫), 지혈(止血), 통락(通絡), 활혈(活血)
용 도 골절(骨折), 기관지염(氣管支炎), 산후동통(産後疼痛), 이질(痢疾), 천식(喘息), 해수(咳嗽)

꽃

담을 삭이고 혈압을 내리게 하는 나무

진달래

Rhododendron mucronulatum Turcz.

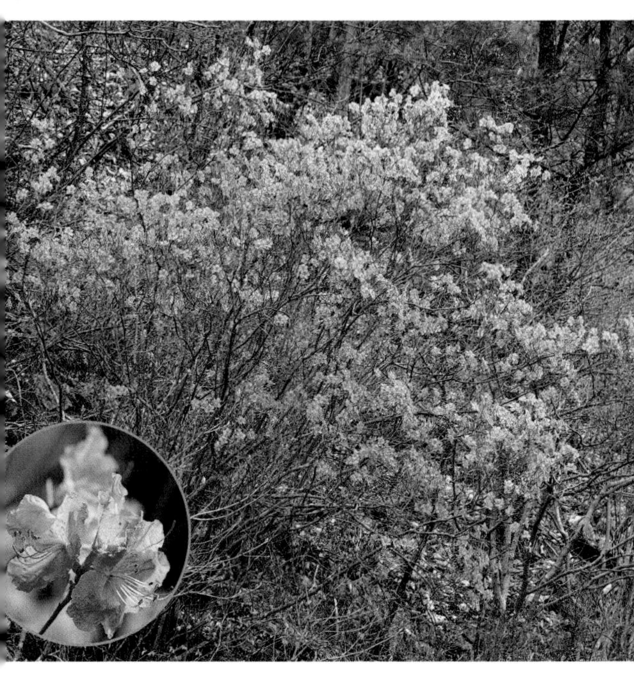

진달래속. 갈잎떨기나무. 전국. 산지의 양지쪽에서 자라고, 꽃은 4~5월에 연한 홍색 깔때기 모양으로 피며, 열매는 타원형 삭과로 9~10월에 익는다.

별 명 두견화, 산척촉, 참꽃나무

한약명 영산홍(迎山紅)-꽃

효 능 거담(祛痰), 산어(散瘀), 조경(調經), 진해(鎮咳), 청폐(淸肺), 해독(解毒), 혈압강하(血壓降下), 화혈(和血)

용 도 감기두통(感氣頭痛), 고혈압(高血壓), 관절염(關節淡), 기관지염(氣管支炎), 기침, 담결리는 데, 월경불순(月經不順), 신경통(神經痛), 월경(月經)이 멈추지 않는 증세, 이질(痢疾), 장풍하혈(腸風下血), 종기(腫氣), 타박상(打撲傷), 토혈(吐血), 혈붕(血崩)

• 뿌리는 고혈압(高血壓), 암(癌), 어혈(瘀血), 요통(腰痛)의 치료에 쓴다.

심한 상처에 마취제로 이용하는 나무

철쭉나무

Rhododendron schlippenbachii Maximowicz

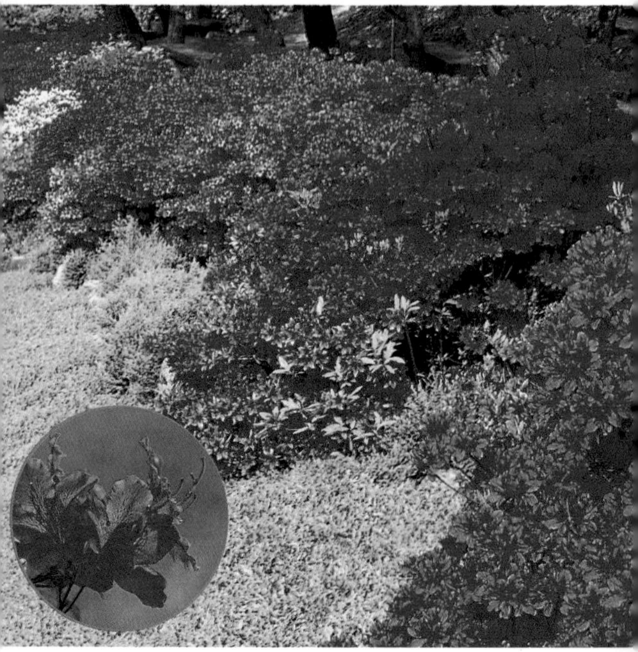

진달래속. 갈잎떨기나무. 전국. 산지에서 자라고, 꽃은 4~5월에 연분홍색 깔대기 모양으로 피며, 열매는 타원형 삭과로 10월에 익는다.

별　명 개꽃
한약명 **척촉(躑躅)**–꽃
성　미 독성이 있다.
효　능 경련발작(痙攣發作), 마취(麻醉)
용　도 사지마비(四肢麻痺), 악독(惡毒), 악창(惡瘡), 적풍(賊風)

※산철쭉, 흰철쭉을 대용으로 쓸 수 있다.

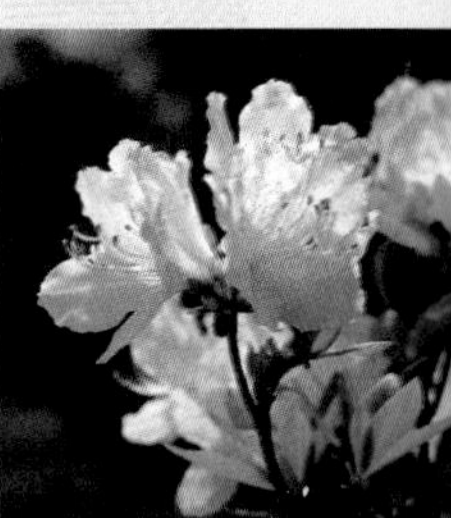

흰철쭉

가래를 없애주고 해독 작용을 하는 나무

자금우

Ardisia japonica Blume.

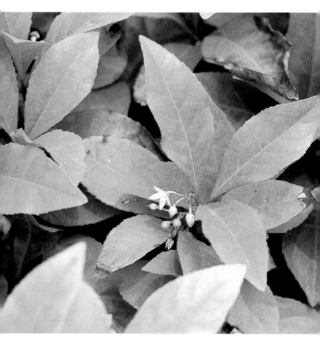

자금우속. 늘푸른작은떨기나무. 남부 지방. 산지의 숲 밑에서 자라고, 꽃은 6~7월에 흰색 산형화서로 피며, 열매는 둥근 장과로 9~이듬해 2월에 붉은색으로 익는다.

한약명 **자금우(紫金牛)**-지상부

성 미 맛은 쓰고 성질은 평하다.

효 능 거담(祛痰), 이뇨(利尿), 진해(鎭咳), 항균(抗菌), 해독(解毒), 활혈(活血)

용 도 간염, 고혈압, 근골산통(筋骨酸痛), 만성기관지염(慢性氣管支炎), 산기(疝氣), 신염(腎炎), 이질(痢疾), 종독(腫毒), 탈력로상(脫力勞傷), 토혈(吐血), 폐결핵해수객혈(肺結核咳嗽喀血)

• 뿌리는 격기(膈氣), 양기복통(凉氣腹痛)의 치료에 쓴다.

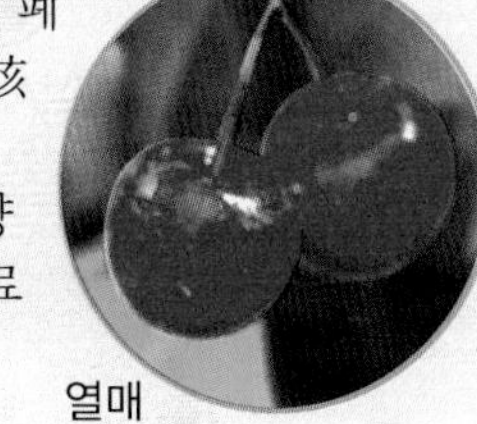

열매

어혈을 없애주고 월경을 순조롭게 하는 풀

까치수영

Lysimachia barystachys Bunge

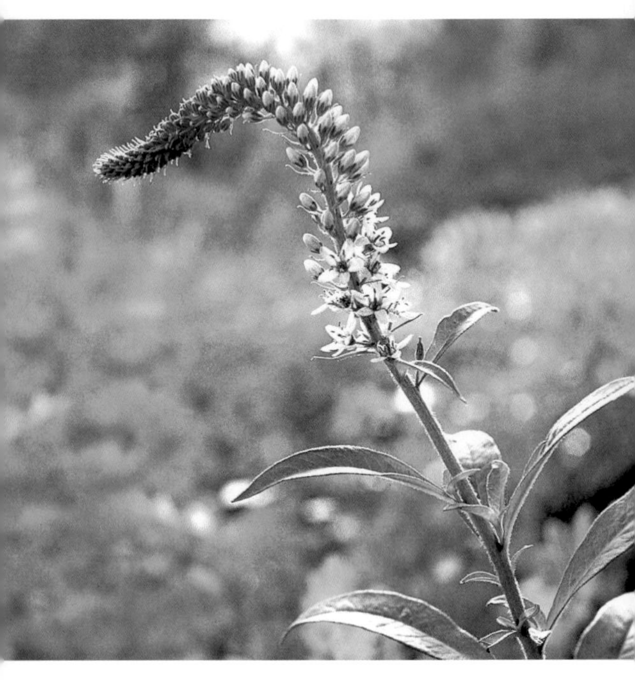

까치수영속. 여러해살이풀. 전국. 산과 들의 습한 풀밭에서 자라고, 꽃은 6~8월에 흰색으로 피며, 열매는 둥근 삭과로 8월에 붉은 갈색으로 여문다.

별 명 개꼬리풀, 까치수염, 낭미진주채
한약명 **낭미파화(狼尾巴花)**–전초
성 미 맛은 쓰고 시며 성질은 평하다.
효 능 산어혈(散瘀血), 소종(消腫), 조경(調經), 청열(清熱)
용 도 감기두통(感氣頭痛), 감모풍열(感冒風熱), 골절상(骨折傷), 관절염(關節淡), 월경불순, 생리통(生理痛), 염좌(捻挫), 인후종통(咽喉腫痛), 자궁출혈(子宮出血), 타박상(打撲傷), 화농성유선염(化膿性乳腺炎)

채취한 전초

월경을 조절하고 종기를 가라앉게 하는 풀

큰까치수영

Lysimachia clethroides Duby

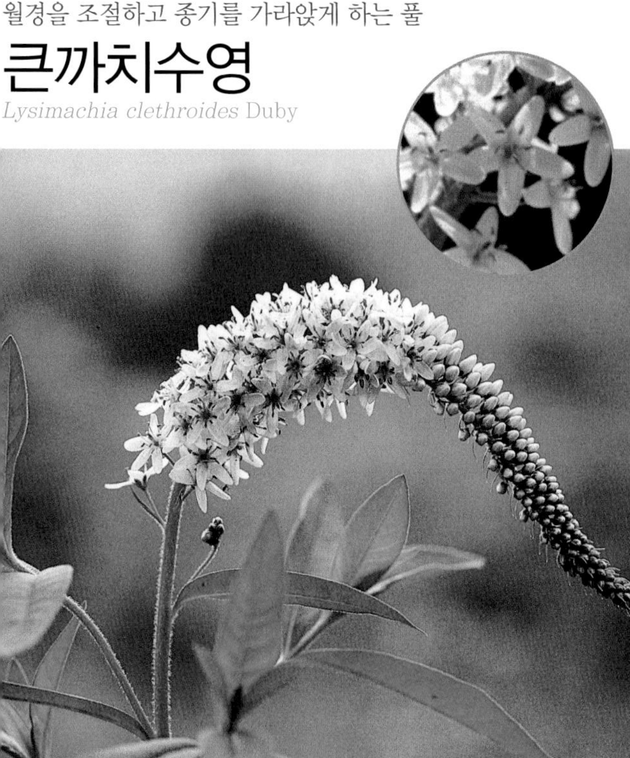

까치수영속. 여러해살이풀. 전국. 산의 숲 가장자리에서 자라고, 꽃은 6~8월에 흰색 총상화서로 피며, 열매는 둥근 삭과로 9~10월에 익는다.

별 명 낭미파화, 민까치수염, 큰까치수염, 큰꽃꼬리풀, 홀아빗대

한약명 **진주채(珍珠菜)**−전초

성 미 맛은 떫고 매우며 성질은 평하다.

효 능 산어혈(散瘀血), 소종(消腫), 이수(利水), 조경(調經), 지혈(止血), 청열(淸熱), 활혈(活血)

용 도 감모풍열(感冒風熱), 월경불순(月經不順), 생리통(生理痛), 신경통(神經痛), 염좌(捻挫), 인후종통(咽喉腫痛), 타박상(打撲傷), 화농성유선염(化膿性乳腺炎)

혈압을 내리게 하고 어혈을 없애주는 풀

참좁쌀풀

Lysimachia coreana Nakai

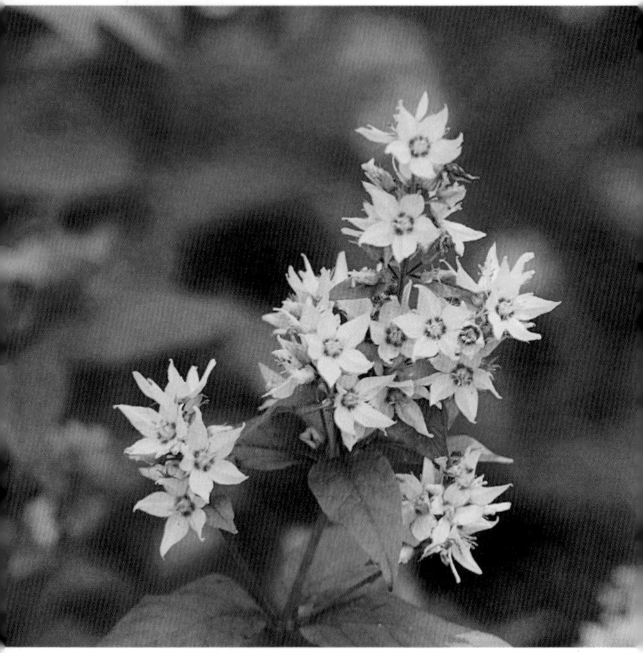

까치수영속. 여러해살이풀. 중부 이북 지방. 산과 들의 양지쪽 습지에서 자라고, 꽃은 6~7월에 노란색으로 피며, 열매는 둥근 삭과로 10월에 익는다.

별 명 고려까치수염, 만도배, 참까치수염
한약명 **황련화(黃蓮花)**-지상부
효 능 거어(祛瘀), 소종(消腫), 혈압강하(血壓降下)
용 도 고혈압불면증(高血壓不眠症), 염좌(捻挫), 타박상(打撲傷), 혈열(血熱)

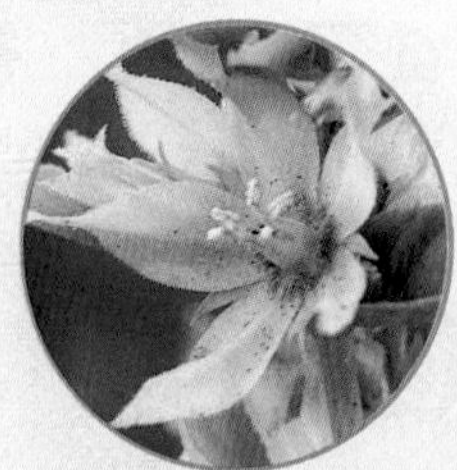

종기를 가라앉게 하고 설사를 멎게 하는 풀

좁쌀풀

Lysimachia vulgaris L. var. *davurica* (Ledebour) R. Knuth

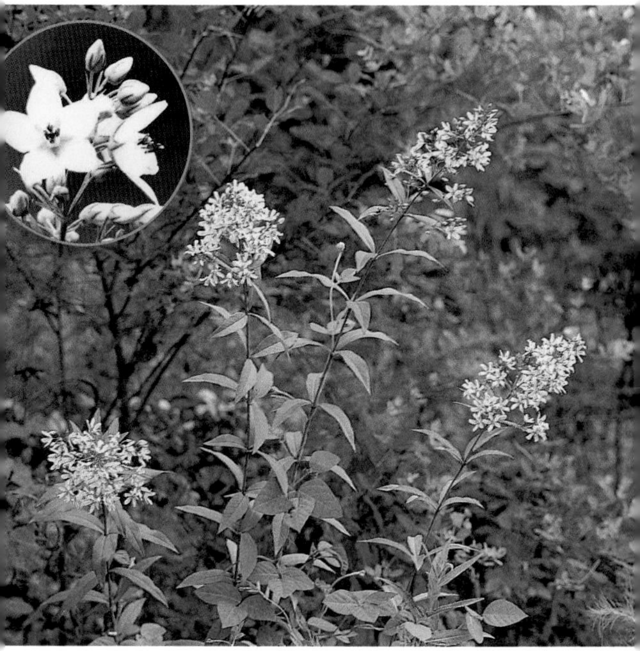

까치수영속. 여러해살이풀. 전국. 산과 들의 양지쪽 습지에서 자라고, 꽃은 6~8월에 노란색 원추화서로 피며, 열매는 둥근 삭과로 8~9월에 익는다.

별 명 **큰좁쌀풀**

한약명 **황련화(黃連花)**–지상부

효 능 강압(降壓), 소염(消炎), 지사(止瀉), 지혈(止血), 진정(鎭靜)

용 도 각혈(咯血), 객혈(喀血), 고혈압(高血壓), 두통(頭痛), 불면증(不眠症), 설사(泄瀉), 위염(胃炎), 위궤양(胃潰瘍), 인후염(咽喉炎), 자궁탈수(子宮脫垂), 적리(赤痢), 치질출혈(痔疾出血)

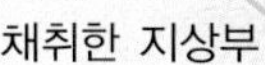

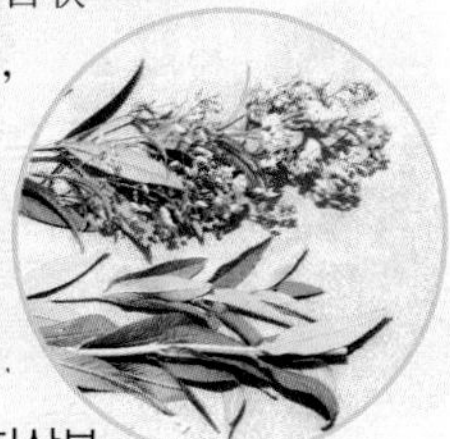

채취한 지상부

기침을 멎게 하고 가래를 삭이는 풀

앵초

Primula sieboldii E. Morren

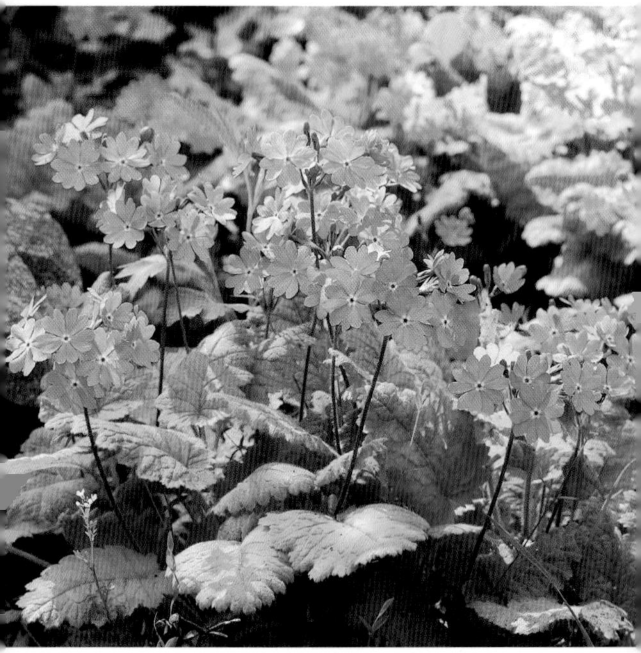

앵초속. 여러해살이풀. 전국. 산 계곡과 냇가 근처 습지에서 자라고, 꽃은 4~5월에 연한 홍자색으로 피며, 열매는 둥근 삭과로 8월에 익는다.

별 명 연앵초, 취란화, 취람보춘, 프리뮬라
한약명 **앵초근(櫻草根)**-뿌리
성 미 맛은 달고 성질은 평하다.
효 능 지해(止咳), 화담(化痰)
용 도 가래, 담옹해수(痰壅咳嗽), 천식(喘息)
• 지상부는 기관지염(氣管支炎), 열성습독(熱性濕毒), 절상(折傷), 종기(腫氣)의 치료에 쓴다.
※설앵초, 큰앵초를 대용으로 쓸 수 있다.

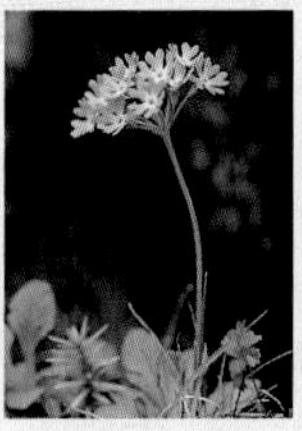
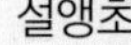
설앵초

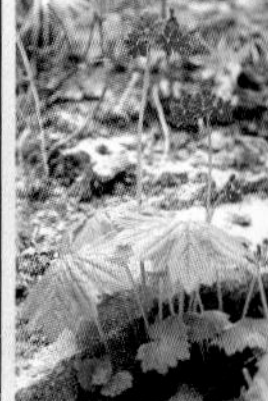
큰앵초

통증을 없애주고 염증을 가라앉게 하는 풀

애기봄맞이

Androsace filiformis Retzius

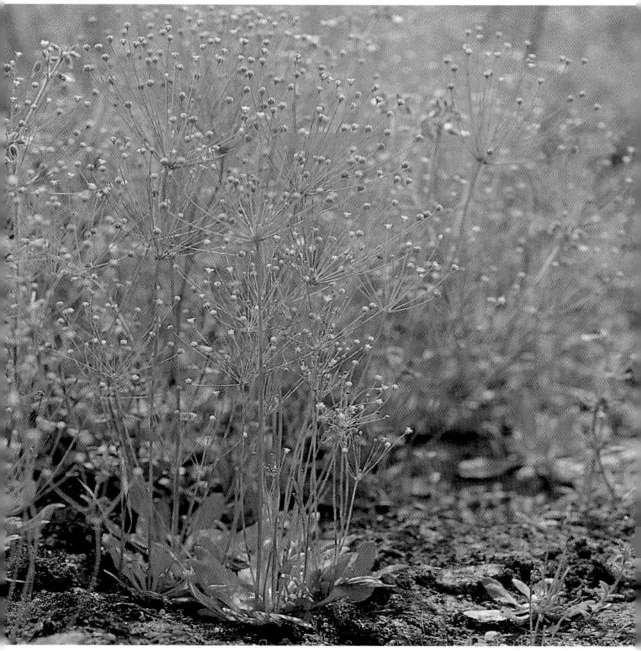

고산봄맞이속. 두해살이풀. 전국. 들의 습한 곳에서 자라고, 꽃은 4~8월에 흰색 산형화서로 피며, 열매는 둥근 삭과로 8월에 익는다.

한약명 **동북점지매(東北點地梅)**－지상부
성　미 맛은 맵고 쓰며 성질은 차다.
효　능 소염(消炎), 지통(止痛), 청열(淸熱), 해독(解毒)
용　도 구내염(口內炎), 급성결막염(急性結膜炎), 두통(頭痛), 인후염(咽喉炎), 치통(齒痛), 편도선염(扁桃腺炎)

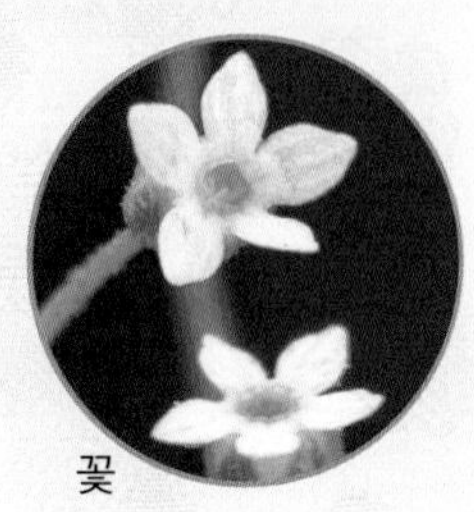
꽃

풍을 없애주고 종기를 가라앉게 하는 풀

봄맞이

Androsace umbellata (Lour.) Merrill

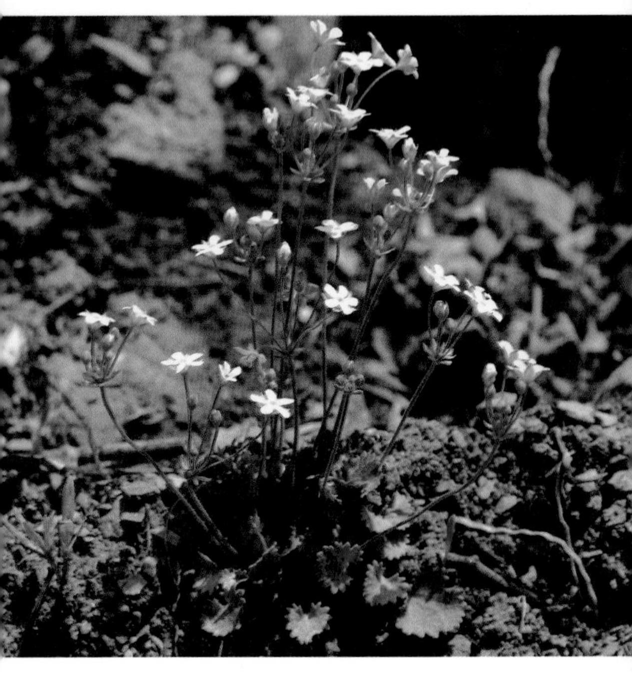

고산봄맞이속. 두해살이풀. 전국. 들의 양지바른 풀밭에서 자라고, 꽃은 4~5월에 흰색 산형화서로 피며, 열매는 둥근 삭과로 6월에 익는다.

한약명 **후롱초(喉嚨草)**–지상부
성　미 맛은 맵고 달며 성질은 조금 차다.
효　능 거풍(祛風), 소종(消腫), 청열(淸熱), 해독(解毒)
용　도 구창(口瘡), 두통(頭痛), 대하(帶下), 류마티즘(rheumatism), 목예(目翳), 붕루(崩漏), 인후종통(咽喉腫痛), 임탁(淋濁), 적안(赤眼), 정창종독(疔瘡腫毒), 종기(腫氣), 천식(喘息), 치통(齒痛), 타박상(打撲傷), 편두통(偏頭痛), 화상(火傷)

꽃

딸꾹질을 그치게 하고 설사를 멎게 하는 나무

감나무

Diospyros kaki Thunb.

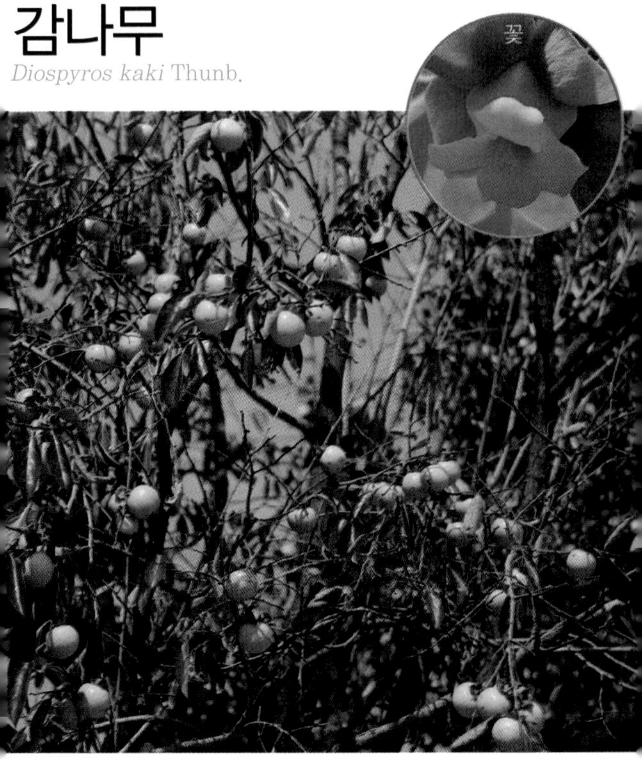

감나무속. 갈잎큰키나무. 중부 이남 지방. 과수로 재배하고, 꽃은 5~6월에 황백색 종 모양으로 피며, 열매는 달걀 모양 장과이고 9~10월에 붉은색이나 등황색으로 익는다.

별 명 단감나무, 땡감나무, 풋감, 홍시
한약명 **시체(柿蒂)**–열매꼭지(열매에 붙은 꽃받침)
성 미 맛은 쓰고 성질은 평하다.
효 능 강기(降氣), 난기지애(暖氣止呃), 양혈(凉血), 지혈(止血)
용 도 딸꾹질, 야뇨증(夜尿症), 치창(痔瘡), 혈리(血痢), 혈붕(血崩)

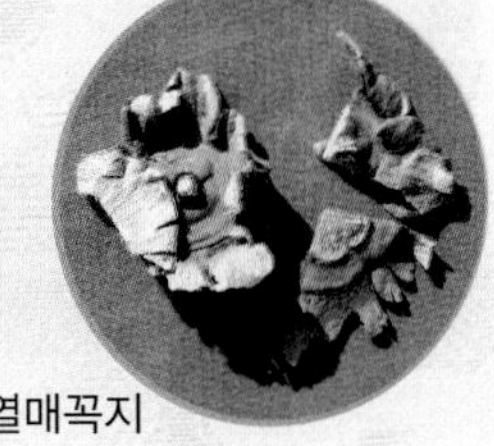
채취한 열매꼭지

열기를 식혀주고 설사를 멎게 하는 나무

고욤나무

Diospyros lotus L.

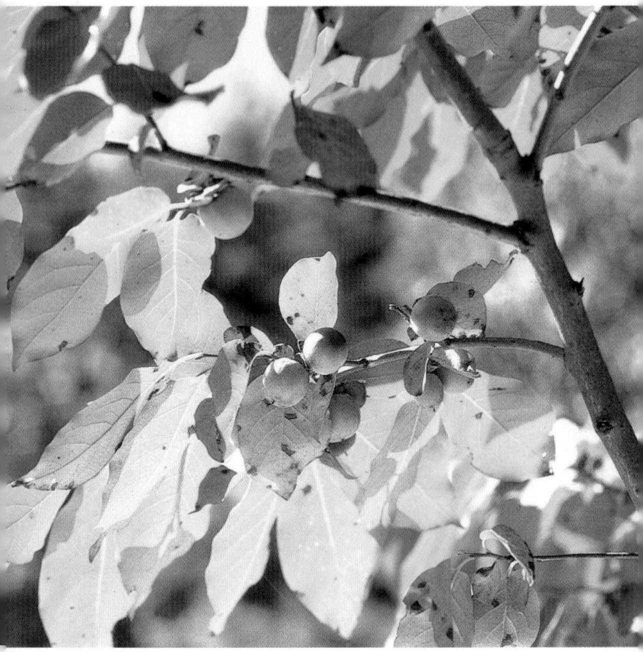

감나무속. 갈잎큰키나무. 경기 이남 지방. 표고 500m 내외에서 자라고, 꽃은 6월에 연한 녹색 병 모양으로 피며, 열매는 둥근 장과로 10월에 검은색으로 익는다.

별 명 가얌, 가음, 고얌, 고양나무, 맹기람
한약명 **군천자(君遷子), 소시(小柿)**–열매
성 미 맛은 달고 떫으며 성질은 시원하다.
효 능 거번열(祛煩熱), 지사(止瀉)
용 도 가슴이 답답하고 열이 많은 증세, 소갈(消渴)

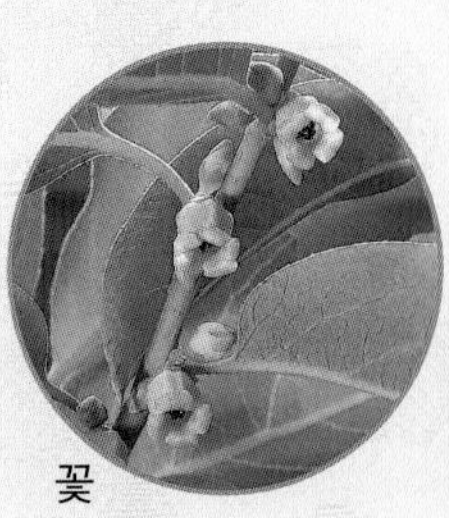
꽃

풍과 습을 없애주고 화기를 식혀주는 나무

때죽나무

Styrax japonica S. et Z.

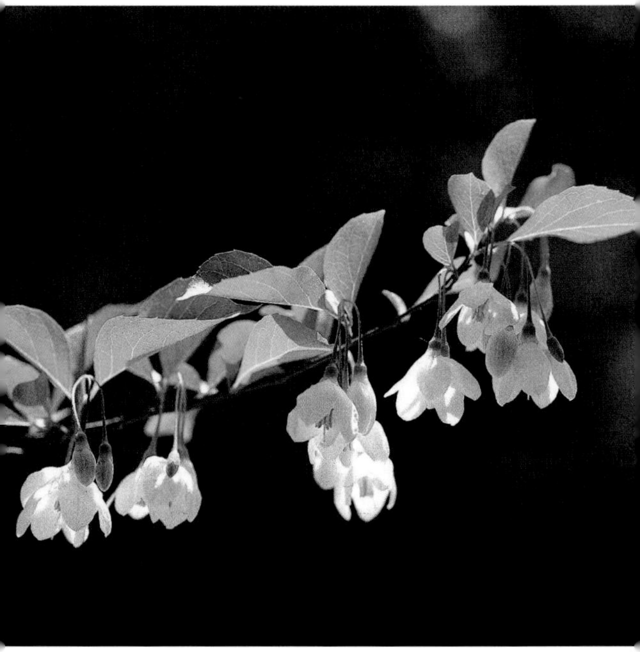

때죽나무속. 갈잎중키나무. 황해도 이남 지방. 산지의 양지쪽에서 자라고, 꽃은 5~6월에 흰색 종 모양으로 피며, 열매는 타운형 핵과로 7~10월에 회백색으로 익는다.

별 명 깨똥나무, 족나무
한약명 **매마등(買麻藤)**-꽃
성 미 맛은 맵고 성질은 따뜻하다.
효 능 거풍습(祛風濕), 청화(淸火)
용 도 골절상(骨折傷), 사교상(蛇咬傷), 사지신경통(四肢神經痛), 인후염(咽喉炎), 치통(齒痛), 타박상(打撲傷), 풍습성관절염(風濕性關節炎)

• 뿌리는 통풍(痛風)의 치료에 쓴다.

• 열매는 복통(腹痛), 위장병(胃腸病)의 치료에 쓴다.

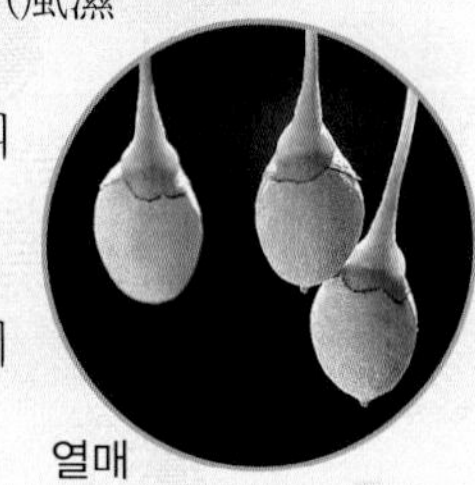

열매

기생충을 없애주고 종기를 가라앉게 하는 나무

쪽동백나무

Styrax obassia S. et Z.

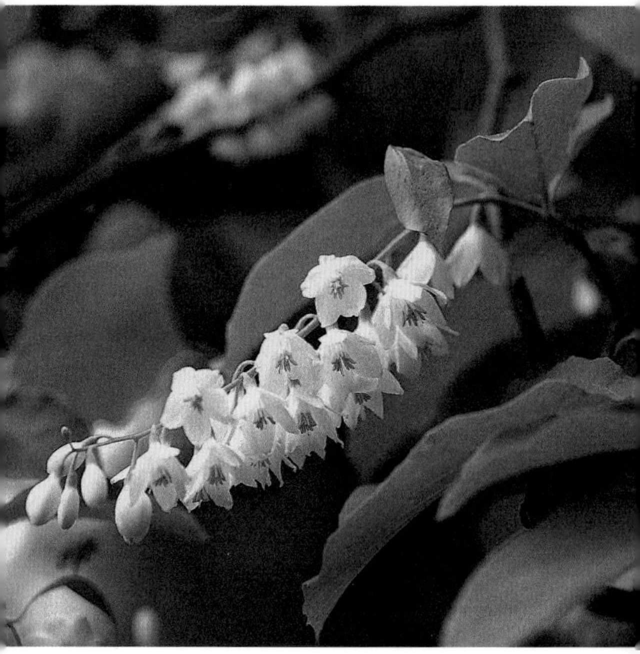

때죽나무속. 갈잎큰키나무. 전국. 깊은 산 숲 속에서 자라고, 꽃은 5~6월에 흰색 깔때기 모양으로 피며, 열매는 타원형 핵과로 9월에 익는다.

별　명 개동백나무, 산아주까리나무
한약명 **옥령화(玉鈴花)**–열매
효　능 구충(驅虫), 소종(消腫), 지통(止痛)
용　도 요충증(蟯虫症), 종기(腫氣)

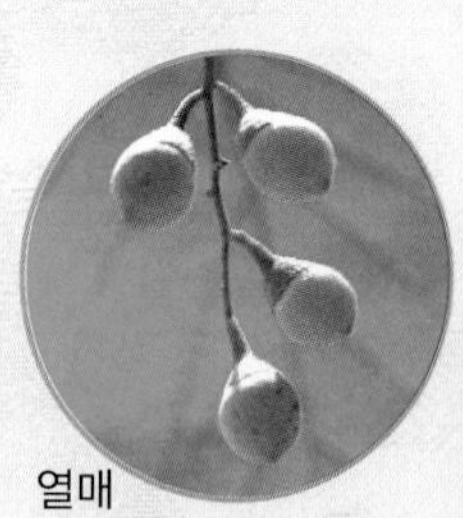
열매

출혈을 멈추게 하고 피부를 재생시키는 나무

노린재나무

Symplocos chinensis for. *pilosa* (Nakai) Ohwi

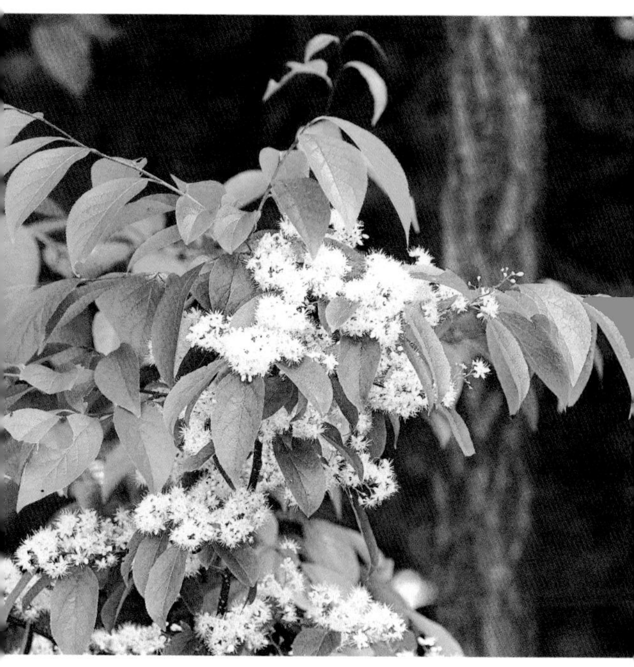

노린재나무속. 갈잎떨기나무. 전국. 산지와 들의 숲 가장자리에서 자라고, 꽃은 5월에 흰색 총상화서로 피며, 열매는 타원형 장과로 9월에 청색으로 익는다.

한약명 **화산반(華山礬)**–가지와 잎
성　미 맛은 쓰고 성질은 서늘하며 독성이 조금 있다.
효　능 생기(生肌), 이습(利濕), 지혈(止血), 청열(淸熱)
용　도 상구출혈(傷口出血), 설사(泄瀉), 수양성하리(水樣性下痢), 이질(痢疾), 화상(火傷)
• 뿌리는 감모발열(感冒發熱), 근골동통(筋骨疼痛), 창절(瘡癤), 학질(瘧疾)의 치료에 쓴다.

꽃

몸을 튼튼하게 하고 혈맥을 활발하게 하는 나무

이팝나무

Chionanthus retuses Lindley et Paxton

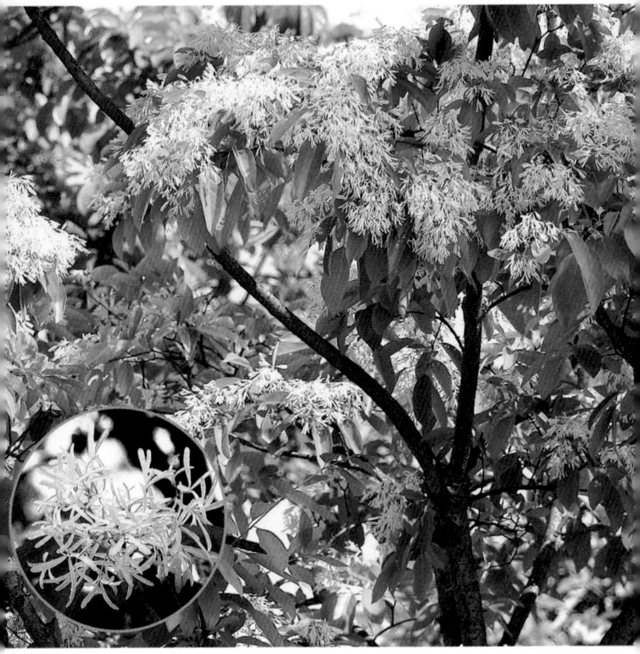

이팝나무속. 갈잎큰키나무. 중부 이남 지방. 골짜기나 해변가에서 자라고, 꽃은 4~6월에 흰색 취산화서로 피며, 열매는 타원형 핵과로 9~10월에 검은색으로 익는다.

별　명 뺏나무, 육도목, 이밥나무, 입하나무
한약명 **탄율수(炭栗樹)**-열매
효　능 강장(强壯), 건위(健胃), 익뇌(益腦), 활혈맥(活血脈), 흥분(興奮)
용　도 수족마비(手足麻痺)

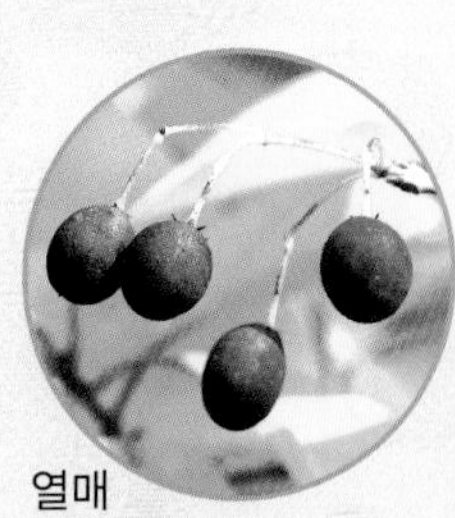
열매

근육과 뼈를 강하게 하고 간 기능을 좋게 하는 나무

쥐똥나무

Ligustrum obtusifolium Siebold & Zucc.

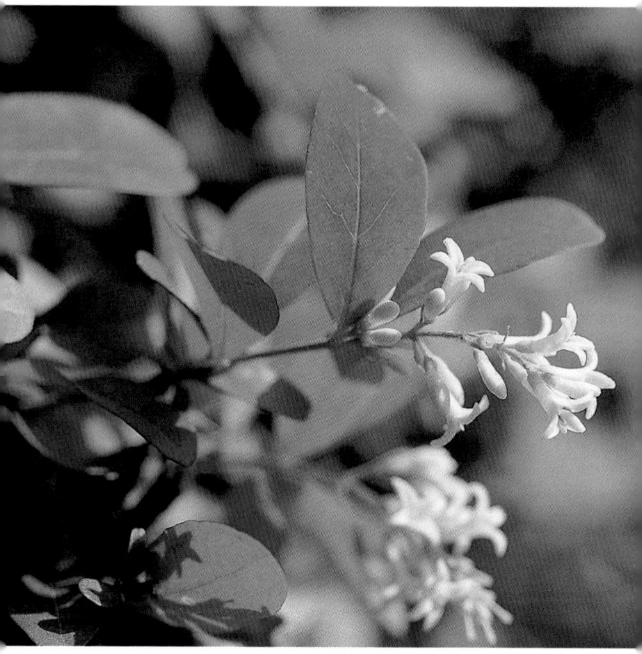

쥐똥나무속. 갈잎떨기나무. 전국. 산기슭이나 들에서 자라고, 꽃은 5~6월에 흰색 통 모양으로 피며, 열매는 달걀 모양 장과로 9~10월에 검은색으로 익는다.

별 명 검정알나무
한약명 **수랍과(水蠟果)**–열매
성 미 맛은 달고 성질은 평하다.
효 능 강장(强壯), 지한(止汗), 지혈(止血)
용 도 식은땀, 신체허약(身體虛弱), 신허(腎虛), 유정(遺精), 육혈(衄血), 자한(自汗), 코피, 토혈(吐血), 혈변(血便)

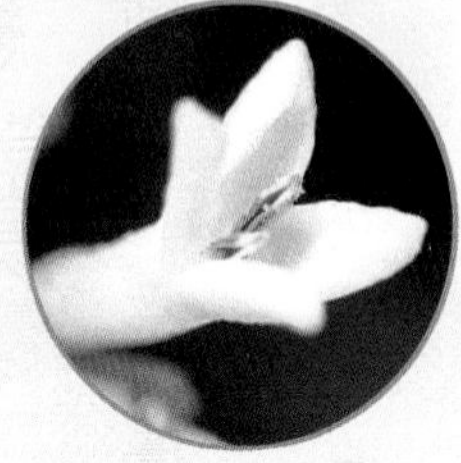

관절을 튼튼하게 하고 간과 콩팥을 보하는 나무

구골나무

Osmanthus heterophylla P. S. Green

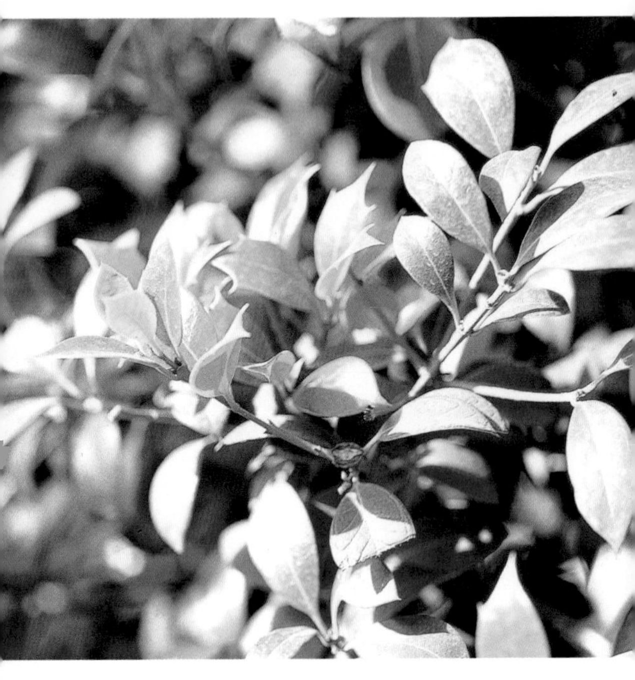

목서속. 늘푸른떨기나무. 남부 지방. 해안가에서 자라고, 꽃은 10~11월에 흰색으로 피며, 열매는 타원형 핵과로 이듬해 4~5월에 자흑색으로 익는다.

한약명 **향목균계(香木菌桂)**-가지, 잎, 나무껍질
성 미 맛은 조금 쓰고 성질은 서늘하다.
효 능 건요슬(健腰膝), 보간신(補肝腎)
용 도 백일해(百日咳), 종기(腫氣)

열을 내리게 하고 종기를 가라앉게 하는 나무

개나리

Forsythia koreana (Rehder) Nakai

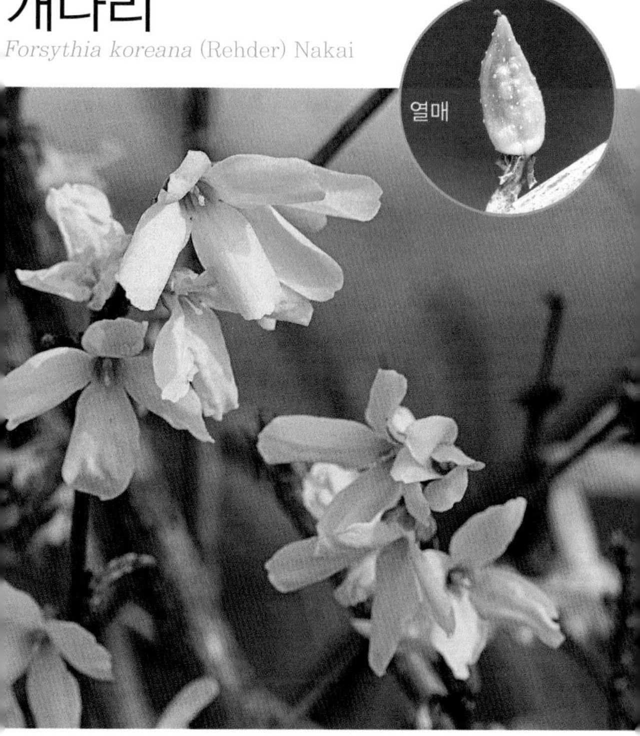

열매

개나리속. 갈잎떨기나무. 전국. 산기슭 양지 및 인가 주변에서 자라고, 꽃은 3~5월에 노란색 종 모양으로 피며, 열매는 달걀 모양 삭과로 9~10월에 여문다.

별 명 신리화, 어사리
한약명 **연교(連翹)**–열매
성 미 맛은 쓰고 성질은 조금 차다.
효 능 산결(散結), 소종(消腫), 청열(淸熱), 해독(解毒)
용 도 나력(瘰癧), 단독(丹毒), 맹장염, 반진〔斑疹;성홍열(猩紅熱)〕, 방광염, 부스럼, 악창(惡瘡), 연주창(連珠瘡), 영류(癭瘤), 오림(五淋), 온역(瘟疫) 초기, 온열병(溫熱病), 옹양종독(癰瘍腫毒), 옹종(癰腫), 요도염
※미선나무를 대용으로 쓸 수 있다.

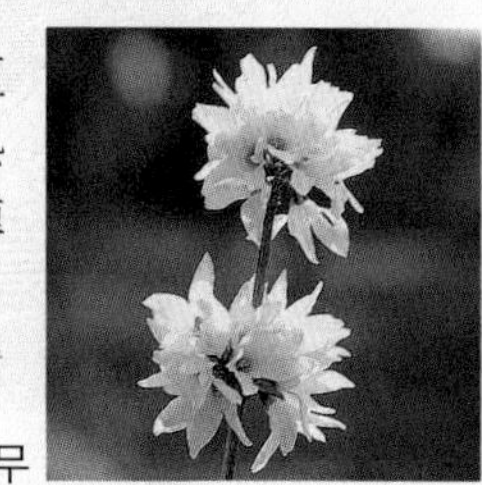
미선나무

기침을 멎게 하고 종기를 가라앉게 하는 나무

개회나무

Syringa reticulata var. *mandshurica* (Max.) Hara

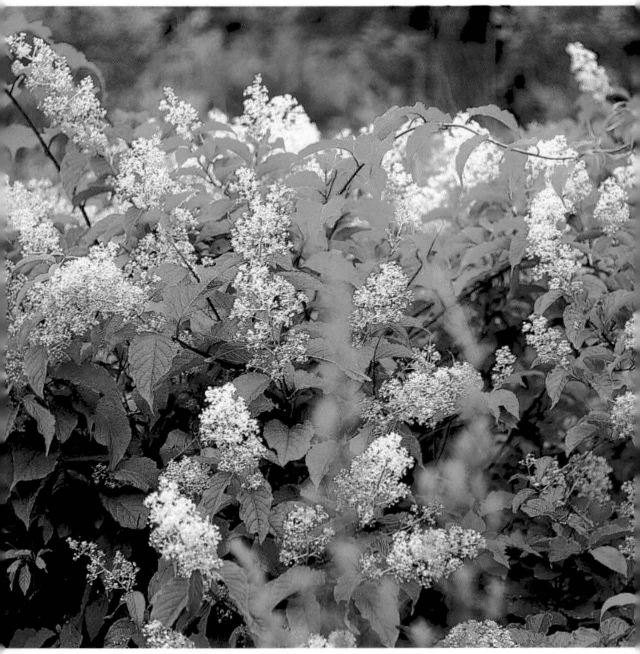

수수꽃다리속. 갈잎떨기나무. 지리산 · 중부 이북 지방. 산지의 양지 바른 곳에서 자라고, 꽃은 6~7월에 흰색으로 피며, 열매는 긴 타원형 삭과로 9~10월에 여문다.

별 명 개구름나무, 시계나무, 폭마정향
한약명 **폭마자(暴馬子)**–줄기
성 미 맛은 쓰고 성질은 조금 차다.
효 능 소종(消腫), 이수(利水), 지해평천(止咳平喘), 청폐거담(清肺去痰)
용 도 기관지염(氣管支炎), 기관지천식(氣管枝喘息), 담명천해(痰鳴喘咳), 발열해수(發熱咳嗽), 심장성부종(心臟性浮腫)

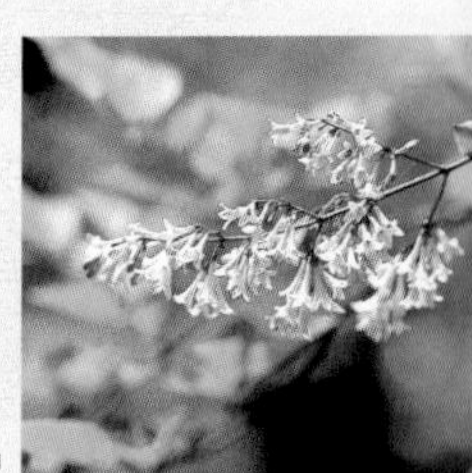
꽃개회나무

콩팥을 따뜻하게 하고 혈기를 낮추는 나무

정향나무

Syringa velutina var. *kamibayashii* T. Lee

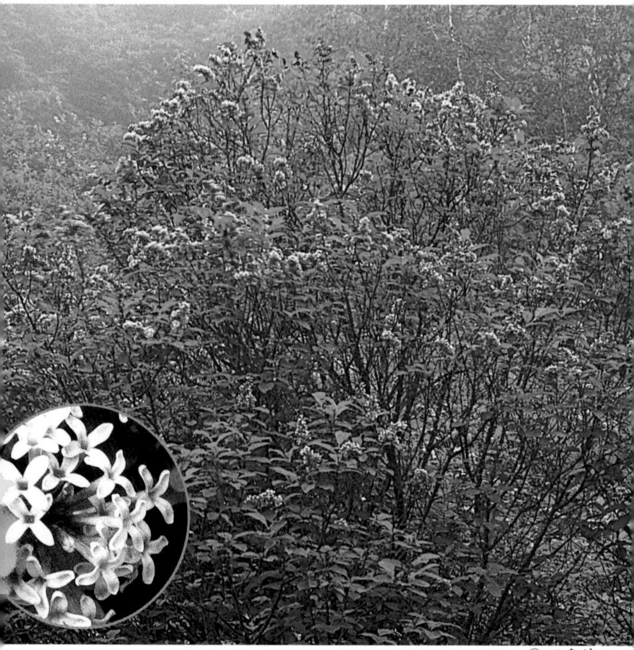

ⓒ 조유성

수수꽃다리속. 갈잎떨기나무. 전국. 깊은 산에서 자라고, 꽃은 5월에 연한 자주색 원추화서로 피며, 열매는 타원형 삭과로 9월에 익는다.

별 명 새발사향나무, 조선야정향
한약명 산침향(山沈香)-뿌리
성 미 맛은 맵고 달며 성질은 따뜻하다.
효 능 강기(降氣), 난신(煖腎), 온중(溫中)
용 도 자궁하수(子宮下垂), 탈항(脫肛)

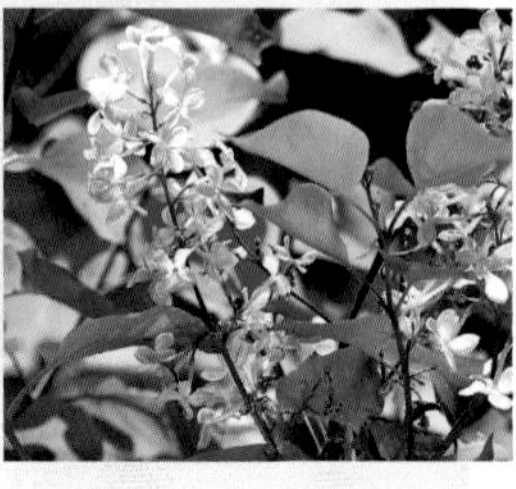

흰정향나무

열을 내리게 하고 눈을 밝게 해주는 나무

물푸레나무

Fraxinus rhynchophylla Hance

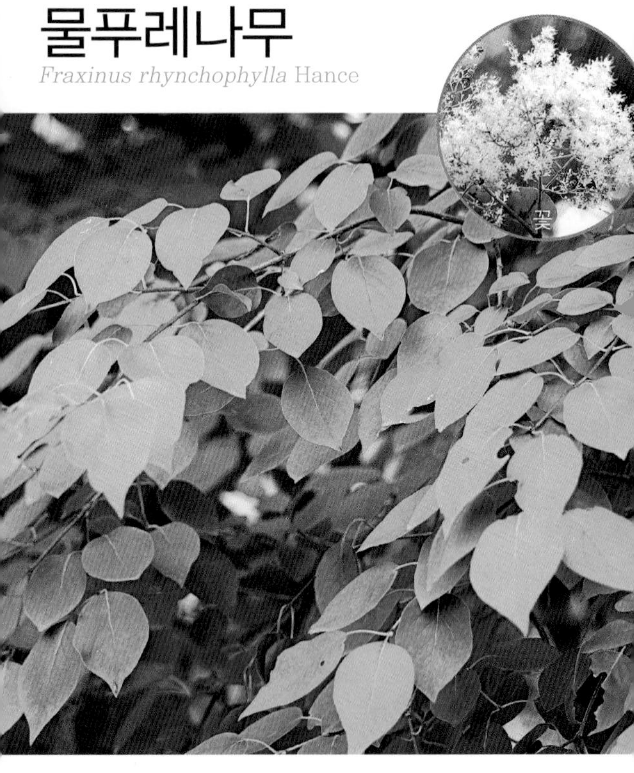

물푸레나무속. 갈잎큰키나무. 전국. 산록이나 골짜기 개울가에서 자라고, 꽃은 5월에 흰색 원추화서로 피며, 열매는 시과로 9월에 익는다.

별　명 부푸레나무, 쉬청나무, 광능물푸레나무
한약명 **진피(秦皮)**–나무껍질
성　미 맛은 쓰고 성질은 차다.
효　능 명목(明目), 소염(消炎), 조습(燥濕), 지해(止咳), 진통(鎭痛), 청간(淸肝), 청열(淸熱), 평천(平喘), 해독(解毒),
용　도 누액분비과다증(漏液分泌過多症), 만성기관지염(慢性氣管支炎), 목적종통(目赤腫痛), 백대하(白帶下), 세균성이질(細菌性痢疾), 어린선(魚鱗癬), 장염(腸炎)

채취한 나무껍질

열기를 식히고 출혈을 멎게 하는 풀

닻꽃

Halenia corniculata (L.) Cornaz

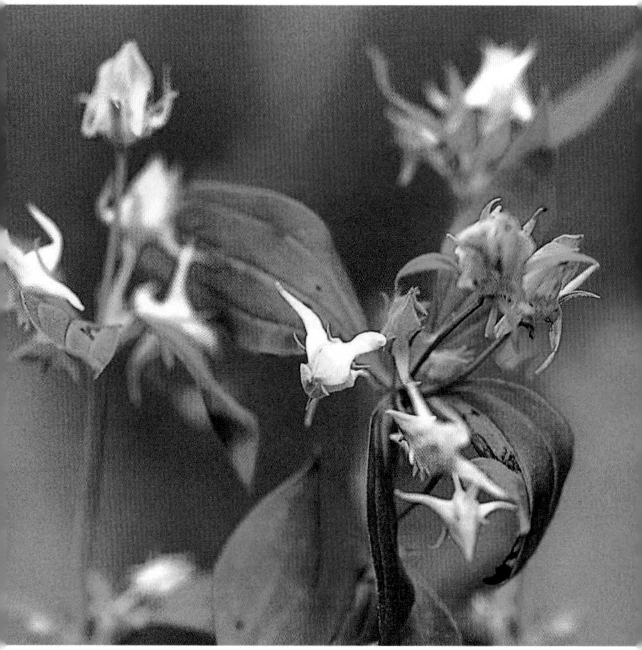

닻꽃속. 한해살이풀. 중부 이북 지방 · 한라산. 산지의 숲 가장자리 습지에서 자라고, 꽃은 7~8월에 연한 황록색 취산화서로 피며, 열매는 피침형 삭과로 9~10월에 여문다.

별 명 **닻꽃용담, 닻꽃풀**
한약명 **화묘(花錨)**–전초
성 미 맛은 쓰고 성질은 차다.
효 능 양혈(凉血), 지혈(止血), 청열(淸熱), 해독(解毒)
용 도 간염(肝炎), 맥관염(脈管炎), 외상감염발열(外傷感染發熱), 외상출혈(外傷出血)

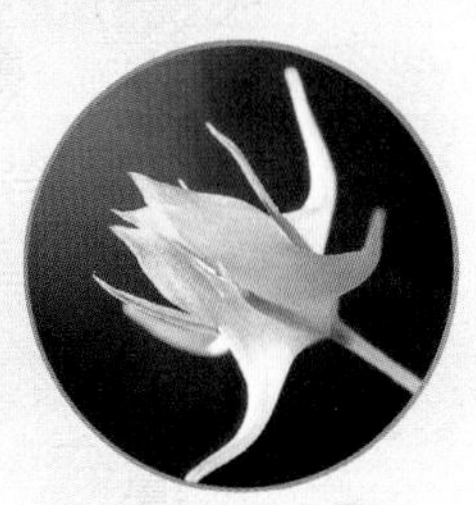

위장을 튼튼하게 하고 해독 작용을 하는 풀

자주쓴풀

Swertia pseudochinensis H. Hara

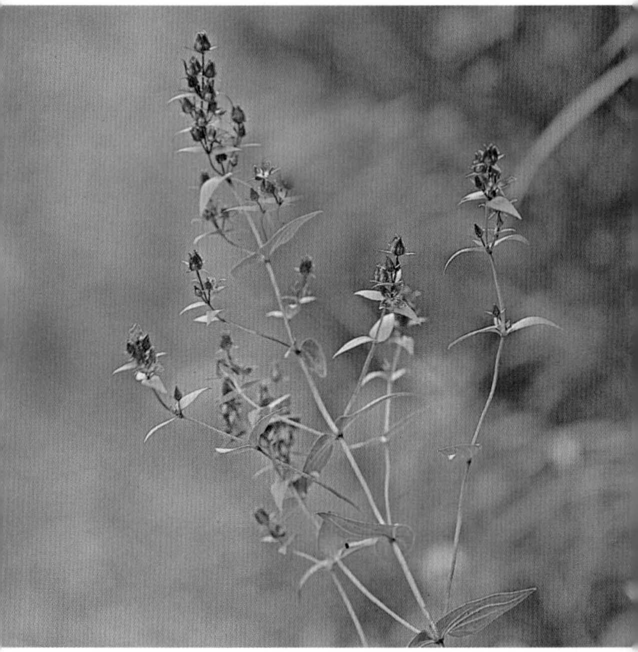

쓴풀속. 두해살이풀. 전국. 산지에서 자라고, 꽃은 9~10월에 자주색 원추형 취산화서로 피며, 열매는 넓은 피침형 삭과로 11월에 익는다.

별 명	**털쓴풀**
한약명	**당약(當藥)**–전초
성 미	맛은 쓰고 성질은 차다.
효 능	건위(健胃), 소화(消化), 청열(清熱), 항염(抗炎), 해독(解毒)
용 도	결막염(結膜炎), 골수염(骨髓炎), 버짐, 식욕부진(食欲不振), 옴, 인후염(咽喉炎), 편도선염(扁桃腺炎)

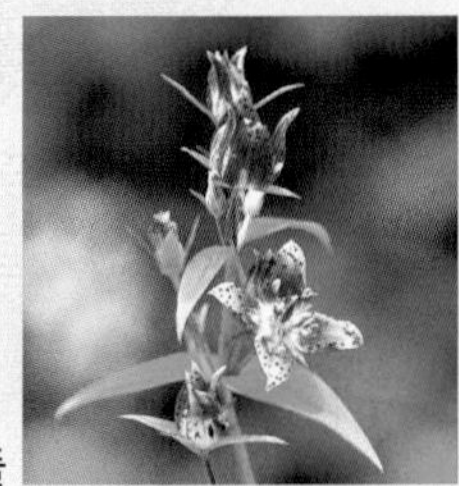

쓴풀

간과 쓸개의 열을 내리게 하고 소화를 돕는 풀

용담

Gentiana scabra Bunge var. *buergeri* (Miq.) Max.

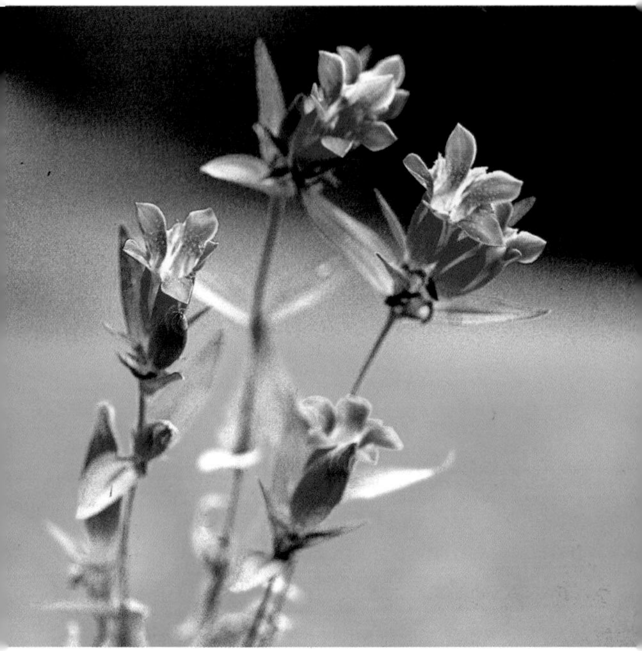

용담속. 여러해살이풀. 전국. 산과 들에서 자라고, 꽃은 8~10월에 자주색 종 모양으로 피며, 열매는 삭과로 10~11월에 익는다.

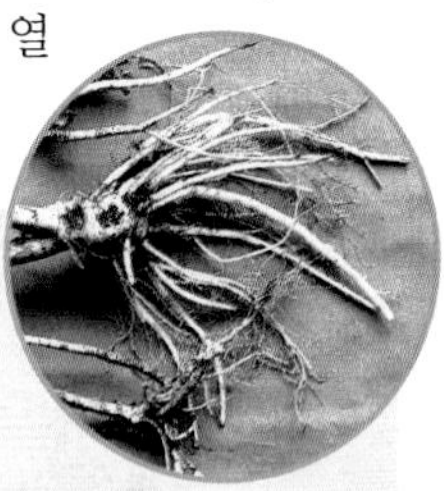

별 명 삼화용담, 웅담, 초룡담

한약명 **용담초(龍膽草)**–뿌리줄기와 뿌리

성 미 맛은 쓰고 성질은 차다.

효 능 간기능항진, 거습열(祛濕熱), 건위(健胃), 생담즙(生膽汁), 소염(消炎), 소화촉진, 해열

용 도 간경열성, 경간광조, 뇌염, 두통, 방광염, 소화불량, 열리(熱痢), 옹종창양, 요도염, 위염, 음낭종통, 음부습양, 인후통, 적안(赤眼), 황달

※비로용담을 대용으로 쓸 수 있다.

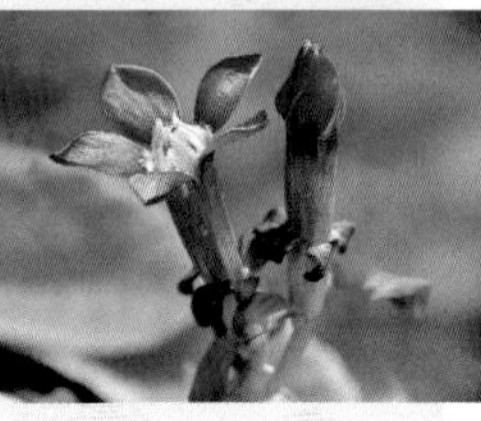

비로용담

종기를 없애주고 열기를 식히는 풀

구슬봉이

Gentiana squarrosa Ledebour

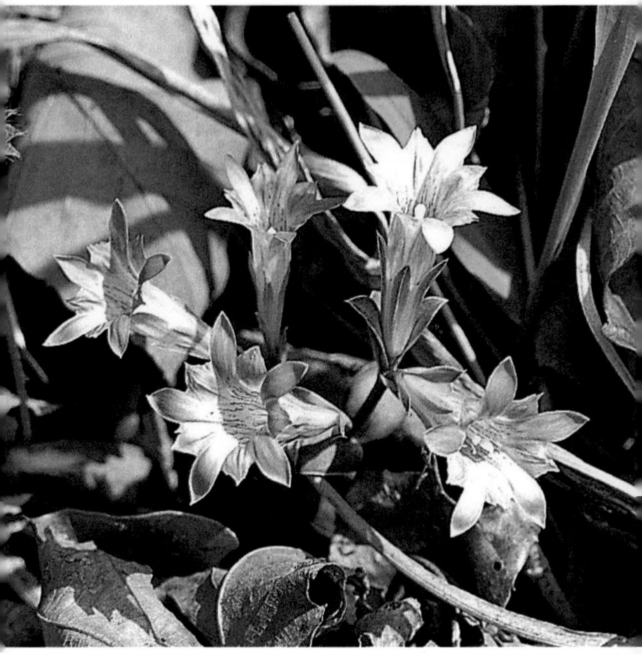

용담속. 두해살이풀. 전국. 들판의 양지에서 자라고, 꽃은 5~8월에 연한 보라색 종 모양으로 피며, 열매는 삭과로 8~9월에 여문다.

별 명 구슬붕이, 소룡담
한약명 **석룡담(石龍膽)**-지상부
성 미 맛은 맵고 쓰며 성질은 차다.
효 능 소염(消炎), 청열(淸熱), 해독(解毒)
용 도 급성결막염(急性結膜炎), 나력(瘰癧), 목적종통(目赤腫痛), 악창(惡瘡), 옹종(癰腫), 장옹(腸癰), 정창(疔瘡), 종독(腫毒)

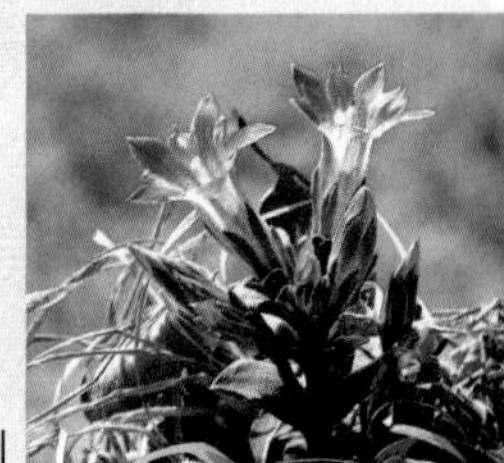

큰구슬봉이

위를 튼튼하게 하고 갈증을 없애주는 풀

어리연꽃

Nympholdes indica (L.) O. Kuntze

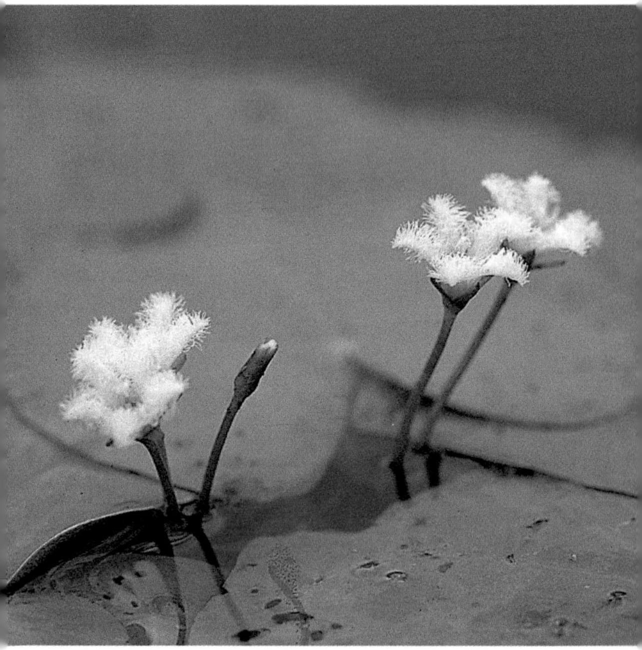

노랑어리연꽃속. 여러해살이물풀. 중부 이남 지방. 연못이나 호수에서 자라고, 꽃은 7~8월에 흰색 바탕에 중심은 노란색으로 피며, 열매는 긴 타원형 삭과로 9월에 익는다.

한약명 **금은련화(金銀蓮花)**-잎
성　미 맛은 달고 성질은 차다.
효　능 건위(健胃), 생진(生津), 지갈(止渴)
용　도 갈증(渴症)

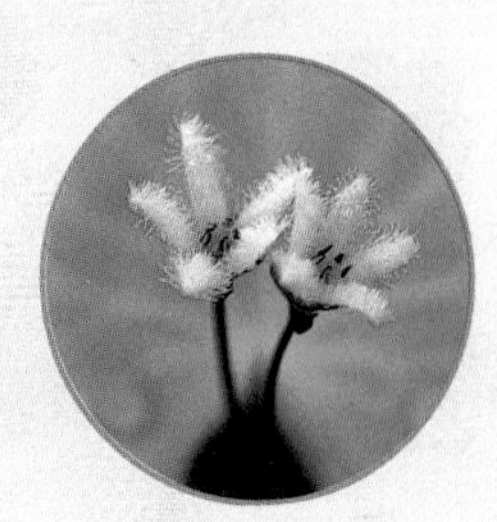

땀을 잘 나게 하고 해독 작용을 하는 풀

노랑어리연꽃

Nymphoides peltata (Gmelim) O. Kuntze

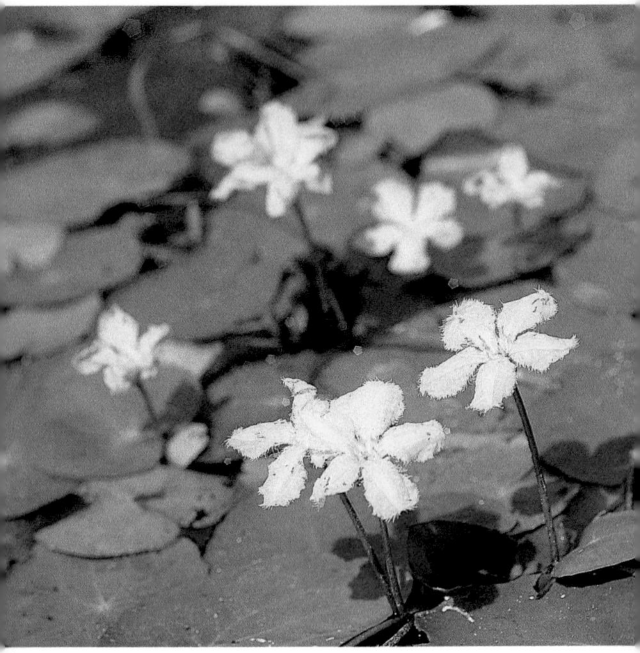

노랑어리연꽃속. 여러해살이물풀. 중부 이남 지방. 늪 · 연못 · 도랑에서 자라고, 꽃은 7~9월에 선황색으로 피며, 열매는 긴 타원형 삭과로 9~10월에 여문다.

한약명 **행채(莕菜)**–지상부
성　미 맛은 달고 성질은 차다.
효　능 발한(發汗), 소종(消腫), 이뇨(利尿), 청열(淸熱), 투진(透疹), 해독(解毒)
용　도 감기한열(感氣寒熱), 담마진(蕁麻疹), 독사교상(毒蛇咬傷), 미발진홍역(未發疹紅疫), 소변불리(小便不利), 열림(熱淋), 옹종(癰腫), 화단(火丹)

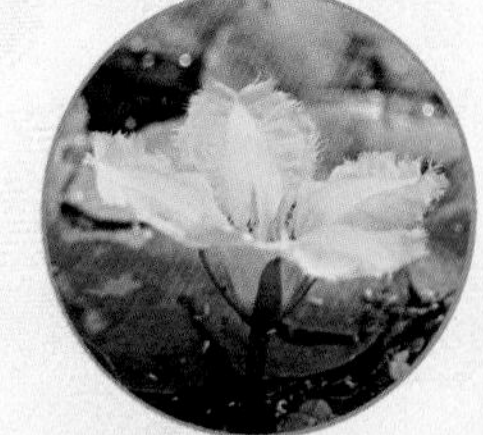

풍을 없애주고 출혈을 멈추게 하는 덩굴

마삭줄

Trachelospermum asiaticum Nakai

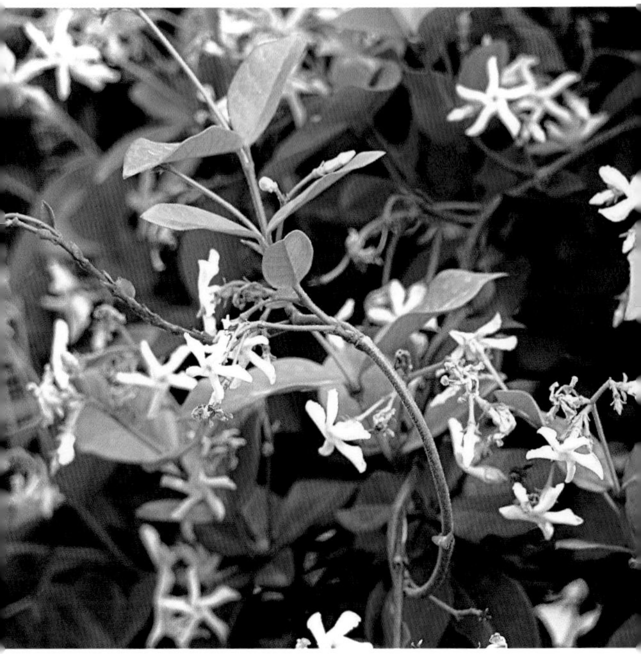

마삭줄속. 늘푸른덩굴나무. 남부 지방. 산지 숲에서 자라고, 꽃은 5~6월에 흰색으로 피었다가 노란색으로 변하며, 열매는 굽은 원통 모양 골돌과로 8~9월에 익는다.

별 명 낙석등, 내동, 백화등, 운영
한약명 **낙석등(絡石藤)**-줄기와 잎
성 미 맛은 쓰고 성질은 조금 차다.
효 능 거어(祛瘀), 거풍(祛風), 소종(消腫), 양혈(凉血), 지혈(止血), 통락(通絡)
용 도 근맥구련(筋脈拘攣), 류마티즘비통(rheumatism痺痛), 산후오로불행(産後惡露不行), 옹종(癰腫), 인후염(咽喉炎), 종기(腫氣), 타박상(打撲傷), 토혈(吐血), 후비(喉痺)
• 열매는 근골통(筋骨痛)의 치료에 쓴다.

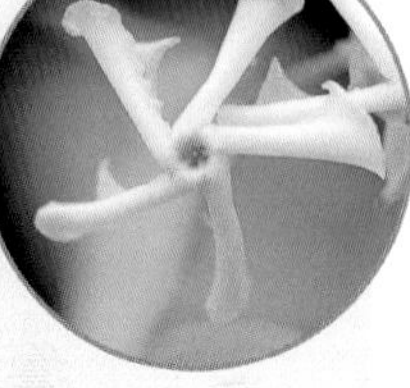

마음을 강하게 하고 오줌을 잘 나오게 하는 나무

협죽도

Nerium indicum Mill.

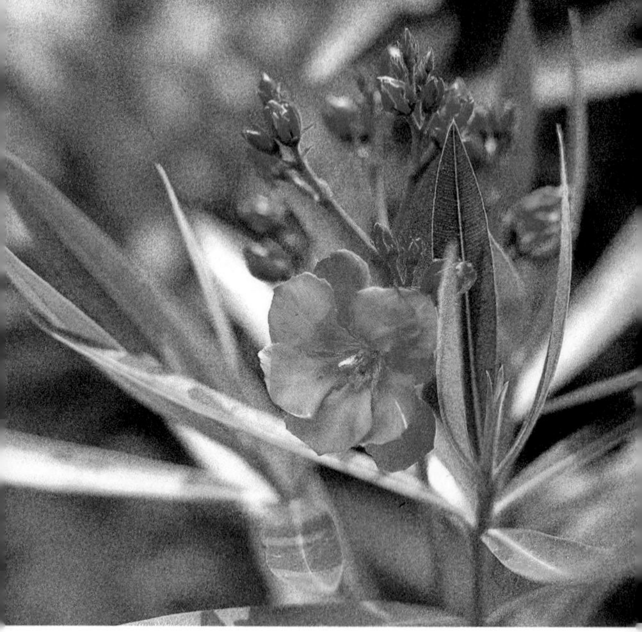

협죽도속. 늘푸른떨기나무. 전국. 관상용으로 식재하고, 꽃은 7~8월에 붉은색 또는 흰색 취산화서로 피며, 열매는 선형 골돌과로 9월에 갈색으로 익는다.

별　명 유도화, 쪽도리꽃
한약명 **협죽도(夾竹桃)**–나무껍질과 잎
성　미 독성이 있다.
효　능 강심(强心), 이뇨(利尿)
용　도 심장의 수축(收縮)과 확장(擴張) 기능을 증진시킨다. 말초혈관을 확장시키고 혈압을 상승시켜 이뇨(利尿) 작용을 보인다.

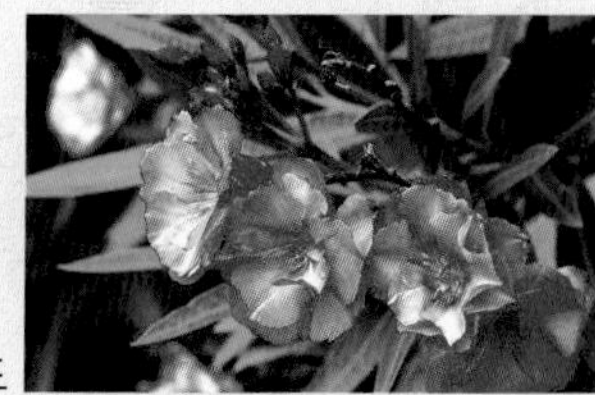

겹꽃협죽도

뇌혈관의 혈액순환을 활발하게 하는 나무

빈카

Vinca major L.

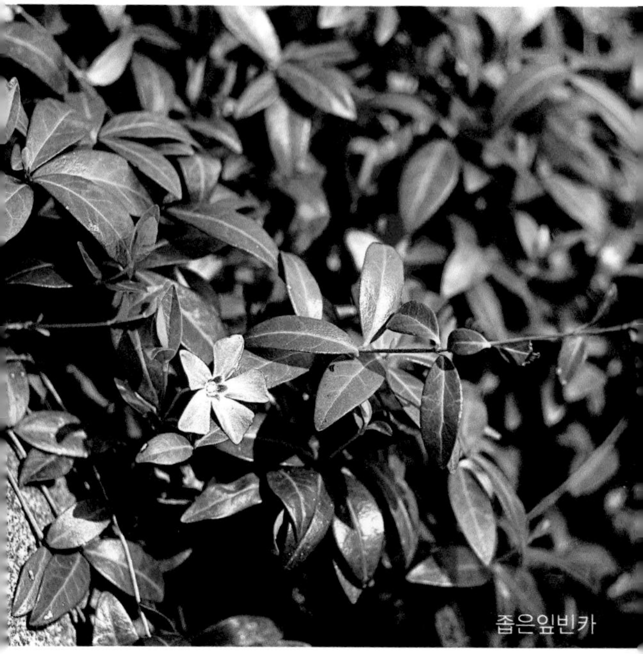

좁은잎빈카

빈카속. 늘푸른덩굴성떨기나무. 전국. 관상용으로 재배하고, 꽃은 4~7월에 남보라색으로 곧게 선 줄기 상부의 잎겨드랑이에 1송이씩 달린다.

별 명 빈카메이저
한약명 **소만장춘화(小蔓長春花)**-잎과 줄기
효 능 뇌혈관(腦血管)의 혈액순환(血液循環)과 대사(代謝)의 활성화
용 도 뇌혈관장애(腦血管障碍)
• 중풍(中風)의 예방약으로 쓴다.

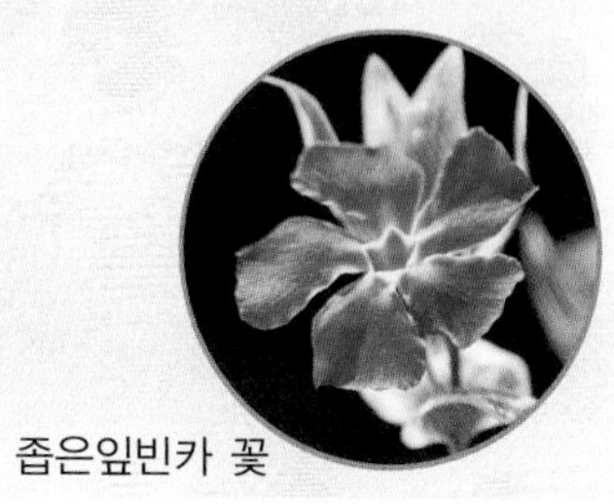
좁은잎빈카 꽃

몸을 튼튼하게 하고 해독 작용을 하는 풀

박주가리

Metaplexis japonica (Thunberg) Makino

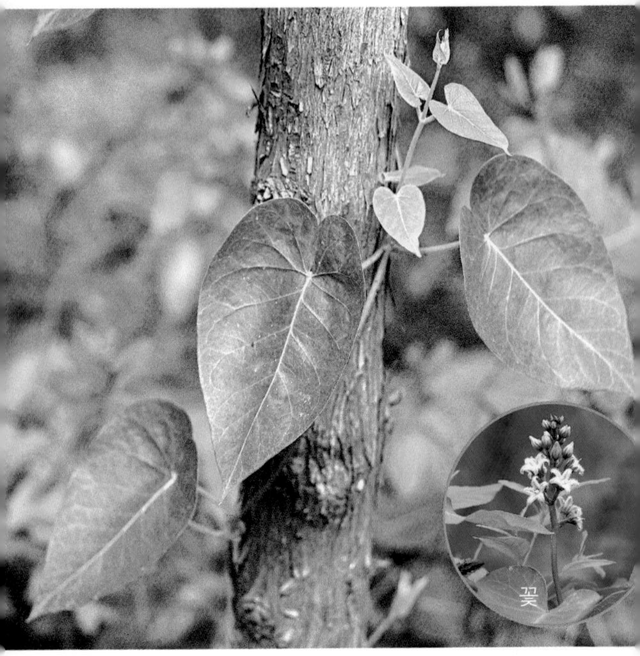

꽃

박주가리속. 여러해살이덩굴풀. 전국. 들판의 양지쪽 풀밭에서 자라고, 꽃은 7~8월에 흰색 총상화서로 피며, 열매는 표주박 모양 골돌과로 10월에 익는다.

별　명　새쪽배기, 하수오
한약명　**라마(蘿藦)**–전초
성　미　맛은 맵고 달며 성질은 평하다.
효　능　보익정기(補益精氣), 생기(生肌), 지혈(止血), 통유(通乳), 해독(解毒), 화담(化痰)
용　도　금창출혈(金瘡出血), 단독(丹毒), 대하(帶下), 발기부전(勃起不全), 백일해(百日咳), 사교상(蛇咬傷), 양위(陽痿), 유즙부족(乳汁不足), 창종(瘡腫), 해수다담(咳嗽多痰), 허손로상(虛損勞傷), 허약피로(虛弱疲勞)

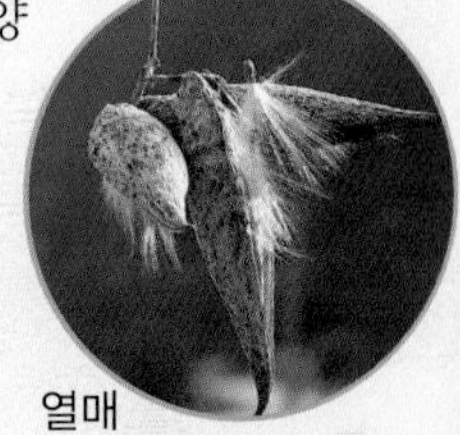
열매

기침을 그치게 하고 위장을 튼튼하게 하는 풀

민백미꽃

Cynanchum ascyrifolium (Fr. et Sav.) Matsumura

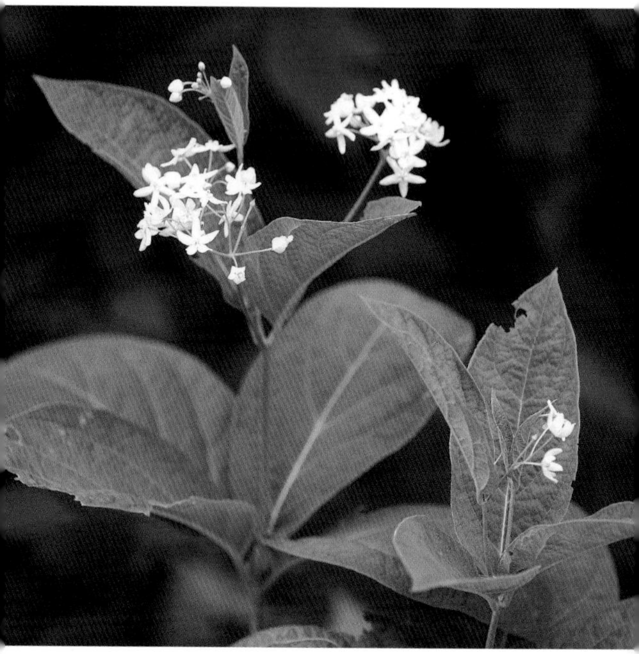

백미꽃속. 여러해살이풀. 전국. 산이나 들에서 자라고, 꽃은 5~7월에 흰색 취산화서로 피며, 열매는 뿔 모양 골돌과로 8~9월에 익는다.

별 명 흰백미꽃
한약명 **백전(白前)**–뿌리
성 미 맛은 달고 매우며 성질은 평하다.
효 능 강기(降氣), 거담(祛痰), 건위(健胃), 사폐(瀉肺), 지해(止咳), 해열(解熱), 화위(和胃)
용 도 담동불리(痰冬不利), 비장종대(脾臟腫大), 위완동통(胃脘疼痛), 천식(喘息), 해수(咳嗽)

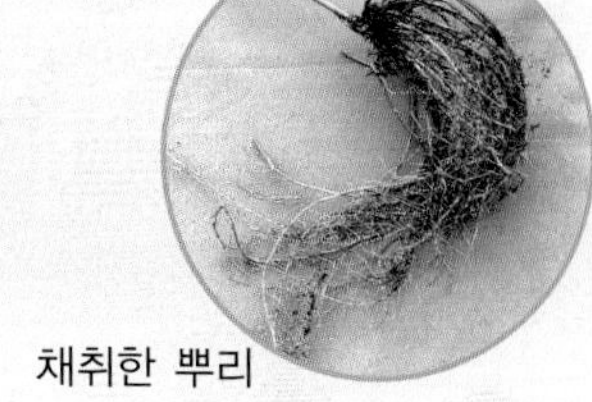

채취한 뿌리

몸을 튼튼하게 하고 정력을 증진시켜 주는 풀

큰조롱

Cynanchum wilfordii (Max.) Hemsl.

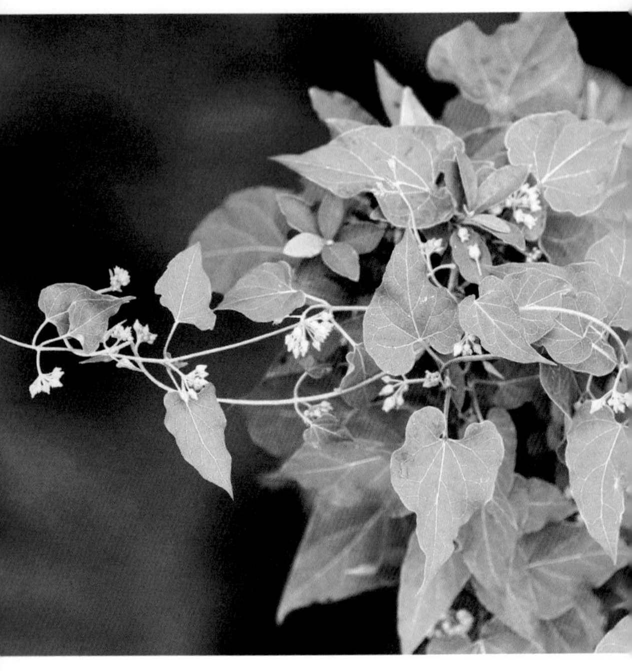

백미꽃속. 여러해살이덩굴풀. 전국. 산록의 양지쪽 풀밭에서 자라고, 꽃은 7~8월에 연한 황록색 산형화서로 피며, 열매는 피침형 골돌과이다.

별 명 백하수오, 새박풀, 새쪽박, 은조롱, 화조

한약명 **백수오(白首烏)**–뿌리

성 미 맛은 달고 쓰고 떫으며 성질은 조금 따뜻하다.

효 능 보혈(補血), 소종(消腫), 자양강장(滋養强壯), 정력증진(精力增進), 피로회복(疲勞回復)

용 도 노인성변비(老人性便秘), 만성풍비(慢性風痺), 병후허약(病後虛弱), 빈혈(貧血), 선질병(癬疾病), 신경통(神經痛), 양기부족(陽氣不足), 요슬산통(腰膝酸痛), 조기백발증(早期白髮症), 탈모(脫毛)

열매

설사를 그치게 하고 해독 작용을 하는 나무

꽃치자

Gardenia jasminoides Ellis var. *radicans* Makino

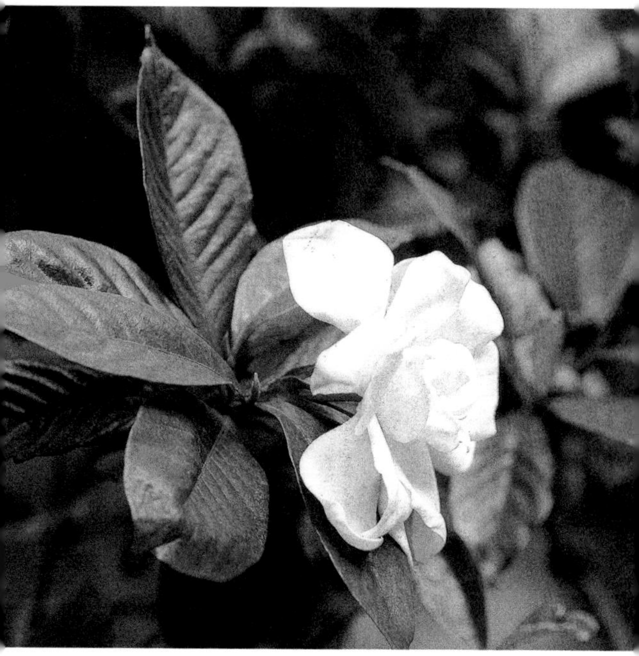

치자나무속. 늘푸른떨기나무. 남부 지방. 민간에서 관상용으로 재배하고, 꽃은 7~8월에 흰색으로 피며, 열매는 꽃받침통에 싸인다.

별 명 천엽치자
한약명 수치(水梔)-열매
성 미 맛은 쓰고 성질은 차다.
효 능 지리(止痢), 해독(解毒)
용 도 식물성약재중독(植物性藥材中毒), 이질(痢疾)

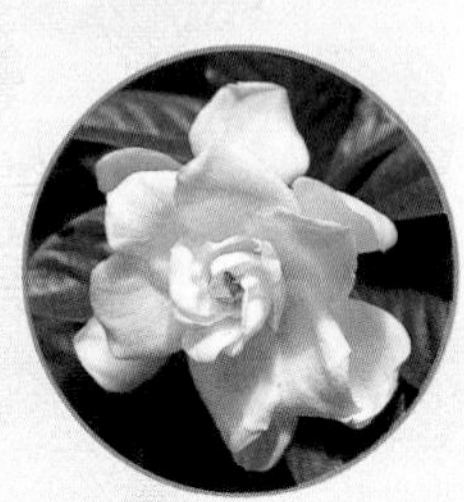

열기를 식히게 하고 출혈을 멈추게 하는 나무

치자나무

Gardenia jasminoides Ellis

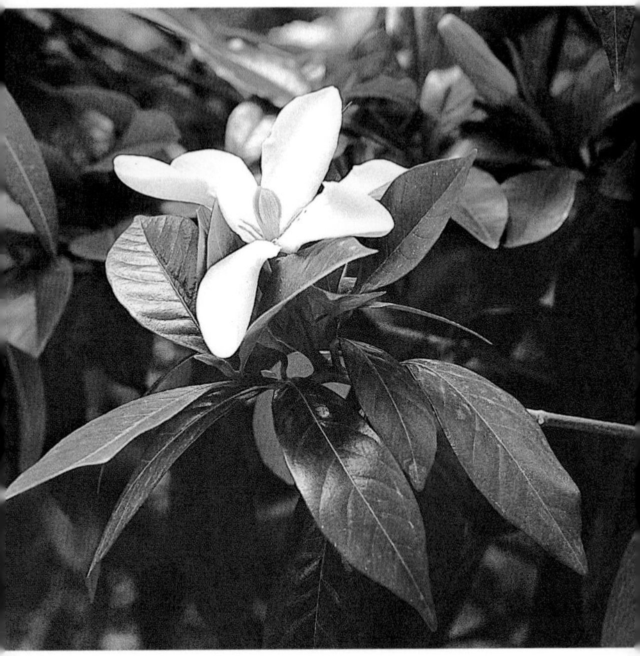

치자나무속. 늘푸른떨기나무. 경기도 이남 지방. 약초로 재배하고, 꽃은 6~7월에 흰색으로 피며, 열매는 긴 타원형 삭과로 9월에 홍황색으로 익는다.

별 명 지자
한약명 **치자(梔子)**-열매
성 미 맛은 쓰고 성질은 차다.
효 능 사화(瀉火), 양혈(凉血), 이뇨, 지혈, 진통, 청열
용 도 결막염, 불면증, 소갈, 열독, 열병, 임병, 좌상통, 창양, 코피, 토혈, 허번, 혈뇨, 혈리, 황달
• **치자화(梔子花**-꽃)는 코피, 폐열해수의 치료에 쓴다.
• **치자화근(梔子花根**-뿌리)은 감모고열, 신염수종, 창옹종독, 토혈의 치료에 쓴다.
• **치자엽(梔子葉**-잎)은 타박상의 치료에 쓴다.

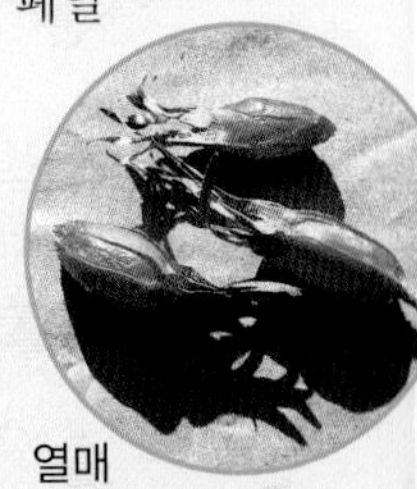
열매

염증을 가라앉히고 오줌을 잘 나오게 하는 덩굴

계요등

Paederia scandens (Lour.) Merr.

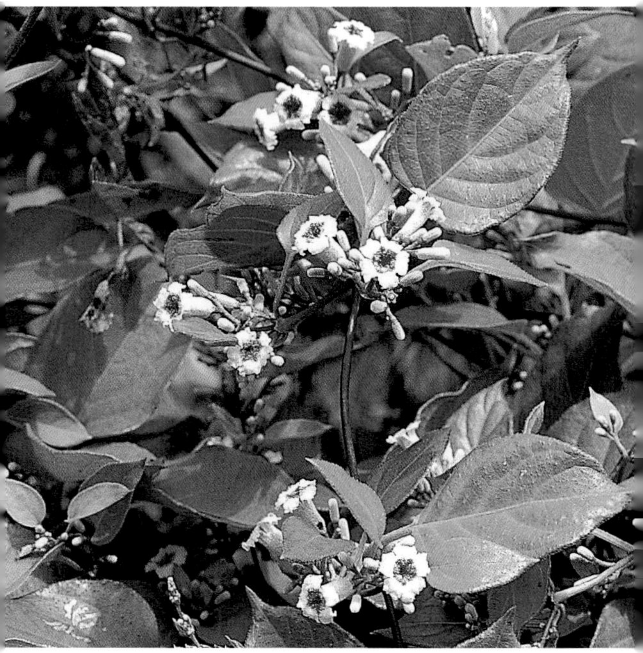

계요등속. 갈잎덩굴나무. 중부 이남 지방. 해변의 산록 양지와 밭둑에서 자라고, 꽃은 7~9월에 흰색으로 피며, 열매는 둥근 핵과로 9~10월에 황갈색으로 익는다.

별 명 구렁내덩굴, 취등, 취피등
한약명 **계뇨등(鷄屎藤)**-전초
성 미 맛은 달고 성질은 평하다.
효 능 소염(消炎), 이뇨(利尿), 진통(鎭痛)
용 도 감기(感氣), 무월경(無月經), 비괴(痞塊), 식적(食積), 이질(痢疾), 황달(黃疸)

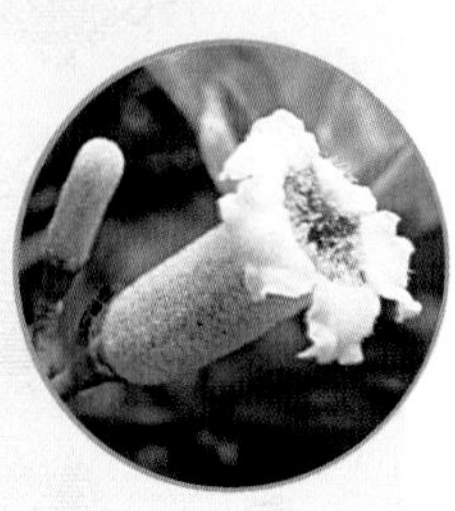

출혈을 멈추게 하고 혈액순환을 좋게 하는 풀

꼭두서니

Rubia akane Nakai

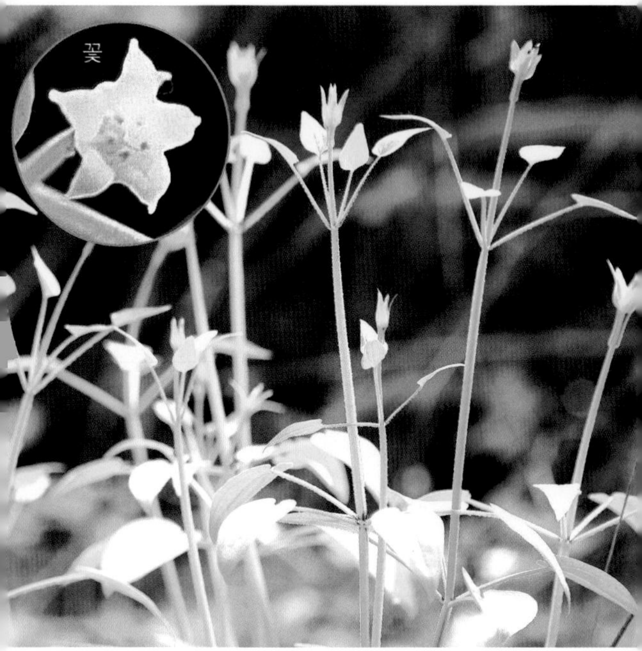

꽃

꼭두서니속. 여러해살이풀. 전국. 산과 들에서 자라고, 꽃은 7~8월에 연황색 원추화서로 피며, 열매는 둥근 장과로 8월에 검은색으로 익는다.

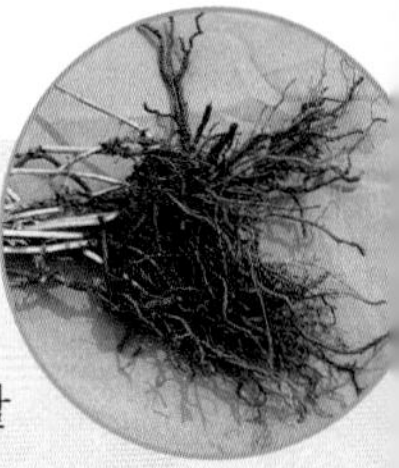

별 명 가삼자리, 꼭두선이, 신경초

한약명 **천초근(茜草根)**–뿌리

성 미 맛은 쓰고 성질은 차다.

효 능 거담, 지해(止咳), 지혈, 통경활락, 행혈(行血)

용 도 만성기관지염, 혈변, 어체종통, 혈뇨, 월경폐지, 타박상, 풍습비통(風濕痺痛), 코피, 토혈, 혈붕(血崩), 황달

• 잎은 옹독, 요통, 자궁출혈, 정종(疔腫), 타박상, 토혈, 풍비의 치료에 쓴다.

※갈퀴꼭두서니를 대용으로 쓸 수 있다.

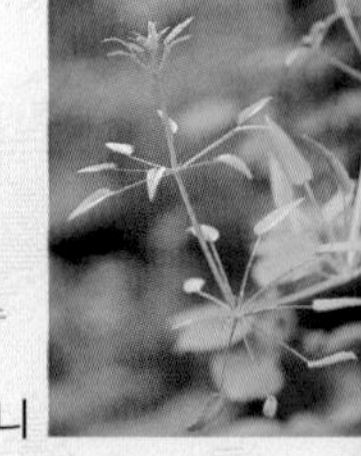

갈퀴꼭두서니

출혈을 멎게 하고 해독 작용을 하는 풀

갈퀴덩굴

Galium spurium Linné

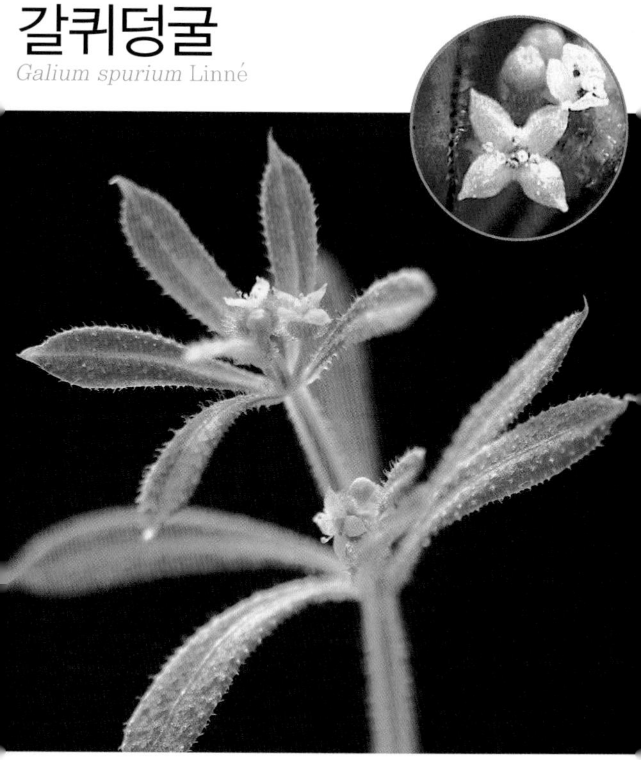

갈퀴덩굴속. 여러해살이덩굴풀. 전국. 길가, 빈터에서 자라고, 꽃은 5~6월에 연한 황록색 취산화서로 피며, 열매는 분과로 7~9월에 익는다.

한약명 **거거등(鋸鋸藤)**–지상부
성 미 맛은 달고 매우며 성질은 조금 차다.
효 능 지혈(止血), 청열(淸熱), 통락(通絡), 통림(通淋), 해독(解毒), 활혈(活血)
용 도 근골동통(筋骨疼痛), 맹장염(盲腸炎), 임질(淋疾), 타박상(打撲傷), 혈뇨(血尿)

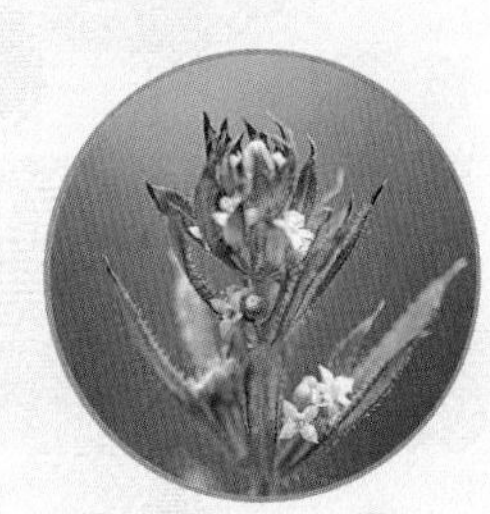

열을 내리게 하고 해독 작용을 하는 풀

솔나물

Galium verum var. *asiaticum* Nakai

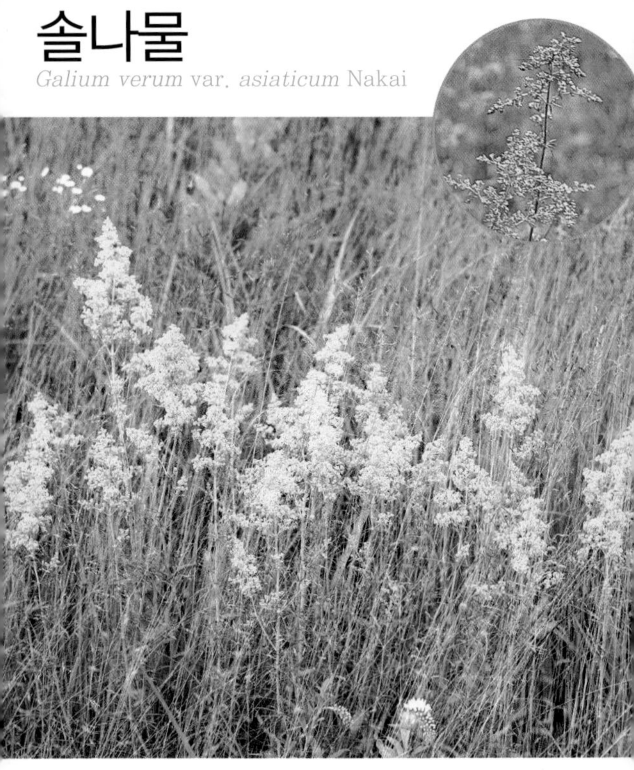

갈퀴덩굴속. 여러해살이풀. 전국. 산과 들의 양지에서 자라고, 꽃은 6~8월에 노란색 원추화서로 피며, 열매는 타원형 분열과로 9~11월에 익는다.

별 명 유부용호, 황미화, 황우미

한약명 **봉자채(蓬子菜)**–지상부

성 미 맛은 쓰고 담백하며 성질은 조금 차다.

효 능 소종(消腫), 지양(止痒), 청열(清熱), 해독(解毒), 행혈(行血)

용 도 간염(肝炎), 골절(骨折), 도전피부(稻田皮膚), 사교상(蛇咬傷), 월경불순(月經不順), 생리통(生理痛), 인후염(咽喉炎), 정창절종(疔瘡癤腫), 주마진(朱痲疹), 피부염(皮膚炎), 혈기통(血氣痛), 황달(黃疸), 후아(喉蛾)

채취한 지상부

기력을 증강시키고 소화기능을 활성화시키는 풀

고구마

Ipomoea batatas (L.) Lam.

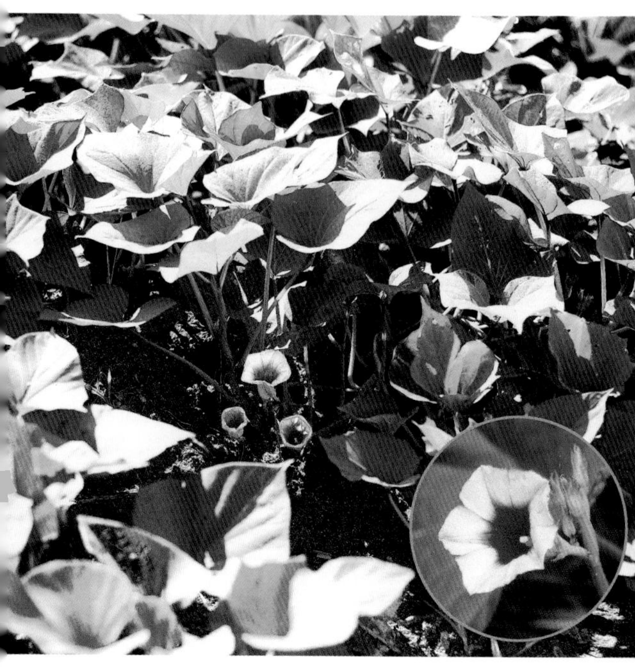

고구마속. 여러해살이풀. 전국. 밭에서 재배하고, 꽃은 7~8월에 홍자색 나팔 모양으로 피며, 열매는 둥근 삭과로 씨가 흑갈색으로 여문다.

별 명 감저, 효행저
한약명 **번서(番薯)**–덩이줄기
성 미 맛은 달고 성질은 평하다.
효 능 보기(補氣), 보중화혈(補中和血), 생진액(生津液), 양혈(養血), 장위이완(腸胃弛緩)
용 도 갈증(渴症), 변비(便秘)
• 줄기와 잎은 독시상(毒矢傷), 벌에 쏘인 자상(刺傷), 변혈(便血), 옹종독통(癰腫毒痛), 옹창(癰瘡), 유즙불통(乳汁不通), 토사(吐瀉), 혈붕(血崩)의 치료에 쓴다.
• 씨는 화상(火傷) 치료에 쓴다.

오줌을 잘 나오게 하고 복통을 치료하는 풀

나팔꽃

Pharbitis nil (L.) Choisy

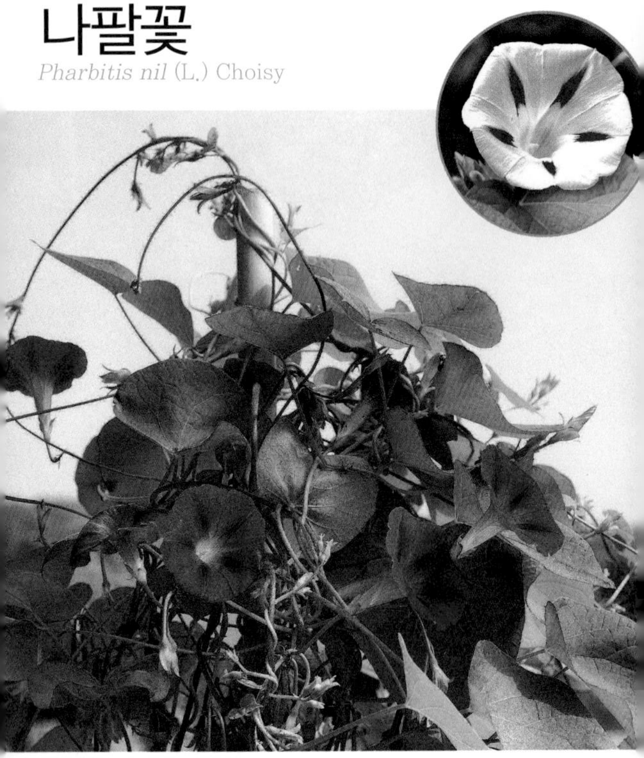

나팔꽃속. 한해살이덩굴풀. 전국. 민가 근처와 들판에서 자라고, 꽃은 7~9월에 자주색 · 흰색 · 붉은색 나팔 모양으로 피며, 열매는 둥근 삭과로 9월에 여문다.

한약명 **견우자(牽牛子), 흑축(黑丑)**–씨
성 미 맛은 맵고 쓰며 성질은 차다.
효 능 사하(瀉下), 이뇨(利尿)
용 도 대소변불통(大小便不通), 복수(腹水), 복통(腹痛), 부종(浮腫), 식체(食滯), 오랜 체증(滯症), 천식(喘息), 해수(咳嗽)

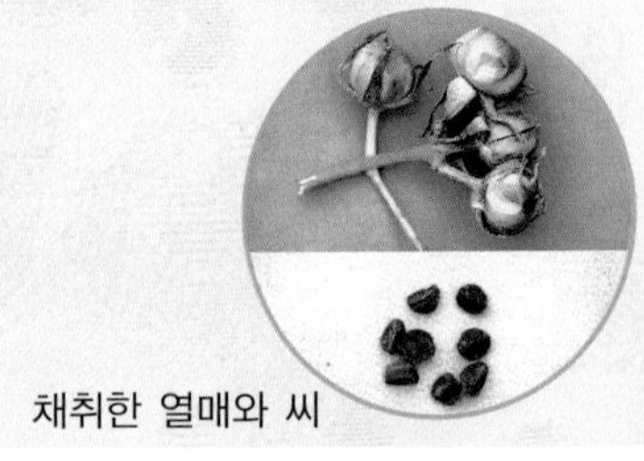
채취한 열매와 씨

위장을 튼튼하게 하고 오줌을 잘 나오게 하는 풀

메꽃

Calystegia sepium var. *japonicum* (Choisy) Makino

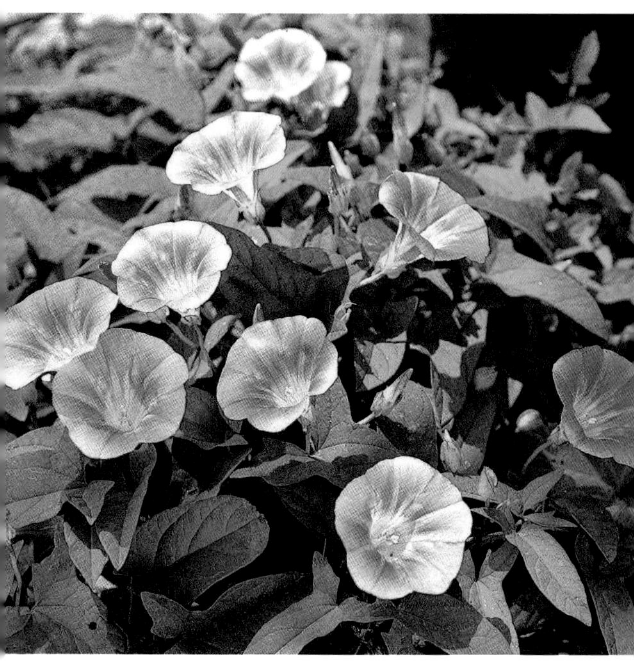

메꽃속. 여러해살이덩굴풀. 전국. 논둑이나 초원 습지에서 자라고, 꽃은 6~8월에 연분홍색 나팔 모양으로 피며, 열매는 삭과로 9~10월에 익는다.

- 별 명 강아지꽃, 나팔꽃, 메싹, 모매싹, 선화
- 한약명 **구구앙(狗狗秧)**-뿌리줄기와 지상부
- 성 미 맛은 달고 성질은 차다.
- 효 능 강압(降壓), 강장(强壯), 건위(健胃), 보로손(補勞損), 사하(瀉下), 소식(消食), 이뇨(利尿), 이대소변(利大小便), 익정기(益精氣), 자음(滋陰), 청열(淸熱)
- 용 도 금창(金瘡), 단독(丹毒), 당뇨병(糖尿病), 복중한열사기(腹中寒熱邪氣), 소아열독(小兒熱毒), 소화불량(消化不良)

채취한 뿌리줄기와 지상부

오줌을 잘 나오게 하고 통증을 멎게 하는 풀

갯메꽃

Calystegia soldanella (L.) Roem. & Schultb.

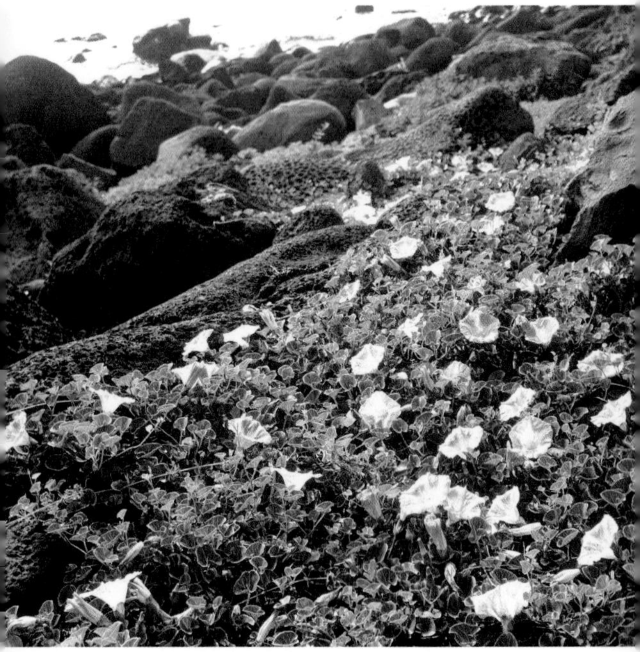

메꽃속. 여러해살이덩굴풀. 전국. 해변의 모래땅에서 자라고, 꽃은 5~6월에 연한 분홍색 나팔 모양으로 피며, 열매는 둥근 삭과로 8~9월에 여문다.

별 명 사마등, 신천검
한약명 **노편초근(老扁草根)**-뿌리
효 능 소종(消腫), 이뇨(利尿), 진통(鎭痛)
용 도 관절염(關節淡), 기관지염(氣管支炎), 소변불리(小便不利), 인후염(咽喉炎), 풍습성관절동통(風濕性關節疼痛)

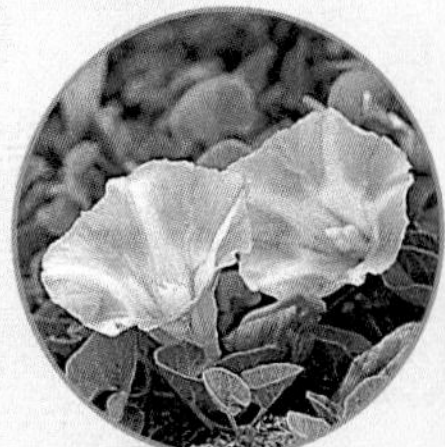

몸을 튼튼하게 하고 눈을 잘 보이게 하는 풀

새삼

Cuscuta japonica Chois

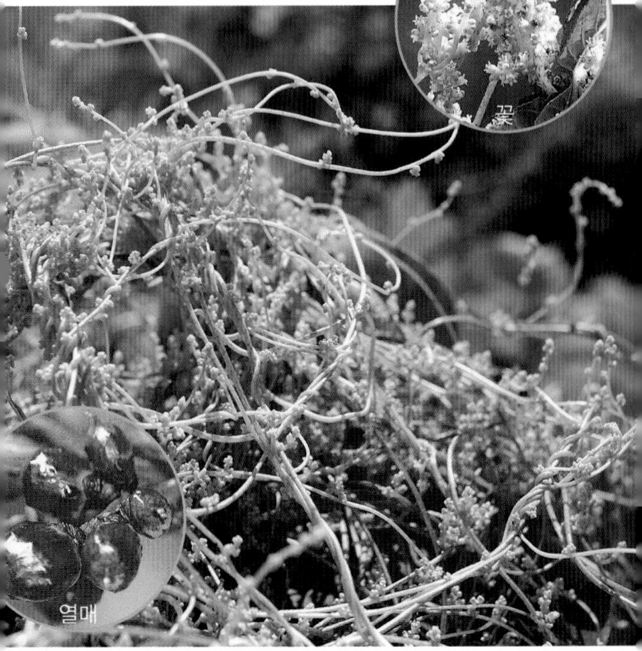

꽃

열매

새삼속. 한해살이덩굴풀. 전국. 산과 들에서 칡이나 쑥 등 다른 식물에 기생하고, 꽃은 8~9월에 흰색 종 모양으로 피며, 열매는 달걀 모양 삭과로 9~10월에 익는다.

한약명 **토사자(土絲子)**－열매

성　미 맛은 달고 매우며 성질은 평하다.

효　능 강정, 강장, 고정축뇨, 명목, 보간신, 보골수, 안태(安胎), 익정수, 지갈, 지사, 해독, 해열

용　도 냉증, 당뇨병, 빈뇨, 설사, 소갈, 소변여력, 습관성유산, 시력감퇴, 신허양위, 요슬산통, 유정, 음위, 코피, 토혈, 황달

• **토사(土絲**－전초**)**는 대하, 혈변, 옹저, 이질, 임탁, 정창, 코피, 토혈, 혈붕, 황달의 치료에 쓴다.

※실새삼을 대용으로 쓸 수 있다.

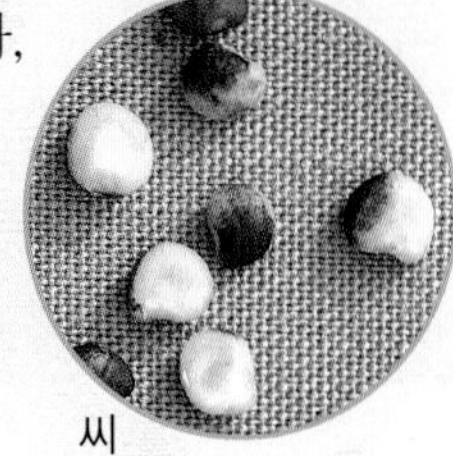

씨

비장과 위장을 튼튼하게 하고 출혈을 멎게 하는 풀

캄프리

Symphytum officinale Linné

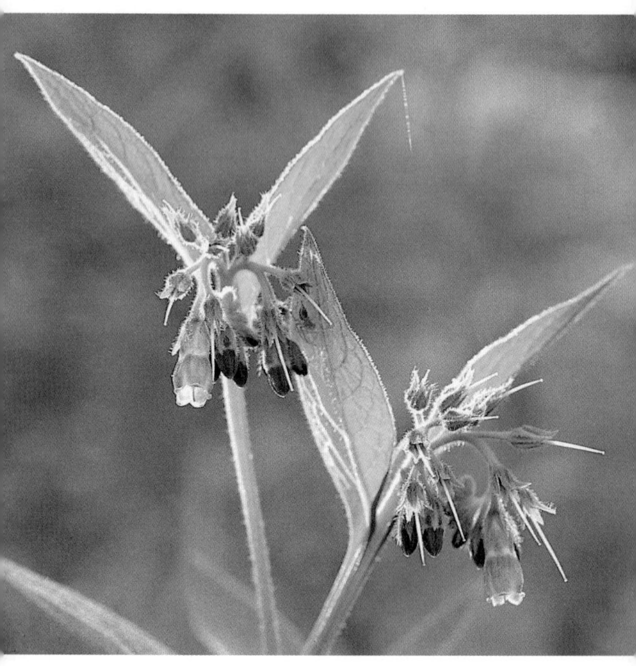

캄프리속. 여러해살이풀. 전국. 약재로 재배하고, 꽃은 6~7월에 자주색 · 분홍색 · 흰색 종 모양으로 피며, 열매는 달걀 모양 소견과로 9~10월에 익는다.

별　명 컴프리, 콤푸레

한약명 **감부리(甘富利)**–잎과 뿌리

효　능 강장(强壯), 건비위(健脾胃), 보비위(補脾胃), 보혈(補血), 조잡(嘈雜), 지천(止喘), 지혈(止血), 청간(淸肝), 탄산(呑酸)

용　도 간염(肝炎), 골절(骨折), 구토(嘔吐), 빈혈(貧血), 설사(泄瀉), 소화불량(消化不良), 신체허약(身體虛弱), 악창(惡瘡), 외상출혈(外傷出血), 위궤양(胃潰瘍), 위염(胃炎), 육혈(衄血), 장염(腸炎), 종기(腫氣), 종독(腫毒), 천식(喘息), 피부염(皮膚炎), 황달(黃疸)

피를 잘 돌아가게 하고 종기를 가라앉게 하는 풀

지치

Lithospermum erythrorhizon S. et Z.

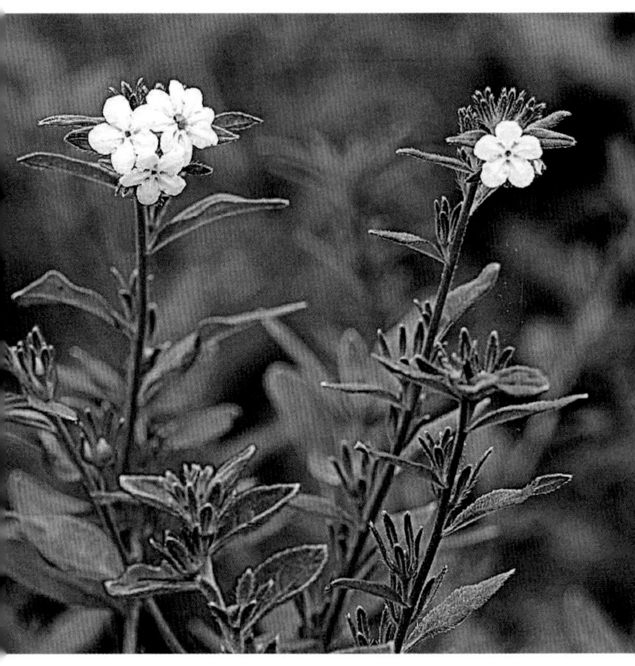

지치속. 여러해살이풀. 전국. 산과 들의 양지바른 풀밭에서 자라고, 꽃은 5~6월에 흰색으로 피며, 열매는 넓적한 분과로 8월에 회색으로 익는다.

별 명 지주, 지초
한약명 **자초(紫草)**-뿌리
성 미 맛은 달고 성질은 차다.
효 능 강심(强心), 소종(消腫), 양혈(凉血), 제창(除瘡), 투진(透疹), 항균(抗菌), 항염(抗炎), 해독(解毒), 해열(解熱), 활혈(活血)
용 도 경기(驚氣), 단독(丹毒), 동상(凍傷), 변비(便秘), 소변출혈(小便出血), 수두(水痘), 습진(濕疹), 자반병(紫班病), 종양(腫瘍), 천연두(天然痘), 코피, 토혈(吐血), 피부화농성질병(皮膚化膿性疾病), 혈뇨(血尿), 홍역(紅疫), 화상(火傷), 황달(黃疸)

위를 튼튼하게 하고 통증을 멎게 하는 풀

반디지치

Lithospermum zollingeri A. DC.

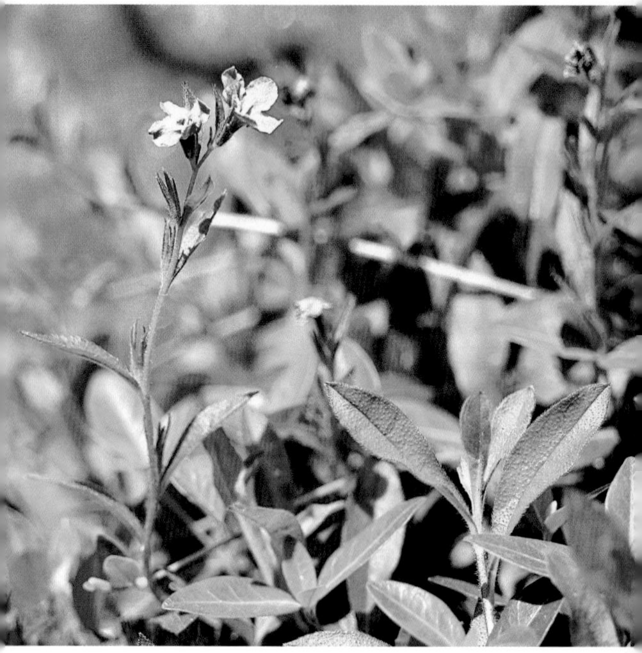

지치속. 여러해살이풀. 남부 지방. 산과 들의 건조한 풀밭과 모래땅에서 자라고, 꽃은 4~6월에 벽자색 통 모양으로 피며, 열매는 둥근 소견과이다.

한약명 **지선도(地仙桃)**–전초

효 능 건위(健胃), 소종(消腫), 온중(溫中), 지통(止痛)

용 도 골절(骨折), 위창반산(胃脹反酸), 위한동통(胃寒疼痛), 타박상(打撲傷), 토혈(吐血)

• 열매는 복부동통(腹部疼痛), 위산결핍(胃酸缺乏)의 치료에 쓴다.

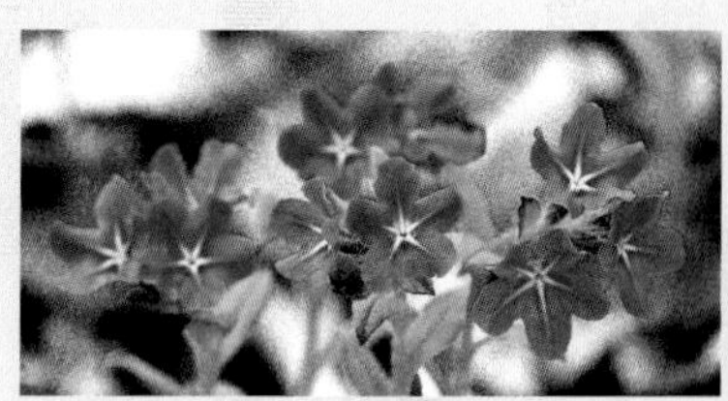

오줌을 잘 나오게 하고 풍증을 없애주는 풀

꽃마리

Trigonotis peduncularis (Trevir.) Benth. ex Hemsl.

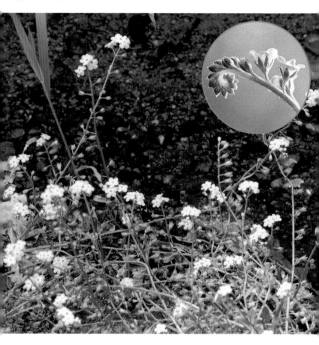

꽃마리속. 두해살이풀. 전국. 산과 들의 습한 곳에서 자라고, 꽃은 4~7월에 연한 하늘색 총상화서로 피며, 열매는 소견과로 7~8월에 여문다.

별 명 가지나물, 계장, 꽃말이, 담뱃대나물, 잣냉이, 장박나물

한약명 **부지채(府地菜)**–지상부

성 미 맛은 맵고 쓰며 성질은 서늘하다.

효 능 거풍(祛風), 소종(消腫), 이뇨(利尿)

용 도 대장염(大腸炎), 발배(發背), 수족마비(手足麻痺), 야뇨증(夜尿症), 유뇨(遺尿), 이질(痢疾), 적백리(赤白痢), 종독(腫毒)

※참꽃마리를 대용으로 쓸 수 있다.

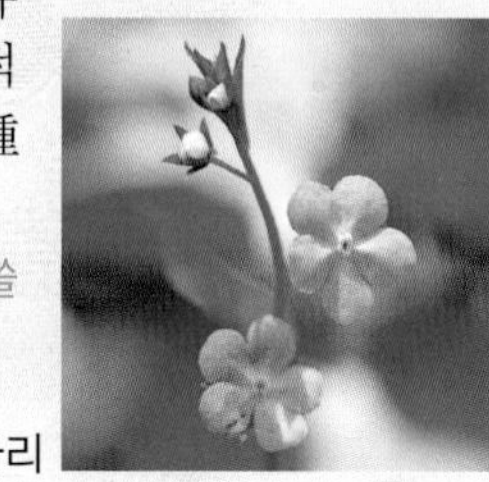

참꽃마리

해독 작용을 하고 출혈을 멎게 하는 나무

작살나무

Callicarpa japonica Thunb.

꽃

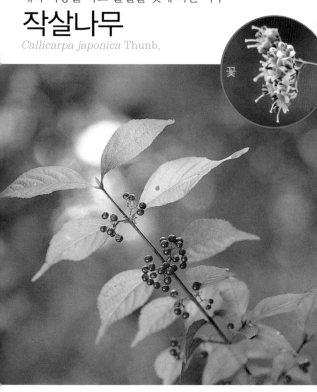

작살나무속. 갈잎떨기나무. 전국. 산기슭에서 자라고, 꽃은 7~8월에 연한 자주색 취산화서로 피며, 열매는 둥근 핵과로 9~10월에 자주색으로 익는다.

별 명 갈잎떡갈나무
한약명 **자주(紫珠)**–잎
성 미 맛은 쓰고 성질은 평하다.
효 능 제열(除熱), 지혈(止血), 항균(抗菌), 해독(解毒), 활혈(活血)
용 도 각혈(咯血), 외상출혈(外傷出血), 인후염(咽喉炎), 자궁출혈(子宮出血), 종기(腫氣), 코피, 토혈(吐血), 혈변(血便)
※좀작살나무를 대용으로 쓸 수 있다.

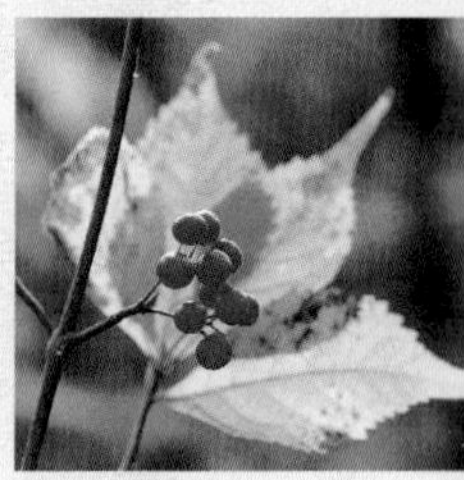

좀작살나무

풍열을 없애주고 통증을 멎게 하는 나무

순비기나무

Vitex rotundifolia Linné fil.

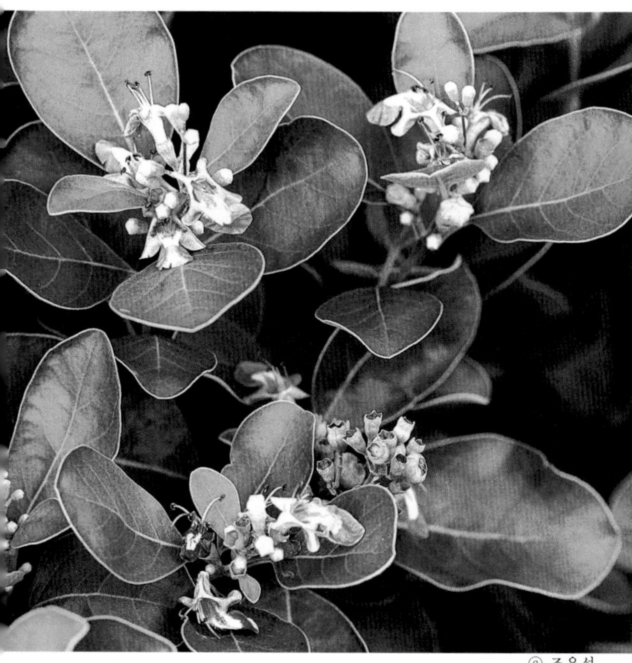

ⓒ 조유성

순비기나무속. 늘푸른떨기나무. 중부 이남 지방. 산과 들에서 자라고, 꽃은 7~9월에 벽자색 원추화서로 피며, 열매는 둥근 핵과로 9~10월에 흑갈색으로 익는다.

별 명 만형자나무, 풍나무

한약명 **만형자(蔓荊子)**-열매

성 미 맛은 맵고 쓰며 성질은 서늘하다.

효 능 개규(開竅), 명목(明目), 소염(消炎), 진통(鎭痛), 풍열소산(風熱疏散)

용 도 감기, 관절염, 두통, 목청내통(目睛內痛), 부종(浮腫), 습비구련(濕痺拘攣), 신경통, 월경이 멈추지 않는 증세, 적안(赤眼), 치통, 타박상, 풍습비통(風濕痺痛), 풍열감기, 혼암다루(昏暗多淚)
• **만형자엽(蔓荊子葉**-잎)은 도상출혈(刀傷出血), 류마티즘성동통(rheumatism性疼痛), 신경성두통, 타박상의 치료에 쓴다.
• 잎과 가지는 목욕용 향료(香料)로 쓴다.

풍과 습을 없애주고 종기를 가라앉게 하는 나무

누리장나무

Clerodendrum trichotomum Thunb.

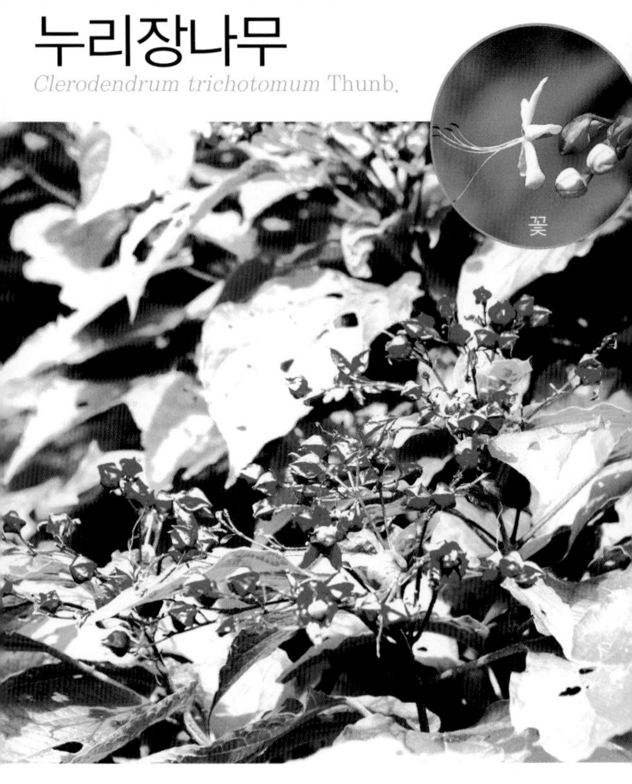

누리장나무속. 갈잎떨기나무. 황해도 이남 지방. 산기슭이나 바닷가에서 자라고, 꽃은 8~9월에 엷은 붉은색 취산화서로 피며, 열매는 둥근 핵과로 10월에 흰색으로 익는다.

별　명 개똥나무, 노나무, 누르겟잎, 이라리나무
한약명 **취오동(臭梧桐)**–뿌리와 가지
성　미 맛은 맵고 달고 쓰며 성질은 서늘하다.
효　능 강혈압, 거풍습(祛風濕), 소종(消腫), 평천(平喘)
용　도 고혈압(高血壓), 류마티즘비통(rheumatism痺痛), 말라리아(malaria), 반신불수, 소아감질(小兒疳疾), 식체복부창만(食滯腹部脹滿), 옹저(癰疽), 이질, 치창(痔瘡), 타박상, 편두통, 풍습비통(風濕痺痛), 학질(瘧疾)
• 꽃은 두통, 산기(疝氣), 이질(痢疾)의 치료에 쓴다.

채취한 가지

기침을 멎게 하고 염증을 없애주는 풀

누린내풀

Coryopteris divaricata (S. et z.) Max.

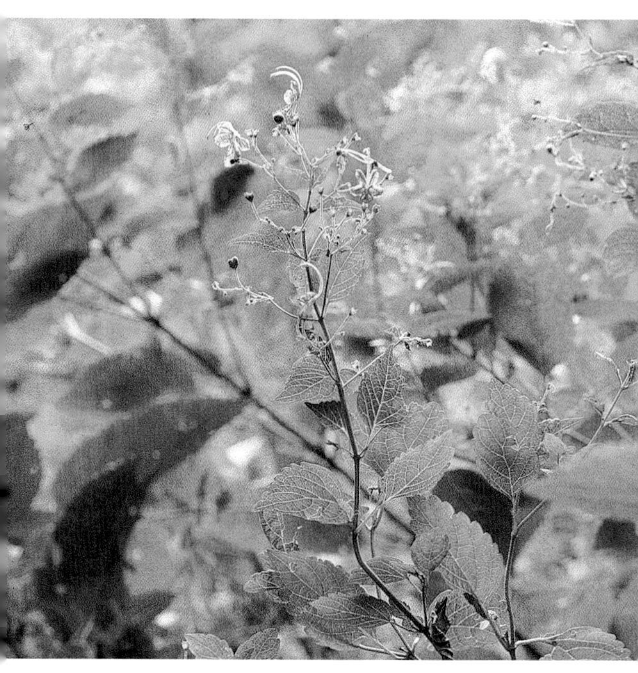

누린내풀속. 여러해살이풀. 중부 이남 지방. 산과 들에서 자라고, 꽃은 7~8월에 하늘색을 띤 자주색 원추화서로 피며, 열매는 삭과로 9~10월에 여문다.

별 명 노린재풀
한약명 **차지획(叉枝獲)**-전초
성 미 맛은 맵고 약간 쓰며 성질은 평하다.
효 능 소염(消炎), 이뇨(利尿), 지통(止痛), 지해(止咳), 지혈(止血), 피임(避姙), 해열(解熱)
용 도 감모두통(感冒頭痛), 기관지염(氣管支炎), 목예(目翳), 백일해(百日咳), 복통(腹痛), 임파선염(淋巴腺炎), 풍습성관절염(風濕性關節炎), 해수(咳嗽)

꽃

가래를 삭이고 풍과 습을 없애주는 풀

층꽃풀

Caryopteris incana (Thunb.) Miq.

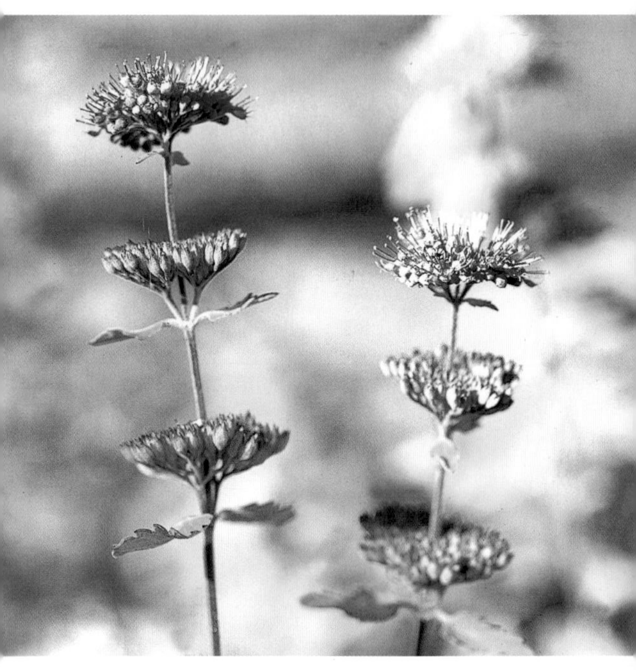

누린내풀속. 여러해살이풀. 남부 지방. 산이나 들의 양지쪽에서 자라고, 꽃은 6~9월에 보라색이나 흰색으로 피며, 열매는 주걱 모양 삭과로 9~10월에 검은색으로 익는다.

한약명 층꽃나무
성　미 **난향초(蘭香草)**–전초
효　능 거담(祛痰), 거풍(祛風), 발표(發表), 산어(散瘀), 제습(除濕), 지해(止咳)
용　도 감기발열(感氣發熱), 관절염(關節淡), 기관지염(氣管支炎), 류마티즘골통(rheumatism骨痛), 만성기관지염(慢性氣管支炎), 백일해(百日咳), 백대(白帶), 붕루(崩漏), 산후어혈통증(産後瘀血痛症), 월경불순(月經不順), 습진(濕疹), 창종(瘡腫), 타박상(打撲傷), 피부소양(皮膚搔痒), 하복부동통(下腹部疼痛)

기침을 멎게 하고 열기를 식히게 하는 풀

금란초

Ajuga decumbens Thunb.

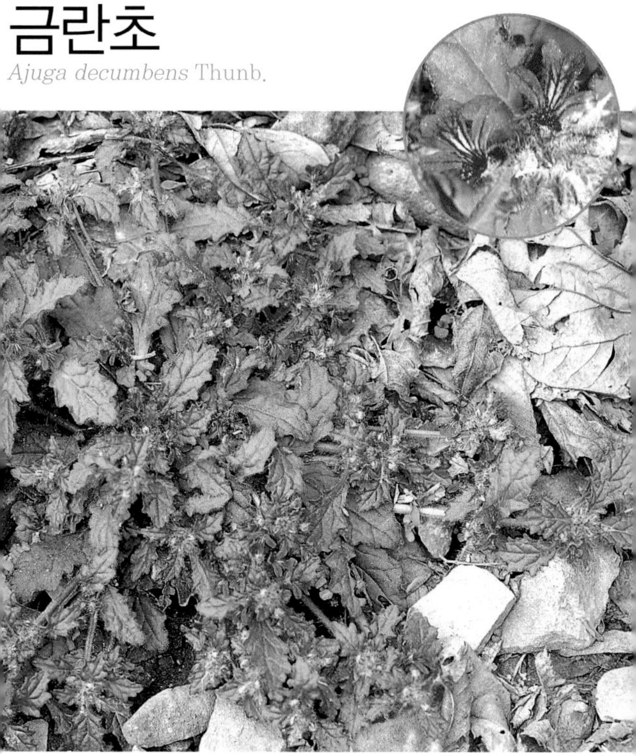

조개나물속. 여러해살이풀. 남부 지방. 산과 들의 길가에서 자라고, 꽃은 3~6월에 자주색으로 피며, 열매는 둥근 소견과로 8~10월에 여문다.

별 명 가지조개나물, 금창초

한약명 **백모하고초(白毛夏枯草)**–지상부

성 미 맛은 쓰고 성질은 차다.

효 능 양혈(凉血), 소종(消腫), 지해(止咳), 청열(淸熱), 화담(化痰), 해독(解毒)

용 도 기관지염(氣管支炎), 옹종(癰腫), 인후종통(咽喉腫痛), 임병(淋病), 적리(赤痢), 정창(疔瘡), 코피, 타박상(打撲傷), 토혈(吐血)

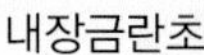

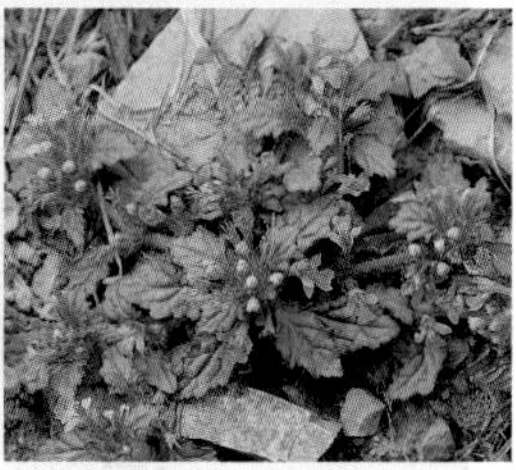

내장금란초

오줌을 잘 나오게 하고 종기를 가라앉게 하는 풀

조개나물

Ajuga multiflora Bunge

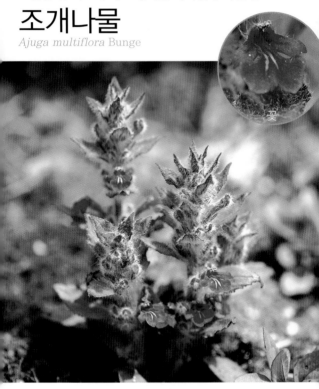

조개나물속. 여러해살이풀. 전국. 산과 들의 양지바른 곳에서 자라고, 꽃은 5~6월에 자주색으로 피며, 열매는 둥글납작한 소견과로 8월에 익는다.

별　명 백하초
한약명 **다화근골초(多花筋骨草)**–지상부
성　미 맛은 쓰고 성질은 차다.
효　능 소종(消腫), 양혈(凉血), 이뇨(利尿), 청열(淸熱), 해독(解毒), 활혈(活血)
용　도 고혈압(高血壓), 소변불리(小便不利), 악성종기(惡性腫氣), 임파선염(淋巴腺炎), 타박상(打撲傷)

채취한 지상부

출혈을 멎게 하고 열을 내리게 하는 풀

황금

Scutellaria baicalensis Georgi

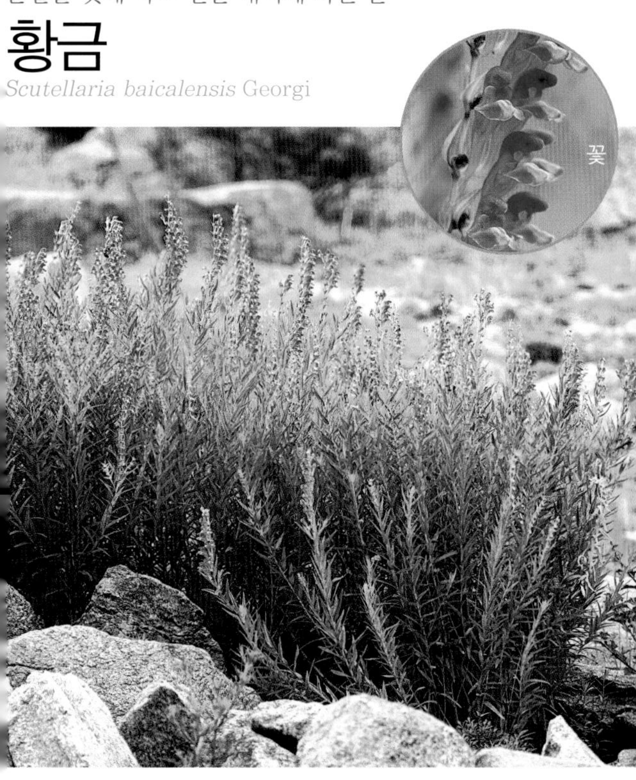

골무꽃속. 여러해살이풀. 전국. 산지에서 자라고, 꽃은 7~9월에 자주색 입술 모양으로 원추화서를 이루며, 열매는 둥근 소견과로 9월에 익는다.

별　명 고금, 골무꽃, 속썩은풀, 조금, 편금, 황금초

한약명 **황금(黃芩)**–뿌리

성　미 맛은 쓰고 성질은 차다.

효　능 사화(瀉火), 소염, 소종, 안태(安胎), 이뇨, 이담(利膽), 제습, 지사, 지혈, 청열, 해독, 해열

용　도 결막염, 고혈압, 골증(骨蒸), 기침, 담낭염(膽囊炎), 동맥경화, 동태(動胎), 복통, 부스럼, 불면증(不眠症), 설사(泄瀉), 성홍열, 악성종기, 열로 인한 헌 데, 오줌소태, 요산통(腰酸痛), 위염, 이질, 장염, 코피, 폐렴, 하혈(下血), 황달

뿌리를 말린 약재

풍증을 해소하고 독성을 해독하는 풀

골무꽃

Scutellaria indica Linnaeus

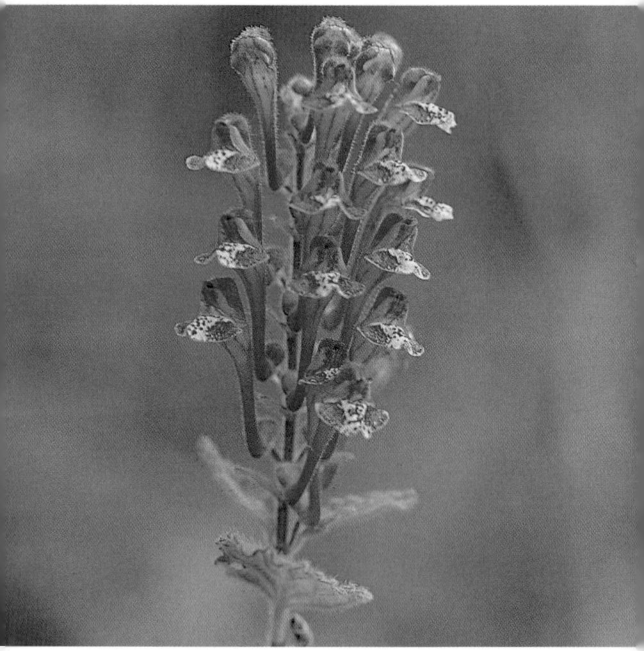

골무꽃속. 여러해살이풀. 중부 이남 지방. 산이나 들의 숲 가장자리 그늘에서 자라고, 꽃은 5~6월에 자주색 투구 모양으로 피며, 열매는 소견과로 7~8월에 흑색으로 여문다.

별　명 대력초, 이공초
한약명 **한신초(韓信草)**–전초
성　미 맛은 맵고 쓰며 성질은 평하다.
효　능 거풍(祛風), 지통(止痛), 해독(解毒), 활혈(活血)
용　도 구교상(狗咬傷), 옹종정독(癰腫疔毒), 치통(齒痛), 타박상(打撲傷), 토혈(吐血), 해혈(咳血), 후풍(候風)

※광릉골무꽃를 대용으로 쓸 수 있다.

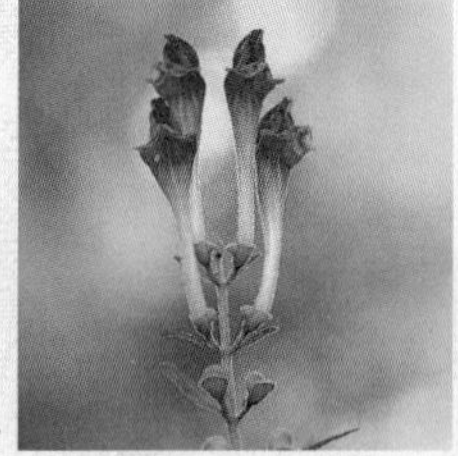

광릉골무꽃

소화를 돕고 토하는 것을 멎게 하는 풀

배초향

Agastache rugosa (Fisch. & Mey.) Kuntze

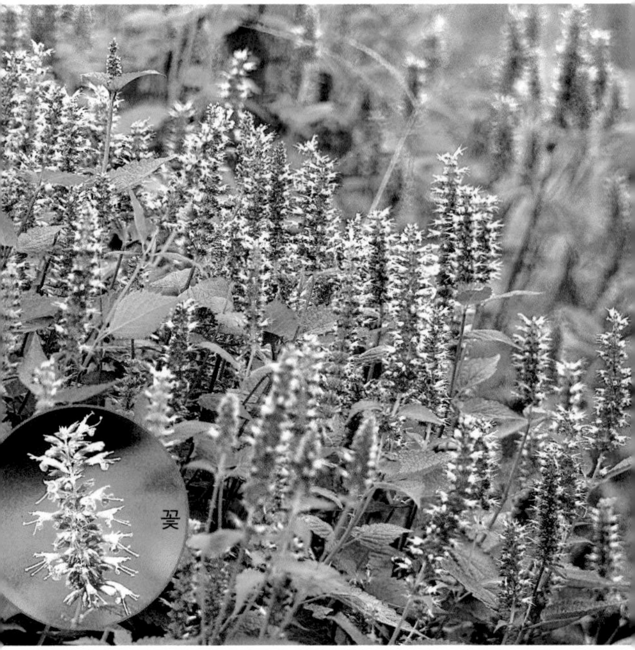

꽃

배초향속. 여러해살이풀. 전국. 산과 들의 양지쪽 습한 곳에서 자라고, 꽃은 7~9월에 자주색 입술 모양으로 피며, 열매는 타원형 소견과로 10월에 익는다.

별 명 깨나물, 방아풀, 중개풀

한약명 **곽향(藿香)**–지상부

성 미 맛은 맵고 성질은 조금 따뜻하다.

효 능 건위(健胃), 구풍(驅風), 소화촉진(消化促進), 지사(止瀉), 지토(止吐), 진통(鎭痛)

용 도 감기(感氣), 구토(嘔吐), 구토설사(嘔吐泄瀉), 두통(頭痛), 복통(腹痛), 설사(泄瀉), 소화불량(消化不良), 식상(食傷), 어한(禦寒), 토사(吐瀉)

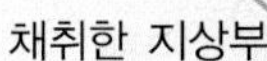

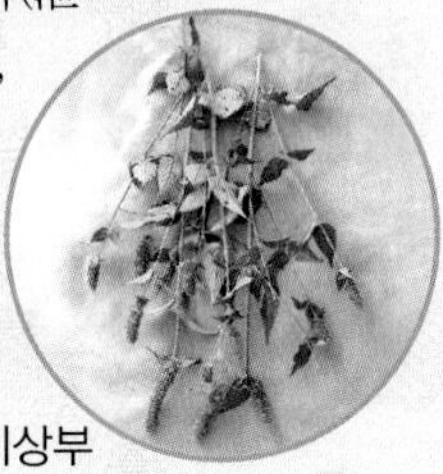

채취한 지상부

열기를 식히고 종기를 가라앉게 하는 풀

벌깨덩굴

Meehania urticifolia (Miq.) Makino

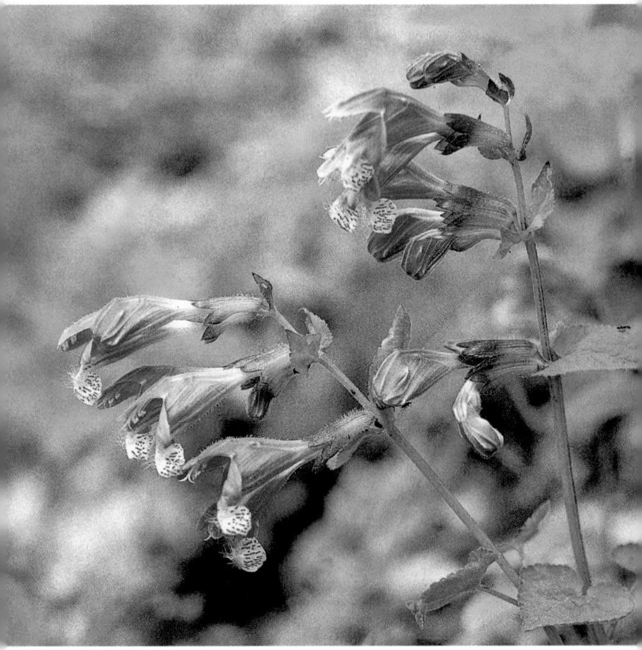

벌깨덩굴속. 여러해살이풀. 전국. 깊은 산지의 숲 속 그늘진 곳에서 자라고, 꽃은 5월에 보라색 입술 모양으로 피며, 열매는 달걀 모양 소견과로 7~8월에 익는다.

별 명 깨나물, 깻잎나무, 들깨나물, 지마화
한약명 **미한화(美漢花)**-지상부
효 능 소종(消腫), 지통(止痛), 청열(淸熱), 해독(解毒)
용 도 대하(帶下), 종독(腫毒)

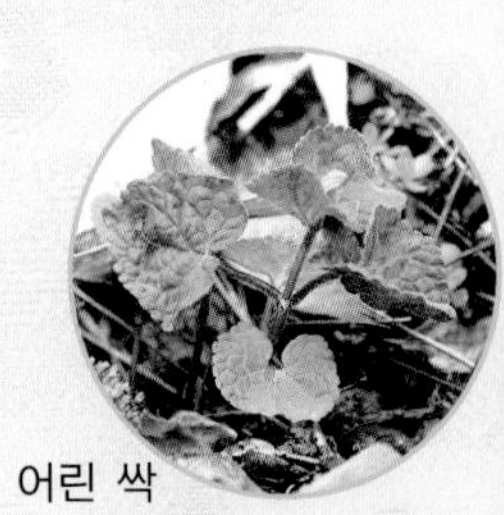
어린 싹

땀을 잘 나게 하고 종기를 가라앉게 하는 풀

긴병꽃풀

Glechoma hederacea var. longituba

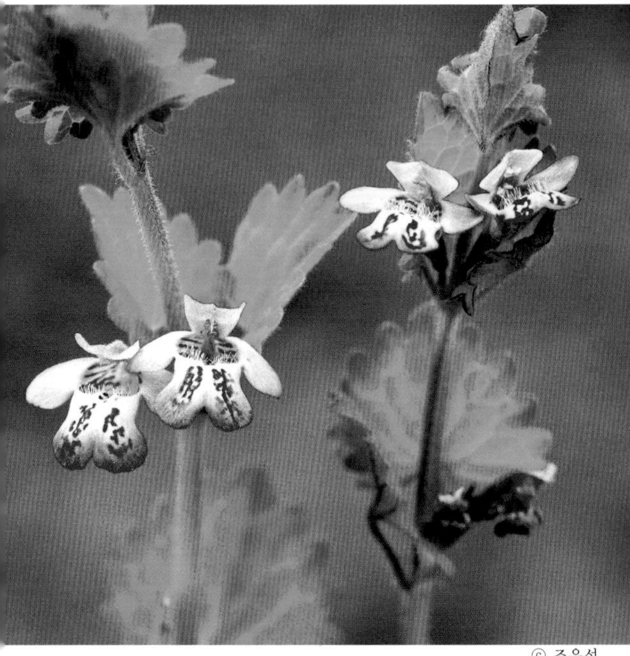

ⓒ 조유성

긴병꽃풀속. 여러해살이풀. 중부 · 북부 지방. 산이나 들의 습한 양지에서 자라고, 꽃은 4~5월에 연한 자주색으로 피며, 열매는 타원형 소견과이다.

별 명 장군덩이

한약명 **금전초(金錢草), 연전초(連錢草)**-지상부

성 미 맛은 맵고 쓰며 성질은 서늘하다.

효 능 발한(發汗), 소종(消腫), 이뇨(利尿), 진해(鎭咳), 청열(淸熱), 해독(解毒), 해열(解熱)

용 도 급성간염황달(急性肝炎黃疸), 대하(帶下), 방광결석(膀胱結石), 소변불통(小便不通), 수종(水腫), 습진(濕疹), 종기(腫氣), 풍습사지마비(風濕四肢麻痺), 하복부통증(下腹部痛症)

염증을 가라앉게 하고 통증을 멎게 하는 풀

용머리

Dracocephalum arguncnse Fischer ex Link.

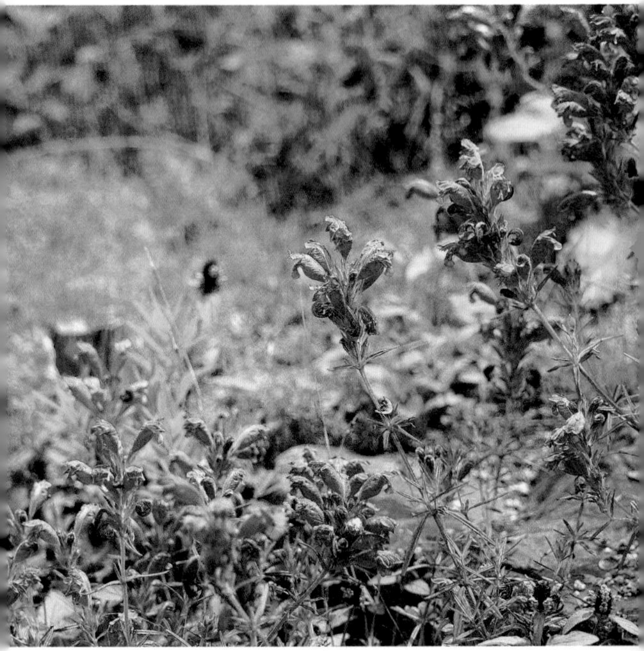

용머리속. 여러해살이풀. 전국. 산과 들에서 자라고, 꽃은 6~8월에 보라색 입술 모양으로 피며, 열매는 달걀 모양 소견과로 9~10월에 익는다.

별　명 **용두, 청란**
한약명 **광악청란(光萼青蘭)**–지상부
성　미 맛은 쓰고 성질은 차다.
효　능 소염(消炎), 진통(鎮痛)
용　도 결핵(結核), 두통(頭痛), 인후염(咽喉炎)

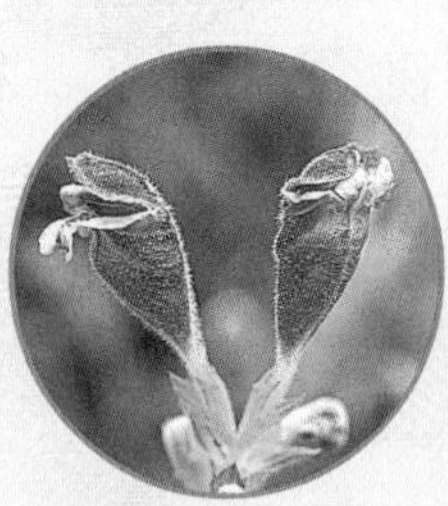

간을 깨끗하게 하고 혈압을 내리게 하는 풀

꿀풀

Prunella vulgaris var. *lilacina* Nakai

꿀풀속. 여러해살이풀. 전국. 산이나 들판의 길가와 풀밭에서 자라고, 꽃은 5~8월에 자주색 수상화서로 피며, 열매는 소견과로 9월에 황갈색으로 여문다.

별 명 가지골나물, 꿀방망이, 철색초, 화살통풀
한약명 **하고초(夏枯草)**–지상부
성 미 맛은 맵고 쓰며 성질은 차다.
효 능 산결(散結), 소종, 이뇨, 청간(淸肝), 혈압강하
용 도 구안와사, 근골동통, 급성유선염, 급성황달형간염, 나력(瘰癧), 대하, 두목현훈, 목주야통(目珠夜痛), 영류(癭瘤), 유암(乳癌), 폐결핵, 혈붕
• 꽃술은 나력(瘰癧), 서루목통(鼠瘻目痛), 수명(羞明)의 치료에 쓴다.
※흰꿀풀을 대용으로 쓸 수 있다.

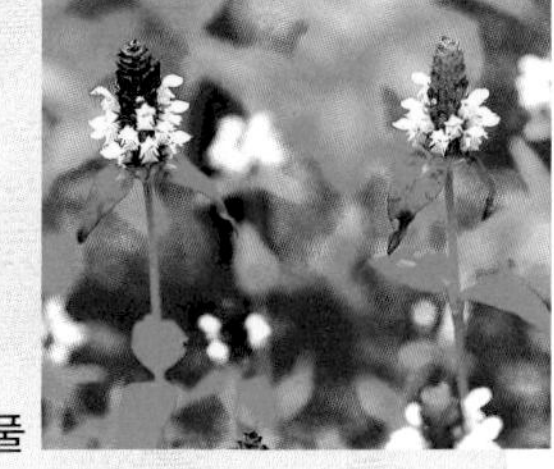

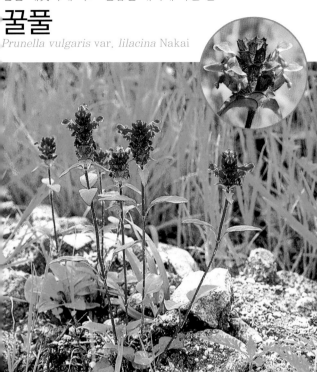
흰꿀풀

월경을 순조롭게 하고 통증을 멎게 하는 풀

송장풀

Leonurus macranthus Max.

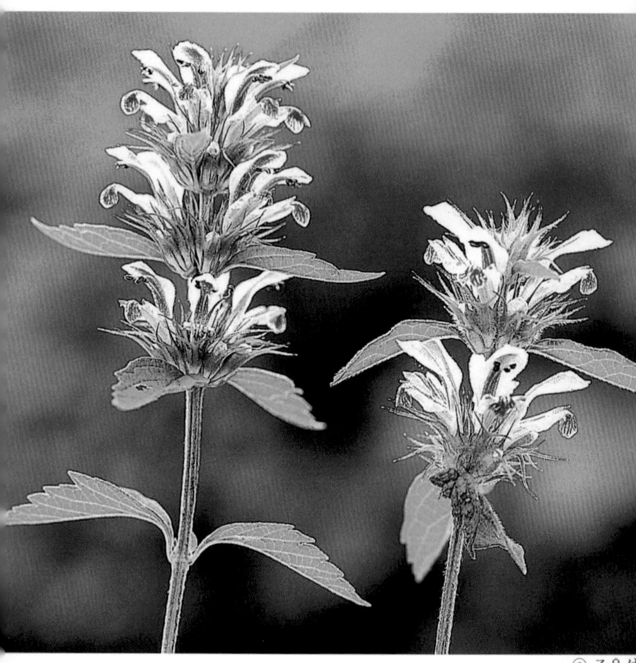

ⓒ 조유성

익모초속. 여러해살이풀. 전국. 산지의 풀밭에서 자라고, 꽃은 8~9월에 연한 분홍색 또는 흰색이고 입술 모양으로 피며, 열매는 소견과로 10월에 검은색으로 익는다.

별 명 개속단
한약명 **대화익모초(大花益母草)**-지상부
성 미 맛은 맵고 쓰며 성질은 조금 차다.
효 능 소종(消腫), 이뇨(利尿), 조경(調經), 통경(通經), 활혈(活血)
용 도 산후어혈복통(産後瘀血腹痛), 월경불순(月經不順), 신염수종(腎炎水腫), 중풍(中風)

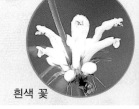

흰색 꽃

어혈을 없어지게 하고 월경을 순조롭게 하는 풀

익모초

Leonurus japonicus Houtt.

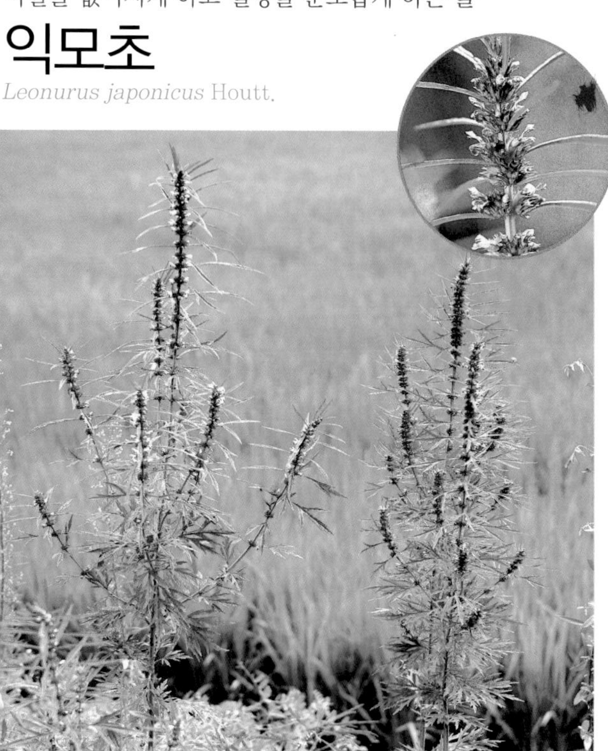

익모초속. 두해살이풀. 전국. 산과 들에서 자라고, 꽃은 6~9월에 연한 홍자색으로 피며, 열매는 넓은 달걀 모양 소견과로 9~10월에 익는다.

별 명 암눈비앗, 충위
한약명 **익모초(益母草)**–지상부
성 미 맛은 맵고 쓰며 성질은 조금 차다.
효 능 거어(祛瘀), 소수(消水), 이뇨(利尿), 조경(調經), 활혈(活血)
용 도 급성신염(急性腎炎), 붕중루하(崩中漏下), 사혈(瀉血), 산전산후조리(産前産後調理), 산후어혈복통(産後瘀血腹痛), 산후자궁수축(産後子宮收縮), 산후출혈(産後出血), 월경불순, 생리통(生理痛), 소변불리(小便不利), 식욕부진, 어혈복통(瘀血腹痛), 오조(惡阻), 옹종창양(癰腫瘡瘍), 월경(月經)이 멈추지 않는 증세, 태루난산(胎漏難産), 포의불하(胞衣不下), 혈뇨(血尿)

가래를 삭이게 하고 종기를 가라앉게 하는 풀

석잠풀

Stachys riederi var. *japonica* Miq.

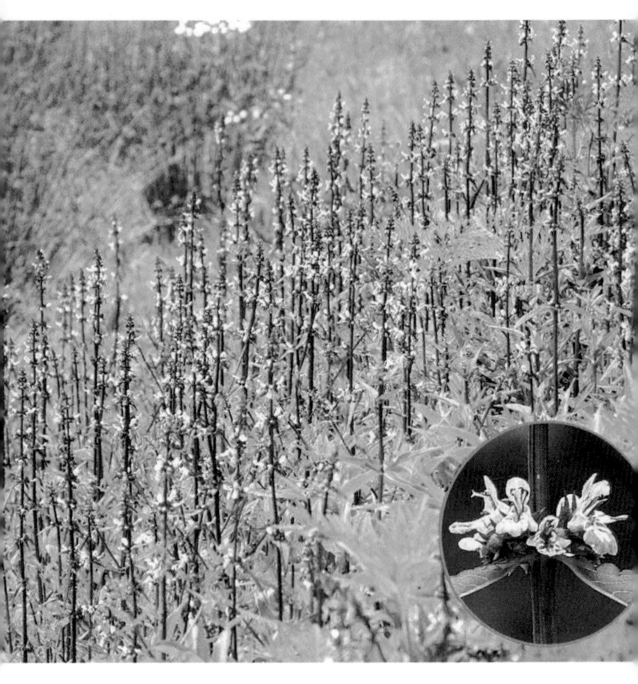

석잠풀속. 여러해살이풀. 전국. 산이나 들의 습한 곳에서 자라고, 꽃은 6~9월에 연한 자주색 통 모양으로 피며, 열매는 분과로 9~10월에 익는다.

별 명 수소
한약명 **초석잠(草石蠶)**–전초
성 미 맛은 달고 쓰며 성질은 시원하다.
효 능 소종(消腫), 청열(淸熱), 항균(抗菌), 화담(化痰)
용 도 감기(感氣), 기관지염(氣管支炎), 대상포진(帶狀疱疹), 두통(頭痛), 백일해(百日咳), 월경불순(月經不順), 월경과다(月經過多), 이질(痢疾), 인후종통(咽喉腫痛), 자궁염(子宮炎), 종기(腫氣), 코피, 토혈(吐血), 풍열해수(風熱咳嗽), 폐병(肺病), 혈뇨(血尿), 혈변(血便)

혈액순환을 활성화시키고 종기를 가라앉게 하는 풀

광대수염

Lamium album var. *barbatum* (S. & Z.) Fr. & Sav.

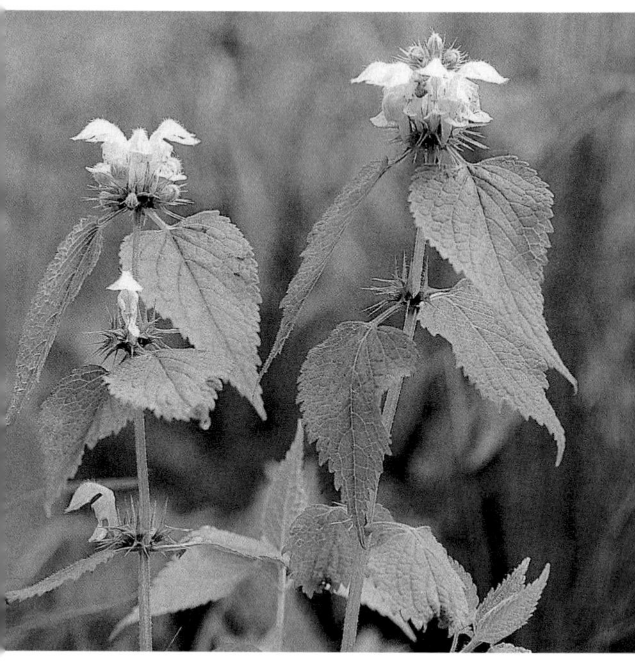

광대수염속. 여러해살이풀. 전국. 산과 들의 숲 속에서 자라고, 꽃은 5월에 연한 붉은빛을 띤 자주색 또는 흰색으로 피며, 열매는 달걀 모양 소견과로 7~8월에 여문다.

별 명 **광대셤, 산광대**
한약명 **야지마(野芝麻)**-지상부
효 능 소종(消腫), 활혈(活血)
용 도 기침, 백대하(白帶下), 월경불순(月經不順), 소아허열(小兒虛熱), 자궁출혈(子宮出血), 종독(腫毒), 타박상(打撲傷), 폐열해혈(肺熱咳血), 혈림(血淋)

• 뿌리는 간염(肝炎), 감적(疳積), 백대(白帶), 신염부종(腎炎浮腫), 종독(腫毒), 치창(痔瘡), 폐결핵(肺結核), 현기증(眩氣症)의 치료에 쓴다.

통증을 멎게 하고 풍을 없애주는 풀

광대나물

Lamium amplexicaule L.

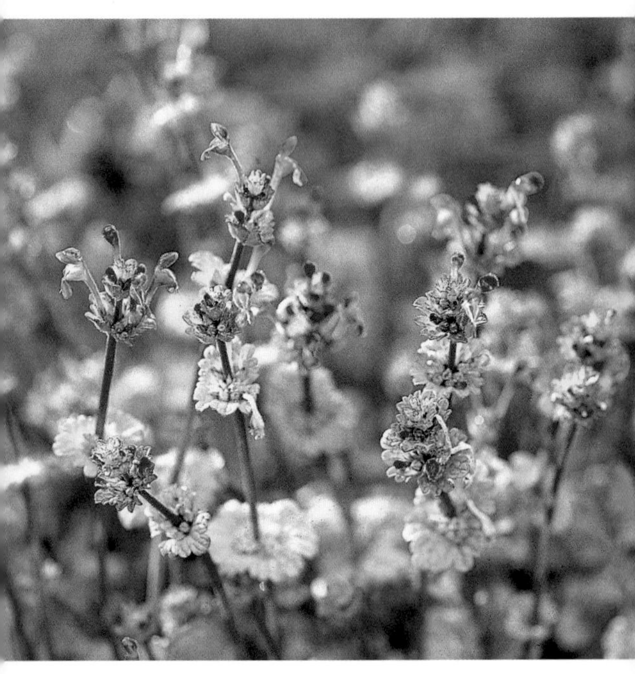

광대수염속. 두해살이풀. 전국. 풀밭이나 길가 습지에서 자라고, 꽃은 4~5월에 홍자색으로 피며, 열매는 달걀 모양 소견과로 7~8월에 여문다.

별 명 감밥나물, 광대쟁이, 구실뱅이, 꽝우리나물, 붕알노물, 작은잎광대수염, 장구재비, 좁쌀쟁이, 코딱지나물

한약명 **보개초(寶蓋草)**–지상부

성 미 맛은 달고 쓰며 성질은 시원하다.

효 능 거풍(祛風), 소종(消腫), 지통(止痛), 통락(通絡)

용 도 근골동통(筋骨疼痛), 나력(瘰癧), 사지마목(四肢痲木), 타박상(打撲傷)

꽃

정신을 안정시키고 어혈을 풀어주는 풀

단삼

Salvia miltiorrhiza Bunge

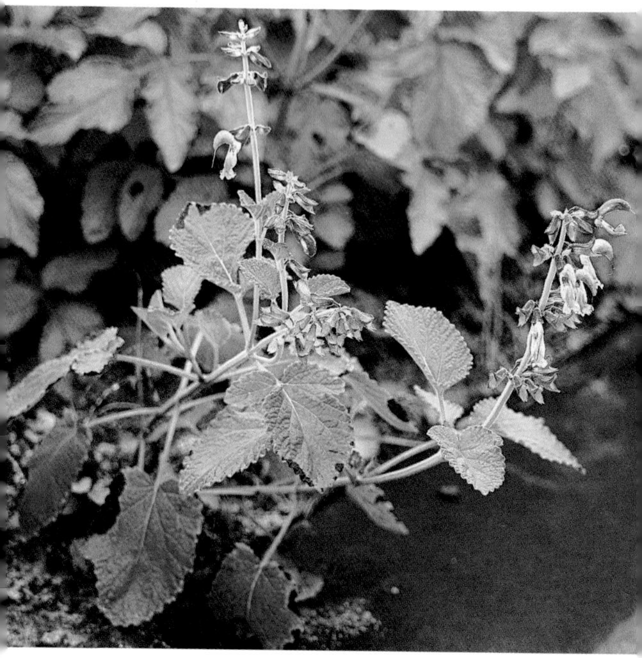

살비아속. 여러해살이풀. 전국. 약초로 재배하고, 꽃은 6~8월에 자주색으로 피며, 열매는 둥근 소견과로 2~3개가 달린다.

한약명 **단삼(丹蔘)**–뿌리
성　미 맛은 쓰고 성질은 조금 차다.
효　능 양혈소옹(養血消癰), 안신(安神), 진정(鎭靜), 항균(抗菌), 항암(抗癌), 항염(抗炎), 활혈거어(活血祛瘀)
용　도 고열정신혼몽(高熱精神昏夢), 번조(煩躁), 불면증(不眠症), 산후복통(産後腹痛), 월경불순(月經不順), 생리통(生理痛), 심복부동통(心腹部疼痛), 유방염(乳房炎) 초기, 타박상(打撲傷), 피부발진(皮膚發疹), 헛소리

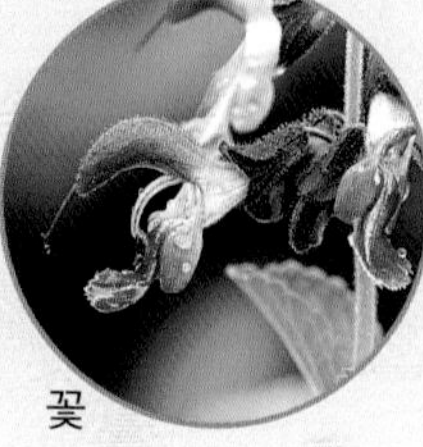
꽃

열을 식히고 종기를 가라앉게 하는 풀

살비아

Salvia officinalis Linné

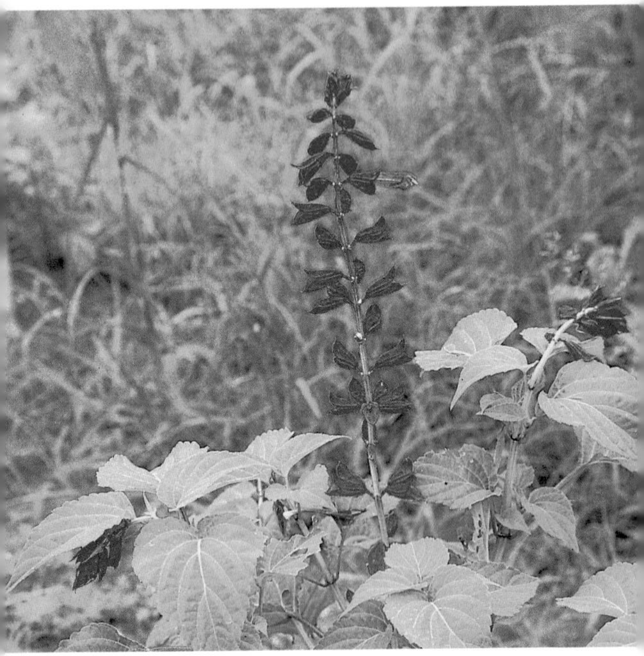

살비아속. 여러해살이풀. 전국. 화단에서 관상용으로 재배하고, 꽃은 8~9월에 붉은색 총상화서로 피며, 열매는 소견과로 9월에 여문다.

별　명 깨꽃, 불꽃
한약명 **일관홍(一串紅)**–지상부
성　미 맛은 달고 성질은 평하다.
효　능 소종(消腫), 양혈(凉血), 청열(淸熱)
용　도 종기(腫氣), 타박상(打撲傷), 탈구종통(脫臼腫痛)

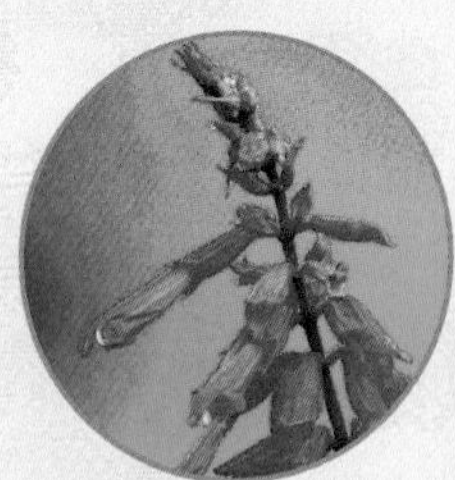

풍을 없애주고 혈기를 조화시키는 풀

들깨풀

Mosla punctulata (J. F. Gmelin) Nakai

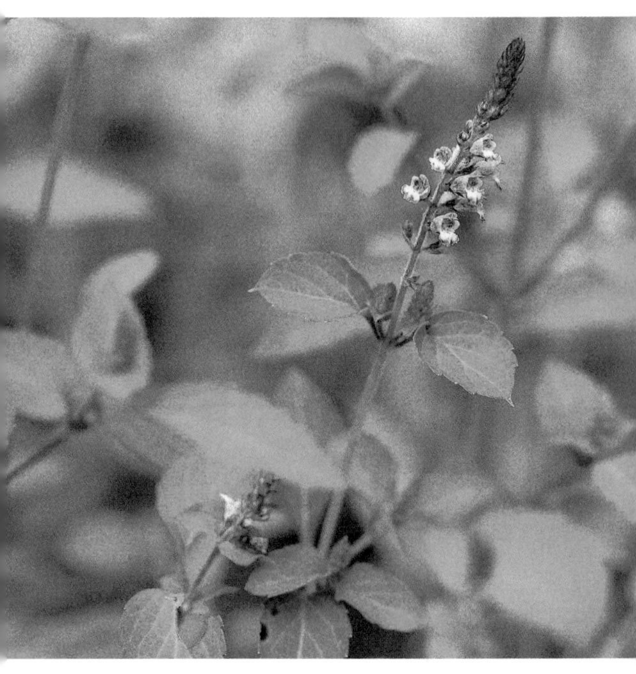

들깨풀속. 한해살이풀. 전국. 밭이나 들의 길가에서 자라고, 꽃은 8~9월에 연자주색 총상화서로 피며, 열매는 달걀 모양 분과로 10월에 여문다.

별 명 개향유
한약명 **석제정(石薺葶)**-지상부
성 미 맛은 맵고 성질은 따뜻하다.
효 능 소풍(消風), 이습(利濕), 지통청서(止痛淸暑), 행기이혈(行氣理血)
용 도 감기두통(感氣頭痛), 급성위장병(急性胃腸病), 다발성종기(多發性腫氣), 습진(濕疹), 신우신염부종(腎盂腎炎浮腫), 이질(痢疾), 인후염(咽喉炎), 피부소양(皮膚瘙痒), 피부염(皮膚炎)

피를 잘 돌아가게 하고 멍든 것을 없애주는 풀

쉽싸리

Lycopus lucidus Turcz.

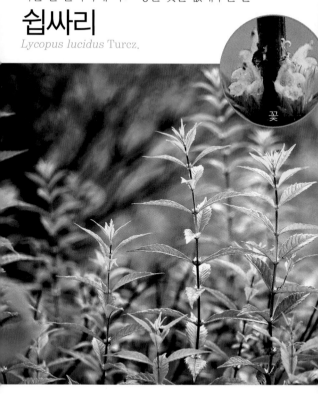

쉽싸리속. 여러해살이풀. 전국. 연못이나 물가에서 자라고, 꽃은 6~8월에 흰색 윤산화서로 피며, 열매는 협과로 9~10월에 익는다.

별 명 개조박이, 털쉽사리
한약명 **택란(澤蘭)**–지상부
성 미 맛은 맵고 쓰며 성질은 조금 따뜻하다.
효 능 거어(祛瘀), 소종, 이뇨, 행수(行水), 활혈(活血)
용 도 금창(金瘡), 산후복통, 생리통(生理痛), 습열종기(濕熱腫氣), 신면부종(身面浮腫), 옹종(癰腫), 월경폐지(月經閉止), 타박상(打撲傷), 흉협동통(胸脇疼痛)
• **지절(地筍**–뿌리)은 대하(帶下), 산후복통, 코피, 토혈의 치료에 쓴다.

채취한 지상부

열기를 식히고 해독 작용을 하는 풀

층층이꽃

Clinopodium chinense var. *parviflorum* (Kudo) Hara

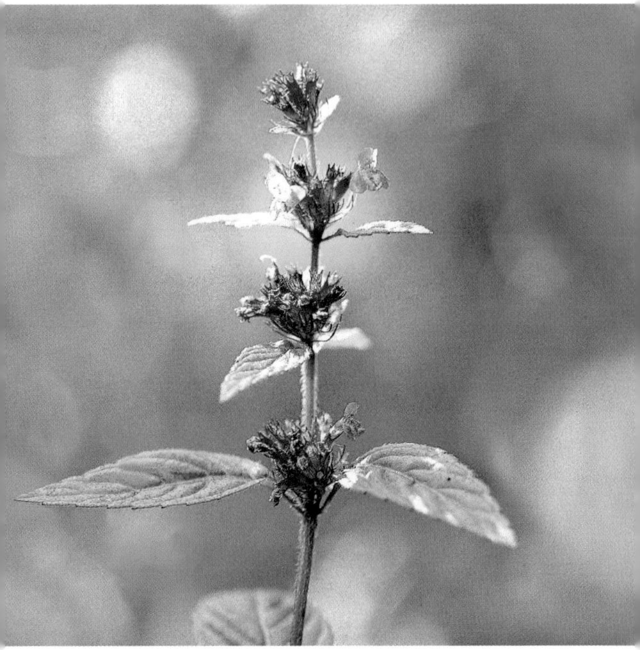

층층이꽃속. 여러해살이풀. 전국. 산과 들에서 자라고, 꽃은 7~8월에 연한 홍색 입술 모양으로 피며, 열매는 편평한 구형 분과로 10월에 익는다.

별 명 자주층꽃, 층층꽃, 풍륜채
한약명 **대화풍륜채(大花風輪菜)**–지상부
효 능 소종(消腫), 소풍(疏風), 지리(止痢), 지혈, 청열(淸熱), 항균, 해독, 해표(解表), 활혈(活血)
용 도 간염(肝炎), 감기(感氣), 급성결막염(急性結膜炎), 급성담낭염(急性膽囊炎), 담낭염(膽囊炎), 볼거리염증(炎症), 서체(暑滯), 알러지성피부염(allergie性皮膚炎), 유선염(乳腺炎), 이질(痢疾), 이하선염(耳下腺炎), 장염(腸炎), 피부소양(皮膚瘙痒)

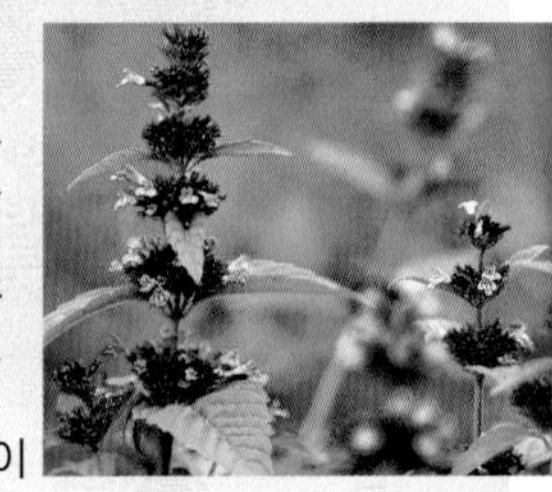

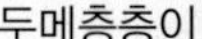

두메층층이

풍한을 없애주고 통증을 멎게 하는 나무

백리향

Thymus quinquecostatus Celak.

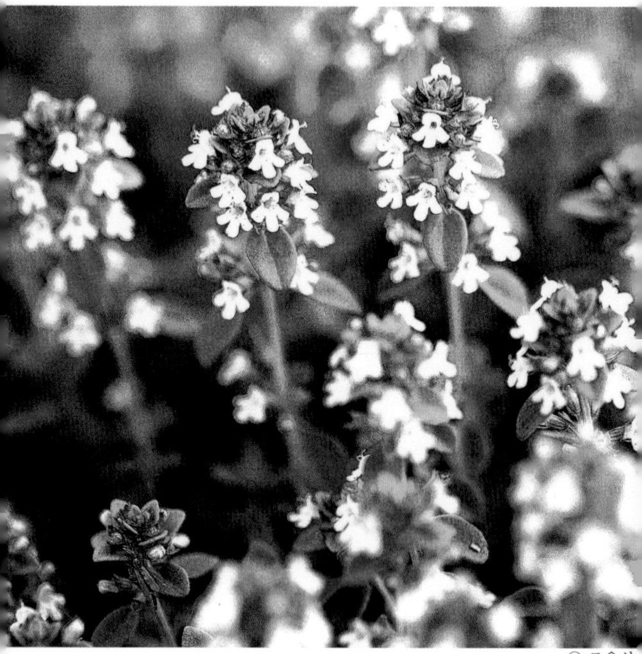

© 조유성

백리향속. 갈잎작은떨기나무. 중부 이남 지방. 고산 지대와 해변에서 자라고, 꽃은 6~7월에 연한 자주색으로 피며, 열매는 둥근 소견과로 9월에 암갈색으로 익는다.

별 명 산백리향, 지초
한약명 백리향(百里香)-지상부
성 미 맛은 맵고 성질은 따뜻하다.
효 능 구풍(驅風), 산한(散寒), 온중(溫中), 지통(止痛)
용 도 관절염, 백일해(百日咳), 복부창만(腹部脹滿), 복통, 설사(泄瀉), 식소비창(食小脾脹), 인종(咽腫), 인후염(咽喉炎), 치통(齒痛), 토역(吐逆), 풍한천수(風寒喘嗽), 피부소양(皮膚瘙痒)

※섬백리향을 대용으로 쓸 수 있다.

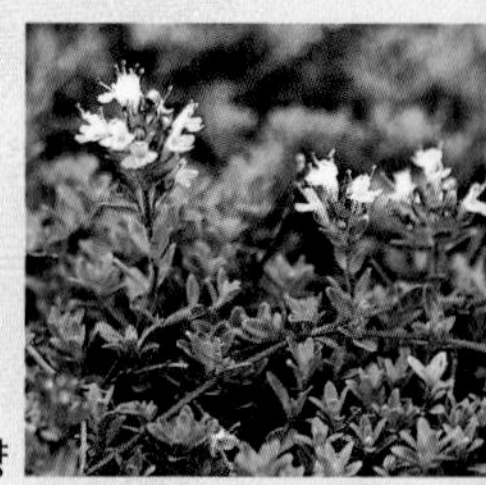

섬백리향

몸을 튼튼하게 하고 소화를 촉진하는 풀

들깨

Perilla frutescens Britton var. *japonica* (Hassk) Hara

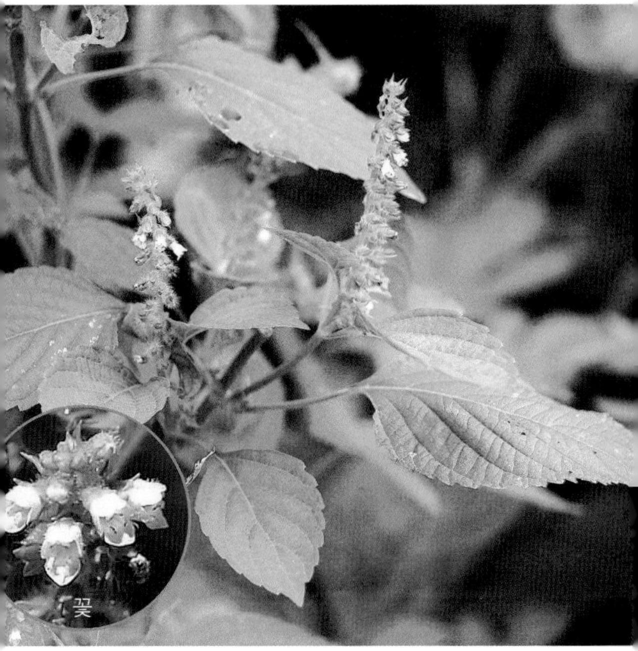

꽃

들깨속. 한해살이풀. 전국. 농가에서 재배하고, 꽃은 7~8월에 흰색 총상화서로 피며, 열매는 둥근 소견과로 10월에 갈색으로 여문다.

별 명 백소

한약명 **백소(白蘇), 임자(荏子)**-열매와 잎

성 미 맛은 달고 쓰며 성질은 따뜻하다.

효 능 강장(强壯), 보간(補肝), 보수(補水), 보익(補益), 소갈(消渴), 소화촉진(消化促進), 온중(溫中), 하기(下氣), 항암(抗癌)

용 도 음종(陰腫), 충독(虫毒), 취기(醉氣), 토기(吐氣)와 담(痰)이 있는 기침
• 씨는 갈증(渴症), 해수(咳嗽)의 치료에 쓴다.

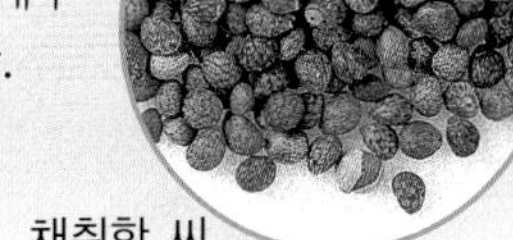

채취한 씨

가래를 삭이고 물고기 독을 해독하는 풀

차즈기

Perilla frutescens var. *acuta* Kudo

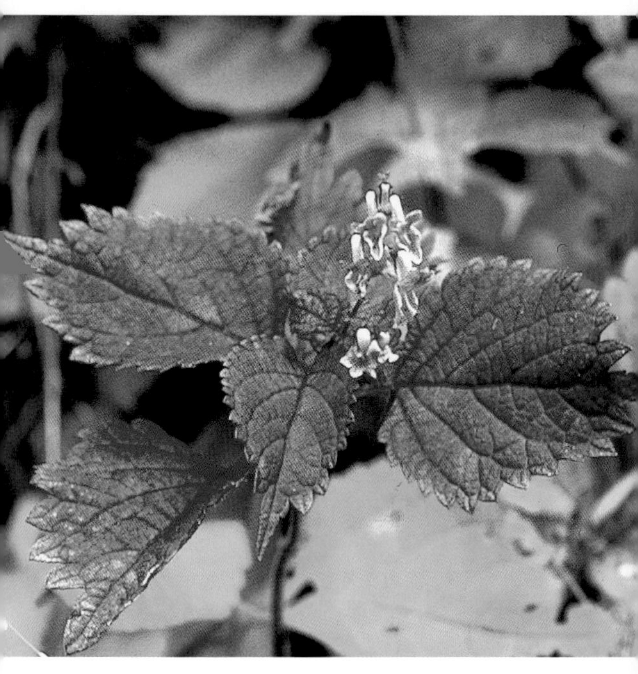

들깨속. 한해살이풀. 전국. 농가에서 약초로 재배하고, 꽃은 8~9월에 연한 자주색 총상화서로 피며, 열매는 둥근 수과로 10월에 여문다.

어린 잎

별　명 야소, 자소, 자주깨, 차조기, 홍소

한약명 **소엽(蘇葉)**–잎

성　미 맛은 맵고 성질은 따뜻하다.

효　능 거담(祛痰), 건위(健胃), 발한(發汗), 발한해표(發汗解表), 안태(安胎), 이뇨(利尿), 지혈(止血), 진정(鎭靜), 진통(鎭痛), 해어해독(解魚蟹毒), 해열(解熱), 행기관중(行氣寬中)

용　도 각기, 감기(感氣), 게중독, 구토, 기침, 뇌질환, 몽정, 생선중독, 설사, 소화불량, 악감발열(惡感發熱), 오한(惡寒), 유방염, 유산(流産), 조산(早産), 천식(喘息), 치질, 태동불안(胎動不安), 풍질(風疾), 해수(咳嗽), 흉복창만(胸腹脹滿)

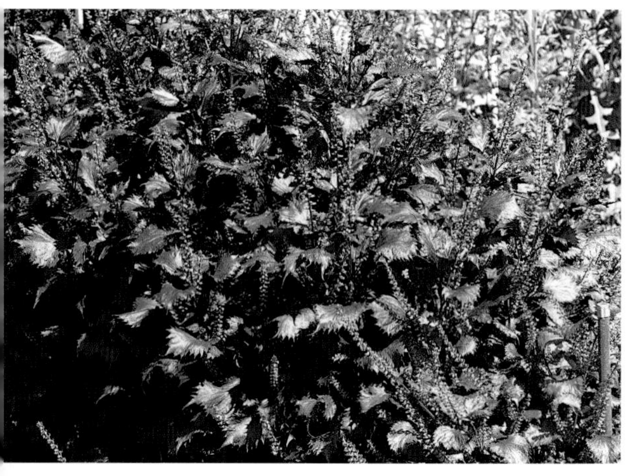

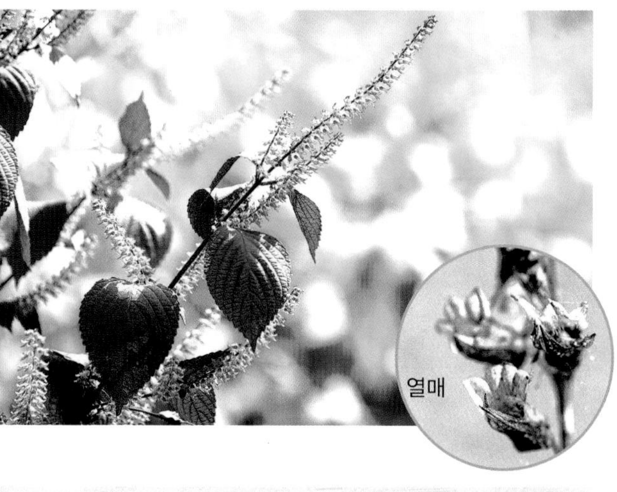

• **소두(蘇頭**-뿌리줄기)는 코막힘, 콧물, 해역상기(咳逆上氣), 흉격담음(胸膈痰飮)의 치료에 쓴다.

• **자소경(紫蘇梗**-줄기)은 기울(氣鬱), 복통, 소화불량, 식체(食滯), 위장동통, 태기불화(胎氣不和), 흉격비민(胸膈肥悶)의 치료에 쓴다.

• **자소포(紫蘇苞**-꽃받침)는 감기(感氣), 빈혈(貧血)의 치료에 쓴다.

• **자소자(紫蘇子**-씨)는 기침, 담천기정체(痰喘氣停滯), 변비(便秘), 천식(喘息), 해역(咳逆), 호흡곤란(呼吸困難)의 치료에 쓴다.

씨

풍열을 없애주고 통증을 멎게 하는 풀

박하

Mentha arvensis var. *piperascens* Malinv. ex Holmes

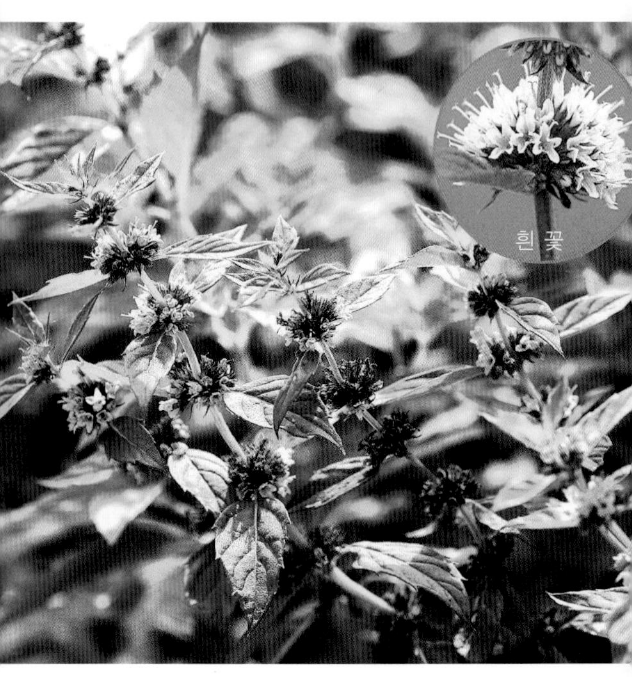

박하속. 여러해살이풀. 전국. 산과 들의 개울가나 습지에서 자라고, 꽃은 7~10월에 흰색 또는 연자주색 통 모양으로 피며, 열매는 달걀 모양 소견과로 9~11월에 익는다.

별 명	야박하, 영생이
한약명	박하(薄荷)-잎과 줄기
성 미	맛은 맵고 성질은 서늘하다.
효 능	거풍(祛風), 건위(健胃), 산예(酸穢), 소염(消炎), 해독(解毒), 해열(解熱)
용 도	구창(口瘡), 두통(頭痛), 식체기창(食滯氣脹), 외감풍열(外感風熱), 인후종통(咽喉腫痛), 적목(赤目), 창개(瘡疥), 치통(齒痛), 홍역(紅疫)

채취한 지상부

염증을 가라앉게 하고 오줌을 잘 나가게 하는 풀

향유

Elsholtzia ciliata (Thunb.) Hylander

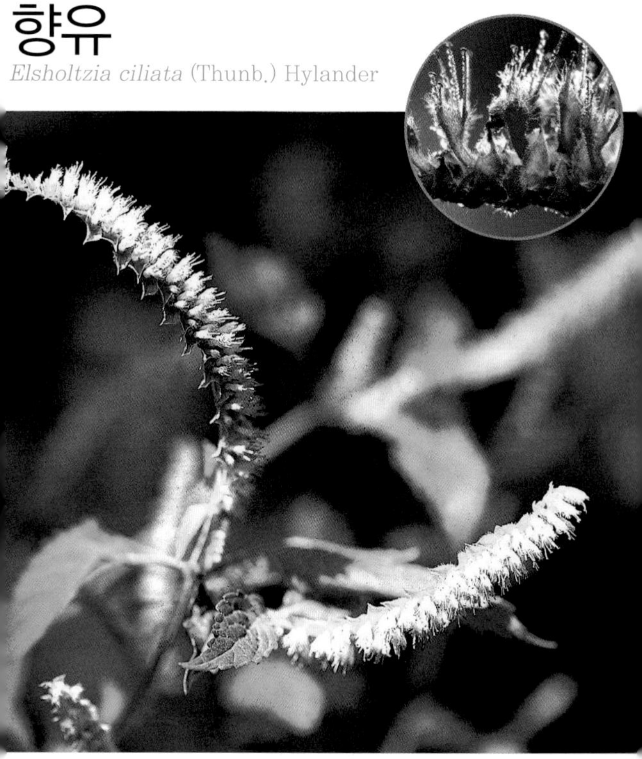

향유속. 한해살이풀. 전국. 산야지 초원에서 자라고, 꽃은 8~9월에 연한 홍자색 이삭화서로 피며, 열매는 좁은 달걀 모양 소견과로 10월에 익는다.

별 명 노야기, 향여
한약명 **향유(香薷)**–지상부
성 미 맛은 맵고 성질은 조금 따뜻하다.
효 능 거담(祛痰), 발한(發汗), 소염(消炎), 억균(抑菌), 이뇨(利尿), 지혈(止血), 해열(解熱)
용 도 각기(脚氣), 감기, 곽란(癨亂), 구취(口臭), 구토(嘔吐), 두통, 땀이 나지 않는 증세, 복통(腹痛), 상한(傷寒), 설사(泄瀉), 소변불리, 수종(水腫), 오한(惡寒), 울증(鬱症), 위암, 종기(腫氣), 토사(吐瀉)

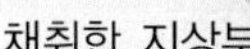
채취한 지상부

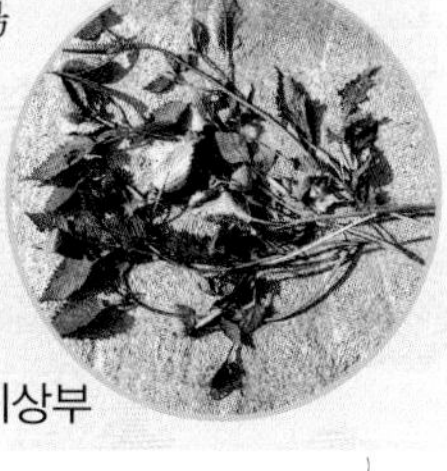

위장을 따뜻하게 하고 땀을 잘 나게 하는 풀

꽃향유

Elsholtzia splendens Nakai ex F. Maekawa

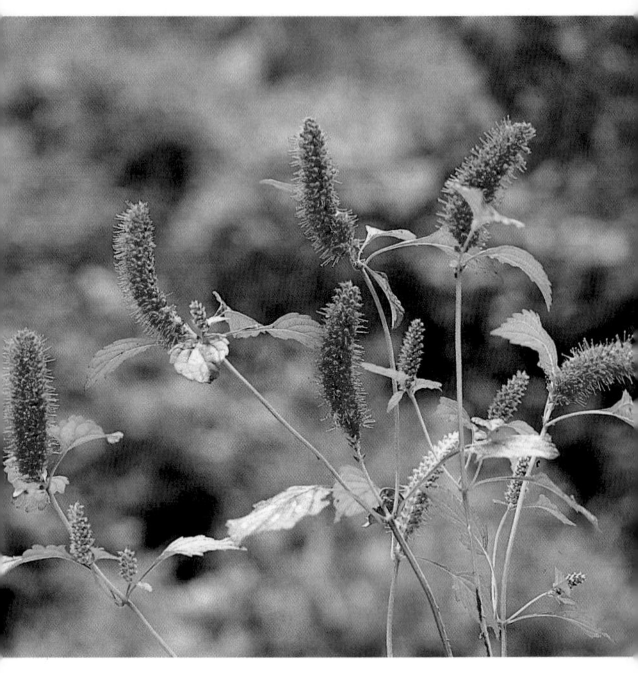

향유속. 한해살이풀. 중부 이남 지방. 산과 들의 건조한 자갈밭에서 자라고, 꽃은 9~10월에 분홍빛을 띤 자주색으로 피며, 열매는 소견과로 10월에 여문다.

- 별 명 노야기, 자화연미
- 한약명 **향유(香薷)**–지상부
- 성 미 맛은 맵고 성질은 조금 따뜻하다.
- 효 능 발한(發汗), 온위(溫胃), 이수소종(利水消腫), 조중(調中), 해서(解暑), 해표(解表), 화습(化濕), 화중(和中)
- 용 도 각기(脚氣), 각기한열(脚氣寒熱), 곽란(癨亂), 구역냉기(嘔逆冷氣), 구토(嘔吐), 복통(腹痛), 복통토하(腹痛吐下), 서열해수(暑熱咳嗽), 수종(水腫), 오한무한(惡寒無汗), 코피, 하리(下痢)

열기를 식히게 하고 종기를 가라앉게 하는 풀

속단

Phlomis umbrosa Turcz.

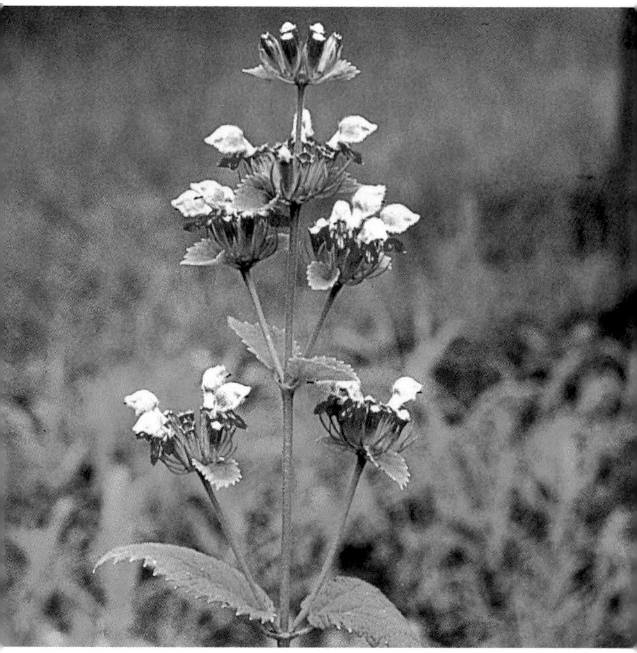

속단속. 여러해살이풀. 전국. 산지에서 자라고, 꽃은 7월에 붉은색 윤산화서로 피며, 열매는 넓은 달걀 모양 수과로 9~11월에 여문다.

한약명 **조소(糙蘇)**–전초

성 미 맛은 떫고 성질은 평하다.

효 능 보간신(補肝腎), 소종(消腫), 속근골(續筋骨), 안태(安胎), 지혈(止血), 진통(鎮痛), 청열(清熱), 활혈(活血)

용 도 감기(感氣), 골절(骨折), 두통(頭痛), 발열(發熱), 외상출혈(外傷出血), 요통(腰痛), 자궁질환(子宮疾患), 종기(腫氣), 중풍(中風), 창옹종독(瘡癰腫毒), 타박상(打撲傷), 하지동통(下肢疼痛)

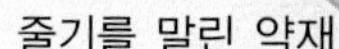

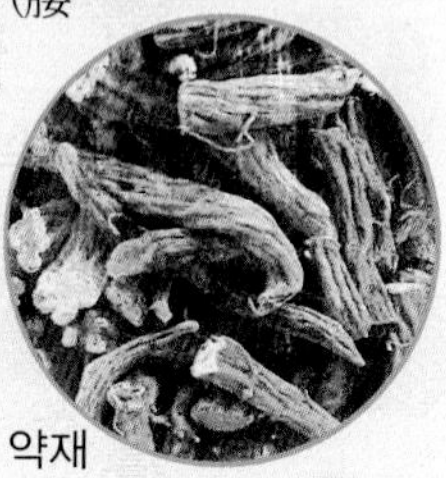

줄기를 말린 약재

간과 콩팥을 튼튼하게 하고 눈을 밝게 하는 나무

구기자나무

Lycium chinense Miller

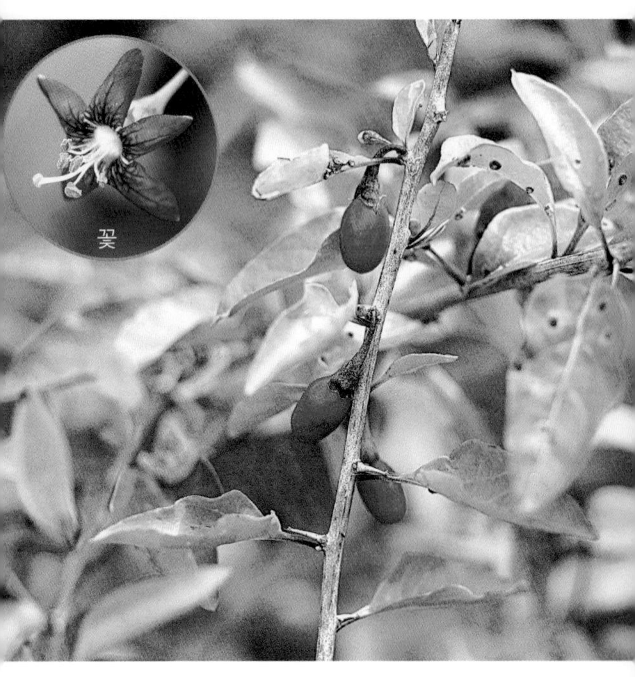

구기자나무속. 갈잎떨기나무. 전국. 인가나 길가에 심고, 꽃은 6~10월에 자주색 종 모양으로 피며, 열매는 긴 달걀 모양 장과로 10~11월에 붉은색으로 익는다.

별 명 구고추, 선인장, 지선

한약명 **구기자(枸杞子)**-열매

성 미 맛은 달고 성질은 평하다.

효 능 익정명목(益精明目), 자보간신(滋補肝腎)

용 도 간신음휴(肝腎陰虧), 요슬산연(腰膝酸軟), 두훈(頭暈), 목혼다질(目昏多疾), 소갈(消渴), 유정(遺精), 허로해수(虛勞咳嗽)

• 줄기껍질은 객열두통, 고혈압, 도한(盜汗), 소갈, 악창, 오장사기(五臟邪氣), 옹종(癰腫), 주비(周痺), 코피, 토혈, 폐열해수, 혈림(血淋)의 치료에 쓴다.

열매를 말린 약재

설사와 통증을 멎게 하는 풀

미치광이풀

Scopolia japonica Maxim.

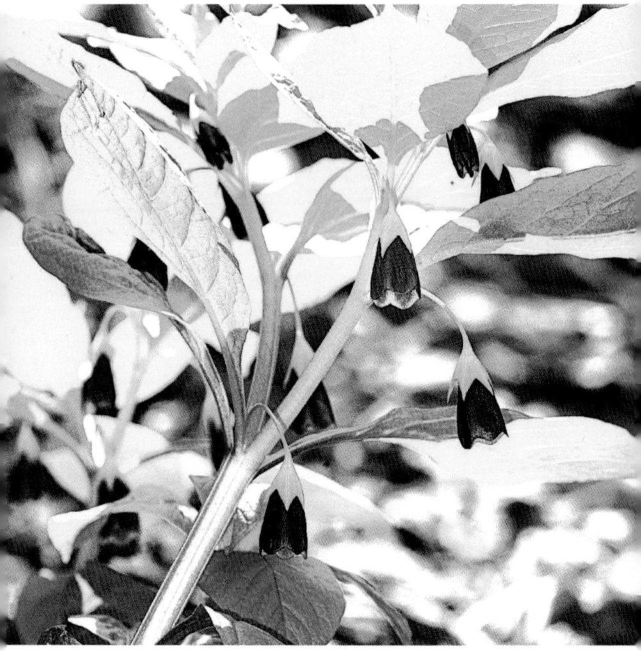

미치광이풀속. 여러해살이풀. 전국. 깊은 산의 숲 속 그늘에서 자라고, 꽃은 4~5월에 짙은 보라색으로 피며, 열매는 둥근 삭과로 7~8월에 익는다.

별 명 미친풀, 광대작약

한약명 **동랑탕(東莨菪)**–뿌리줄기

성 미 맛은 달고 성질은 따뜻하며 독성이 있다.

효 능 삽장(澁腸), 수한(收汗), 진통(鎭痛), 해경(解痙)

용 도 십이지장궤양(十二指腸潰瘍), 옹창종독(癰瘡腫毒), 외상출혈(外傷出血), 위경련(胃痙攣), 위궤양(胃潰瘍), 위산과다(胃酸過多), 정신광조(精神狂躁), 주독수전증(酒毒手顫症), 치통(齒痛), 탄저병(炭疽病)

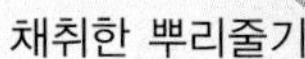
채취한 뿌리줄기

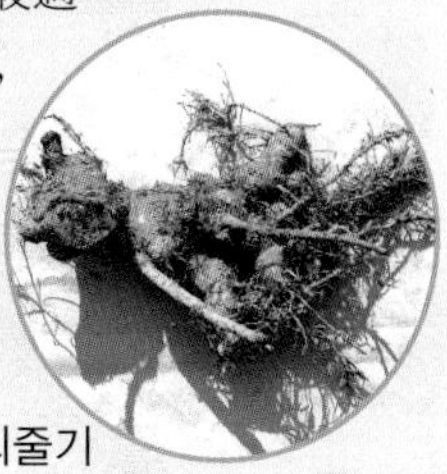

열을 내리게 하고 해독 작용을 하는 풀

꽈리

Physalis alkekengi L. var. *francheti* (Masters) Hort.

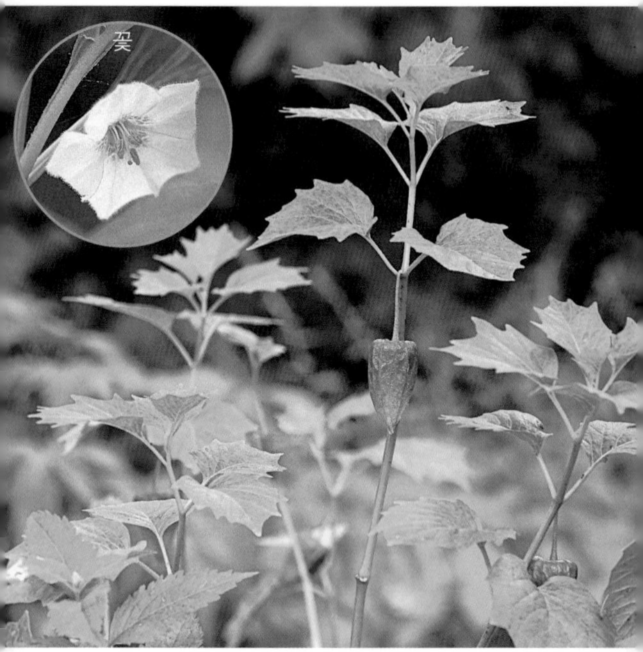

꽃

꽈리속. 여러해살이풀. 전국. 인가근처에서 재배하고, 꽃은 6~8월에 황백색으로 피며, 열매는 둥근 장과로 9~10월에 적색으로 익는다.

별　명 등롱초, 때깔, 뚜까리, 왕모주, 홍고랑
한약명 **산장(酸漿)**-지상부
성　미 맛은 쓰고 시며 성질은 차다.
효　능 이뇨(利尿), 청열(淸熱), 해독(解毒)
용　도 단독(丹毒), 부종(浮腫), 열해(熱咳), 이질(痢疾), 인통(咽痛), 정창(疔瘡), 황달(黃疸)
• 뿌리는 말라리아(malaria), 헤르니아(Hernia), 황달(黃疸)의 치료에 쓴다.

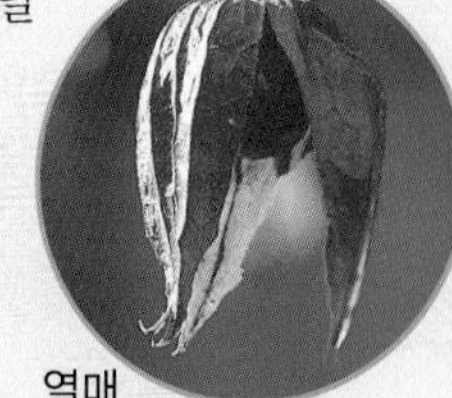
열매

풍을 없애주고 해독 작용을 하는 풀

배풍등

Solanum lyratum Thunb.

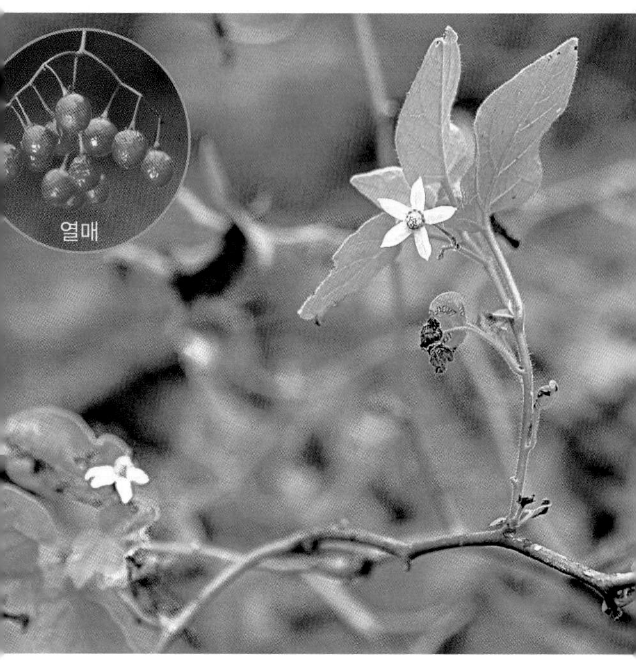
열매

까마중속. 여러해살이풀. 경기 이남 지방. 낮은 산지의 자갈밭에서 자라고, 꽃은 8~9월에 흰색으로 피며, 열매는 둥근 장과로 9~10월에 붉은색으로 익는다.

별 명 북풍등, 설하홍

한약명 **백모등(白毛藤)**-지상부

성 미 맛은 달고 쓰며 성질은 차다.

효 능 거풍(祛風), 이습(利濕), 청열(淸熱), 항종양(抗腫瘍), 항진균(抗眞菌), 해독(解毒)

용 도 단독(丹毒), 류마티즘관절통, 말라리아, 수종(水腫), 임병(淋病), 정창(疔瘡), 황달(黃疸)

• 뿌리는 나력(瘰癧), 두통(頭痛), 붕대(崩帶), 옹종(癰腫), 유체(流涕), 치루(痔漏), 풍화아치(風火牙齒)의 치료에 쓴다.

• 열매는 두창(頭瘡), 목적(目赤), 백내장(白內障), 안무(眼霧), 안통(眼痛), 유루(流淚), 치통(齒痛)의 치료에 쓴다.

통증을 멎게 하고 열기를 식혀주는 채소

가지

Solanum melongena Linné

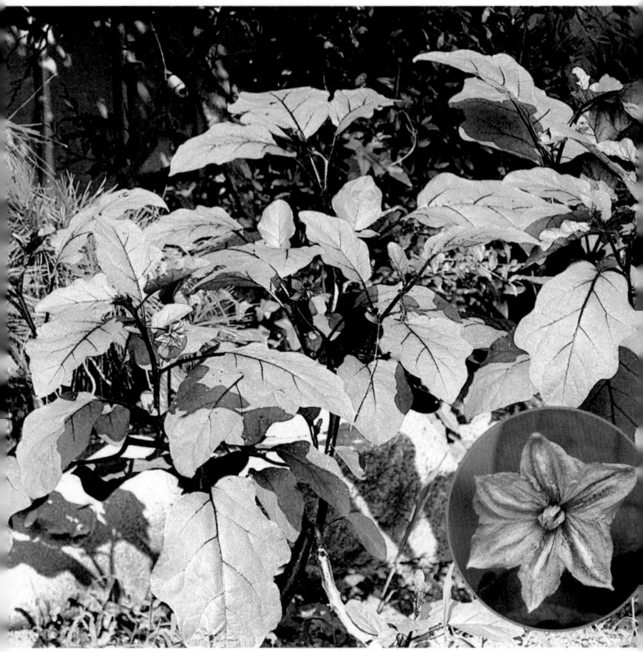

까마중속. 한해살이풀. 전국. 밭에서 채소로 재배하고, 꽃은 6~9월에 자주색 술잔 모양으로 피며, 열매는 장과로 9~10월에 흑자색으로 익는다.

한약명 **가자(茄子)**-열매
성　미 맛은 달고 성질은 서늘하다.
효　능 소종(消腫), 지통(止痛), 청열(清熱), 활혈(活血)
용　도 열독창옹(熱毒瘡癰), 오장피로(五臟疲勞), 장풍하열(腸風下熱), 피부궤양(皮膚潰瘍)

- 잎과 꽃은 각종 출혈(出血)의 치료에 쓴다.
- 뿌리는 각기(脚氣), 동상(凍傷), 각종 출혈(出血)의 치료에 쓴다.
- 꽃꼭지는 각종 출혈(出血), 치통(齒痛)의 치료에 쓴다.

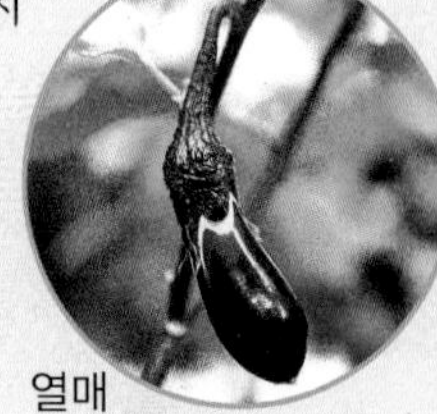
열매

열기를 식히게 하고 해독 작용을 하는 풀

까마중

Solanum nigrum L.

까마중속. 한해살이풀. 전국. 밭이나 길가에서 자라고, 꽃은 6~8월에 흰색으로 피며, 열매는 둥근 장과로 7~11월에 검은색으로 익는다.

별 명 강태, 깜또라지, 때깔나무, 먹달나무, 용안초

한약명 **용규(龍葵)**-지상부

성 미 맛은 조금 쓰고 성질은 차다.

효 능 소종(消腫), 이뇨통림(利尿通淋), 청열(淸熱), 해독(解毒), 활혈(活血)

용 도 급성신염(急性腎炎), 단독(丹毒), 만성기관지염(慢性氣管支炎), 옹종(癰腫), 인후염(咽喉炎), 정창(疔瘡), 타박좌염(打撲挫捻), 피부소양(皮膚瘙痒)

• 씨는 급성편도선염(急性扁桃腺炎), 정창(疔瘡)의 치료에 쓴다.

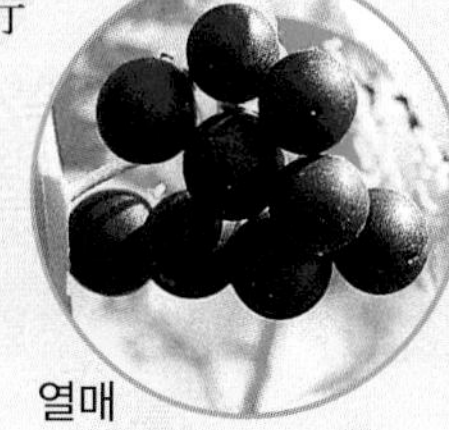

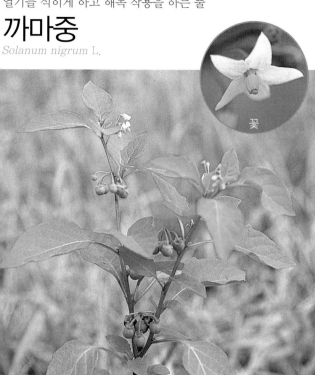
열매

비장과 위장을 튼튼하게 하고 염증을 가라앉게 하는 풀

감자

Solanum tuberosum Linné

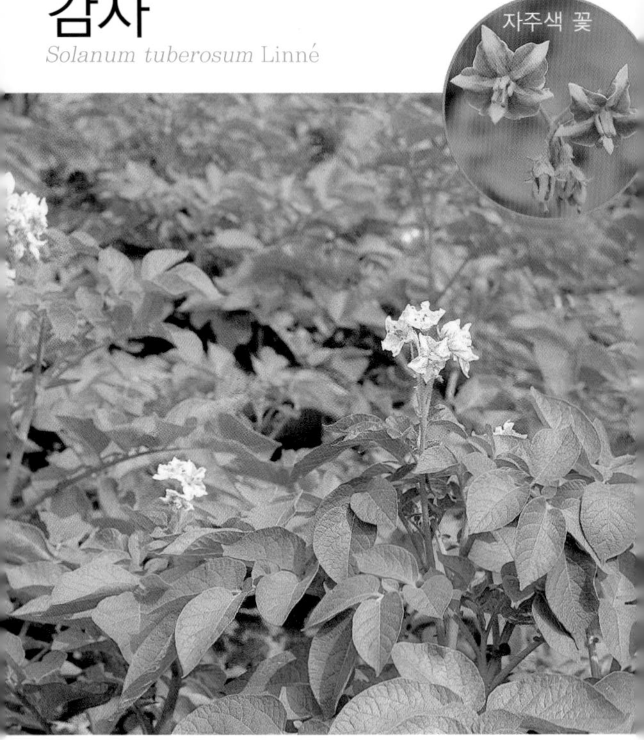

자주색 꽃

까마중속. 여러해살이풀. 전국. 밭에서 채소로 재배하고, 꽃은 5~6월에 흰색 또는 자주색으로 피며, 열매는 둥근 장과로 9월에 황록색으로 익는다.

별　명 마령서(馬鈴薯), 하지감자

한약명 **양우(洋芋)**–덩이줄기

성　미 맛은 달고 성질은 평하다.

효　능 건비(健脾), 건위(健胃), 보기(補氣), 소염(消炎), 해독(解毒)

용　도 이하선염(耳下腺炎), 타박상(打撲傷), 피부병(皮膚病), 화상(火傷)

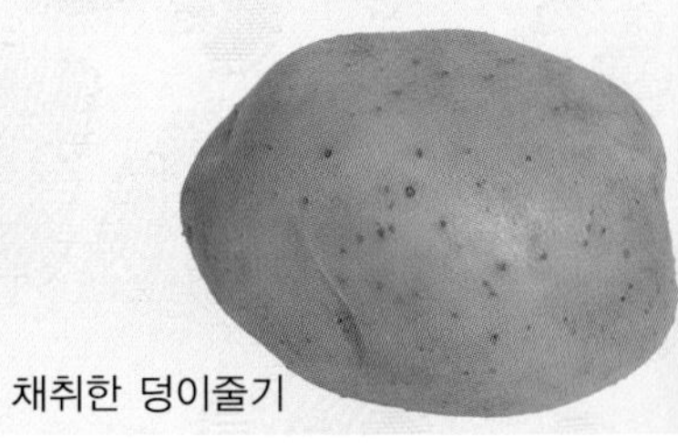

채취한 덩이줄기

혈압을 내리게 하고 정력을 강화시키는 풀

토마토

Lycopersicon esculentum Miller

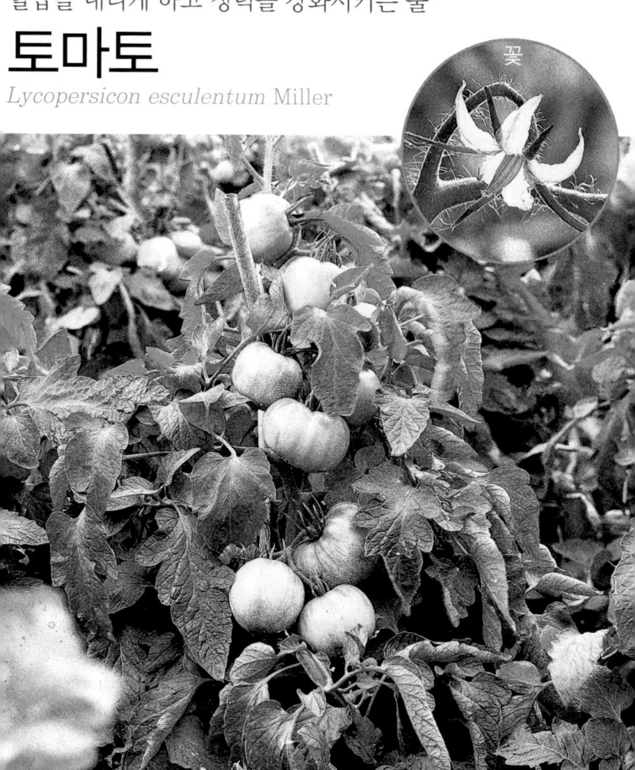

토마토속. 한해살이풀. 전국. 밭에서 작물로 재배하고, 꽃은 5~6월에 노란색으로 피며, 열매는 공 모양 장과로 6~8월에 붉은색으로 익는다.

별 명 일년감
한약명 **번가(蕃茄)**－열매
성 미 맛은 달고 쓰며 성질은 조금 차다.
효 능 강혈압(降血壓), 건위소식(健胃消食), 보간신(補肝腎), 생진(生津), 소염(消炎), 안심(安心), 억균(抑菌), 정력강화(精力强化), 지갈(止渴), 해독
용 도 각습(脚濕), 간염(肝炎), 간장쇠약(肝臟衰弱), 고혈압(高血壓), 괴혈병(壞血病), 구감증(口疳症), 당뇨병(糖尿病), 만성감기(慢性感氣), 불면증(不眠症), 식중독(食中毒), 신경통(神經痛), 심장병(心臟病), 심장쇠약(心臟衰弱), 안질(眼疾), 양기부족(陽氣不足), 위산과소(胃酸過少), 풍습성피부병(皮膚病), 혈관경화(血管硬化)

위를 튼튼하게 하고 해독 작용을 하는 풀

고추

Capsicum annuum L.

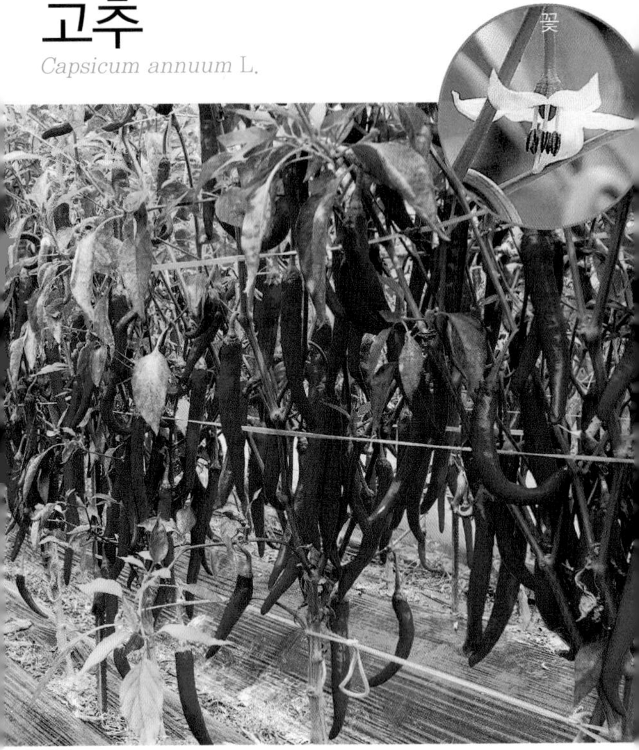

꽃

고추속. 한해살이풀. 전국. 밭에서 채소로 재배하고, 꽃은 7~8월에 흰색으로 피며, 열매는 장과로 9~10월에 붉은색으로 익는다.

별　명 개자초, 고초, 날초, 남만초, 당초, 신가, 신초
한약명 **번초(蕃椒)**–열매
성　미 맛은 맵고 성질은 따뜻하다.
효　능 건위(健胃), 항암(抗癌), 해독(解毒)
용　도 각기(脚氣), 구교상(狗咬傷), 근육통(筋肉痛), 동상(凍傷), 수창(手瘡), 신경통(神經痛), 이질(痢疾)

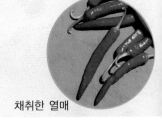

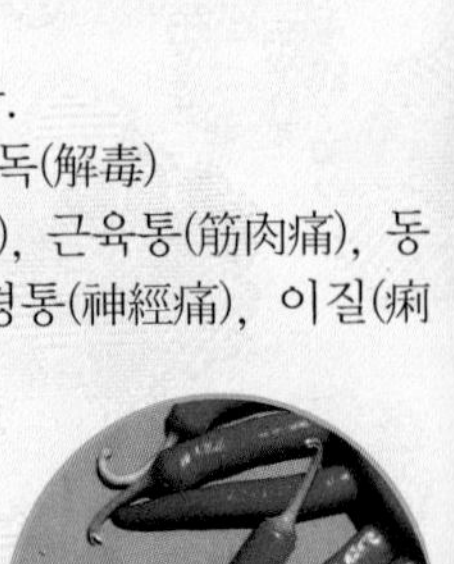

채취한 열매

풍을 없애주고 기침을 멎게 하는 풀

흰독말풀

Datura metel L.

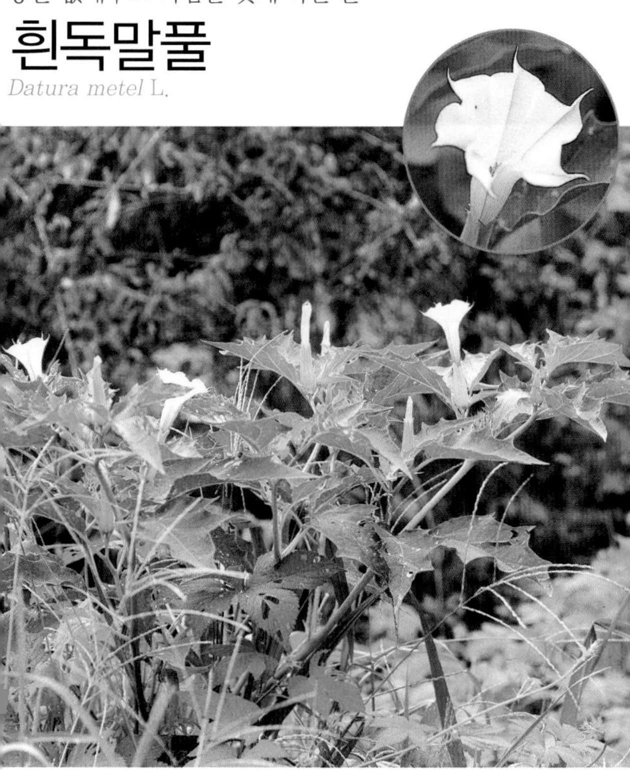

독말풀속. 한해살이풀. 전국. 들이나 길가에서 자라고, 꽃은 6~7월에 흰색으로 피며, 열매는 둥근 삭과로 가시 모양의 돌기가 밀생한다.

별　명 만타라화
한약명 **양금화(洋金花)**–꽃
성　미 맛은 맵고 성질은 따뜻하다.
효　능 거풍(祛風), 지통(止痛), 지해평천(止咳平喘), 진경지축(鎭痙止搐)
용　도 기관지천식(氣管枝喘息), 만경풍(慢驚風), 만성기관지염(慢性氣管支炎), 사지마비동통(四肢麻痺疼痛), 심복부냉통(心腹部冷痛), 전간(癲癎), 천식(喘息), 타박상(打撲傷), 해수(咳嗽)
• 씨는 경련발작(痙攣發作), 어혈통증(瘀血痛症), 천식(喘息), 풍한습사지마비(風寒濕四肢麻痺), 해수(咳嗽)의 치료에 쓴다.

풍을 없애주고 통증을 멎게 하는 풀

독말풀

Datura stramonium var. *chalybea* Koch.

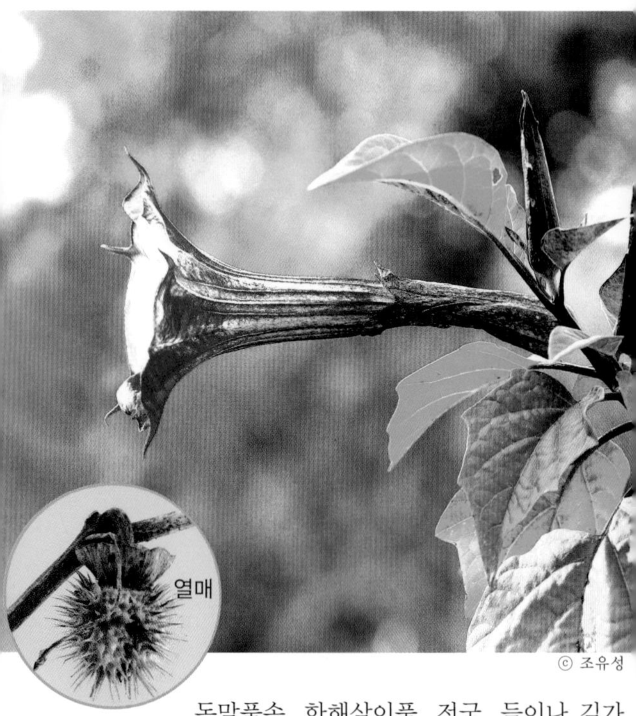

ⓒ 조유성

독말풀속. 한해살이풀. 전국. 들이나 길가에서 자라고, 꽃은 6~9월에 연한 자주색 나팔 모양으로 피며, 열매는 달걀 모양 삭과로 10~11월에 여문다.

별 명 과부꽃, 네조각독말풀
한약명 **만타라(曼陀羅)**-꽃과 잎
성 미 독성이 강하다.
효 능 거풍(祛風), 마취(痲醉), 지통(止痛), 평천(平喘)
용 도 각기, 간장통(肝臟痛), 경간(驚癎), 고창(鼓脹), 류마티즘비통(rheumatism痺痛), 생리통(生理痛). 위산과다, 장신경통(腸神經痛), 창양동통(瘡瘍疼痛), 천식, 탈항, 폐로야한(肺勞夜寒)

- 외과수술의 마취제(痲醉劑)로도 사용한다.
- 씨는 경련(痙攣), 천해(喘咳), 타박상, 탈항, 풍한습비(風寒濕痺), 하리(下痢)의 치료에 쓴다.
- 뿌리는 광견교상(狂犬咬傷), 악창(惡瘡)의 치료에 쓴다.

소화를 촉진하고 해독 작용을 하는 풀

담배

Nicotiana tabacum L.

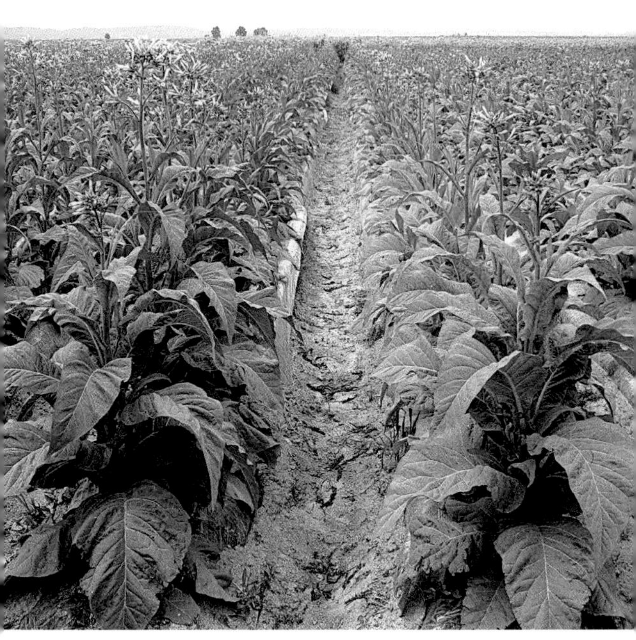

담배속. 한해살이풀. 전국. 농가에서 작물로 재배하고, 꽃은 7~8월에 연한 붉은색 원추화서로 피며, 열매는 달걀 모양 삭과로 9월에 여문다.

별　명 담파고, 상사초, 향초
한약명 **연초(煙草)**-잎
성　미 맛은 맵고 성질은 따뜻하다.
효　능 살충(殺虫), 소화촉진(消化促進), 소염(消炎), 지혈(止血), 해독(解毒), 행기지통(行氣止痛)
용　도 견교상(犬咬傷), 기체복통(氣滯腹痛), 버짐, 사교상(蛇咬傷), 소화불량(消化不良), 악창(惡瘡), 옴, 종기(腫氣)

꽃

열기를 식히게 하고 종기를 가라앉게 하는 풀

현삼

Scrophularia buergeriana Miq.

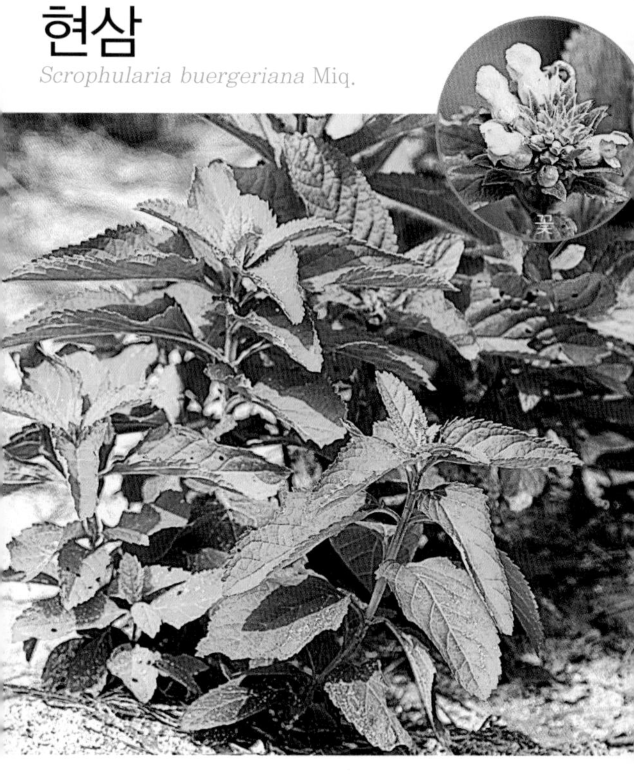

현삼속. 여러해살이풀. 전국. 산과 들의 양지바른 풀밭에서 자라고, 꽃은 8~9월에 황록색 원추화서로 피며, 열매는 달걀 모양 삭과로 9~10월에 익는다.

한약명 **현삼(玄蔘)**–뿌리와 뿌리줄기

성　미 맛은 달고 쓰며 성질은 차다.

효　능 소종(消腫), 양음(養陰), 자음(滋陰), 지번(止煩), 청열(淸熱), 해독(解毒)

용　도 고혈압(高血壓), 기관지염(氣管支炎), 변비(便秘), 부스럼, 식은땀, 연주창(連珠瘡), 인후염(咽喉炎), 임파선염(淋巴腺炎), 토혈(吐血), 편도선염(扁桃腺炎)

채취한 뿌리줄기

종기를 가라앉게 하고 해독 작용을 하는 풀

주름잎

Mazus japonicus (Thunberg.) Kuntze

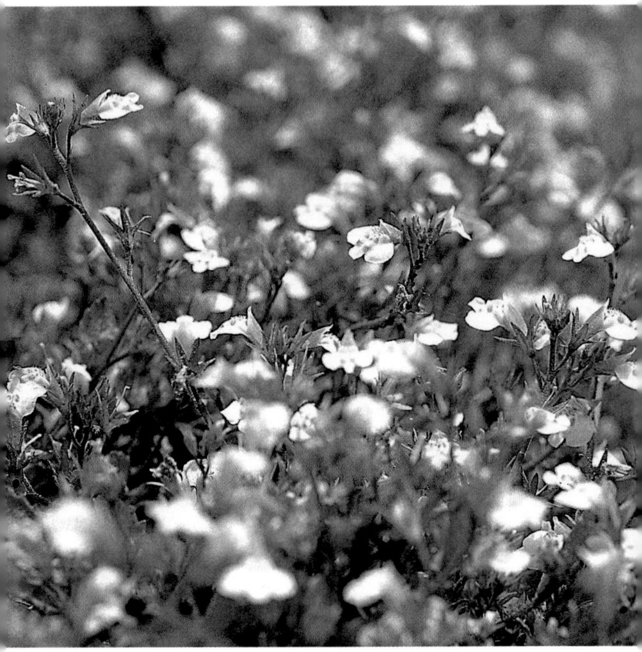

주름잎속. 한(두)해살이풀. 전국. 논·밭둑 등 다소 습한 곳에서 자라고, 꽃은 5~8월에 연한 자주색 통 모양으로 피며, 열매는 둥근 삭과로 9월에 익는다.

별　명 고추풀
한약명 **녹란화(綠蘭花)**–전초
성　미 맛은 조금 달고 성질은 서늘하다.
효　능 소종(消腫), 지통(止痛), 진통(鎭痛), 청열(淸熱), 해독(解毒)
용　도 무명종독(無名腫毒), 옹저정종(癰疽疔腫), 종기(腫氣), 탕화창(湯火瘡), 편두통(偏頭痛)

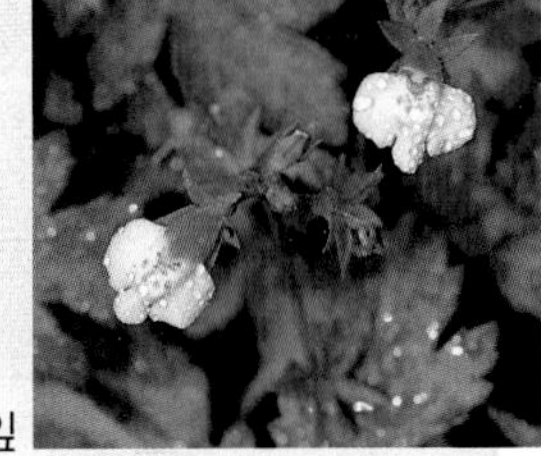

누운주름잎

기침을 멎게 하고 폐를 깨끗하게 하는 풀

꼬리풀

Pseudolysimachion linariaefolium (Pallas) Holub

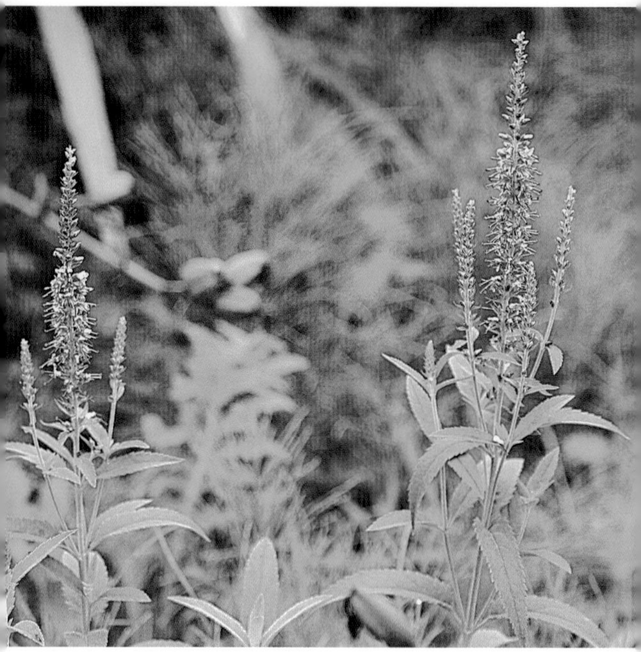

꼬리풀속. 여러해살이풀. 전국. 산이나 들에서 자라고, 꽃은 7~8월에 벽자색 총상화서로 피며, 열매는 납작한 원형 삭과로 9~10월에 여문다.

별 명 가는잎꼬리풀
한약명 **세엽파파납(細葉婆婆納)**-지상부
성 미 맛은 쓰고 성질은 차다.
효 능 지해화담(止咳化痰), 청폐해독(淸肺解毒)
용 도 만성기관지염(慢性氣管支炎), 폐화농증(肺化膿症)

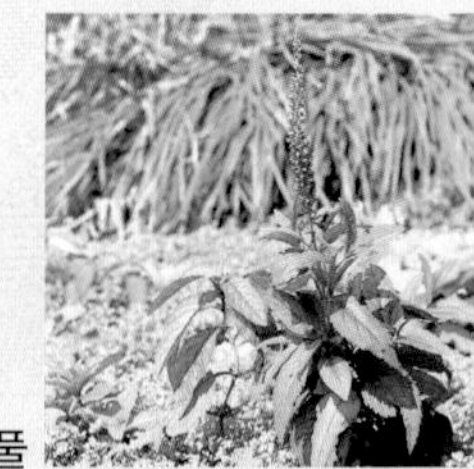

산꼬리풀

출혈과 통증을 멎게 하는 풀

개불알풀

Veronica didyma var. *lilacina* (H. Hara) T. Yamaz.

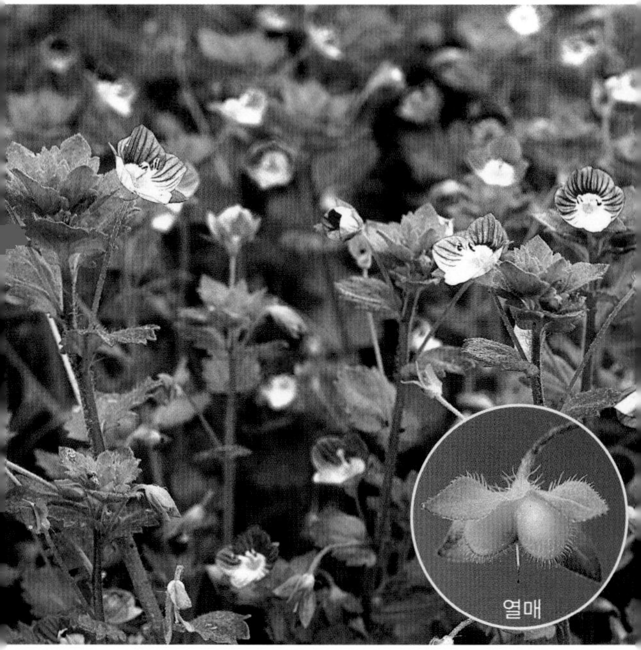

개불알풀속. 두해살이풀. 남부 지방. 길가 풀밭에서 자라고, 꽃은 5~6월에 연한 자홍색으로 피며, 열매는 콩팥 모양 삭과로 7월에 여문다.

별　명 지금, 코따깽이
한약명 **파파납(婆婆納)**-지상부
효　능 양혈지혈(凉血止血), 이기지통(理氣止痛)
용　도 고환염(睾丸炎), 백대(白帶), 산기(疝氣), 요통(腰痛), 토혈(吐血)

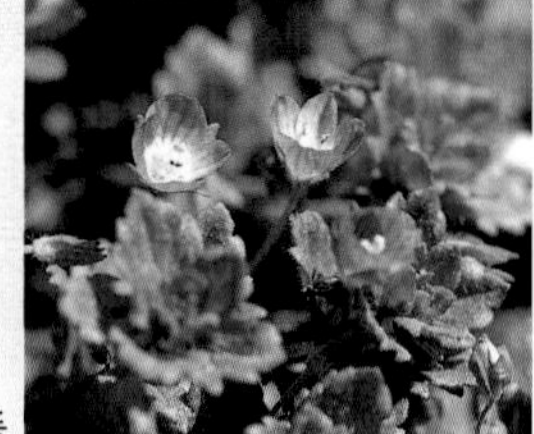
큰개불알풀

통증을 없애주고 해독 작용을 하는 풀

냉초

Veronicastrum sibiricum (L.) Pennell

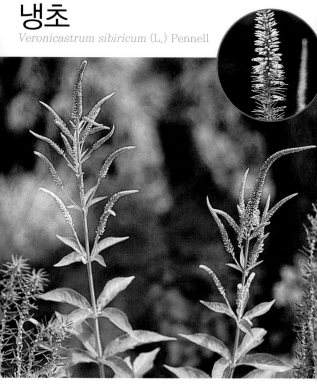

냉초속. 여러해살이풀. 강원도 이북 지방. 산지의 습한 곳에서 자라고, 꽃은 7~8월에 홍자색 총상화서로 피며, 열매는 달걀 모양 삭과로 9~10월에 여문다.

별 명 숨위나물, 좁은잎냉초, 털냉초
한약명 **참룡검(斬龍劍)**–뿌리
성 미 맛은 조금 쓰고 성질은 차다.
효 능 거풍(祛風), 소염(消炎), 이뇨(利尿), 제습(除濕), 지통(止痛), 진통(鎭痛), 해독(解毒), 해열(解熱), 화담(化痰)
용 도 감기(感氣), 근육통(筋肉痛), 독사교상(毒蛇咬傷), 독충자상(毒虫刺傷), 방광염(膀胱炎), 유행성감기(流行性感氣), 절상출혈(切傷出血), 폐결핵해수(肺結核咳嗽), 풍습요슬통(風濕腰膝痛)
• 지상부는 관절염(關節淡), 근육통(筋肉痛), 독사교상(毒蛇咬傷), 독충자상(毒虫刺傷)의 치료에 쓴다.

열기를 식히고 갈증을 풀어주는 풀

지황

Rehmannia glutinosa (Gaertn.) Libosch. ex Steud.

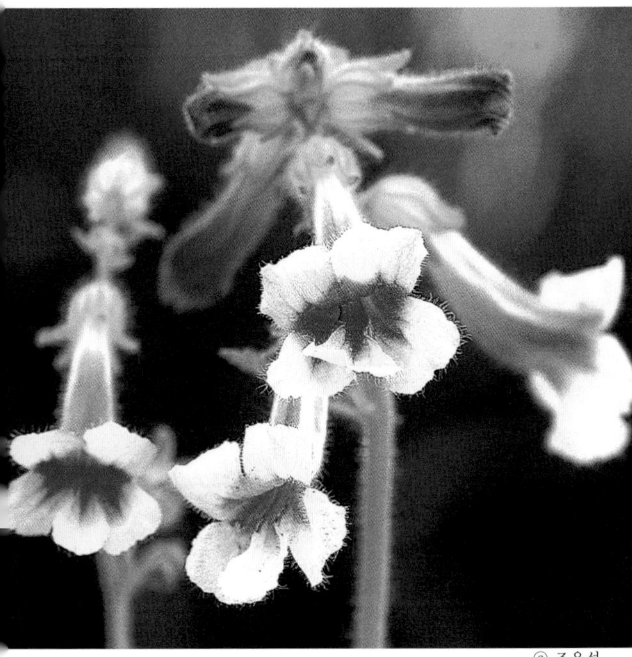

ⓒ 조유성

지황속. 여러해살이풀. 전국. 약초로 재배하고, 꽃은 6~7월에 연한 홍자색 종 모양으로 총상화서를 이루며, 열매는 장타원형 삭과이다.

한약명 **선지황(鮮地黃)**–생뿌리
성 미 맛은 달고 쓰며 성질은 차다.
효 능 생진(生津), 양혈(凉血), 지갈(止渴), 청열(淸熱)
용 도 반진(斑疹), 변비, 설강, 소갈, 온병상음, 신혼(神昏), 코피, 토혈, 해수출혈, 허로골증, 혈붕
• **건지황(乾地黃**–뿌리를 말린 것)은 월경불순, 소갈, 음허변비, 코피, 태동불안, 토혈, 혈붕
• **숙지황(熟地黃**–뿌리를 찐 것)은 노수골증, 목혼, 월경불순, 소갈, 요슬위약, 유정, 음허혈소
• **지황화(地黃花**–꽃)는 당뇨병소갈, 신허요척통(腎虛腰脊痛)의 치료에 쓴다.
• **지황엽(地黃葉**–잎)은 개선(疥癬), 악창(惡瘡)의 치료에 쓴다.

열을 내리게 하고 해독 작용을 하는 풀

꽃며느리밥풀

Melampyrum roseum Maxim.

며느리밥풀속. 반기생한해살이풀. 전국. 산지의 숲과 초원의 양지에서 자라고, 꽃은 7~9월에 홍자색으로 피며, 열매는 납작한 난형 삭과로 10월에 검은색으로 여문다.

별 명 꽃새애기풀, 며느리풀
한약명 **산라화(山羅花)**-전초
효 능 청혈(淸血), 해열(解熱), 해독(解毒)
용 도 옹종창독(癰腫瘡毒), 종기(腫氣), 피부병(皮膚病)

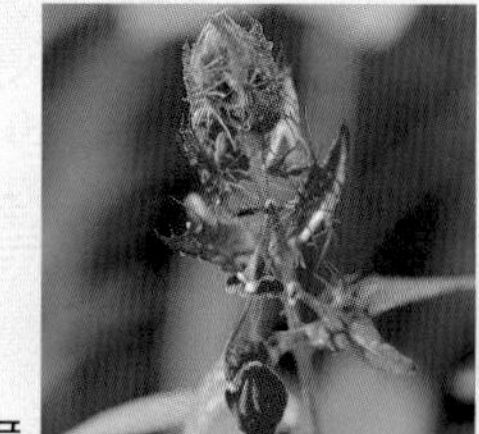

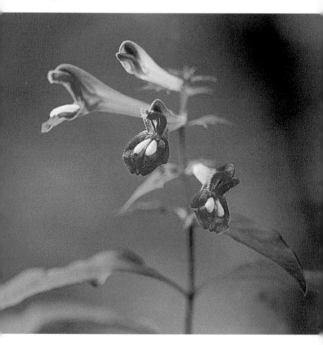

애기며느리밥풀

열을 내리게 하고 오줌을 잘 나오게 하는 풀

나도송이풀

Phtheirospermum japonicum Kanitz.

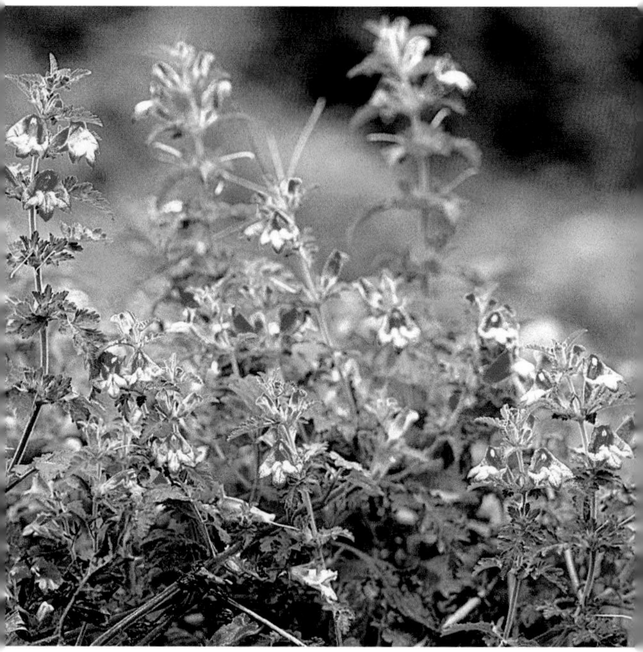

나도송이풀속. 반기생한해살이풀. 전국. 산과 들의 양지바른 풀밭에서 자라고, 꽃은 8~9월에 분홍색으로 피며, 열매는 삭과로 10월에 여문다.

한약명 **송호(松蒿)**–지상부
성　미 맛은 조금 맵고 성질은 평하다.
효　능 이습(利濕), 청열(淸熱)
용　도 감기(感氣), 전신부종(全身浮腫), 황달(黃疸)

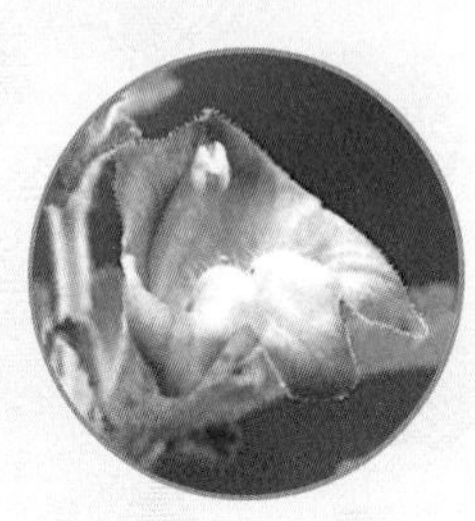

풍과 습을 없애주고 오줌을 잘 나오게 하는 풀

송이풀

Pedicularis resupinata L.

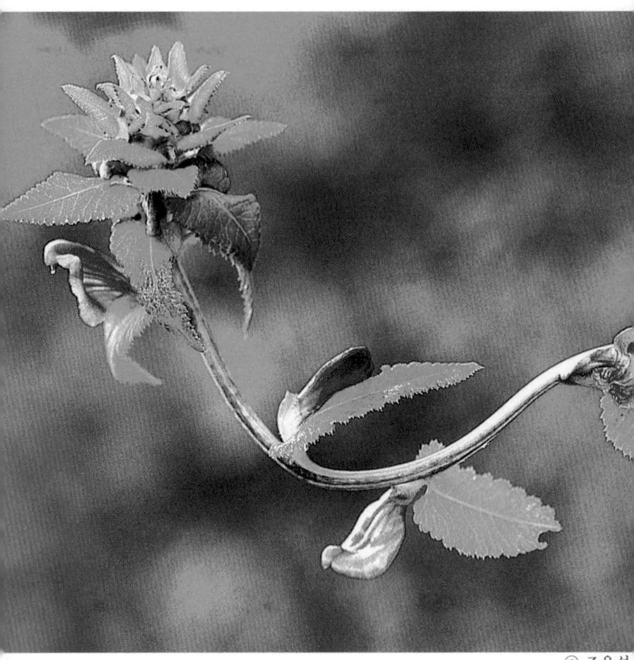

ⓒ 조유성

송이풀속. 여러해살이풀. 전국. 산지에서 자라고, 꽃은 7~9월에 홍자색 입술 모양으로 피며, 열매는 긴 달걀 모양 삭과로 10월에 익는다.

별 명 깨나물, 도시락나물, 마주송이풀, 명천송이풀, 수송이풀
한약명 **마선호(馬先蒿)**－전초
성 미 맛은 쓰고 성질은 평하다.
효 능 거풍습(祛風濕), 이뇨(利尿), 이수(利水)
용 도 백대하(白帶下), 소변불리(小便不利), 요로결석(尿路結石), 풍습성관절염(風濕性關節炎)

원기를 보하고 심장을 강하게 하는 풀

구름송이풀

Pedicularis verticillata L.

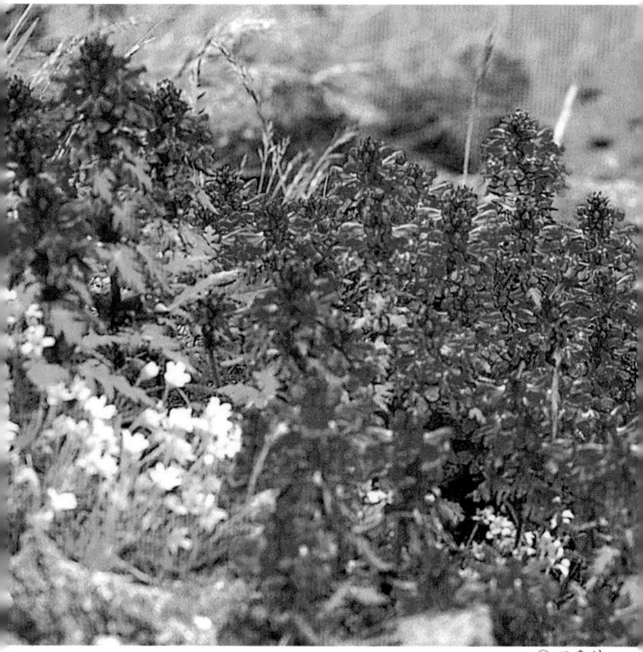

ⓒ 조유성

송이풀속. 여러해살이풀. 제주도 · 경남 · 함경도 지방. 높은 산 지대 정상 부근 초원에서 자라고, 꽃은 7~8월에 적자색으로 피며, 열매는 삭과로 10월에 여문다.

한약명 **윤엽마선호(輪葉馬先蒿)**–지상부

성　미 맛은 달고 조금 쓰며 성질은 따뜻하다.

효　능 강심(强心), 대보원기(大補元氣), 생진안신(生津安神)

용　도 신체허약(身體虛弱), 허탈(虛脫), 혈압급락(血壓急落)

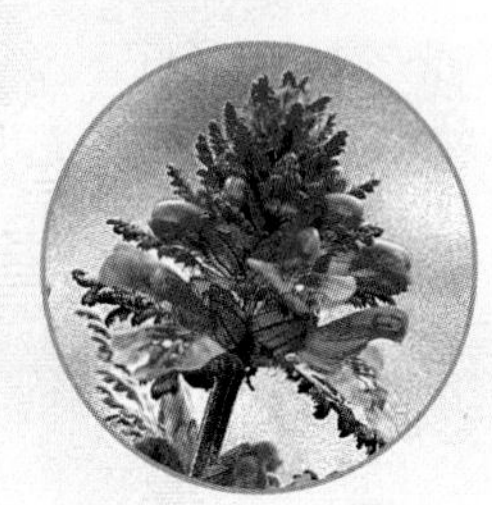

염증을 가시게 하는 나무

오동나무

Paulownia coreana Uyeki

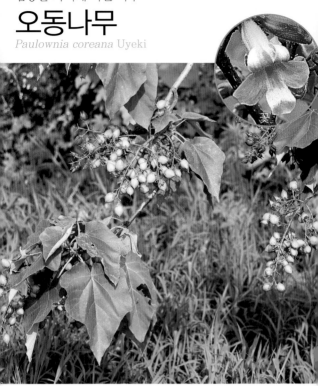

오동나무속. 갈잎큰키나무. 중부 이남 지방. 마을 부근에서 자라고, 꽃은 5~6월에 흰빛을 띤 자주색 통 모양으로 피며, 열매는 둥근 삭과로 10월에 익는다.

별 명 머귀나무
한약명 **동피(桐皮)**-나무껍질
성 미 맛은 쓰고 성질은 차다.
효 능 소염(消炎)
용 도 단독(丹毒), 임병(淋病), 치질(痔疾), 치창(痔瘡), 타박상(打撲傷)
• **동엽(桐葉**-잎)은 악창(惡瘡), 옹저(癰疽), 정창(疔瘡), 종기(腫氣), 창상출혈의 치료에 쓴다.
• **포동화(泡桐花**-꽃)는 급성결막염(急性結膜炎), 급성장염(急性腸炎), 급성편도선염(急性扁桃腺炎), 기관지폐렴(氣管枝肺炎), 상호흡도감염(上呼吸道感染), 세균성설사(細菌性泄瀉), 옹종(癰腫), 이하선염(耳下腺炎)의 치료에 쓴다.

기침을 멎게 하고 종기를 가라앉게 하는 나무

참오동나무

Paulownia tomentosa (Thunb.) Steudel

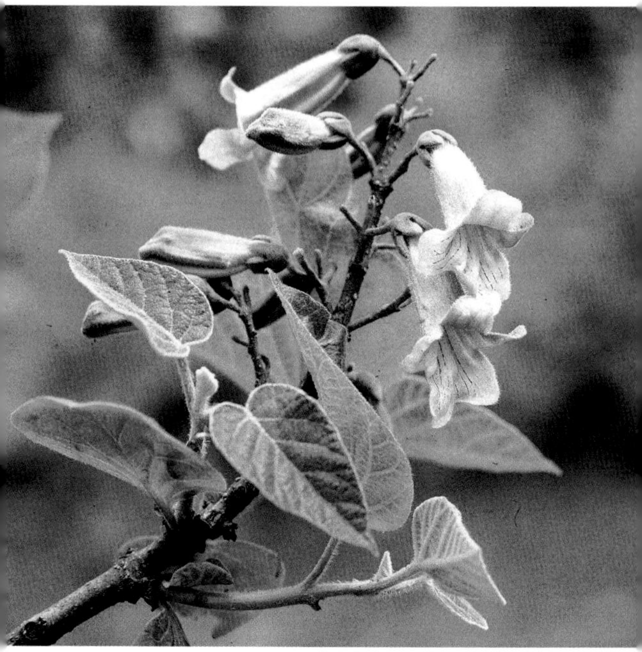

오동나무속. 갈잎큰키나무. 황해도 이남 지방. 인가 부근에서 식재하고, 꽃은 5~6월에 연한 자주색 종 모양으로 피며, 열매는 둥근 삭과로 10월에 익는다.

한약명 **자화포동(紫花泡桐)**-전초
효 능 거담(祛痰), 지해(止咳), 평천(平喘), 거풍(祛風), 소종(消腫), 지통(止痛), 해독(解毒)
용 도 • 열매-가래, 천식(喘息), 해수(咳嗽)
• 뿌리, 꽃, 잎, 나무껍질-종기(腫氣)

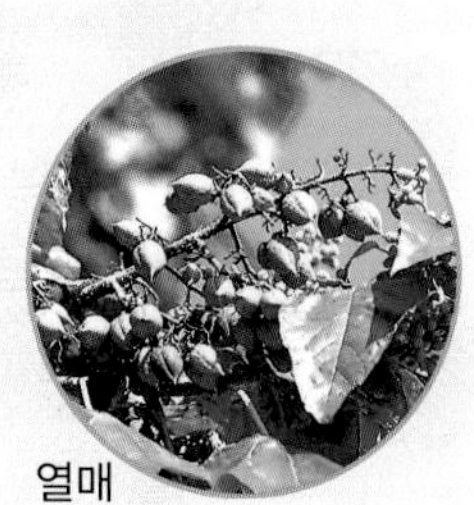
열매

열기를 식히고 해독 작용을 하는 풀

우단담배풀

Verbascum nigrum Linné

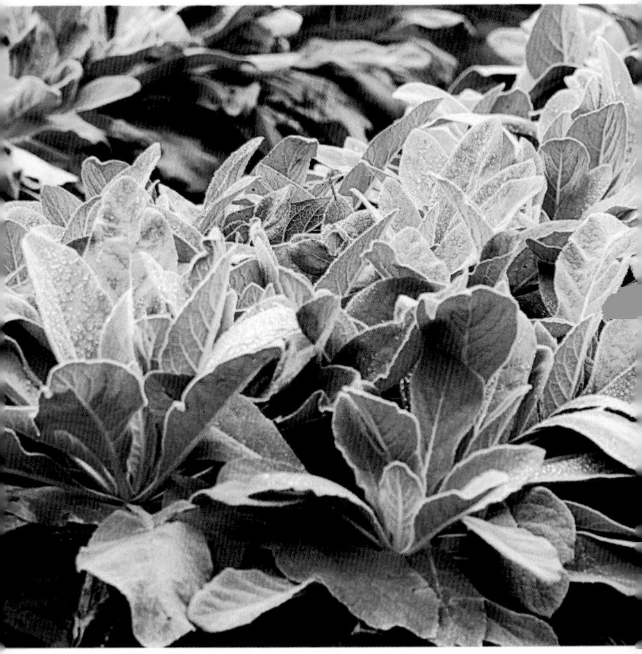

우단담배풀속. 두해살이풀. 전국. 원예용으로 재배하고, 꽃은 6~9월에 노란색 수상화서로 피며, 열매는 둥근 삭과이고 전체에 우단같이 부드러운 털이 밀생한다.

한약명 **모예화(毛蕊花)**－지상부
성　미 독성이 있다.
효　능 지혈(止血), 청열(清熱), 해독(解毒)
용　도 외상출혈(外傷出血), 충수돌기염(虫垂突起炎), 폐렴발열(肺炎發熱)

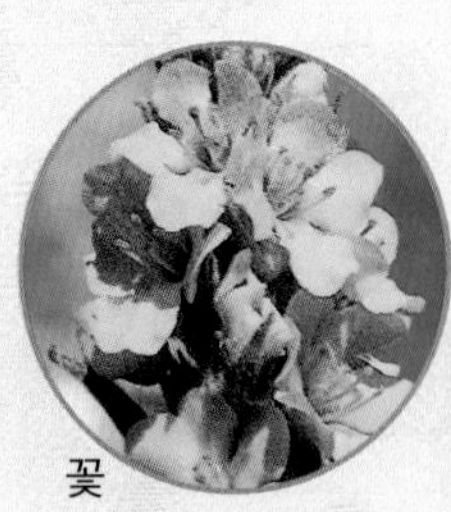
꽃

혈액순환을 좋게 하고 어혈을 풀어주는 덩굴

능소화

Campsis grandiflora (Thunb.) K. Schumann

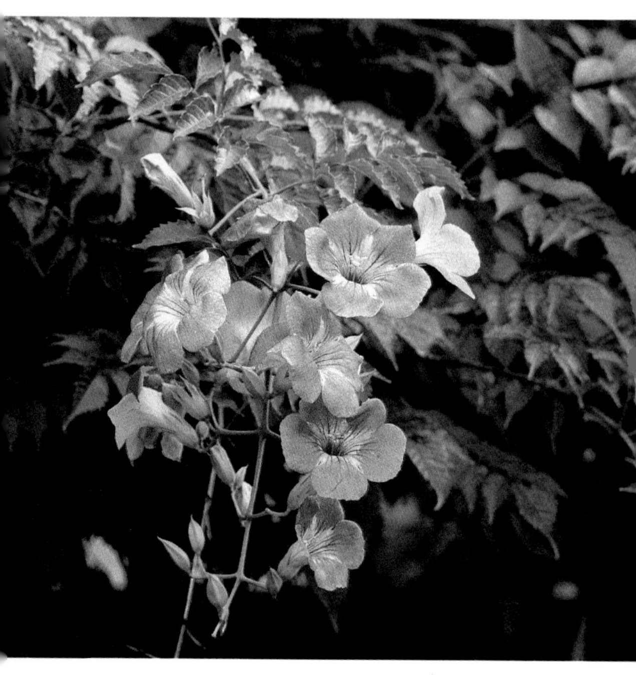

능소화속. 갈잎덩굴나무. 중부 이남 지방. 관상용으로 식재하고, 꽃은 8~9월에 황적색 깔때기 모양 원추화서로 피며, 열매는 가죽질 삭과로 10월에 여문다.

한약명 **능소화(凌宵花)**–꽃

성 미 맛은 맵고 성질은 조금 차다.

효 능 거어(祛瘀), 양혈(凉血)

용 도 붕중(崩中), 월경불순(月經不順), 월경폐지(月經閉止), 유방염(乳房炎), 징하(癥瘕), 토혈(吐血), 피부소양(皮膚瘙痒), 한열쇠약(寒熱衰弱), 혈대(血滯), 혈열풍양(血熱風痒)

• 뿌리는 요각불수(腰脚不隨), 통풍(痛風), 풍진(風疹), 피부소양(皮膚瘙痒), 혈열생풍(血熱生風)의 치료에 쓴다.

• 줄기와 잎은 수각산연마목(手脚酸軟痲木), 인후종통(咽喉腫痛), 풍진(風疹), 피부소양(皮膚瘙痒), 혈열생풍(血熱生風)의 치료에 쓴다.

해독 작용을 하고 열기를 식히게 하는 나무

개오동나무

Catalpa ovata G. Don

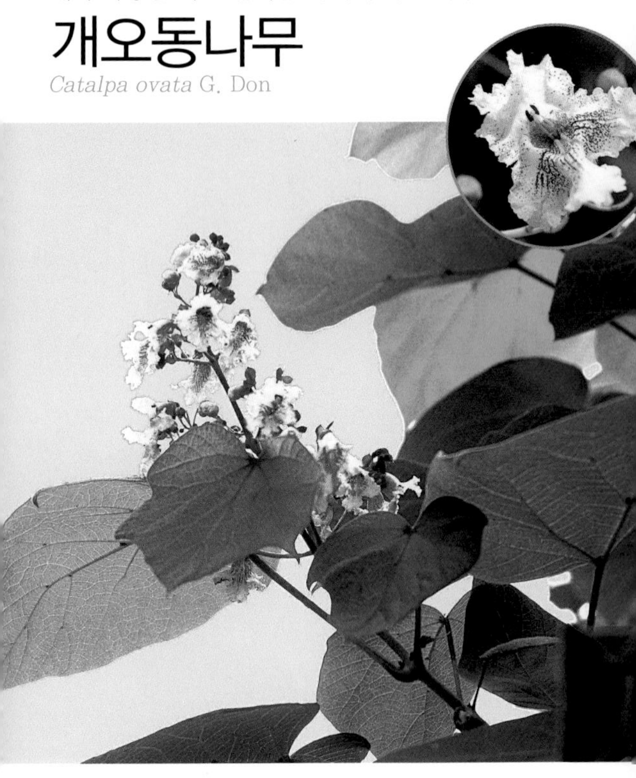

개오동나무속. 갈잎큰키나무. 전국. 마을 부근에서 자라고, 꽃은 6~7월에 노란빛을 띤 흰색으로 피며, 열매는 긴 선형의 삭과로 10월에 암갈색으로 여문다.

별 명 대각두, 목왕, 상사수, 의수, 추수, 향오동
한약명 **재백피(梓白皮)**-뿌리와 줄기의 껍질
성 미 맛은 쓰고 성질은 차다.
효 능 살충(殺虫), 청열(淸熱), 해독(解毒)
용 도 두통(頭痛), 반위(反胃), 버짐, 소아발열(小兒發熱), 옴, 창개(瘡疥), 피부소양, 황달(黃疸)

• **재실(梓實**-열매**)**은 단백뇨(蛋白尿), 만성신염(慢性腎炎), 부종(浮腫)의 치료에 쓴다.

※꽃개오동을 대용으로 쓸 수 있다.

채취한 줄기껍질

해독 작용을 하고 벌레 물린 상처를 치료하는 풀

파리풀

Phryma leptostachya var. *asiatica* H. Hara

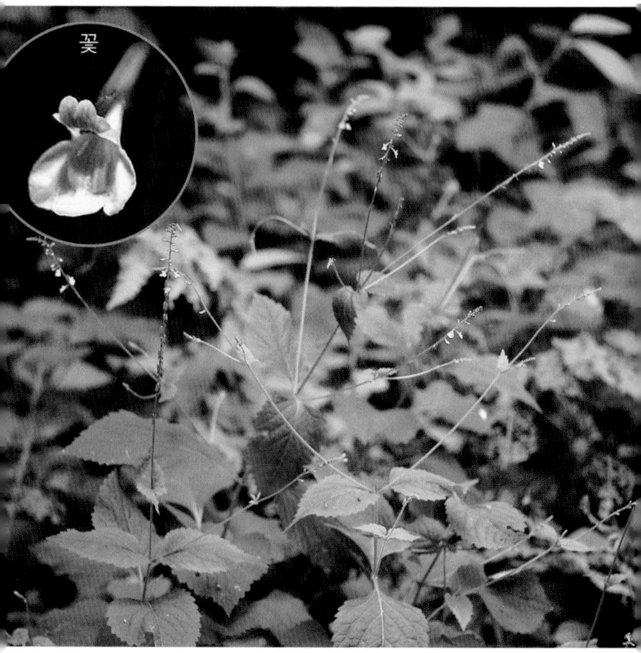

꽃

파리풀속. 여러해살이풀. 전국. 산과 들의 풀밭에서 자라고, 꽃은 7~9월에 자색 수상화서로 피며, 열매는 삭과로 10월에 여문다.

별 명 꼬리창풀, 승독초, 약풀
한약명 **노파자침전(老婆子針錢)**–뿌리
성 미 맛은 쓰고 성질은 서늘하다.
효 능 살충(殺虫), 해독(解毒)
용 도 악창(惡瘡), 옴, 종기(腫氣), 창독감염(瘡毒感染), 충교상(虫咬傷)

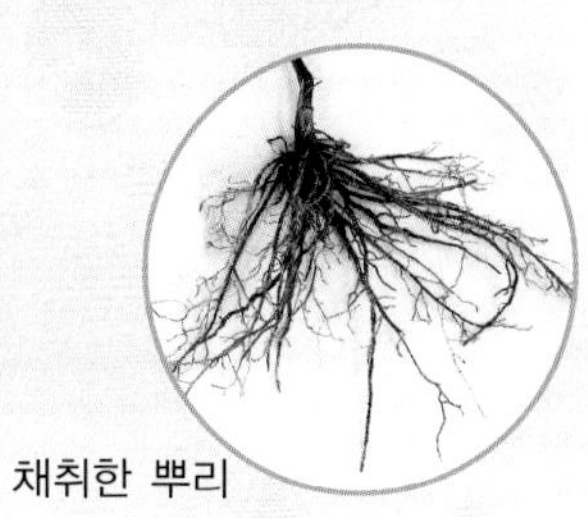
채취한 뿌리

간과 콩팥을 보하고 해독 작용을 하는 풀

참깨

Sesamum indicum L.

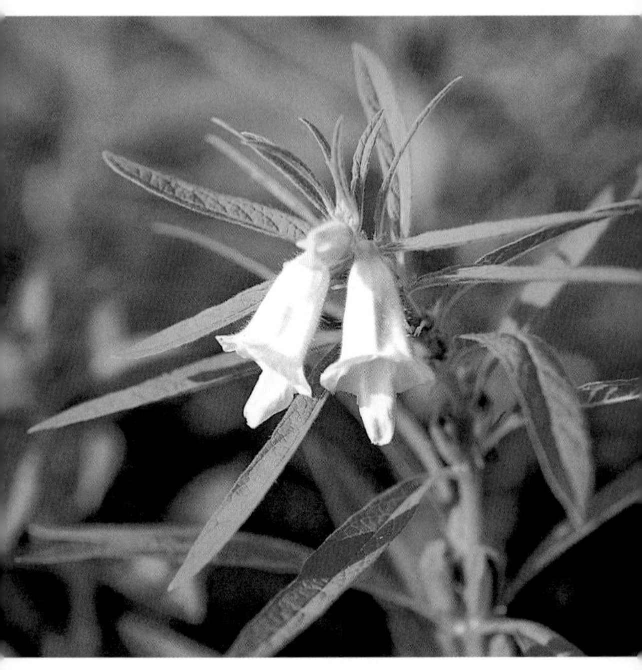

참깨속. 한해살이풀. 전국. 밭에서 작물로 재배하고, 꽃은 7~8월에 흰색 바탕에 연한 자주색으로 피며, 열매는 원기둥 모양 삭과로 9~10월에 익는다.

별　명　거승, 방경초, 지마, 호마, 흑임자
한약명　**흑지마(黑芝麻)**–씨(검은깨)
성　미　맛은 달고 성질은 평하다.
효　능　보간신(補肝腎), 윤오장(潤五臟), 항염, 해독
용　도　간신부족(肝腎不足), 대변조결(大便燥結), 병후허리(病後噓羸), 옹양(癰瘍), 유소(乳少), 풍비(風痺), 허풍현훈(虛風眩暈), 발수조백(髮鬚早白)
• **백지마(白脂麻**–흰참깨 씨)는 변비(便秘), 소아두창(小兒頭瘡)
• **마갈(麻秸**–줄기)은 귀고름, 상악육(廂惡肉), 유종(乳

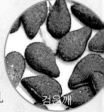

검은깨

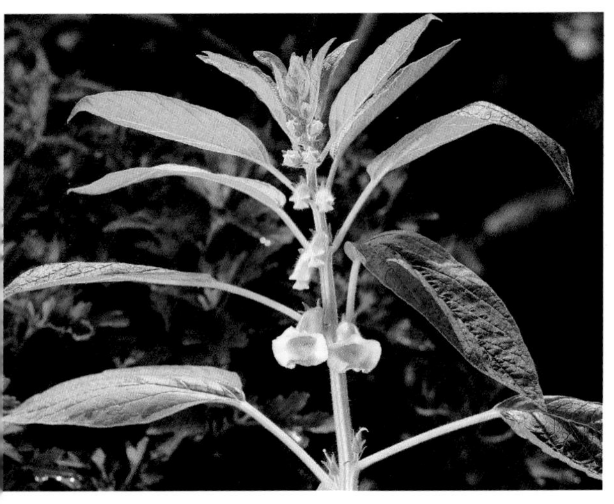

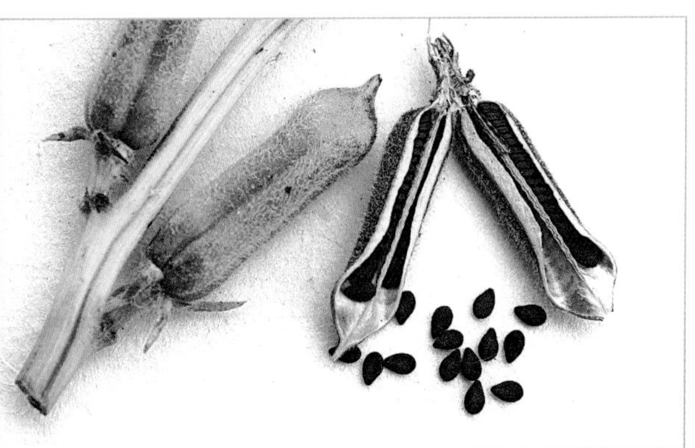

검은깨 열매

腫), 효천(哮喘)의 치료에 쓴다.

• **마엽(麻葉**-잎)은 붕중(崩中), 오장사기(五臟邪氣), 외음소양증(外陰瘙痒症), 토혈(吐血), 풍한습비(風寒濕痺)의 치료에 쓴다.

• **호마화(胡麻花**-꽃)는 독두(禿頭), 독발(禿髮), 동창(凍瘡)의 치료에 쓴다.

• **지마각(芝麻殼**-열매껍질)은 반신불수(半身不遂), 습진(濕疹), 화상(火傷)의 치료에 쓴다.

• **마재(麻滓**-지개미)는 궤란옹저(潰爛癰疽)의 치료에 쓴다.

흰참깨

오줌을 잘 나오게 하고 기침을 멎게 하는 풀

질경이

Plantago asiatica L.

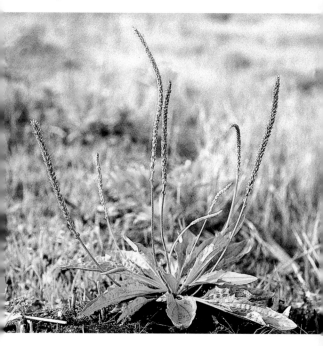

질경이속. 여러해살이풀. 전국. 풀밭이나 길가에서 자라고, 꽃은 6~8월에 흰색 이삭화서로 피며, 열매는 방추형 삭과로 10월에 익는다.

별 명 개구리잎, 마의초, 배부장이, 배합조개, 와엽, 철관초

한약명 **차전자(車前子)**–씨

성 미 맛은 달고 성질은 차다.

효 능 거담(祛痰), 명목(明目), 이뇨(利尿), 이수(利水), 청열(淸熱)

용 도 간염(肝炎), 고혈압(高血壓), 기침, 대하(帶下), 목적장예(目赤障翳), 방광염(膀胱炎), 서습사리(暑濕瀉痢), 설사(泄瀉), 소변불통(小便不通), 습비(濕痹), 요도염(尿道炎), 임질(淋疾), 임탁(淋濁), 해수다담

씨

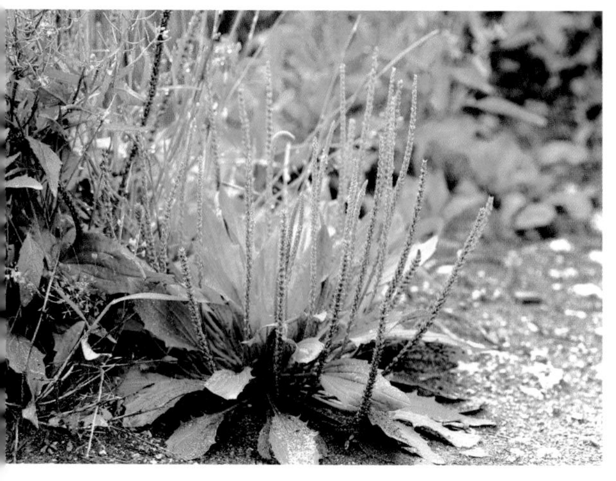

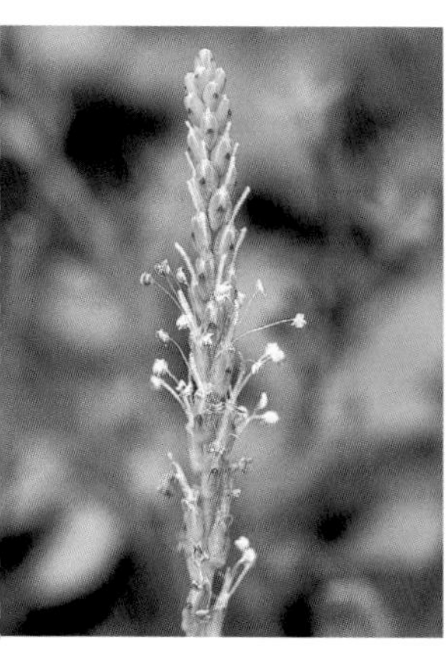

질경이 꽃

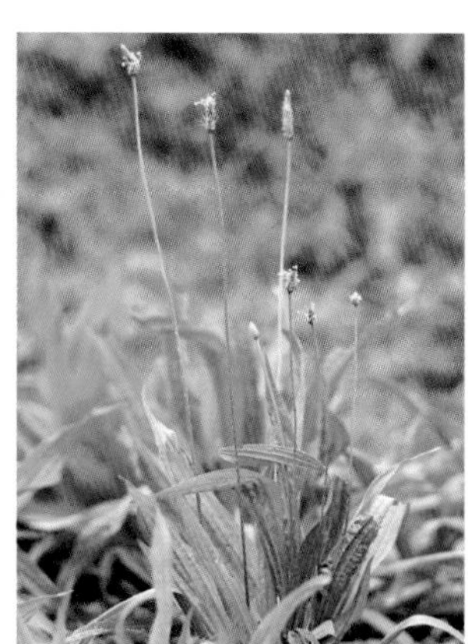

창질경이

(咳嗽多痰), 혈뇨(血尿)

• **차전초(車前草**-지상부**)**는 간염, 감기, 금창(金瘡), 급성결막염(急性結膜炎), 급성편도선염, 기관지염, 기침, 대하(帶下), 목적종통(目赤腫痛), 소변불리(小便不利), 수양성하리(水樣性下痢), 수종(水腫), 열리(熱痢), 인후염(咽喉炎), 임탁(淋濁), 코피, 피부궤양, 하혈, 해수(咳嗽), 혈뇨(血尿), 황달의 치료에 쓴다.

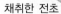

※왕질경이, 창질경이를 대용으로 쓸 수 있다.

채취한 전초

풍을 없애주고 혈액순환을 활성화하는 나무

딱총나무

Sambucus williamsii var. *coreana* (Nakai) Nakai

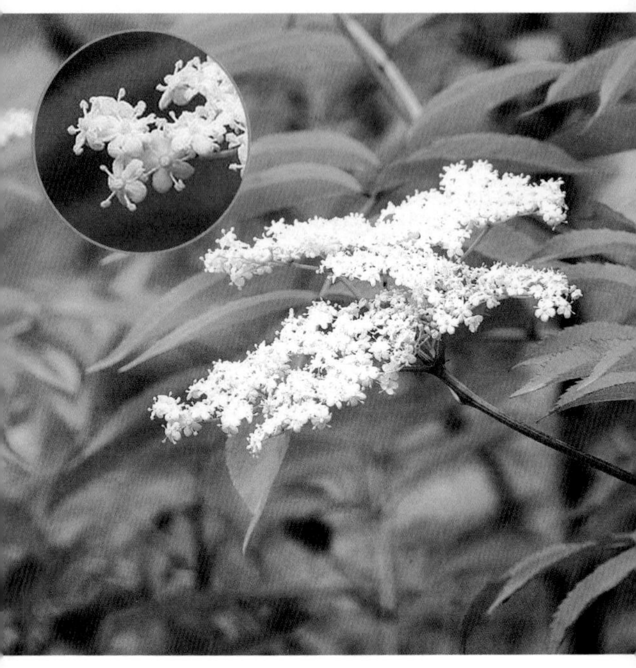

딱총나무속. 갈잎떨기나무. 전국. 산지의 습지에서 자라고, 꽃은 5~6월에 황백색 원추화서로 피며, 열매는 둥근 핵과로 9~10월에 검은 홍색으로 익는다.

별　명 개똥나무, 말오줌나무, 오른재나무, 지렁쿠나무

한약명 **접골목(接骨木)**–가지

성　미 맛은 달고 쓰며 성질은 평하다.

효　능 거풍(祛風), 소염, 이뇨, 이습(利濕), 지통, 활혈

용　도 각기, 골절, 관절염, 류마티스성근골동통(rheumatic性筋骨疼痛), 산후빈혈, 수종, 신장염, 요통, 주마진(朱痲疹), 창상출혈, 타박종통, 풍양(風痒)

• 뿌리는 담음, 류마티스성동통, 수종, 열리, 타박상, 화상, 황달의 치료에 쓴다.

• 잎은 골절, 근골동통, 타박상의 치료에 쓴다.

채취한 가지

열기를 식히고 몸 속의 기생충을 없애주는 나무

가막살나무

Viburnum dilatatum Thunb.

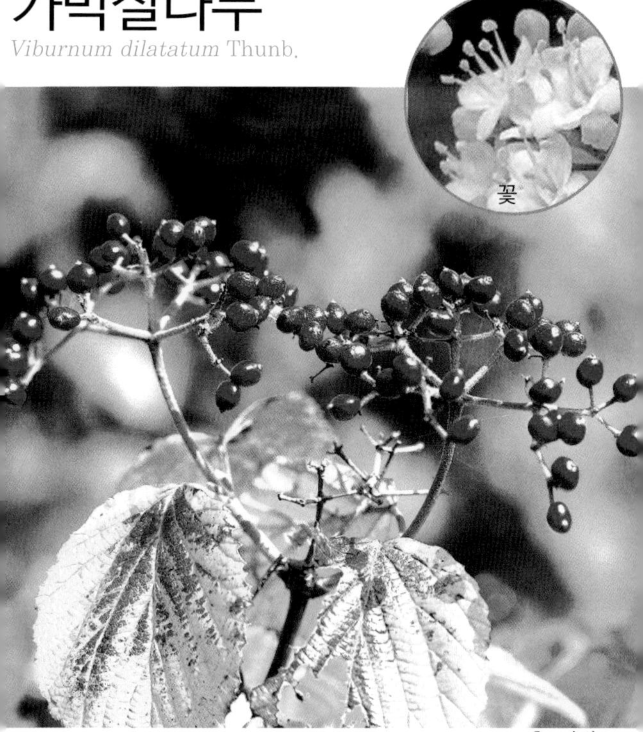

꽃

ⓒ 조유성

가막살나무속. 갈잎떨기나무. 중부 이남 지방. 산 중턱 이하 숲 속에서 자라고, 꽃은 5~6월에 흰색 취산화서로 피며, 열매는 핵과로 9~10월에 붉은색으로 익는다.

별　명 탐춘화, 털가막살나무

한약명 **협미(莢迷)**–줄기와 잎

성　미 맛은 시고 성질은 조금 차다.

효　능 거삼충(祛三虫), 살충(殺虫), 소곡(消穀), 청열(淸熱), 하기(下氣), 해독(解毒)

용　도 과민성피부염, 소아간적(小兒肝積), 소아기생충, 종기발열, 풍열감기

• **협미자(莢迷子–씨)**는 고주(蠱注), 독사교상(毒蛇咬傷)의 치료에 쓴다.

※산가막살나무를 대용으로 쓸 수 있다.

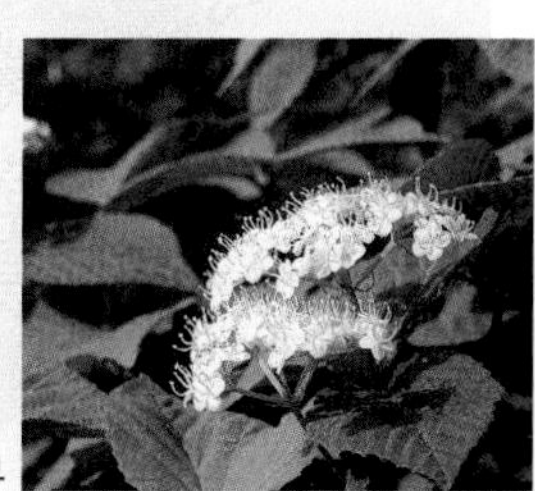

산가막살나무

풍을 없애주고 종기를 가라앉게 하는 나무

백당나무

Viburnum opulus var. *calvescens* (Rehder) Hara

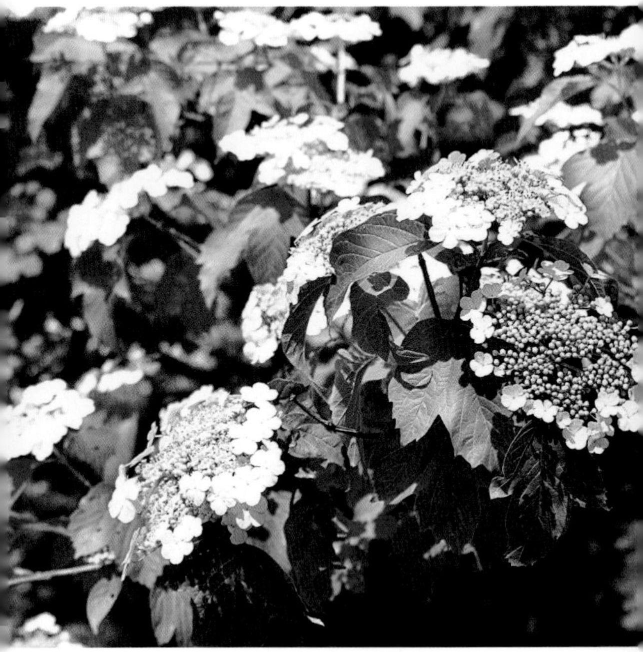

가막살나무속. 갈잎떨기나무. 전국. 계곡과 산허리의 습지에서 자라고, 꽃은 5~7월에 흰색 취산화서로 피며, 열매는 둥근 핵과로 9월에 붉은색으로 익는다.

별 명 불두화, 사발꽃, 접시꽃나무
한약명 **계수조(鷄樹條)**–가지와 잎
성 미 맛은 달고 쓰며 성질은 평하다.
효 능 거풍통락(祛風通絡), 소염(消炎), 소종(消腫), 활혈(活血)
용 도 염좌(捻挫), 악창(惡瘡), 옴, 타박상(打撲傷), 종기(腫氣), 풍습관절염(風濕關節疼炎), 피부소양(皮膚瘙痒)
• 열매는 기관지염(氣管支炎), 기침, 위궤양(胃潰瘍), 위통(胃痛)의 치료에 쓴다.

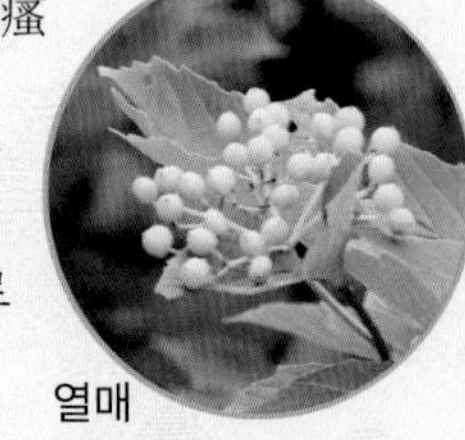
열매

독성을 해독하고 종기를 가라앉게 하는 나무

괴불나무

Lonicera maackii Max.

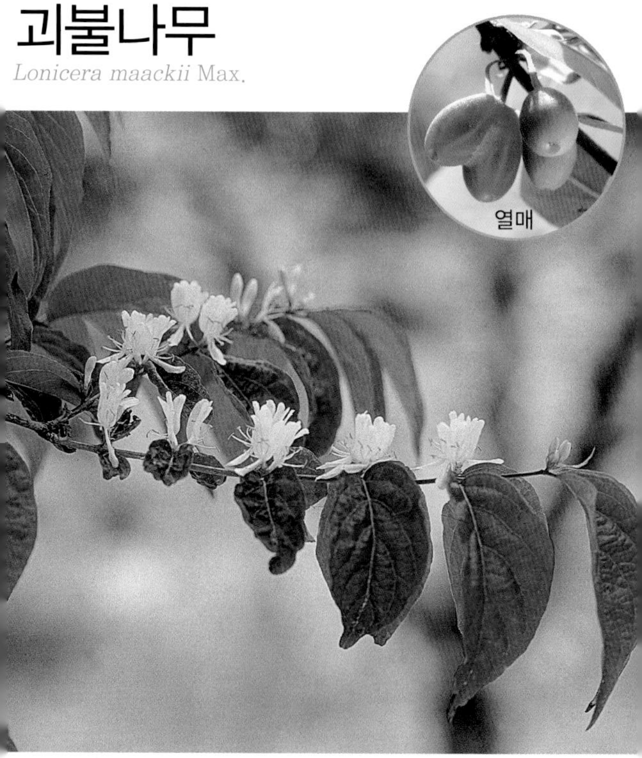

열매

인동덩굴속. 갈잎떨기나무. 전국. 산골짜기 숲 속의 그늘에서 자라고, 꽃은 5~6월에 흰색에서 노란색으로 피며, 열매는 둥근 장과로 9~10월에 붉은색으로 익는다.

별　명 아귀꽃나무, 절초나무
한약명 금은인동(金銀忍冬)-꽃
효　능 배농(排膿), 소염(消炎), 청열(淸熱), 해독(解毒)
용　도 각종 염증(炎症), 종기(腫氣), 악창(惡瘡)
• 뿌리는 학질(瘧疾)의 치료에 쓴다.
※각시괴불나무를 대용으로 쓸 수 있다.

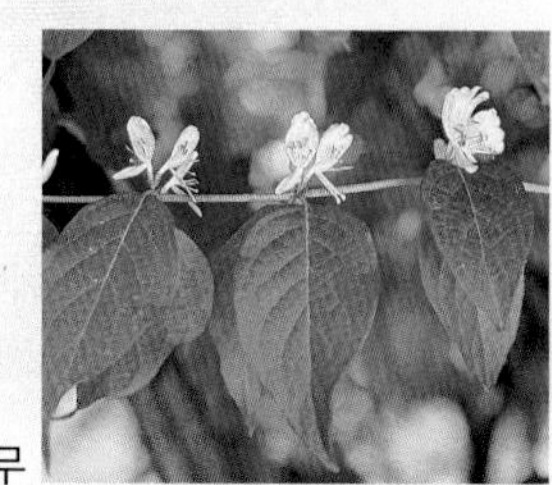

각시괴불나무

열을 내리게 하고 염증과 종기를 없애주는 덩굴

인동덩굴

Lonicera japonica Thunberg

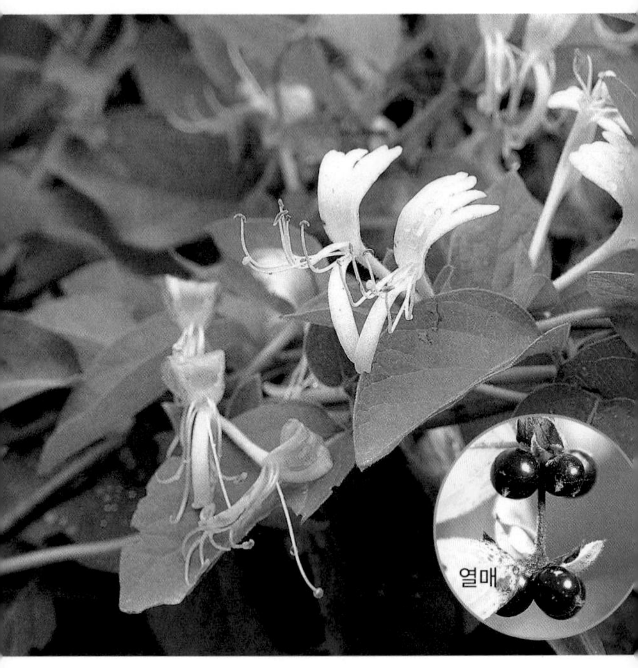

인동덩굴속. 반늘푸른덩굴나무. 전국. 산과 들의 양지에서 자라고, 꽃은 6~7월에 흰색으로 피어 노란색으로 변하며, 열매는 둥근 장과로 9~10월에 검은색으로 익는다.

별 명 겨우살이덩굴, 금차고, 노사등, 눙박나무, 만약초, 밀보등, 수양등, 이화, 좌전등, 통령초

한약명 금은화(金銀花)-꽃

성 미 맛은 달고 성질은 차다.

효 능 소서(消暑), 소종(消腫), 수렴(收斂), 양혈(養血), 지갈(止渴), 청열(淸熱), 해독(解毒)

용 도 간염, 감기, 나력(瘰癧), 마진(痲疹), 매독(梅毒), 맹장염, 서온구갈(暑溫口渴), 세균성적리(細菌性赤痢), 열독창절(熱毒瘡癤), 열독혈리(熱毒血痢), 온병발열, 옹양(癰瘍), 옹저(癰疽), 외감발열해수(外感發熱咳嗽), 외상감염, 이질, 이하선염, 장염, 종기(腫氣), 종독(腫毒), 창근종독(瘡筋腫毒), 치루, 패혈증(敗血症), 혈리(血痢)

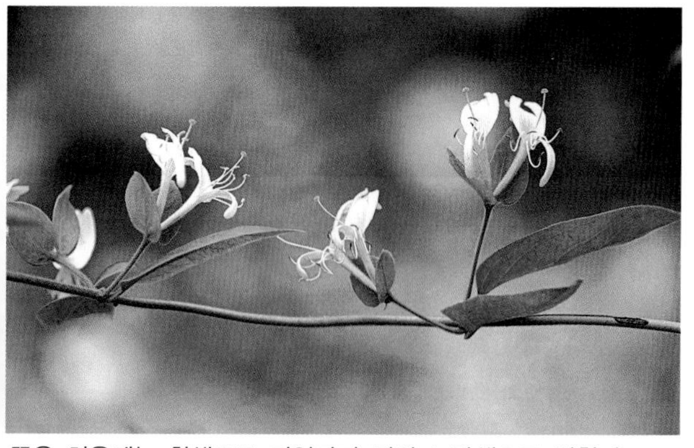

꽃은 처음에는 흰색으로 피었다가 점차 노란색으로 변한다.

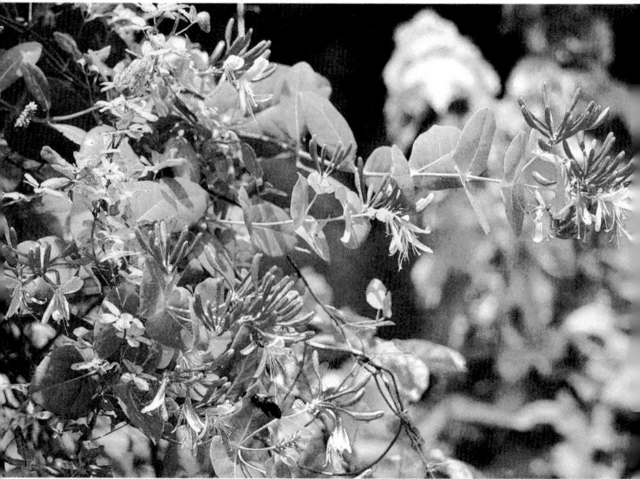

붉은인동

• **인동등(忍冬藤**-줄기)은 근골동통(筋骨疼痛), 열독혈리(熱毒血痢), 온병발열(瘟病發熱), 옹종창독(癰腫瘡毒), 전염성간염(傳染性肝炎)의 치료에 쓴다.

• **금은화자(金銀花子**-씨)는 장풍(腸風), 적리(赤痢)의 치료에 쓴다.

• **금은화로(金銀花露**-꽃봉오리의 수증기증류액)는 매독(梅毒), 서온구갈(暑瘟口渴), 열독창절(熱毒瘡癤), 옹저(癰疽), 혈리(血痢)의 치료에 쓴다.

※붉은인동을 대용으로 쓸 수 있다.

채취한 꽃

간을 튼튼하게 하고 종기를 가라앉게 하는 풀

마타리

Patrinia scabiosaefolia Fisch. ex Trevir.

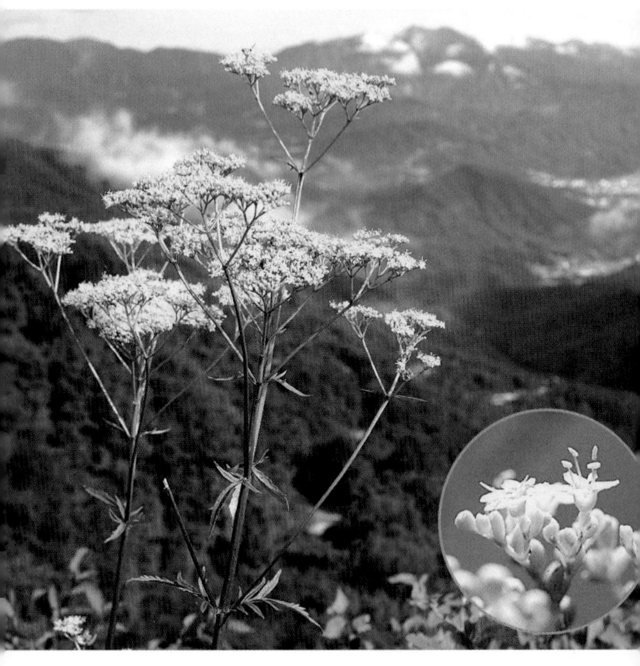

마타리속. 여러해살이풀. 전국. 산과 들의 양지바른 곳에서 자라고, 꽃은 7~9월에 노란색 산방화서로 피며, 열매는 타원형 건과로 9~10월에 여문다.

별 명 가얌취, 개뚝갈, 녹장, 대감취, 마초, 야황화, 여랑화, 택패, 토룡초, 황화용아초

한약명 **패장(敗醬)**–뿌리

성 미 맛은 맵고 쓰며 성질은 조금 차다.

효 능 배농파어(排膿破瘀), 보간(補肝), 소종, 진정(鎭靜), 진통, 청열(清熱), 항균, 해독, 활혈(活血)

용 도 간농양(肝膿瘍), 간염, 목적종통(目赤腫痛), 산후어체복통(産後瘀滯腹痛), 옴, 옹종개선(癰腫疥癬), 위궤양, 자궁내막염, 장옹(腸癰), 적백대하(赤白帶下), 종기, 하리(下痢)

채취한 뿌리

통증을 멎게 하고 종기를 없애주는 풀

뚜깔

Patrinia villosa (Thunb.) Juss.

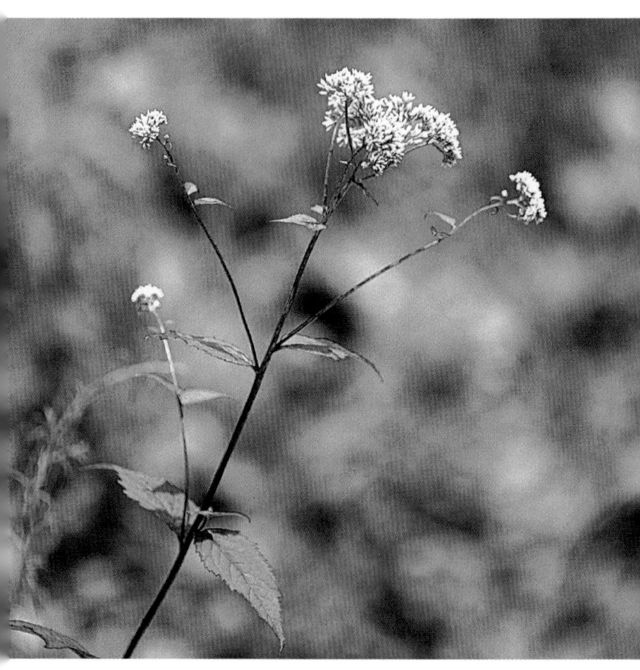

마타리속. 여러해살이풀. 전국. 산이나 들의 양지에서 자라고, 꽃은 7~8월에 흰색 산방화서로 피며, 열매는 달걀 모양 수과로 8~9월에 여문다.

- 별 명 뚝갈, 흰미역취
- 한약명 **패장(敗醬)**–뿌리
- 성 미 맛은 맵고 쓰며 성질은 조금 차다.
- 효 능 거어(祛瘀), 배농(排膿), 소종(消腫), 지통(止痛), 진통(鎭痛), 청열(淸熱), 파어(破瘀), 해독(解毒)
- 용 도 간기능장애, 간농양(肝膿瘍), 목적종통(目赤腫痛), 산후어체복통, 안질, 옹종개선(癰腫疥癬), 위궤양, 유행성이하선염, 자궁내막염, 장옹(腸癰), 적백대하(赤白帶下), 종기, 충수염(虫垂炎), 치질, 하리(下痢)

채취한 뿌리

경련을 진정시키고 혈압을 내리게 하는 풀

쥐오줌풀

Valeriana fauriei Briquet

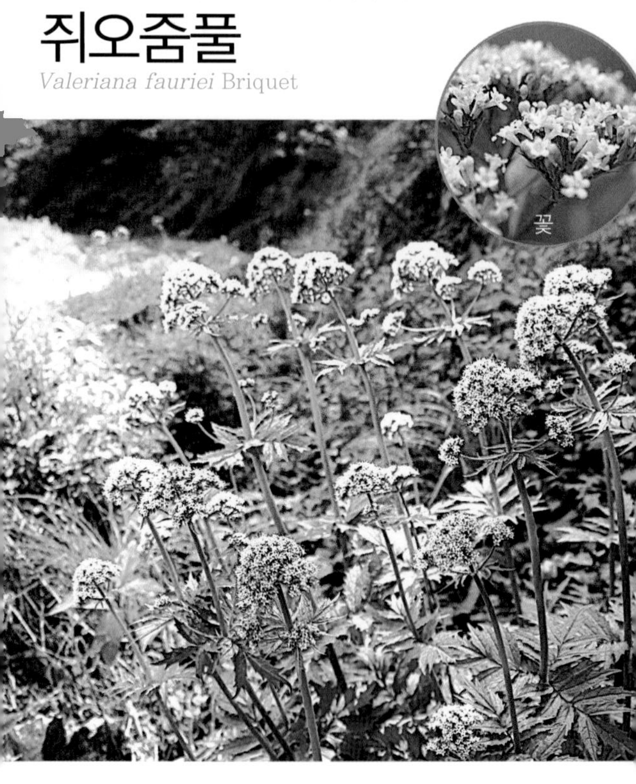

쥐오줌풀속. 여러해살이풀. 전국. 산골짜기 습지나 그늘에서 자라고, 꽃은 5~8월에 담홍색 산방화서로 피며, 열매는 피침형 수과로 8월에 여문다.

별 명 꽃나물, 바구니나물, 은댕가리, 중댕가리

한약명 **힐초(纈草)**–뿌리

성 미 맛은 쓰고 매우며 성질은 따뜻하다.

효 능 진경(鎭痙), 진정(鎭靜)

용 도 고혈압, 관절염, 극산병(克山病), 동계(動悸), 류마티스성심장병, 무월경, 산후심장병(産後心臟病), 월경불순, 신경쇠약, 심근염(心筋炎), 심장쇠약(心臟衰弱), 외상출혈(外傷出血), 요붕증(尿崩症), 요통, 월경부조(月經不調), 위장경련, 위통, 타박상

채취한 뿌리

열기를 식히고 몸 속의 화기를 배출해 주는 풀

체꽃

Scabiosa mansenensis for. *pinnate* Nakai

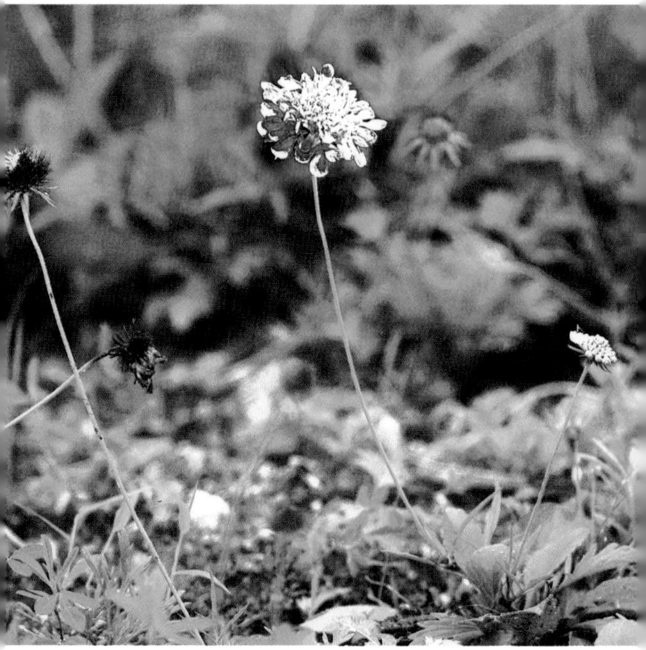

체꽃속. 두해살이풀. 중부 이남 지방. 깊은 산에서 자라고, 꽃은 8~9월에 엷은 청자색 두상화로 피며, 열매는 수과로 10월에 여문다.

별 명 고려국화, 남분화, 묘안청, 산채
한약명 **산라복(山蘿蔔)**–꽃
효 능 사화(瀉火), 청열(淸熱)
용 도 간화두통(肝火頭痛), 발열해수(發熱咳嗽), 폐열해수(肺熱咳嗽), 황달(黃疸)
※솔체꽃을 대용으로 쓸 수 있다.

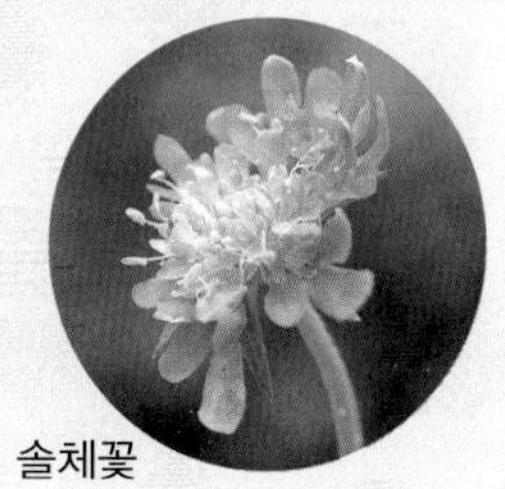
솔체꽃

기침을 멎게 하고 해독 작용을 하는 풀

모싯대

Adenophora remotiflora (S. et Z.) Miq.

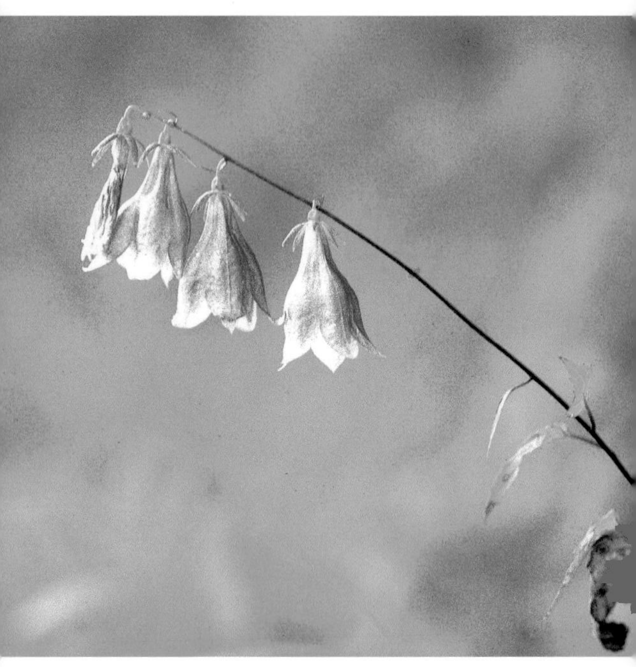

잔대속. 여러해살이풀. 전국. 깊은 산 수림 밑이나 계곡 산기슭에서 자라고, 꽃은 7~9월에 보라색 종 모양 원추화서로 피며, 열매는 삭과로 10월에 익는다.

별 명 굴나물, 무잔대, 행엽사삼

한약명 **제니(薺苨)**–뿌리

성 미 맛은 달고 성질은 차다.

효 능 거담(祛痰), 소갈(消渴), 소담(消痰), 소염(消炎), 진해(鎭咳), 청열(清熱), 해독(解毒)

용 도 기관지염, 기침, 소갈, 인후염(咽喉炎), 정창종독(疔瘡腫毒), 조해(燥咳), 종기, 폐결핵, 후통(喉痛)
• 잎은 복장풍옹(腹臟風壅), 안면청황(顔面靑黃), 임로골립(淋露骨立), 충독복통, 해수상기의 치료에 쓴다.

채취한 뿌리

기침을 멎게 하고 혈압을 내리게 하는 풀

잔대

Adenophora triphylla var. *japonica* (Regel) H. Hara

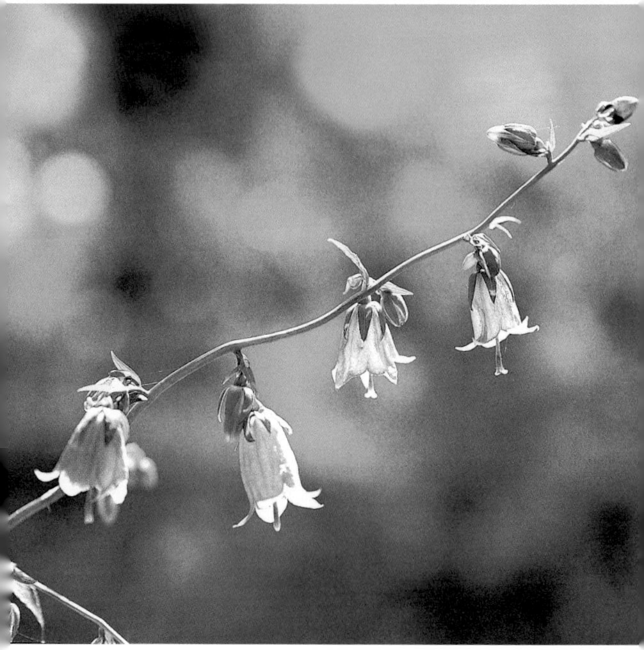

잔대속. 여러해살이풀. 전국. 산과 들의 햇빛이 잘 드는 곳에서 자라고, 꽃은 7~9월에 하늘색 종 모양으로 피며, 열매는 술잔 모양 삭과로 10월에 익는다.

별 명 기러기싹, 딱주, 양유, 잠도라지
한약명 사삼(沙蔘)-뿌리
성 미 맛은 달고 조금 쓰며 성질은 조금 차다.
효 능 강장(强壯), 강혈압(降血壓), 거담(祛痰), 보음(補陰), 소종(消腫), 지해(止咳), 청폐(清肺)
용 도 감기, 구해(久咳), 음상인건후통(陰傷咽乾喉痛), 종기(腫氣), 폐결핵(肺結核)기침, 폐열조해(肺熱燥咳), 폐질환(肺疾患)

※가는층층잔대, 층층잔대를 대용으로 쓸 수 있다.

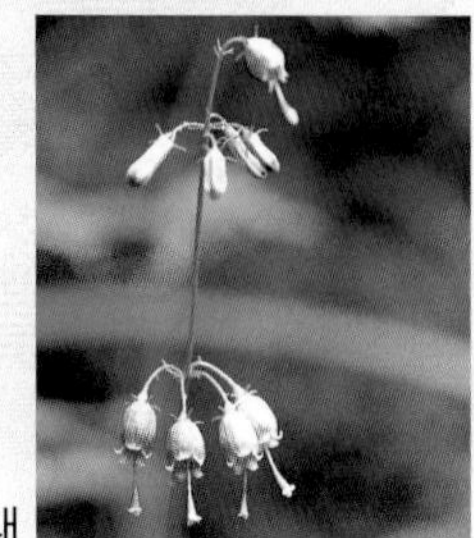

층층잔대

가래를 삭이고 통증을 완화시키는 풀

초롱꽃

Campanula punctata Lamarek

초롱꽃속. 여러해살이풀. 전국. 산과 들의 양지바른 풀밭에서 자라고, 꽃은 6~8월에 흰색 또는 연한 황백색으로 피며, 열매는 달걀 모양 삭과로 9~11월에 익는다.

별 명 까마구오줌통, 산소채, 종꽃, 풍령초
한약명 **자반풍령초(紫斑風鈴草)**-지상부
효 능 거담(祛痰), 진해(鎭咳), 최생(催生), 통증완화(痛症緩和), 해독(解毒), 해열(解熱)
용 도 두통(頭痛), 인후염(咽喉炎), 천식(喘息), 편도선염(扁桃腺炎), 해산(解産)

※금강초롱, 섬초롱꽃을 대용으로 쓸 수 있다.

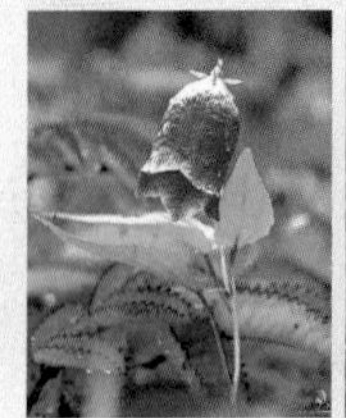

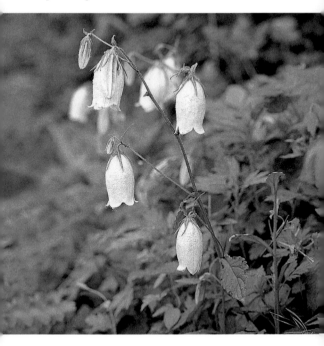

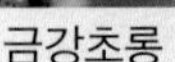

금강초롱

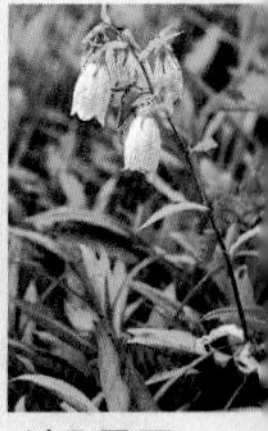

섬초롱꽃

가래를 삭이게 하고 젖을 잘 나오게 하는 풀

더덕

Codonopsis lanceolata (S. et Z.) Trautv

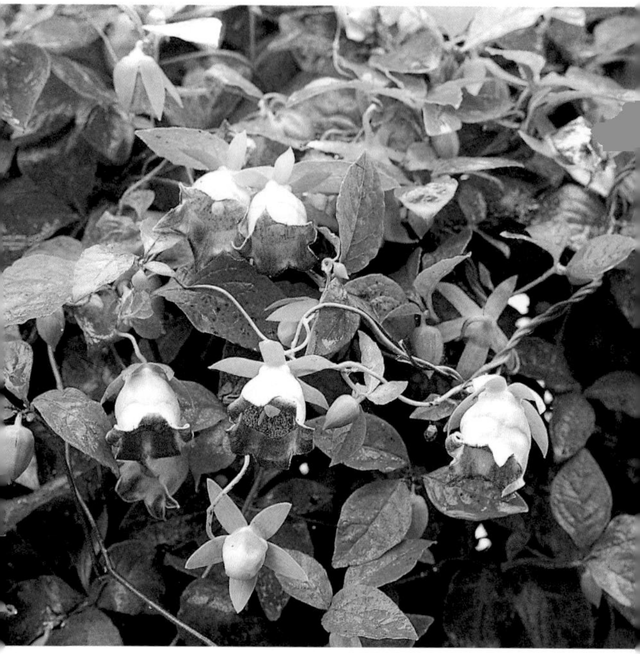

더덕속. 여러해살이덩굴풀. 전국. 깊은 산지 숲 속에서 자라고, 꽃은 8~9월에 연한 자주색 종 모양으로 피며, 열매는 원추형 삭과로 10월에 여문다.

별　명 사삼, 사엽당삼, 산해라, 양유, 윤엽당삼
한약명 **양유근(洋乳根)**-뿌리
성　미 맛은 달고 매우며 성질은 평하다.
효　능 거담(祛痰), 배농(排膿), 소종(消腫), 최유(催乳), 하유즙(下乳汁), 해독(解毒)
용　도 기관지염, 나력(瘰癧), 백대(白帶), 양옹(瘍癰), 열성병갈증(熱性病渴症), 오랜 기침, 유선염, 유즙부족(乳汁不足), 종독(腫毒), 편도선염(扁桃腺炎), 폐괴저(肺壞疽), 폐농양(肺膿瘍), 후아(喉蛾)

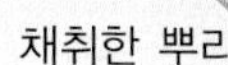
채취한 뿌리

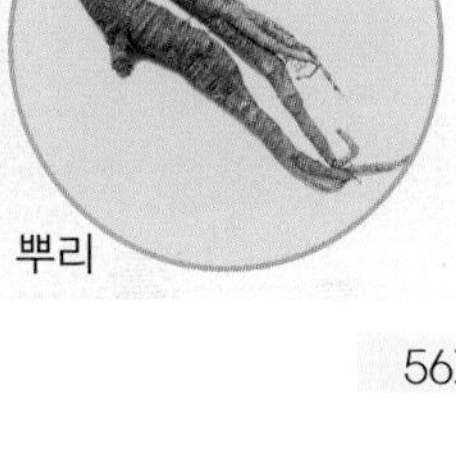

면역력을 증진시키고 생기를 높여주는 풀

만삼

Codonopsis pilosula (Fr.) Nannf.

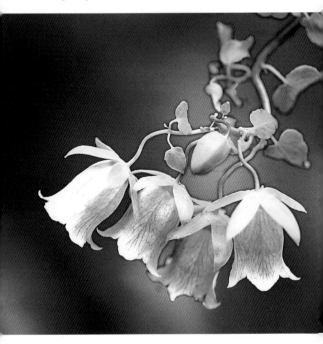

더덕속. 여러해살이덩굴풀. 중부 이북 지방. 깊은 산 속의 그늘지고 습한 곳에서 자라고, 꽃은 7~8월에 연한 녹색 종 모양으로 피며, 열매는 원추형 삭과로 10월에 익는다.

한약명 **만삼(蔓蔘)**–뿌리

성　미 맛은 달고 성질은 평하다.

효　능 강장(强壯), 면역증강(免疫增强), 보중(補中), 부정거사(扶正祛邪), 생진액(生津液), 양혈(養血), 익기(益氣)

용　도 구갈(口渴), 구사(久瀉), 기혈양휴(氣血兩虧), 번갈(煩渴), 비위허약(脾胃虛弱), 식욕부진(食欲不振), 정신불안(精神不安), 체권무력(體倦無力), 폐허해수(肺虛咳嗽), 탈항(脫肛)

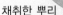

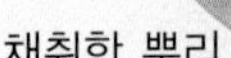

채취한 뿌리

가래를 삭이고 인후부를 튼튼하게 하는 풀

도라지

Platycodon grandiflorum (Jacq.) A. DC.

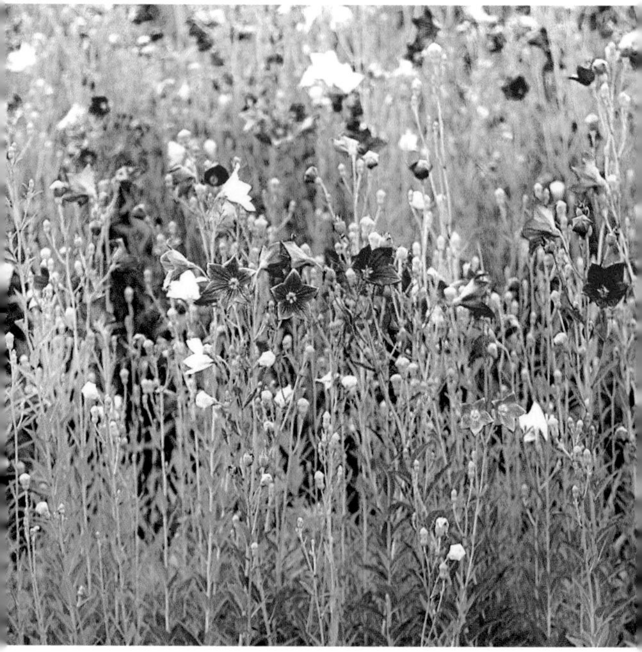

도라지속. 여러해살이풀. 전국. 산과 들에서 자라고, 꽃은 7~8월에 하늘색 또는 흰색 종 모양으로 피며, 열매는 달걀 모양 삭과로 10월에 여문다.

별 명 도대, 돌가지, 참도라지

한약명 **길경(桔梗)**–뿌리

성 미 맛은 맵고 쓰며 성질은 평하다.

효 능 개제폐기(開提肺氣), 거담(祛痰), 배농(排膿), 이인(利咽), 폐기선개(肺氣宣開)

용 도 감기기침, 기관지염, 목이 쉰 데, 외감해수(外感咳嗽), 이질복통(痢疾腹痛), 인후두염(咽喉頭炎), 인후종통(咽喉腫痛), 폐농양(肺膿瘍), 폐질환가래, 폐질환해수(肺疾患咳嗽), 흉만협통(胸滿脇痛)

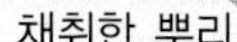
채취한 뿌리

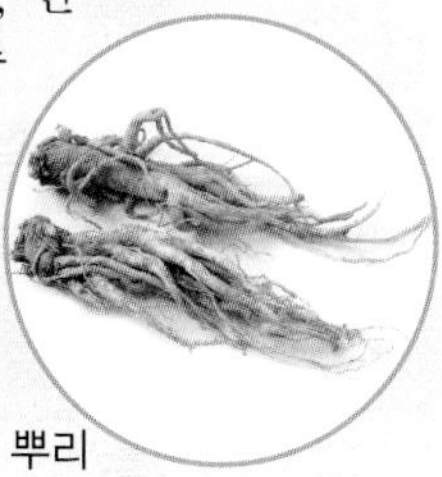

오줌을 잘 나오게 하고 해독 작용을 하는 풀

수염가래꽃

Lobelia chinensis Lour.

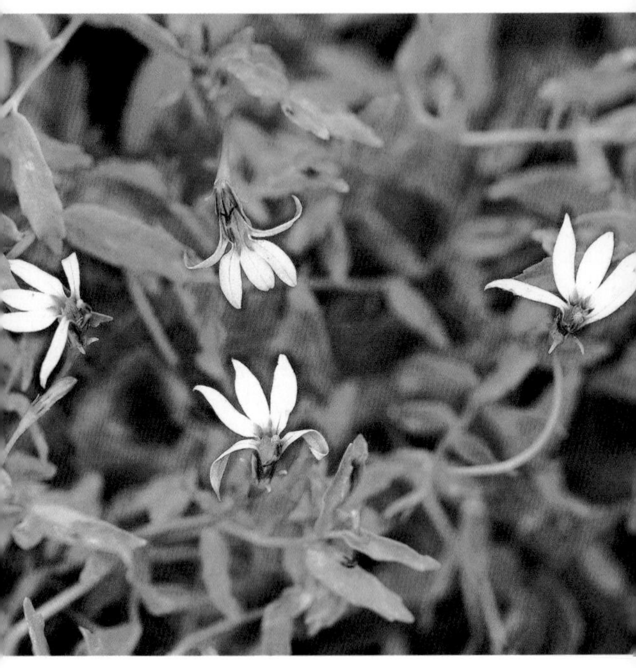

수염가래꽃속. 여러해살이풀. 중부 이남 지방. 들판의 습지 및 논둑에서 자라고, 꽃은 5~7월에 흰색 또는 담자색으로 피며, 열매는 삭과로 9월에 적갈색으로 익는다.

한약명 **반변련(半邊蓮)**–지상부

성　미 맛은 맵고 성질은 차다.

효　능 소종(消腫), 이뇨(利尿), 청열(淸熱), 항진균(抗眞菌), 해독(解毒)

용　도 복부팽만(腹部膨滿), 사교상(蛇咬傷), 설사(泄瀉), 습진(濕疹), 이질(痢疾), 종기(腫氣), 충교상(虫咬傷)

기침을 멎게 하고 해독 작용을 하는 풀

숫잔대

Lobelia sessilifolia Lambert

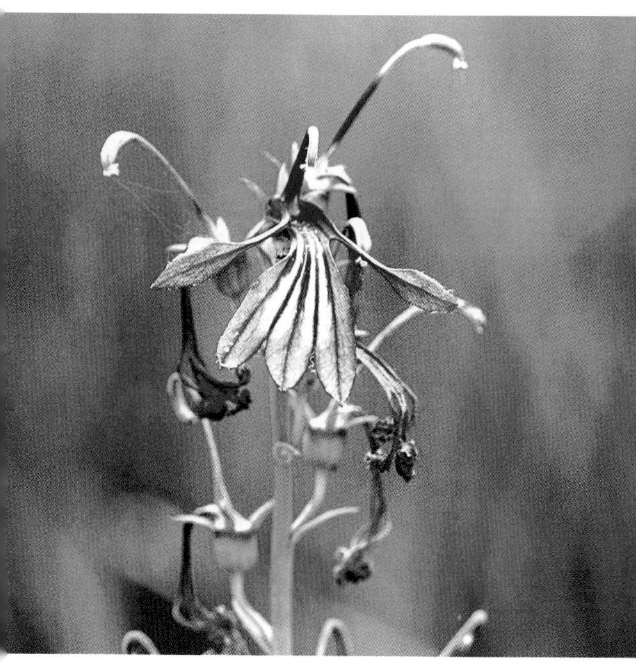

수염가래꽃속. 여러해살이풀. 전국. 계곡의 습지나 냇가에서 자라고, 꽃은 7~8월에 벽자색 총상화서로 피며, 열매는 긴 타원형 삭과로 9~10월에 익는다.

별 명 습잔대, 잔대아재비, 진들도라지
한약명 **산경채(山梗菜)**–지상부
성 미 맛은 달고 성질은 평하다.
효 능 거담(祛痰), 지해(止咳), 청열(淸熱), 해독(解毒)
용 도 기관지염(氣管支炎), 독사교상(毒蛇咬傷), 독충교상(毒虫咬傷), 옹종정독(癰腫疔毒)

풍한을 없애주고 염증을 가라앉게 하는 풀

떡쑥

Gnaphalium affine D. Don

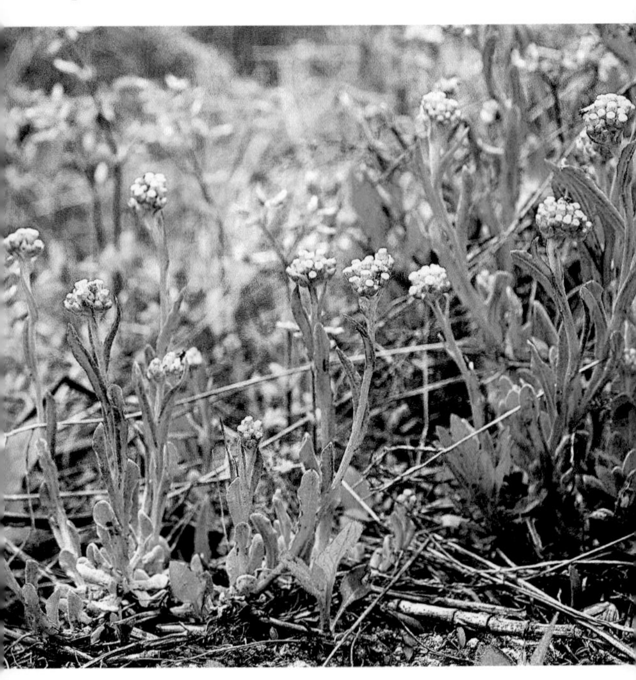

떡쑥속. 두해살이풀. 전국. 산과 들에서 자라고, 꽃은 5~7월에 노란색 산방상 두상화서로 피며, 열매는 수과로 6~8월에 황갈색으로 여문다.

별 명 모자떡, 솜쑥
한약명 **서국초(鼠麴草)**–지상부
성 미 맛은 달고 성질은 평하다.
효 능 거풍한(祛風寒), 소염(消炎), 지해(止咳), 진해(鎭咳), 혈압강하(血壓降下), 화담(化痰)
용 도 가래, 감기(感氣), 관절염(關節淡), 근육통(筋肉痛), 기관지염(氣管支炎), 요통(腰痛), 위궤양(胃潰瘍), 창상(瘡傷), 천식(喘息), 타박상(打撲傷), 피부소양(皮膚瘙痒), 해수(咳嗽)

꽃

열기를 식히고 염증을 없애주는 풀

솜다리

Leontopodium coreanum Nakai

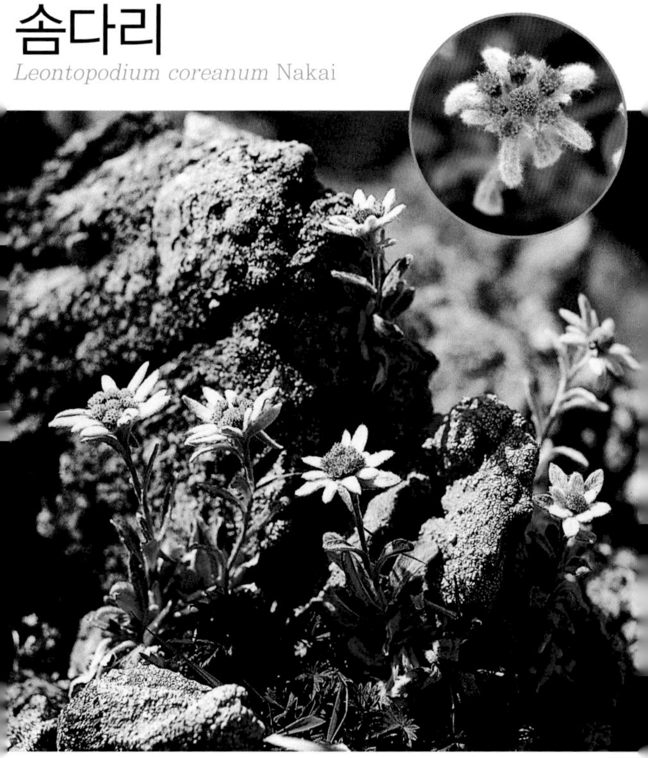

솜다리속. 여러해살이풀. 중부 이북 지방. 높은 산 정상 부근에서 자라고, 꽃은 4~7월에 노란색 두상화서로 피며, 열매는 긴타원형 수과로 10월에 여문다.

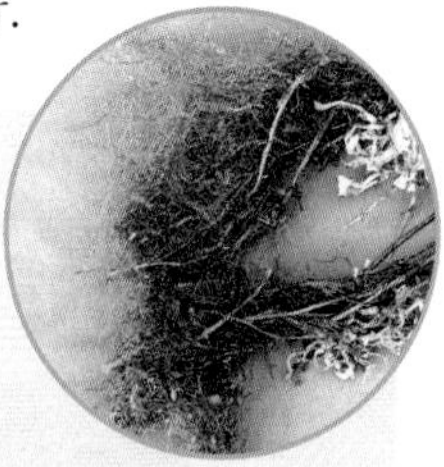

별 명 조선화융초
한약명 아약(蛾藥)-뿌리
성 미 맛은 맵고 성질은 서늘하다.
효 능 소염(消炎), 지통(止痛), 청열(淸熱), 해독(解毒)
용 도 인후염(咽喉炎), 편도선염(扁桃腺炎)

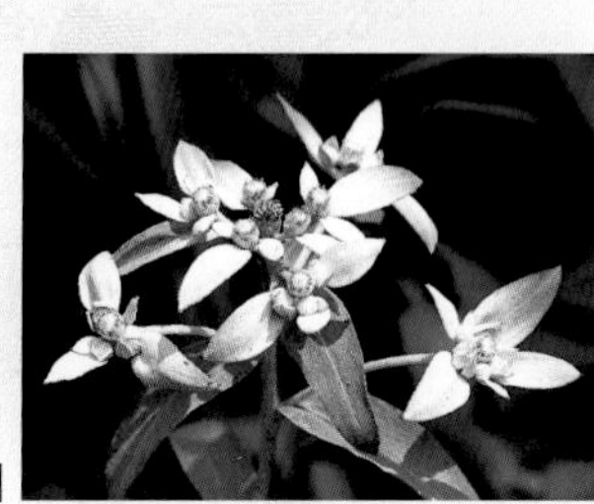
왜솜다리

가래를 삭이고 오줌을 잘 나가게 하는 풀

금불초

Inula britannica var. *japonica* (Thunb.) Franch. & Sav.

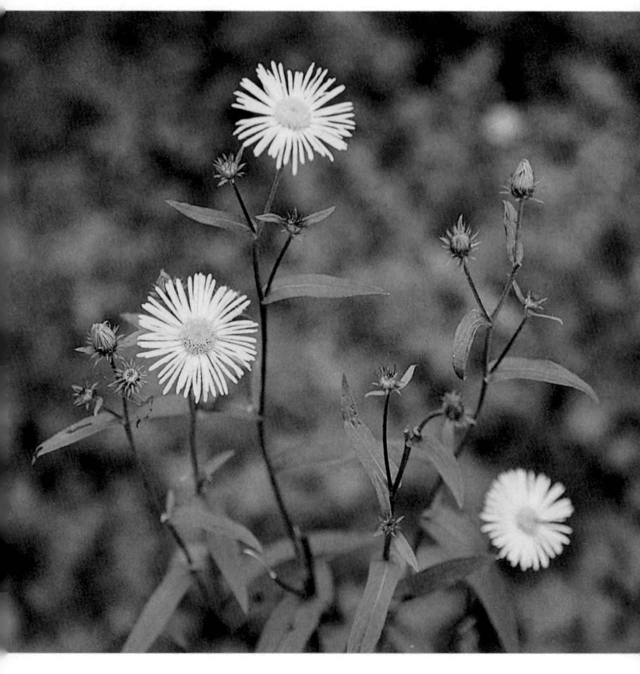

금불초속. 여러해살이풀. 전국. 산과 들의 풀밭이나 논둑 등 습지에서 자라고, 꽃은 7~9월에 노란색으로 피며, 열매는 수과로 10월에 여문다.

별 명 금전초, 대화선복화, 들국화, 옷풀, 하국
한약명 **선복화(旋覆花)**-꽃
성 미 맛은 맵고 쓰고 짜며 성질은 조금 따뜻하다.
효 능 소담(消痰), 연견(軟堅), 이뇨(利尿), 하기(下氣), 행수(行水)
용 도 구토(嘔吐), 대복수종(大腹水腫), 딸꾹질, 만성위염(慢性胃炎), 소변불행(小便不行), 심하부비경(心下部脾經), 오랜 애기(噫氣), 해역(咳逆), 해천(咳喘), 협하창만(脇下脹滿), 흉중담결(胸中痰結)

- 뿌리는 도상, 정창(疔瘡)의 치료에 쓴다.
- 전초는 복음담천(伏飮痰喘), 풍한해수(風寒咳嗽), 협하창통(脇下脹痛)의 치료에 쓴다.

몸을 튼튼하게 하고 통증을 가라앉히는 풀

해바라기

Hellanthus annuus L.

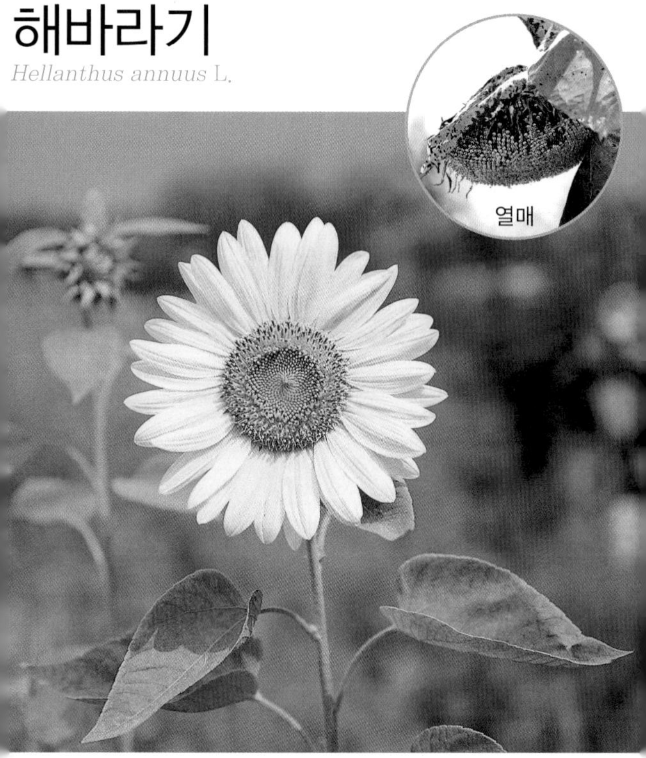

열매

해바라기속. 한해살이풀. 전국. 인가 근처의 양지쪽에서 자라고, 꽃은 8~9월에 노란색 두상화로 피며, 열매는 달걀 모양 수과로 10월에 여문다.

별　명 향일화
한약명 **향일규자(向日葵子)**－씨
성　미 맛은 달고 성질은 따뜻하다.
효　능 보익(補益), 소종(消腫), 이뇨(利尿), 자양강장(滋養强壯), 정장(整腸), 진통(鎭痛), 해열(解熱)
용　도 류마티즘(rheumatism), 설사(泄瀉), 식욕부진(食欲不振), 이질(痢疾), 혈리(血痢)
• 꽃받침은 관절염, 종독(腫毒)의 치료에 쓴다.
• 꽃은 두통(頭痛), 어지럼증의 치료에 쓴다.

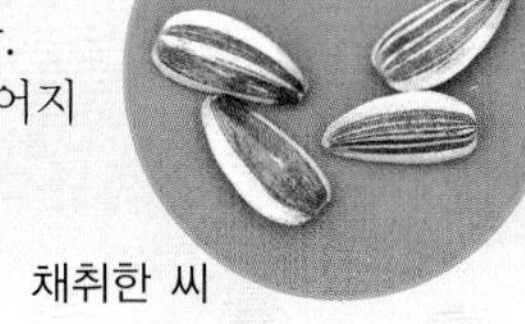
채취한 씨

통증을 멎게 하고 열을 내리게 하는 풀

뚱딴지

Helianthus tuberosus L.

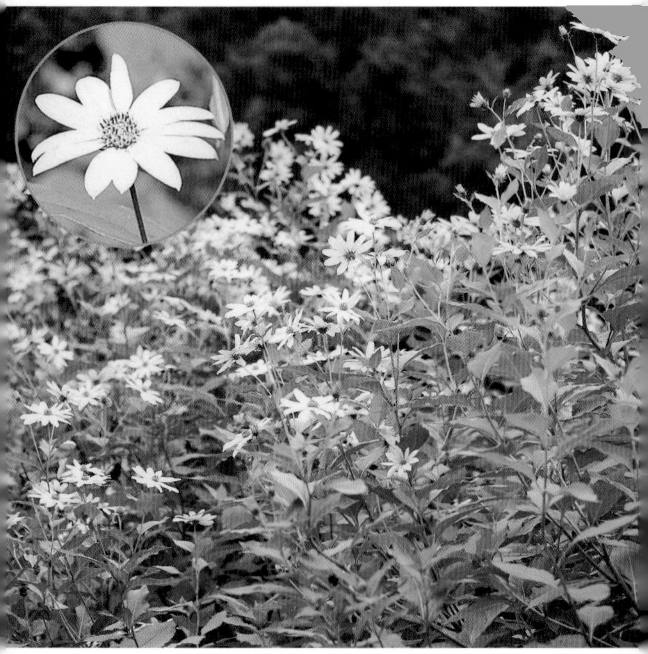

해바라기속. 여러해살이풀. 전국. 밭둑이나 길가에서 자라고, 꽃은 8~10월에 노란색 두상화서로 피며, 열매는 수과로 10월에 여문다.

별 명 돼지감자, 뚝감자, 멍텅구리

한약명 **국우(菊芋)**–덩이뿌리

효 능 양혈(凉血), 지혈(止血), 진통(鎭痛), 청열(淸熱), 해열(解熱)

용 도 당뇨병(糖尿病), 대량출혈(大量出血), 류마티스성관절통(rheumatic性關節痛), 변비(便秘), 신경통(神經痛), 열병(熱病)

• 열매는 늑막염(肋膜炎)의 치료에 쓴다.

• 잎과 줄기는 골절(骨折), 타박상(打撲傷)의 치료에 쓴다.

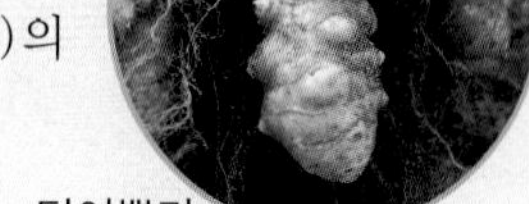

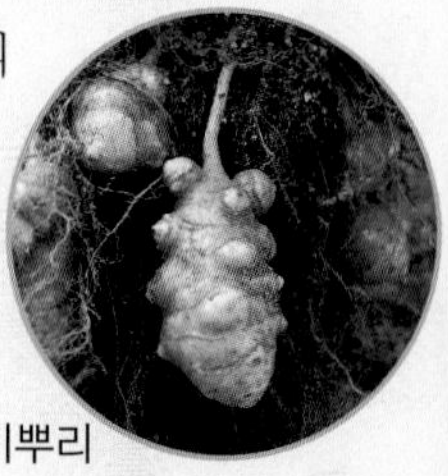

덩이뿌리

열을 내리게 하고 해독 작용을 하는 풀

긴담배풀

Carpesium divaricatum S. et Z.

담배풀속. 여러해살이풀. 전국. 산과 들에서 자라고, 꽃은 8~10월에 노란색 두상화서로 피며, 열매는 원기둥 모양 수과로 9~10월에 여문다.

한약명 **금알이(金挖耳)**–지상부
성　미 맛은 맵고 쓰며 성질은 서늘하다.
효　능 청열(淸熱), 해독(解毒)
용　도 고열병(高熱病), 산후혈기통(産後血氣痛), 수사복통(水瀉腹痛), 치통(齒痛), 편도선염(扁桃腺炎), 화농성질환(化膿性疾患)
• 전초는 감기(感氣), 두풍(頭風), 옹종창독(癰腫瘡毒), 인후종통(咽喉腫痛), 적안(赤眼), 하리(下痢), 치질출혈(痔核出血)의 치료에 쓴다.

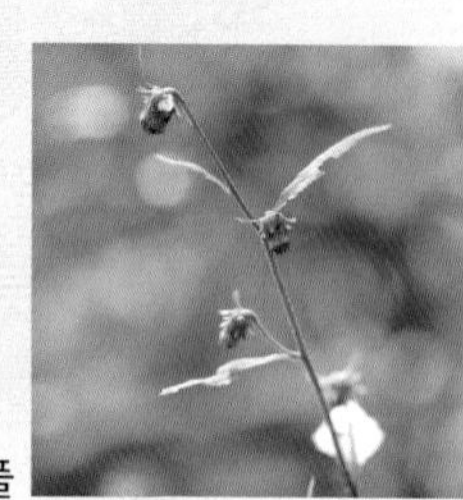

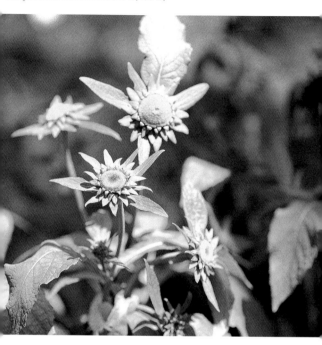

두메담배풀

풍과 습을 없애주고 통증을 멎게 하는 풀

도꼬마리

Xanthium strumarium L.

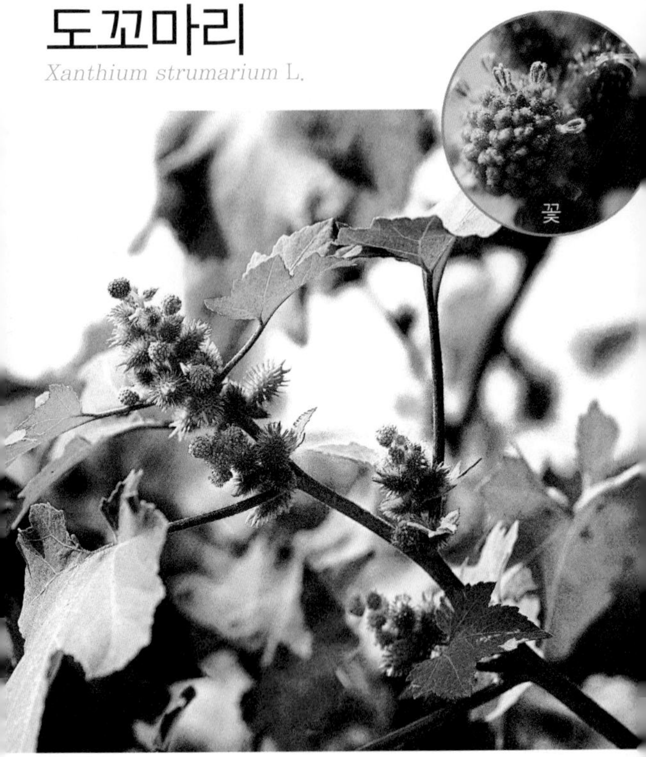

꽃

도꼬마리속. 한해살이풀. 전국. 낮은 지대 들이나 길가에서 자라고, 꽃은 8~9월에 노란색으로 피며, 열매는 넓은 타원형 수과로 10월에 여문다.

별 명 도꼬말때, 이당, 저이

한약명 **창이자(蒼耳子)**–열매

성 미 맛은 맵고 쓰며 성질은 따뜻하다.

효 능 거풍습(祛風濕), 산풍(散風), 소종(消腫), 지통(止痛), 진통(鎭痛), 진해(鎭咳), 청열(淸熱), 통비규(通鼻竅), 해독(解毒)

용 도 급성(急性)두드러기, 두통(頭痛), 마른버짐, 발진(發疹), 비염(鼻炎), 수족동통(手足疼痛), 중이염(中耳炎), 치통(齒痛), 풍습성관절염(風濕性關節炎), 피부소양(皮膚瘙痒)

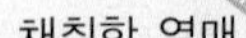
채취한 열매

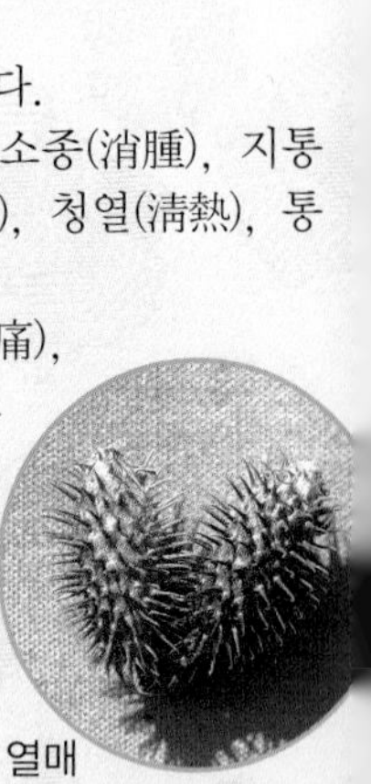

풍과 습을 없애주고 해독 작용을 하는 풀

등골나물

Eupatorium japonicum Thunb.

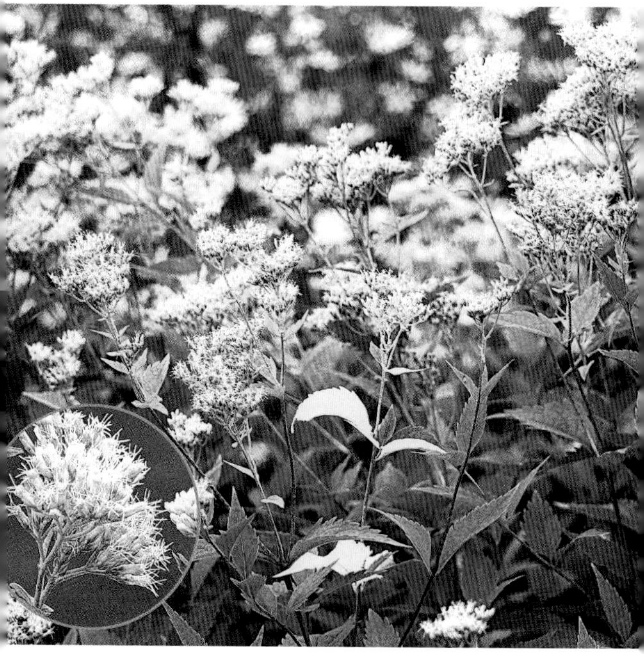

등골나물속. 여러해살이풀. 전국. 산과 들에서 자라고, 꽃은 7~10월에 흰색 또는 연자색 산방화서로 피며, 열매는 원통 모양 수과로 11월에 여문다.

별 명 새등골나물

한약명 **패란(佩蘭)**–지상부

성 미 맛은 맵고 성질은 평하다.

효 능 거습(祛濕), 거풍(祛風), 발표(發表), 산한(散寒), 투진(透疹), 해독, 해열, 화습(化濕), 활혈(活血)

용 도 갈증(渴症), 감기해수(感氣咳嗽), 류마티스성요통(rheumatic性腰痛), 미발진홍역(未發疹紅疫), 소갈(消渴), 타박종통(打撲腫痛), 탈항(脫肛)

※골등골나물을 대용으로 쓸 수 있다.

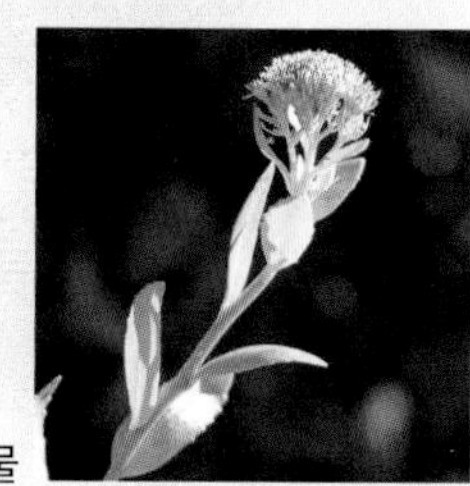

골등골나물

위장을 튼튼하게 하고 해독 작용을 하는 풀

미역취

Solidago virgaurea var. *asiatica* Nakai

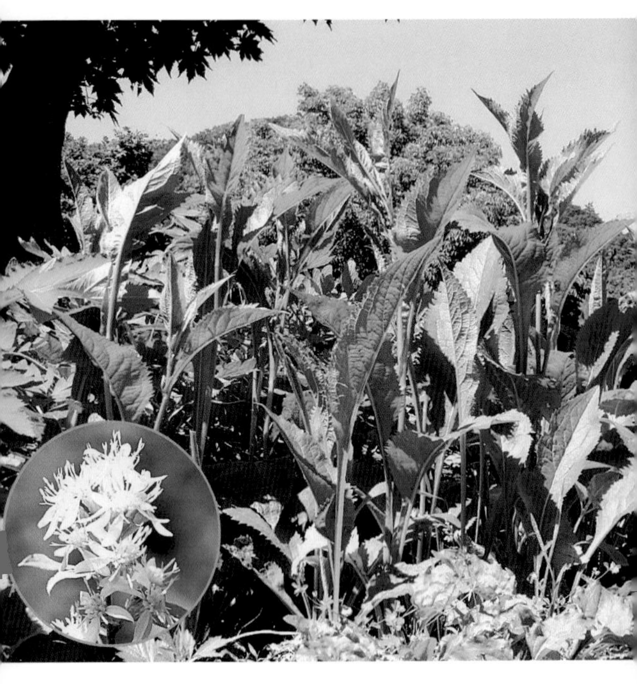

미역취속. 여러해살이풀. 전국. 산이나 들의 풀밭에서 자라고, 꽃은 7~10월에 노란색 두상화로 피며, 열매는 원통형 수과로 10~11월에 익는다.

별 명 돼지나물
한약명 **일지황화(一枝黃花)**-전초
성 미 맛은 맵고 쓰며 성질은 차다.
효 능 건위(健胃), 소종(消腫), 소풍(疎風), 이뇨(利尿), 진해(鎭咳), 청열(淸熱), 해독(解毒)
용 도 감기(感氣), 감기두통(感氣頭痛), 두통, 방광염(膀胱炎), 백일해, 소아경련(少兒痙攣), 신장염(腎臟炎), 아장풍(鵝掌風), 옹종발배(癰腫發背), 인후염(咽喉炎), 인후종통(咽喉腫痛), 타박상, 편도선염(扁桃腺炎), 피부염(皮膚炎), 황달(黃疸)

풍을 없애주고 기침을 멎게 하는 풀

쑥부쟁이

Aster yomena (Kitam.) Honda

쑥부장이속. 여러해살이풀. 전국. 산과 들의 습지에서 자라고, 꽃은 7~10월에 자주색 두상화로 피며, 열매는 달걀 모양 수과로 10~11월에 여문다.

별 명 권영초, 들국화, 쑥부장이, 자채

한약명 **산백국(山白菊)**-지상부

성 미 맛은 맵고 쓰며 성질은 서늘하다.

효 능 거담(祛痰), 거풍(祛風), 지해(止咳), 진해(鎭咳), 청열(淸熱), 해독(解毒)

용 도 기관지염(氣管支炎), 독사교상(毒蛇咬傷), 봉자상(蜂刺傷), 정창옹종(疔瘡癰腫), 천식(喘息), 편도선염(扁桃腺炎), 풍열감기(風熱感氣)

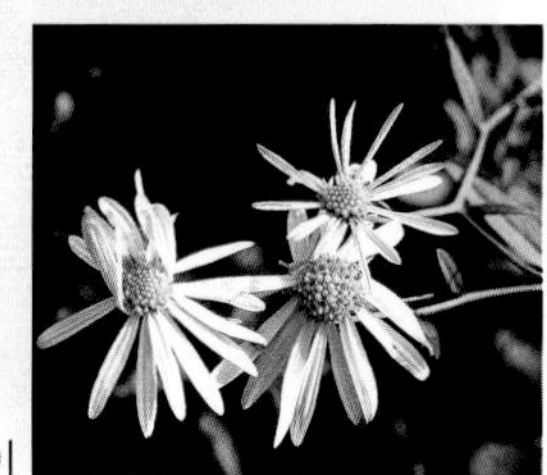

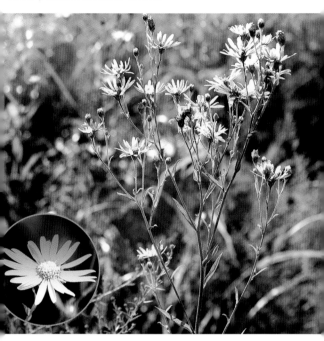

까실쑥부쟁이

혈액 순환을 활발하게 하고 통증을 멎게 하는 풀

참취

Aster scaber Thunberg.

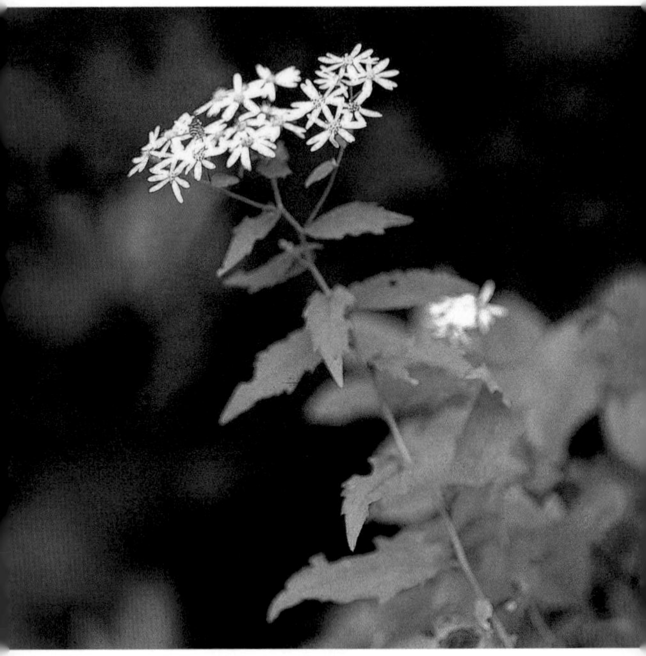

개미취속. 여러해살이풀. 전국. 높은 산 풀밭에서 자라고, 꽃은 8~10월에 흰색 두상화로 피며, 열매는 긴 타원상 피침형 수과로 10~11월에 여문다.

별 명 나물취, 동풍채, 백운초, 산백채, 산취, 생취, 암취, 취나물
한약명 **동풍채(東風菜)**－전초
성 미 맛은 달고 성질은 차다.
효 능 소풍(疏風), 지통(止痛), 행기(行氣), 활혈(活血)
용 도 골절동통(骨節疼痛), 사교상(蛇咬傷), 장염복통(腸炎腹痛), 타박상(打撲傷)

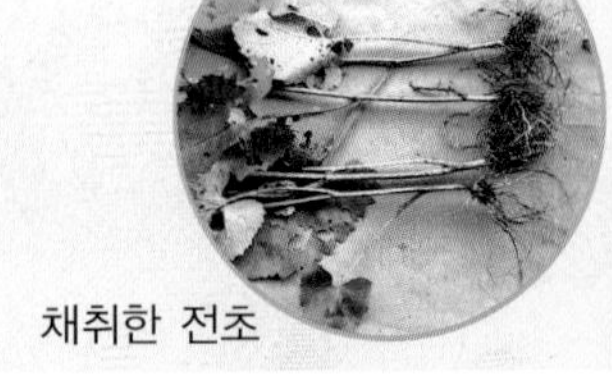
채취한 전초

가래를 삭이고 기침을 멎게 하는 풀

개미취

Aster tataricus L. fil.

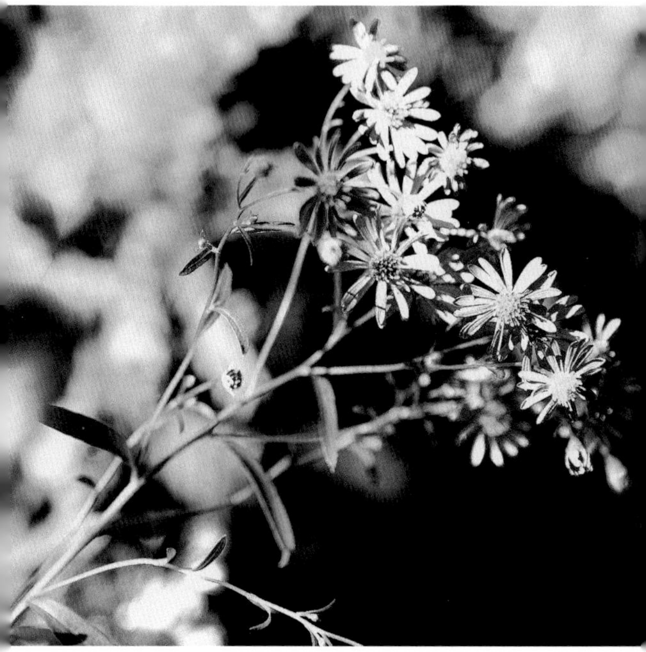

개미취속. 여러해살이풀. 전국. 산과 들에서 자라고, 꽃은 7~10월에 연한 자주색으로 피며, 열매는 수과로 10~11월에 여문다.

별 명 개미초, 자완, 탱알
한약명 **자원(紫菀)**-뿌리
성 미 맛은 쓰고 달며 성질은 조금 따뜻하다.
효 능 거담(祛痰), 이뇨(利尿), 진해(鎮咳), 항균(抗菌)
용 도 가래기침으로 숨이 차는 증세, 감기기침, 급성 기관지염(急性氣管支炎), 소변불통(小便不通), 천식(喘息), 폐결핵(肺結核)기침, 폐농양(肺膿瘍), 혈담(血痰)
※벌개미취를 대용으로 쓸 수 있다.

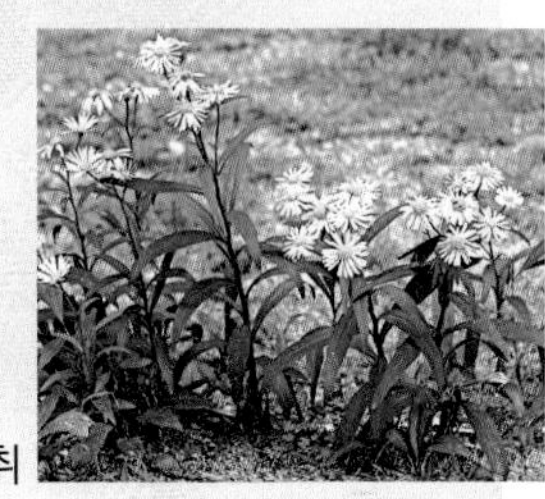

벌개미취

소화를 도와주고 해독 작용을 하는 풀

개망초

Erigeron annuus (L.) Pers.

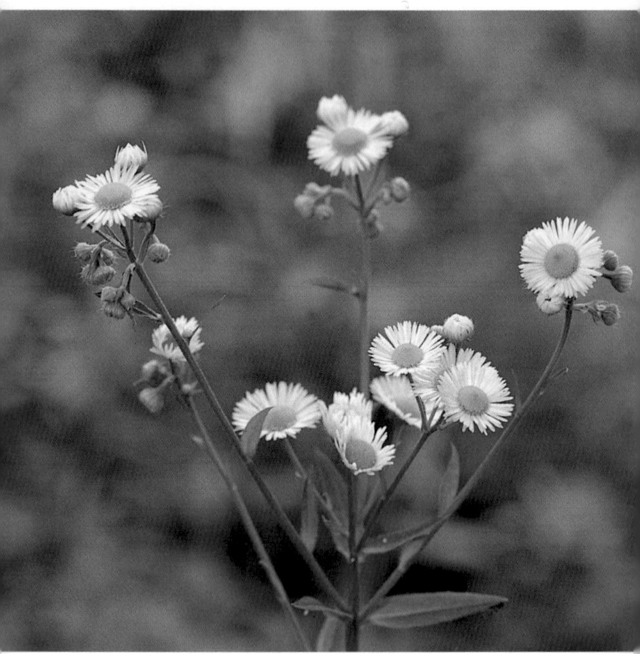

망초속. 두해살이풀. 전국. 들이나 밭 또는 길가에서 자라고, 꽃은 6~7월에 흰색 산방화서로 피며, 열매는 수과로 8~9월에 여문다.

별　명 계란꽃, 담배나물, 망국초, 망촛대, 왜풀, 찐짓대나물, 풍년초
한약명 **일년봉(一年蓬)**-지상부
성　미 맛은 담백하고 성질은 평하다.
효　능 조소화(助消化), 청열(淸熱), 해독(解毒)
용　도 림프절염(lymph節炎), 설사(泄瀉), 소변출혈(小便出血), 소화불량(消化不良), 장염복통(腸炎腹痛), 전염성간염(傳染性肝炎), 학질(瘧疾)

어린 싹

풍과 습을 없애주고 염증을 가라앉게 하는 풀

망초

Conyza canadensis (L.) Cronquist

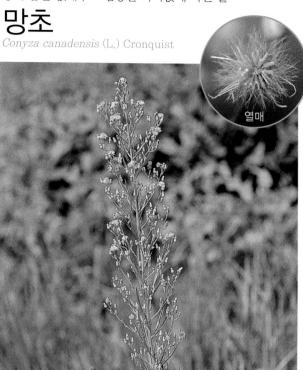

망초속. 두해살이풀. 전국. 들이나 길가에서 자라고, 꽃은 7~9월에 흰색 두상화서로 피며, 열매는 수과로 9~10월에 여문다.

별　명 **담배나물, 망국초, 망촛대, 잔꽃풀**
한약명 **기주일지호(祁州一枝蒿)**–지상부
성　미 맛은 쓰고 성질은 서늘하다.
효　능 거풍습(祛風濕), 소염(消炎), 지양(止痒), 청열(清熱), 해독(解毒), 해열(解熱)
용　도 결막염(結膜炎), 구강염(口腔炎), 신경통(神經痛), 중이염(中耳炎), 치은염(齒齦炎), 피부소양(皮膚瘙痒)

꽃

간 기능을 향상시키고 눈의 충혈을 없애주는 풀

과꽃

Callistephus chinensis (Linné) Nnees

과꽃속. 여러(한)해살이풀. 북부 지방. 산지 풀밭에서 자라고, 꽃은 7~9월에 남자색 두상화서로 피며, 열매는 긴 타원형 수과로 10월에 여문다.

별 명 **당국화, 추금, 추목단**
한약명 **취국(翠菊)**–꽃
성 미 맛은 쓰고 성질은 차다.
효 능 이뇨(利尿), 청간명목(淸肝明目), 청열(淸熱)
용 도 안구충혈(眼球充血), 피로(疲勞)

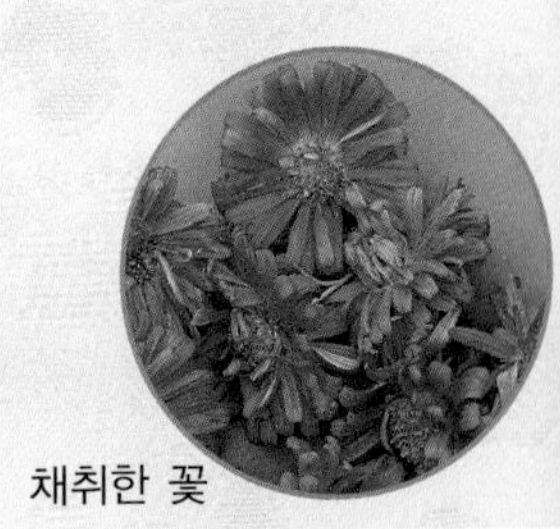

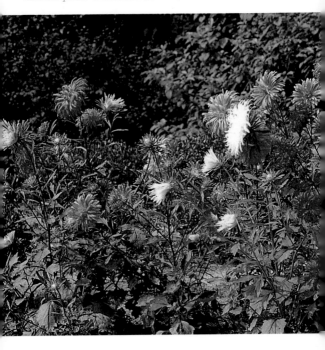
채취한 꽃

가래와 기침을 없애주고 해독 작용을 하는 풀

머위

Petasites japonicus (Siebold & Zucc.) Maxim.

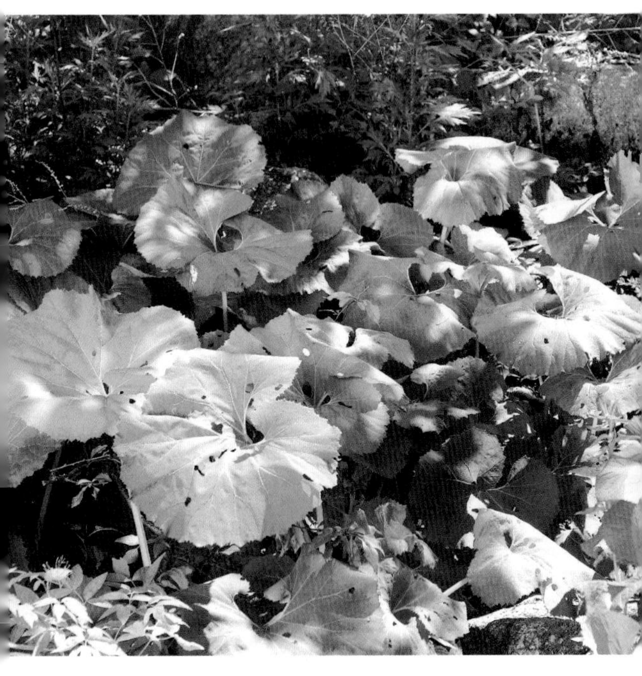

머위속. 여러해살이풀. 남부 지방. 산과 들의 습지에서 자라고, 꽃은 3~5월에 흰색과 연한 노란색으로 피며, 열매는 원통형 수과로 6월에 여문다.

별 명 관동, 머우, 모기취, 봉두엽, 산머위

한약명 **관동화(款冬花)**-꽃

성 미 맛은 맵고 성질은 따뜻하다.

효 능 거담(祛痰), 산어(散瘀), 소종(消腫), 윤폐하기(潤肺下氣), 지통, 진해(鎭咳), 해독

용 도 가래, 기관지염, 기침, 독사교상, 옹종정독(癰腫疔毒), 인후염, 천식(喘息), 타박상, 편도선염

- **봉두엽(蜂斗葉**-잎**)**은 위장병, 타박상의 치료에 쓴다.
- **봉두채(蜂斗菜**-줄기**)**는 독사교상, 옹종정독, 타박상, 편도선염의 치료에 쓴다.

꽃

열을 내리게 하고 종기를 없애주는 풀

털머위

Farfugium japonicum Kitamura

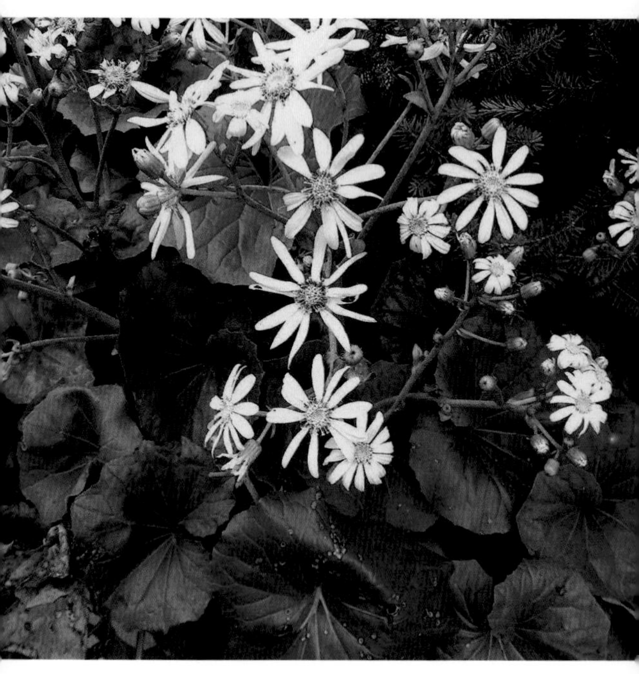

털머위속. 늘푸른여러해살이풀. 남부 지방 · 울릉도에서 자라고, 꽃은 9~10월에 노란색 두상화로 피며, 열매는 수과로 11~12월에 여문다.

별　명 간대라풀, 갯머위, 말곰취, 이머구

한약명 **연봉초(連峰草)**–지상부

성　미 맛은 맵고 성질은 따뜻하다.

효　능 소종(消腫), 지사(止瀉), 청열(淸熱), 해독(解毒),

용　도 감기(感氣), 기관지염(氣管支炎), 물고기식중독(食中毒), 설사(泄瀉), 인후부종(咽喉浮腫), 인후염(咽喉炎), 임파선염(淋巴腺炎), 종기(腫氣), 타박상(打撲傷)

• 잎은 생선중독(生鮮中毒), 습진(濕疹), 외상(外傷)의 치료에 쓴다.

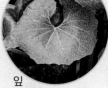

잎

기침을 멎게 하고 혈액순환을 활성화시키는 풀

곰취

Ligularia fischeri (Ledeb.) Turcz.

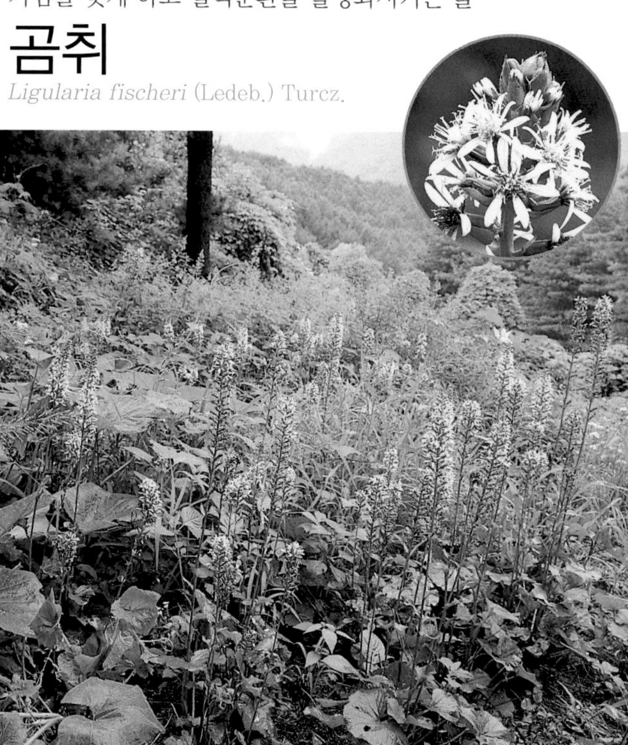

곰취속. 여러해살이풀. 전국. 고원이나 깊은 산의 습지에서 자라고, 꽃은 7~9월에 노란색 두상화서로 피며, 열매는 원통 모양 수과로 10월에 여문다.

별 명 곤달채, 곰달래, 마제엽, 왕곰취

한약명 **호로칠(葫蘆七)**–뿌리

성 미 맛은 달고 매우며 성질은 따뜻하다.

효 능 거담(祛痰), 이기(理氣), 지통(止痛), 지해(止咳), 진해(鎭咳), 활혈(活血)

용 도 노상(勞傷), 백일해(百日咳), 요퇴통(腰腿痛), 타박상(打撲傷), 폐옹객혈(肺癰咯血), 해수기천(咳嗽氣喘)

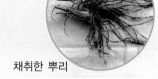

채취한 뿌리

열기를 식히고 해독 작용을 하는 풀

산솜방망이

Senecio flammeus Turcz. ex. DC. ssp. flammeus

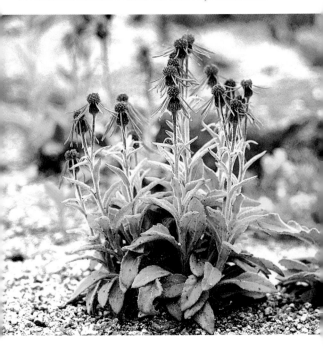

솜방망이속. 여러해살이풀. 제주도 · 강원도. 높은 산에서 자라고, 꽃은 7~8월에 적황색 두상화서로 피며, 열매는 긴 타원형 수과로 10월에 여문다.

한약명 **홍륜천리광(紅輪千里光)**-지상부
성 미 맛은 쓰고 성질은 차다.
효 능 청열(淸熱), 해독(解毒)
용 도 발열종기(發熱腫氣)

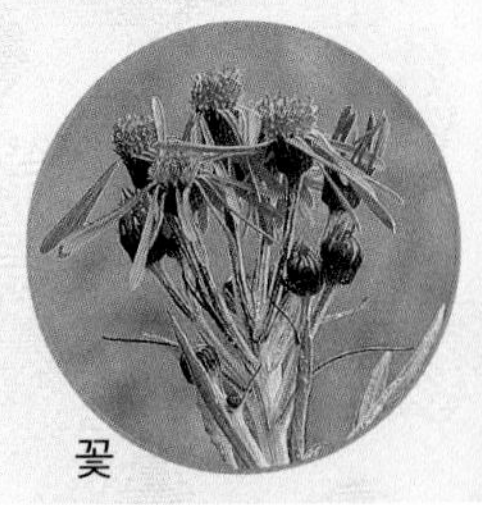

꽃

종기를 없애주고 오줌을 잘 나오게 하는 풀

솜방망이

Tephroseris kirilowii (Turcz. ex DC.) Holub

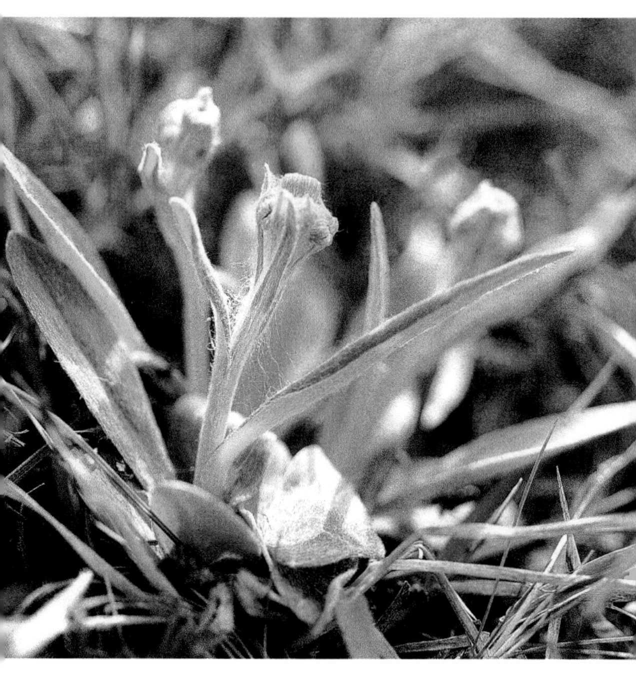

솜방망이속. 여러해살이풀. 전국. 산지의 양지바르고 건조한 풀밭에서 자라고, 꽃은 5~6월에 노란색 두상화서로 피며, 열매는 원통 모양 수과로 7~8월에 여문다.

별 명 들솜쟁이, 연박폭초, 풀솜나물
한약명 **구설초(狗舌草)**-지상부
성 미 맛은 쓰고 조금 달며 성질은 따뜻하다.
효 능 거담(祛痰), 살충(殺虫), 소종(消腫), 이뇨(利尿), 이수(利水), 청열(淸熱), 해독(解毒), 활혈(活血)
용 도 개창(疥瘡), 구내염(口內炎), 신염부종(腎炎浮腫), 옹종(癰腫), 요로감염(尿路感染), 타박상(打撲傷), 폐농양(肺膿瘍)

꽃

어혈을 없애주게 하고 벌레를 제거하는 풀

박쥐나물

Parasenecio auriculatus var. *matsumuranus* Nakai

꽃

박쥐나물속. 여러해살이풀. 전국. 깊은 산지에서 자라고, 꽃은 8~9월에 흰색 원추상 두상화서로 피며, 열매는 선형 수과이다.

별　명 민박쥐나물, 산귀박쥐나물
한약명 각향(角香)-지상부
성　미 맛은 맵고 조금 떫으며 성질은 따뜻하다.
효　능 산어(散瘀), 살충(殺虫)
용　도 버짐, 옴, 종기(腫氣), 풍습성부종(風濕性浮腫)

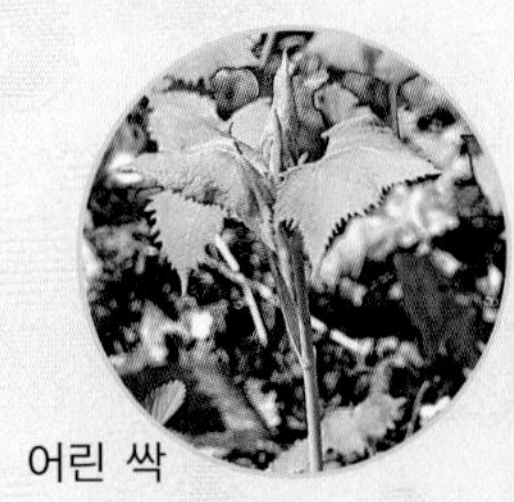

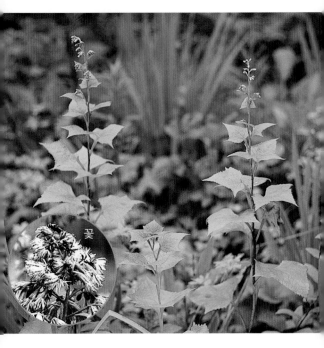
어린 싹

풍과 습을 없애주고 종기를 가라앉게 하는 풀

우산나물

Syneilesis palmata (Thunb.) Maxim.

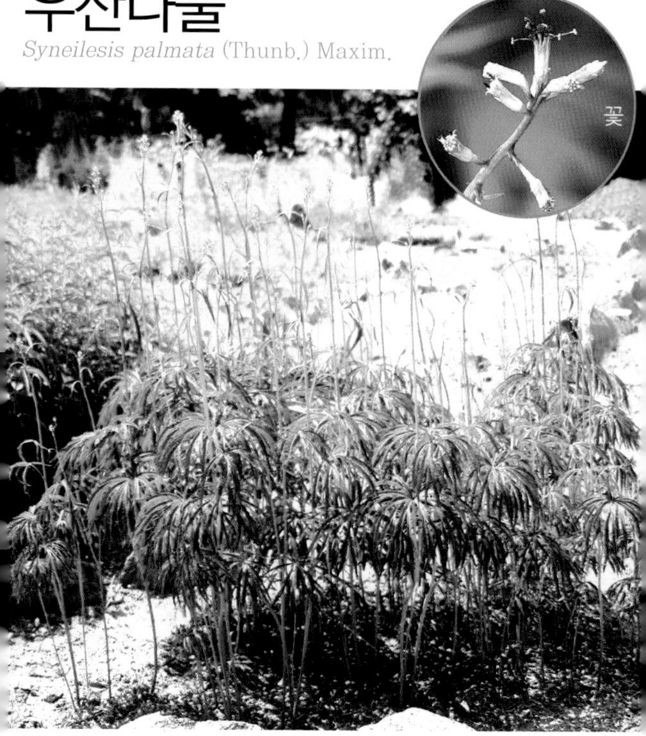

꽃

우산나물속. 여러해살이풀. 전국. 깊은 산의 나무 그늘에 서 자라고, 꽃은 6~10월에 흰색 원추화서로 피며, 열매는 원통형 수과로 10~11월에 익는다.

별 명 꼬깔나물
한약명 **토아산(兎兒傘)**–전초
성 미 맛은 맵고 쓰며 성질은 따뜻하다.
효 능 거풍(祛風), 소종(消腫), 제습(除濕), 지통(止痛), 진통(鎭痛), 해독(解毒), 활혈(活血)
용 도 관절동통(關節疼痛), 관절염(關節淡), 독사교상(毒蛇咬傷), 사지마비(四肢痲痺), 옹저창종(癰疽瘡腫), 요통(腰痛), 타박상(打撲傷), 풍습마비(風濕痲痺)

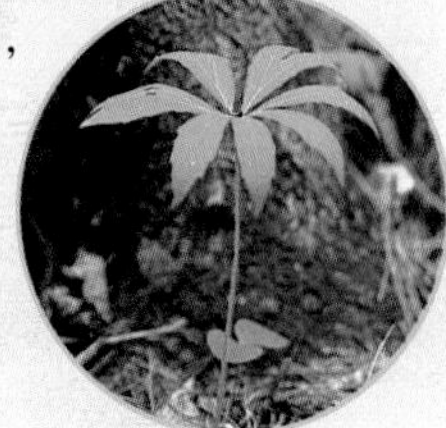

피를 잘 돌아가게 하고 통증을 멎게 하는 풀

톱풀

Achillea sibirica Ledebour.

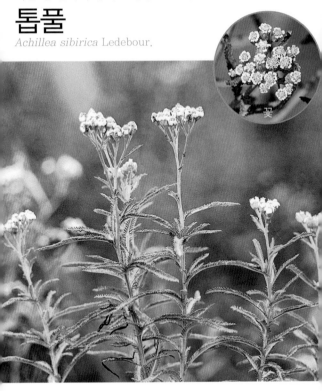

톱풀속. 여러해살이풀. 전국. 산과 들에서 자라고, 꽃은 7~10월에 흰색 또는 연한 홍색으로 피며, 열매는 납작한 수과로 10~11월에 여문다.

별 명 가새풀, 가회톱, 거초, 배암새, 신룡검, 오공초, 일묘호, 지네풀, 천엽기

한약명 **일지호(一枝蒿)**-지상부

성 미 맛은 쓰고 매우며 성질은 조금 따뜻하고 독성이 있다.

효 능 거풍(祛風), 소염, 소종(消腫), 억균, 지혈, 진통(鎭痛), 해독, 해열, 활혈(活血)

용 도 경간(驚癎), 관절염, 부스럼, 연주창(連珠瘡), 옹종(癰腫), 장출혈동통(腸出血疼痛), 종기(腫氣), 치루(痔漏), 타박상, 풍습마비통증(風濕麻痺痛症), 화상(火傷)

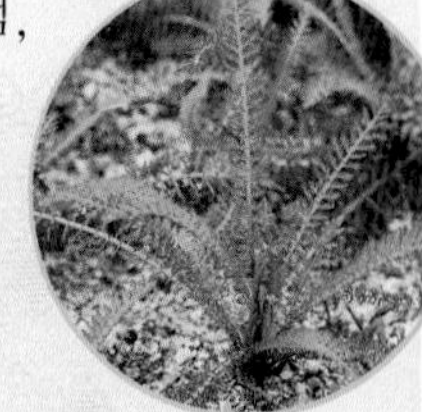

풍한을 해소하고 염증을 가라앉게 하는 풀

카밀레

Matricaria chamomilla Linné

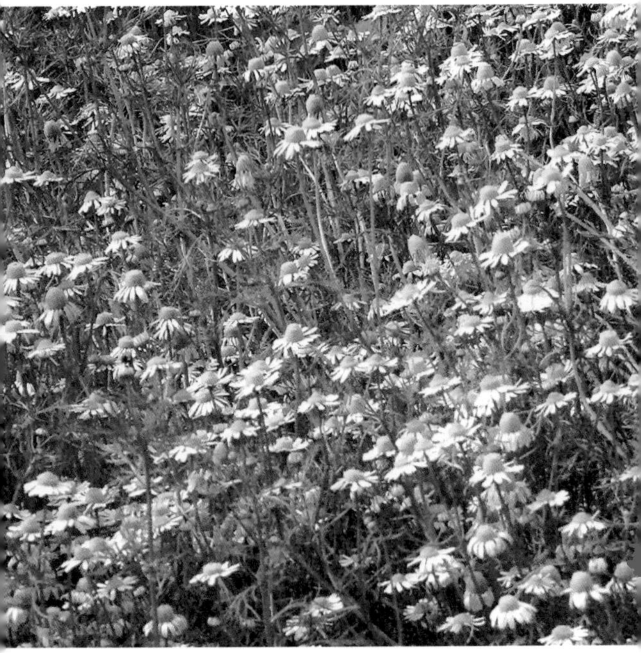

개족제비쑥속. 두해살이풀. 중부 지방. 관상용으로 재배하고, 꽃은 6~9월에 흰색 두상화로 피며, 열매는 조금 구부러진 타원형 수과이다.

별 명 번대국화
한약명 **모국(母菊)**–꽃
성 미 맛은 달고 성질은 평하다.
효 능 구풍(驅風), 소염(消炎), 해경(解痙), 해표(解表)
용 도 감기(感氣), 과민성위장염(過敏性胃腸炎), 기관지천식(氣管枝喘息), 풍습성전신통증(風濕性全身疼痛症)

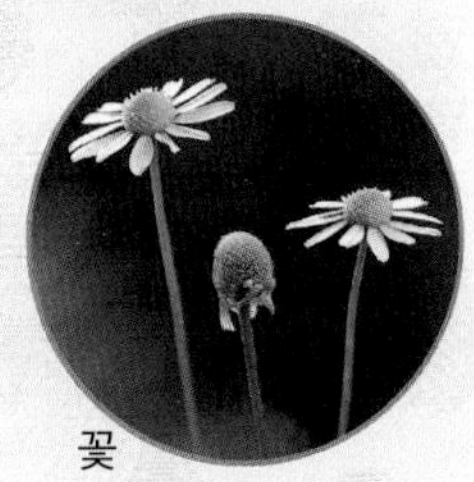

꽃

혈압을 내리게 하고 해독 작용을 하는 풀

산국

Chrysanthemum boreale Makino

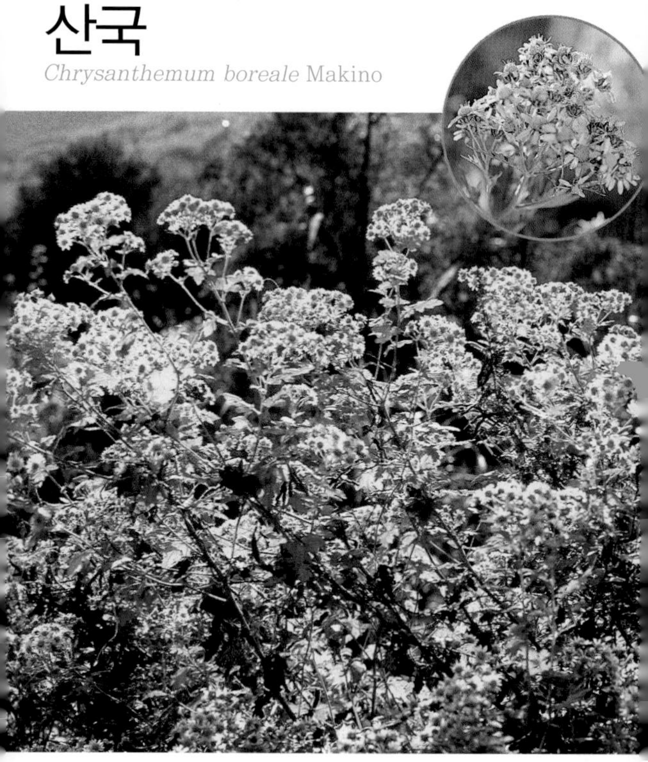

국화속. 여러해살이풀. 전국. 산지에서 자라고, 꽃은 9~10월에 노란색 두상화서로 피며, 열매는 수과로 10~11월에 익는다.

별 명 개국화, 고의

한약명 **야국화(野菊花)**–꽃봉오리

성 미 맛은 맵고 쓰며 성질은 조금 차다.

효 능 소종(消腫), 진정(鎮靜), 항균(抗菌), 해독(解毒), 해열(解熱), 혈압강하(血壓降下)

용 도 고열감기(高熱感氣), 고혈압, 구내염(口內炎), 기관지염(氣管支炎), 두통(頭痛), 목적(目赤), 악성종기, 안질, 위염, 임파선염, 폐렴, 현기증, 화농성종창(化膿性腫瘡)

※감국을 대용으로 쓸 수 있다.

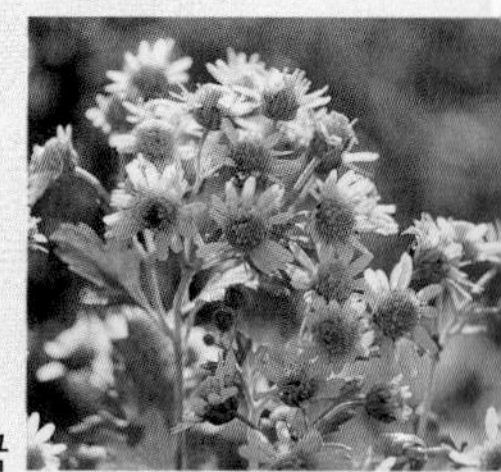

감국

대소변을 잘 나오게 하고 소화를 촉진하는 풀

쑥갓

Chrysanthemum coronarium Linné var. *spatiosum* Bailey

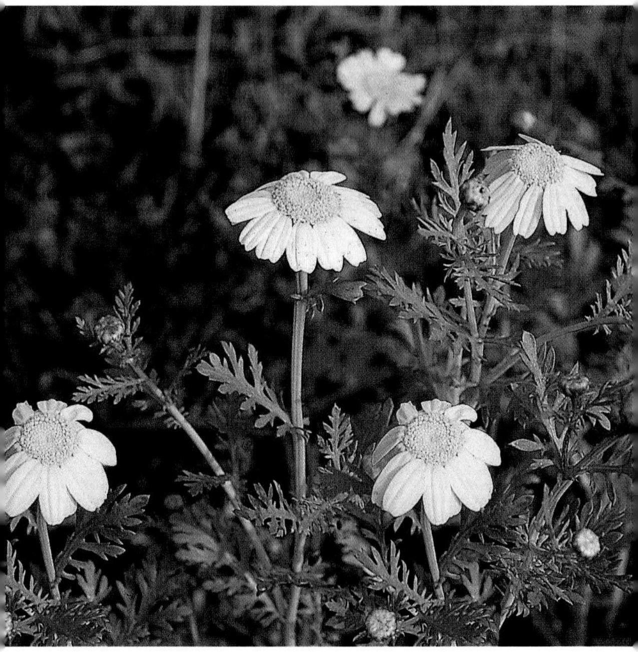

국화속. 한(두)해살이풀. 전국. 밭에서 채소로 재배하고, 꽃은 6~8월에 노란색 또는 흰색 두상화로 피며, 열매는 삼각기둥 모양 수과로 7~9월에 짙은 갈색으로 여문다.

한약명 **동호(茼蒿)**-줄기와 잎
효 능 거담(祛痰), 소담음(消痰飮), 소화촉진(消化促進), 이이변(利二便), 화비위(化脾胃)
용 도 대소변불리(大小便不利), 소화불량(消化不良)

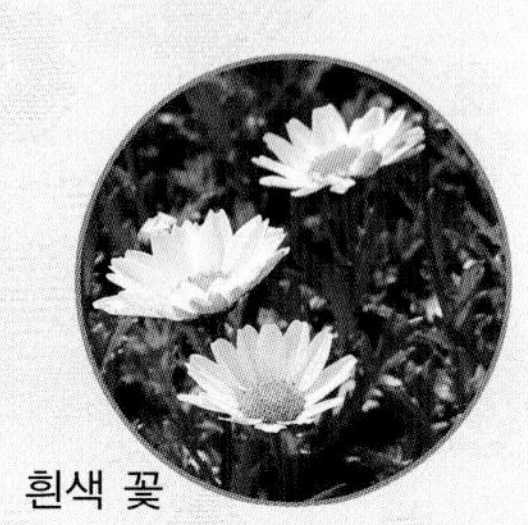

흰색 꽃

몸을 따뜻하게 하고 소화 작용을 돕는 풀

구절초

Dendranthema zawadskii var. *latilobum* (Max.) Kitag.

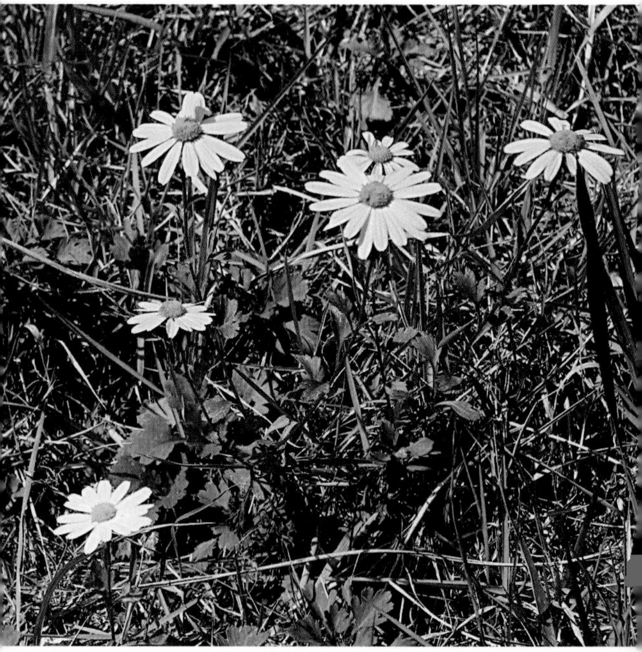

국화속. 여러해살이풀. 전국. 산록과 산야지 초원에서 자라고, 꽃은 8~10월에 흰색 두상화서로 피며, 열매는 장타원형 수과로 10~11월에 여문다.

별　명 가을국화, 고봉, 넓은잎구절초, 들국화
한약명 **구절초(九折草), 선모초(仙母草)**-전초
성　미 맛은 쓰고 성질은 따뜻하다.
효　능 난단전(煖丹田), 소화촉진(消化促進), 온중(溫中), 조경(調經)
용　도 불임증(不姙症), 월경불순(月經不順), 생리통(生理痛), 소화불량(消化不良), 위냉(胃冷), 자궁허냉(子宮虛冷)

※가는잎구절초, 바위구절초, 한라구절초를 대용으로 쓸 수 있다.

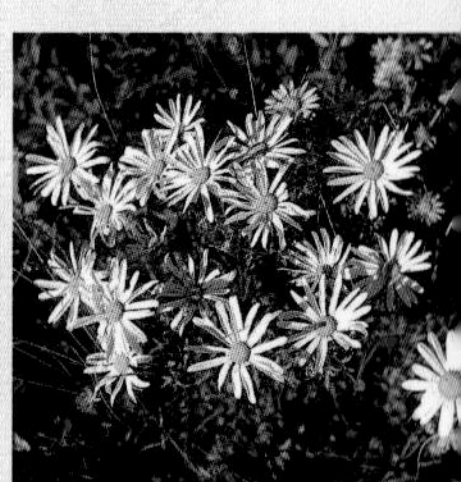

가는잎구절초

열을 내리게 하고 가래를 삭이게 하는 풀

개똥쑥

Artemisia annua Linné

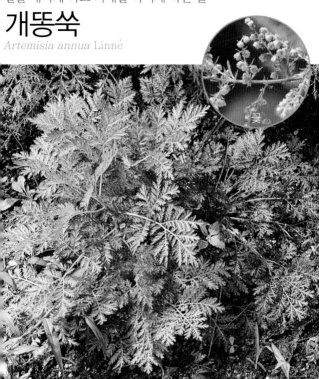

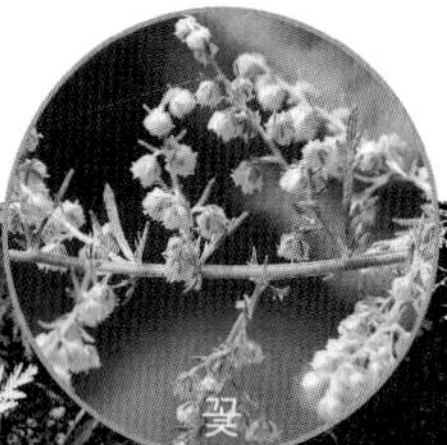

꽃

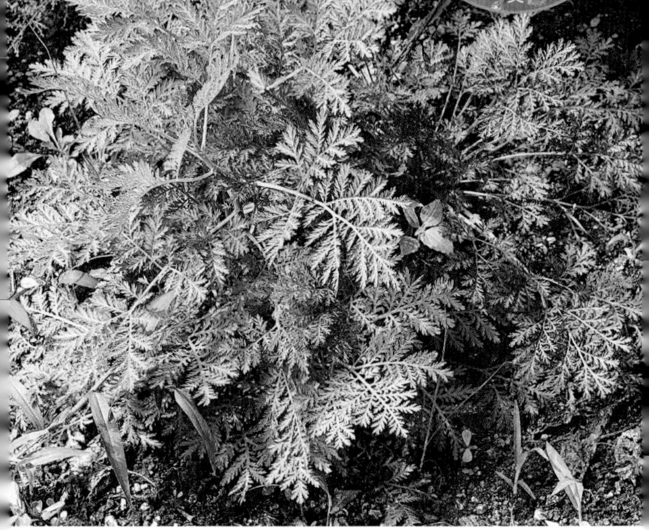

쑥속. 한해살이풀. 북부 · 중부 지방. 인가 부근이나 길가의 황무지와 강가에서 자라고, 꽃은 6~8월에 노란색 원추화서로 피며, 열매는 수과로 9월에 여문다.

별 명 개땅쑥, 잔잎쑥, 황화호

한약명 청호(菁蒿)-지상부

성 미 맛은 맵고 쓰며 성질은 차다.

효 능 거담(祛痰), 양혈(凉血), 진해(鎭咳), 청열절학(淸熱截虐), 퇴허열(退虛熱), 항균(抗菌), 해서(解暑), 해열(解熱), 혈압강하(血壓降下)

용 도 결핵(結核), 만성기관지염(慢性氣管支炎), 말라리아(malaria), 이질(痢疾), 천식(喘息), 피부병(皮膚病), 학질(瘧疾), 황달(黃疸)

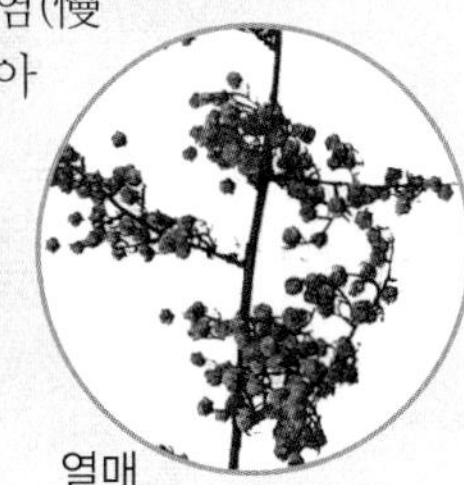
열매

열을 내리게 하고 통증을 멎게 하는 풀

사철쑥

Artemisia capillaris Thunb.

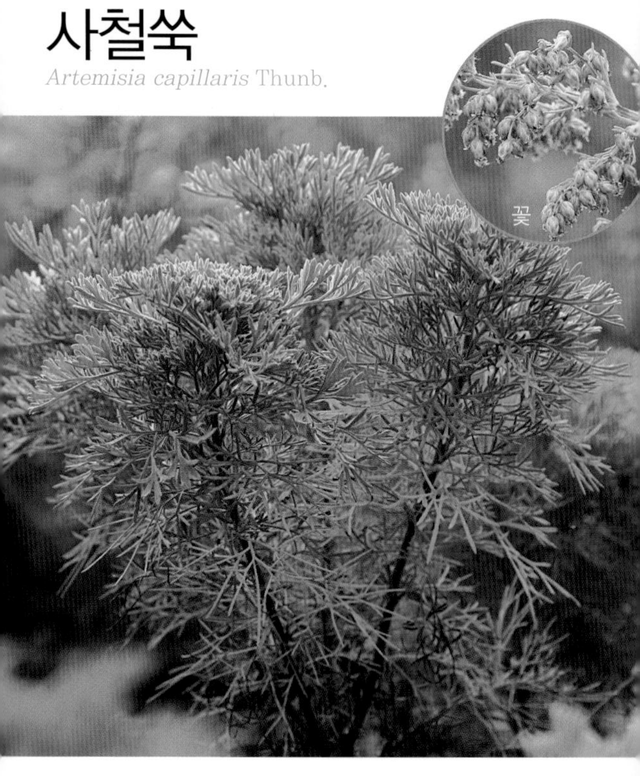

꽃

쑥속. 여러해살이풀. 전국. 냇가나 해안의 모래땅에서 자라고, 꽃은 8~9월에 녹황색 원추상 두상화서로 피며, 열매는 수과이다.

별 명 머리쑥, 애탕쑥, 인진쑥

한약명 **인진호(茵陳蒿)**-어린 줄기와 잎

성 미 맛은 쓰고 성질은 차다.

효 능 발한(發汗), 이뇨(利尿), 이습(利濕), 정혈(精血), 진통(鎭痛), 청열(淸熱), 항균(抗菌), 해열(解熱)

용 도 간염, 급성열병(急性熱病), 담낭염, 담석증(膽石症), 두통, 소변불리, 습열(濕熱), 열결황달(熱結黃疸), 요독증, 입 안이 허는 증세, 풍습한열사기(風濕寒熱邪氣), 풍양창개(風痒瘡疥), 풍열황달(風熱黃疸), 황달(黃疸)

줄기와 잎

열을 내리게 하고 오줌을 잘 나오게 하는 나무

더위지기

Artemisia gmelini Weber ex Stechm.

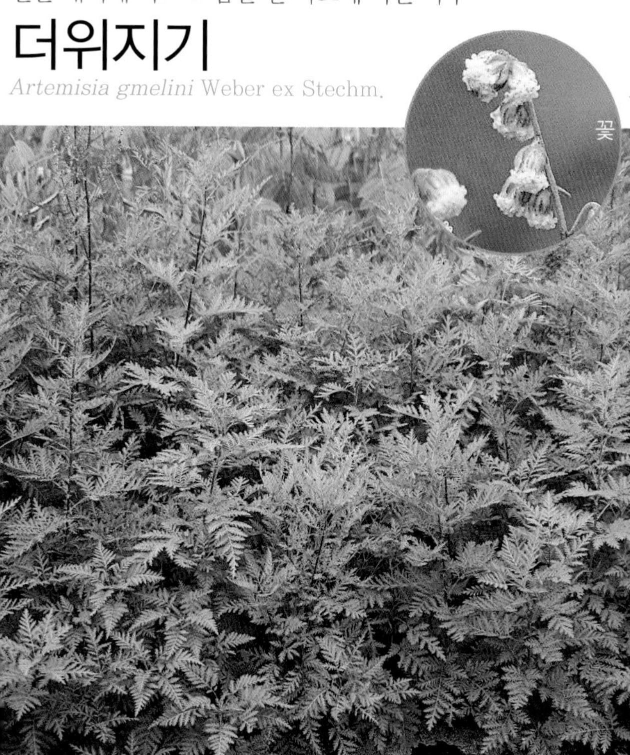

쑥속. 갈잎작은떨기나무. 전국. 들판과 양지바른 산기슭에서 자라고, 꽃은 8월에 노란색 두상화서로 피며, 열매는 수과로 11월에 여문다.

별　명 부덕쑥, 산쑥, 인진쑥

한약명 **한인진(韓茵蔯)**−지상부

성　미 맛은 쓰고 성질은 서늘하다.

효　능 보중익기(補中益氣), 이뇨(利尿), 청열이습(淸熱利濕), 항균(抗菌)

용　도 간염(肝炎), 개라악창(疥癩惡瘡), 소변불행(小便不行), 열리(熱痢), 오장사기(五臟邪氣), 옹종(癰腫), 위염(胃炎), 정신불안(精神不安)으로 인한 공복감(空腹感), 풍한습비(風寒濕痺), 황달(黃疸)

줄기와 잎

몸을 따뜻하게 하고 출혈을 멎게 하는 풀

쑥

Artemisia princeps Pamp.

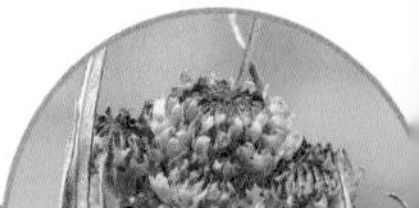

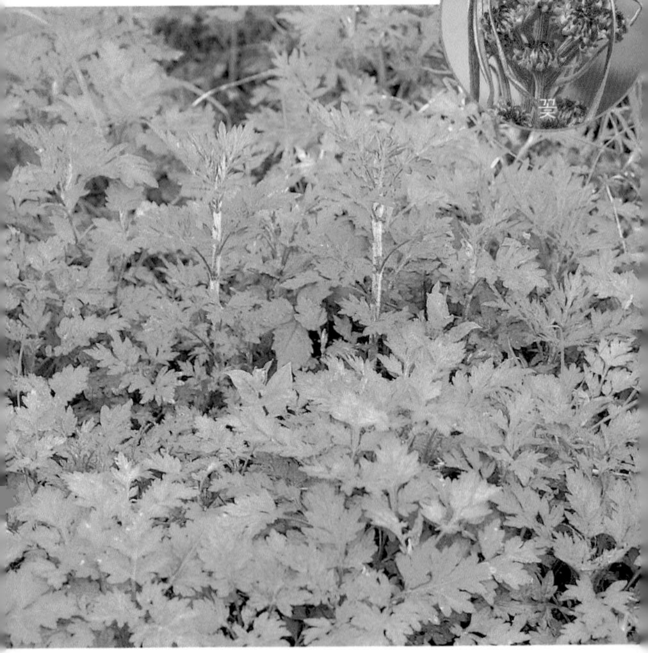

쑥속. 여러해살이풀. 전국. 들의 양지바른 풀밭에서 자라고, 꽃은 7~10월에 연한 홍자색 원추화서로 피며, 열매는 수과로 10월에 여문다.

별 명 애초, 약쑥, 사재발쑥, 자재발쑥, 참쑥
한약명 **애엽(艾葉)**–잎
성 미 맛은 맵고 쓰며 성질은 따뜻하다.
효 능 안태(安胎), 산한(散寒), 온경(溫經), 제습(除濕), 지양(止痒), 지통(止痛), 지혈(止血)
용 도 개선(疥癬), 대하(帶下), 만성하리(慢性下痢), 복부냉통(腹部冷痛), 복통, 붕루(崩漏), 월경불순, 설사전근(泄瀉轉筋), 옹양(癰瘍), 코피, 태동불안(胎動不安), 토혈, 하혈(下血)
※황해쑥을 대용으로 쓸 수 있다.

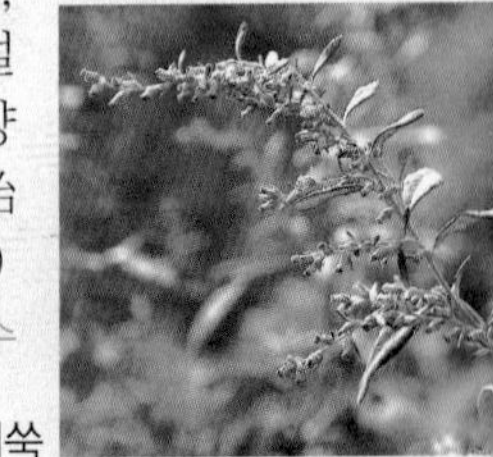

황해쑥

출혈을 멎게 하고 염증과 종기를 가라앉게 하는 풀

멸가치

Adenocaulon himalaicum Edgew.

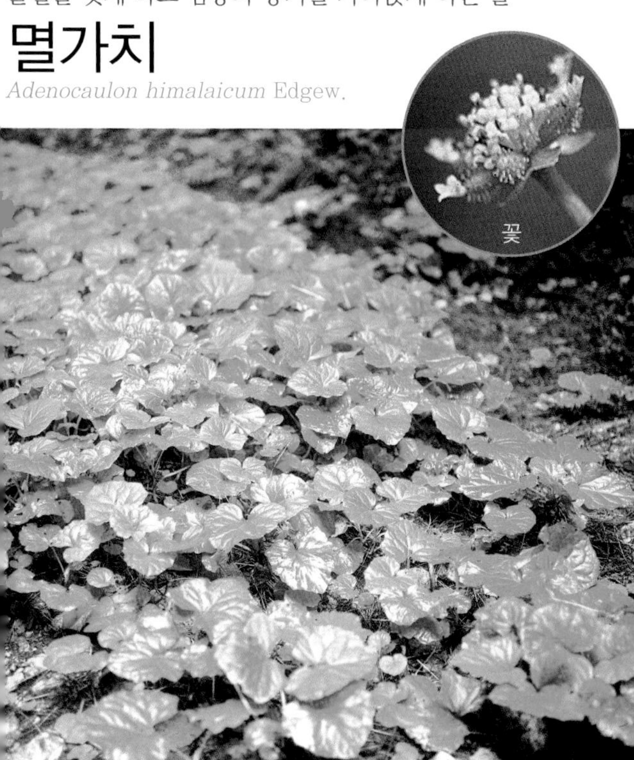

꽃

멸가치속. 여러해살이풀. 전국. 숲 속의 습지에서 자라고, 꽃은 8~10월에 피는데 흰색에서 연한 붉은색으로 변하며, 열매는 달걀 모양 수과로 9~10월에 여문다.

별　명 말발나물, 맷고기나물, 멸치나물, 멍가지, 옹취, 화상채

한약명 **야로(野蕗)**–지상부

효　능 소염(消炎), 소종(消腫), 지혈(止血)

용　도 악창(惡瘡), 종기(腫氣)

• 뿌리줄기와 뿌리는 골절(骨折), 기침, 산후복통(産後腹痛), 소변불통(小便不通), 수종(水腫), 천식(喘息)의 치료에 쓴다.

채취한 지상부

열기를 식히고 오줌을 잘 나오게 하는 풀

백일홍

Zinnia elegans Jacq.

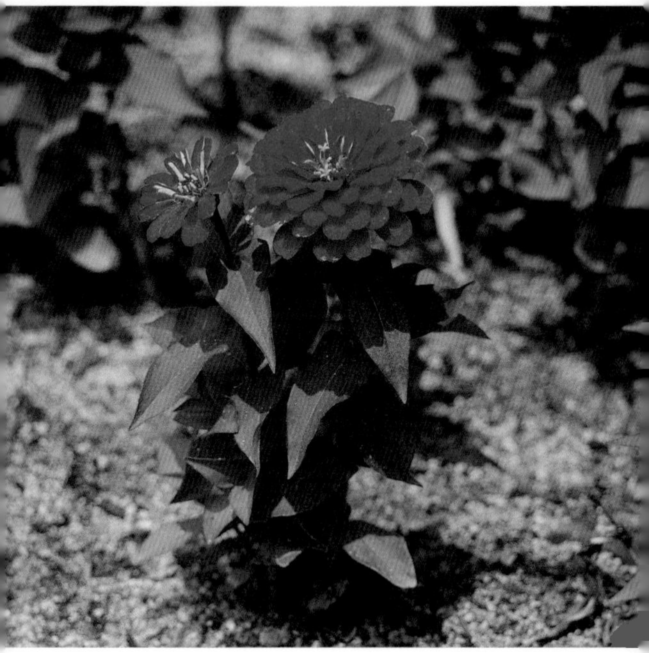

백일홍속. 한해살이풀. 전국. 화단에서 원예화초로 재배하고, 꽃은 6~10월에 붉은색이나 자주색 등의 두상화로 피며, 열매는 9~10월에 익는다.

별 명 **백일초**

한약명 **백일홍(百日紅)**–지상부

효 능 이뇨(利尿), 청열(淸熱)

용 도 소변불리(小便不利), 유방염(乳房炎), 이질(痢疾)

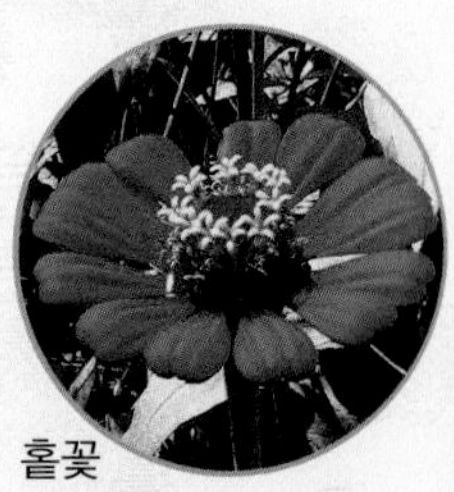

홑꽃

풍과 습을 없애주고 혈압을 내려가게 하는 풀

진득찰

Siegesbeckia glabrescens Makino

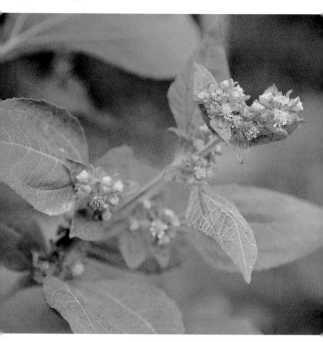

진득찰속. 한해살이풀. 전국. 들이나 밭 근처에서 자라고, 꽃은 8~9월에 노란색 산방상 두상화서로 피며, 열매는 달걀 모양 수과이다.

별　명 **희첨**

한약명 **희렴(豨薟)**-지상부

성　미 맛은 쓰고 성질은 차다.

효　능 거풍습(祛風濕), 소종(消腫), 진통(鎭痛), 혈압강하(血壓降下)

용　도 간염(肝炎), 두통, 류마티스성관절염, 반신불수(半身不遂), 악창(惡瘡), 어지럼증, 요슬냉통(腰膝冷痛), 종기(腫氣), 중풍(中風), 중풍언어장애(中風言語障碍), 풍습동통(風濕疼痛), 풍습마비(風濕痲痺), 황달(黃疸)

채취한 지상부

혈압을 내려가게 하고 근육과 뼈를 튼튼하게 하는 풀

털진득찰

Siegesbeckia pubescens Makino

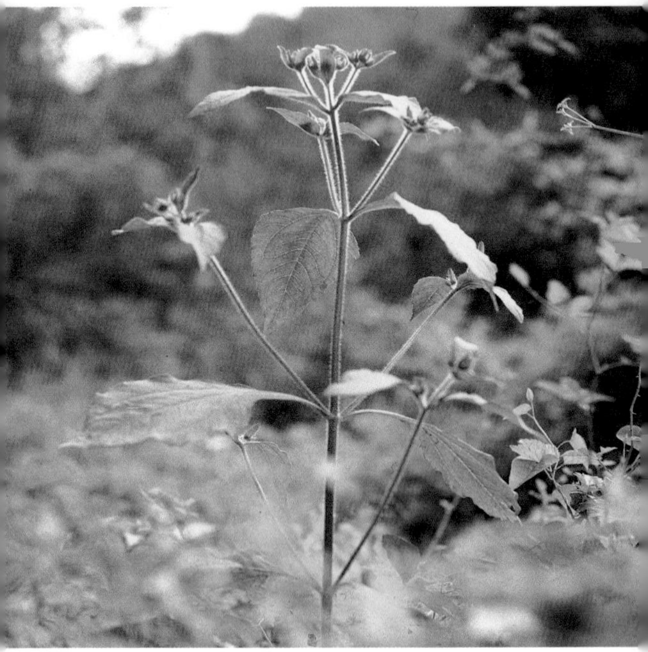

진득찰속. 한해살이풀. 전국. 들의 풀밭에서 자라고, 꽃은 9~10월에 노란색 산방화서로 피며, 열매는 긴 타원형 삭과로 10~11월에 익는다.

- 한약명 **모희첨(毛豨薟)**-지상부
- 성 미 맛은 쓰고 성질은 차다.
- 효 능 강혈압(降血壓), 거풍습(祛風濕), 이근골(利筋骨), 통락(通絡)
- 용 도 급성황달형간염(急性黃疸型肝炎), 반신불수(半身不遂), 사지마비(四肢麻痺), 요슬무력(腰膝無力), 풍습성관절염(風濕性關節炎), 학질(瘧疾)

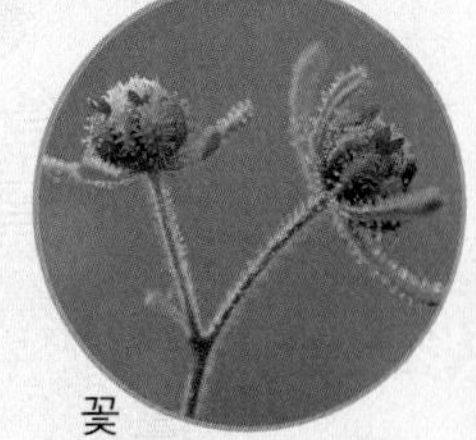
꽃

근육과 뼈를 튼튼하게 하고 출혈을 멎게 하는 풀

한련초

Eclipta prostrata Linné

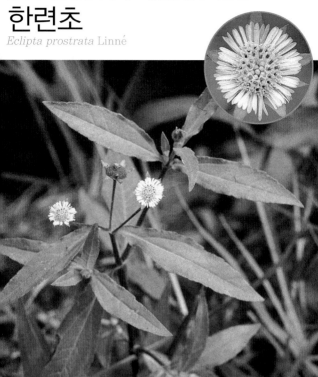

한련초속. 한해살이풀. 경기도 이남 지방. 길가나 밭둑의 습지에서 자라고, 꽃은 8~9월에 흰색 두상화로 피며, 열매는 세모진 수과로 10월에 검은색으로 여문다.

별 명 묵두초, 묵연초, 묵채, 묵초, 묵한련, 예장초
한약명 **한련초(旱蓮草)**–지상부
성 미 맛은 달고 시며 성질은 차다.
효 능 강근골(强筋骨), 보음(補陰), 양혈(凉血), 자음익신(滋陰益腎), 지혈(止血), 항균(抗菌)
용 도 대장염(大腸炎), 대하(帶下), 디프테리아(diphtheria), 외상출혈(外傷出血), 음위(陰痿), 이질(痢疾), 조기백발증(早期白髮症), 코피, 토혈(吐血), 혈뇨(血尿), 혈변(血便)

열을 내리게 하고 어혈을 없애주는 풀

도깨비바늘

Bidens biternata Linné

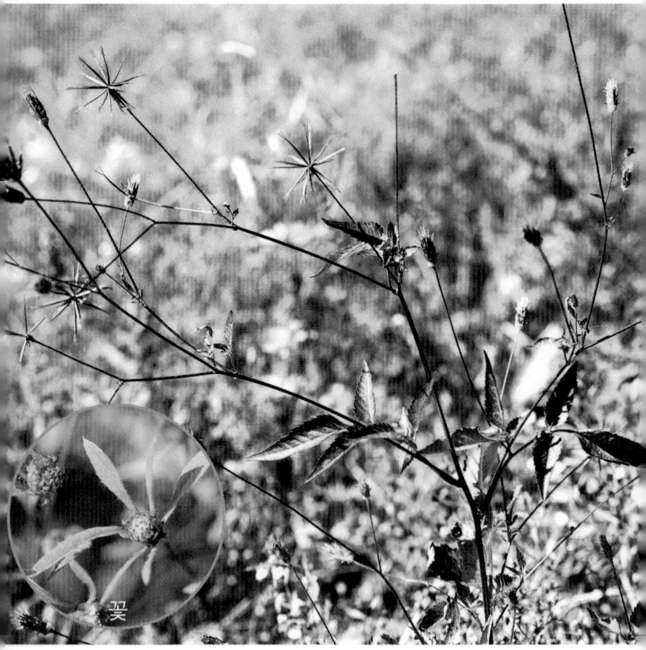

도깨비바늘속. 한해살이풀. 전국. 산과 들의 황무지에서 자라고, 꽃은 8~9월에 노란색 통 모양으로 피며, 열매는 좁은 선 모양 수과로 10~11월에 여문다.

별 명 까치발나무, 까치발이
한약명 **귀침초(鬼針草)**–지상부
성 미 맛은 쓰고 성질은 평하다.
효 능 산어(散瘀), 소염(消炎), 소종(消腫), 억균(抑菌), 이뇨(利尿), 청열(淸熱), 해독(解毒), 해열(解熱)
용 도 간염(肝炎), 급성신염(急性腎炎), 기관지염(氣管支炎), 독사교상(毒蛇咬傷), 맹장염(盲腸炎), 설사(泄瀉), 위통(胃痛), 이질(痢疾), 인후두염(咽喉頭炎), 장염(腸炎), 타박상(打撲傷), 학질(瘧疾), 황달(黃疸)

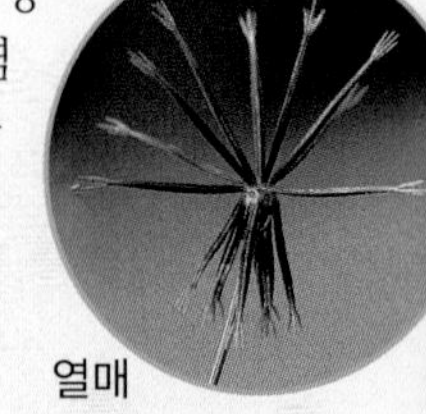
열매

병균을 없애주고 염증을 가라앉히는 풀

가막사리

Bidens tripartita L.

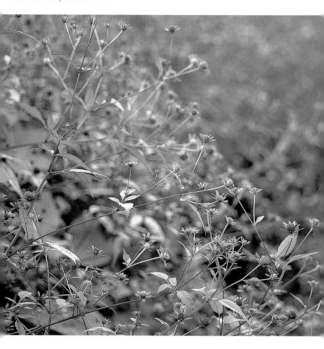

도깨비바늘속. 한해살이풀. 전국. 밭둑이나 습지와 물가에서 자라고, 꽃은 8~10월에 노란색으로 피며, 열매는 수과로 11월에 여문다.

별 명 가막살, 괴침, 넙적닥싸리, 우두초, 제주가막사리, 털가막사리

한약명 **낭파초(狼巴草)**-지상부

성 미 맛은 쓰고 달며 성질은 평하다.

효 능 살균(殺菌), 소염(消炎), 윤폐(潤肺)

용 도 기관지염(氣管支炎), 단독(丹毒), 도한(盜汗), 만성적백리(慢性赤白痢), 버짐, 선창(癬瘡), 소아의 복강적괴(腹腔積塊), 습진(濕疹), 이질(痢疾), 인후염(咽喉炎), 장염(腸炎), 편도선염(扁桃腺炎), 폐결핵(肺結核)

• 뿌리는 단독(丹毒), 도한(盜汗), 이질(痢疾)의 치료에 쓴다.

비장을 튼튼하게 하고 풍한을 몰아내는 풀

삽주

Atractylodes ovata (Thunb.) DC.

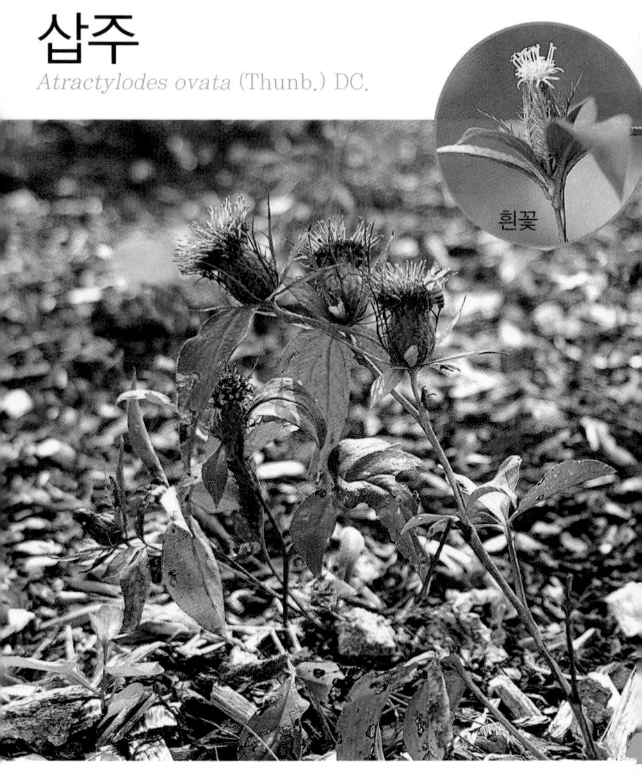

삽주속. 여러해살이풀. 전국. 산과 들의 건조한 양지쪽에서 자라고, 꽃은 7~10월에 흰색 또는 붉은색으로 피며, 열매는 수과로 10~11월에 익는다.

별 명 관창출, 산초
한약명 **창출(蒼朮)**–묵은 뿌리줄기
성 미 맛은 맵고 쓰며 성질은 따뜻하다.
효 능 거풍(祛風), 건비(健脾), 명목(明目), 발한(發汗), 산예(酸穢), 조습(燥濕), 해울(解鬱)
용 도 계절성감기(季節性感氣), 구토(嘔吐), 권태기와(倦怠嗜臥), 담음(痰飮), 말라리아(malaria), 수양성하리(水樣性下痢), 수종(水腫), 습성곤비(濕盛困脾), 야맹증(夜盲症), 이질(痢疾), 족위(足痿), 풍한습비(風寒濕痺)
• **백출(白朮**–햇뿌리줄기)은 각기(脚氣), 관절염(關節淡), 권태소기(倦怠少氣), 담음(痰飮), 도한(盜汗), 비위기약(脾胃氣弱), 사지수종(四肢水

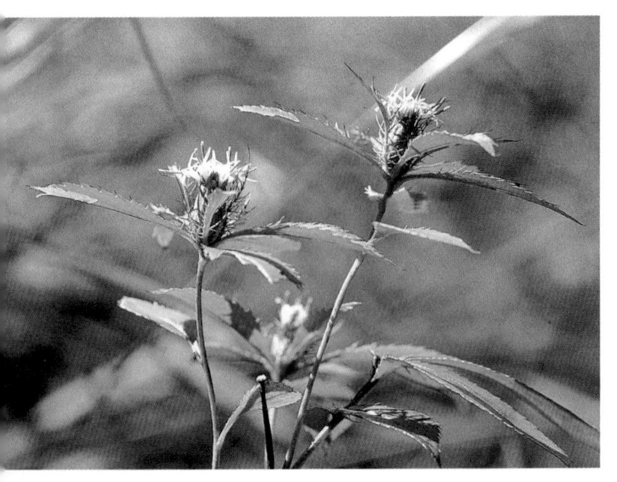

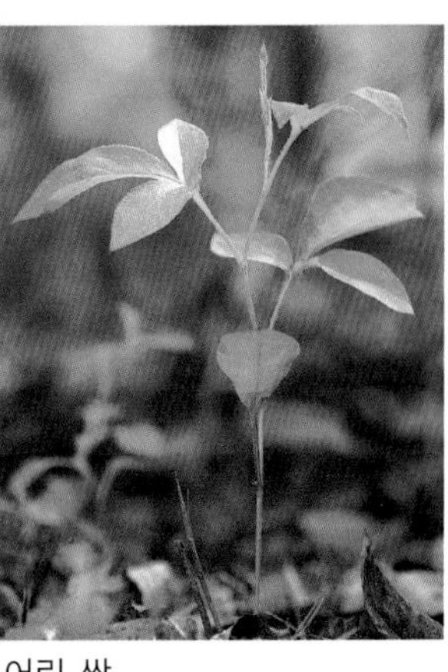

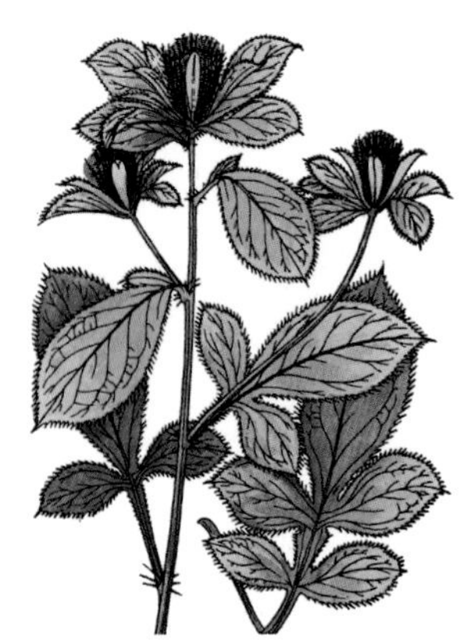

어린 싹

腫), 소변곤란(小便困難), 수종(水腫), 식욕부진(食欲不振), 자한(自汗), 태기불안(胎氣不安), 하리(下痢), 허창(虛脹), 현훈(眩暈), 황달(黃疸)의 치료에 쓴다.

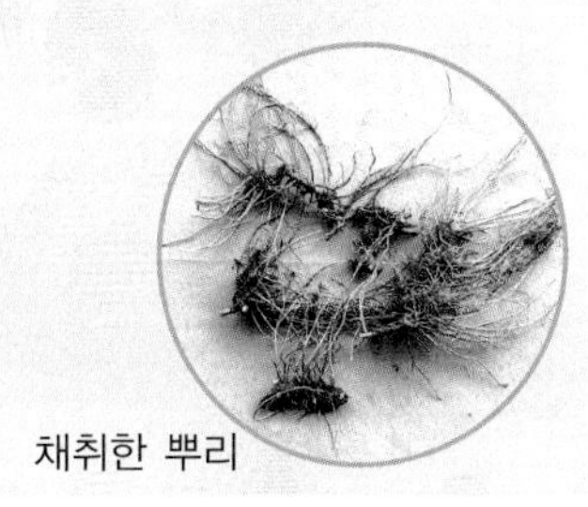

채취한 뿌리

열을 내리게 하고 염증을 가라앉게 하는 풀

지느러미엉겅퀴

Carduus crispus L.

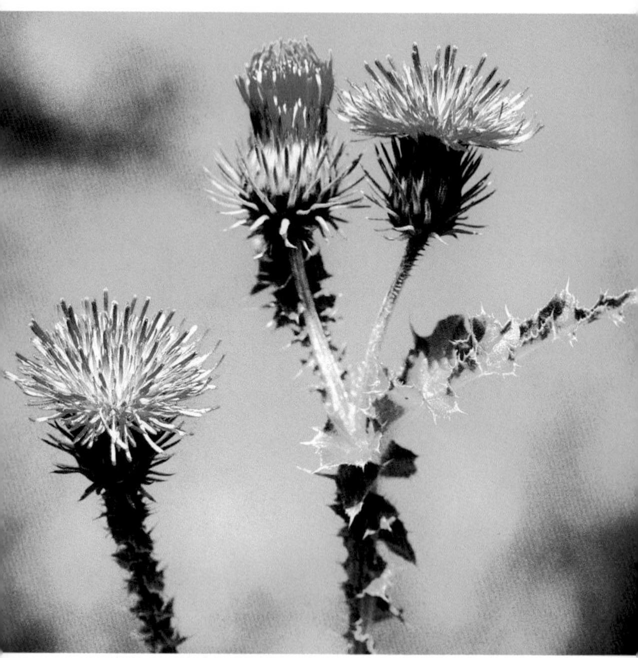

지느러미엉겅퀴속. 두해살이풀. 전국. 산이나 들판의 습지에서 자라고, 꽃은 5~10월에 홍자색 · 흰색 두상화로 피며, 열매는 수과로 11월에 익는다.

별 명 사모비렴, 산계, 엉거시

한약명 **비렴(飛廉)**–전초

성 미 맛은 쓰고 성질은 평하다.

효 능 거풍(祛風), 양혈(凉血), 산어(散瘀), 소염(消炎), 지혈(止血), 청열(淸熱)

용 도 감기(感氣), 관절염(關節淡), 대하(帶下), 두통(頭痛), 부종(浮腫), 소양증(瘙痒症), 요도염(尿道炎), 타박상(打撲傷), 화상(火傷)

채취한 지상부

출혈을 멎게 하고 종기를 없애주는 풀

엉겅퀴

Cirsium japonicum var. *maackii* (Max.) Matsum.

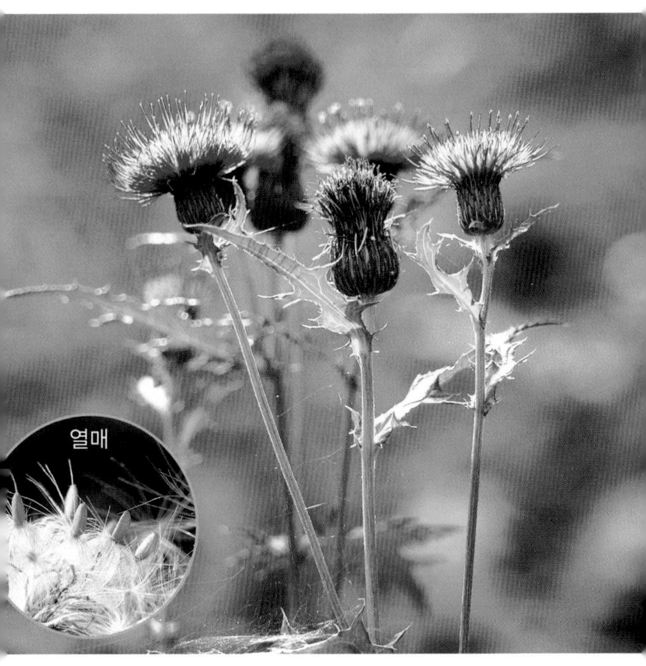

엉겅퀴속. 여러해살이풀. 전국. 산, 길가 초원과 들녘의 밭둑 등에서 자라고, 꽃은 6~8월에 적자색 두상화서로 피며, 열매는 수과로 9~10월에 여문다.

별 명 가시나물, 야홍화, 항강새
한약명 **대계(大薊)**–전초
성 미 맛은 달고 쓰며 성질은 시원하다.
효 능 거어(祛瘀), 소종(消腫), 양혈(凉血), 지혈(止血), 해열(解熱)
용 도 감기, 고혈압, 관절염, 냉증(冷症), 대하(帶下), 백일해(百日咳), 변비, 식욕부진, 신경통(神經痛), 신장염(腎臟炎), 어혈(瘀血), 옹양종독(癰瘍腫毒), 요슬산통(腰膝酸痛), 월경출혈(月經出血), 장염, 장옹(腸癰), 장풍(腸風), 정창(疔瘡), 종기(腫氣), 코피, 타박상, 토혈(吐血), 혈뇨(血尿), 혈림(血淋), 혈변(血便), 혈붕(血崩)
※큰엉겅퀴를 대용으로 쓸 수 있다.

몸을 튼튼하게 하고 출혈을 멎게 하는 풀

조뱅이

Breea segeta f. *segeta* (Willd.) Kitam.

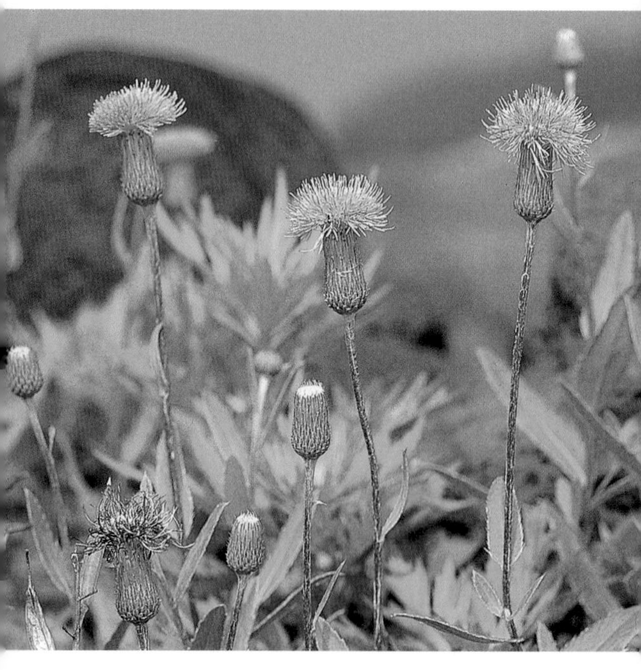

조뱅이속. 여러(두)해살이풀. 전국. 산기슭과 들에서 자라고, 꽃은 5~8월에 자주색 두상화서로 피며, 열매는 수과로 9~10월에 흰색으로 익는다.

별 명 모계, 삐쟁이, 소계, 아홍화. 자계, 자리귀, 자아채, 조바리, 청청채

한약명 **소계(小薊)**-지상부

성 미 맛은 달고 성질은 서늘하다.

효 능 강장(强壯), 강혈압(降血壓), 거담(祛痰), 양혈(凉血), 이뇨(利尿), 지혈(止血), 진정(鎭靜), 항균(抗菌), 항바이러스(抗virus), 항염(抗炎)

용 도 감기(感氣), 금창(金瘡), 급성간염(急性肝炎), 대하(帶下), 부종(浮腫), 안태(安胎), 옹독(癰毒), 정창(疔瘡), 종기(腫氣), 창상출혈(瘡傷出血), 창종(瘡腫), 코피, 토혈(吐血), 혈뇨(血尿), 혈림(血淋), 혈변(血便), 혈붕(血崩), 황달(黃疸)

열기를 식히고 해독 작용을 하는 풀

지칭개

Hemistepta lyrata Bunge

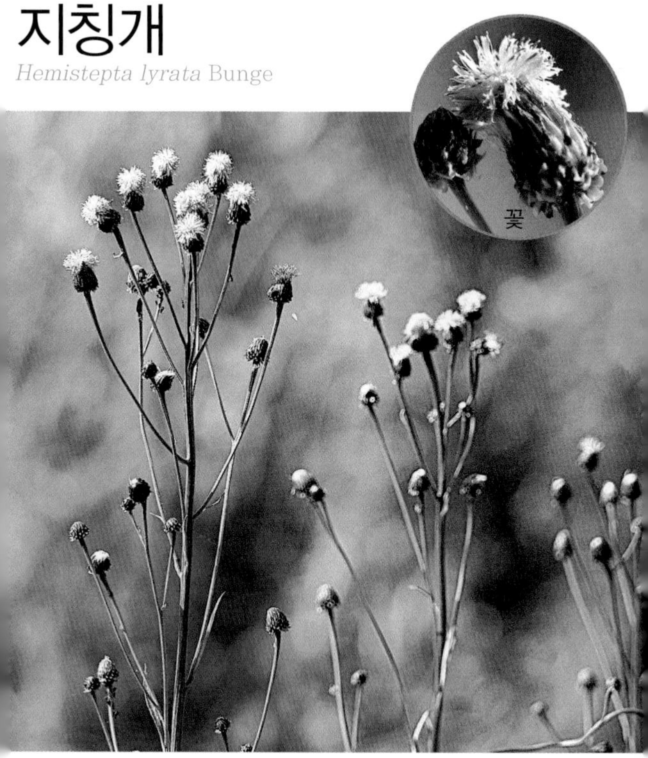

꽃

지칭개속. 두해살이풀. 전국. 밭이나 들에서 자라고, 꽃은 5~7월에 붉은 자주색 두상화로 피며, 열매는 긴 타원형 수과로 9월에 흑갈색으로 익는다.

별　명 야고마(野苦麻), 지치광이
한약명 **이호채(泥胡菜)**-지상부
성　미 맛은 쓰고 성질은 서늘하다.
효　능 거어(祛瘀), 소종(消腫), 청열(淸熱), 해독(解毒)
용　도 골절(骨折), 도창(刀瘡), 옹종정창(癰腫疔瘡), 외상출혈(外傷出血), 유방염(乳房炎), 치루(痔漏)
• 뿌리는 복통(腹痛)의 치료에 쓴다.

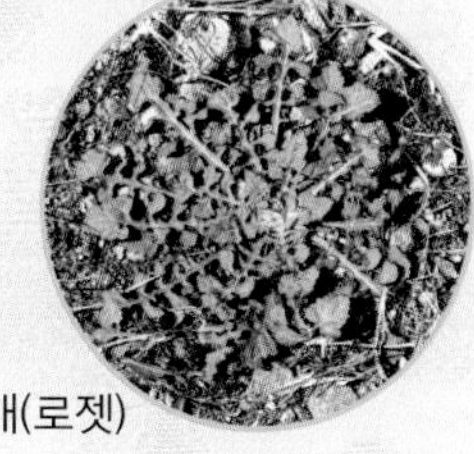

겨울철의 지칭개(로젯)

오줌을 잘 나가게 하고 풍열을 없애주는 풀

우엉

Arctium lappa L.

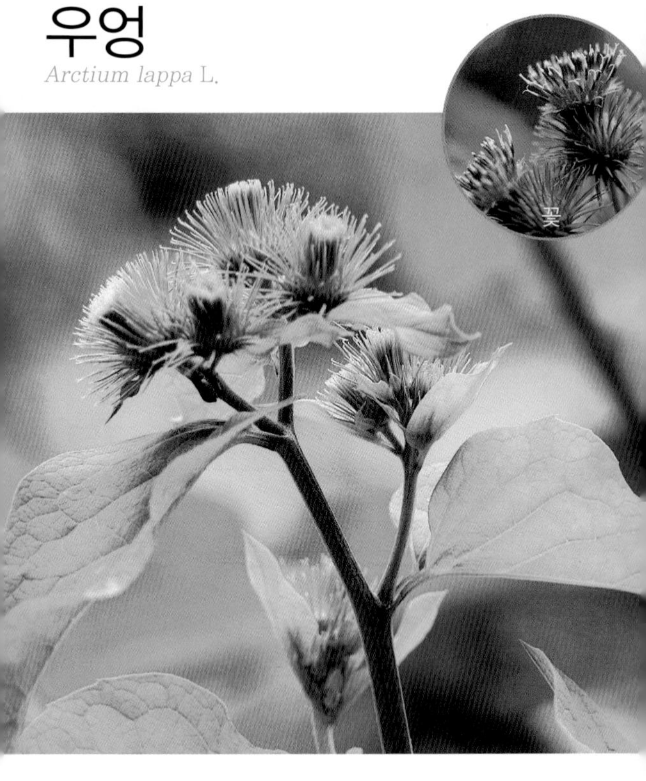

우엉속. 두해살이풀. 전국. 밭에서 재배하고, 꽃은 5~7월에 짙은 자주색·황갈색 또는 흰색으로 피며, 열매는 수과로 9월에 여문다.

별 명 대부엽, 벌독, 서섬자, 토대동자, 흑풍자
한약명 **우방자(牛蒡子)**–씨
성 미 맛은 맵고 쓰며 성질은 차다.
효 능 거풍열(祛風熱), 소종(消腫), 이뇨, 이인(利咽), 청열(淸熱), 투진(透疹), 해독(解毒)
용 도 관절염, 반진불투(斑疹不透), 소양풍진(瘙痒風疹), 옹종창독, 인후종통(咽喉腫痛), 풍열해수
• **우방근(牛蒡根**–뿌리)은 맹장염, 소갈, 옹저창개(癰疽瘡疥), 인후열종, 치통, 풍독면종(風毒面腫), 해수, 현훈(眩暈)의 치료에 쓴다.
• **우방경엽(牛蒡莖葉**–줄기와 잎)은 급성유선염, 두풍통, 창상, 피부풍의 치료에 쓴다.

설사를 멎게 하고 열을 내리게 하는 풀

각시취

Saussurea pulchella Fischer

분취속. 두해살이풀. 전국. 깊은 산지의 양지바른 풀밭에서 자라고, 꽃은 8~10월에 자주색 종 모양으로 피며, 열매는 수과로 10월에 자주색으로 여문다.

별　명 개미역초, 꼬무추
한약명 **미화풍모국(美花風毛菊)**–지상부
효　능 지사(止瀉), 지통(止痛), 해열(解熱)
용　도 감기(感氣), 복통(腹痛), 설사(泄瀉), 타박상(打撲傷), 풍습성관절염(風濕性關節炎)

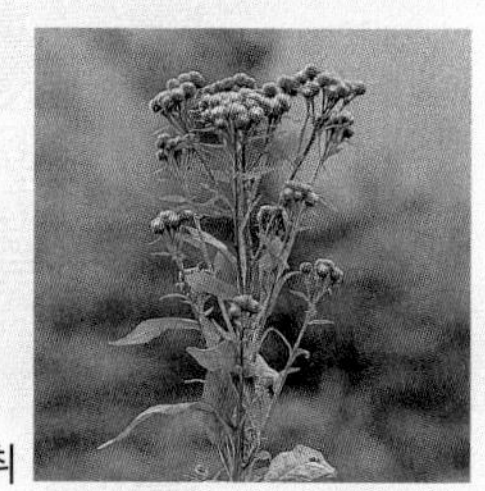

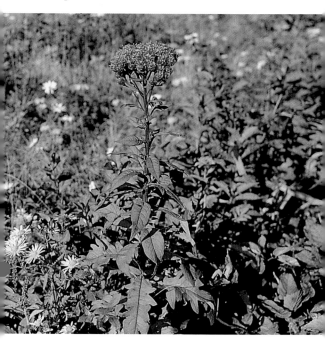

큰각시취

해독 작용을 하고 젖이 잘 나오게 하는 풀

뻐꾹채

Rhapontica uniflora DC.

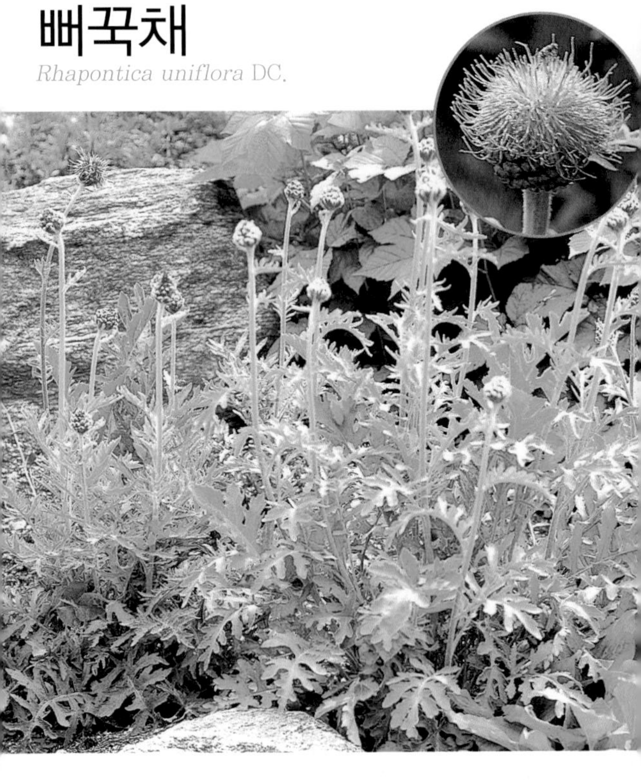

뻐꾹채속. 여러해살이풀. 전국. 산과 들의 건조한 양지에서 자라고, 꽃은 6~8월에 홍자색으로 피며, 열매는 긴 타원형 수과로 7~10월에 여문다.

별　명 야란, 야홍화
한약명 **누로(漏蘆)**-뿌리
성　미 맛은 쓰고 성질은 차다.
효　능 근맥소통(筋脈疏通), 소염(消炎), 소종(消腫), 지혈(止血), 진통(鎭痛), 청열(淸熱), 해독(解毒), 배통(背痛), 하유(下乳), 해열(解熱), 항로화(抗老化)
용　도 골절동통(骨節疼痛), 나력악창(瘰癧惡瘡), 습비근맥구련(濕痺筋脈拘攣), 습진(濕疹), 옹저발배(癰疽發背), 유방종통(乳房腫痛), 유선염(乳腺炎), 유즙불통(乳汁不通), 열독혈리(熱毒血痢), 임파선염(淋巴腺炎), 종기(腫氣), 치창출혈(痔瘡出血), 풍습마비경련(風濕痲痺痙攣)

젖이 잘 나오게 하고 해독 작용을 하는 풀

절굿대

Echinops setifer Iljin.

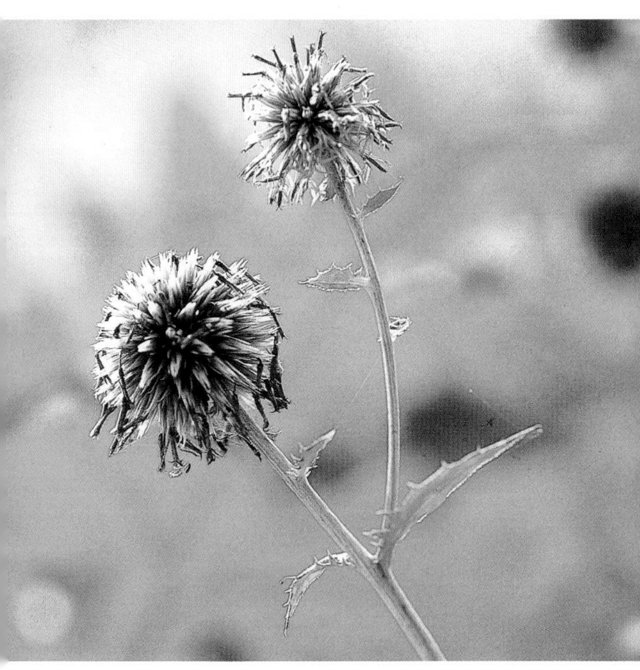

절굿대속. 여러해살이풀. 전국. 햇볕이 잘 쬐는 풀밭에서 자라고, 꽃은 7~8월에 남자색 두상화로 피며, 열매는 원통형 수과로 9~10월에 여문다.

별　명 개수리취, 남자두, 둥둥방망이, 분취아재비
한약명 **누로(漏蘆)**–뿌리
성　미 맛은 쓰고 성질은 차다.
효　능 근맥소통(筋脈疏通), 배통(背痛), 소염(消炎), 소종(消腫), 지혈(止血), 진통(鎭痛), 청열(淸熱), 하유(下乳), 해독(解毒), 해열(解熱)
용　도 골절동통(骨節疼痛), 나력악창(瘰癧惡瘡), 습비근맥구련(濕痺筋脈拘攣), 열독혈리(熱毒血痢), 옹저발배(癰疽發背), 유방종통(乳房腫痛), 유즙불통(乳汁不通), 치창출혈(痔瘡出血)
• 꽃차례는 타박상(打撲傷)의 치료에 쓴다.

통증을 멎게 하고 피를 잘 돌게 하는 풀

잇꽃

Carthamus tinctorius L.

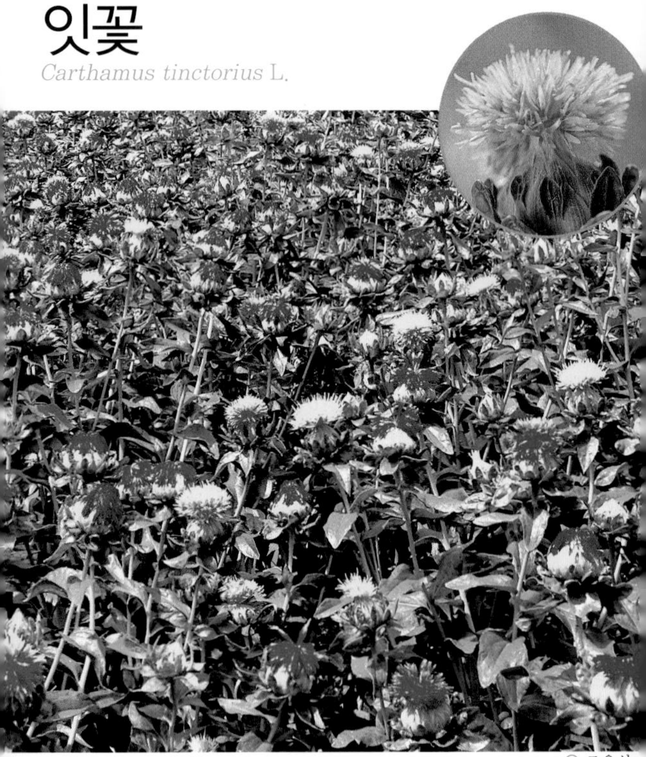

ⓒ 조유성

잇꽃속. 두해살이풀. 전국. 농가에서 약초로 재배하고, 꽃은 7~8월에 붉은빛이 도는 노란색 두상화서로 피며, 열매는 수과로 9월에 흰색으로 익는다.

별　명 이시꽃
한약명 **홍화(紅花)**–꽃
성　미 맛은 맵고 성질은 따뜻하다.
효　능 지통(止痛), 통경(通經), 화어(化瘀), 활혈(活血)
용　도 난산(難産), 무월경(無月經), 산후오로부전(産後惡露不全), 설사, 어혈통증(瘀血痛症), 옹종(癰腫), 위장병(胃腸病), 타박상
• **홍화묘(紅花苗**–어린 싹)는 유종(遊腫)의 치료에 쓴다.
• **홍화자(紅花子**–씨)는 천연두, 혈기정체복통(血氣停滯腹痛)의 치료에 쓴다.

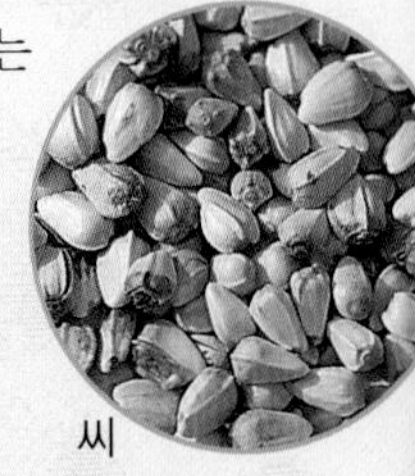
씨

열을 내리게 하고 종기를 없애주는 풀

금계국

Coreopsis drummondii Torr. et Gray

금계국속. 한(두)해살이풀. 전국. 길가에 재배하고, 꽃은 6~8월에 진황색 두상화서로 피며, 열매는 달걀 모양의 수과로 9월에 여문다.

한약명 **전엽금계국(錢葉金鷄菊)**-잎
효 능 소종(消腫), 청열(淸熱), 해독(解毒), 화어(化瘀)
용 도 외상(外傷), 종기(腫氣)

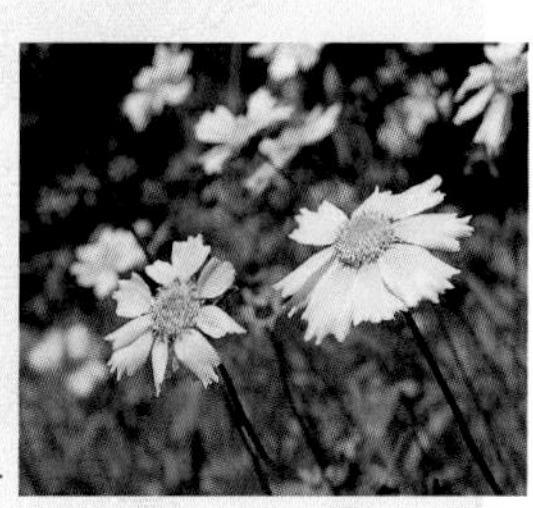

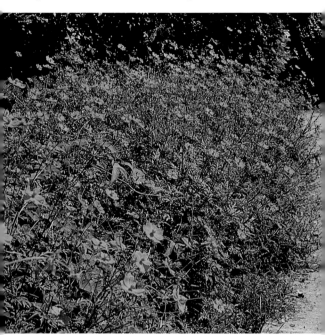
큰금계국

눈을 밝게 하고 종기를 가라앉게 하는 풀

코스모스

Cosmos bipinnatus Cav.

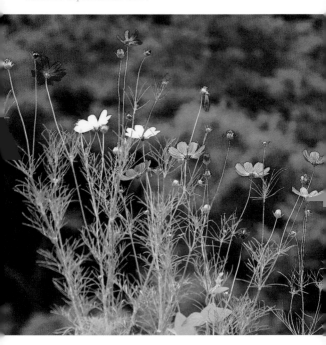

코스모스속. 한해살이풀. 전국. 들과 가로변에서 식재하고, 꽃은 6~10월에 붉은색 · 연분홍색 · 흰색 등으로 피며, 열매는 새부리 모양 수과로 11월에 여문다.

한약명 **추영(秋英)**-지상부
성　미 맛은 쓰고 성질은 차다.
효　능 명목(明目), 소종(消腫), 청열(淸熱), 해독(解毒)
용　도 안구충혈(眼球充血), 종기(腫氣)

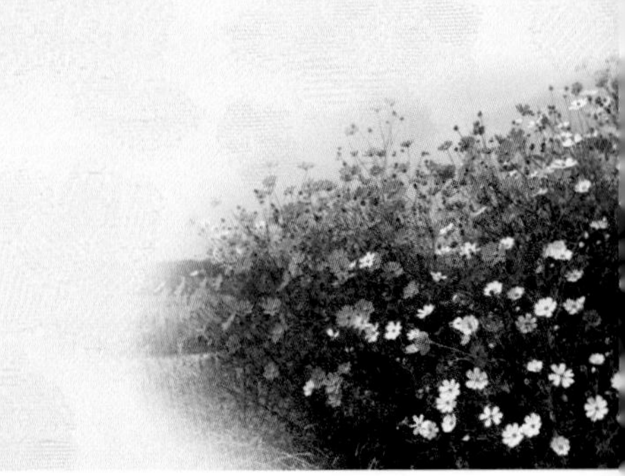

간을 깨끗하게 하고 소화를 촉진하는 풀

치커리

Cichorium intybus Linne

치커리속. 여러해살이풀. 전국. 채소로 재배하고, 꽃은 7~10월에 짙은 하늘색으로 피며, 열매는 긴 도끼 모양 수과이고 회백색으로 여문다.

한약명 **국거(菊苣)**-전초
효 능 소화촉진(消化促進), 수렴(收斂), 이담(利膽), 청간(淸肝), 항균(抗菌)
용 도 소화불량(消化不良), 황달형간염(黃疸型肝炎)

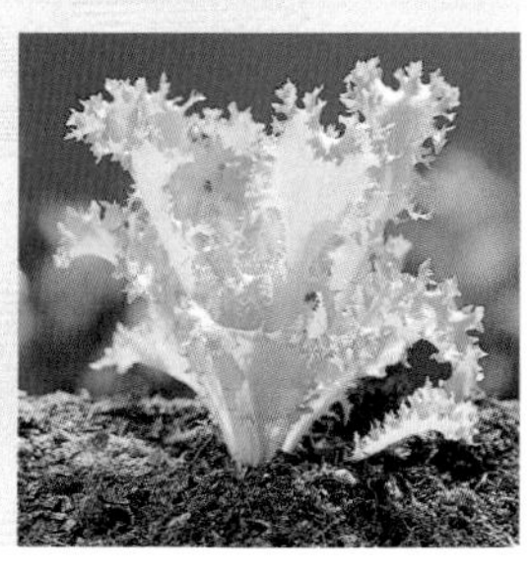

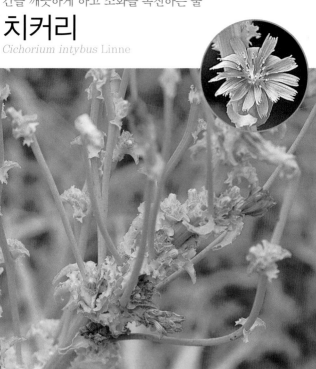

열을 내리게 하고 오줌을 잘 나오게 하는 풀

민들레

Taraxacum platycarpum Dahlst.

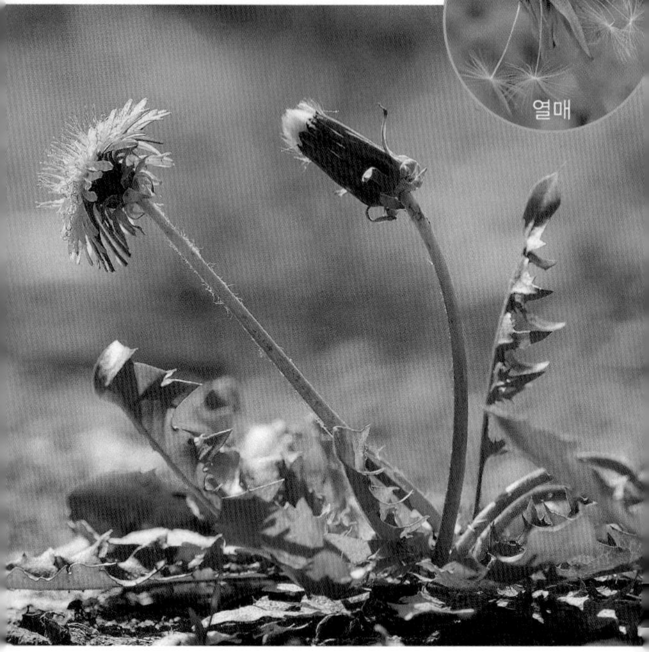

열매

민들레속. 여러해살이풀. 전국. 산과 들판의 초원 양지에서 자라고, 꽃은 4~6월에 노란색 두상화서로 피며, 열매는 긴 타원형 수과로 6~8월에 갈색으로 여문다.

별 명 싱아, 앉은뱅이, 지정, 호디기풀, 황화

한약명 **포공영(蒲公英)**–전초

성 미 맛은 달고 쓰며 성질은 차다.

효 능 건위(健胃), 발한(發汗), 산결(散結), 소염(消炎), 억균(抑菌), 이뇨(利尿), 이담(利膽)

용 도 간염, 감기발열, 급성결막염, 급성기관지염, 급성유선염, 나력(瘰癧), 늑막염, 담낭염, 식중독, 요도감염, 위염, 임파선염, 정독창종, 종기

※산민들레, 서양민들레, 흰민들레를 대용으로 쓸 수 있다.

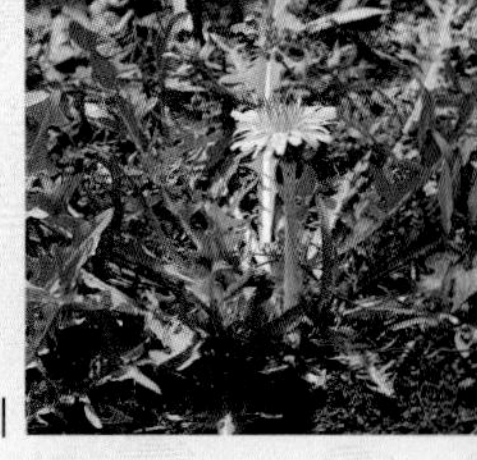

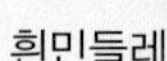
흰민들레

열기를 식히고 해독 작용을 하는 풀

조밥나물

Hieracium umbellatum L.

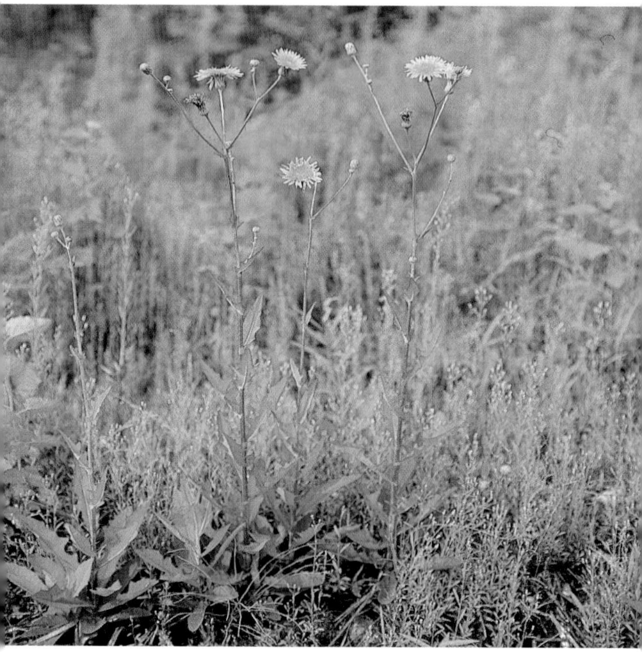

조밥나물속. 여러해살이풀. 전국. 산과 들의 숲가장자리에서 자라고, 꽃은 7~10월에 노란색 산방화서로 피며, 열매는 피침형 수과로 8~10월에 검은색으로 익는다.

별　명 버들나물
한약명 **산류국(山柳菊)**-전초
성　미 맛은 쓰고 성질은 서늘하다.
효　능 소적(消積), 이습(利濕), 청열(淸熱), 해독(解毒)
용　도 복부적괴(腹部積塊), 부종(浮腫), 비뇨계염증(泌尿系炎症), 옹종창독(癰腫瘡毒), 월경부조(月經不調), 이질(痢疾), 임파선결핵(淋巴腺結核), 장내기생충(腸內寄生虫), 폐결핵(肺結核), 황달형간염(黃疸型肝炎)

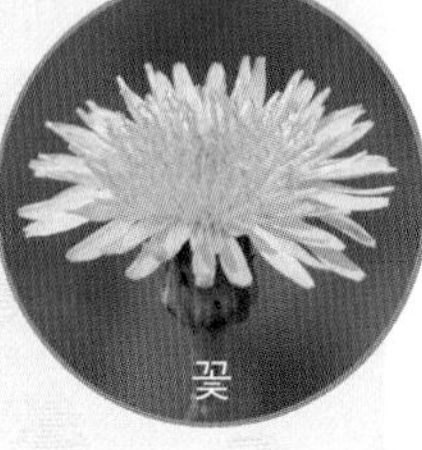
꽃

열기를 식혀 주고 위장을 튼튼하게 하는 풀

씀바귀

Ixeridium dentatum (Thunb. ex Mori) Tzvelev

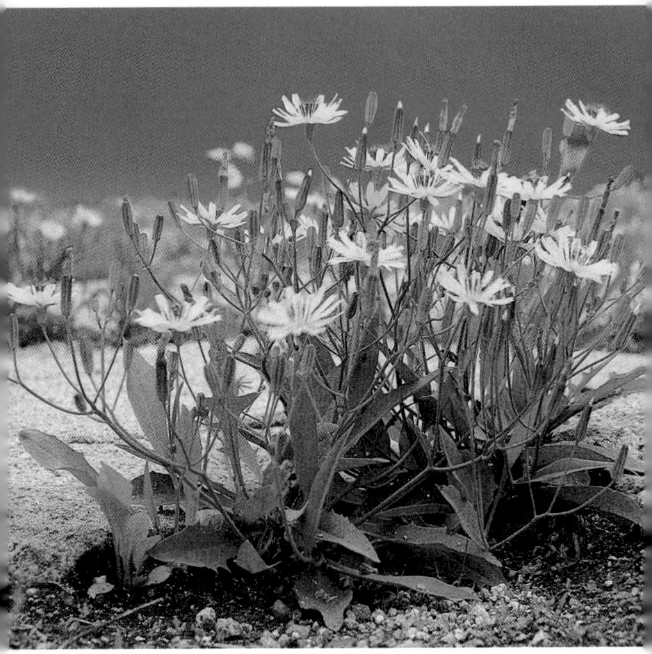

씀바귀속. 여러해살이풀. 전국. 산과 들의 약습지에서 자라고, 꽃은 5~7월에 노란색 또는 흰색으로 피며, 열매는 수과로 7~8월에 연한 노란색으로 여문다.

별 명 산고매, 속재, 씀배나물, 참새투리, 황과채
한약명 **고채(苦菜), 산고매(山苦蕒)**–전초
성 미 맛은 쓰고 성질은 차다.
효 능 거부(祛腐), 건위, 사폐(瀉肺), 생기(生肌), 소종(消腫), 양혈(凉血), 지리(止痢), 청열, 해독
용 도 골절, 독사교상(毒蛇咬傷), 무명종독(無名腫毒), 소화불량, 악창(惡瘡), 외이염(外耳炎), 요도결석(尿道結石), 음낭습진(陰囊濕疹), 이질, 종기, 타박상, 폐렴(肺炎)

※좀씀바귀를 대용으로 쓸 수 있다.

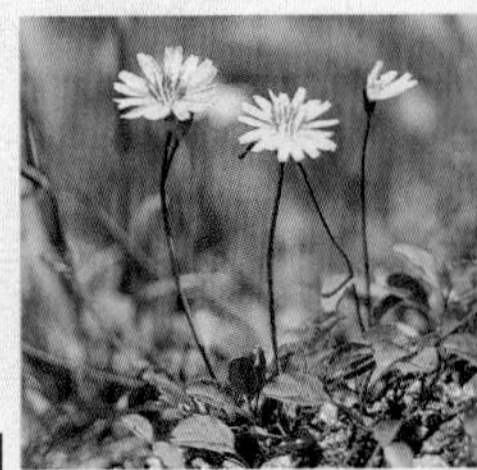

좀씀바귀

열을 내리게 하고 종기를 가라앉게 하는 풀

왕고들빼기

Lactuca indica L.

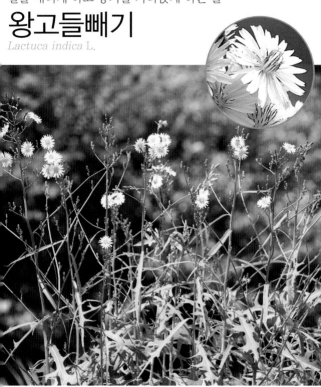

왕고들빼기속. 한(두)해살이풀. 전국. 산과 들이나 밭 근처에서 자라고, 꽃은 7~9월에 연한 노란색 원추화서로 피며, 열매는 납작한 타원형로 10월에 여문다.

별 명	방가지나물, 새밥나물, 토끼쌀밥, 황새나물
한약명	산와거(山萵苣)-전초
성 미	맛은 쓰고 성질은 차다.
효 능	건위(健胃), 마취(痲醉), 소종(消腫), 소화촉진(消化促進), 양혈(凉血), 진정(鎭靜), 해열(解熱)
용 도	감기열증(感氣熱症), 사마귀, 산후출혈(産後出血), 옹종(癰腫), 외상(外傷), 유선염(乳腺炎), 인후염(咽喉炎), 자궁염(子宮炎), 절종(癤腫), 종기(腫氣), 편도선염(扁桃腺炎), 혈붕(血崩)

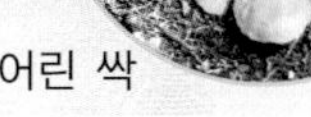

어린 싹

기침을 멎게 하고 해독 작용을 하는 풀

산씀바귀

Lactuca raddeana Max.

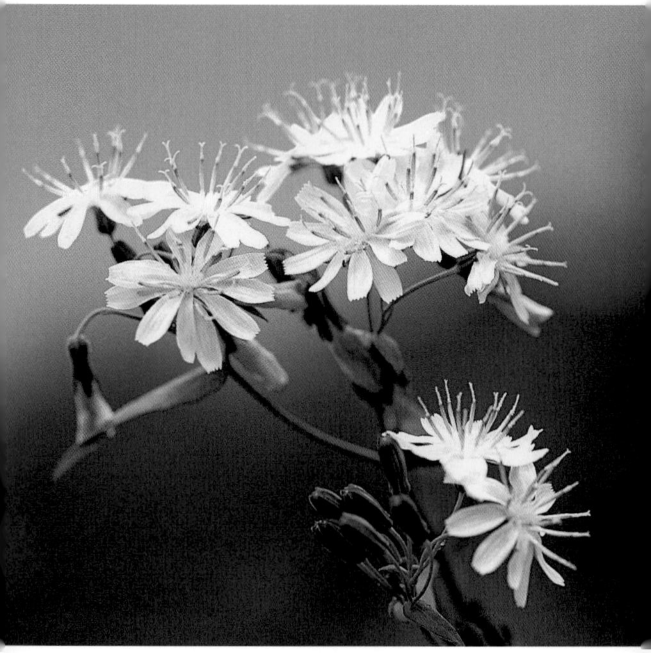

왕고들빼기속. 한(두)해살이풀. 전국. 산과 들의 숲 가장자리에서 자라고, 꽃은 6~10월에 노란색 또는 흰색으로 피며, 열매는 수과로 10월에 검은색으로 익는다.

별　명 **산고들빼기**

한약명 **수자원(水紫苑)**–전초

효　능 거풍(祛風), 화담지해(化痰止咳), 청열(淸熱), 해독(解毒)

용　도 독사교상(毒蛇咬傷), 옹종(癰腫), 종기(腫氣), 창양(瘡瘍), 풍습성관절염(風濕性關節炎), 풍한해수(風寒咳嗽), 폐결핵(肺結核), 피부소양(皮膚瘙痒)

• 뿌리는 감기(感氣), 기침, 독사교상(毒蛇咬傷), 폐결핵(肺結核)의 치료에 쓴다.

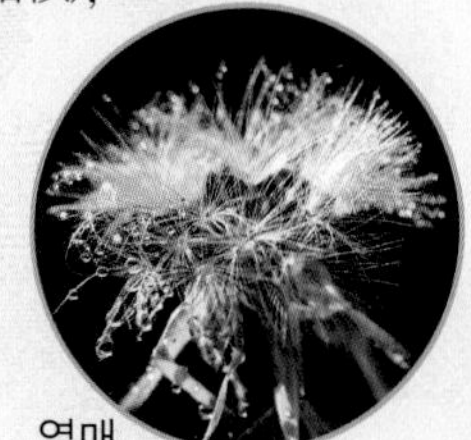

열매

젖이 잘 나오게 하고 해독 작용을 하는 풀

상추

Lactuca sativa L.

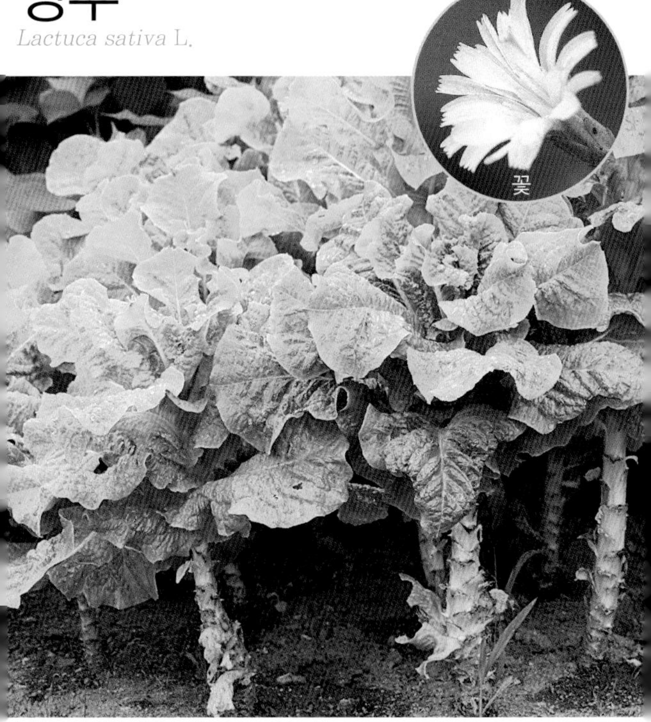

왕고들빼기속. 두해살이풀. 전국. 밭에서 채소로 재배하고, 꽃은 6~7월에 노란색 두상화서로 피며, 열매는 긴 부리형 수과로 꽃이 진 뒤에 익는다.

별 명 상치

한약명 **와거(萵苣)**–지상부

성 미 맛은 쓰고 성질은 차며 독성이 있다.

효 능 이뇨(利尿), 지혈(止血), 살충(殺虫), 최유(催乳), 통경맥(通經脈), 해독(解毒)

용 도 귀에 벌레가 들어갔을 때, 소변불리, 숙취, 요혈(尿血), 유즙부족(乳汁不足), 자궁출혈, 적목(赤目), 혈변

- 씨는 고혈압, 소변불통, 요혈, 유즙부족, 자궁출혈의 치료에 쓴다.
- 뿌리는 인후부종(咽喉浮腫)의 치료에 쓴다.

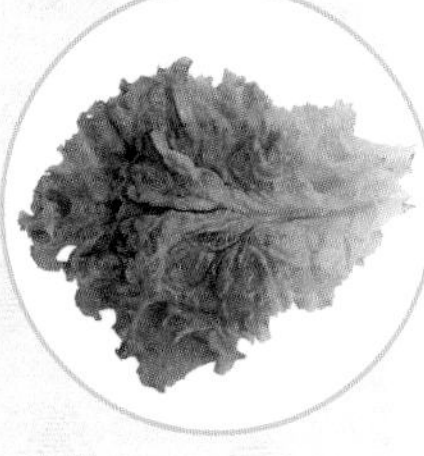

해독 작용을 하고 출혈을 멎게 하는 풀

방가지똥

Sonchus oleraceus L.

ⓒ 조유성

방가지똥속. 한(두)해살이풀. 전국. 들의 풀밭에서 자라고, 꽃은 5~9월에 노란색 산형화서로 피며, 열매는 수과로 갈색으로 여문다.

별　명 빵갱이
한약명 **속단국(續斷菊)**－전초
성　미 맛은 쓰고 성질은 차다.
효　능 소종(消腫), 양혈(凉血), 지혈(止血), 청열(淸熱), 해독(解毒), 화어(化瘀)
용　도 급성인후염(急性咽喉炎), 독사교상(毒蛇咬傷), 이질(痢疾), 정종(疔腫), 종기(腫氣), 치루(痔瘻), 코피, 혈뇨(血尿), 혈림(血淋), 화상(火傷), 황달(黃疸)

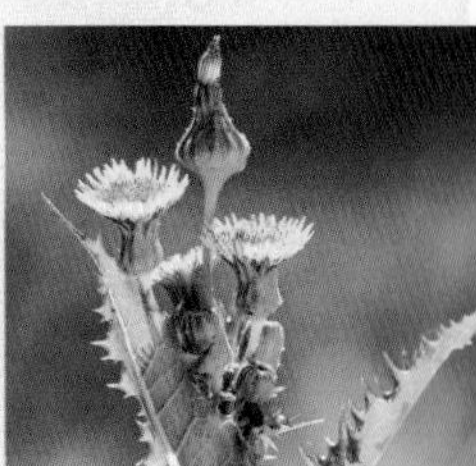

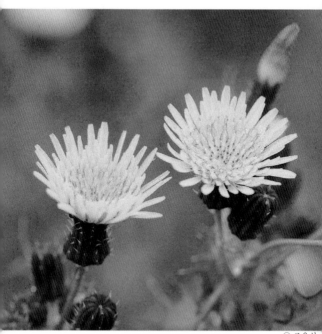

큰방가지똥

열기를 식히고 종기를 가라앉게 하는 풀

뽀리뱅이

Youngia japonica (L.) DC.

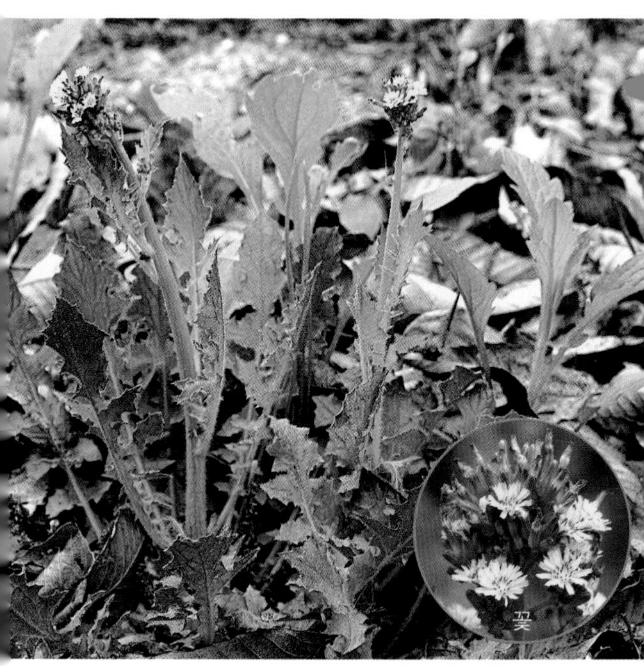

고들빼기속. 한해살이풀. 중부 이남 지방. 들이나 밭둑 · 길가의 풀밭에서 자라고, 꽃은 5~6월에 노란색 두상화서로 피며, 열매는 수과로 7월에 갈색으로 여문다.

별 명 박조가리나물, 보리뱅이
한약명 **황암채(黃鵪菜)**–전초
성 미 맛은 조금 쓰고 성질은 서늘하다.
효 능 소종(消腫), 지통(止痛), 청열(淸熱), 해독(解毒)
용 도 감기(感氣), 결막염(結膜炎), 류마티스성관절염(rheumatic性關節炎), 백대하(白帶下), 요로감염(尿路感染), 유선염(乳腺炎), 인통(咽痛), 인후염(咽喉炎), 창절(瘡癤)

겨울 로젯

통증을 멎게 하고 종기를 없애주는 풀

고들빼기

Crepidiastrum sonchifolium (Bunge) Pak & Kawano

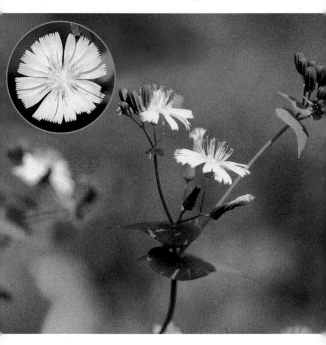

고들빼기속. 두해살이풀. 전국. 산과 들이나 밭 근처에서 자라고, 꽃은 5~7월에 연한 노란색으로 피며, 열매는 납작한 원뿔형 수과로 7~10월에 검은색으로 여문다.

별　명 갓, 곤들빼기, 무꾸나물, 씌똥, 쓴나물, 젖나물, 좀두메고들빼기

한약명 **약사초(藥師草)**－전초

성　미 맛은 쓰고 성질은 차다.

효　능 건위(健胃), 배농(排膿), 소종(消腫), 지통(止痛), 청열(淸熱), 해독(解毒)

용　도 두통, 복통, 이질, 장염, 충수염, 치창(痔瘡), 치통, 코피, 토혈, 화농성 염증(化膿性炎症), 황수창(黃水瘡), 흉통(胸痛)

※이고들빼기를 대용으로 쓸 수 있다.

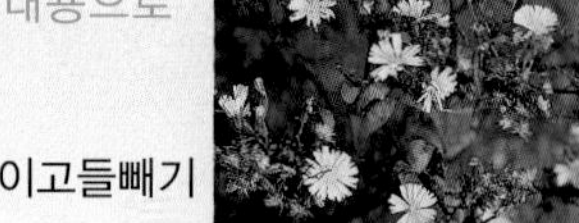

이고들빼기

쓸개의 화기를 가라앉히고 오줌을 잘 나오게 하는 풀

택사

Alisma canaliculatum ALL. BR. et Bouche

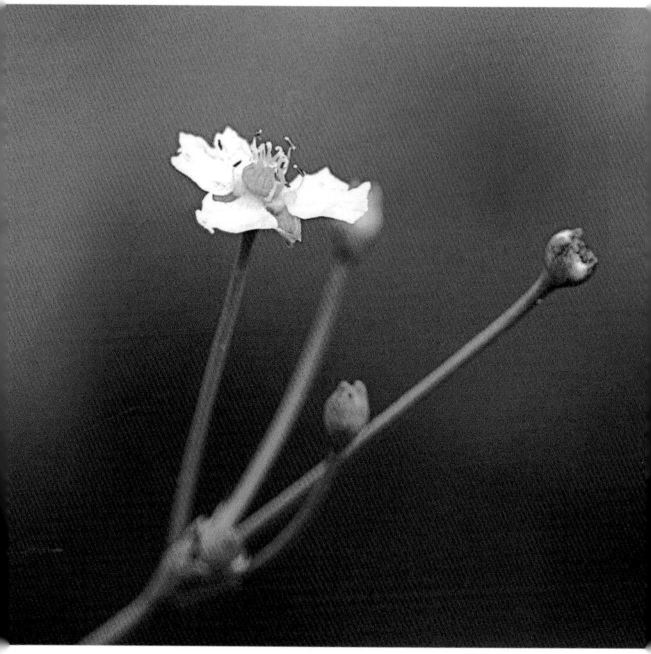

택사속. 여러해살이풀. 전국. 논이나 얕은 못 또는 습지에서 자라고, 꽃은 7월에 흰색 원추화서로 피며, 열매는 납작한 수과이다.

별 명 쇠태나물

한약명 **택사(澤瀉)**–덩이뿌리

성 미 맛은 달고 담백하며 성질은 차다.

효 능 양혈(凉血), 이뇨(利尿), 이수(利水), 청신화(淸腎火), 항경련(抗痙攣), 항균(抗菌)

용 도 각기(脚氣), 갈증(渴症), 구토(嘔吐), 담음신혼(痰飮神昏), 부종(浮腫), 설사(泄瀉), 수종(水腫), 시력저하(視力低下), 유정(遺精), 이명(耳鳴), 임질(淋疾), 정수(精水)

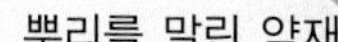

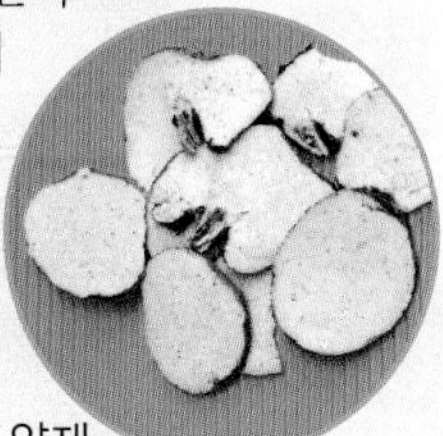

뿌리를 말린 약재

설사를 멎게 하고 오줌을 잘 나가게 하는 풀

질경이택사

Alisma plantago-aquatica Linné var. *orientale* G. Samuels.

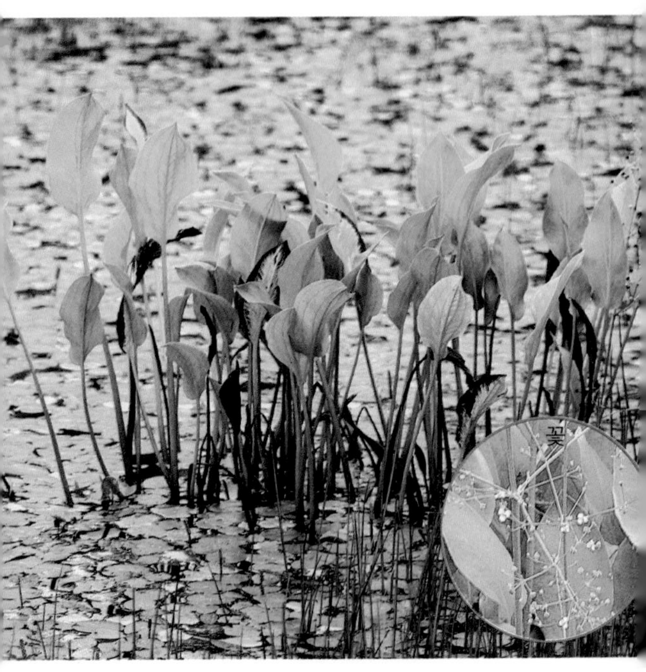

택사속. 여러해살이풀. 중부 이북 지방. 연못이나 늪 등 얕은 물 속에서 자라고, 꽃은 7~8월에 흰색 총상화서로 피며, 열매는 편평한 수과이다.

한약명 **택사(澤瀉)**–덩이뿌리

성　미 맛은 달고 담백하며 성질은 차다.

효　능 거습열(祛濕熱), 이뇨(利尿), 지갈(止渴), 지사(止瀉)

용　도 각기(脚氣), 고혈압, 구갈(口渴), 구토(嘔吐), 담음(痰飮), 당뇨병(糖尿病), 방광염(膀胱炎), 빈뇨(頻尿), 설사(泄瀉), 수종(水腫), 신염(腎炎), 신장염(腎臟炎), 요도염(尿道炎), 위내정수(胃內停水), 위염(胃炎), 위하수(胃下垂), 임병(淋病), 장만(腸滿), 하리(下痢), 현훈(眩暈), 혈뇨(血尿)

• **택사엽(澤瀉葉**–잎)은 나병(癩病), 만성기관지염(慢性氣管支炎), 유즙불통(乳汁不通)의 치료에 쓴다.

종기를 없애주고 해독 작용을 하는 풀

벗풀

Sagittaria aginashi Makino

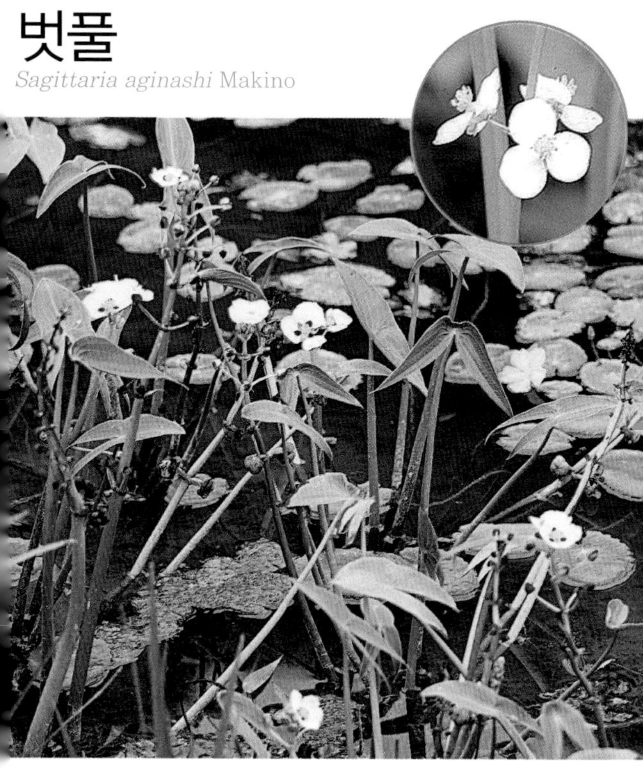

벗풀속. 여러해살이풀. 중부 이남 지방. 연못이나 습지 · 물가에서 자라고, 꽃은 7~10월에 흰색으로 피며, 열매는 납작한 달걀 모양 수과로 10월에 여문다.

별　명 보풀
한약명 **야자고(野慈姑)**－지상부
성　미 맛은 달고 성질은 차다.
효　능 강장(强壯), 보로손(補勞損), 소염(消炎), 소종(消腫), 이뇨, 지갈, 최유(催乳), 해독
용　도 간염(肝炎), 나력(瘰癧), 독사교상(毒蛇咬傷), 벌에 쏘인 데, 부종(浮腫), 산후혈민(産後血悶), 소갈(消渴), 수종(水腫), 옹종(癰腫), 임질(淋疾), 정창(疔瘡), 창종(瘡腫), 태의불하(胎衣不下), 황달(黃疸)

채취한 지상부

열기를 식히고 오줌을 잘 나오게 하는 풀

자라풀

Hydrocharis dubia (Bl.) Backer

자라풀속. 여러해살이물풀. 전국. 연못이나 늪지에서 자라고, 꽃은 8~10월에 흰색으로 피며, 열매는 타원형 육질로 10월에 녹색으로 익는다.

별　명 수백
한약명 **수별(水鼈)**–지상부
성　미 맛은 쓰고 성질은 차다.
효　능 이습(利濕), 청열(淸熱)
용　도 비만성자궁내막염(肥滿性子宮內膜炎), 탈모(脫毛)

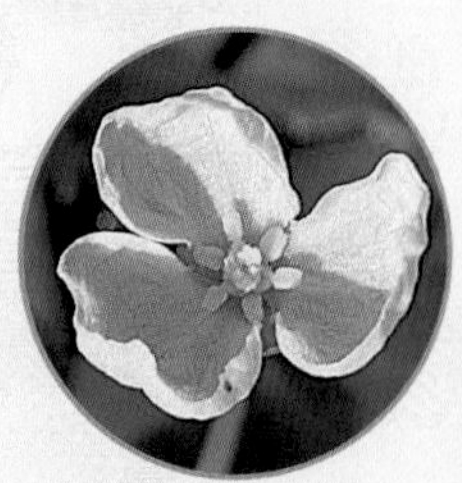

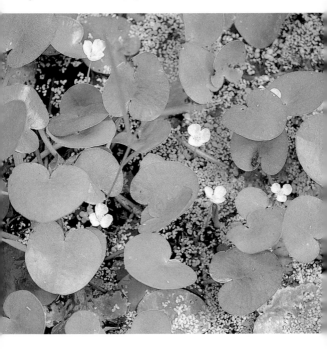

열을 내리게 하고 해독 작용을 하는 풀

가래

Potamogeton distinctus A. Benn.

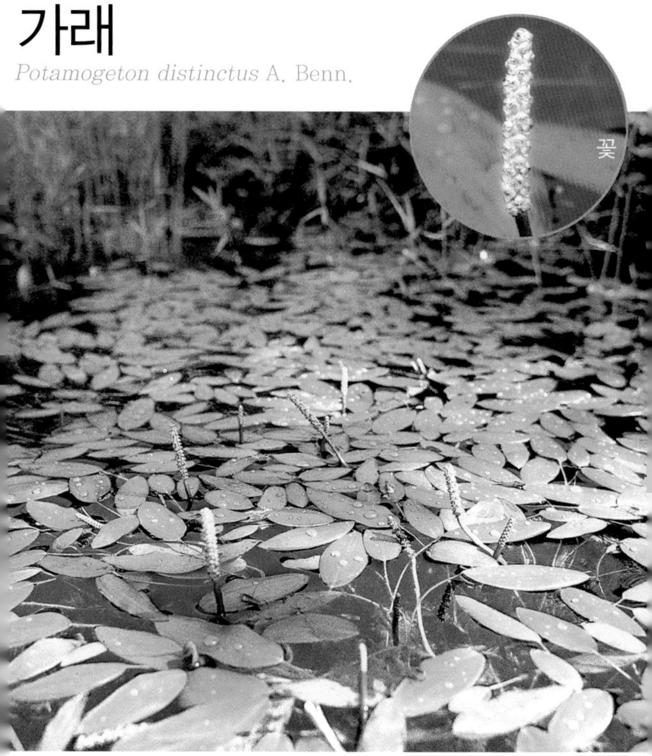

꽃

가래속. 여러해살이물풀. 전국. 들의 하천가 및 논이나 못의 물 속에서 자라고, 꽃은 7~8월에 황록색 수상화서로 피며, 열매는 달걀 모양의 핵과이고 9월에 익는다.

한약명 **안자채(眼子菜)**–전초
성 미 맛은 쓰고 성질은 차다.
효 능 소종(消腫), 이수(利水), 지혈(止血), 청열(淸熱), 해독(解毒)
용 도 간염(肝炎), 독사교상(毒蛇咬傷), 독충교상(毒虫咬傷), 소변불리(小便不利), 소화불량(消化不良), 인후염(咽喉炎), 종기(腫氣), 치질(痔疾), 화상(火傷), 황달(黃疸)

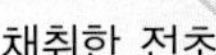
채취한 전초

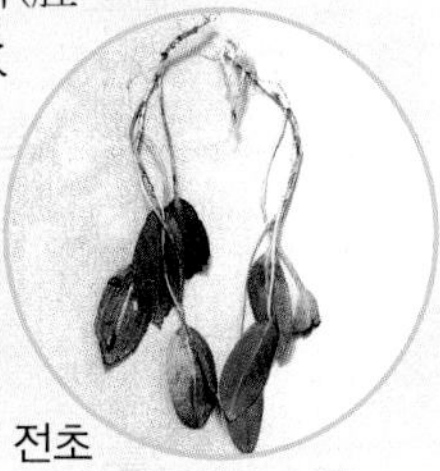

혈압을 내려주고 벌레를 제거하는 풀

여로

Veratrum maackii var. *japonicum* (Baker) T. Shimizu

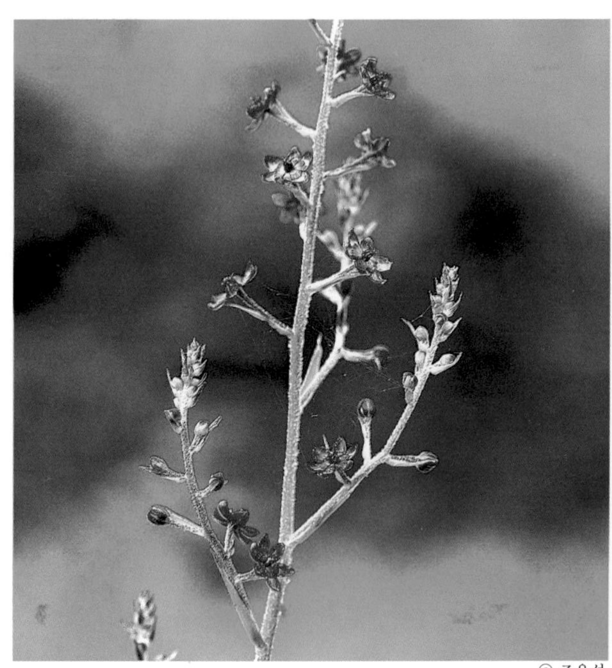

ⓒ 조유성

여로속. 여러해살이풀. 전국. 산지와 들판의 풀밭에서 자라고, 꽃은 7~8월에 자줏빛을 띤 갈색으로 피며, 열매는 타원형 삭과로 8~9월에 익는다.

별　명 붉은여로
한약명 **여로(藜蘆)**－뿌리줄기
성　미 맛은 맵고 쓰며 성질은 차고 독성이 있다.
효　능 구충(驅虫), 살균(殺菌), 최토(催吐), 충독제거(虫毒除去), 토풍담(吐風痰)
용　도 개선(疥癬), 구학(久瘧), 두통(頭痛), 비식(鼻瘜), 설리(泄痢), 악창(惡瘡), 옴, 중풍담용(中風痰湧), 편도선염(扁桃腺炎), 풍간나질(風癎癲疾), 황달(黃疸), 후두염(喉頭炎), 후비(喉痺)

채취한 뿌리

구토를 촉진하고 벌레 독을 해독하는 풀

박새

Veratrum oxysepalum Turcz.

꽃

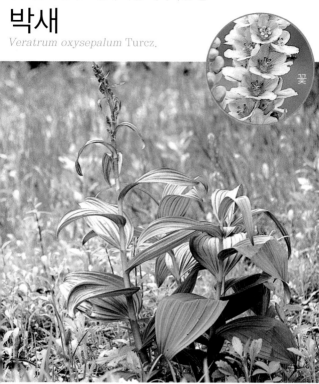

여로속. 여러해살이풀. 전국. 깊은 산의 그늘진 습지에서 자라고, 꽃은 6~7월에 흰색 총상화서로 피며, 열매는 타원형 삭과로 8~9월에 익는다.

별 명 대화여로, 동운초
한약명 백여로(白藜蘆)-뿌리
성 미 맛은 맵고 쓰며 성질은 차고 독성이 있다.
효 능 살충(殺虫), 최토(催吐), 충독제거(虫毒除去)
용 도 두통(頭痛), 비식(鼻瘜), 설리(泄痢), 악창(惡瘡), 오랜 학질(瘧疾), 옴, 중풍담용(中風痰涌), 편도선염(扁桃腺炎), 풍간나질(風癎癩疾), 황달(黃疸), 후두염(喉頭炎)

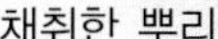

채취한 뿌리

출혈을 멎게 하고 종기를 가라앉히는 풀

옥잠화

Hosta plantaginea (Lam.) Aschers.

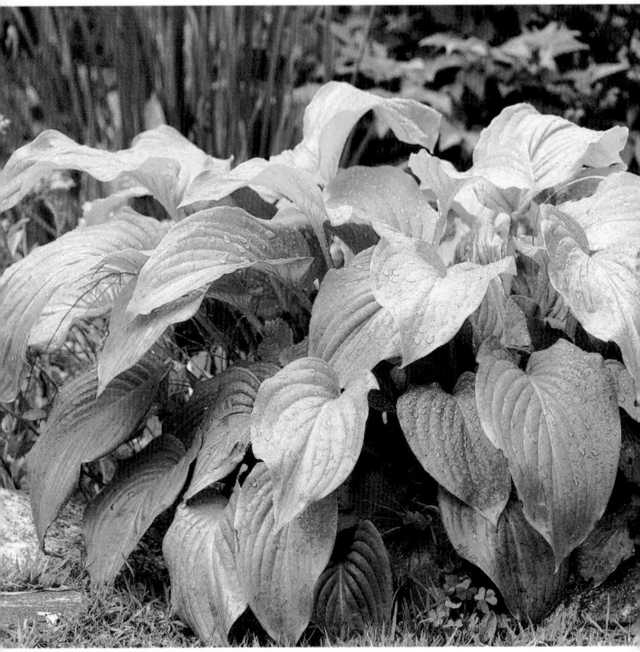

비비추속. 여러해살이풀. 전국. 관상용으로 재배하고, 꽃은 6~8월에 흰색 깔때기 모양으로 피며, 열매는 원기둥 모양 삭과로 8~9월에 익는다.

별 명 지보
한약명 **옥잠화(玉簪花)**-전초
성 미 맛은 달고 성질은 서늘하다.
효 능 소염(消炎), 소종(消腫), 지갈(止渴), 지혈(止血), 해독(解毒)
용 도 골경(骨鯁), 나력(瘰癧), 사교상(蛇咬傷), 소변불통(小便不通), 소상(燒傷), 옹저(癰疽), 인종(咽腫), 인후종통(咽喉腫痛), 정창(疔瘡), 종기(腫氣), 충자상(虫刺傷), 토혈(吐血)

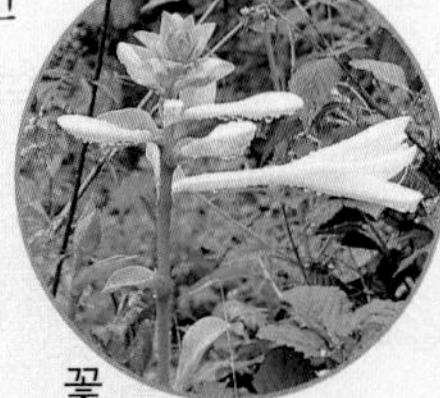
꽃

혈기를 시원하게 하고 종기를 가라앉히는 풀

원추리

Hemerocallis fulva (L.) L.

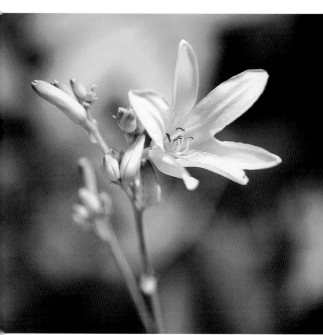

원추리속. 여러해살이풀. 전국. 산과 들에서 자라고, 꽃은 6~8월에 노란색으로 피며, 열매는 달걀 모양 삭과로 7~9월에 익는다.

별 명 넘나물, 망우초, 훤초

한약명 **훤초근(萱草根)**-뿌리

효 능 소종(消腫), 양혈(凉血), 이수(利水), 지혈(止血)

용 도 대하, 변비, 붕루, 월경불순, 석림, 소변불리, 수종, 유선염, 임탁, 코피, 혈변, 황달

• **훤초눈묘(萱草嫩苗**-어린 싹)는 소변적삽, 흉막번열의 치료에 쓴다.

• **금침채(金針菜**-지상부)는 야소안침, 치창혈변의 치료에 쓴다.

※각시원추리, 왕원추리를 대용으로 쓸 수 있다.

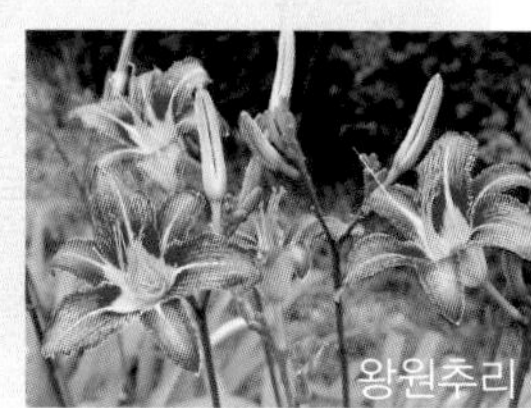
왕원추리

심장기능을 강화시키는 풀

중의무릇

Gagea lutea (L.) Ker-Gawl.

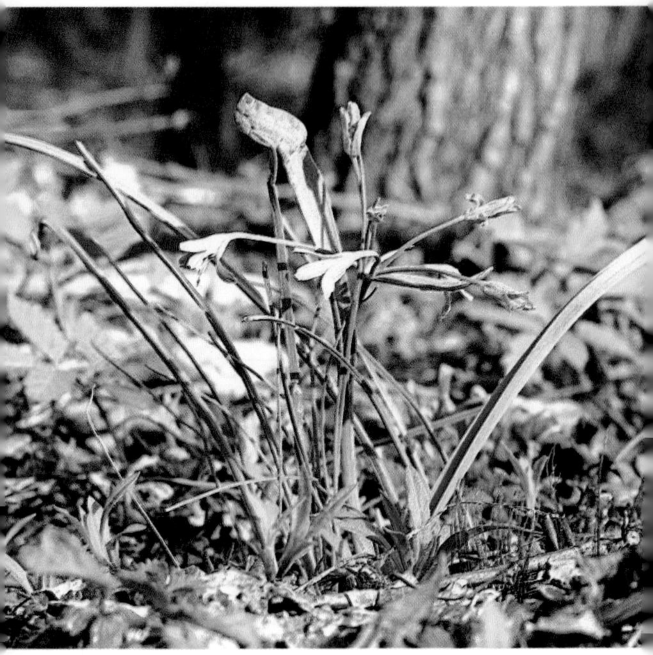

중의무릇속. 여러해살이풀. 중부 지방. 산과 들에서 자라고, 꽃은 4~5월에 노란색 산형화서로 피며, 열매는 둥근 삭과로 7월에 익는다.

별　명 애기물구지, 조선중의무릇, 참중의무릇
한약명 **정빙화(頂氷花)**-비늘줄기
효　능 강심(强心)
용　도 심장질환(心臟疾患)

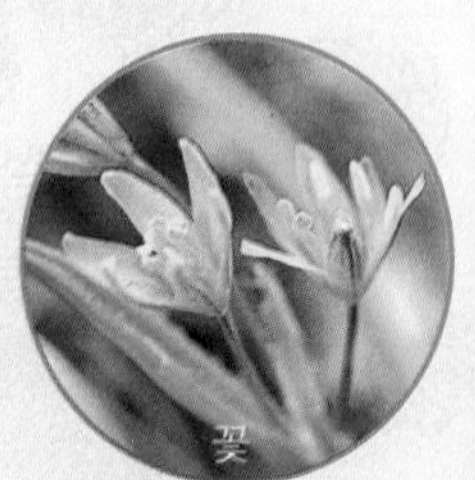

혈압을 내리게 하고 당뇨병을 막아주는 풀

양파

Allium cepa L.

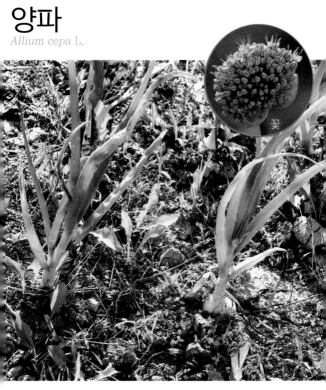

파속. 두해살이풀. 전국. 농가의 밭에서 양념작물로 재배하고, 꽃은 9월에 흰색의 둥근 산형화서로 피며, 우리나라에서는 잘 결실하지 않는다.

별 명 둥글파, 옥파

한약명 **양총(洋葱)**–비늘줄기

성 미 맛은 달고 매우며 성질은 따뜻하다.

효 능 강혈압(降血壓), 항당뇨(抗糖尿)

용 도 감기(感氣), 고지혈증(高脂血症), 관상동맥질환(冠狀動脈疾患), 괴혈병(壞血病), 당뇨병(糖尿病), 독창(毒瘡), 만성폐렴(肺炎), 질염(膣炎), 창상(瘡傷), 피부궤양(皮膚潰瘍), 화상(火傷)

겉껍질을 벗긴 비늘줄기

가래를 삭이게 하고 해독 작용을 하는 풀

파

Allium maximowiczii Regel

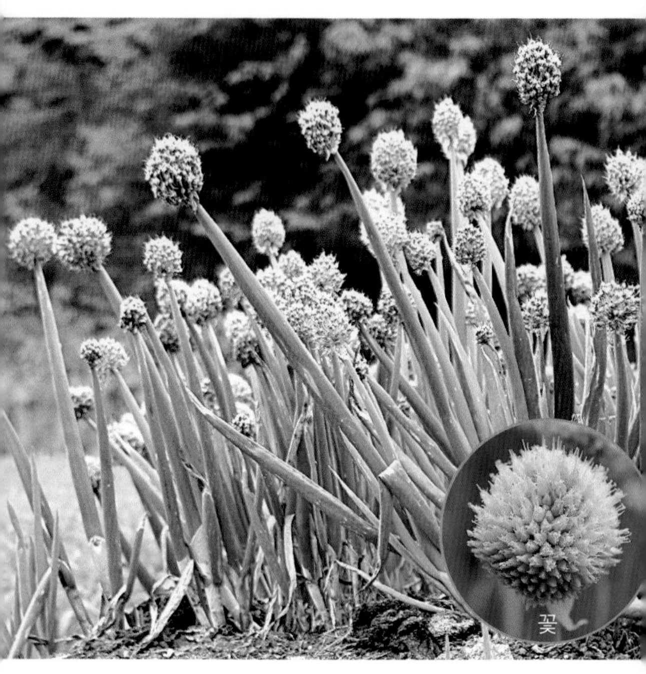

파속. 여러해살이풀. 전국. 농가에서 재배하고, 꽃은 6~7월에 흰색 종 모양으로 피며, 열매는 삭과로 9월에 익으며 씨는 검은색이다.

별　명 산파
한약명 **총백(葱白)**-비늘줄기
성　미 맛은 맵고 성질은 따뜻하다.
효　능 거담(祛痰), 건위(健胃), 발한(發汗), 억균(抑菌), 이뇨(利尿), 지혈, 진통(鎭痛), 청혈(淸血), 해열
용　도 감기(感氣), 설사(泄瀉), 세균성적리(細菌性赤痢), 소화불량(消化不良), 염좌(捻挫), 저혈압(低血壓), 종기(腫氣), 태동불안(胎動不安), 풍한표증(風寒表症)
• 씨는 치통(齒痛)의 치료에 쓴다.

채취한 비늘줄기와 뿌리

해독 작용을 하고 통증을 멎게 하는 풀

산달래

Allium macrostemon Bunge

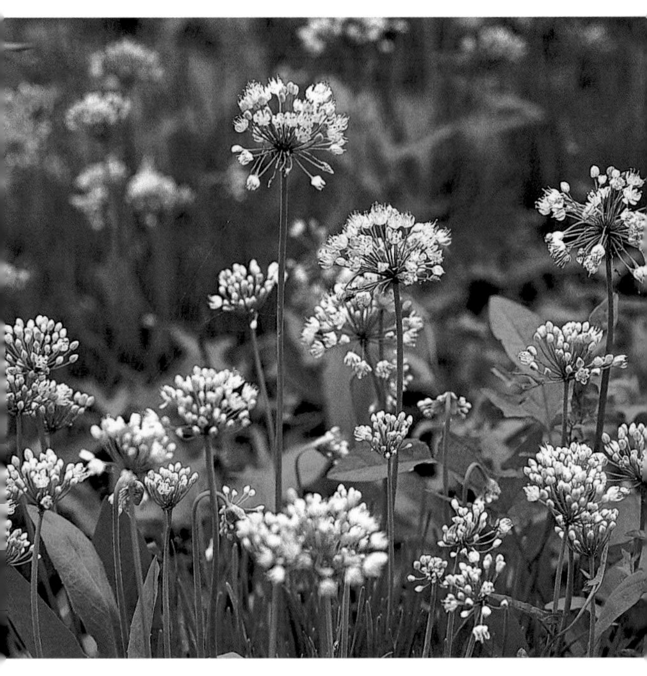

파속. 여러해살이풀. 중부 이남 지방. 산과 들의 풀밭에서 자라고, 꽃은 5~6월에 흰색 산형화서로 피며, 열매는 삭과로 7월에 익는다.

별 명 달룽게, 돌달래, 소근산, 야산, 원산부추
한약명 **해백(薤白)**-비늘줄기
성 미 맛은 맵고 쓰며 성질은 따뜻하다.
효 능 거담(祛痰), 보혈(補血), 진통(鎭痛), 해독(解毒)
용 도 늑간신경통(肋間神經痛), 소화불량(消化不良), 월경폐지(月經閉止), 위장카타르(胃臟catarrh), 천식(喘息), 충교상(虫咬傷), 협심증(狹心症)
• 잎은 마른버짐, 버짐의 치료에 쓴다.

신경을 안정시키고 면역을 증진시키는 풀

달래

Allium monanthum Maxim.

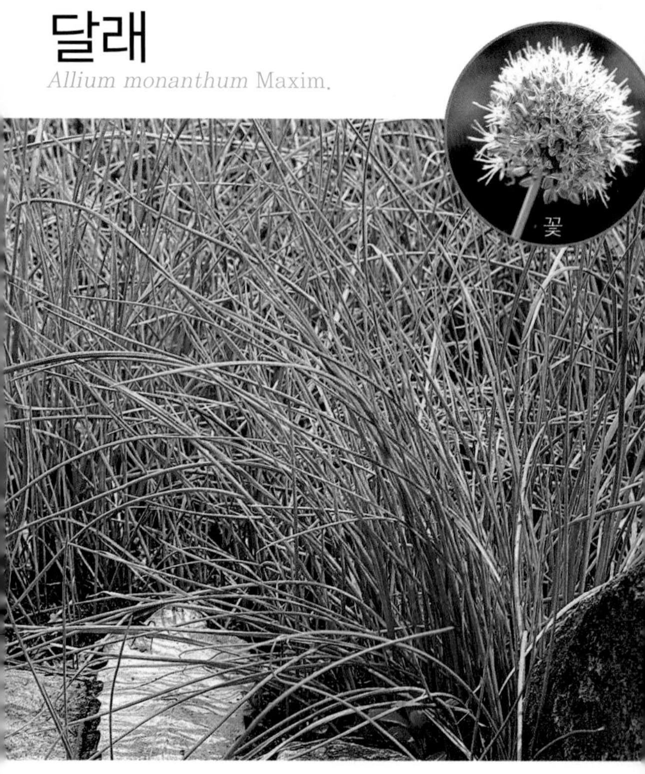

파속. 여러해살이풀. 중부 이남 지방. 전국. 산기슭과 들에서 자라고, 꽃은 4월에 연한 보라빛을 띤 흰색으로 피며, 열매는 둥근 삭과로 7월에 여문다.

별 명 건달래, 달롱개, 들달래, 소근채, 야산, 훈채
한약명 소산(小蒜)–비늘줄기
성 미 맛은 맵고 성질은 따뜻하다.
효 능 강정, 구토, 면역증진, 보혈(補血), 살균, 살충, 소곡(消穀), 신경안정, 온중(溫中), 하기(下氣)
용 도 불면증(不眠症), 월경불순(月經不順), 수족냉증(手足冷症), 식욕부진(食欲不振), 신경항진(神經亢進), 위암, 위장카타르(胃臟catarrh), 자궁출혈(子宮出血), 자궁혈종(子宮血腫), 충교상(虫咬傷), 토사곽란(吐瀉癨亂)

비늘줄기와 뿌리

정력을 보강하고 해독 작용을 하는 풀

마늘

Allium scorodoprasum var. *viviparum* Regel

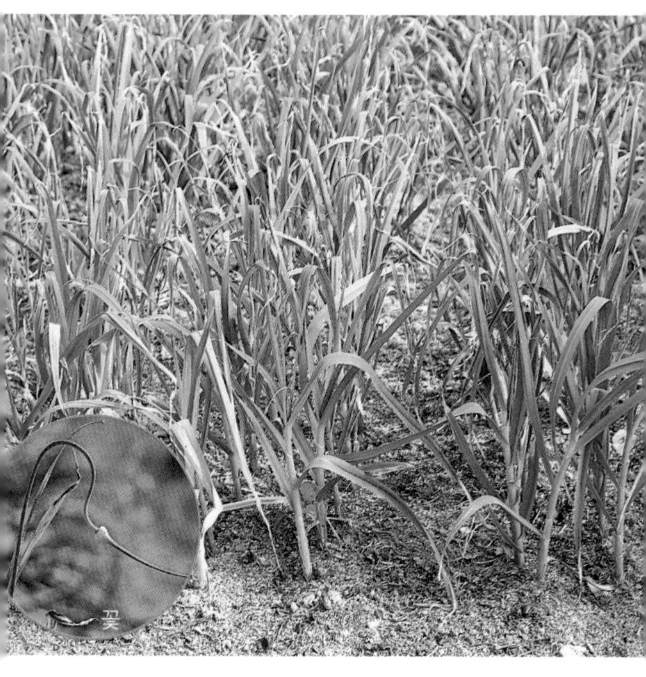

파속. 여러해살이풀. 전국. 농가에서 작물로 재배하고, 꽃은 7월에 연한 자주색과 담홍자색으로 피며, 열매는 삭과로 8~9월에 여문다.

별　명 호산
한약명 **대산(大蒜)**–비늘줄기
성　미 맛은 맵고 성질은 따뜻하다.
효　능 강장(强壯), 강정(强精), 거풍(祛風), 살충(殺虫), 소종(消腫), 이뇨(利尿), 진통(鎭痛), 항균(抗菌), 해독(解毒)
용　도 감기(感氣), 결핵(結核), 고혈압(高血壓), 곽란(癨亂), 농약중독(農藥中毒), 동맥경화(動脈硬化), 변비(便秘), 신경통(神經痛), 치질(痔疾)

채취한 비늘줄기와 뿌리

위장을 튼튼하게 하고 간과 콩팥을 보하는 풀

부추

Allium tuberosum Roth.

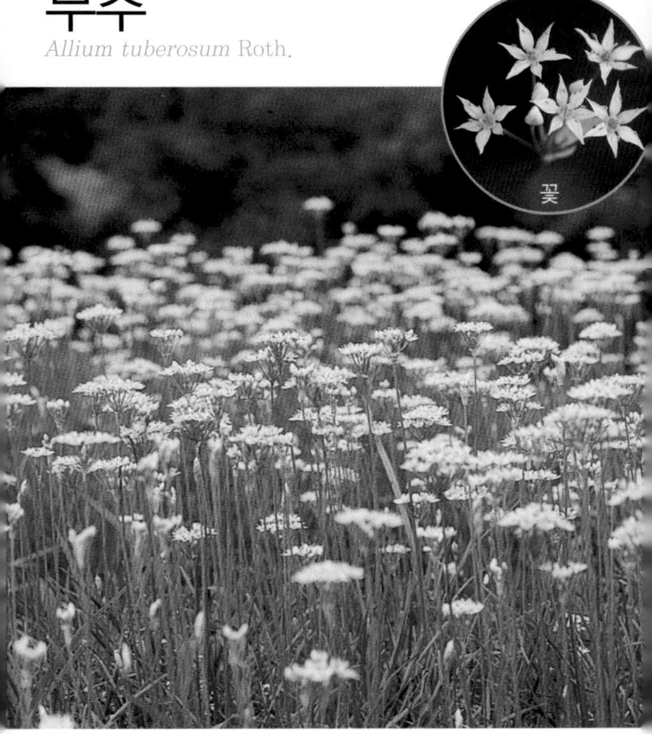

파속. 여러해살이풀. 전국. 채소로 재배하고, 꽃은 7~8월에 흰색 산형화서로 피며, 열매는 염통 모양 삭과로 10월에 익는다.

별　명 구채, 난총, 솔, 정구지,

한약명 구자(韭子)-씨

성　미 맛은 맵고 달며 성질은 따뜻하다.

효　능 난요슬(暖腰膝), 보익간신, 장장고정(壯腸固精)

용　도 대하, 소변빈삭(小便頻數), 요슬냉통, 유뇨, 유정, 임탁(淋濁), 하리

• 잎은 당뇨병소갈, 독충자상, 반위, 이질, 치루, 타박상, 탈항, 토혈, 혈뇨의 치료에 쓴다.

• 뿌리는 선창, 식적복장, 적백대하, 코피, 타박상, 탈모, 토혈의 치료에 쓴다.

※한라부추를 대용으로 쓴다.

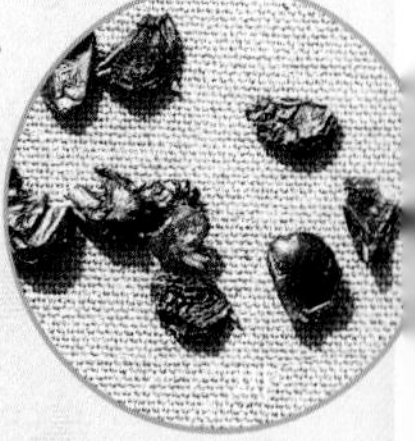

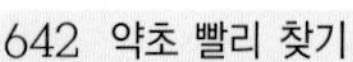

위장을 튼튼하게 하고 해독 작용을 하는 풀

산마늘

Allium microdictyon Prokh.

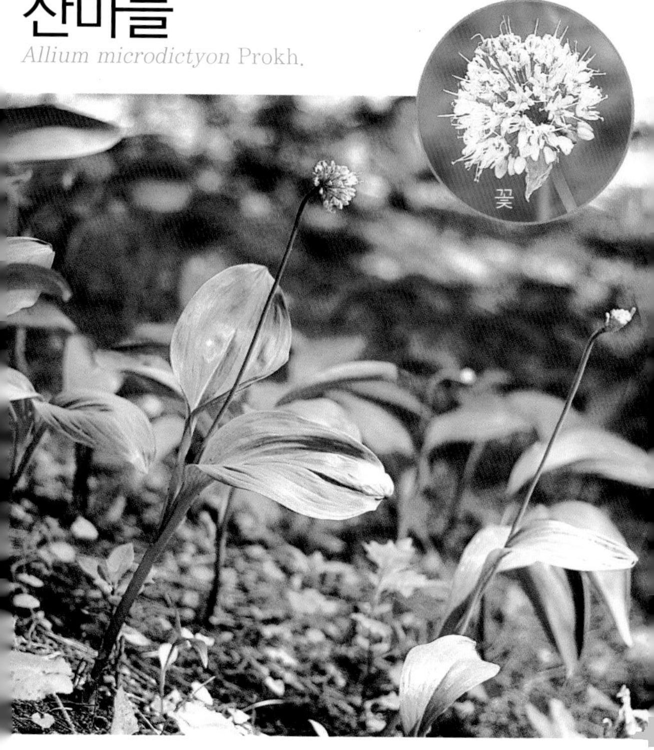

파속. 여러해살이풀. 북부 지방. 산지의 숲 속에서 자라고, 꽃은 5~7월에 흰색 또는 노란색 산형화서로 피며, 열매는 염통 모양 삭과로 8~9월에 익는다.

별　명 멩이풀, 명부추, 명이나물, 신선초
한약명 **각총(茖葱)**–비늘줄기
성　미 맛은 맵고 성질은 조금 따뜻하다.
효　능 건위(健胃), 온중(溫中), 해독(解毒)
용　도 독충교상(毒虫咬傷), 변비(便秘), 소화불량(消化不良), 심복통(心腹痛), 옹종(癰腫), 장기악독(瘴氣惡毒)

• 씨는 설정(泄精)의 치료에 쓴다.
• 잎은 복통(腹痛), 소화불량(消化不良)의 치료에 쓴다.

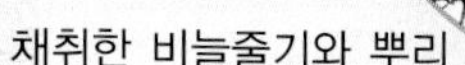
채취한 비늘줄기와 뿌리

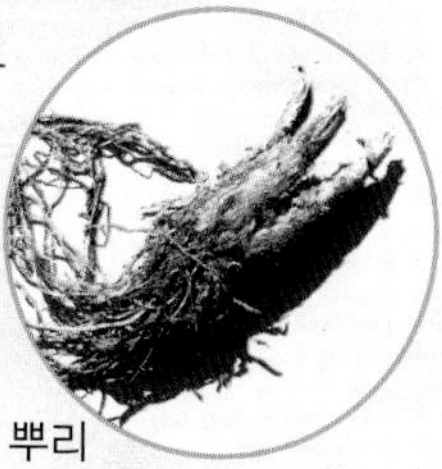

기침을 멎게 하고 정신을 안정시키는 풀

솔나리

Lilium cernum Komarov

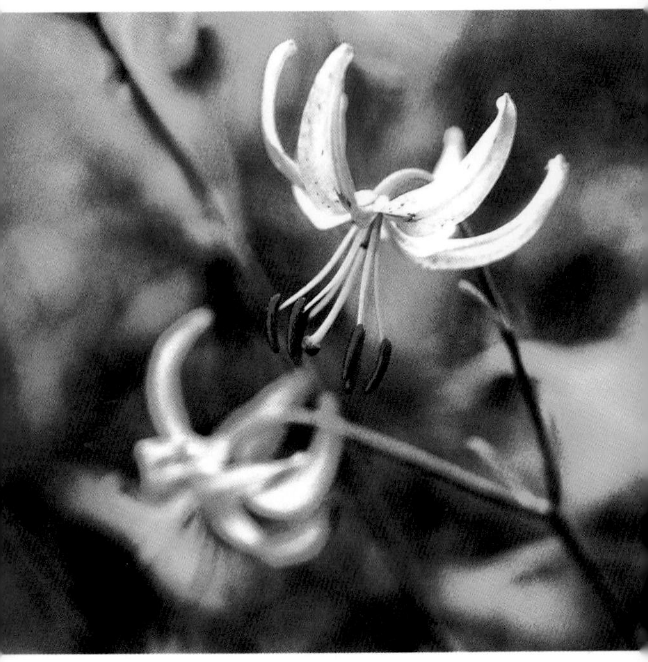

백합속. 여러해살이풀. 전국. 고산 지대에서 자라고, 꽃은 6~8월에 분홍색 또는 홍자색으로 피며, 열매는 넓은 달걀 모양 삭과로 9월에 익는다.

별　명 솔잎나리, 송엽백합

한약명 **수화백합(垂花百合)**–비늘줄기

성　미 맛은 조금 쓰고 성질은 평하다.

효　능 윤폐지해(潤肺止咳), 청심안신(淸心安神)

용　도 각기부종(脚氣浮腫), 정신황홀(精神恍惚), 폐결핵구해(肺結核久咳), 해수(咳嗽), 해수담혈(咳嗽痰血), 열병(熱病)의 여열미청(餘熱未淸), 허번경계(虛煩驚悸)

• 꽃은 야침불안(夜寢不安), 천포습창(天疱濕瘡), 해수(咳嗽), 현훈(眩暈)의 치료에 쓴다.

• 씨는 장풍하혈(腸風下血)의 치료에 쓴다.

마음을 진정시키고 위장을 튼튼하게 하는 풀

참나리

Lilium lancifolium Thunberg.

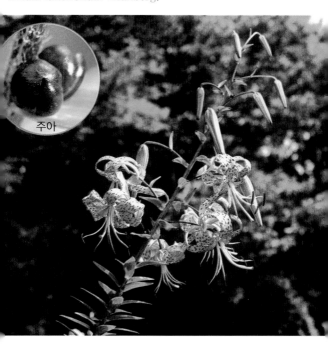

백합속. 여러해살이풀. 전국. 산이나 들에서 자라고, 꽃은 7~8월에 황적색으로 피며, 열매는 긴 달걀 모양 삭과로 9~10월에 익는다.

별 명 가백합, 권단, 당개나리, 호피백합, 홍백합

한약명 백합(百合)-비늘줄기

성 미 맛은 달고 성질은 조금 차다.

효 능 강장, 거담, 건위, 윤폐, 지해, 청심안신

용 도 각기, 기침, 부종(浮腫), 불면증, 신체허약, 정신황홀, 젖앓이, 타박상, 폐결핵, 해수담혈, 허번경계(虛煩驚悸)

• 백합화(百合花-꽃)는 야침불안, 천포습창, 해수, 현훈(眩暈)의 치료에 쓴다.

• 백합자(百合子-씨)는 장풍하혈의 치료에 쓴다.

채취한 비늘줄기와 뿌리

기침을 멎게 하고 정신을 안정시키는 풀

백합

Lilium longiflorum Thunberg

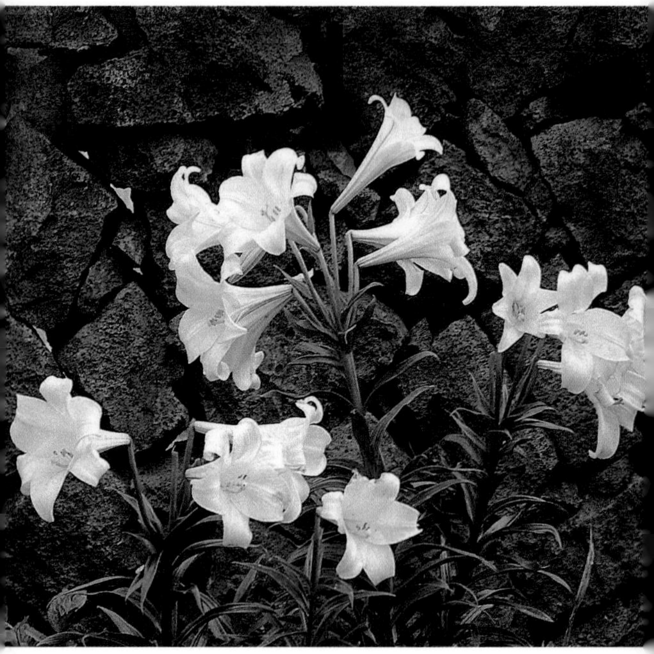

백합속. 여러해살이풀. 전국. 화단에서 재배하고, 꽃은 5~6월에 흰색 나팔 모양으로 피며, 열매는 긴 타원형 삭과로 10월에 익는다.

별　명 나리, 하고초
한약명 **백합(百合)**–비늘줄기
성　미 맛은 달고 성질은 조금 차다.
효　능 윤장(潤腸), 지해(止咳), 청심안신(淸心安神)
용　도 골결핵궤양(骨節核潰瘍), 신경쇠약(神經衰弱), 심폐음허(心肺陰虛), 외상출혈(外傷出血), 위축성위염(萎縮性胃炎), 유선염(乳腺炎), 창종(瘡腫)

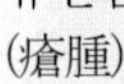

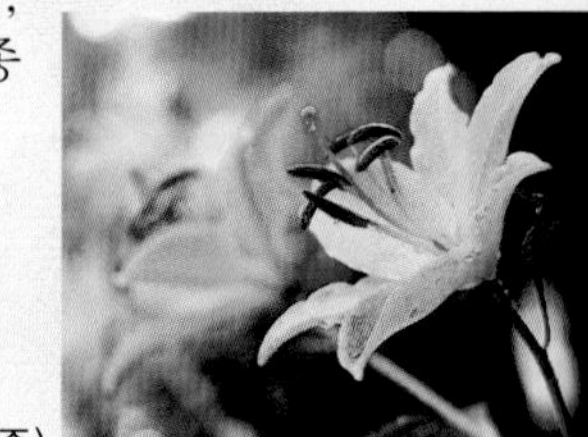

백합류(원예종)

위장을 튼튼하게 하고 설사를 멎게 하는 풀

얼레지

Erythronium japonicum (Baker) Decne.

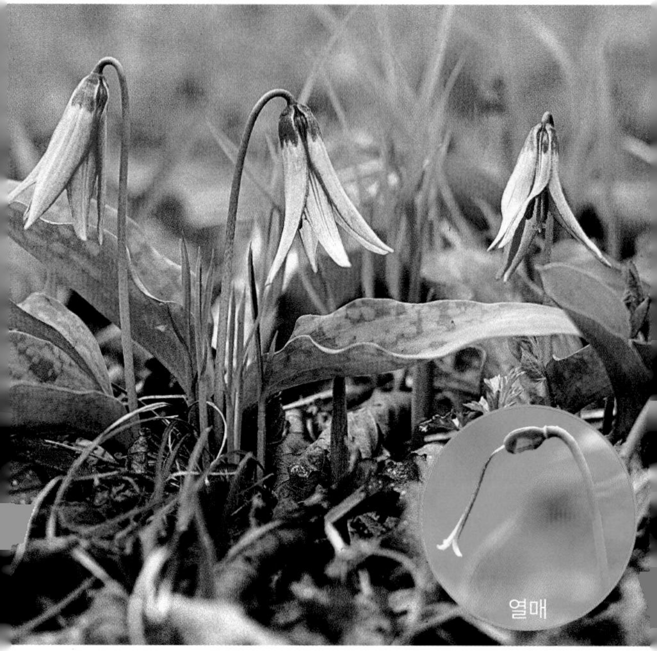

열매

얼레지속. 여러해살이풀. 전국. 고산 지대의 숲 그늘에서 자라고, 꽃은 4~5월에 홍자색으로 피며, 열매는 넓은 타원형 삭과로 7~8월에 익는다.

별 명 가재무릇, 미역추나물, 저아화, 차전엽, 편율
한약명 차전엽산자고(車前葉山慈菰)-비늘줄기
효 능 건위(健胃), 완하(緩下), 지사(止瀉), 진토(鎭吐)
용 도 구토(嘔吐), 변비(便秘), 위장염(胃腸炎), 하리(下痢), 화상(火傷)

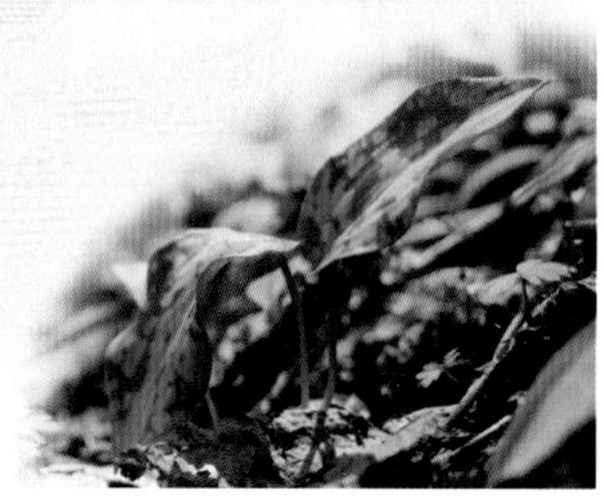

열기를 식히고 종기를 가라앉게 하는 풀

산자고

Tulipa edulis (Miq.) Baker

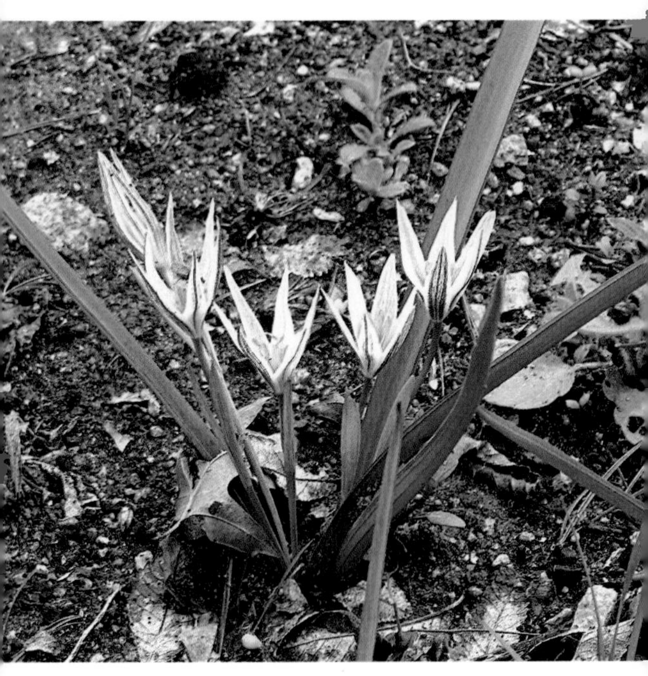

산자고속. 여러해살이풀. 중부 이남 지방. 들의 양지바른 풀밭에서 자라고, 꽃은 4~5월에 흰색 넓은 종 모양으로 피며, 열매는 세모진 삭과로 7~8월에 익는다.

별 명 광자고, 까치무릇
한약명 **산자고(山慈枯)**–비늘줄기
성 미 맛은 시고 성질은 차며 독성이 있다.
효 능 산결(散結), 소종(消腫), 청열(淸熱), 항종양(抗腫瘍), 해독(解毒), 화어(化瘀)
용 도 결핵성림프선염(結核性lymph腺炎), 나력(瘰癧), 산후어체(産後瘀滯), 악창(惡瘡), 인후종통(咽喉腫痛), 창종(瘡腫)

열기를 내리게 하고 가래를 삭이는 풀

패모

Fritillaria ussuriensis Maxim.

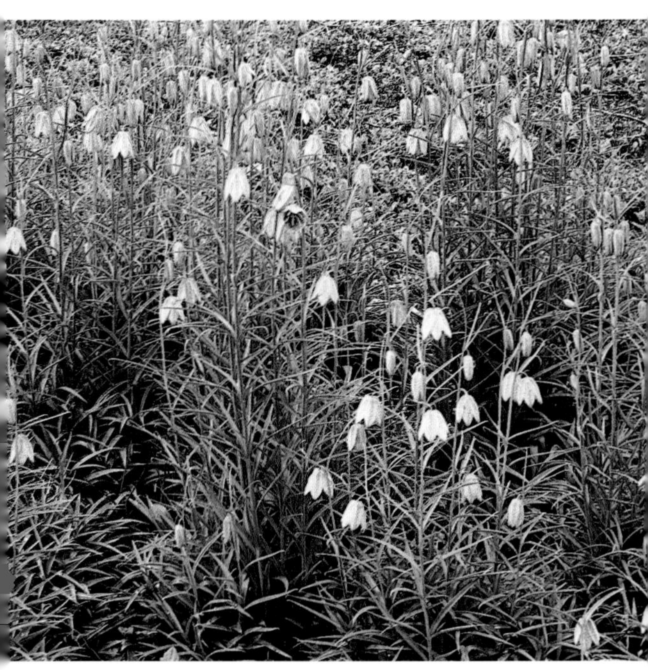

패모속. 여러해살이풀. 북부 지방. 산지에서 자라고, 꽃은 5월에 자주색 종 모양으로 피며, 열매는 작은 삼각형 삭과로 6월에 익는다.

별 명 검정나리, 조선패모, 평패모
한약명 **패모(貝母)**-비늘줄기
효 능 보폐(補肺), 윤폐산결(潤肺散結), 지해화담(止咳化痰), 해열(解熱)
용 도 감기기침, 갑상선종(甲狀腺腫), 급성기관지염(急性氣管支炎), 기침, 만성기관지염(慢性氣管支炎), 백일해(百日咳), 심흉울결(心胸郁結), 연주창(連珠瘡), 폐결핵(肺結核), 폐농양(肺膿瘍), 폐렴(肺炎), 허로해수(虛勞咳嗽)

꽃

통증을 멎게 하고 종기를 가라앉게 하는 풀

무릇

Scilla scilloides (Lindl.) Durce

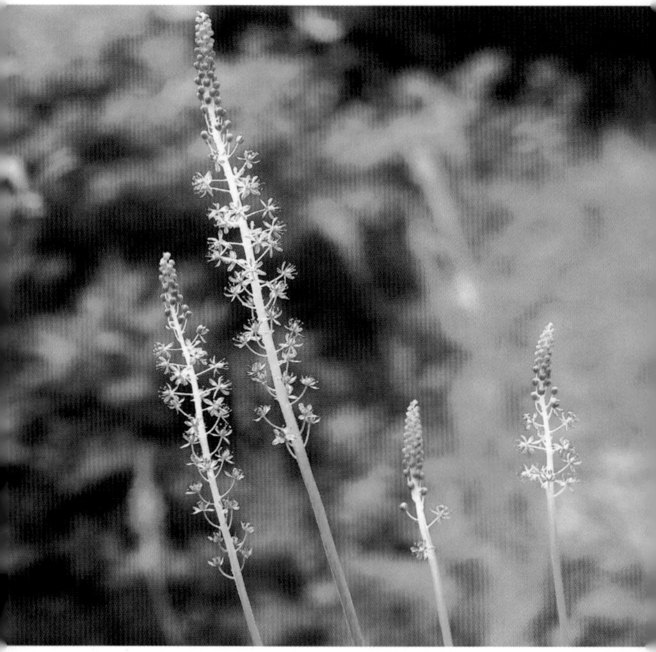

무릇속. 여러해살이풀. 전국. 약간 습기가 있는 들판에서 자라고, 꽃은 7~9월에 진한 분홍색 총상화서로 피며, 열매는 달걀 모양 삭과로 9~11월에 익는다.

별 명 물구지
한약명 **면조아(綿棗兒)**–전초
성 미 맛은 달고 성질은 차다.
효 능 소종(消腫), 지통(止痛), 해독(解毒), 활혈(活血)
용 도 근골통(筋骨痛), 두창(頭瘡), 옹저(癰疽), 요퇴통(腰腿痛), 유옹(乳癰), 장옹(腸癰), 타박상(打撲傷)

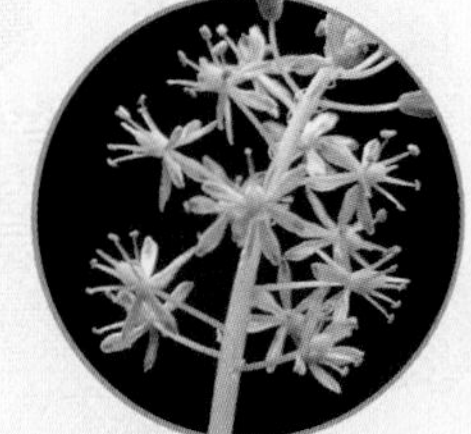

가래를 없애주고 화기를 내리게 하는 풀

천문동

Asparagus cochinchinensis Merr.

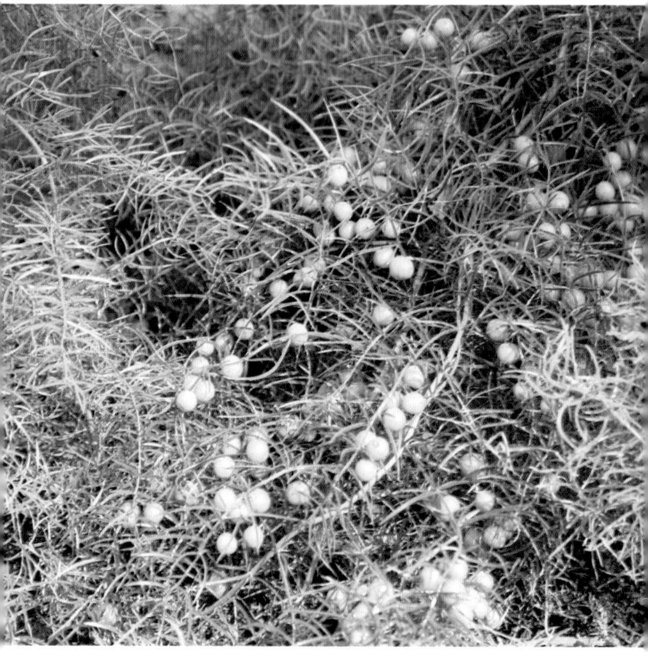

비짜루속. 여러해살이덩굴풀. 중부 이남 지방. 바닷가나 산기슭에서 자라고, 꽃은 5~6월에 담황색으로 피며, 열매는 장과로 흰색으로 익는다.

별　명 부지깽이나물, 호라비줒
한약명 **천문동(天門冬)**–덩이뿌리
성　미 맛은 달고 쓰며 성질은 차다.
효　능 강화(降火), 거담(祛痰), 억균(抑菌), 윤조(潤燥), 자음(滋陰), 진해(鎭咳), 청폐(淸肺)
용　도 소갈(消渴), 변비(便秘), 음허발열(陰虛發熱), 인후종통(咽喉腫痛), 폐루(肺瘻), 폐옹(肺癰), 해수토혈(咳嗽吐血)

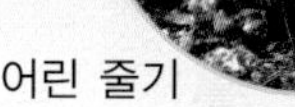

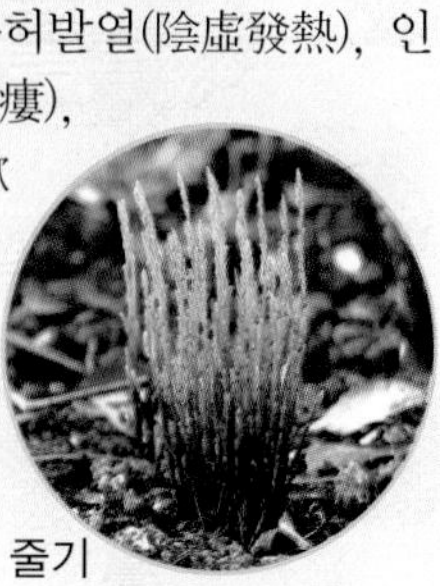

어린 줄기

폐기능을 원활하게 하고 기침을 멎게 하는 풀

방울비짜루

Asparagus oligoclonos Max.

비짜루속. 여러해살이풀. 중부 이북 지방. 산지에서 자라고, 꽃은 6~7월에 노란색 종 모양으로 피며, 열매는 둥근 장과로 붉은색으로 익는다.

한약명 **남옥대(南玉帶)**-뿌리줄기
효 능 윤폐지해(潤肺止咳)
용 도 천식(喘息), 해수(咳嗽)

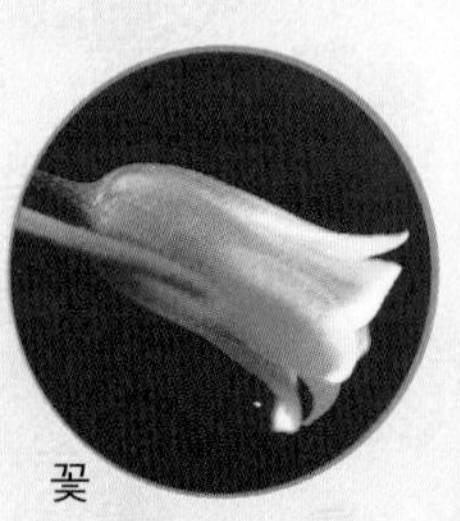

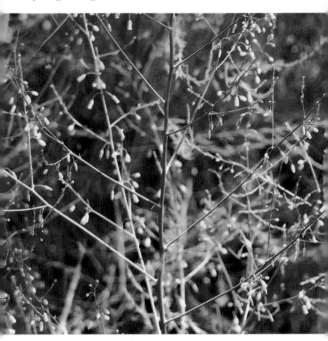

꽃

오줌을 잘 나오게 하고 기침을 멎게 하는 풀

비짜루

Asparagus schoberioides Kunth

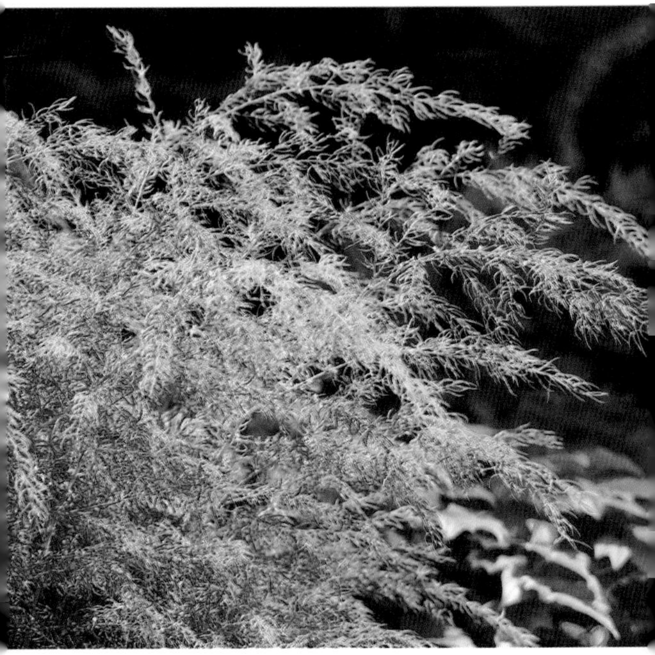

비짜루속. 여러해살이풀. 전국. 산지에서 자라고, 꽃은 5~6월에 황백색 종 모양으로 피며, 열매는 둥근 장과로 붉은색으로 익는다.

- 별 명 빗자루
- 한약명 용수채(龍鬚菜)-지상부
- 성 미 맛은 쓰고 성질은 조금 따뜻하다.
- 효 능 이뇨(利尿), 윤폐진해(潤肺鎭咳), 지혈(止血)
- 용 도 기관지염(氣管支炎)

※어린 순은 나물로 먹고 뿌리는 천문동 대용약재로 쓴다.

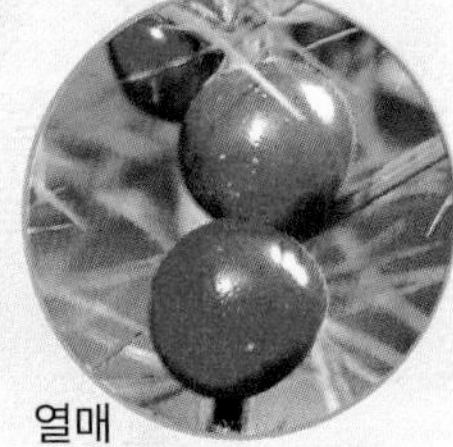
열매

갈증을 해소하고 혈압을 내리게 하는 풀

각시둥굴레

Polygonatum humile Fischer ex Max.

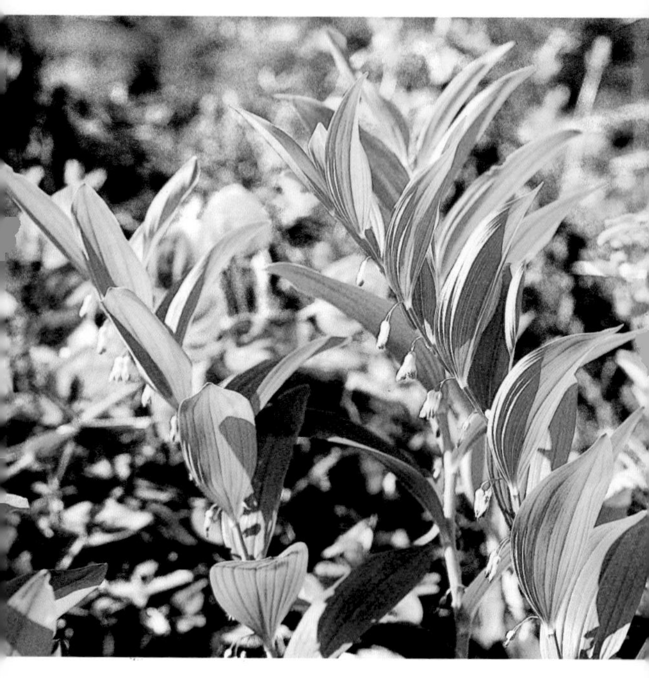

둥굴레속. 여러해살이풀. 전국. 깊은 산의 숲 가장자리 그늘에서 자라고, 꽃은 5~6월에 흰색 대롱 모양으로 피며, 열매는 장과이고 8~9월에 푸른색으로 익는다.

별 명 둥굴레아재비
한약명 **소옥죽(小玉竹)**–뿌리줄기
성 미 맛은 달고 성질은 평하다.
효 능 강심(强心), 양음윤조(養陰潤燥), 지갈제번(止渴除煩), 혈당저하(血糖低下), 혈압강하(血壓降下)
용 도 가슴이 답답한 증세, 구갈(口渴), 당뇨병(糖尿病), 폐결핵(肺結核)의 마른 기침, 허리가 시고 아픈 유정(遺精)

열매

비장을 튼튼하게 하고 몸의 정기를 북돋우는 풀

용둥굴레

Polygonatum involucratum (Franch. & Sav.) Maxim.

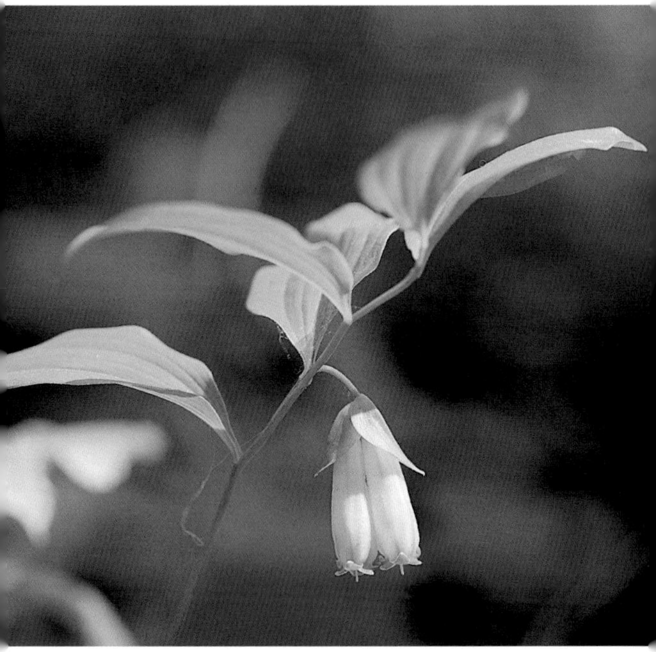

둥굴레속. 여러해살이풀. 전국. 산지에서 자라고, 꽃은 5~6월에 백록색 종 모양으로 피며, 열매는 둥근 장과로 7~8월에 검은색으로 익는다.

한약명 이포황정(二苞黃精)-뿌리줄기
성 미 맛은 달고 성질은 따뜻하다.
효 능 보비(補脾), 양음(養陰), 윤폐(潤肺), 익기(益氣)
용 도 고혈압(高血壓), 마른기침, 신체허약(身體虛弱), 요슬산통(腰膝酸痛)

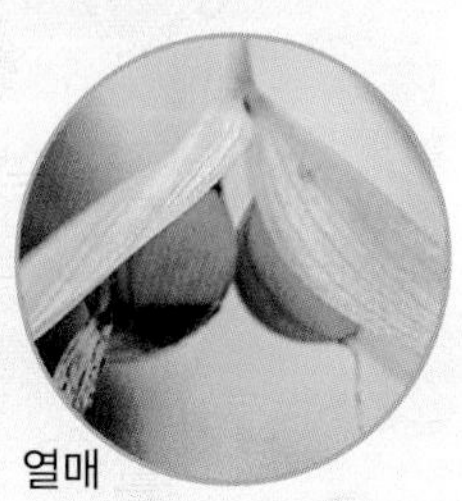
열매

심장을 튼튼하게 하고 갈증을 해소시키는 풀

둥굴레

Polygonatum odoratum var. *pluriflorum* (Miq.) Ohwi

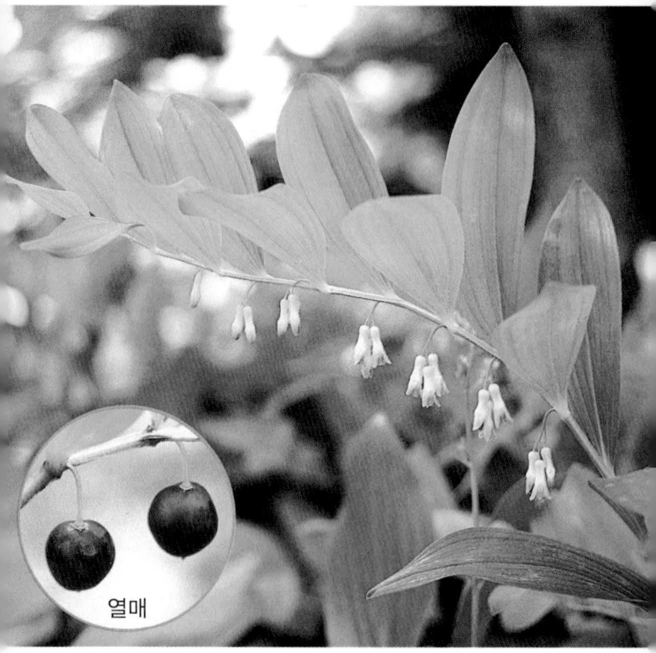

열매

둥굴레속. 여러해살이풀. 전국. 산과 들에서 자라고, 꽃은 5~7월에 흰색 종 모양으로 피며, 열매는 둥근 장과로 8~10월에 검은색으로 익는다.

별 명 괴불꽃, 까막멀구지, 신선초, 옥죽, 자양지초
한약명 옥죽(玉竹)-뿌리줄기
성 미 맛은 달고 성질은 평하다.
효 능 강심(强心), 생진(生津), 윤조(潤燥), 제번, 지갈
용 도 결핵, 고혈압, 과로발열(過勞發熱), 당뇨병(糖尿病), 빈뇨(頻尿), 소곡이기(小穀易飢), 심장병(心臟病), 심한 갈증, 열병음상(熱病陰傷), 운동장애(運動障碍), 중풍폭열(中風暴熱), 질근결육(跌筋結肉), 해수번갈(咳嗽煩渴)

※퉁둥굴레를 대용으로 쓸 수 있다.

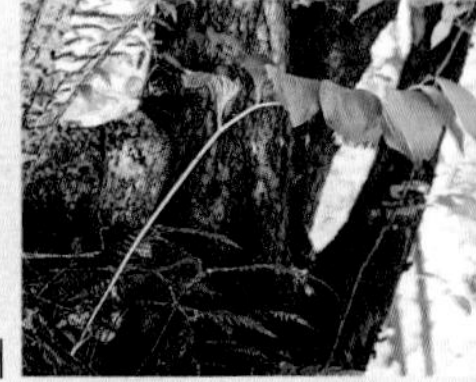
퉁둥굴레

몸을 튼튼하게 하고 종기를 가라앉게 하는 풀

풀솜대

Smilacina japonica A. Gray

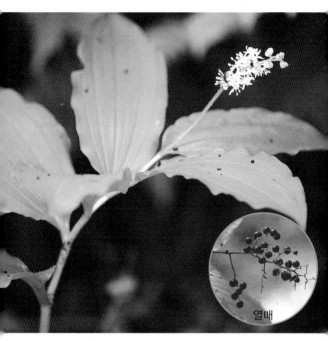

솜대속. 여러해살이풀. 전국. 산지의 숲 속 그늘에서 자라고, 꽃은 5~7월에 흰색으로 피며, 열매는둥근 장과로 9월에 붉은색으로 익는다.

별　명 솜죽대. 지장나물, 지장보살, 털솜대
한약명 **녹약(鹿藥)**–뿌리줄기
성　미 맛은 달고 조금 시며 성질은 따뜻하다.
효　능 강장(强壯), 거풍습(祛風濕), 건근골(健筋骨), 보기익신(補氣益腎), 보폐신(補肺腎), 소종(消腫), 제습(除濕), 조경(調經), 지혈(止血), 활혈(活血)
용　도 두통, 사지마비, 신체허약(身體虛弱), 양위(陽痿), 월경부조(月經不調), 유선염, 종기(腫氣), 질타손상(跌打損傷), 창절종독(瘡癤腫毒), 타박상, 풍습골통(風濕骨痛), 허로(虛勞)

채취한 뿌리줄기

피를 시원하게 하고 출혈을 멎게 하는 풀

두루미꽃

Maianthemum bifolium (L.) F. W. Schmidt

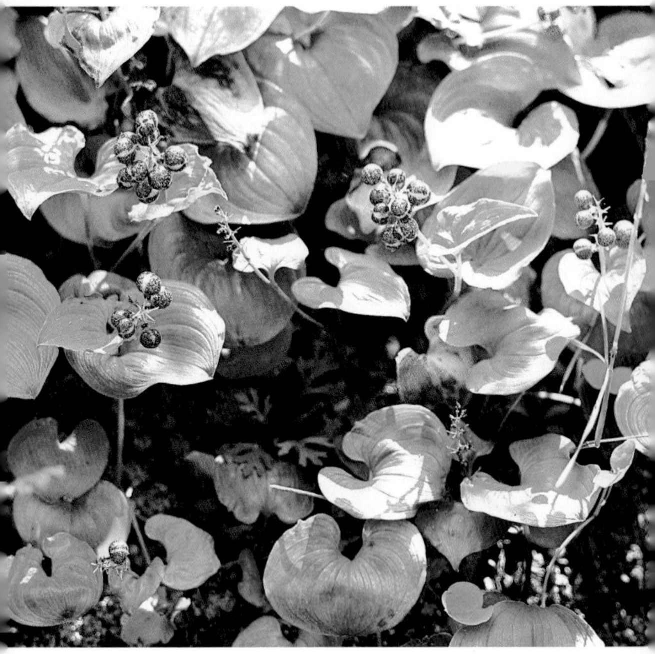

두루미꽃속. 여러해살이풀. 전국. 깊은 산 침엽수림 밑에서 자라고, 꽃은 5~6월에 흰색 총상화서로 피며, 열매는 둥근 장과로 8월에 붉은색으로 익는다.

별　명 순갈나물, 좀두루미꽃
한약명 **무학초(舞鶴草)**-지상부
효　능 양혈(凉血), 지혈(止血)
용　도 월경과다(月經過多), 외상출혈(外傷出血), 토혈(吐血), 혈뇨(血尿)

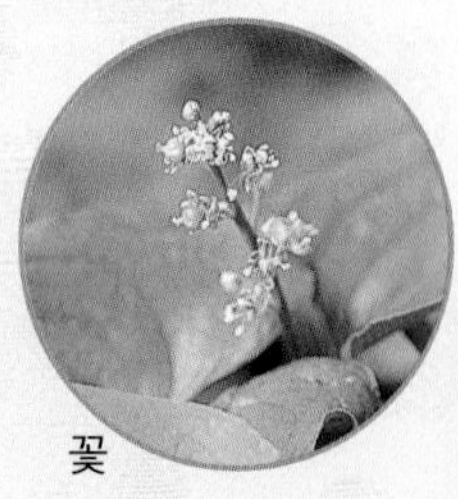
꽃

기침을 멎게 하고 체한 것을 내려가게 하는 풀

윤판나물

Disporum uniflorum Baker

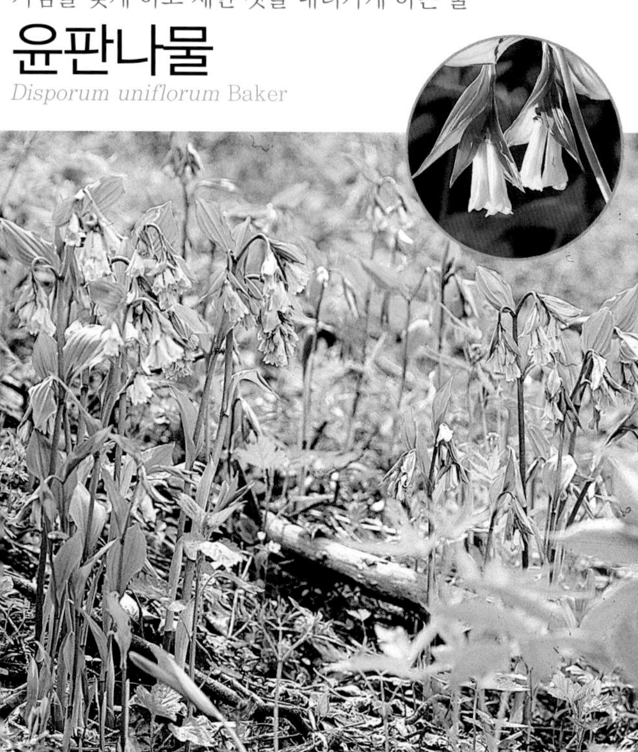

애기나리속. 여러해살이풀. 중부 이남 지방. 산과 들의 숲 속에서 자라고, 꽃은 4~6월에 황금색과 흰색으로 피며, 열매는 둥근 장과로 7~8월에 검은색으로 익는다.

별 명 대애기나리, 죽림, 큰가지애기나리, 활장개비
한약명 **백미순(百尾筍)**–뿌리
성 미 맛은 달고 성질은 평하다.
효 능 건비(健脾), 소적(消積), 윤폐(潤肺), 지해(止咳)
용 도 담중대혈(痰中帶血), 식적장만(食積腸滿), 장염(腸炎), 장출혈(腸出血), 장풍하혈(腸風下血), 치질(痔疾), 폐결핵(肺結核), 폐기종(肺氣腫), 허손해천(虛損咳喘)

채취한 뿌리

소화를 촉진하고 기침을 멎게 하는 풀

애기나리

Disporum smilacinum A. Gray.

열매

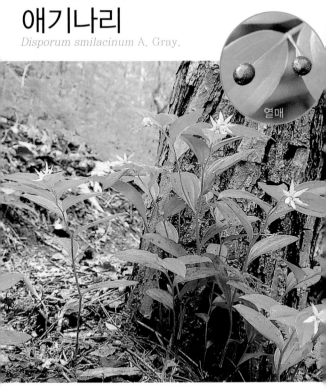

애기나리속. 여러해살이풀. 중부 이남 지방. 산지 숲 속에서 자라고, 꽃은 4~5월에 흰색으로 피며, 열매는 둥근 장과로 6~8월에 검은색으로 익는다.

한약명 **보주초(寶珠草)**–뿌리줄기
성　미 맛은 달고 성질은 평하다.
효　능 건비소적(健脾消積), 건위(健胃), 소화촉진(消化促進), 윤폐지해(潤肺止咳)
용　도 가래, 대장출혈(大腸出血), 복부창만(腹部脹滿), 소화불량(消化不良), 천식(喘息), 해수(咳嗽)
※금강애기나리, 큰애기나리를 대용으로 쓸 수 있다.

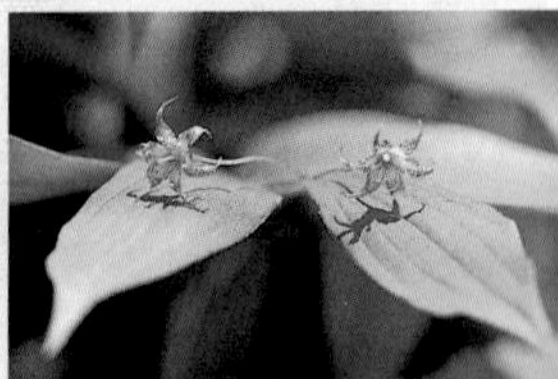
금강애기나리

양기를 돋우고 혈액 순환을 도와주는 풀

은방울꽃

Convallaria keiskei Miquel.

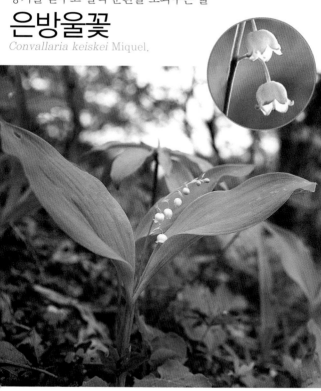

은방울꽃속. 여러해살이풀. 전국. 초원과 산기슭에서 자라고, 꽃은 4~6월에 흰색 종 모양으로 피며, 열매는 둥근 장과로 7~9월에 붉은색으로 익는다.

- 별 명 군영초, 녹령초, 둥구리아싹, 오월화, 초옥란, 향수꽃
- 한약명 **영란(鈴蘭)**–지상부
- 성 미 맛은 달고 쓰며 성질은 따뜻하고 독성이 있다.
- 효 능 강심(强心), 거풍(祛風), 온양(溫陽), 이뇨(利尿), 이수(利水), 활혈(活血)
- 용 도 노상(勞傷), 단독(丹毒), 백대(白帶), 부종(浮腫), 붕루(崩漏), 소변불리(小便不利), 심장쇠약(心臟衰弱), 염좌(捻挫), 타박상(打撲傷)

열매

기침을 멎게 하고 해독 작용을 하는 풀

삿갓나물

Paris verticillata M. Bieb.

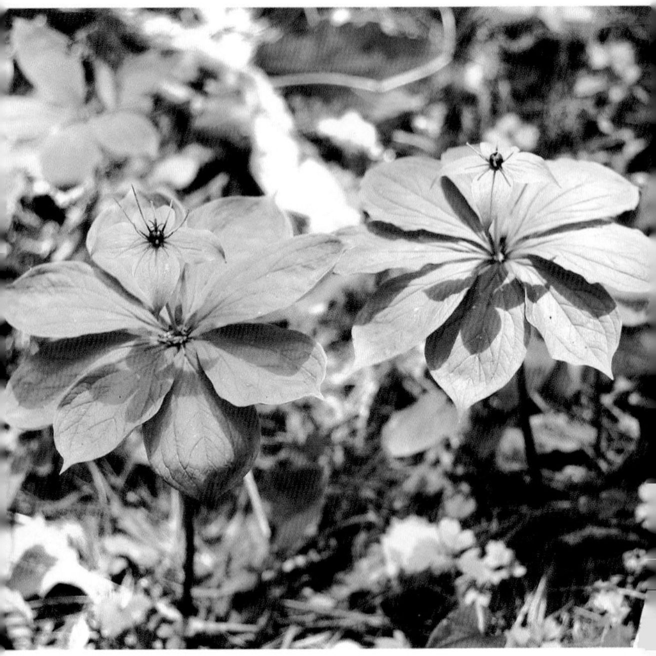

삿갓나물속. 여러해살이풀. 전국. 산지 숲 그늘에서 자라고, 꽃은 5~7월에 연황록색으로 피며, 열매는 둥근 장과로 9~10월에 자흑색으로 익는다.

- **별　명** 삿갓풀, 자주삿갓풀
- **한약명** **조휴(蚤休)**–뿌리줄기
- **성　미** 맛은 쓰고 성질은 조금 차며 독성이 있다.
- **효　능** 소종(消腫), 식풍정경(熄風定驚), 지통(止痛), 청열(清熱), 평천지해(平喘止咳), 해독(解毒)
- **용　도** 나력(瘰癧), 독충교상(毒虫咬傷), 만성기관지염(慢性氣管支炎), 사교상(蛇咬傷), 소아경기(小兒驚氣), 옹종(癰腫), 정창(疔瘡), 후비(喉痺)

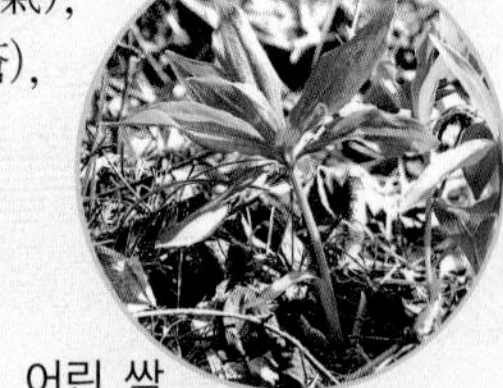

어린 싹

혈액 순환을 돕고 출혈을 멎게 하는 풀

연영초

Trillium kamtschaticum Palls

연영초속. 여러해살이풀. 중부 이북 지방. 깊은 산의 습한 숲 그늘에서 자라고, 꽃은 5~6월에 흰색으로 피며, 열매는 둥근 장과로 7~8월에 익는다.

별 명 백화연령초, 연령초, 왕삿갓나물, 큰꽃삿갓풀
한약명 **우아칠(芋兒七)**–뿌리줄기
성 미 맛은 달고 매우며 성질은 따뜻하다.
효 능 거풍(祛風), 서간(舒肝), 지혈(止血), 진통(鎭痛), 활혈(活血)
용 도 고혈압(高血壓), 두통(頭痛), 외상출혈(外傷出血), 요퇴동통(腰腿疼痛), 요퇴통(腰腿痛), 타박골절(打撲骨折), 타박상(打撲傷), 현훈(眩暈)
※큰연영초를 대용으로 쓸 수 있다.

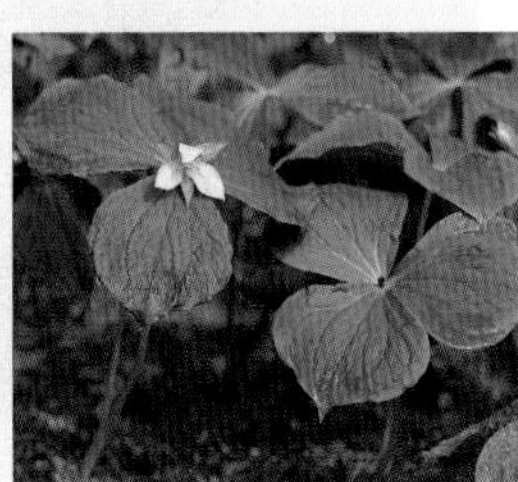

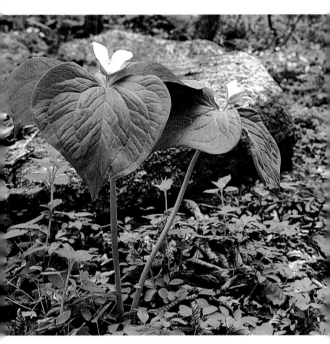

큰연영초

마음을 청신하게 하고 면역력을 증진시키는 풀

맥문동

Liriope platyphylla F. T. Wang & T. Tang

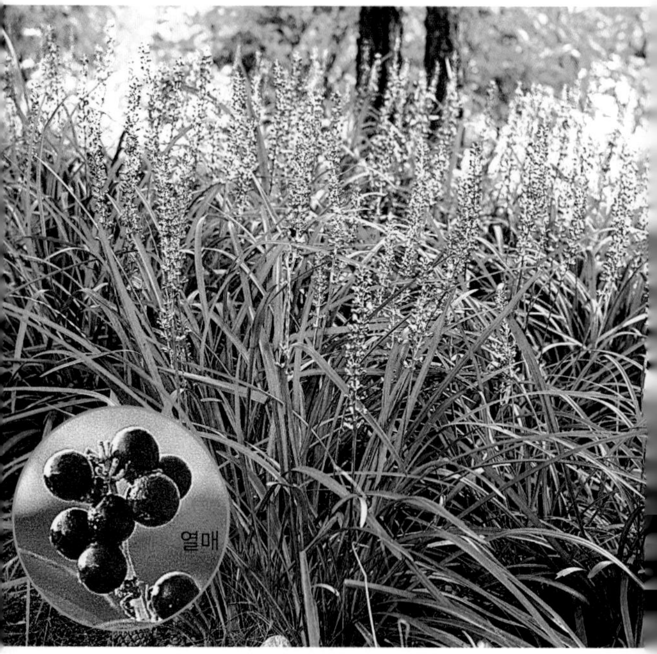

열매

맥문동속. 늘푸른여러해살이풀. 중부 이남 지방. 산지의 음습한 곳에서 자라고, 꽃은 5~8월에 연분홍색으로 피며, 열매는 둥근 장과로 10~11월에 검은색으로 익는다.

별　명 넓은잎맥문동, 알꽃맥문동

한약명 **맥문동(麥門冬)**–덩이뿌리

성　미 맛은 달고 조금 쓰며 성질은 조금 차다.

효　능 양위생진(陽胃生津), 양음윤폐(養陰潤肺), 윤장통변, 청심제번(淸心除煩), 면역증강, 항균

용　도 객혈(喀血), 변비(便秘), 소갈(消渴), 소변불리(小便不利), 열병진상(熱病津傷), 인건구조(咽乾口燥), 토혈(吐血), 폐옹(肺癰), 폐조건해(肺燥乾咳), 허로번열(虛勞煩熱)

※개맥문동을 대용으로 쓸 수 있다.

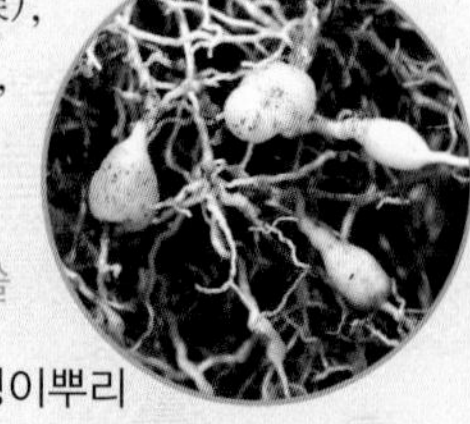
덩이뿌리

풍과 습을 없애주고 해독 작용을 하는 덩굴

청미래덩굴

Smilax china L.

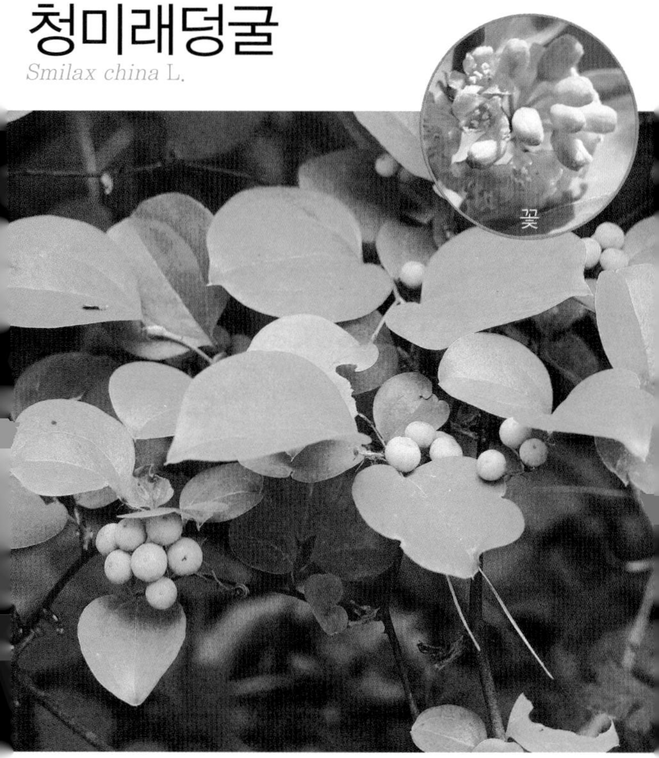

꽃

밀나물속. 갈잎덩굴나무. 중부 이남 지방. 산기슭 양지에서 자라고, 꽃은 5월에 황록색 산형화서로 피며, 열매는 둥근 장과로 10월에 붉은색으로 익는다.

별 명 금강토, 매발톱가시, 명감나무, 방개나무, 산귀래, 선유량, 우여량, 종가시나무, 토복령

한약명 **발계(菝葜)**-뿌리줄기

성 미 맛은 달고 성질은 따뜻하다.

효 능 거풍습(祛風濕), 소종독(消腫毒), 이뇨, 해독

용 도 관절동통(關節疼痛), 근육마비(筋肉痲痺), 설사(泄瀉), 수종(水腫), 이질(痢疾), 임병(淋病), 정창(疔瘡), 종기(腫氣), 종독(腫毒), 치창(痔瘡)

• **발계엽(菝葜葉**-잎)은 풍종(風腫), 창절(瘡癤), 종독(腫毒), 염창(臁瘡), 화상(火傷)의 치료에 쓴다.

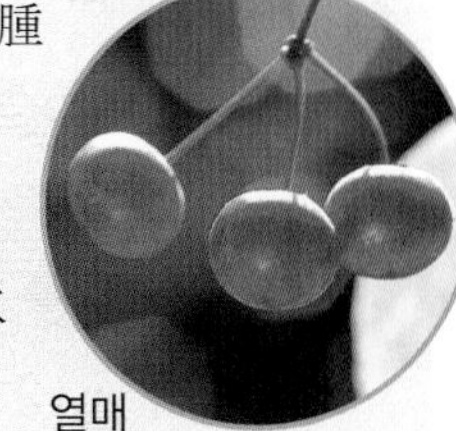

열매

통증을 멎게 하고 뭉친 근육을 풀어주는 풀

선밀나물

Smilax nipponica Miq.

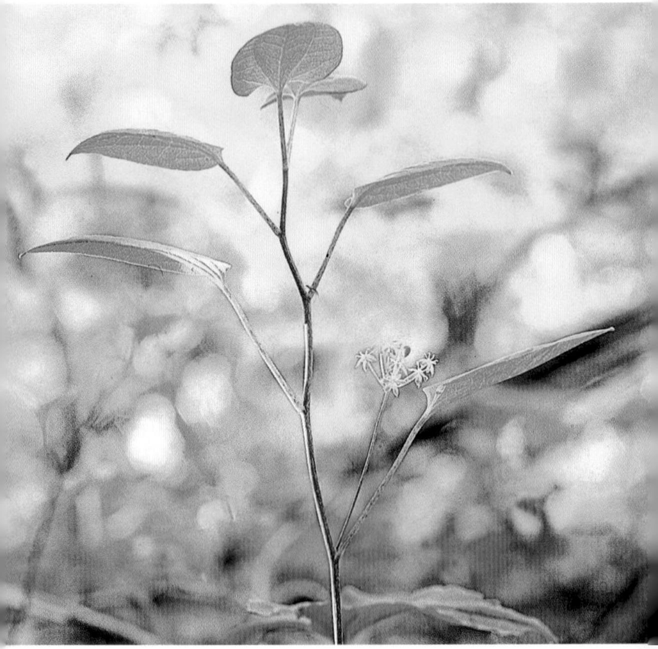

밀나물속. 여러해살이덩굴풀. 전국. 산과 들에서 자라고, 꽃은 5~6월에 황록색 산형화서로 피며, 열매는 둥근 장과로 검은색으로 익는다.

별 명 대나물, 밀대나물, 밀순나물, 새밀
한약명 **우미채(牛尾菜)**-뿌리줄기
효 능 경락유통(經絡流通), 서근(舒筋), 지통(止痛), 활혈(活血)
용 도 족요근골동통(足腰筋骨疼痛)

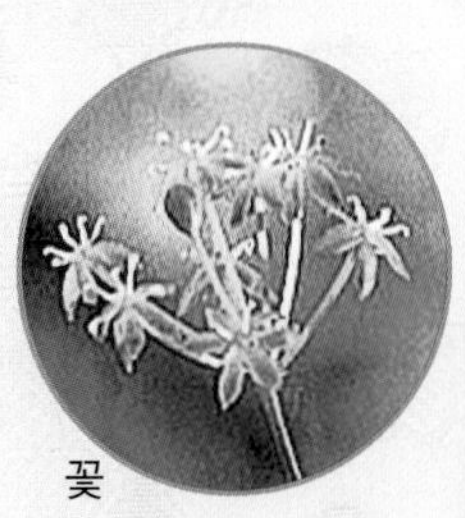
꽃

풍사를 없애주고 통증을 멎게 하는 나무

청가시덩굴

Smilax sieboldii Miquel

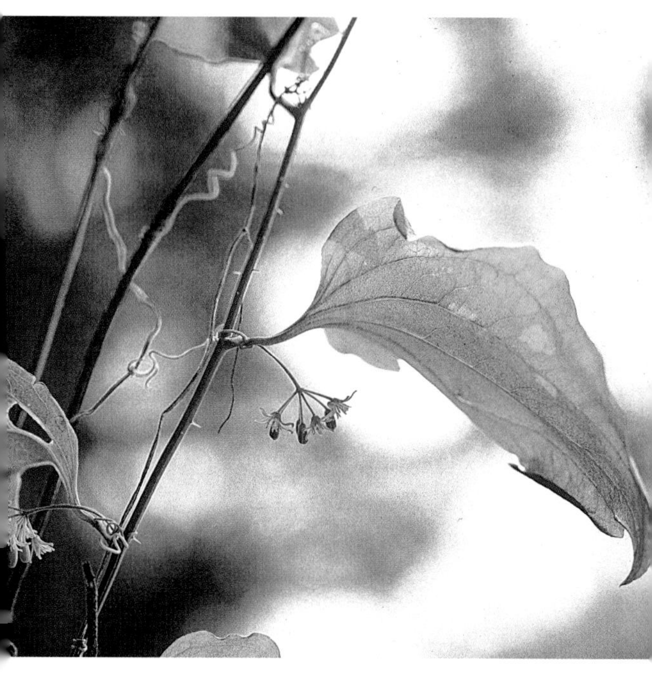

밀나물속. 갈잎덩굴나무. 전국. 산기슭의 숲 속에서 자라고, 꽃은 6월에 황록색 종 모양으로 피며, 열매는 둥근 장과로 검은색으로 익는다.

별 명 점어발, 쫀대기
한약명 **철사영선(鐵絲靈仙)**–뿌리와 뿌리줄기
효 능 거풍사(祛風邪), 소종(消腫), 제습(除濕), 지통(止痛), 통락(通絡), 활혈(活血)
용 도 류마티스성관절염(rheumatic性關節炎), 정창(疔瘡), 종독(腫毒), 풍습성관절염(風濕性關節炎), 풍습성근골동통(風濕性筋骨疼痛)

꽃

위장을 튼튼하게 하고 염증을 가라앉게 하는 풀

알로에

Aloe arborescens Mill.

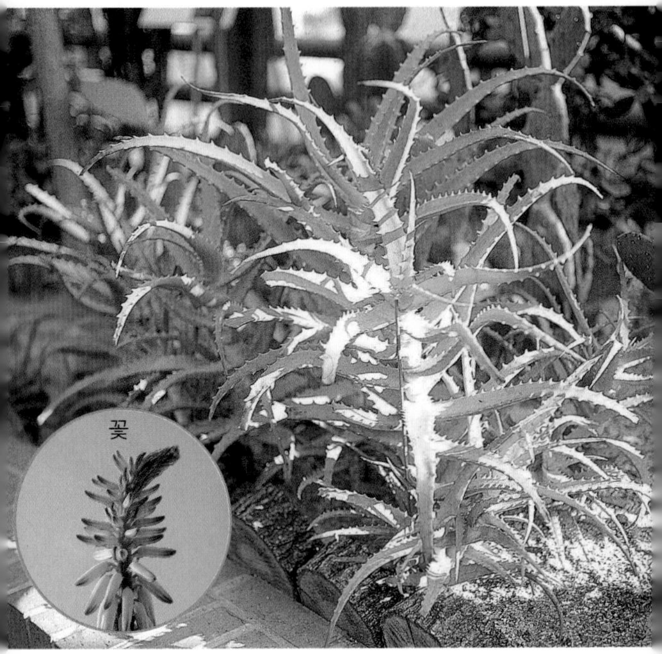

알로에속. 늘푸른여러해살이풀. 전국. 관상용으로 재배하고, 꽃은 여름에 선홍색 총상화서로 피며, 열매는 삭과로 익으면 3개로 갈라진다.

별　명	검산, 알로에 아르보레스켄스
한약명	**노회(蘆薈)**–잎의 즙액
성　미	맛은 쓰고 성질은 차다.
효　능	건위, 사하, 살충, 소염, 억균, 청간화(淸肝火)
용　도	간염, 결막염, 동상, 만성위염(慢性胃炎), 무좀, 백일해(百日咳), 변비, 소아경풍(小兒驚風), 소아감질(小兒疳疾), 신경통(神經痛), 십이지장궤양(十二指腸潰瘍), 연주창(連珠瘡), 옴, 옹종(癰腫), 외상(外傷), 위궤양(胃潰瘍), 위장병(胃腸病), 화상(火傷)

※알로에 베라를 대용으로 쓸 수 있다.

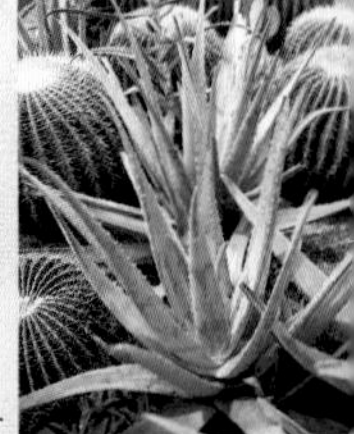
알로에 베라

출혈을 멎게 하고 염증을 가라앉게 하는 풀

용설란

Agave americana L.

꽃

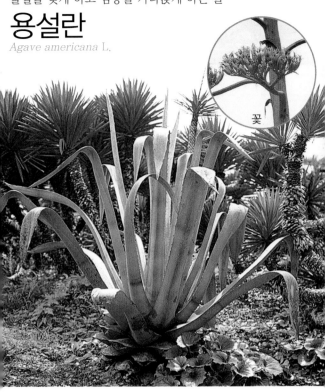

용설란속. 늘푸른여러해살이풀. 남부 지방. 광상용으로 재배하고, 꽃은 여름에 노란색 원추화서로 피며, 열매는 원주상 긴 타원형 삭과이다.

별 명 세기식물

한약명 **용설란(龍舌蘭)**–잎

성 미 맛은 시고 떫으며 성질은 따뜻하다.

효 능 소염(消炎), 지혈(止血), 항균(抗菌)

용 도 버짐, 옴, 자궁내막염(子宮內膜炎), 자궁출혈(子宮出血)

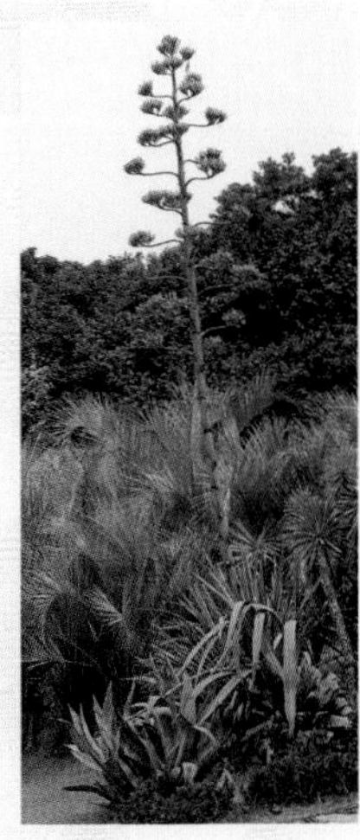

기침을 멎게 하는 풀

실유카

Yucca smalliana Fern.

꽃

유카속. 늘푸른여러해살이풀. 중부 이남 지방. 화단에서 재배하고, 꽃은 6~7월에 흰색 원추화서로 피며, 열매는 긴 타원형 삭과로 9월에 익는다.

한약명 **봉미란(鳳尾蘭)**–꽃
성　미 맛은 맵고 약간 쓰며 성질은 평하다.
효　능 지해(止咳), 평천(平喘)
용　도 기관지천식(氣管枝喘息)

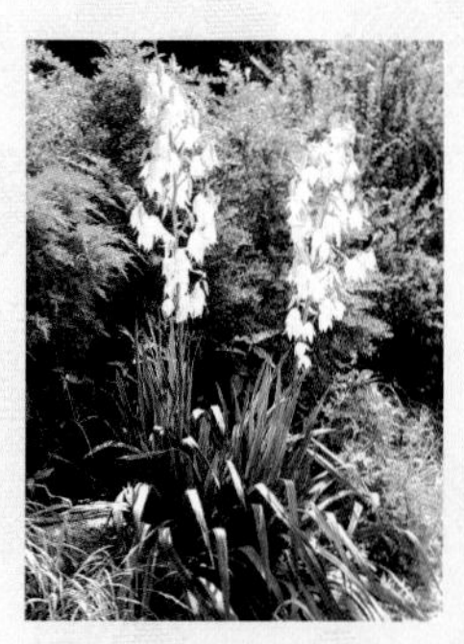

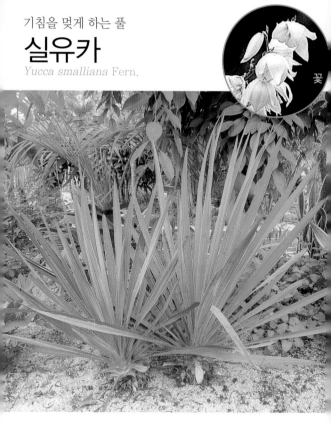

통증을 멎게 하고 종기를 없애주는 풀

문주란

Crinum asiaticum L. var. *japonicum* Baker

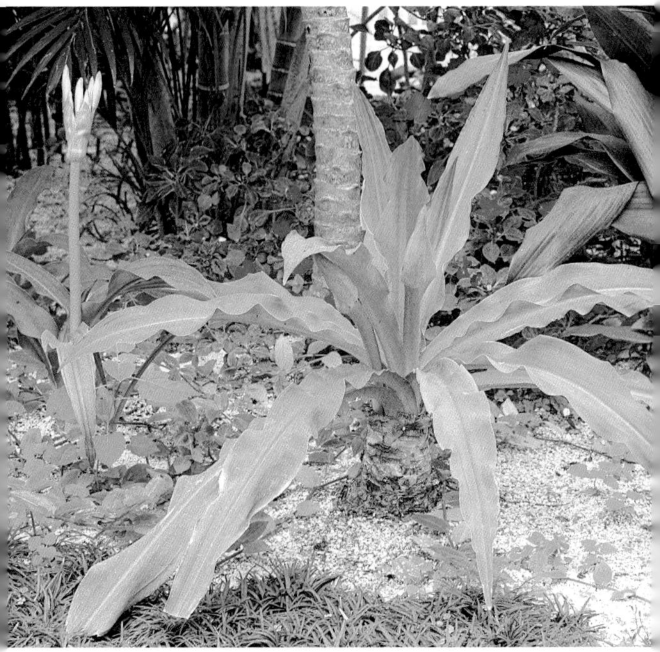

문주란속. 늘푸른여러해살이풀. 제주도. 해변의 모래땅에서 자라고, 꽃은 7~8월에 흰색 산형화서로 피며, 열매는 둥근 삭과로 8~9월에 익는다.

별　명 문주화
한약명 **나군대(羅裙帶)**-잎
성　미 맛은 맵고 성질은 서늘하며 독성이 있다.
효　능 소종(消腫), 진통(鎭痛), 해열(解熱)
용　도 관절통(關節痛), 두통(頭痛), 어혈(瘀血), 종기(腫氣), 충교상(虫咬傷)

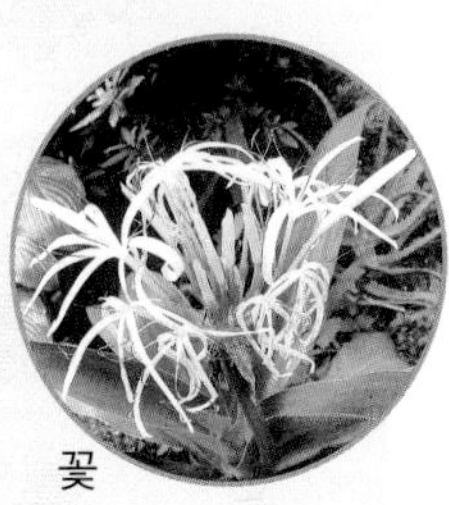

꽃

오줌을 잘 나오게 하고 해독 작용을 하는 풀

꽃무릇

Lycoris radiata (L' Herit) Herb.

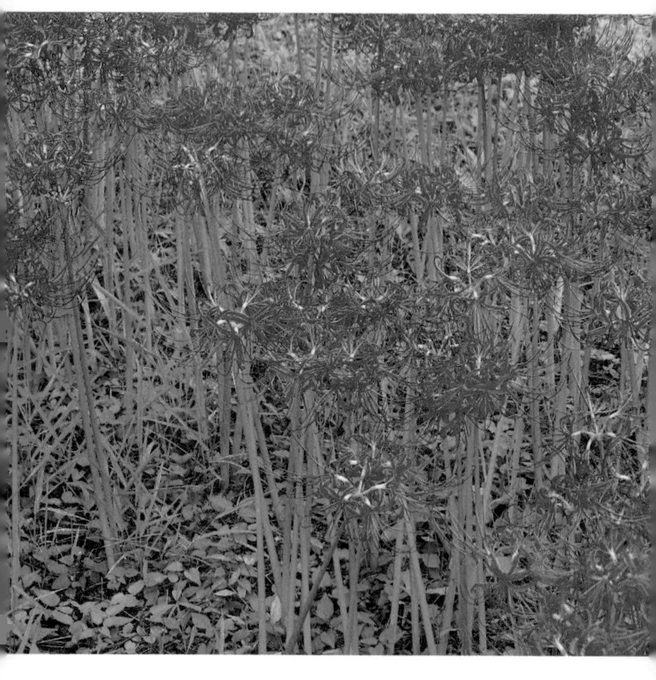

꽃무릇속. 여러해살이풀. 남부 지방. 산기슭이나 풀밭의 습한 야지에서 자라고, 꽃은 9~10월에 붉은색 산형화서로 피며, 열매는 잘 맺지 못한다.

별　명 독무릇, 동설란, 만수사화, 피안화
한약명 석산(石蒜)-비늘줄기
성　미 맛은 맵고 성질은 따뜻하며 독성이 있다.
효　능 거담(祛痰), 이뇨(利尿), 최토(催吐), 해독(解毒)
용　도 나력(瘰癧), 복막염(腹膜炎), 수종(水腫), 옹저종독(癰疽腫毒), 자궁탈수(子宮脫垂), 정창(疔瘡), 치루(痔漏), 후풍(候風), 흉막염(胸膜炎)

통증을 멎게 하고 해독 작용을 하는 풀

상사화

Lycoris squamigera Maxim.

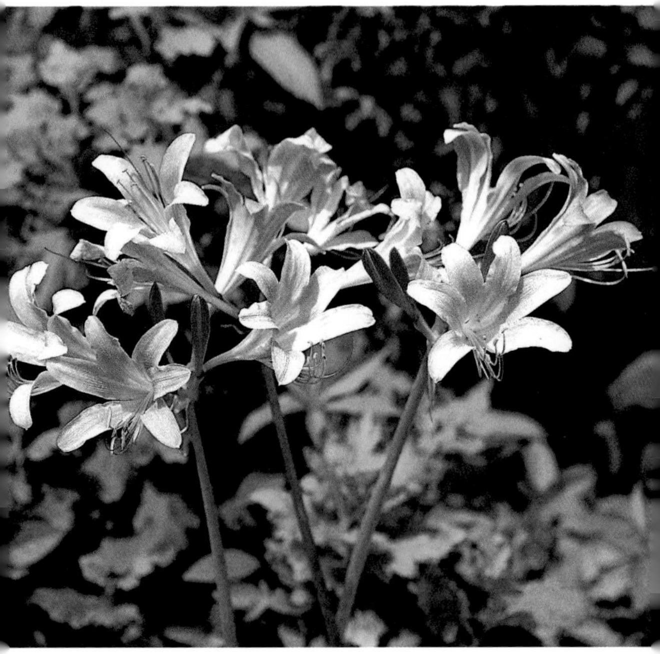

꽃무릇속. 여러해살이풀. 중부 이남 지방. 관상용으로 재배하고, 꽃은 8월에 연홍색 산형화서로 피며, 열매는 잘 맺지 않는다.

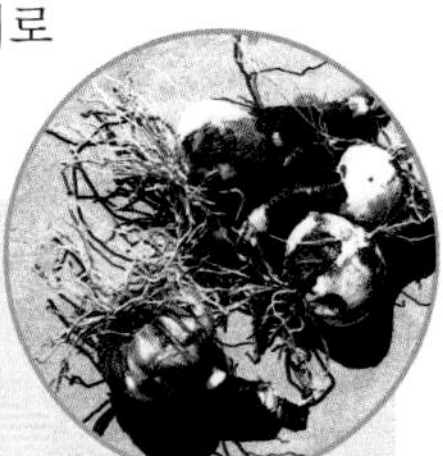

별　명 이별초, 절꽃, 환금화
한약명 **녹총(鹿葱)**–비늘줄기
효　능 거담(祛痰), 이뇨(利尿), 진통(鎭痛), 최토(催吐), 해독(解毒)
용　도 누력(漏癧), 소아마비(小兒痲痺), 수종(水腫), 악성종기(惡性腫氣), 옴, 옹저종독(癰疽腫毒), 정창(疔瘡), 후풍(候風)

※노랑상사화를 대용으로 쓸 수 있다.

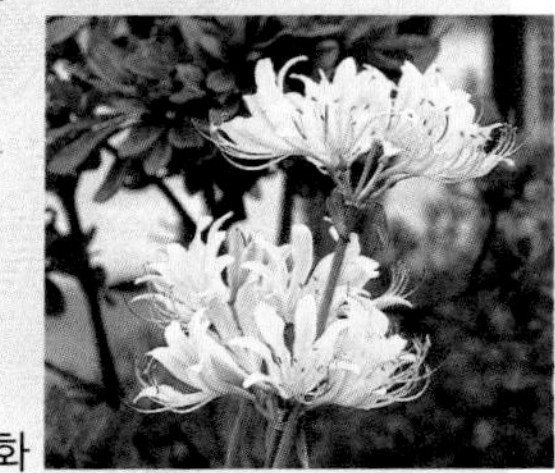
노랑상사화

종기를 가라앉게 하고 월경을 조절하는 풀

수선화

Narcissus tazetta L. var. *chinensis* Roemer

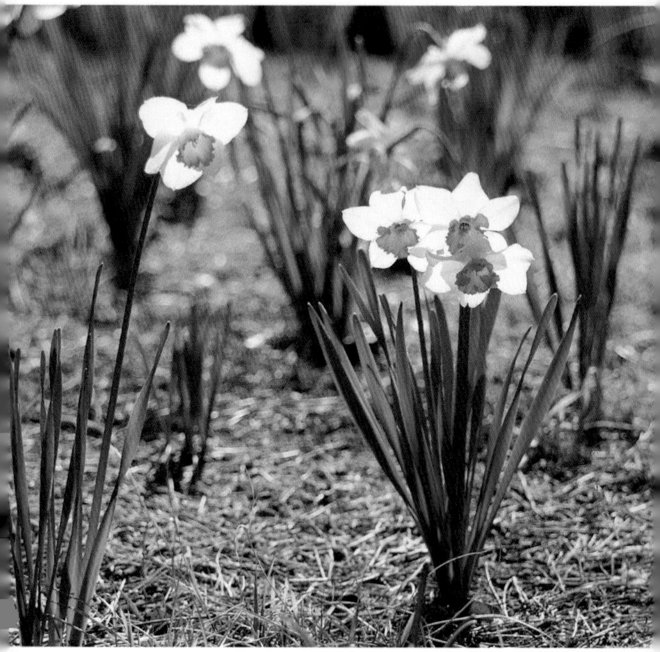

수선화속. 여러해살이풀. 제주도. 관상용으로 재배하고, 꽃은 12~이듬해 3월에 대개 흰색으로 피며, 열매는 5월에 익는데 잘 맺지 못한다.

별 명 금잔은대, 설중화, 여사화
한약명 **수선화(水仙花)**-꽃과 비늘줄기
성 미 맛은 조금 맵고 쓰며 성질은 차고 독성이 있다.
효 능 거풍(祛風), 배농(排膿), 소종(消腫), 제열(除熱), 조경(調經), 지갈(止渴), 활혈(活血)
용 도 월경불순(月經不順), 옹종(癰腫), 자궁병(子宮病), 충교상(虫咬傷)

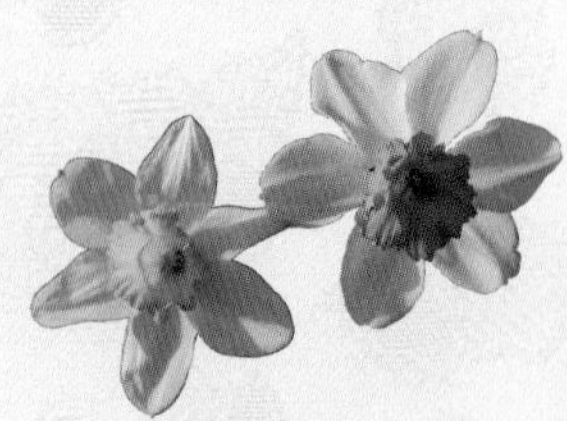

몸을 튼튼하게 하고 설사를 멎게 하는 풀

마

Dioscorea batatas Decne.

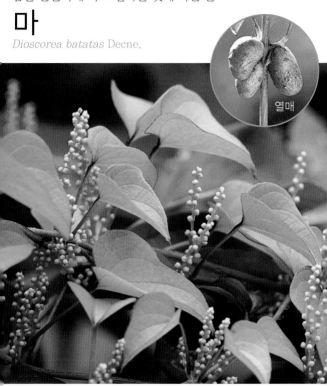

마속. 여러해살이덩굴풀. 전국. 산과 들에서 자라고, 꽃은 6~7월에 흰색 수상화서로 피며, 열매는 삭과로 9~10월에 여문다.

별　명 산마

한약명 **산약(山藥)**–뿌리줄기

성　미 맛은 달고 성질은 평하다.

효　능 강장(强壯), 강정(强精), 건비(健脾), 보신(補腎), 보폐(補肺), 익정(益精), 자양(滋養), 지사(止瀉)

용　도 구리(久痢), 대하(帶下), 동상, 부스럼, 비허설사(脾虛泄瀉), 빈뇨(頻尿), 소갈, 식욕부진, 유정(遺精), 유종(遊腫), 허로해수, 헌 데, 화상

• 덩굴은 단독(丹毒), 습진(濕疹)의 치료에 쓴다.

• 열매는 이명(耳鳴)의 치료에 쓴다.

채취한 뿌리줄기

혈액순환을 활발하게 하고 기침을 멎게 하는 풀

단풍마

Dioscorea quinqueloba Thunb.

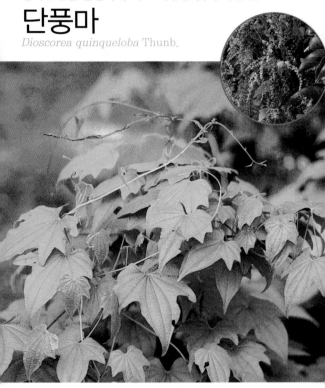

마속. 여러해살이덩굴풀. 전국. 산과 들에서 자라고, 꽃은 6~7월에 황록색 총상화서로 피며, 열매는 넓은 달걀 모양 삭과로 8월에 갈색으로 여문다.

별 명 국화마
한약명 **천산룡(穿山龍)**-뿌리줄기
성 미 맛은 쓰고 성질은 조금 차다.
효 능 강화(降火), 거담(祛痰), 거풍제습, 소염, 소종(消腫), 양혈(凉血), 이뇨, 진해(鎭咳), 해독
용 도 갑상선질환, 기침, 누력(漏癧), 만성기관지염(慢性氣管支炎), 영기(瘿氣), 요통, 천식(喘息), 코피, 토혈(吐血), 풍습성관절염, 후비(喉痺), 창옹(瘡癰), 타박상
• 잎은 두통, 백일해, 해수의 치료에 쓴다.

채취한 뿌리줄기

풍과 습을 없애주고 몸을 튼튼하게 하는 풀

도꼬로마

Dioscorea tokoro Makino

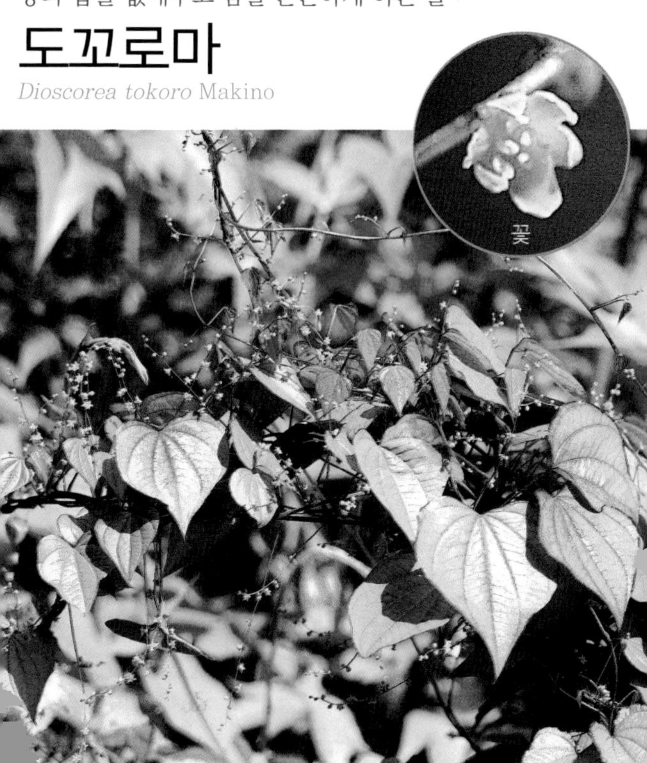
꽃

마속. 여러해살이덩굴풀. 북부 이남 지방. 산지 숲 속에서 자라고, 꽃은 암수딴그루로 6~7월에 연한 노란색으로 피며 열매는 삭과이다.

별 명 큰마
한약명 **비해(萆薢)**-뿌리줄기
성 미 맛은 쓰고 성질은 평하다.
효 능 강장(强壯), 거풍습(祛風濕), 분청거탁(分淸去濁), 살충(殺虫), 이습(利濕), 지사(止瀉), 항진균(抗眞菌)
용 도 관절통(關節痛), 단독(丹毒), 류마티스성관절염(rheumatic性關節炎), 사지신경통(四肢神經痛), 사지위약(四肢痿弱), 슬동통(膝疼痛), 습진(濕疹), 신허요통(腎虛腰痛), 옻독, 창진(瘡疹), 퇴행성관절염(退行性關節炎)

열기를 식히고 헐떡거리는 것을 멎게 하는 풀

물옥잠

Monochoria korsakowii Regel et Maack

물옥잠속. 한해살이풀. 전국. 논과 늪의 물 속에서 자라고, 꽃은 7~9월에 청색을 띤 자주색 총상화서로 피며, 열매는 긴 타원형 삭과로 9~10월에 익는다.

한약명 **우구(雨韭)**–지상부
효 능 거습(祛濕), 정천(定喘), 청열(淸熱), 해독(解毒)
용 도 소아고열(小兒高熱), 천식(喘息), 해수(咳嗽)

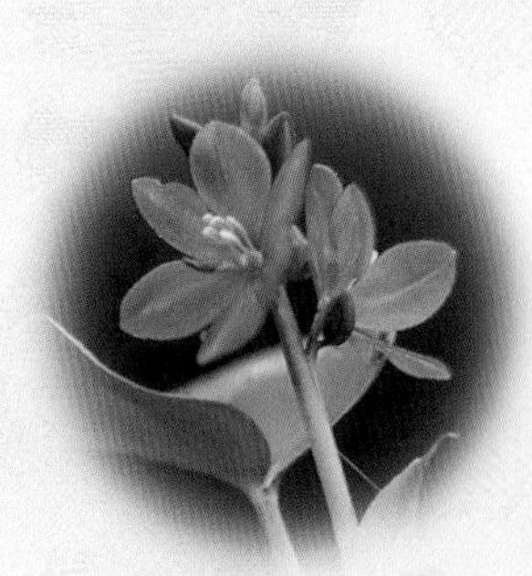

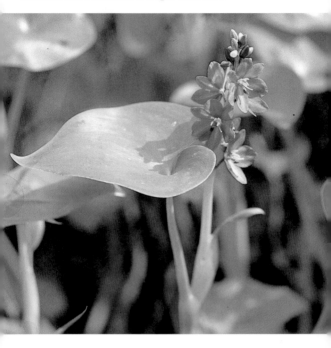

간을 깨끗하게 하고 열기를 식히게 하는 풀

물달개비

Monochoria vaginalis var. *plantaginea* (Roab.) Solm-Laub.

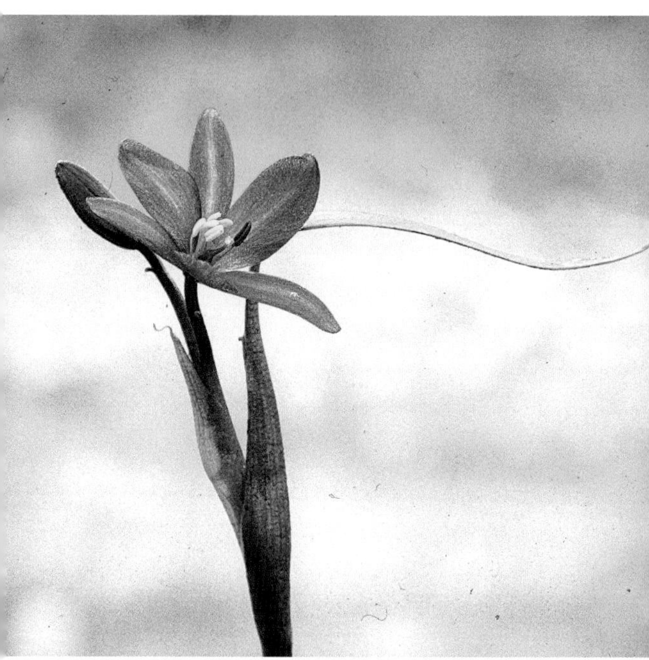

물옥잠속. 한해살이풀. 황해도 이남 지방. 논이나 못의 물가에서 자라고, 꽃은 7~9월에 푸른 자주색으로 피며, 열매는 타원형 삭과로 9월에 익는다.

별 명 물닭개비
한약명 **곡초(蔛草)**-지상부
효 능 양혈(凉血), 청간(淸肝), 청열(淸熱), 해독(解毒)
용 도 고열(高熱), 사교상(蛇咬傷), 종기(腫氣), 천식(喘息), 해수(咳嗽), 혈담(血痰)

풍열을 없애주고 해독 작용을 하는 풀

부레옥잠

Eichhornia crassipes Solm.-Laub.

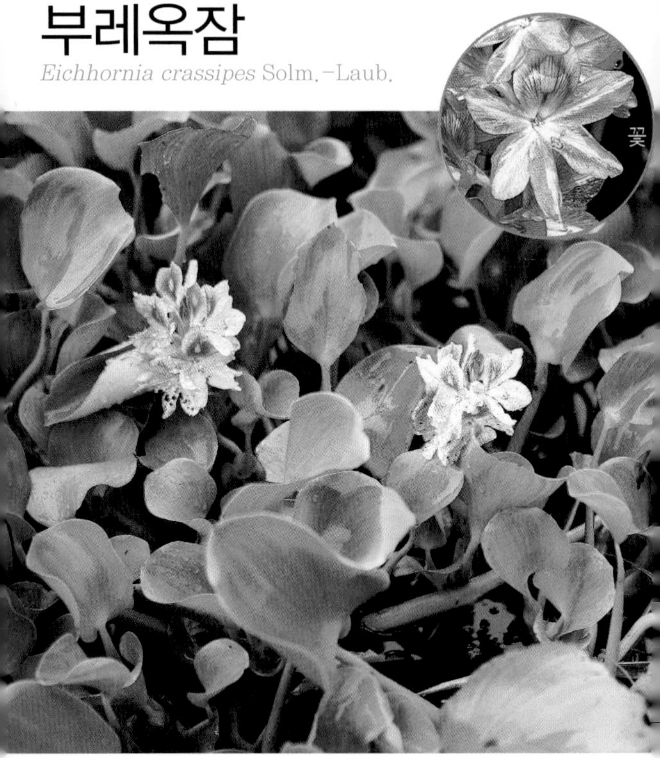

꽃

부레옥잠속. 여러해살이물풀. 전국. 논과 연못에서 자라고, 꽃은 7~9월에 연한 자주색으로 줄기 끝에 피며, 열매는 8~9월에 익는다.

별　명 부대물옥잠
한약명 **봉안란(鳳眼蘭)**－지상부
효　능 거풍열(祛風熱), 이뇨(利尿), 제습(除濕), 청량(清凉), 청열(清熱), 해독(解毒)
용　도 번열갈증(煩熱渴症), 신우신염(腎盂腎炎)

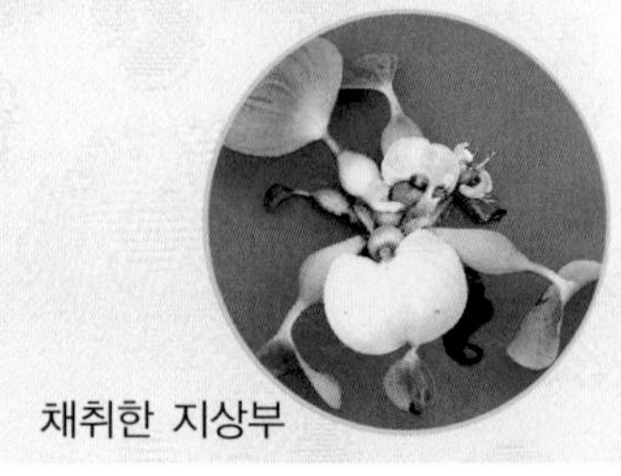
채취한 지상부

가래를 삭이고 혈액순환을 활성화시키는 풀

사프란

Crocus sativus L.

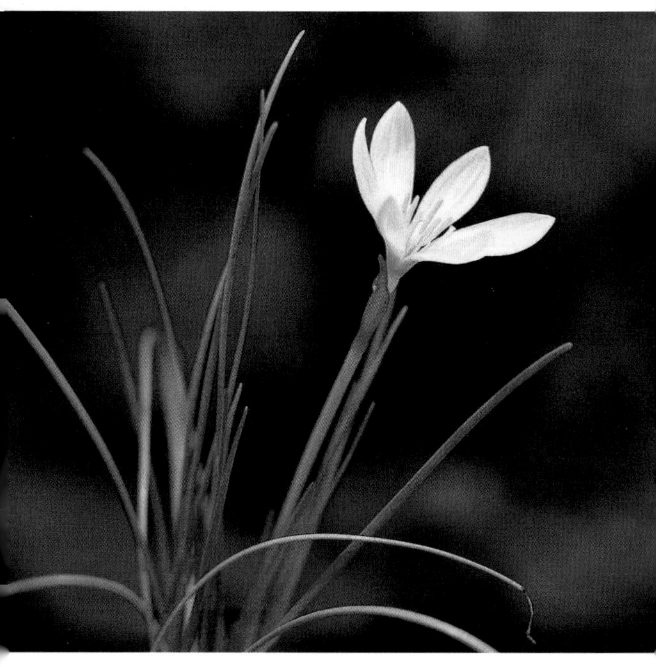

사프란속. 여러해살이풀. 전국. 관상용으로 재배하고, 꽃은 10~11월에 흰색이나 밝은 자주색 깔때기 모양으로 피며, 열매는 11월에 익는다.

별　명 크로커스
한약명 **번홍화(番紅花)**–꽃
성　미 맛은 달고 성질은 평하다.
효　능 산울개결(散鬱開結), 화담(化痰), 활혈(活血)
용　도 무월경(無月經), 산후어혈복통(産後瘀血腹痛), 우울증(憂鬱症), 타박상(打撲傷)

소화 작용을 돕고 오줌을 잘 나오게 하는 풀

꽃창포

Iris ensata var. *spontanea* (Max.) Nakai

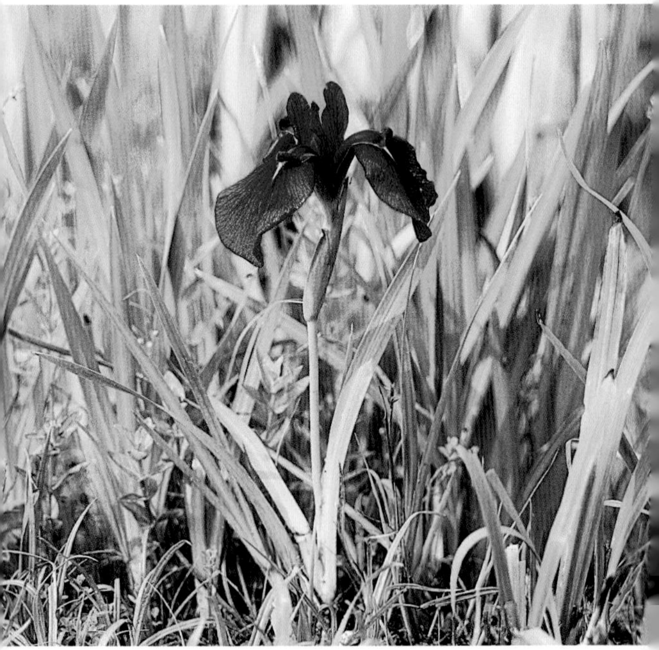

붓꽃속. 여러해살이풀. 전국. 전국의 산과 들에서 자라고, 꽃은 6~7월에 홍자색으로 피며, 열매는 타원형 삭과로 8~9월에 갈색으로 여문다.

별 명 내심초, 자화연미, 창포, 화창포
한약명 **옥선화(玉蟬花)**–줄기와 뿌리
성 미 맛은 맵고 독성이 조금 있다.
효 능 소식(消食), 소화촉진(消化促進), 이뇨(利尿), 청열(淸熱)
용 도 복통(腹痛), 소화불량(消化不良)으로 인한 복부팽만(腹部膨滿), 전신부종(全身浮腫), 타박상(打撲傷), 폐병(肺病)
※노랑꽃창포를 대용으로 쓸 수 있다.

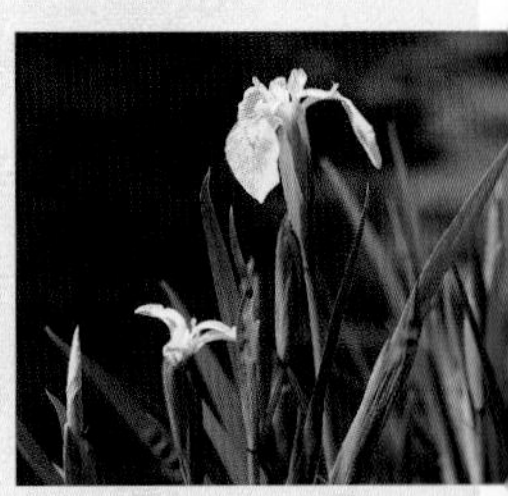

노랑꽃창포

열기를 식히고 출혈을 멎게 하는 풀

붓꽃

Iris sanguinea Donn ex Horn

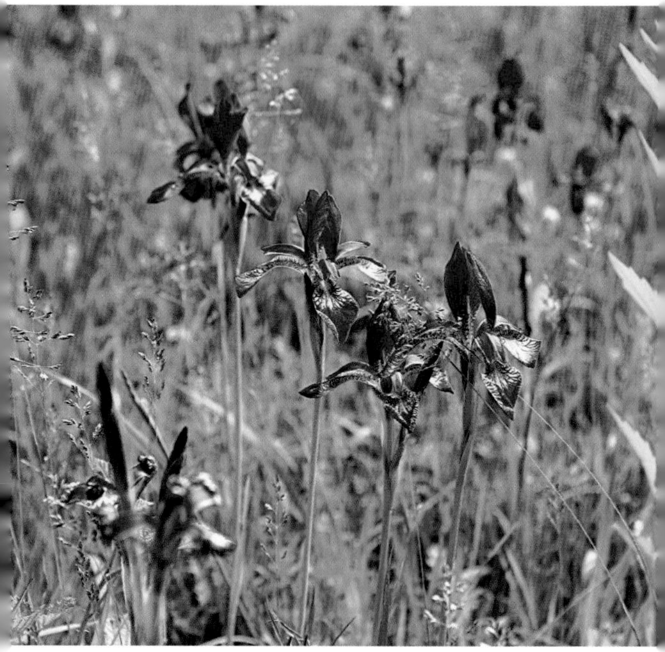

붓꽃속. 여러해살이풀. 전국. 산이나 들판의 습지에서 자라고, 꽃은 5~6월에 청보라색으로 피며, 열매는 세모진 삭과로 7~8월에 익는다.

별 명 계손, 난초, 수창포, 아이리스, 창포붓꽃
한약명 **마린자(馬藺子)**-씨
성 미 맛은 달고 성질은 평하다.
효 능 이습(利濕), 지혈(止血), 청열(淸熱), 해독(解毒)
용 도 이질, 인후염, 자궁출혈, 코피, 토혈, 황달

• **마린화(馬藺花**-꽃)는 인후염, 임질(淋疾), 코피, 토혈(吐血)의 치료에 쓴다.

• **마린근(馬藺根**-뿌리와 뿌리줄기)은 복창만, 복통, 옹종, 위통, 적취, 질타박상, 치질의 치료에 쓴다.

※각시붓꽃, 금붓꽃, 노랑무늬붓꽃을 대용으로 쓸 수 있다.

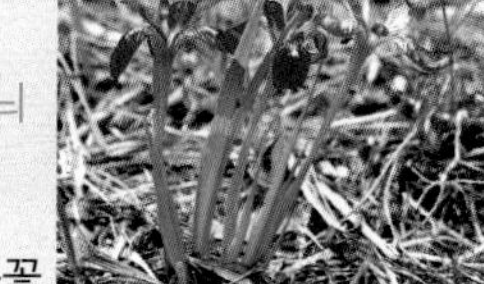
각시붓꽃

가래를 삭이고 염증을 가라앉게 하는 풀

범부채

Belamcanda chinensis (Linné) DC.

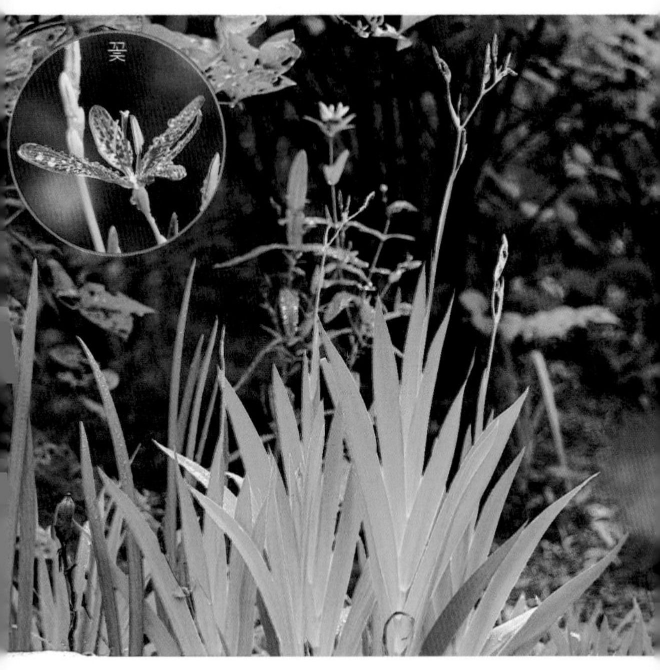

범부채속. 여러해살이풀. 전국. 산과 들에서 자라고, 꽃은 7~8월에 반점이 있는 황적색으로 피며, 열매는 달걀 모양 삭과로 9~10월에 익는다.

별　명 나비꽃, 산포선, 편죽란, 호선초
한약명 사간(射干)–뿌리줄기
성　미 맛은 쓰고 성질은 차다.
효　능 강화(降火), 거담(祛痰), 산혈(散血), 소염(消炎), 억균(抑菌), 지통, 진해(鎭咳), 청열(淸熱), 해독
용　도 결핵성임파선염, 구취, 기침, 누력결핵(漏癧結核), 담연옹성(痰涎壅盛), 부녀경폐, 서모(栖母), 옹종창독, 인후염, 천식, 편도선염, 해역상기(咳逆上氣), 후비인통(喉痺咽痛)
• 씨는 백내장의 치료에 쓴다.

채취한 뿌리줄기

설사를 멎게 하고 이질을 치료하는 풀

꿩의밥

Luzula capitata (Miq.) Miq.

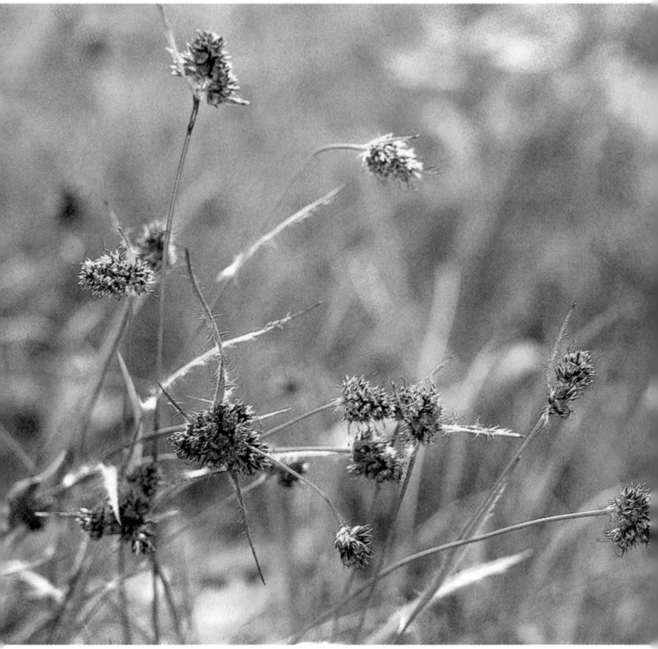

꿩의밥속. 여러해살이풀. 전국. 산록이나 들의 볕이 잘 드는 풀밭에서 자라고, 꽃은 4~5월에 적갈색 두상화서로 피며, 열매는 삭과로 6~7월에 적갈색으로 여문다.

별 명 **지양매(地楊梅)**–지상부
한약명 맛은 맵고 성질은 평하다.
효 능 지리(止痢)
용 도 백리(白痢), 아메바성이질(amoeba性痢疾), 이질(痢疾), 적리(赤痢)

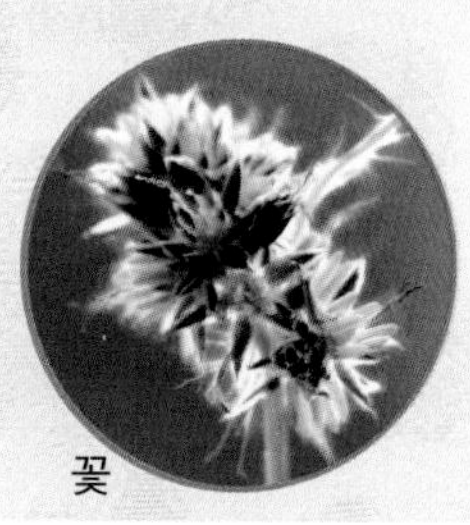

꽃

열을 내리게 하고 출혈을 멎게 하는 풀

골풀

Juncus effusus var. *decipiens* Buchenau

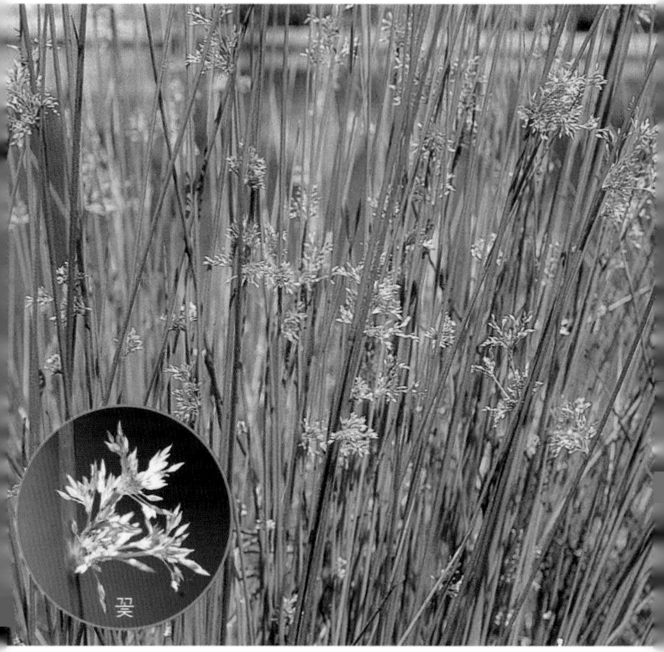

골풀속. 여러해살이풀. 전국. 들의 습지에서 자라고, 꽃은 5~8월에 녹갈색으로 피며, 열매는 달걀 모양 삭과로 7~8월에 갈색으로 여문다.

별　명 등초, 홀롱개대

한약명 **등심초(燈心草)**–줄기의 골속

성　미 맛은 달고 담백하며 성질은 조금 차다.

효　능 이뇨(利尿), 지혈(止血), 진통(鎭痛), 해열(解熱)

용　도 각혈(咯血), 불면증(不眠症), 산후부종(産後浮腫), 이질(痢疾), 인후마비(咽喉麻痺), 인후종통(咽喉腫痛), 장염(腸炎), 종기(腫氣), 토혈(吐血), 파상출혈(破傷出血)
• 뿌리는 소변불리(小便不利)의 치료에 쓴다.

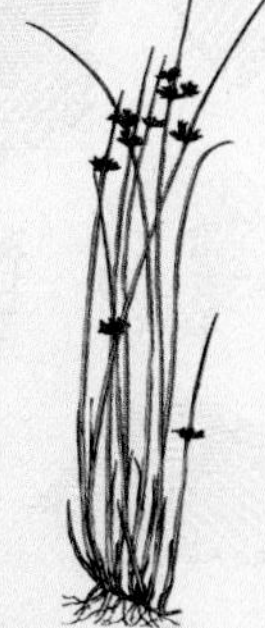

혈액순환을 돕고 종기를 가라앉게 하는 풀

자주닭개비

Tradescantia reflexa Rafin.

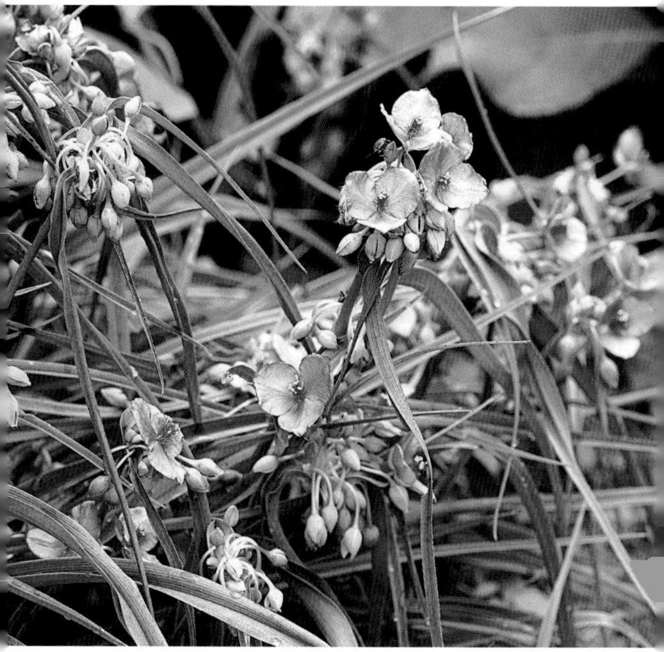

자주닭의장풀속. 여러해살이풀. 전국. 절 등에서 관상용으로 재배하고, 꽃은 5월에 자주색 총상화서로 피며, 열매는 9월에 익는다.

별　명 양닭개비, 자압척초, 자주닭의장풀
한약명 수죽채(水竹菜)–지상부
성　미 맛은 달고 쓰며 성질은 평하다.
효　능 산결(散結), 소종(消腫), 이뇨(利尿), 이수(利水), 해독(解毒), 활혈(活血)
용　도 간염(肝炎), 고혈압(高血壓), 누력결핵(瀉癧結核), 옹저(癰疽), 인후염(咽喉炎), 임병(淋病), 종기(腫氣), 종독(腫毒), 폐열해수(肺熱咳嗽)

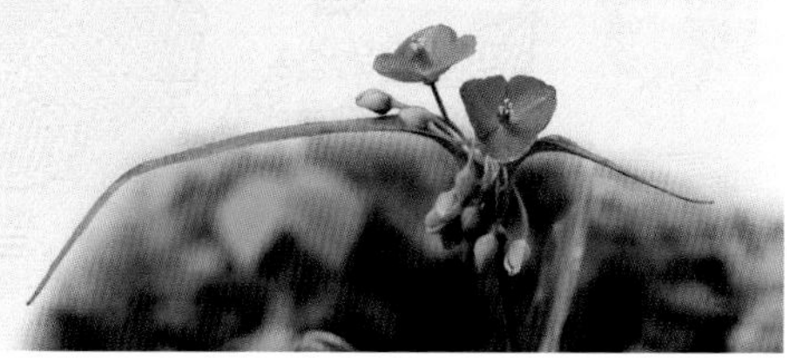

오줌을 잘 나오게 하고 종기를 가라앉게 하는 풀

닭의장풀

Commelina communis L.

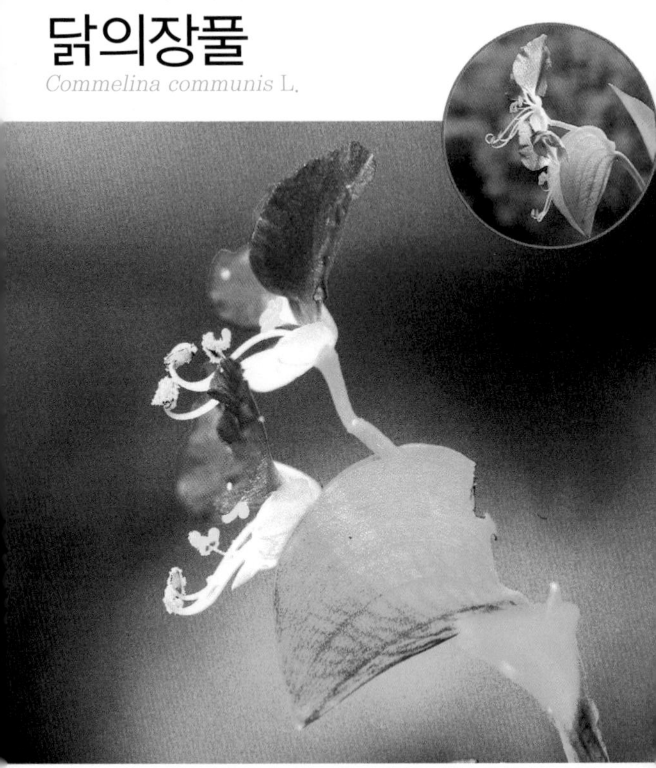

닭의장풀속. 한해살이풀. 전국. 길가나 풀밭, 냇가의 습지에서 자라고, 꽃은 7~9월에 하늘색으로 피며, 열매는 타원형 삭과로 9~10월에 여문다.

별 명 달개비, 닭상우리, 닭의밑씻개, 압척초, 죽절채
한약명 **압척초(鴨跖草)**–전초
성 미 맛은 달고 쓰며 성질은 차다.
효 능 소염(消炎), 소종(消腫), 이뇨(利尿), 청열(淸熱), 통림(通淋), 해독(解毒), 해열(解熱)
용 도 간염(肝炎), 감기(感氣), 기관지염(氣管支炎), 당뇨병(糖尿病), 볼거리, 소변불리, 수종(水腫), 월경(月經)이 멈추지 않는 증세, 인후염(咽喉炎), 종기, 피부염(皮膚炎), 혈뇨(血尿), 황달(黃疸)
• 잎과 줄기는 종기(腫氣)의 치료에 쓴다.

채취한 전초

풍과 어혈을 없애주는 나무

오죽

Phyllostachys nigra Munro

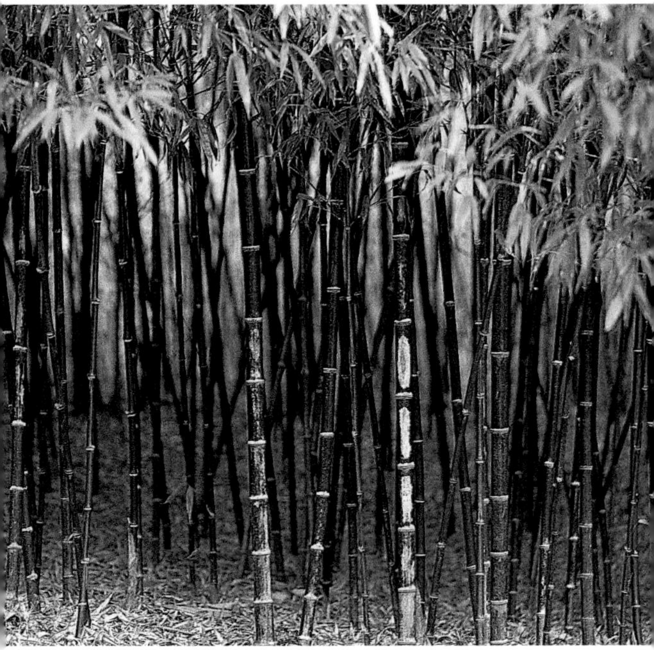

왕대속. 늘푸른큰키나무. 남부 지방. 마을 부근에서 재배하고, 꽃은 약 60년 주기로 6~7월에 녹자색으로 피며, 열매는 가을에 익는다.

별　명　검정대, 흑죽

한약명　**자죽근(紫竹根)**-뿌리줄기

성　미　맛은 맵고 담백하며 성질은 평하다.

효　능　거풍(祛風), 파어(破瘀), 해독(解毒)

용　도　무월경(無月經), 신경통(神經痛), 요통(腰痛), 징가(癥瘕), 풍습성사지마비동통(風濕性四肢痲痺疼痛)

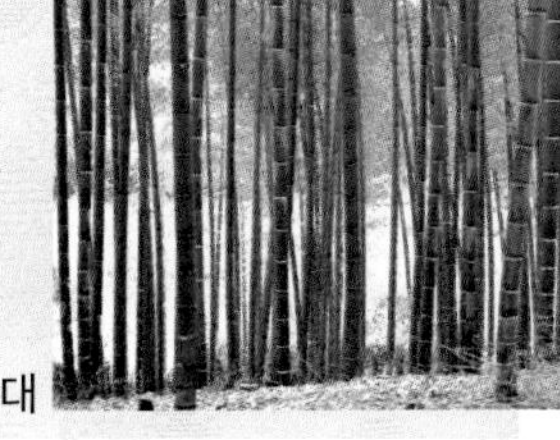

왕대

열을 내리게 하고 부패를 막아주는 풀

조릿대

Sasa borealis (Hackel) Makino

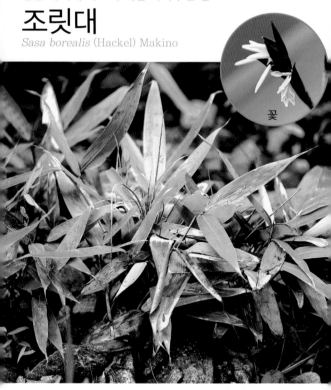

조릿대속. 늘푸른여러해살이풀. 전국. 산 중턱 이하의 개방지에서 자라고, 꽃은 4월에 원추화서로 피며, 열매는 5~6월에 여문다.

별　명 사사, 산대, 산죽, 속

한약명 **죽엽(竹葉)**–잎

성　미 맛은 달고 담백하며 성질은 차다.

효　능 방부(防腐), 생진(生津), 이뇨(利尿), 제번(除煩), 지갈(止渴), 지혈(止血), 청열(淸熱), 해열(解熱)

용　도 가래, 감기, 고혈압, 구내염(口內炎), 기침, 당뇨병, 동맥경화, 만성위염(慢性胃炎), 소변불리(小便不利), 수족산통(手足痠痛), 심화(心火), 악성종양(惡性腫瘍), 안질, 위궤양, 위염, 적뇨(赤尿), 천식, 코피, 폐옹(肺癰), 화병(火病)

채취한 잎

소변을 잘 나오게 하고 종기를 없애주는 풀

둑새풀

Alopecurus aequalis Sobol.

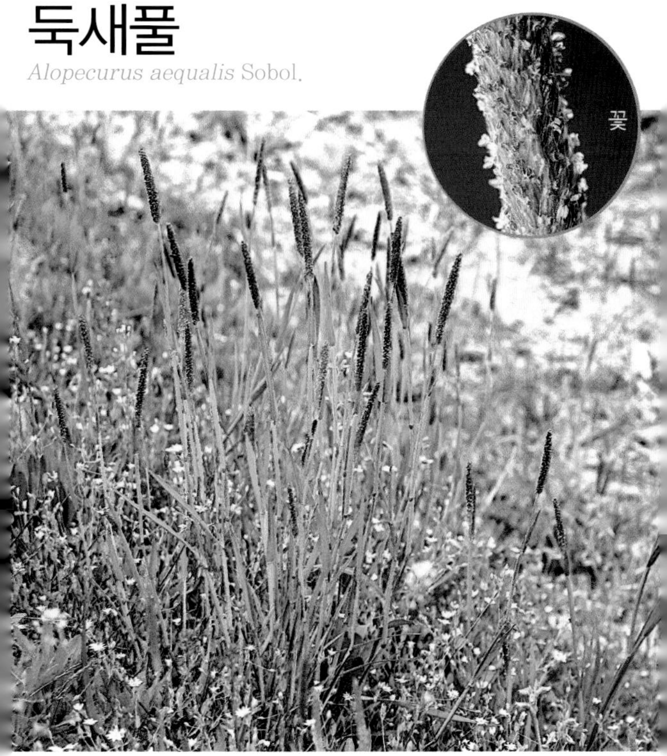

꽃

둑새풀속. 여러해살이풀. 전국. 논과 밭 등 습지에서 자라고, 꽃은 4~5월에 연한 녹색 이삭화서로 피며, 열매는 영과로 6월에 여문다.

별　명 독개풀, 독사풀, 뚝새풀
한약명 **간맥낭(看麥娘)**–지상부
효　능 소종(消腫), 이수(利水), 해독(解毒)
용　도 복통설사(腹痛泄瀉), 소아수두(小兒水痘), 전신부종(全身浮腫)
- 씨는 사교상(蛇咬傷)의 치료에 쓴다.

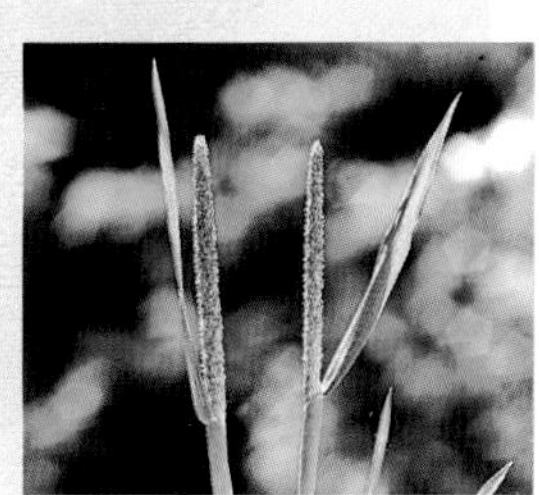

콩팥을 튼튼하게 하고 열을 내리게 하는 풀

밀

Triticum aestivum L.

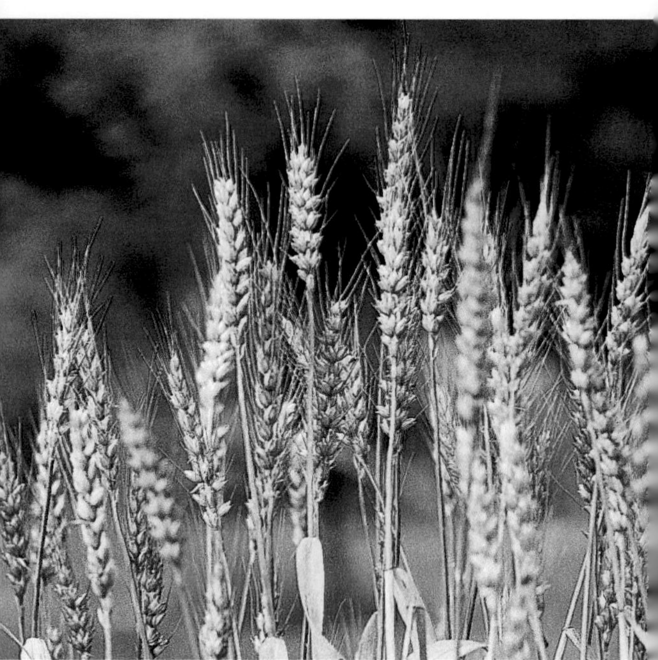

밀속. 한(두)해살이풀. 전국. 농가의 밭에서 재배하고, 꽃은 5월에 수상화서로 피며, 열매는 넓은 타원형 영과로 6월에 갈색으로 여문다.

별 명 호밀
한약명 **소맥(小麥)**–열매
성 미 맛은 달고 성질은 서늘하다.
효 능 양심(養心), 익신(益腎), 제열(除熱), 지갈, 해열
용 도 골증로열(骨蒸勞熱), 도한(盜汗), 번열, 소갈, 옹종, 외상출혈, 자한(自汗), 장조(臟躁), 창상
• 줄기와 잎은 반점(斑點), 사마귀, 악육(惡肉), 주달목황(酒疸目黃), 주독폭열(酒毒暴熱), 흑자(黑子)의 치료에 쓴다.
• 씨껍질은 각기(脚氣), 골절(骨折), 구내염(口內炎), 당뇨병(糖尿病), 도한(盜汗), 설리(泄痢), 열성포진(熱性疱疹), 풍습비통(風濕痺痛), 허한(虛汗)의 치료에 쓴다.

소화를 촉진시키고 몸을 튼튼하게 하는 풀

보리

Hordeum vulgare var. *hexastichon* Aschers.

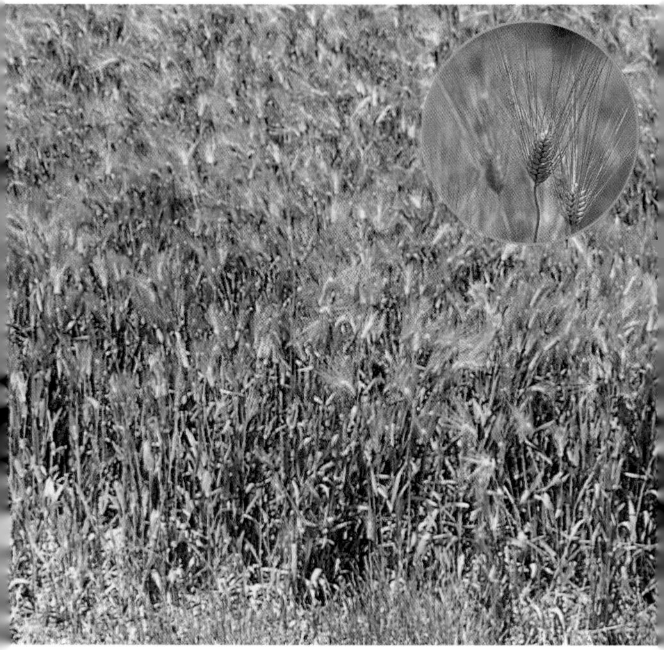

보리속. 두해살이풀. 전국. 농가의 밭에서 곡물로 재배하고, 꽃은 4~5월에 이삭화서로 피며, 열매는 영과로 6월에 여문다.

별 명 대맥, 쌀보리
한약명 **맥아(麥芽)**-어린싹(엿기름)
성 미 맛은 짜고 성질은 따뜻하다.
효 능 강장, 소화촉진, 이뇨, 하기(下氣), 화중(和中)
용 도 구토(嘔吐), 복부팽창감(腹部膨脹感), 설사, 소화불량, 식욕부진, 유창불소(乳脹不消)
• **대맥(大麥**-열매)은 소갈(消渴), 소변림통(小便淋痛), 식체(食滯), 하리(下痢), 화상(火傷)의 치료에 쓴다.
• **대맥간(大麥稈**-오래된 보리짚)은 소변불통(小便不通)의 치료에 쓴다.

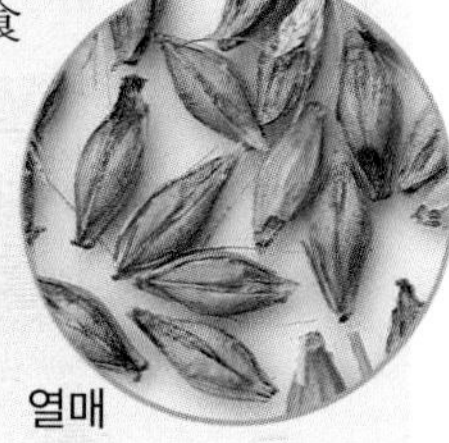
열매

비장과 위장을 튼튼하게 하고 소화를 돕는 풀

벼

Oryza sativa L.

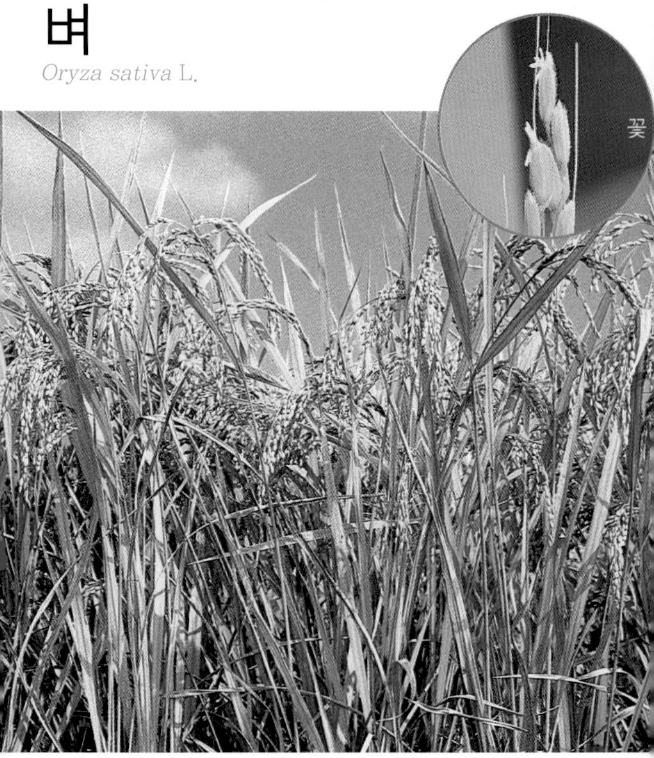

꽃

벼속. 한해살이풀. 전국. 농가에서 주식작물로 재배하고, 꽃은 6~8월에 흰색 원추상 수상화서로 피며, 열매는 영과로 9월에 여문다.

별 명 나락
한약명 **곡아(穀芽)**–씨를 발아시켜 말린 것
성 미 맛은 달고 성질은 평하다.
효 능 건비개위, 보비, 보중익기, 소식화중
용 도 소화불량, 식욕부진, 열병번갈, 장만(腸滿), 코피, 토혈, 풍열목적(風熱目赤), 하리(下痢)
• **도초(稻草**–줄기와 잎**)**는 반위, 백탁, 복통, 수양성하리, 식체, 치창, 황달의 치료에 쓴다.
• **경미(粳米**–멥쌀**)**는 열병번갈, 코피, 토혈의 치료에 쓴다.
• **미피강(米皮糠**–씨껍질**)**은 각기(脚氣), 식도협착의 치료에 쓴다.

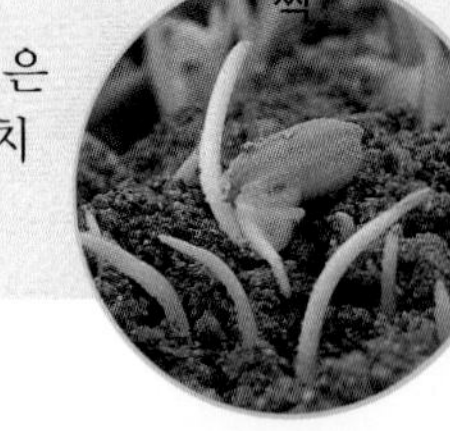

열을 내리게 하고 토하는 것을 멎게 하는 풀

갈대

Phragmites communis Trin.

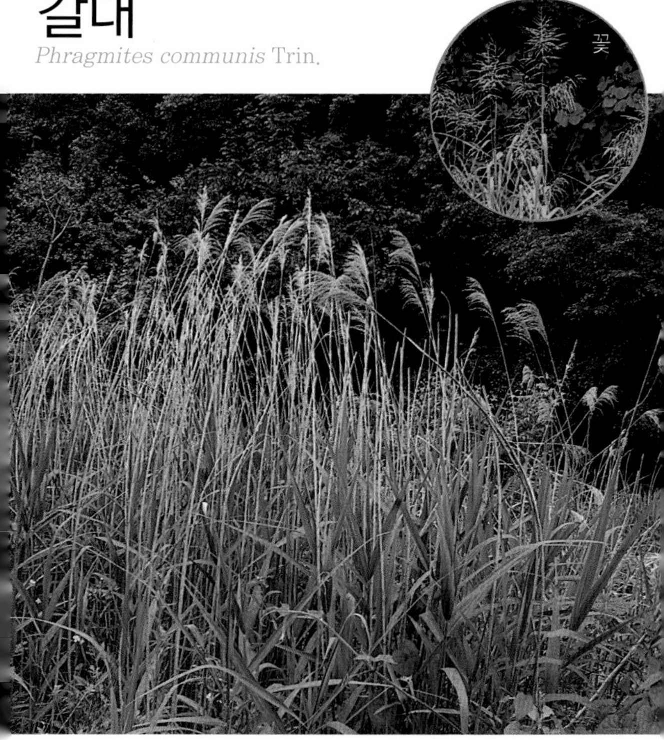

갈대속. 여러해살이풀. 전국. 습지, 연못이나 개울가, 강 입구 또는 물기가 많은 곳에서 자라고, 꽃은 8~10월에 갈자색 원추화서로 피며, 열매는 영과로 10월에 익는다.

별 명 갈, 공댕이, 노초, 달
한약명 **노근(蘆根)**–뿌리줄기
성 미 맛은 달고 성질은 차다.
효 능 생진(生津), 제번(除煩), 지구(止嘔), 청열(淸熱)
용 도 반위(反胃), 열병번갈(熱病煩渴), 위열구토(胃熱嘔吐), 폐옹(肺癰), 폐위(肺痿)

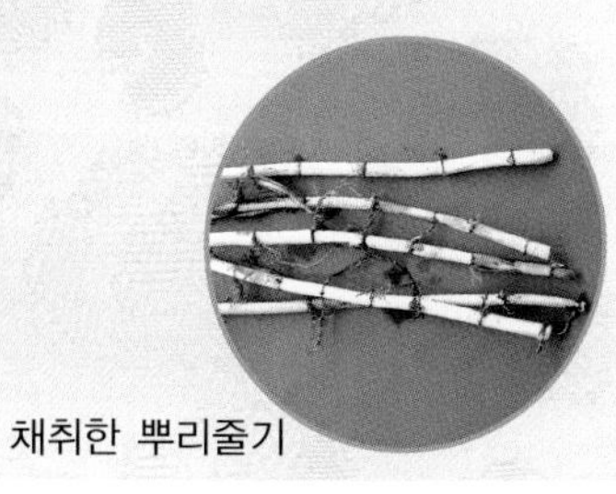
채취한 뿌리줄기

눈을 밝게 하고 혈기를 흩어지게 하는 풀

수크령

Pennisetum alopecuroides (L.) Spreng

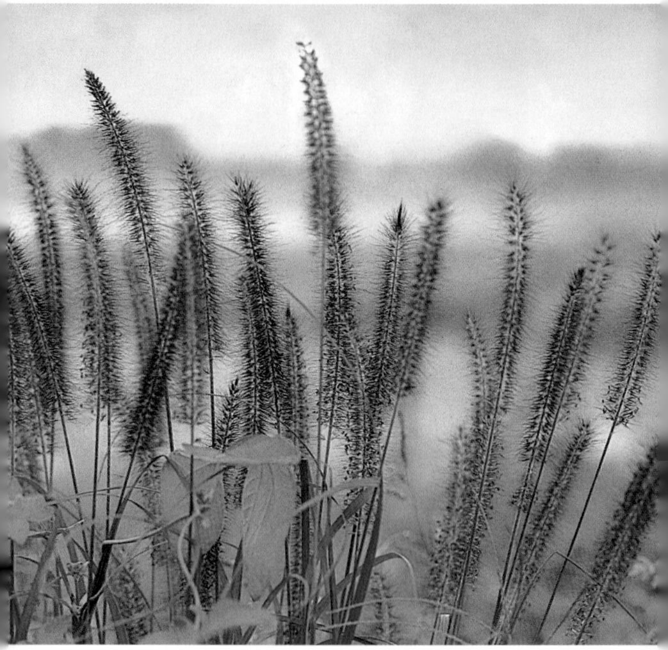

수크령속. 여러해살이풀. 전국. 들이나 둑의 양지바른 풀밭에서 자라고, 꽃은 8~9월에 검은 자주색 이삭화서로 피며, 열매는 9~10월에 여문다.

한약명 **낭미초(狼尾草)**-전초
효 능 명목(明目), 산혈(散血)
용 도 안목적통(眼目赤痛)
• 뿌리줄기는 폐열해수(肺熱咳嗽)의 치료에 효과가 있다.

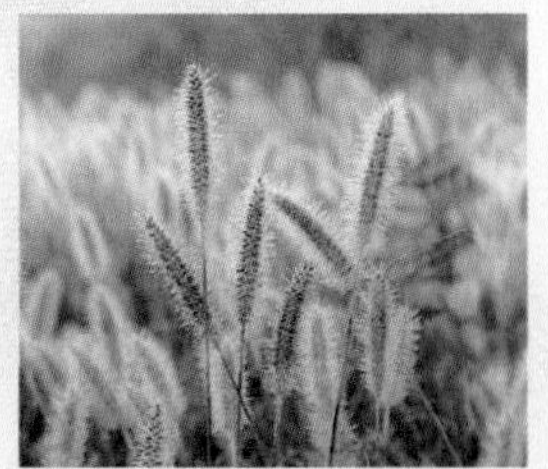

오줌을 잘 나오게 하고 해독 작용을 하는 풀

조

Setaria italica (L.) P. Beauv.

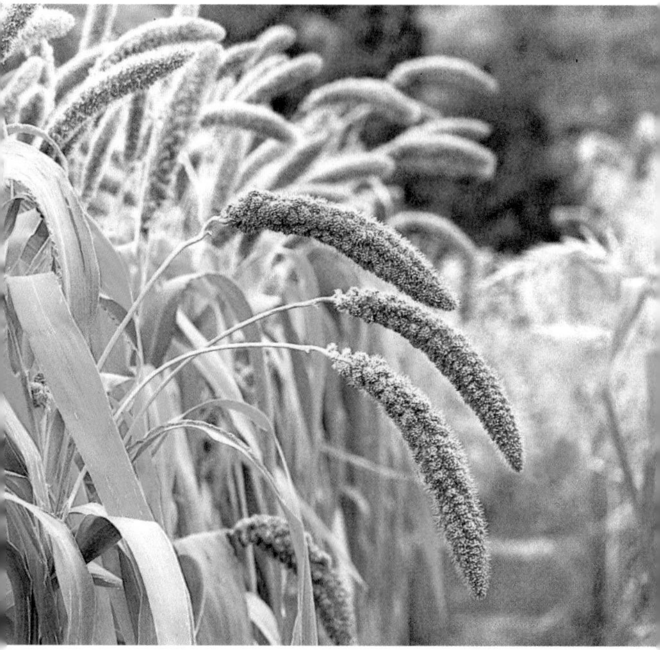

강아지풀속. 한해살이풀. 전국. 밭에서 작물로 재배하고, 꽃은 7~8월에 원기둥 모양 이삭화서로 피며, 열매는 둥근 영과로 9~10월에 노란색으로 여문다.

별 명 속
한약명 **속미(粟米)**–씨
성 미 맛은 달고 짜며 성질은 서늘하다.
효 능 이뇨(利尿), 익신(益腎), 제열(除熱), 해독(解毒), 화중(和中)
용 도 반위구토(反胃嘔吐), 비위허열(脾胃虛熱), 소갈(消渴), 수양성하리(水樣性下痢), 위열(胃熱), 치루탈항(痔瘻脫肛)

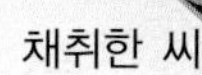
채취한 씨

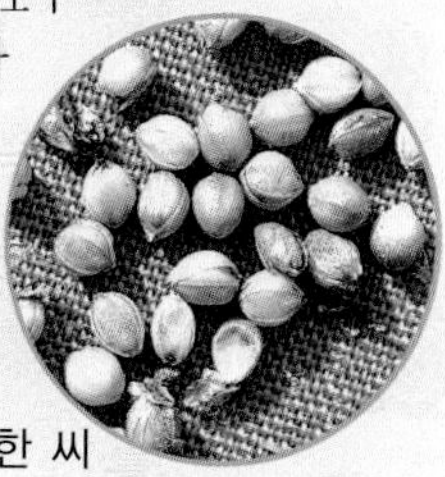

열기를 없애주고 종기를 가라앉게 하는 풀

강아지풀

Setaria viridis (L.) P. Beauv.

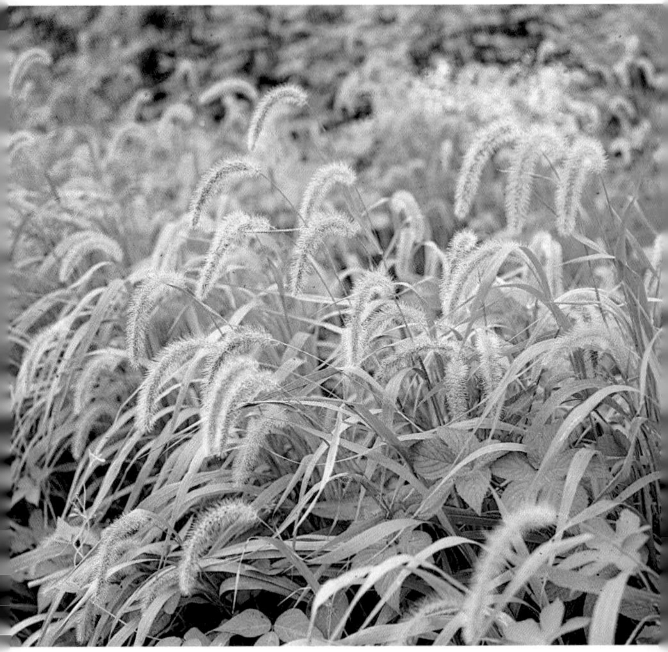

강아지풀속. 한해살이풀. 전국. 길가나 들에서 자라고, 꽃은 7~8월에 연한 녹색 또는 자주색으로 피며, 열매는 영과로 10월에 익는다.

별 명 견미초, 광명초, 모구초, 아라한초, 야곡자
한약명 **구미초(狗尾草)**-지상부
성 미 맛은 담백하고 성질은 서늘하다.
효 능 거습(祛濕), 소종(消腫), 제열(除熱)
용 도 버짐, 안구충혈(眼球充血), 악창(惡瘡), 열독(熱毒), 옴, 종기(腫氣)

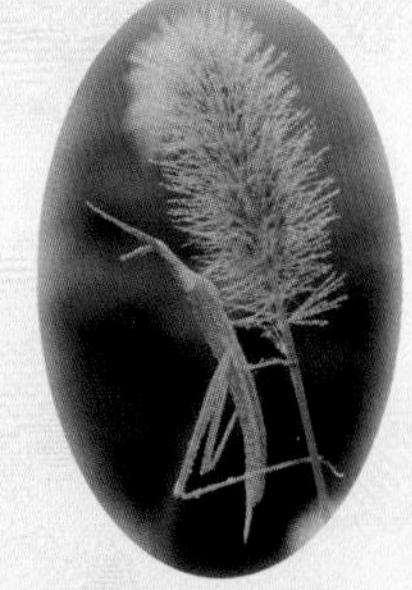

소화를 촉진하고 눈을 밝게 하는 풀

바랭이

Digitaria sanguinalis (L.) Scop.

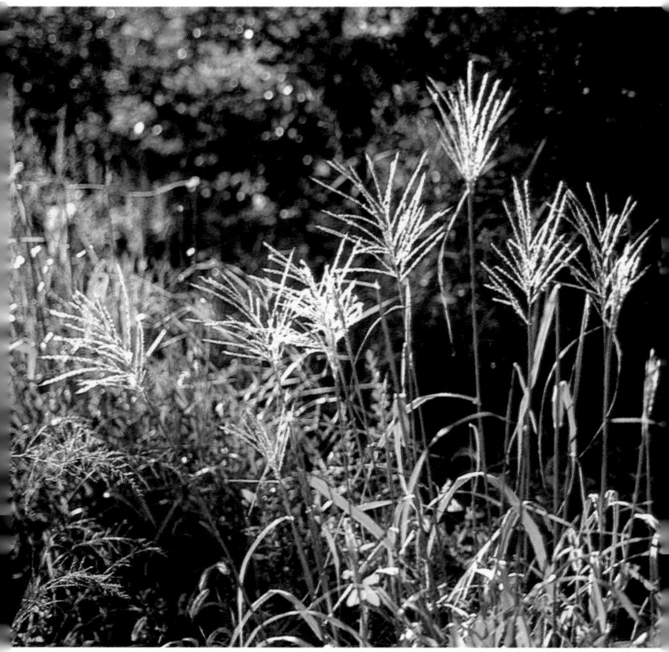

바랭이속. 한해살이풀. 전국. 들이나 길가에서 자라고, 꽃은 7~8월에 연한 녹색 또는 자주색 이삭화서로 피며, 열매는 영과로 9월에 익는다.

별　명 **털바랑이**
한약명 **마당(馬唐)**-지상부
성　미 맛은 달고 성질은 차다.
효　능 명목(明目), 소화촉진(消化促進), 조중(調中)
용　도 소화불량(消化不良), 시력감퇴(視力減退)

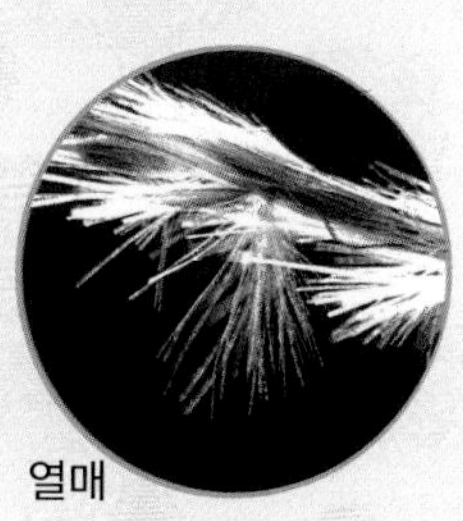

열매

비장을 튼튼하게 하고 기운을 북돋우는 풀

피

Echinochloa utilis Ohwi & Yabuno

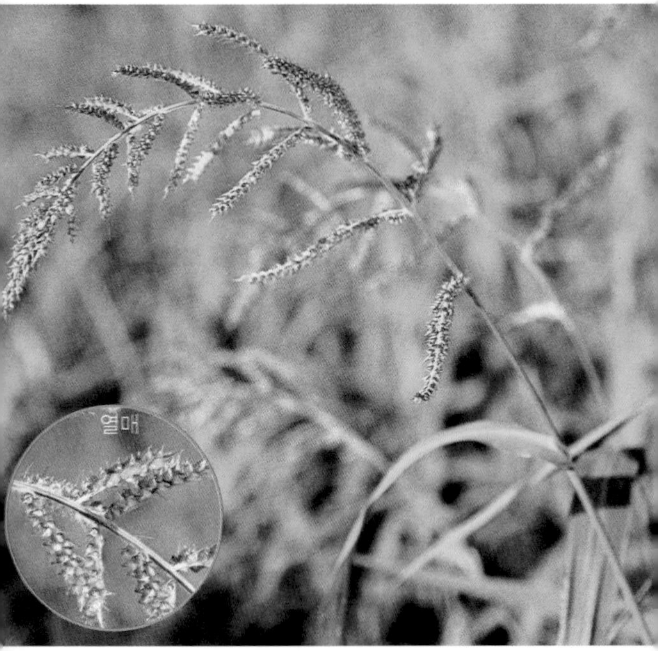

피속. 한해살이풀. 전국. 논밭이나 습한 곳에서 자라고, 8~9월에 작은 이삭이 총상화서로 달리며, 열매는 가을에 암갈색으로 익는다.

한약명 **삼자(穇子)**－씨
성　미 맛은 달고 쓰고 매우며 성질은 조금 차다.
효　능 건비(健脾), 익기(益氣)
용　도 비위허약(脾胃虛弱), 식욕부진(食欲不振), 피로권태(疲勞倦怠)

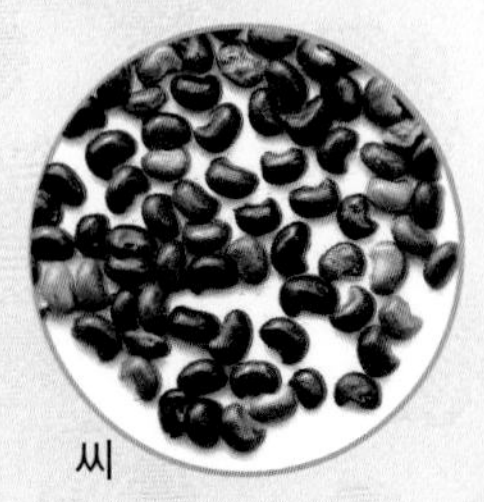

열을 내리게 하고 출혈을 멎게 하는 풀

띠

Imperata cylindrica var. *koenigii* (Retz.) Pilg.

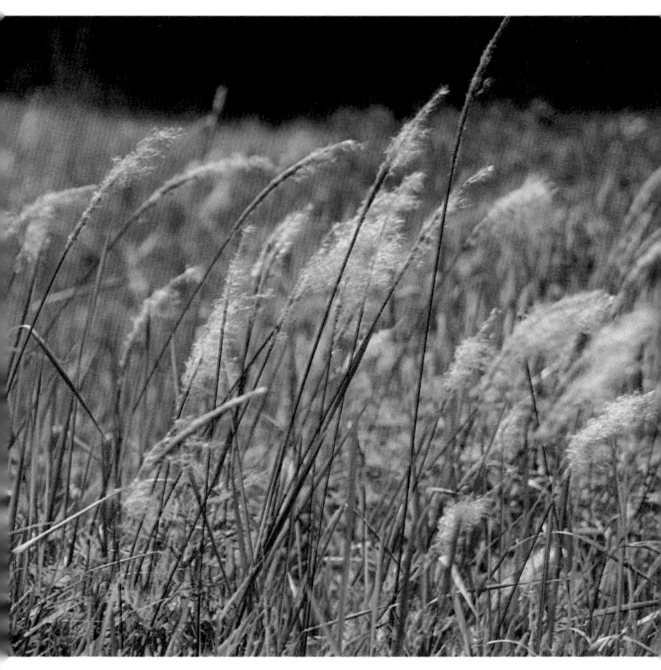

띠속. 여러해살이풀. 전국. 강가나 산기슭의 양지쪽 풀밭에서 자라고, 꽃은 5월에 원추상 수상화서로 피며 꽃밥은 노란색 원통형이고 7~8월에 여문다.

별 명 갈삘기, 띠비, 삐레기, 삐비, 삘기
한약명 **모근(茅根), 백모근(白茅根)**–뿌리줄기
성 미 맛은 달고 성질은 차다.
효 능 양혈(凉血), 이뇨(利尿), 지혈(止血), 청열(淸熱), 청폐위열(淸肺胃熱), 통경(通經), 항균(抗菌)
용 도 구창(灸瘡), 도상(刀傷), 무월경, 소변불통, 수종(水腫), 신장염, 열병번갈(熱病煩渴), 위열구토(胃熱嘔吐), 임병(淋病), 자궁출혈, 코피, 타박상, 토혈, 폐열천식(肺熱喘息), 혈뇨(血尿), 황달
• 꽃은 구창(灸瘡), 변혈(便血), 도상(刀傷), 코피, 토혈(吐血), 혈뇨(血尿)의 치료에 쓴다.
• 잎과 줄기는 산후풍습통(産後風濕痛), 풍습근골(風濕筋骨)의 치료에 쓴다.

갈증을 해소하고 기혈을 통하게 하는 풀

억새

Miscanthus sinensis var. *purpurascens* (Andersson) Rendle

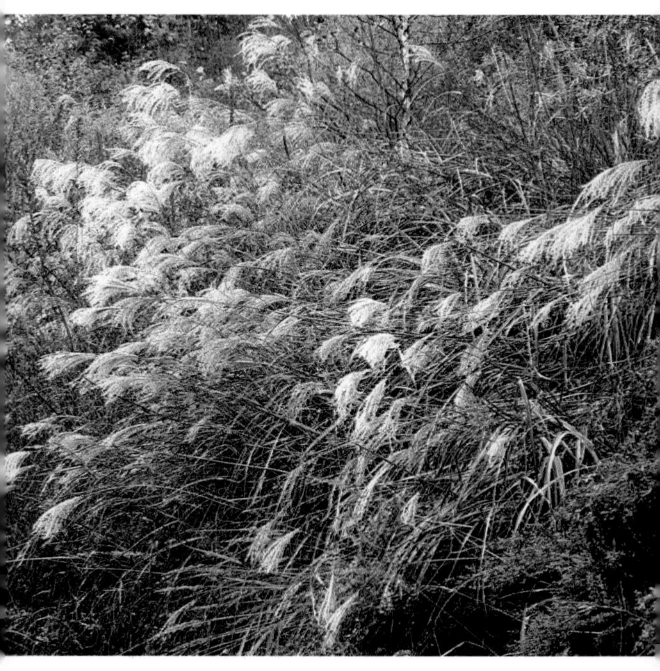

억새속. 여러해살이풀. 전국. 산과 들에서 자라고, 꽃은 9월에 줄기 끝에서 산방형이나 부채 모양의 이삭화서로 피며, 열매는 10월에 여문다.

별　명 어욱새, 참억새, 흑산억새

한약명 **망근(芒根)**-뿌리

효　능 이뇨(利尿), 지갈(止渴), 통기혈(通氣血), 해독(解毒), 해열(解熱)

용　도 백대하(白帶下), 소변불리(小便不利), 임병(淋病), 해수(咳嗽)

• **망경(芒莖**-줄기)은 맹수교상(猛獸咬傷), 풍사(風邪)의 치료에 쓴다.

꽃

위장을 깨끗하게 하고 몸을 따뜻하게 하는 풀

수수

Sorghum bicolor Moench

수수새속. 한해살이풀. 전국. 밭에서 재배하고, 꽃은 여름에 작은 꽃이 빽빽하게 모여 큰 원추화서로 피며, 열매는 영과로 가을에 여문다.

한약명 **고량(高粱)**–씨
성 미 맛은 달고 떫으며 성질은 따뜻하다.
효 능 삽장위(澁腸胃), 온중(溫中), 지혈(止血)
용 도 구역질, 구토(嘔吐), 등창(배종;背腫), 반위(反胃), 복통(腹痛), 위장통(胃臟痛), 하리(下痢), 해수(咳嗽)
• **고량근(高粱根**–뿌리)은 난산(難産), 산후출혈(産後出血), 소변불통(小便不通), 위통(胃痛), 자궁출혈(子宮出血), 천식(喘息), 해수천만(咳嗽喘滿)의 치료에 쓴다.

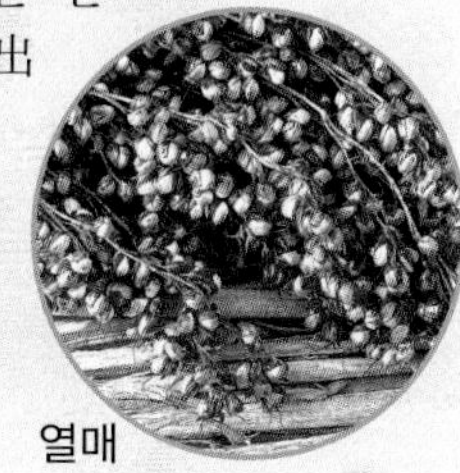

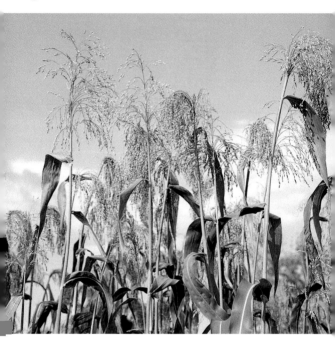
열매

출혈을 멎게 하고 오줌을 잘 나가게 해주는 풀

옥수수

Zea mays L.

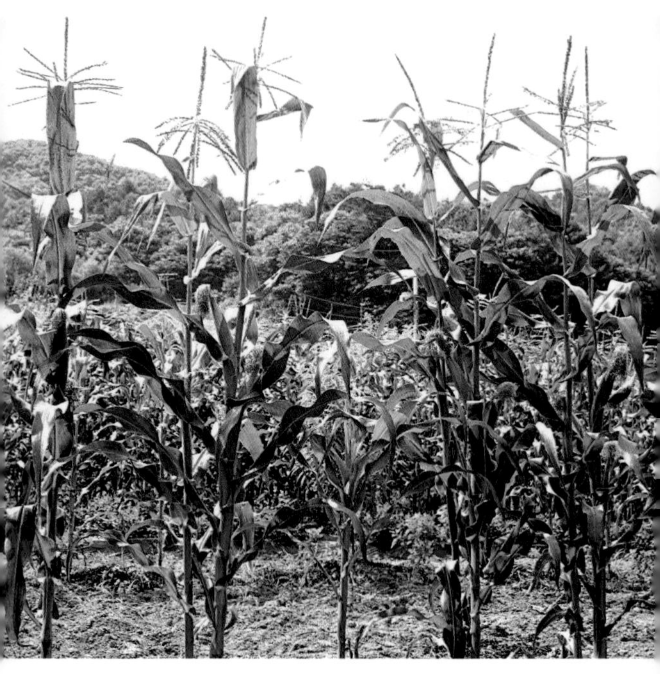

옥수수속. 한해살이풀. 전국. 밭에서 작물로 재배하고, 꽃은 7~8월에 원추화서로 피며, 열매는 영과로 8~10월에 노란색으로 익는다.

별　명 옥경, 옥미, 옥시기
한약명 **옥미수(玉米鬚)**-암술
성　미 맛은 달고 담백하며 성질은 평하다.
효　능 설열(泄熱), 소종(消腫), 이뇨(利尿), 이담(利膽), 지혈(止血), 통경(通經), 평간(平肝)
용　도 각기(脚氣), 고혈압(高血壓), 담낭염(膽囊炎), 담석증(膽石症), 당뇨병(糖尿病), 신염수종(腎炎水腫), 유옹(乳癰), 축농증(蓄膿症), 코피, 토혈(吐血), 황달간염(黃疸肝炎)
• **옥촉서(玉蜀黍**-씨)는 각혈(咯血), 당뇨병(糖尿病), 방광결석(膀胱結石), 소변불통(小便不通), 신결석(腎結石), 적백리(赤白痢), 토혈(吐血)의 치료에 쓴다.

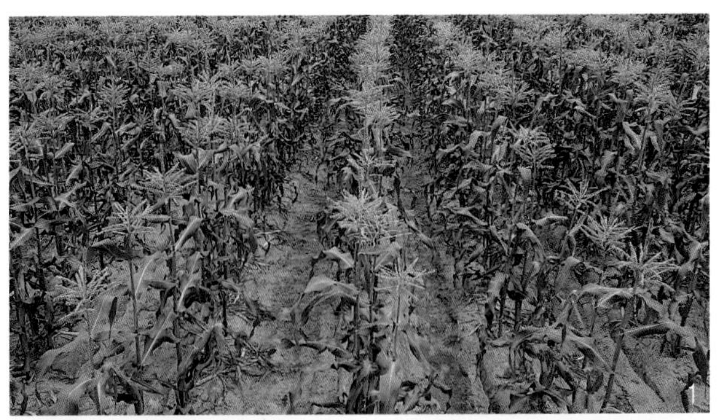

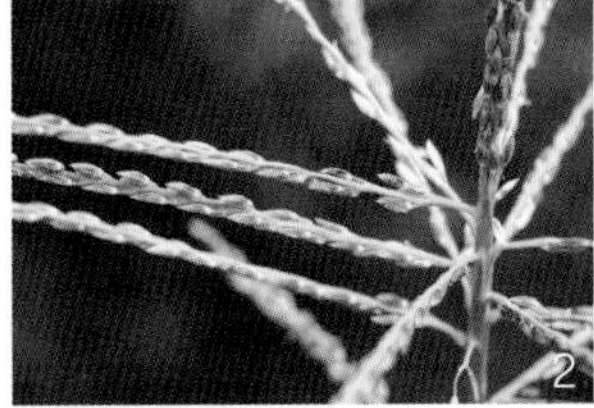

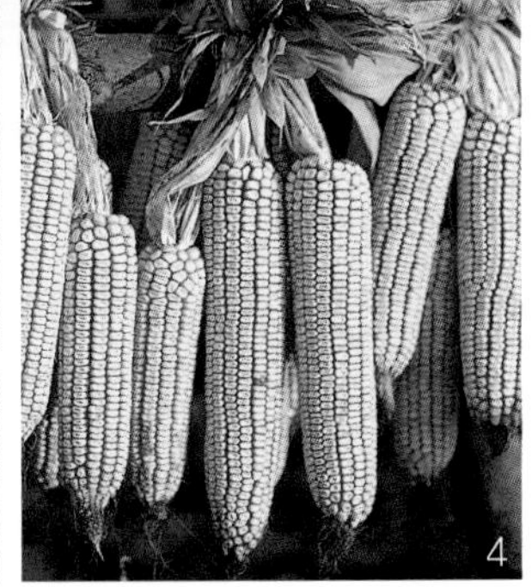

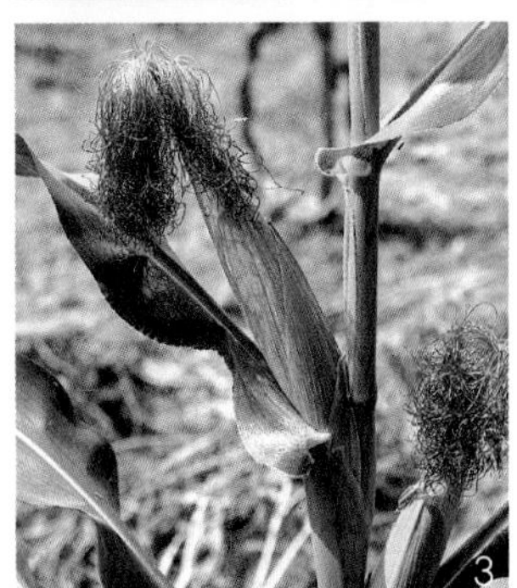

1. 옥수수밭
2. 수꽃
3. 암꽃과 열매
4. 겉껍질을 벗겨 건조시킨 열매

• 옥촉서근(玉蜀黍根-뿌리)은 사림(砂淋), 토혈(吐血)의 치료에 쓴다.

• 옥촉서엽(玉蜀黍葉-잎)은 임력사석통증(淋瀝砂石痛症)의 치료에 쓴다.

• 옥미축(玉米軸-이삭축)은 각기(脚氣), 소변불리(小便不利), 수종(水腫), 하리(下痢)의 치료에 쓴다.

채취한 암술

통증을 없애주고 종기의 고름이 빠지게 하는 풀

율무

Coix lacryma-jobi var. *mayuen* (Rom. Caill.) Stapf

율무속. 여러해살이풀. 전국. 농가에서 작물로 재배하고, 꽃은 7~8월에 흰색 이삭화서로 피며, 열매는 영과로 10월에 흑갈색으로 여문다.

한약명 **의이인(薏苡仁)**–씨

성 미 맛은 달고 담백하며 성질은 조금 차다.

효 능 건비보폐(健脾補肺), 배농(排膿), 소염(消炎), 이습(利濕), 진통(鎭痛), 청열(淸熱), 항암(抗癌)

용 도 각기(脚氣), 관절굴신불리, 근맥구련(筋脈拘攣), 만성위염, 백대(白帶), 설사, 수종(水腫), 습비(濕痺), 신장염, 임탁(淋濁), 장옹(腸癰), 폐위(肺痿)

• **의이근(薏苡根**–뿌리)은 대하(帶下), 산기(疝氣), 수종(水腫), 임병(淋病), 충적복통, 폐경, 황달의 치료에 쓴다.

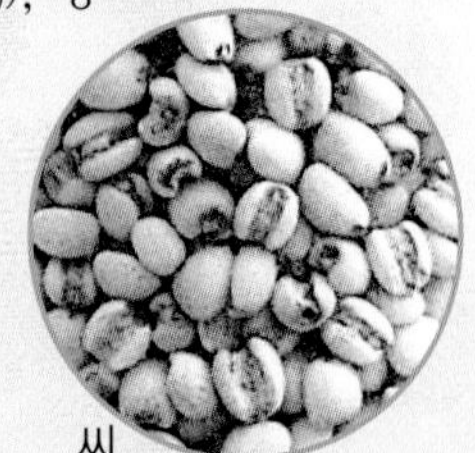

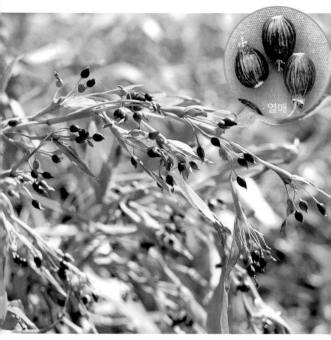

씨

열을 내리게 하고 독성을 없애주는 풀

토란

Colocasia esculenta (L.) Schott

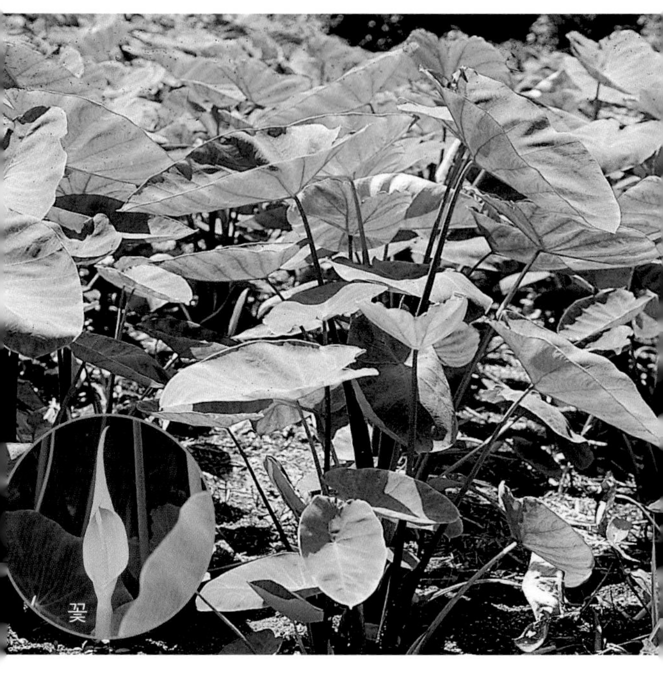

토란속. 여러해살이풀. 전국. 농가에서 재배하고, 꽃은 8~9월에 노란색 막대 모양 육수화서로 피며, 우리나라에서는 열매는 맺지 못한다.

별 명 **토련**
한약명 **야우(野芋)**–덩이뿌리줄기
성 미 맛은 맵고 성질은 차다.
효 능 소염(消炎), 이뇨, 제독(除毒), 항염(抗炎), 해열
용 도 감기발열, 갑상선종대(甲狀腺腫大), 나력(瘰癧), 두통, 복부창만(腹部脹滿), 사교상, 선창(癬瘡), 소변불리, 소아마진(小兒痲疹), 음부자통(陰府刺痛), 임파선종(淋巴腺腫), 적백이질(赤白痢疾), 창종독(瘡腫毒), 충교상, 하혈(下血), 황수창(黃水瘡)
• 잎은 사충교상(蛇虫咬傷)의 치료에 쓴다.

덩이뿌리줄기

풍을 없애주고 경련을 멎게 하는 풀

천남성

Arisaema amurense f. *serratum* (Nakai) Kitagausa

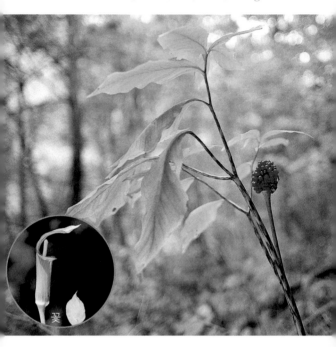

천남성속. 여러해살이풀. 전국. 산과 들의 습지에서 자라고, 꽃은 5~7월에 깔대기 모양의 포 속에서 녹색으로 피며, 열매는 장과로 10월에 붉은색으로 익는다.

별　명 노인성, 칠남생이, 털남생이, 호장
한약명 **천남성(天南星)**–덩이줄기
성　미 맛은 쓰고 성질은 따뜻하며 독성이 있다.
효　능 거풍(祛風), 산결(散結), 소종(消腫), 정경(定驚), 조습(燥濕), 지경(止痙), 화담(化痰)
용　도 경련, 구완와사(口眼萵斜), 나력(瘰癧), 독충교상, 반신불수, 사교상, 옹종(癰腫), 전간(癲癎), 중풍담연(中風痰涎), 타박골절, 파상풍, 풍담현훈(風痰眩暈), 후비(喉痺)

※넓은잎천남성, 두루미천남성, 큰천남성을 대용약재로 쓸 수 있다.

채취한 덩이줄기

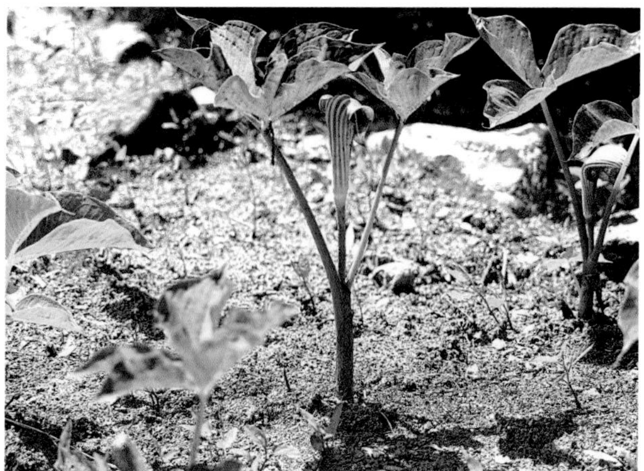

넓은잎천남성

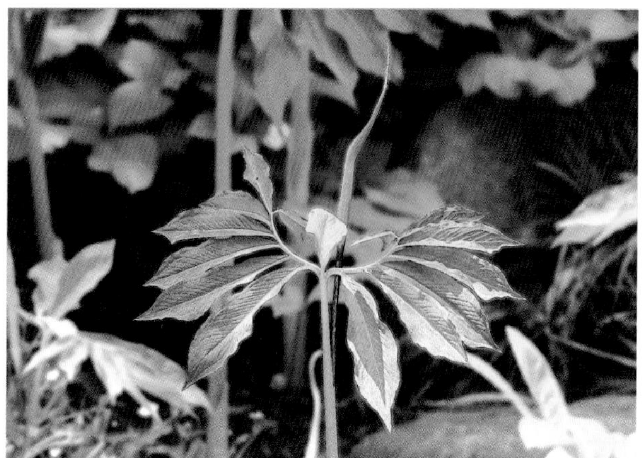

두루미천남성

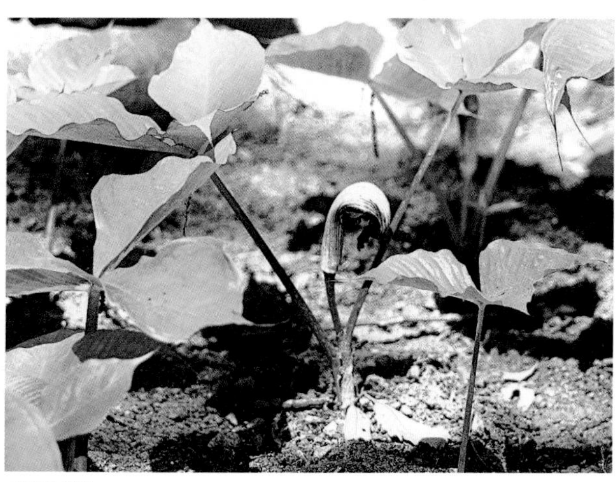

큰천남성

가래를 삭이고 구토를 멎게 하는 풀

반하

Pinellia ternata (Thunb.) Breitenb.

덩이뿌리

반하속. 여러해살이풀. 전국. 산과 들의 풀밭에서 자라고, 꽃은 5~7월에 연한 황백색 대롱 모양으로 피며, 열매는 장과로 8~10월에 녹색으로 익는다.

별　명 꿩의무릇, 끼무릇, 며느리복쟁이, 제비구슬

한약명 **반하(半夏)**–덩이뿌리

성　미 맛은 맵고 성질은 따뜻하며 독성이 있다.

효　능 산결(散結), 조습(燥濕), 지토(止吐), 진구(鎭嘔), 진정(鎭靜), 진해(鎭咳), 항암(抗癌), 화담(化痰)

용　도 담궐두통(痰厥頭痛), 두훈불면(頭暈不眠), 반위(反胃), 습담냉음구토(濕痰冷飮嘔吐), 심통, 오심구토(惡心嘔吐), 위부정수(胃部停水), 해천담다, 흉격장만(胸膈腸滿)

※대반하를 대용으로 쓸 수 있다.

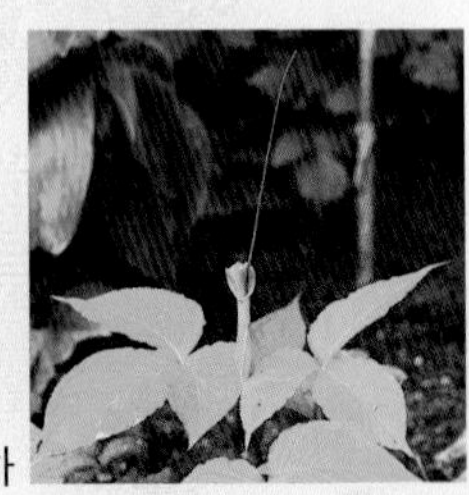

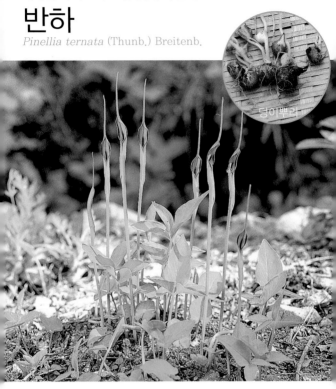

대반하

토하는 것을 멎게 하고 오줌을 잘 나오게 하는 풀

앉은부채

Symplocarpus renifolius Schott ex Miq.

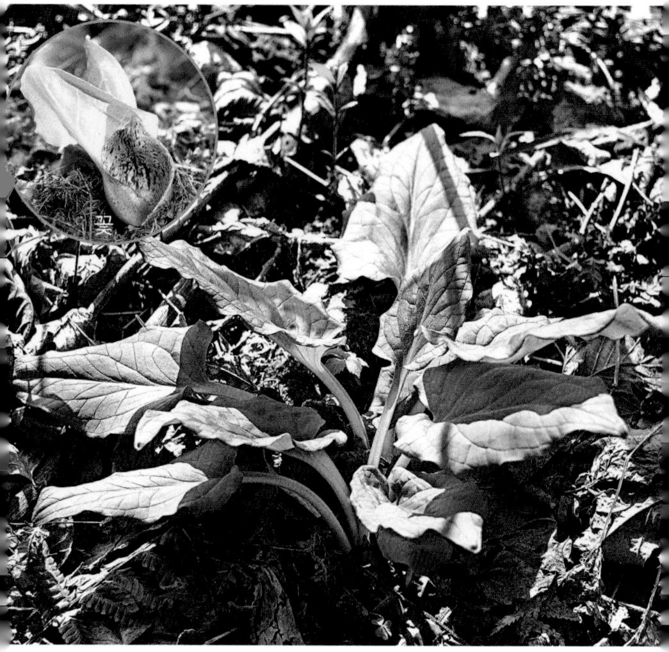

꽃

앉은부채속. 여러해살이풀. 전국. 깊은 산속 계류가의 습지에서 자라고, 꽃은 4~6월에 연한 자주색으로 피며, 열매는 둥근 장과로 7월에 붉은색으로 익는다.

별　명 삿부채, 스컹크양배추, 우엉취, 지용금련
한약명 **취숭(臭菘)**-지상부
성　미 독성이 있다.
효　능 이뇨(利尿), 지토(止吐), 진정(鎭靜)
용　도 구토(嘔吐)

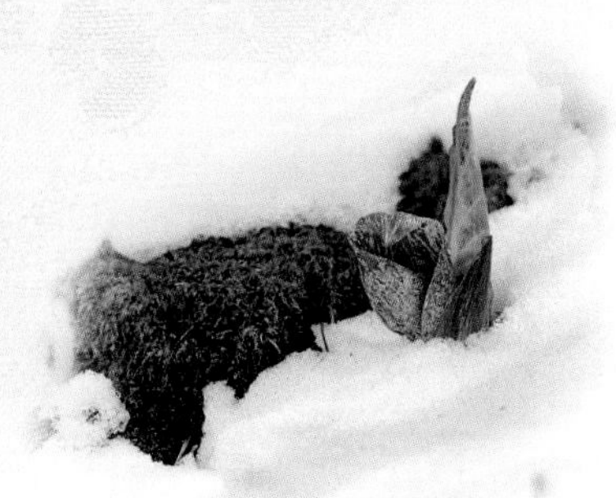

위장을 튼튼하게 하고 담을 삭이게 하는 풀

창포

Acorus calamus L.

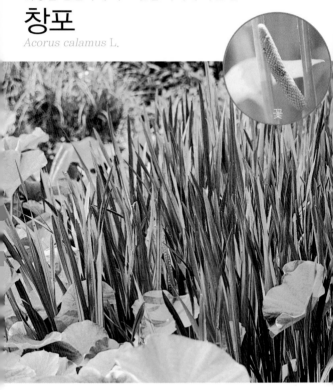

창포속. 여러해살이물풀. 전국. 호수나 연못가의 습지에서 자라고, 꽃은 6~7월에 연황록색 육수화서로 피며, 열매는 긴 타원형 장과로 7~8월에 적색으로 여문다.

별　명 장포, 청푸

한약명 **백창(白菖), 수창포(水白菖)**－뿌리줄기

성　미 맛은 맵고 성질은 따뜻하다.

효　능 개궁(開竅), 거담(祛痰), 건비(健脾), 건위(健胃), 이습(利濕), 진경(鎭痙), 진정(鎭靜), 화담(化痰)

용　도 가슴이 두근거리는 증세, 각막염, 간질병(癎疾病), 개창(疥瘡), 건망증(健忘症), 기관지염(氣管支炎), 기침, 류마티스성동통(rheumatic性疼痛), 설사, 소화불량, 악성 종기, 옴, 옹종(癰腫), 이질, 장염(腸炎), 전간(癲癇), 정신불안

채취한 뿌리줄기

풍과 습을 없애주고 종기를 가라앉게 하는 풀

석창포

Acorus gramineus Soland.

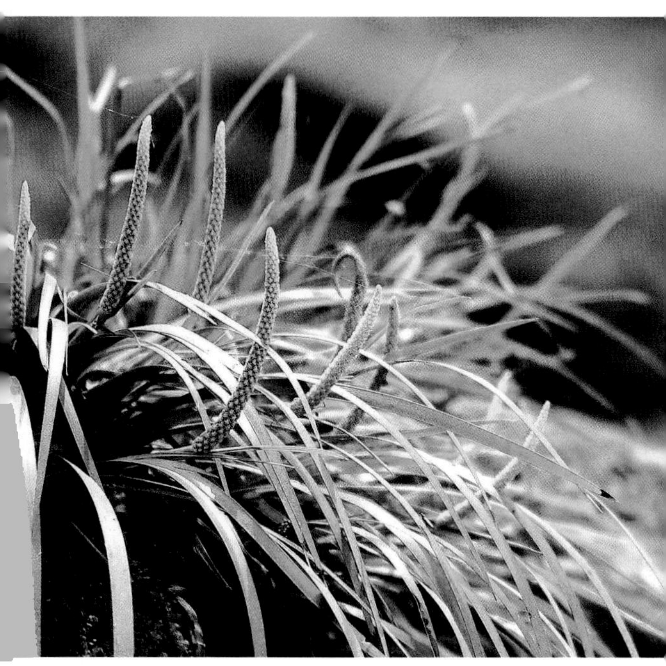

창포속. 여러해살이풀. 남부 지방. 계곡 내의 물가 바위에 붙어서 자라고, 꽃은 6~7월에 연한 노란색 육수화서로 피며, 열매는 둥근 삭과로 9~10월에 녹색으로 익는다.

별 명 수창포, 석장포, 석향포

한약명 석창포(石菖蒲)-뿌리줄기

성 미 맛은 맵고 성질은 따뜻하다.

효 능 개규(開竅), 거습, 거풍(祛風), 건위, 소종(消腫), 안신(安神), 이기(理氣), 활담(豁痰), 활혈(活血)

용 도 간질병, 건망증, 기폐이농(氣閉耳聾), 나간(癩癎), 담궐(痰厥), 담종(痰腫), 복통, 소화불량, 심흉번민(心胸煩悶), 악성종기(惡性腫氣), 열병혼수(熱病昏睡), 위장염, 위통, 유종(遊腫), 전간(癲癎), 중이염, 중풍(中風), 타박상(打撲傷), 풍한습비(風寒濕痺), 화농성종양(化膿性腫瘍)

• 잎은 개창(疥瘡), 대풍창(大風瘡)의 치료에 효과가 있다.

오줌을 잘 나오게 하고 종기를 가라앉게 하는 풀

개구리밥

Spirodela polyrhiza (L.) Sch.

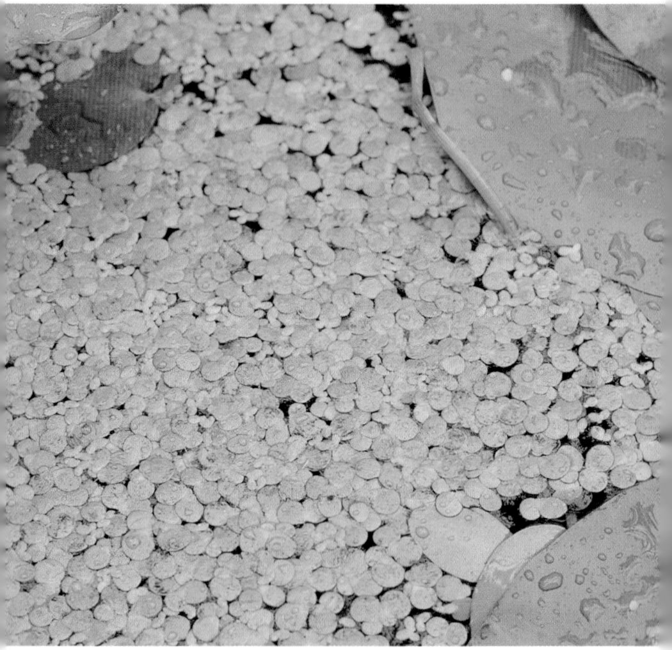

개구리밥속. 여러해살이풀. 전국. 논이나 연못의 물 위에 떠서 자라고, 꽃은 7~8월에 흰색으로 피며, 열매는 병 모양 포과이다.

별　명 머구리밥풀, 부평초, 평초

한약명 **부평(浮萍)**-전초

성　미 맛은 맵고 성질은 차다.

효　능 강장(强壯), 발한해표(發汗解表), 소종(消腫), 이뇨(利尿), 투진지양(透疹止痒), 해독(解毒)

용　도 두드러기, 소변불리(小便不利), 외감성오한(外感性惡寒), 전신부종(全身浮腫), 피부소양(皮膚瘙痒), 홍역(紅疫) 초기 • 살충제(殺虫劑)로도 쓴다.

※좀개구리밥을 대용으로 쓸 수 있다.

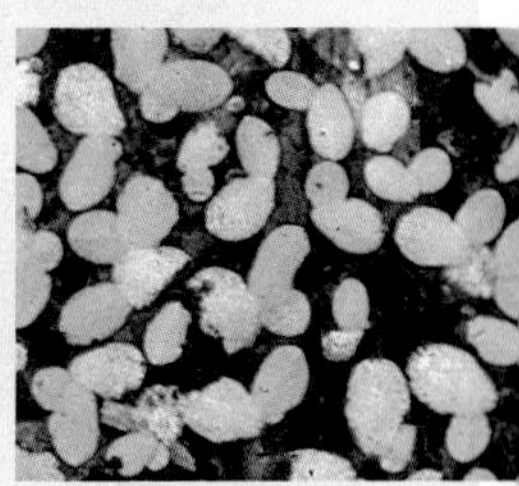

좀개구리밥

혈액 순환을 좋게 하고 어혈을 없애주는 풀

흑삼릉

Sparganium stoloniferum Hamilton.

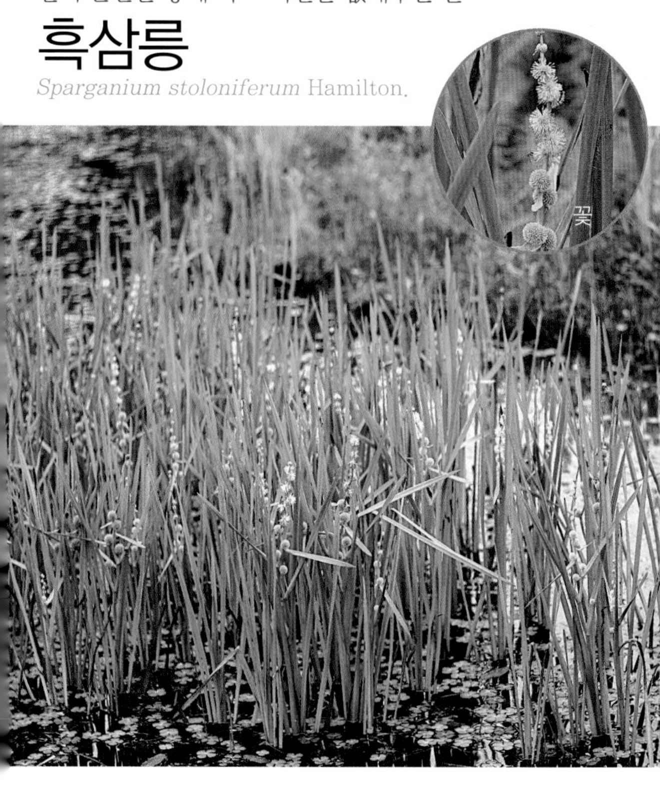

흑삼릉속. 여러해살이풀. 중부 이남 지방. 연못가나 개천 도랑에서 자라고, 꽃은 6~7월에 흰색 두상화서로 피며, 열매는 달걀 모양 구과로 능각이 있다.

별 명 호흑삼능
한약명 **삼릉(三稜)**–덩이줄기
성 미 맛은 쓰고 성질은 평하다.
효 능 산어(散瘀), 양혈(凉血), 이기(理氣), 진통(鎭痛), 통경(通經), 파혈거어(破血去瘀), 항암(抗癌), 항염(抗炎), 행기지통(行氣止痛)
용 도 간종(肝腫), 무월경(無月經), 비종(鼻腫), 소화불량(消化不良), 산후(産後)어지럼증, 산후복통(産後腹痛), 유즙불통(乳汁不通), 적취(積聚), 징가(癥瘕), 타박상(打撲傷)

어혈을 없애주고 출혈을 멎게 하는 풀

부들

Typha orientalis C. Presl

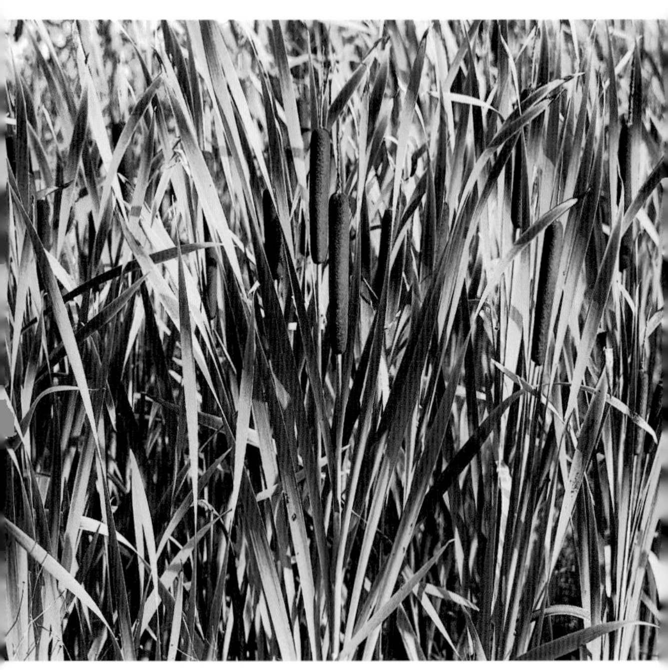

부들속. 여러해살이풀. 전국. 습지에서 자라고, 꽃은 7월에 노란색 원기둥 모양의 육수화서로 피며, 열매는 적갈색으로 10월에 익는다.

꽃가루

별 명 향포

한약명 **포황(蒲黃)**–꽃가루

성 미 맛은 달고 성질은 평하다.

효 능 소어, 양혈, 지혈, 활혈

용 도 경폐복통, 구창, 대하, 이중출혈, 자궁출혈, 중설, 타박어혈, 창절종독, 코피, 토혈, 혈뇨, 혈변

• 지상부는 소변불리, 유옹의 치료에 쓴다.

• 뿌리줄기는 누력, 백대하, 소갈, 수종, 열리, 임병, 태동출혈의 치료에 쓴다.

※애기부들을 대용으로 쓸 수 있다.

애기부들

나쁜 피를 없애주고 통증을 멎게 하는 풀

매자기

Scirpus fluviatilis (Torr.) A. Gray

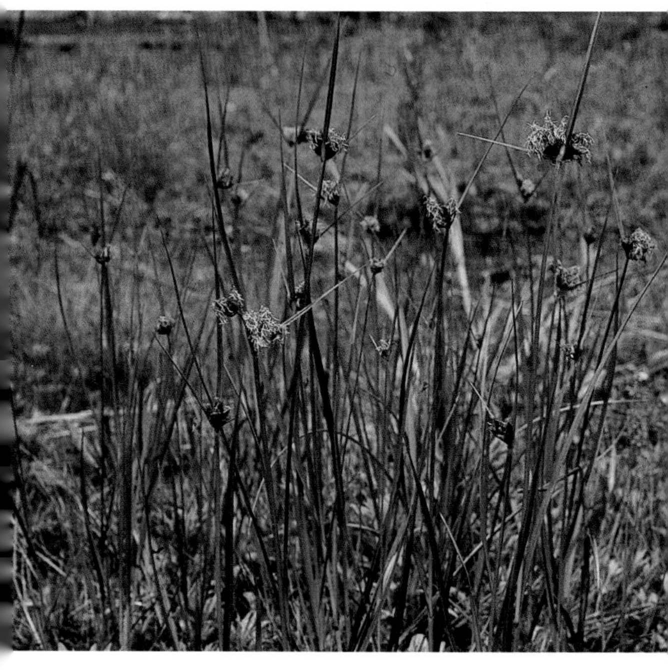

고랭이속. 여러해살이풀. 전국. 연못가 또는 하천가의 물속에서 자라고, 꽃은 6~10월에 산방화서로 피며, 열매는 세모진 긴 타원형 수과로 10월에 여문다.

별 명 좀매자기, 매재기

한약명 **형삼릉(荊三棱)**-뿌리줄기

성 미 맛은 쓰고 성질은 조금 차다.

효 능 소악혈(消惡血), 소적(消積), 지통(止痛), 타태(墮胎), 통경(通經), 파혈(破血), 하유즙(下乳汁), 행기(行氣)

용 도 간암(肝癌), 기장만(氣腸滿), 기혈체(氣血滯), 산후복통(産後腹痛), 월경불순(月經不順), 심복통(心腹痛), 어혈동통(瘀血疼痛), 위암(胃癌), 적취(積聚), 타박어혈(打撲瘀血), 혈훈(血暈)

오줌을 잘 나오게 하고 부기를 가라앉게 하는 풀

큰고랭이

Scirpus tabernaemontani Gmelon

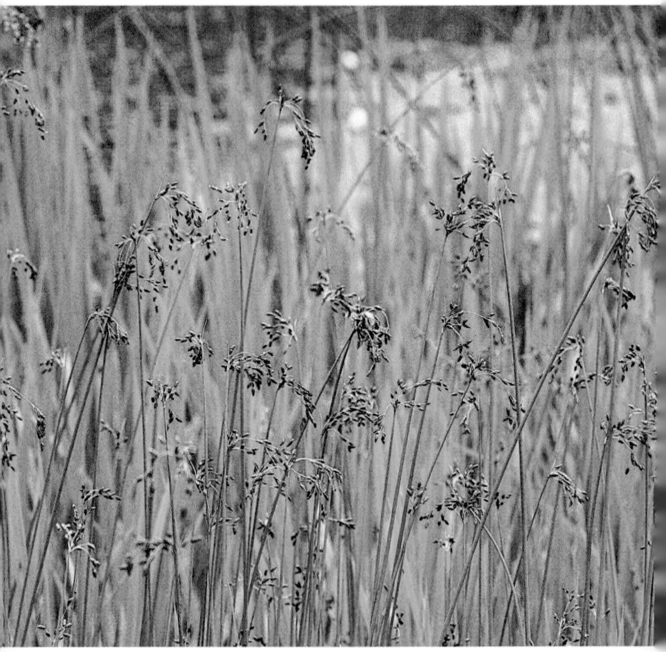

고랭이속. 여러해살이풀. 전국. 연못가에서 자라고, 꽃은 5~7월에 적갈색 이삭화서로 피며, 열매는 타원형 수과로 8~9월에 황갈색으로 익는다.

별 명 돗자리골, 큰골
한약명 **수총(水葱)**-지상부
성 미 맛은 담백하고 성질은 평하다.
효 능 이뇨(利尿), 제습(除濕)
용 도 소변불통(小便不通), 전신부종(全身浮腫)

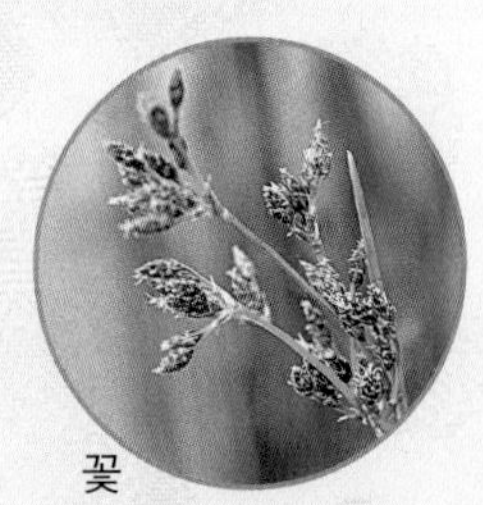
꽃

경맥을 통하게 하고 어혈을 없애주는 풀

올방개

Eleocharis kuroguwai Ohwi

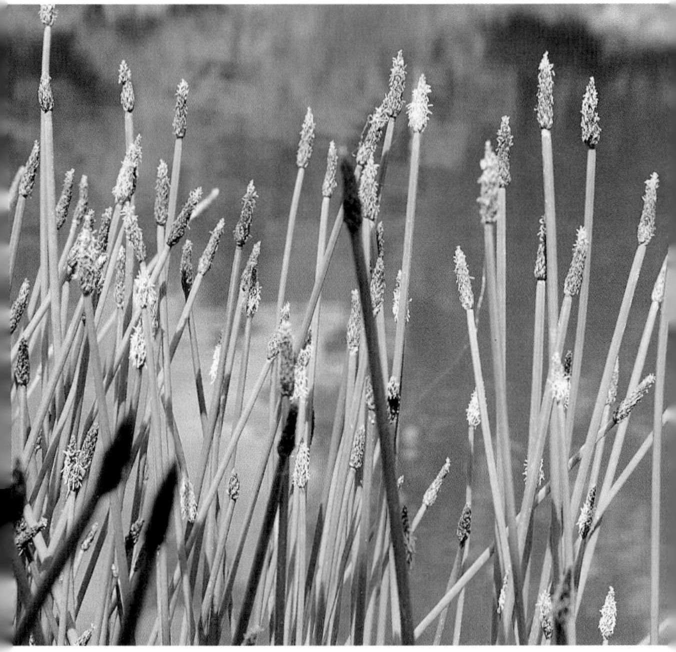

바늘골속. 여러해살이풀. 중부 이남 지방. 연못과 도랑이나 논에서 자라고, 꽃은 6~10월에 연한 황록색으로 피며, 열매는 달걀 모양 수과로 황갈색으로 익는다.

별 명 올맹이, 올미
한약명 **오우(烏芋)**–덩이줄기
효 능 통경(通經), 파어(破瘀)
용 도 갈증(渴症), 산후복통(産後腹痛), 어혈(瘀血), 유즙부족(乳汁不足)

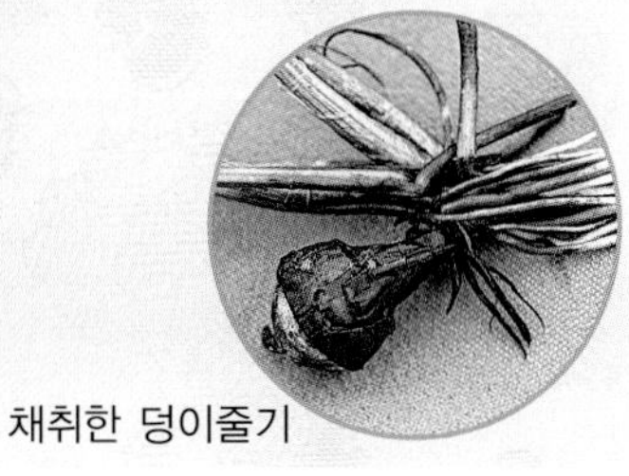

채취한 덩이줄기

여자의 생리통을 치료하는 풀

대사초

Carex siderosticta Hance

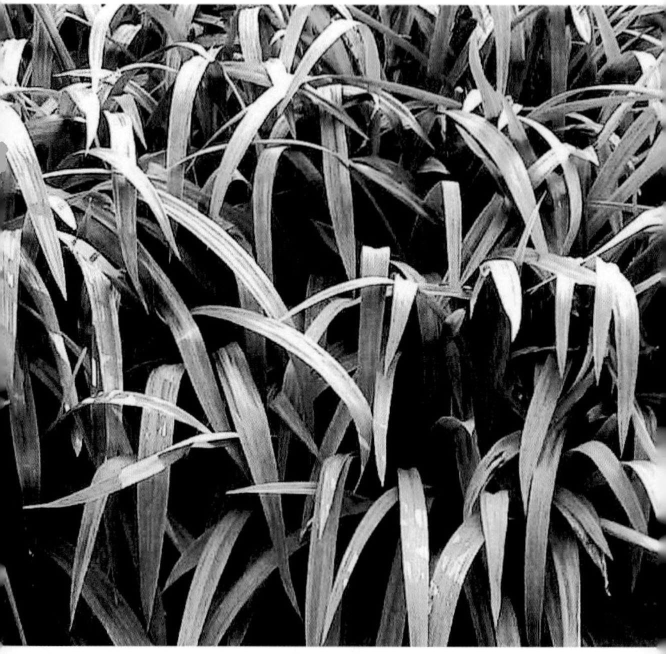

사초속. 여러해살이풀. 전국. 산지 숲 속에서 자라고, 꽃은 4~5월에 기둥 모양의 이삭화서이며, 열매는 타원형 수과로 7~8월에 여문다.

한약명 **애종근(崖棕根)**-뿌리

성 미 맛은 맵고 달며 성질은 따뜻하다.

용 도 부녀혈기(婦女血氣), 생리통(生理痛), 오로칠상(五勞七傷)

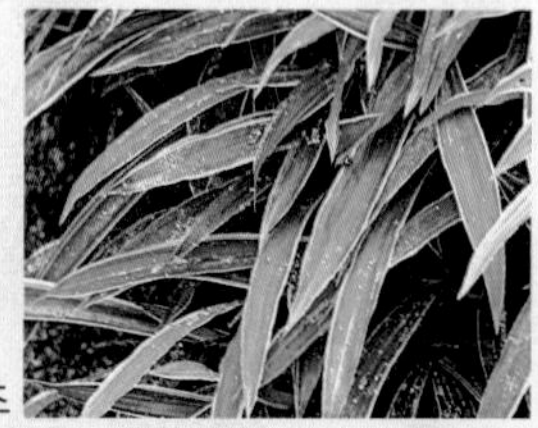

흰무늬대사초

갈증을 해소하고 해독 작용을 하는 풀

파초

Musa basjoo Siebold

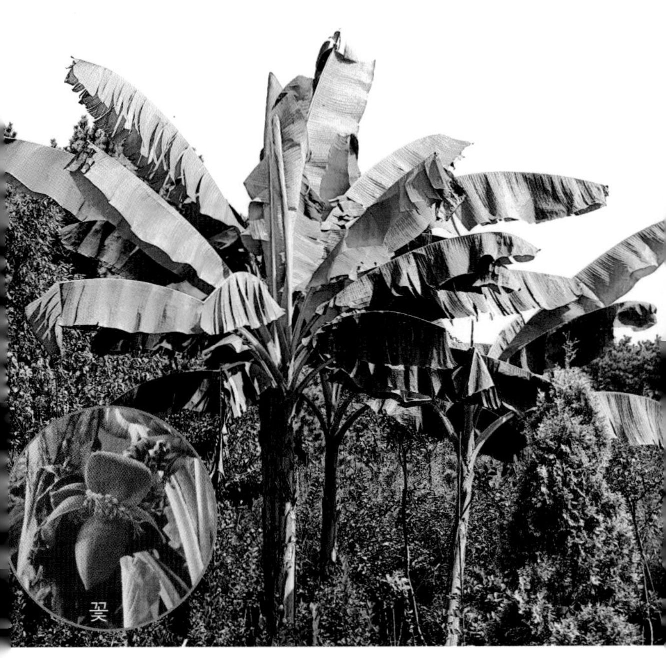

파초속. 여러해살이풀. 남부 지방. 관상용으로 식재하고, 꽃은 7~8월에 황갈색 대형 포에 싸여 피며, 열매는 작고 씨는 검은색이다.

한약명 **파초근(芭蕉根)**-뿌리줄기

효　능 이뇨(利尿), 지갈(止渴), 청열(淸熱), 해독(解毒)

용　도 각기(脚氣), 단독(丹毒), 번민(煩悶), 새창(賽瘡), 소갈(消渴), 수종(水腫), 옹종(癰腫), 유행성열병(流行性熱病), 혈림(血淋), 혈붕(血崩), 황달(黃疸)

• **파초엽(芭蕉葉**-잎)은 각기, 열병, 옹종열독(癰腫熱毒), 중서(中暑), 화상의 치료에 쓴다.

• **파초화(芭蕉花**-꽃)는 격막포장(膈膜飽腸), 구토담연, 두목혼현, 심통정충(心痛怔忡), 월경불통, 위부정체장만, 탄산반위의 치료에 쓴다.

• **파초유(芭蕉油**-줄기의 즙액)는 경풍(驚風), 고혈압두통, 새창, 열병번갈(熱病煩渴), 옹저(癰疽), 전간(癲癎), 화상(火傷)의 치료에 쓴다.

기침을 멎게 하고 해독 작용을 하는 풀

생강

Zingiber officinale Roscoe

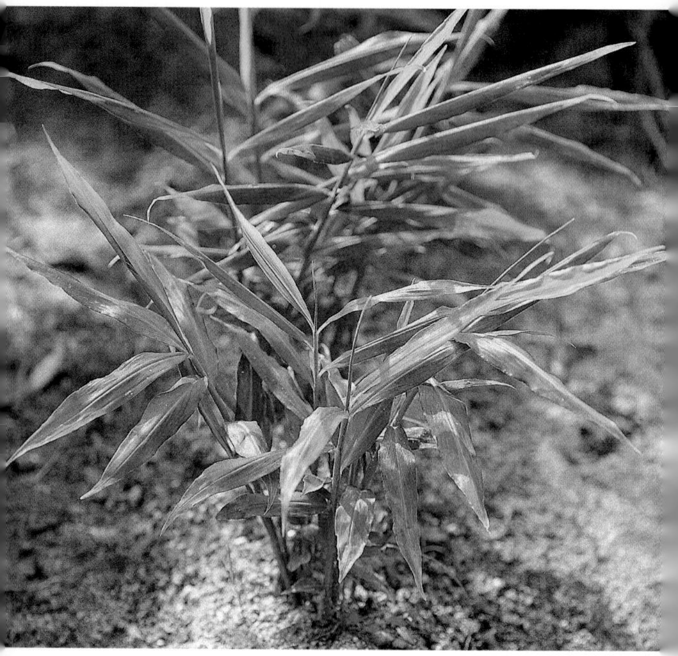

생강속. 여러해살이풀. 전국. 농가에서 재배하고, 꽃은 잘 피지 않으며, 열매는 삭과로 10월에 익는다.

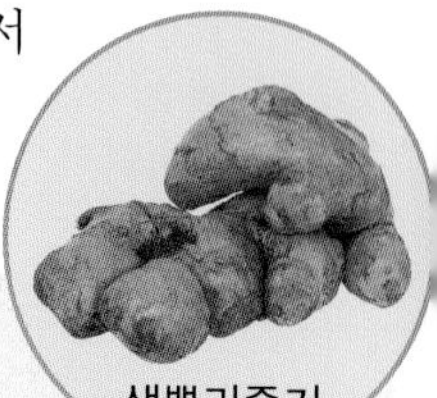

생뿌리줄기

별　명 새양
한약명 **생강(生薑)**–생뿌리줄기
성　미 맛은 맵고 성질은 조금 따뜻하다.
효　능 거담, 발한해표, 소염, 억균, 온중(溫中), 온폐지해, 지사, 지토, 진통, 항염, 해독

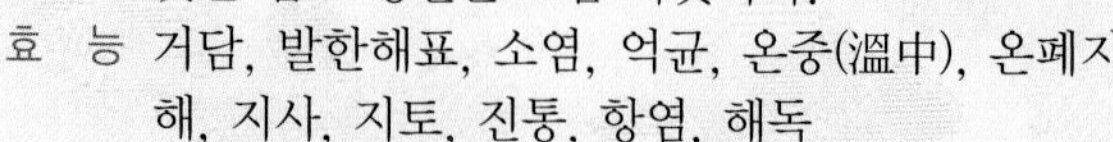

용　도 관절통, 구토, 반하중독, 복통, 식중독, 장만, 천남성중독, 천해, 코피, 풍한감모
• **건강(乾薑**–말린 뿌리줄기)은 구토불리, 심복냉통, 양허토역, 하혈, 한음천해의 치료에 쓴다.
• **강피(薑皮**–뿌리줄기껍질)는 복장비만, 수종, 장만의 치료에 쓴다.
• **강엽(薑葉**–잎)은 식중독, 육체복부경결, 타박내출혈의 치료에 쓴다.

위장을 튼튼하게 하고 출혈을 멎게 하는 풀

울금

Curcuma longa Linné

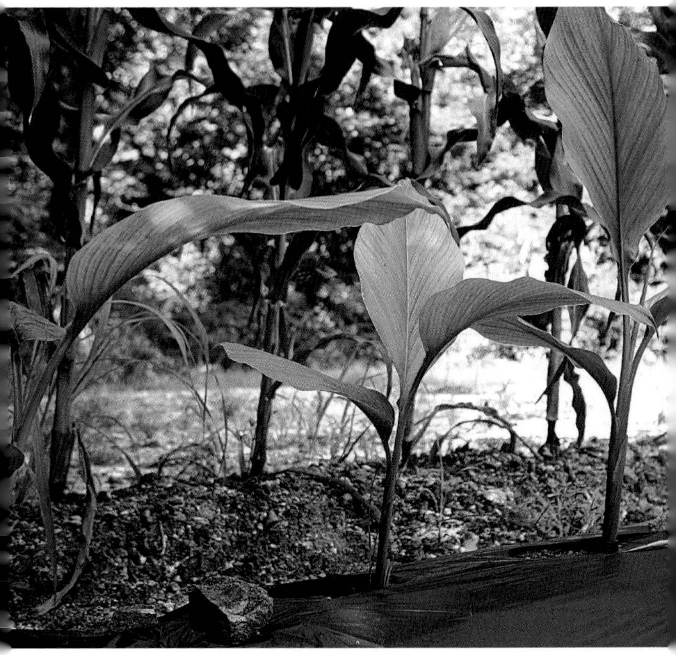

울금속. 여러해살이풀. 전국. 약재로 재배하고, 꽃은 초가을에 연노란색 수상화서로 피며, 뿌리줄기는 달걀 모양이고 끝에 방추형 덩이뿌리가 달려 있다.

별 명 심황
한약명 **울금(鬱金)**–덩이뿌리
성 미 맛은 맵고 쓰며 성질은 차다.
효 능 건위(健胃), 담즙분비촉진(膽汁分泌促進), 배설촉진(排泄促進), 소종(消腫), 지혈(止血)
용 도 담낭결석(膽囊結石), 월경불순(月經不順), 생리통(生理痛), 소화장애(消化障碍), 요통(腰痛), 절상(切傷), 종기(腫氣), 치질(痔疾), 코피, 토혈(吐血), 혈뇨(血尿)

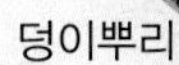

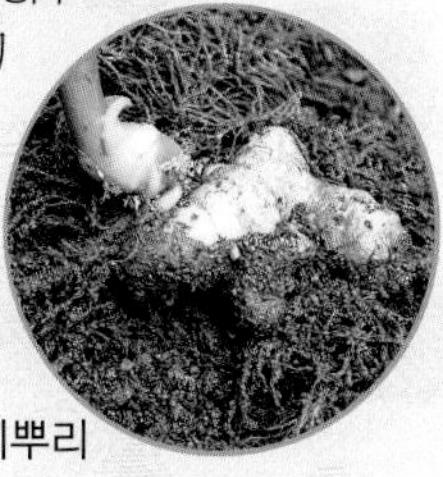

덩이뿌리

종기를 가라앉게 하고 출혈을 멎게 하는 풀

홍초

Canna generalis Baily

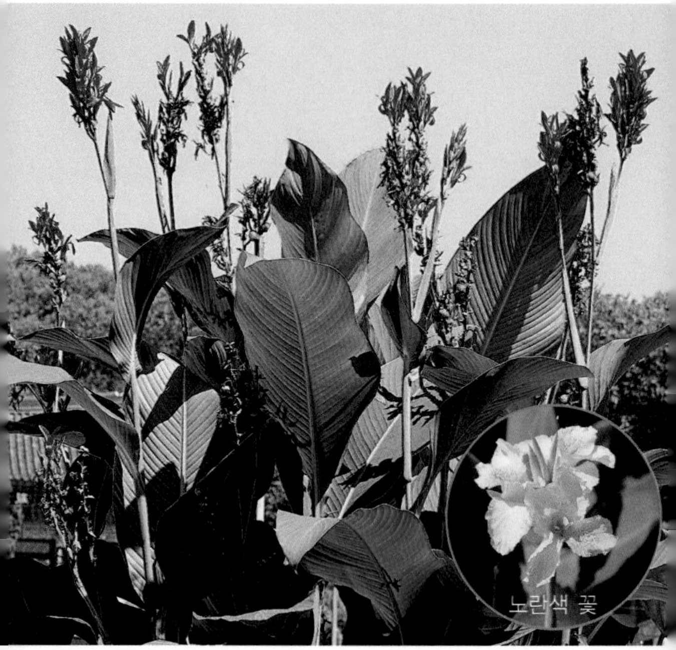

노란색 꽃

칸나속. 여러해살이풀. 전국. 화단에서 재배하고, 꽃은 7~9월에 붉은색 · 노란색 등으로 피며, 열매는 둥근 삭과로 10월에 검은색으로 익는다.

별 명 칸나
한약명 **미인초근(美人蕉根)**–뿌리줄기
성 미 맛은 쓰고 성질은 차다.
효 능 소종(消腫), 지혈(止血)
용 도 각혈(咯血), 간염(肝炎), 백대하(白帶下), 월경불순(月經不順), 악창(惡瘡), 자궁출혈(子宮出血), 종기(腫氣)

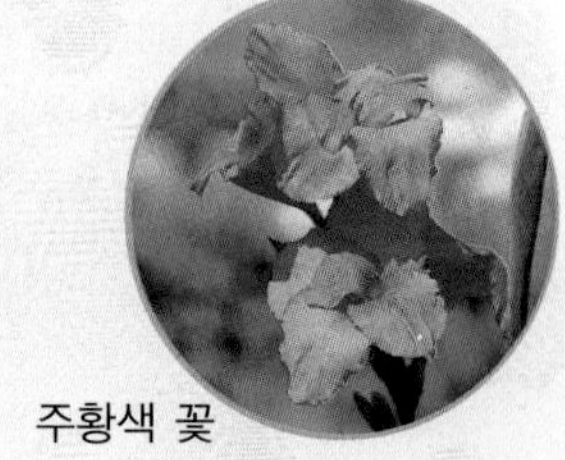

주황색 꽃

풍과 습을 없애주고 통증을 멎게 하는 풀

개불알꽃

Cypripedium macranthum Sw.

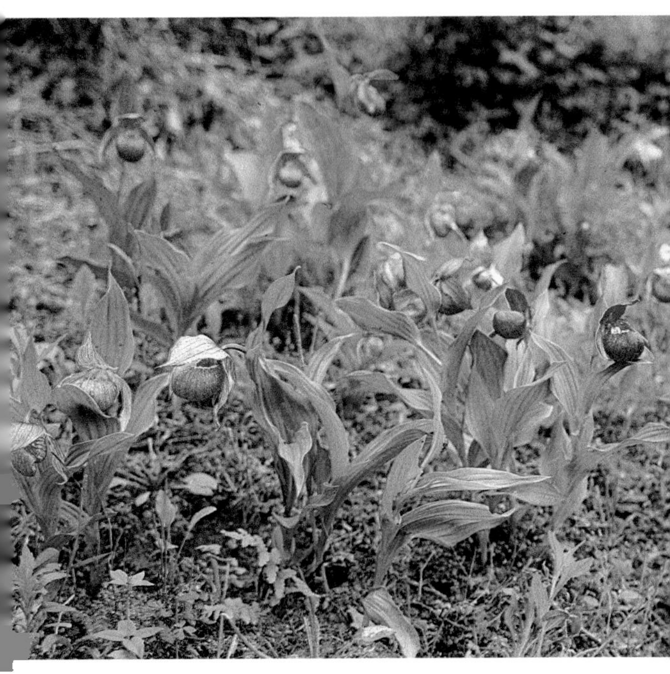

복주머니란속. 여러해살이풀. 전국. 깊은 산지에서 자라고, 꽃은 5~7월에 연분홍색이나 홍자색 주머니 모양으로 피며, 열매는 삭과로 7~8월에 여문다.

별 명 개불란, 복주머니란, 요강꽃, 자낭화, 작란화
한약명 **오공칠(蜈蚣七)**-뿌리
성 미 맛은 맵고 쓰며 성질은 따뜻하다.
효 능 거어(祛瘀), 거풍습(祛風濕), 소종(消腫), 이뇨(利尿), 진통(鎭痛), 활혈(活血)
용 도 노상(勞傷), 류마티즘동통(rheumatism疼痛), 백대(白帶), 임증(淋症), 전신부종(全身浮腫), 타박상(打撲傷), 하지수종(下肢水腫)

몸을 튼튼하게 하고 경련을 멎게 하는 풀

천마

Gastrodia elata Blume

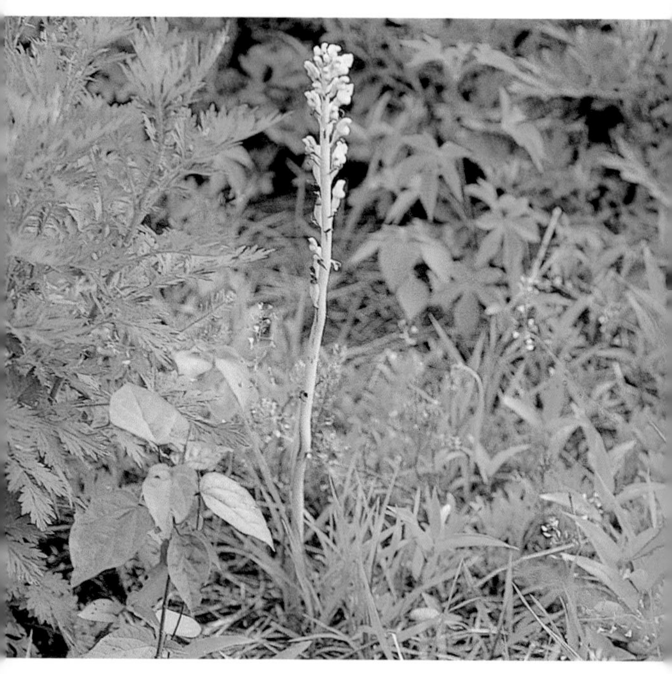

천마속. 여러해살이풀. 전국. 깊은 산 숲 속에서 식물의 뿌리에 활물기생하여 자라고, 꽃은 6~7월에 황갈색 이삭화서로 피며, 열매는 타원형 삭과로 8~9월에 여문다.

별 명 수자해좆, 적전, 정풍초

한약명 **적전근(赤箭根), 천마(天麻)**–덩이뿌리

성 미 맛은 달고 성질은 평하다.

효 능 강장(强壯), 식풍(熄風), 진경(鎭痙), 진정(鎭靜), 정경(定驚), 통경(通經), 항염(抗炎)

용 도 고혈압, 두풍두통(頭風頭痛), 류마티스성관절염, 사지마비, 소아간질(小兒癎疾), 소아경간동풍(小兒驚癎動風), 신경쇠약, 언어장애, 유행성뇌수막염(流行性腦髓膜炎), 종기, 현훈안흑(眩暈眼黑)

채취한 덩이뿌리

기침을 멎게 하고 종기를 가라앉게 하는 풀

타래난초

Spiranthes sinensis (Pers.) Ames

타래난초속. 여러해살이풀. 전국. 산과 들의 양지쪽 풀밭에서 자라고, 꽃은 6~8월에 연한 붉은색으로 피며, 열매는 타원형 삭과로 8월에 익는다.

한약명 **용포(龍抱)**–지상부
성　미 맛은 달고 쓰며 성질은 평하다.
효　능 보음(補陰), 소종(消腫), 진해(鎭咳), 해독(解毒), 해열(解熱)
용　도 병후허약(病後虛弱), 신체허약(身體虛弱), 악창(惡瘡), 유정(遺精), 인후염(咽喉炎), 종기(腫氣), 편도선염(扁桃腺炎), 해수(咳嗽)

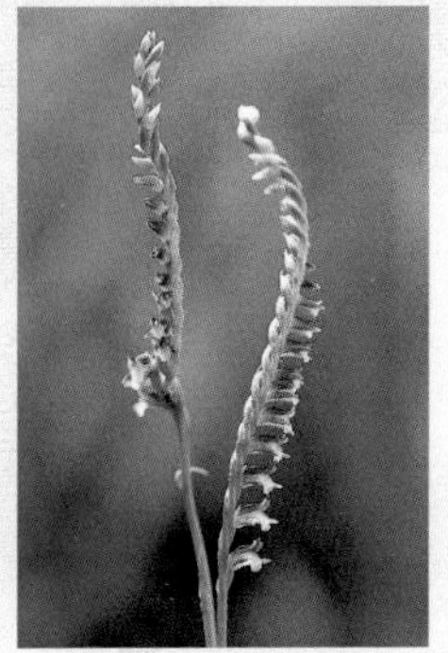

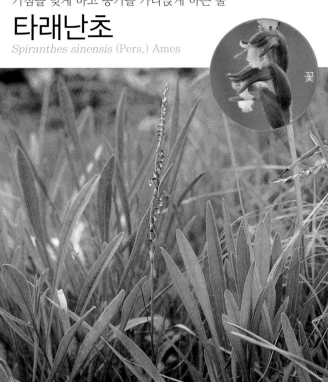

출혈을 멎게 하고 새살이 돋아나게 하는 풀

자란

Bletilla striata (Thunb.) Rchb. f.

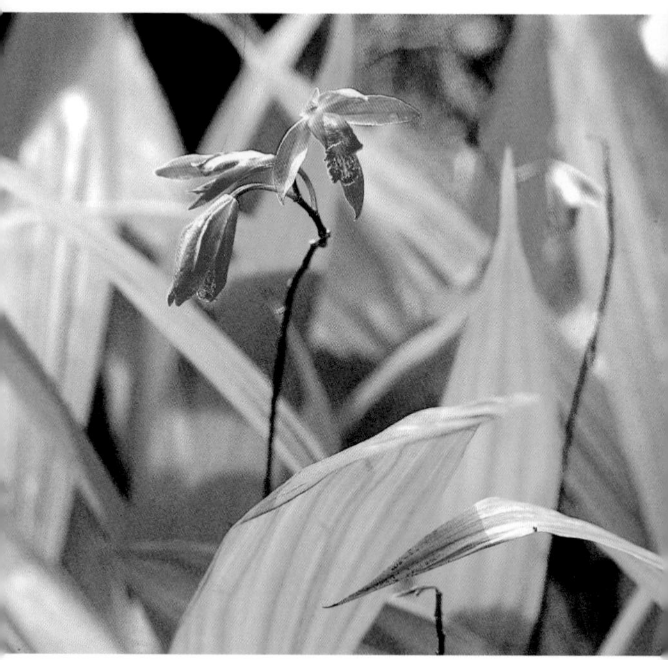

자란속. 여러해살이풀. 남부 지방. 산지 바위 틈에서 자라고, 꽃은 5~6월에 홍자색 총상화서로 피며, 열매는 둥근 견과로 8월에 익는다.

별　명 자란초, 큰잎조개나물
한약명 **백급(白及)**-덩이뿌리
성　미 맛은 달고 쓰고 떫으며 성질은 약간 차다.
효　능 배농(排膿), 보폐(補肺), 생기(生肌), 소염(消炎), 소종(消腫), 수렴(收斂), 염창(斂瘡), 지혈(止血)
용　도 궤양동통(潰瘍疼痛), 금창출혈(金瘡出血), 수족균열(手足龜裂), 습진(濕疹), 악성종기(惡性腫氣), 옹저종독(癰疽腫毒), 코피, 탕화상(湯火傷), 폐결핵(肺結核), 폐상해혈(肺傷咳血)

채취한 덩이뿌리

해독 작용을 하고 종기를 가라앉게 하는 풀

감자란

Oreorchis patens (Lindl.) Lindl.

감자난초속. 여러해살이풀. 전국. 깊은 산의 숲 그늘에서 자라고, 꽃은 5~6월에 황갈색 총상화서로 피며, 열매는 긴 타원형 삭과로 7~8월에 여문다.

별 명 댓잎새우난초, 잠자리란, 전산란
한약명 **산란(山蘭)**–비늘줄기
성 미 독성이 있다.
효 능 살충(殺虫), 소종(消腫), 해독(解毒), 행어(行瘀)
용 도 종기(腫氣), 창독(瘡毒)

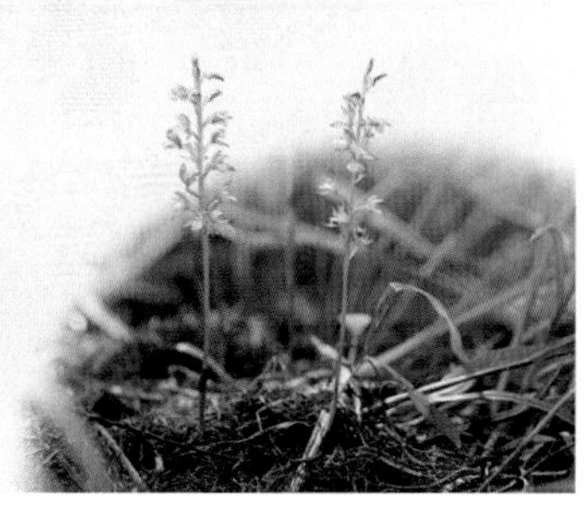

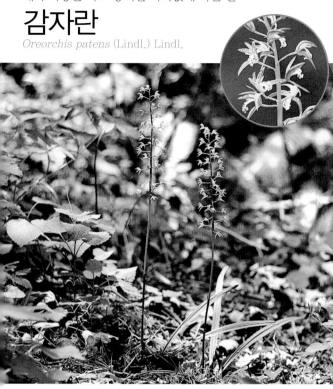

오줌을 잘 나오게 하고 종기를 없애주는 바다 풀

다시마

Laminaria japonica

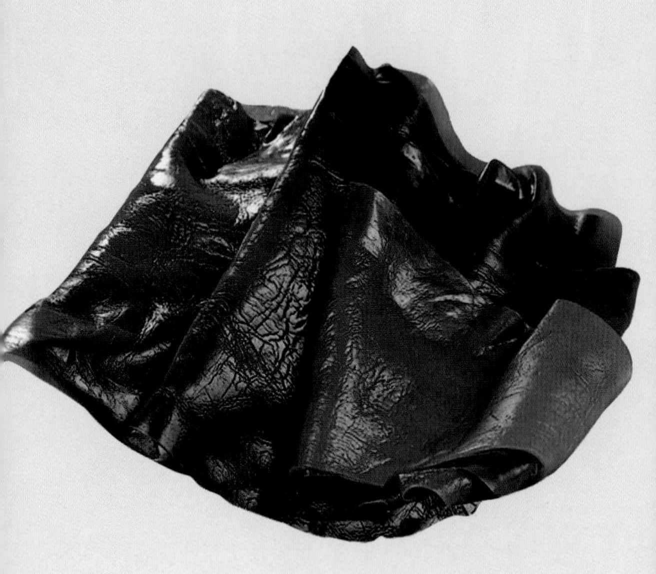

다시마속. 갈조식물. 거제도 · 제주도 · 흑산도. 바닷속 바위에 붙어 자라고, 줄기는 짧은 원기둥 모양이며, 잎은 띠 모양으로 길고 황갈색 또는 흑갈색이다.

한약명 **곤포(昆布)**-잎
성 미 맛은 짜고 성질은 차다.
효 능 소담연견(消痰軟堅), 이뇨(利尿), 이수퇴종(利水退腫), 자양(滋養)
용 도 각기부종(脚氣浮腫), 간경화(肝硬化), 갑상선염(甲狀腺炎), 고혈압(高血壓), 고환염(睾丸炎), 림프절염(lymph節炎), 소변불리(小便不利)

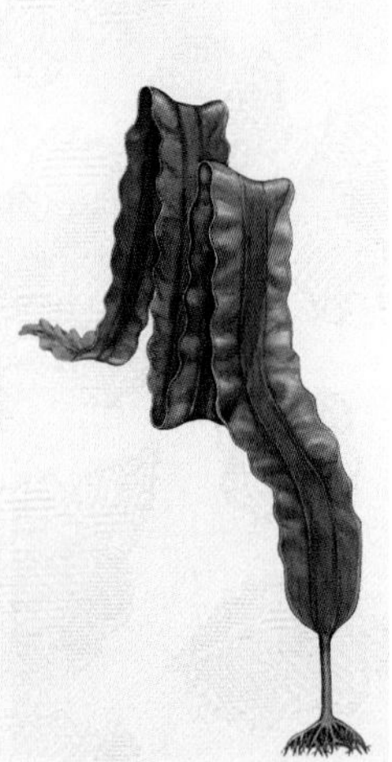

열을 내리게 하고 해독 작용을 하는 바다 풀

미역

Undaria pinnatifida

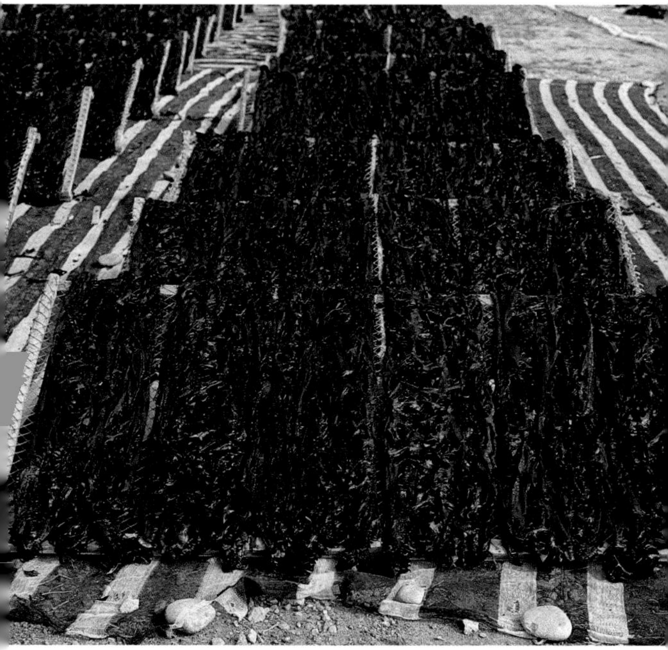

미역속. 한해살이바닷말. 전국 연안. 저조선 부근 바위에서 자라고, 잎은 넓고 평평한 날개 모양으로 흑갈색 또는 황갈색이며, 봄에서 여름에 걸쳐 홀씨로 번식한다.

별 명 감곽, 자채, 해대
한약명 **해채(海菜)**–몸통
성 미 맛은 짜고 성질은 차다.
효 능 소담연견(消痰軟堅), 이뇨(利尿), 이수퇴종(利水退腫), 자양(滋養), 청열(淸熱), 해독(解毒)
용 도 고혈압(高血壓), 번열(煩熱), 변비(便秘), 심장병(心臟病)

• 산후조리(産後調理)에 특히 효과를 볼 수 있다.

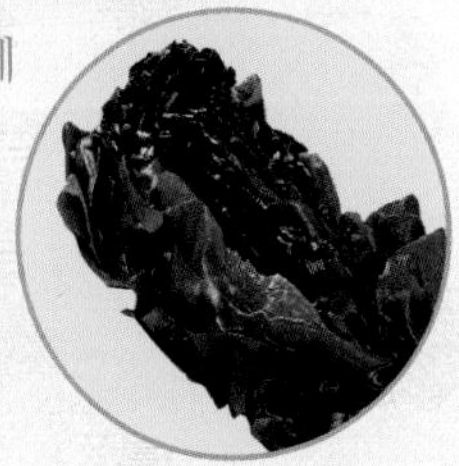

위를 튼튼하게 하고 혈압을 내려주는 바다 풀

김

Porphyra tenera

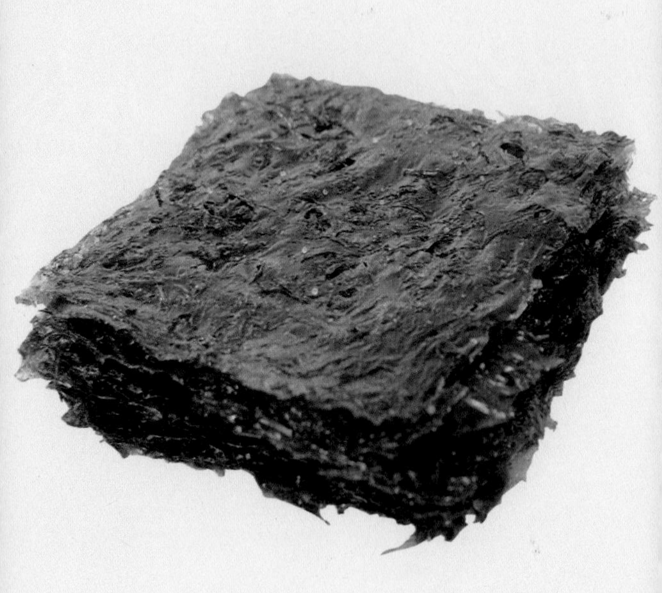

김속. 홍조류. 제주 · 남해안 · 서해안. 얕은 바다의 바위에서 자라고, 10월경에 나타나기 시작하여 겨울에서 이듬해 봄에 걸쳐 번식한다.

별 명 감태, 자채, 청태, 해의

한약명 **해태(海苔)**–전초

성 미 맛은 달고 성질은 시원하며 독이 없다.

효 능 보기(補氣), 보위(補胃), 조혈(造血), 청열(淸熱), 혈압강하(血壓降下)

용 도 갑상선비대증(甲狀腺肥大症), 고혈압(高血壓), 구건해수(口乾咳嗽), 구취(口臭), 다담농혈(多痰膿血), 도한(盜汗), 동맥경화(動脈硬化), 불면증(不眠症), 자한(自汗), 전후흉근통압증(前後胸筋痛壓症), 폐병(肺病), 폐옹(肺癰)

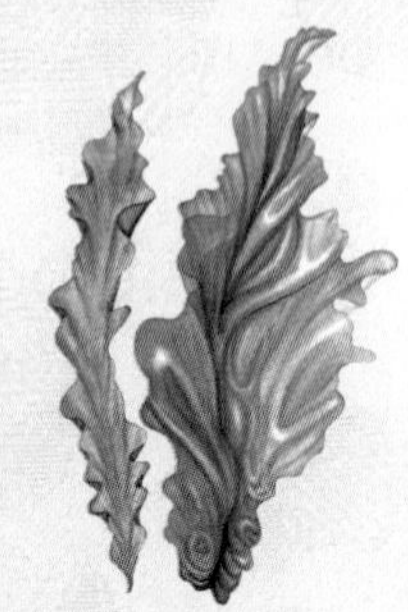

가래를 삭이고 항암 작용을 하는 버섯

구름버섯

Coriorus consors (Berk.) Imaz.

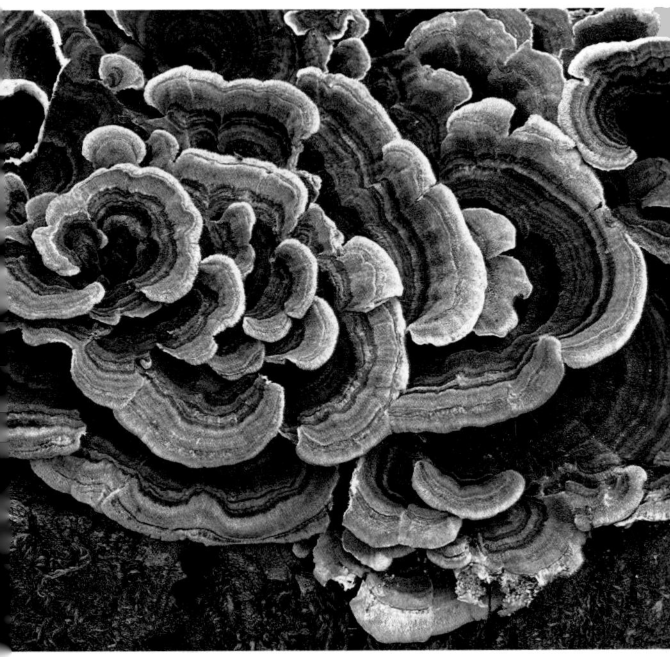

한해살이진균류. 전국. 활엽수의 마른 나무나 그루터기에서 적갈색 반원형 기와 모양으로 연중 내내 무리지어 자라는 독버섯이다.

한약명 **운지(雲芝)**–균사체
성　미 맛은 달고 성질은 평하며 독성이 있다.
효　능 거습(祛濕), 항암(抗癌), 화담(化痰)
용　도 간암(肝癌), 만성기관지염(慢性氣管支炎), 만성신우신염(慢性腎盂腎炎), 백혈병(白血病), B형간염(B型肝炎), 지연성간염(遲延性肝炎), 위암(胃癌), 유선암(乳腺癌)

면역력을 증강시키고 마음을 안정시키는 버섯

복령

Poria cocos Wolf

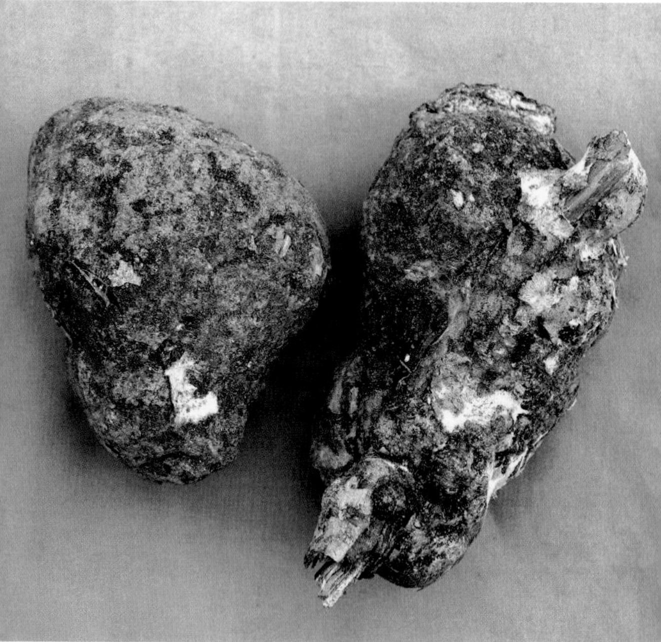

버섯류. 전국. 일 년 내내 땅속에서 소나무 등의 나무뿌리에 기생한다. 자실체는 버섯갓을 만들지 않고 전체가 흰색이며 둥글거나 길쭉한 덩어리 모양이다.

별 명 솔뿌리혹버섯

한약명 **복령(茯苓)**–균핵

성 미 맛은 달고 담백하며 성질은 평하다.

효 능 강장(强壯), 면역증강, 삼습이수(滲濕利水), 억균, 영심안신(寧心安神), 이뇨, 익비화위(益脾和胃), 진정, 항종양(抗腫瘍), 혈당강하(血糖降下)

용 도 건망증(健忘症), 구토(嘔吐), 담음해수(痰飮咳嗽), 방광염(膀胱炎), 설사(泄瀉), 신장병(腎臟病), 심장부종(心臟浮腫), 요도염(尿道炎), 유정(遺精)

말린 약재

위장을 튼튼하게 하고 월경을 조절하는 버섯

목이버섯

Auricularia auricula-judae (Bull. ex St. Am.) Berk

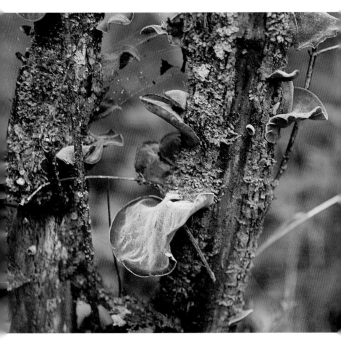

봄~가을에 활엽수의 말라 죽은 가지에 무리지어 적갈색 종 모양 또는 사람의 귀 모양으로 난다. 표면은 적갈색이며 아교질이다.

한약명 **목이(木耳)**-전초
성 미 맛은 달고 성질은 평하다.
효 능 보기(補氣), 보위(補胃), 조경(調經), 행체(行滯)
용 도 월경불순, 이질, 인후부종, 적백대하, 조루, 치루(痔漏), 편도선염, 하혈, 해수다담, 효천(哮喘)
- **검은목이버섯**은 월경과소, 자궁출혈, 토혈(吐血), 하혈(下血), 혈리(血痢)의 치료에 쓴다.
- 뽕나무와 회화나무의 목이버섯은 위경련, 위통, 유뇨, 적백대하, 치루하혈의 치료에 쓴다.
- **흰목이버섯**은 대하(帶下), 인후통(咽喉痛), 조루(早漏)의 치료에 쓴다.
- **버드나무목이버섯**은 반위토식(反胃吐食), 토담(吐痰)의 치료에 쓴다.

가래를 삭이게 하고 출혈을 멎게 하는 버섯

동충하초

Cordyceps sinensis (Berk.) Sacc.

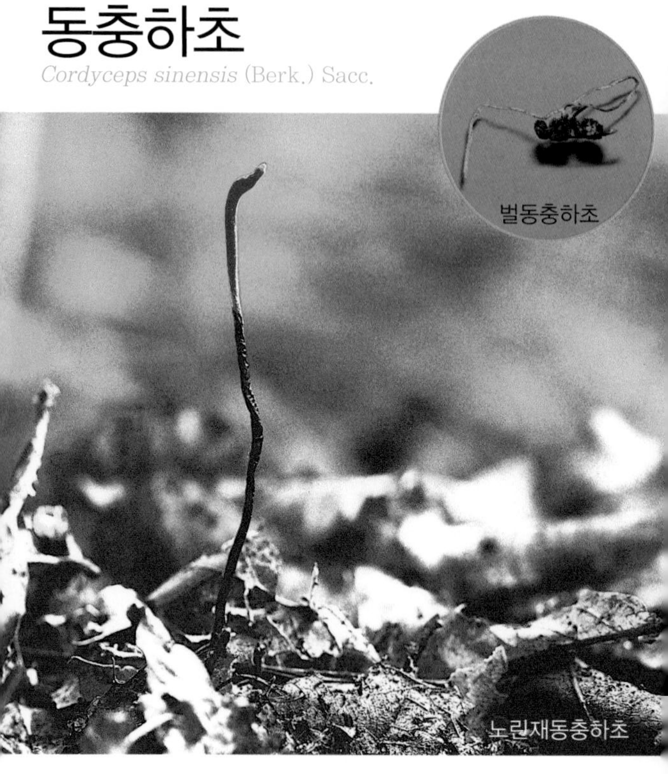

동충하초균의 자실체. 전국. 산지 숲 속에서 자라고, 겨울에 곤충의 사체에 기생하다 여름에 자실체를 내는 버섯의 일종이다.

별　명 충초, 하초동충
한약명 **동충하초(冬虫夏草)**–자실체
성　미 맛은 달고 성질은 따뜻하다.
효　능 보폐(補肺), 익신(益腎), 지혈(止血), 화담(化痰)
용　도 건망증(健忘症), 몽정(夢精), 신허양쇠(腎虛陽衰), 양기부족(陽氣不足), 요슬동통(腰膝疼痛), 유정(遺精), 이명(耳鳴), 정신황홀(精神恍惚), 조루(早漏), 해수(咳嗽), 헛기침

※노린재동충하초, 누에동충하초, 벌동충하초를 대용으로 쓸 수 있다.

누에동충하초

한방용어해설

〈ㄱ〉

각비(脚痺) 다리가 저린 증상.
각습(脚濕) 발가락 사이가 진무르면서 냄새가 나는 병증. 무좀.
간신부족(肝腎不足) 간장과 신장의 정혈이 부족한 증세.
간신음허(肝腎陰虛) 오랜 만성질환으로 간(肝)과 신(腎) 계통에 수분, 혈분, 진액 및 자양분등이 부족해지는 증상.
간신음휴(肝腎陰虧) 간음(肝陰)과 신음(腎陰)이 모두 허(虛)한 증세.
간열적목(肝熱赤目) 간 질환에 의한 열증으로 눈이 빨갛게 충혈된 증세.
간위(肝痿) 간열(肝熱)이 성하고 음혈(陰血)이 부족하여 근맥(筋脈)이 마르는 증세. 근위(筋痿).
간위기통(肝胃氣痛) 울결된 간기(肝氣)가 위(胃)를 침범하여 통증.
간음(肝陰) 간장(肝臟)의 혈액과 간장 자체의 음액(液陰).
간적(肝積) 간기(肝氣)가 잘 통하지 못하고 간에 어혈이 몰리는 증세.
간종(肝腫) 간이 붓는 증세.
간풍두통(肝風頭痛) 간풍(肝風)에 의해 머리가 아픈 증세.
간헐열(間歇熱) 1일 이상의 간격을 두고 발열을 반복하는 열병(熱病).
간화두통(肝火頭痛) 과음, 스트레스로 인한 간의 해독기능이 저하로 발생되는 두통.
감기풍한(感氣風寒) 풍한외사(風寒外邪)를 받음으로써 걸린 감기 증세.
감모(感冒) 풍한열사(風寒熱邪)로 생기는 외감병증(外感病證).
감식(疳蝕) 감질(疳疾)로 온몸에 창(瘡)이 생기는 어린이의 병증.
감질(疳疾) 비위(脾胃)의 기능 이상으로 몸이 야위는 병증.
감한(感寒) 한사(寒邪)가 침입하여 일어나는 병증.
강간(强肝) 간을 강하게 하는 효능.
강근골(强筋骨) 근육을 강화하고 뼈를 튼튼하게 하는 효능.
강기(降氣) 지나치게 치밀어오른 기(氣)를 내리는 효능.
강심(强心) 심(心)을 강하게 하는 효능.
강압(降壓) 혈압(血壓)을 내리는 효능.
강양(强陽) 양기를 강하게 하는 효능.
강역이습(降逆利濕) 치솟은 기(氣)를 내리게 하고 습(濕)을 없애는 효능.
강장(强壯) 쇠약한 체질을 좋은 상태로 만들고 체력을 돕는 효능.
강장(强腸) 장을 튼튼하게 하는 효능.
강정(强精) 정력을 강하게 하는 효능.
강정자신(强精滋腎) 정력을 강하게 하고 신(腎)을 기르는 효능.
강화(降火) 몸 속에 있는 화기(火氣)를 풀어 내리는 효능.
개(疥) 풍독(風毒)의 사기(邪氣)가 피부 얕은 데에 있어 헌 것.
개규(開竅) 심장의 통로가 막혀서 생긴 폐증을 치료하는 효능.
개규화담(開竅化痰) 담을 없애고 정신이 혼미한 것을 치료하는 효능.
개라(疥癩) 나균(癩菌)에 감염되어 발생하는 병증. 나병(癩病). 문둥병.
개라악창(疥癩惡瘡) 창양(瘡瘍)으로 농혈(膿血)이 잘 낫지 않는 병증.
개선(疥癬) 옴진드기, 개선충이 기생하여 일으키는 전염 피부병.
개선습창(疥癬濕瘡) 옴과 버짐으로 습창이 생기는 병증.
개울(開鬱) 기혈이 몰려 있는 것을 풀어주는 효능.
개위(開胃) 위(胃)를 열어주는 효능.
개위관장(開胃寬腸) 위(胃)를 열어주고 장(腸)을 편하게 하는 효능.
개제폐기(開提肺氣) 폐기(肺氣)를 열어 표리(表裏)의 사기(邪氣)를 없애고, 청기(淸氣)를 끌어올리는 효능.
개창(疥瘡) 살갗이 몹시 가려운 전염성 피부병. 옴.
객열단종(客熱丹腫) 몸 밖에서 침입한 열사(熱邪)로 붉게 붓는 증세.

객열두통(客熱頭痛) 외부에서 침입한 열사(熱邪)로 생기는 발열과 두통.
거담(祛痰) 가래를 삭이고 없애는 효능.
거담(祛膽) 기관지 점막의 분비를 높여 가래를 묽게 하고 삭이는 효능.
거번열(祛煩熱) 열이 몹시 나고 가슴 속이 답답한 것을 없애는 효능.
거부(祛腐) 썩은 살을 제거하는 효능.
거습(祛濕) 풍기 및 습기를 없애는 효능.
거습독(祛濕毒) 습(濕)이 몰려서 생긴 독을 없애는 효능.
거습열(祛濕熱) 습열(濕熱)을 제거하는 효능.
거어(祛瘀) 어혈(瘀血)을 제거하는 효능.
거풍(祛風) 밖에서 들어온 풍사(風邪)를 제거하는 효능.
거풍담(祛風痰) 풍증(風症)을 일으키는 담병을 제거하는 효능.
거풍사(祛風邪) 풍한사(寒寒邪)를 없애는 효능.
거풍습(祛風濕) 풍기(風氣) 및 습기를 없애는 효능.
거풍열(祛風熱) 풍열(風熱)을 제거하는 효능.
거풍한(祛風寒) 풍한(風寒)을 제거하는 효능.
거한습(祛寒濕) 한습(寒濕)을 제거하는 효능.
건근골(健筋骨) 근육과 뼈를 튼튼하게 하는 효능.
건비(健脾) 비장을 튼튼하게 하는 효능.
건비위(健脾胃) 비위(脾胃)의 기운을 보양하여 튼튼하게 하는 효능.
건삽불통(乾澁不通) 말라서 윤택(潤澤)이 없어져 잘 통하지 않는 증상.
건요슬(健腰膝) 허리와 무릎을 튼튼하게 하는 효능.
건위(健胃) 위장을 튼튼하게 하는 효능.
격기(膈氣) 가슴과 횡격막 사이의 기(氣)가 막혀 토하는 병증.
격식(膈食) 음식물을 잘 삼키지 못하고 신물이 올라오는 증상.
결기류통(結氣瘤痛) 폐기가 손상되어 생긴 기류(氣瘤)로 인한 통증.
결체(結滯) 어떤 물질이 뭉쳐서 막힌 증상. 옴.
결취(結聚) 모여서 뭉친 것.
경간(驚癎) 놀라서 생기는 간질(癎疾).
경간광조(驚癎狂躁) 몹시 놀라서 어찌할 바를 몰라 날뛰는 증세.
경간동풍(驚癎動風) 놀라서 경련, 발작하는 간질.
경결(硬結) 신체조직이 자극으로 결합조직이 증식되어 굳어지는 증상.
경계(驚悸) 놀라서 가슴이 두근거리고 불안한 증세.
경광(驚狂) 몹시 놀라서 미친 듯이 날뛰는 증세.
경락소통(疏通經絡) 경락의 흐름을 소통시키는 효능.
경맥허리(經脈虛羸) 기혈의 순환이 약해져 힘이 없는 증세.
경인(硬咽) 생선 뼈나 가시 등이 목에 걸려 넘어가지 않는 증세.
경창(驚瘡) 경풍(驚風)으로 피부에 창(瘡)이 생기는 병증.
경폐(經閉) 월경(月經)이 있어야 할 시기에 나오지 않는 증세.
경풍(驚風) 경증(痙症)으로 몸이 뻣뻣해지고 정신이 흐려지는 증상.
고독(蠱毒) 뱀, 지네, 두꺼비 따위의 독. 또는 이 독을 먹고 생긴 병.
고신(固腎) 신(腎)을 튼튼하게 하는 효능.
고정(固精) 정(精)을 밖으로 새지 않도록 하는 효능.
고주(蠱注) 팔다리가 붓고 몸이 여의며, 기침을 하고 배가 커지는 병.
고창(鼓脹) 뱃가죽이 팽팽하게 부풀고 속이 그득하며 더부룩한 질환.
고표(固表) 체표(體表)를 튼튼하게 하는 효능.
곤비(困脾) 비(脾)의 생리기능을 잃게 하는 병증.
골동(骨疼) 뼈가 시큰시큰 아픈 증상.
곽란(霍亂) 갑자기 토하고 설사하는 급성 위장병.
관흉격(寬胸隔) 가슴을 편안하게 하는 효능.
교장사(攪腸沙) 급성장염(急性腸炎), 콜레라(Cholera), 위장적체(腸胃積滯), 이질(痢疾), 적유단독(赤游丹毒) 등으로 생기는 옹저(癰疽).

교통(絞痛) 꼬집어 비트는 것처럼 몹시 아픈 증상.
구건(口乾) 입 안이 마르는 증세.
구내미란(口內靡爛) 입 안이 살갗 또는 점막의 표층이 결손된 병증.
구련(拘攣) 팔다리가 경련(痙攣)으로 오그라드는 증세.
구설생창(口舌生瘡) 장부(臟腑)의 열기로 입과 혀에 부스럼이 생긴 병증.
구안와사(口眼萵斜) 안면근육의 마비로 입이 한쪽으로 비뚤어지고 눈이 잘 감기지 않는 병증.
구토(嘔吐) 성취한 음식물이나 체액을 게우는 증상.
구풍(驅風) 인체에 침입한 풍사(風邪)을 제거하는 효능.
궐역(厥逆) 가슴과 배가 아프면서 팔다리가 싸늘해지고 가슴이 답답하며 음식을 먹지 못하는 병증.
궤란(潰爛) 피부가 썩어서 문드러진 병증.
궤양(潰瘍) 피부나 점막의 표면이 헐거나 함몰되어 손상되는 병증.
근골련급(筋骨攣急) 굳어진 근육이나 뼈를 잘 움직이게 하는 효능.
근맥소통(筋脈疏通) 힘줄과 혈맥을 순조롭게 통하도록 하는 효능.
기격(氣隔) 기(氣)가 경락근골(經絡筋骨) 사이를 막는 것.
기괴(氣塊) 기(氣)가 뭉쳐서 생긴 덩어리. 가성 종괴(假性腫塊).
기급(氣急) ① 숨이 찬 것. ② 갑자기 몹시 놀라는 것.
기류(氣瘤) 폐기의 손상과 외사(外邪)의 침입을 생긴 풍선 같은 종양.
기역(氣逆) 뱃속의 기운(氣運)이 위로 치밀어 오르는 병증.
기울(氣鬱) 간기(肝氣)가 정체되어 생긴 울증(鬱證).
기창(氣脹) 기(氣)가 정체되어 복부가 더부룩하게 불러 오는 증상
기천(氣喘) 가슴이 몹시 답답하고 헐떡거리며 가래 소리가 나는 증상.
기체(氣滯) 장부(臟腑)와 경락의 기가 순환되지 않고 몰려 있는 것.
기폐이농(氣閉耳聾) 기(氣)가 쌓여서 청각 기능이 저하되는 병증.
기함(氣陷) 갑작스레 몹시 놀라거나 아프거나 하여 소리를 지르면서 넋을 잃는 증상.
기혈양휴(氣血兩虧) 원기(元氣)와 혈기가 소진되어 원활하지 못한 증세.
기혈자보(氣血滋補) 원기와 혈기(血氣)를 길러서 보익(補益)하는 효능.

〈 ㄴ 〉

나력악창(瘰癧惡瘡) 나력의 병세가 심하여 부스럼이 생기고 곪는 증세.
난기지애(暖氣止呃) 혈기를 따뜻하게 하고 딸국질을 멎게 하는 효능.
난두태독(爛頭胎毒) 갓난아이가 뱃속에서 받은 독기운으로 태어나자마자 얼굴과 머리에 부스럼이 생기는 병.
난신(煖腎) 신(腎)을 따뜻하게 하는 효능.
난요슬(暖腰膝) 허리와 무릎을 따뜻하게 하는 효능.
납기(納氣) 폐에서 흡수한 기운(氣運)을 신(腎)에서 받아들이는 효능.
내치(內痔) 항문 안 즉, 주름살 위에 생긴 치질. 암치질.
냉통(冷痛) ①냉심통(冷心痛). ②아픈 곳에 냉감(冷感)이 있는 증상.
노권(勞倦) 늘 노곤해 하는 내상병증(內傷病證).
노상(勞傷) 내상(內傷)으로 늘 노곤해하는 병.
노상이수(勞傷羸瘦) 노권상(勞倦傷)으로 야위고 체중이 감소되는 증상.
노열(勞熱) 기혈(氣血)이나 음양(陰陽)이 허할 때 나는 열증.
농(膿) 창양(瘡瘍)에 생긴 고름.
농종(膿腫) 고름이 있는 종기나 부스럼.
농포창(膿疱瘡) 살갗에 작은 물집이 생기고 속에 고름이 차는 피부병.
누력(漏癧) 나력이 곪아 터진 뒤 누공(漏孔)이 생겨 아물지 않는 증상.

〈 ㄷ 〉

단독(丹毒) 살갗이 빨갛게 달아오르고 열이 나는 증세.
담궐(痰厥) 담이 막히고 팔다리가 싸늘해지며, 맥박이 약해지고 마비·현기증을 일으키는 질환.
담수(痰嗽) 습담(濕痰)이 폐에 침범하여 생긴 기침.
담연(痰涎) 가래침, 담 또는 거품이 섞인 침. 담음(痰飮).
담연옹성(痰涎壅盛) 가래와 침이 가슴 속에 몰려 가슴이 답답하고 가래가 심하고 거품이 있는 침이 나오는 증세.
담음(痰飮) 몸 안에 진액(津液)이 일정한 부위에 몰려서 생기는 병증.
담음천역(痰飮喘逆) 수액(水液)의 정체로 숨이 차고 기침이 나는 증상.
담중대혈(痰中帶血) 가래와 함께 피가 나오는 증세.
담천(痰喘) 담이 성해서 생긴 숨찬 증세.
대변비결(大便秘結) 대변이 굳어 배변이 잘 안되는 증세. 변비.
대변조결(大便燥結) 대변이 마르고 굳어서 배변이 잘 안되는 증세.
대보원기(大補元氣) 원기(元氣)를 강하게 보하는 효능.
대복수종(大腹水腫) 배는 커지면서 팔다리는 마르는 수종병(水腫病).
대장기체(大腸氣滯) 대장(大腸)과 경락(經絡)의 기(氣)가 몰려 있는 증세.
대풍나질(大風癩疾) 나병(癩病). 대풍창(大風瘡).
대하(帶下) 음도(陰道)에서 끈끈한 액체가 계속 흘러나오는 것.
도경(倒經) 월경(月經) 전후에 코나 입에서 피가 나오는 병증.
도한(盜汗) 잠자는 사이에 저절로 나는 식은땀.
독(禿) 대머리 또는 머리칼이 빠지거나 끊어져 없어진 증상.
독두(禿頭) 대머리. 독발(禿髮).
독창(禿瘡) 머리가 헐어 머리카락이 끊기거나 빠지는 병증.
동계(動悸) 가슴이 두근거리면서 불안해하는 증세.
동창(凍瘡) 겨울에 몸이 얼어서 살갗에 헌데가 생긴 병증.
동태(動胎) 태아(胎兒)가 자궁강 안에서 움직이는 것.
동통(疼痛) 몸이 쑤시고 아픈 증세.
두운(頭韻) 머리가 혼미하고 어지러운 증세. 현기증. 현훈(眩暈).
두풍(頭風) 만성의 신경성 두통(頭痛).
두풍창(痘風瘡) 천연두로 피부가 헐어 가렵고 진물이 나는 증세.
두훈(頭暈) 정신이 아찔아찔하여 어지러운 증세.
등창 등에 난 종기(腫氣).

〈 ㅁ 〉

마목(痲木) 힘살이 마비되어 나무처럼 뻣뻣해지는 병증.
마풍(痲風) 만성 전염성 피부병인 문둥병을 말함. 나풍(癩風).
만경풍(慢驚風) 경련이 일었다 멎었다 하는 증세가 오래 계속되는 병증.
매핵기(梅核氣) 목구멍이 막힌 것 같은데 뱉어도 나오지 않고 삼켜도 넘어가지 않으며, 아프지도 않고 붓지도 않는 증세.
맥립종(麥粒腫) 눈꺼풀에 있는 분비샘에 생긴 염증. 다래끼.
맥일(脈溢) 피가 땀구멍을 통해 계속 나오는 증세.
면부간증(面浮肝蒸) 풍담(風痰)이 침입하여 안면에 생기는 갈흑색 반점.
명목(瞑目) 눈을 감고 뜨려고 하지 않는 증세.
명목퇴예(明目退瞖) 눈에 막이 낀듯 가려서 잘 안보이는 것을 제거하여 눈이 잘 보이게 하는 효능.
명안(明眼) 눈을 밝게 하는 효능.
목검적란(目瞼赤爛) 윗눈꺼풀이 길게 늘어지고 눈이 붉게 충혈되며 부스럼이 생기는 병증.
목무불명(目霧不明) 눈이 어두워져 잘 보이지 않는 병증. 목혼 (目昏)
목생운예(目生雲翳) 각막에 생긴 예(翳)가 구름처럼 흐려지는 병증.

목암(目暗) 눈이 어두워 잘 분간하지 못하는 증세. 시력감퇴.
목예(目翳) 눈에 예막(翳膜)이 생긴 것.
목적(目赤) 눈 흰자위가 빨갛게 충혈되는 병증.
목적장예(目赤障翳) 눈이 붉고 흐릿하여 잘 보이지 않는 증세.
목종 (目腫) 눈이 갑자기 붓고 붉어지며 아프고 눈을 뜨지 못하는 병증.
목주야통(目珠夜痛) 눈동자가 밤에 아픈 증세.
목청(目靑) 눈의 흰자위가 푸른색으로 변하는 병증.
목청내통(目睛内痛) 눈동자 안이 아픈 것.
목통류루(目痛流淚) 눈에 통증이 있으며, 눈물이 계속 흘러내리는 것.
목현(目眩) 눈이 아찔한 증세.
목혼(目昏) 물체가 뿌옇게 보이며 간혹 눈앞이 어른거리는 증세.
목혼다질(目昏多疾) 눈이 어두워져서 흐릿하게 보이는 병이 잘 걸림.
몽정(夢精) 꿈을 꾸면서 정액이 배설되는 병증. 몽설(夢泄).
무명종독(無名腫毒) 몸의 어느 한 곳에 갑자기 벌겋게 부어 오른 병증.
미란장사(迷亂將死) 의식이 불명하고 곧 죽게 된 상태.
미릉골통(眉稜骨痛) 눈확을 구성하고 있는 뼈 부위가 아픈 병증.
미하(米瘕) 복중(腹中)의 경결(硬結).

〈 ㅂ 〉

반독(斑禿) 머리털이 빠지는 병증. 유풍(油風).
반위(反胃) 음식을 먹으면 구역질이 심하며 먹은 것을 토해내는 위병.
반위구토(反胃嘔吐) 위(胃)가 받지 않아 음식물을 구토(嘔吐)하는 병증.
반위토담(反胃吐痰) 구역질이 심하고 담을 토하는 병증.
반진(斑疹) 열병(熱病)으로 피부에 생기는 반(斑)과 진(疹).
반진불투(斑疹不透) 반진(斑疹)이 아직 투발(透發)하지 않은 것.
발기부전(勃起不全) 음경의 발기가 잘 되지 않는 병증.
발독(拔毒) 독을 빼내는 효능.
발반(發斑) 피부에 발긋발긋하게 부스럼과 반진(斑疹)이 돋는 병증.
발배(發背) 증상이 심하고 등에 두드러지게 난 악성 종기.
발수조백(髮鬚早白) 수염과 머리가 일찍 희어지는 증세.
발작(發作) 병의 증상이 급격히 나타나 비교적 단시간에 끝나는 것.
발진(發疹) 열사(熱邪)로 피부(皮膚)나 점막에 생긴 작은 종기(腫氣).
발표(發表) 땀을 내어서 겉에 있는 사기(邪氣)를 없애는 효능.
발한(發汗) 피부의 땀샘에서 땀을 체표로 분비하는 효능.
방광산기(膀胱疝氣) 고환이나 음낭이 커지면서 아랫배가 붓고 아프며 소변을 보지 못하는 병증.
방부(防腐) 썩는 것을 억제하거나 방지하는 효능.
배농(排膿) 고름을 뽑아내는 효능.
배석(排石) 결석(結石)을 없애는 효능.
배종(背腫) 등에 생긴 종창(腫瘡).
백뇨(白尿) 소변색이 흰빛인 것.
백대(白帶) 음도(陰道)에서 흰색의 끈끈한 액이 끈처럼 흘러나오는 것.
백대하(白帶下) 질(膣)에서 백혈구가 많은 흰색 분비물이 나오는 질환.
백독두창(白禿頭瘡) 머리에 잿빛 반점이 생기며 머리털이 빠지는 병증.
백리(白痢) 흰곱이 난 고름이 섞인 대변을 누는 이질.
백선(白癬) 풍사(風邪)로 피부가 가렵고 환부가 백색을 띠는 선증(癬症).
백절풍(百節風) 온 뼈마디가 아픈 병증.
백탁뇨(白濁尿) 뿌옇고 탁한 오줌이 나오는 증세.
백태(白苔) 고열(高熱)이나 위병(胃病)으로 혓바닥에 끼는 황백색 물질.
번갈(煩渴) 가슴이 답답하고 입 안이 마르며 갈증이 나는 증세.
번열(煩熱) 몸에 열이 몹시 나고 가슴 속이 답답하여 괴로운 증세.

번조(煩躁) 가슴 속이 달아오르면서 답답하고 손발을 버둥거리는 증세.
범산(泛酸) 위산(胃酸)이 위에서 식도(食道)로 올라오는 증상.
변통(便通) 변을 잘 나오게 하는 효능.
보간(補肝) 간의 기능이 원활하도록 도와주는 효능.
보간신(補肝腎) 간과 신의 기능이 원활하도록 도와주는 효능.
보골수(補骨髓) 골수를 보하는 효능.
보기(補氣) 기를 보충하는 효능. 허약한 원기를 돕는 효능.
보기혈(補氣血) 기(氣)와 혈(血)을 보하는 효능.
보로손(補勞損) 피로(疲勞)에 지친 증상.
보비(補脾) 비(脾)의 기능이 원활하도록 도와주는 효능.
보비위(補脾胃) 비장과 위의 기운을 돕는 효능.
보비익폐(補脾益肺) 건비(脾)를 보하고 폐(肺)의 기능을 더하는 효능.
보신(補腎) 신(腎)을 보하는 효능.
보양(補陽) ①몸의 양기를 북돋우는 효능. ②신양(腎陽)을 보하는 효능.
보양익음(補陽益陰) 양기(陽氣)를 북돋우고 음기(陰氣)를 보익(補益)하는 것.
보원(補元) 원기(元氣)를 보충하는 효능.
보위(補胃) 위양(胃陽)과 위음(胃陰)을 보(補)하는 효능.
보음(補陰) 음기가 허약한 것을 보충하는 효능.
보익(補益) 혈의 기능을 보태고 늘여 면역기능을 활성화시키는 효능.
보익정기(補益精氣) 정기(精氣)를 보익(補益)하는 효능.
보익중기(補益中氣) 중기(中氣)를 보하여 기운을 돕는 효능.
보중(補中) 비위(脾胃)를 보(補)하는 효능.
보폐(補肺) 폐(肺)를 보하는 효능.
보폐신(補肺腎) 폐(肺)와 신(腎)을 보하는 것.
보허(補虛) 허한 것을 보하는 효능.
보혈(補血) 혈액을 잘 생성하게 하는 효능. 조혈.
복강적괴(腹腔積塊) 복부에 단단한 덩어리가 뭉치는 병증.
복내결취(腹內結聚) 복부에 뭉쳐진 덩어리가 있는 것.
복만급통(腹滿急痛) 배가 그득하면서 갑자기 아픈 증세.
복부팽만(腹部膨滿) 실제로 팽만하지 않았으나 더부룩한 느낌으로 가득찼다고 여기는 증상.
복사(腹瀉) 대변이 묽고 횟수가 많은 병증.
복수(腹水) 배에 물이 차는 병증. 배물.
복음담천(伏飮痰喘) 진액(津液)이 몰려 가슴이 그득하고 숨이 차며 기침을 하면서 가래가 나오는 증세.
복창(腹脹) 배가 더부룩하면서 불러 오르는 병증.
복통사기(腹痛邪氣) 사증(邪證)으로 배가 아픈 증상.
부정거사(扶正袪邪) 바른 기운을 돕고 사악한 기운을 없애는 효능.
부종(浮腫) 몸 안에 체액이 정체되어 심하면 온몸이 붓는 병증.
분돈(奔豚) 콩팥과 관련되어 생긴 적(뱃속의 덩어리). 신적(腎積).
분청거탁(分淸去濁) 흡수된 영양을 맑은 것은 소변으로, 탁한 것은 대변으로 나오게 하는 분리작용.
붕대(崩帶) 질(膣)에서 피와 끈끈한 액체가 계속 흘러나오는 것.
붕루(崩漏) 월경 기간이 아닌 때에 많은 양의 피가 계속 나오는 질환.
붕중(崩中) 갑자기 음도(陰道)에서 대량의 출혈이 있는 증세.
비경(脾經) 인체의 식욕, 소화, 영양분의 대사에 관여하는 경맥(經脈).
비괴(痞塊) 뱃속에 생긴 덩어리.
비기허증(脾氣虛症) 비기의 허약으로 인해서 운화기능이 쇠약해진 증세.
비색(鼻塞) 코가 막혀 숨쉬기가 어렵고 냄새가 잘 맡아지지 않는 병증.
비식(鼻瘜) 콧속에 군살이 생기는 병. 비치(鼻痔).

비약연변(脾弱軟便) 비(脾)가 약하여 묽은 똥을 싸는 것.
비연(鼻淵) 코에서 끈적하고 더러운 콧물이 흘러나오는 병증.
비용(鼻茸) 분비물의 자극에 의하여 비점막이 붓고 부스럼이 나는 증상.
비위(脾胃) 음식물의 소화와 흡수를 담당하는 장부인 비장과 위장.
비중감창(鼻中疳瘡) 감질로 생긴 습열사(濕熱邪)고 코안이 허는 증세.
비증(痺症) 관절이 저리고 통증이 있으며 심하면 붓기도 하고 잘 움직일 수 없는 병증.
비창(脾脹) 비(脾)에 찬 기운이 몰려 구역질을 자주하고 팔다리가 달아오르면서 쓰기 불편하며 몸이 무겁고 잠을 이루지 못하는 증세.
비통(痺痛) 팔다리가 저리고 아픈 병증.
비폐색(鼻閉塞) 비강(鼻腔)의 속이 좁아진 상태. 코막힘.
비허(脾虛) 소화불량으로 식욕이 없어지며 몸이 야위는 질환.
비허식소(脾虛食少) 비장이 약해 식욕이 없고 음식을 적게 먹는 것.
빈뇨(頻尿) 소변을 자주 보는 증세.
빈삭(頻數) 소변(小便)이 매우 잦은 것.

〈 ㅅ 〉

사(瀉) 물을 쏟아 붓듯이 나오는 설사.
사간담실화(瀉肝膽實火) 간담(肝膽)의 실화(實火)를 배출하는 효능.
사기(邪氣) 몸에 나쁜 영향을 끼치고 질병을 일으킬 수 있는 기운.
사두창(蛇頭瘡) 손가락 끝에 종기가 나서 곪는 병증. 생인손.
사리(瀉痢) 설사 또는 액상(液狀)에 가까운 분변을 계속 배설하는 병증.
사림(砂淋) 소변에 모래알 같은 것이 섞여 나오며 배뇨가 어려운 병증.
사망독(射罔毒) 조류의 전즙독(煎汁毒)
사수(瀉水) 수(水)를 빼는 효능.
사수축음(瀉水逐飮) 수(水)를 없애고 음사(飮邪)를 배출시키는 효능.
사지구급(四肢拘急) 팔다리의 근육이 오그라들면서 뻣뻣해지는 증상.
사지급통연급(四肢急痛攣急) 급작스럽게 팔다리의 근육이 수축되고 당기면서 뻣뻣해지는 증세.
사지마목(四肢痲木) 팔다리가 나무처럼 뻣뻣하여 불편한 병증.
사지불인(四肢不仁) 팔다리의 운동신경이 마비되어 수축이 안 되고 감각이 없는 증상.
사폐(瀉肺) 폐내(肺內)에 쌓인 열을 내리는 효능.
사하(瀉下) 설사를 일으키는 효능.
사혈(瀉血) ① 설사를 동반하는 혈증. ② 혈액을 체외로 뽑아내는 일.
사화(瀉火) 시원하게 하여 열을 없애는 효능.
산결(散結) 맺힌 것을 흩어지게 하는 효능.
산기(疝氣) 고환이나 음낭이 커지면서 아랫배가 땅기고 아픈 병증. 산증(疝症).
산벽적(散癖積) 배와 옆구리에 맺혀진 덩어리를 제거하는 효능.
산어(散瘀) 어혈을 흩어지게 하는 효능. 산어혈(散瘀血).
산연무력酸軟無力) 시큰거리고 연약해져 힘이 없어지는 증상.
산열(散熱) 열을 흩어서 없어지게 하는 효능.
산예(散翳) 눈의 예막(翳膜)을 치료하는 효능.
산욕열(産褥熱) 분만으로 생긴 성기의 상처로 세균이 감염되어 고열을 내는 병증.
산울개결(散鬱開結) 나쁜 기운이 울체(鬱滯)된 것을 풀어주는 효능.
산통(疝痛) 시면서 아픈 통증.
산풍(散風) 풍사(風邪)를 흩뜨리는 효능.
산풍한(散風寒) 인체에 침입한 풍한사(風寒邪)를 없애는 효능.
산한(散寒) 차가운 기운을 몰아내는 효능.

산혈(散血) 혈(血)을 흩뜨리는 효능.
산후추풍(産後抽風) 출산 후에 근육이 뻣뻣해지면서 수축 증상이 오랫동안 되풀이 되는 증세.
산후혈궐(産後血厥) 출산 후에 출혈을 많이 하였거나 간기(肝氣)가 위로 치밀어 혈(血)이 몰려서 생기는 증세.
산후혈민(産後血悶) 출산 후에 혈허(血虛)나 혈어(血瘀)로 정신이 혼미하고 가슴이 답답한 병증.
산후혈풍(産後血風) 출산 후에 성기 주위의 살이 벌겋게 부으면서 혈포(血泡)가 생기는 증상.
살균(殺菌) 곰팡이나 세균을 죽이는 효능.
살충(殺虫) 벌레(기생충, 해충 등)를 제거하거나 죽이는 효능.
삼습(滲濕) 습기(濕氣)를 소변으로 빼내는 효능.
삼출(滲出) 염증이 있을 때 혈액성분이 혈관에서 조직으로 나오는 현상.
삽장(澁腸) 설사를 그치게 하는 효능.
삽정(澁精) 수삽약(收澁藥)으로 유정(遺精)을 치료하는 효능.
상기기급(上氣氣急) 폐기(肺氣)가 위로 치밀어 호흡이 급해지는 증세.
상손토혈(傷損吐血) 상처를 입고 피를 토하는 증상.
상악육(廂惡肉) 피부의 점이나 사마귀의 불필요한 살점.
상음(傷陰) 음액(陰液), 진음(眞陰)이 줄어드는 병증.
상진(傷津) 진액(津液)이 손상되는 증상.
상풍감모(傷風感冒) 바람을 쏘여 풍사(風邪)의 침입을 받아 생긴 감기.
상한(傷寒) 추위로 인하여 생기는 질환. 차가운 기운에 상하는 증세.
생기(生肌) 피부에 새살이 돋아나게 하는 효능.
생진(生津) 진액(津液)을 만드는 효능.
생진지갈(生津止渴) 진액(津液)을 생기게 하고 갈증을 없애는 효능.
서간(舒肝) 간을 편안하게 하는 효능.
서근(舒筋) 경직된 근조직을 풀어주는 효능.
서루(鼠瘻) 나력(瘰癧)이 곪아 농이 되어 피부에 구멍이 뚫리는 병증.
서병(暑病) 날씨가 몹시 더워서 생기는 계절병.
서습(暑濕) 더위로 인한 열증에 습(濕)을 수반하는 병증.
서열(暑熱) 서사(暑邪)로 인한 열증.
서온(暑溫) 더운 기운에 상하여 온병(溫病)이 생긴 병증.
서체(暑滯) 더위로 생기는 체증(滯症).
석림(石淋) 소변 시 모래 같은 것이 섞여 나오면서 음경 속이 아픈 병증.
선(癬) 풍독(風毒)의 기운이 피부 깊은 곳에 있는 것.
선개(癬疥) 풍독(風毒)의 기운이 피부에 침입한 것.
선라(癬癩) 문둥병으로 피부에 선창(癬瘡)이 생기는 것.
선창(癬瘡) 피부 겉면이 해지지 않고 메마른 상태로 앓는 피부병. 버짐.
설강(舌絳) 온병열사(溫病熱邪)가 침입하여 혀가 몹시 붉어진 증상.
설리(泄痢) 설사와 이질(痢疾). 설사와 함께 소변이 잘 나오는 병증.
설사(泄瀉) 수분함량이 많아 죽 모양으로 배설되는 변.
설열(舌裂) 혀가 갈라져 터지는 증세.
설정(泄精) 소변으로 정액(精液)이 새어나오는 것.
설태(舌苔) 혓바닥에 이끼처럼 덮인 물질. 설구(舌垢).
섬상(閃傷) 인대나 근막이 땅겨지면서 갑자기 손상된 것.
성비안신(醒脾安神) 비(脾)를 활성화시키고 마음을 편안하게 하는 효능.
성주(醒酒) 술에 취한 것을 깨게 하는 효능.
소갈(消渴) 심한 갈증으로 몸이 여위고 오줌의 양이 많아지는 질환.
소곡(消穀) 소화를 돕는 효능.
소곡이기(消穀易飢) 음식을 많이 먹어도 쉽게 소화되어 먹고 난 후에 금방 배고픔을 느끼는 증세.

소담(消痰) 막혀 있는 탁한 담(痰)을 없애는 효능.
소담연(消痰涎) 가래침, 담 또는 거품이 섞인 침을 없애는 효능.
소담연견(消痰軟堅) 탁한 담이 뭉친 것을 부드럽게 만드는 효능.
소담음(消痰飮) 몸 속에 몰린 진액(津液)을 없애는 효능.
소변단소(小便短小) 소변이 시원찮고 잦으며 소변량이 적은 병증.
소변력통(小便瀝痛) 소변이 시원찮고 방울지어 떨어지며 아픈 증상.
소변백탁(小便白濁) 소변이 쌀뜨물같이 뿌옇게 흐린 병증. 요탁(尿濁).
소변불금(小便不禁) 소변을 참지 못하여 저절로 나오는 증상.
소변불리(小便不利) 소변이 잘 나오지 않는 병증.
소변빈삭(小便頻數) 소변을 자주 보는 증상.
소변비삽(小便秘澁) 소변이 잘 나오지 않는 증상.
소변삽통(小便澁痛) 소변이 잘 나오지 않고 아픈 병증.
소변여력(小便餘瀝) 오줌을 다 눈 뒤에도 오줌 방울이 떨어지는 증상.
소변적삽(小便赤澁) 소변이 붉고 배뇨가 시원하지 않은 증세.
소변적열(小便積熱) 소변색이 붉고 뜨거운 증상.
소상(燒傷) 높은 열에 의하여 생긴 화상(火傷). 탕화창(湯火瘡).
소서(消暑) 서사(暑邪)를 제거하는 효능.
소수(消水) 땀을 내거나 소변을 누게 해서 수기(水氣)를 없애는 효능.
소식(消食) 음식을 소화시키는 효능.
소아행지(小兒行遲) 어린아이가 2, 3세가 되도록 걷지 못하는 증세.
소악혈(消惡血) 혈맥 밖에 쌓여 못 쓰게 된 피를 제거하는 효능.
소양증(瘙痒症) 가려움증.
소어(消瘀) 어혈(瘀血)을 삭여 없애는 효능.
소염(消炎) 염증(炎症)을 가라앉히는 효능.
소옹(消癰) 종기를 치료하는 효능.
소옹산종(消癰散腫) 옹저(癰疽) 및 종독(腫毒)을 없애는 효능.
소옹저(消癰疽) 큰종기를 없애는 효능.
소유(少乳) 산모의 젖이 부족한 증상.
소적(消積) 뱃속에 생긴 덩어리를 제거하는 효능.
소종(消腫) ①종기(腫氣)를 없애는 효능. ②부은 것을 가라앉히는 효능.
소창(消脹) 창만(脹滿)을 없애는 효능.
소창독(消瘡毒) 상처의 독기(毒氣)를 제거하는 효능.
소체(消滯) 체한 음식을 삭여 내려가게 하는 효능.
소풍(消風) 풍사(風邪)가 인체에 침입한 것을 발산시켜 제거하는 효능.
속골(續骨) 뼈가 부러진 것을 붙게 해주는 효능
속근(續筋) 근육이 끊어진 것을 이어주는 효능.
수각산연마목(手脚酸軟痲木) 손발이 저리며 나른하고 아픈 증상.
수고(水蠱) 기생충에 의한 복창(腹脹).
수고(水鼓) 배에 물이 차 북처럼 불러오는 증상.
수근경직(手筋痙直) 손목뼈의 긴장상태로 뻣뻣해지는 증상. 수근골경직.
수기종만(水氣腫滿) 수종병(水腫病)으로 가슴이 그득한 증세.
수독(水毒) 오염된 물을 마시거나 그 물로 몸을 씻어서 병이 된 것.
수렴(收斂) 넓게 펼쳐진 기운을 안으로 모이게 수축시키는 효능.
수명(羞明) 빛만 보면 눈이 껄끄럽고 아픈 병증.
수사(水瀉) 음식이 소화되지 않아서 물 같은 설사(泄瀉)를 하는 병증.
수삽(收澁) 거두고 내보내지 않게 하는 효능.
수액(唾液) 타액. 침.
수양성하리(水樣性下痢) 물 같은 설사를 하는 병증.
수전증(手顫症) 손이 규칙적인 리듬을 가지고 떨리는 증세.
수종(水腫) 수습(水濕)이 많이 괴어 몸이 붓는 질환.
수종복만(水腫腹滿) 수습(水濕)으로 몸이 붓고 배가 더부룩한 증상.

수창(手瘡) 손에 나는 부스럼.
수토병(水土病) 특정 지역의 기후, 물 등이 몸에 맞지 않아 생기는 병증.
수포(水疱) 피부가 부풀어올라 속에 진물이 잡힌 병증. 물집.
수한(收汗) 땀을 멎게 하는 효능.
숙식(宿食) 음식물이 소화되지 않고 위에 머물러 있는 병증. 숙체(宿滯).
숙취(宿醉) 이튿날까지 깨지 않는 술의 취기(醉氣).
순기(順氣) 기(氣)를 원활히 소통시키는 효능.
습담(濕痰) 습기가 몸 안에 오래 머물러 있어서 생기는 가래.
습독(濕毒) 습(濕)이 몰려서 생긴 독(毒).
습비(濕痺) 습(濕)으로 인해서 피부 감각이 둔해지고 뻣뻣하며 숨이 차고 가슴이 그득해서 부어오르는 병증.
습비구련(濕痺拘攣) 습사(濕邪)가 심해서 팔다리가 저리고 관절이 아프며 근육이 오그라드는 증세.
습성곤비(濕盛困脾) 습사(濕邪)가 심해서 비(脾)의 기능을 잃는 증세.
습열(濕熱) 습과 열이 결합된 나쁜 기운으로 인하여 생기는 병증.
습조(濕阻) 습(濕)이 기(氣)의 소통을 방해하는 것.
습종(濕腫) 습사(濕邪)로 인하여 온몸이 붓는 증세.
습창(濕瘡) 풍습열독(風濕熱毒)이 침범하여 생긴 습진.
승습(勝濕) 습사(濕邪)를 물리치는 효능.
승양(昇陽) 양기(陽氣)를 끌어올리는 효능.
시물불청(視物不淸) 사물이 맑게 보이지 않는 증상.
시기발열(時氣發熱) 전염병으로 열이 나는 것.
시기역려(時氣疫癘) 질병이 빠르게 전염되는 것.
식격(食膈) 음식을 먹어도 내려가지 않고 때로는 침을 토하는 병증.
식도협착(食道狹窄) 식도의 좁아져서 음식물을 삼키기 곤란한 증상.
식상(食傷) 음식을 많이 먹어 비위(脾胃)를 손상시켜 발생하는 병증.
식소비창(食小脾脹) 비창(脾脹)으로 음식을 잘 먹지 못하는 증세.
식적(食積) 음식이 잘 소화되지 않고 뭉치는 증세.
식적담체(食積痰滯) 식적(食積)으로 담이 머물러 맺혀있는 증상.
식체(食滯) 먹은 음식이 잘 소화되지 않는 증세. 소화불량증.
식풍(熄風) 풍(風)을 가라앉히는 효능.
신염부종(腎炎浮腫) 신장에 염증이 있어서 붓거나 헌 증세.
신지불청(神志不淸) 정신과 지각이 온전하지 못한 증세.
신허(腎虛) 배꼽 아래 부위의 장기가 허약한 병증.
신허작천(腎虛作喘) 신(腎)이 허하여 호흡이 가쁜 병증.
신혼(神昏) 정신이 혼미(昏迷)하고 전혀 의식이 없는 병증.
실기(失氣) 기운을 잃어버리는 증상.
실음(失音) 목이 쉬거나 말을 못하는 병증.
실정(失精) 남자의 정액이 저절로 흘러나오는 증상. 유정(遺精).
심계(心悸) 놀라지도 않았는데 가슴이 저절로 뛰어 편하지 못한 증세.
심교통(心絞痛) 가슴이 쥐어짜는 것처럼 몹시 아픈 증상.
심기(心氣) 심장의 혈액순환을 촉진시키는 기능.
심력쇠갈(心力衰竭) 심(心)의 기운이 다한 것.
심번(心煩) 번열(煩熱)이 나면서 답답한 증세. 번심(煩心).
심번뇨적(心煩尿赤) 번열(煩熱)이 나면서 소변이 붉게 나오는 병증.
심복냉통(心腹冷痛) 가슴과 배가 차면서 아픈 증상.
심부전(心不全) 심장 이상으로 혈액을 공급하지 못해 발생하는 병증.
심열(心熱) 심에 생긴 여러가지 열증. 심기열(心氣熱).
심요(心搖) 어수선하고 흐트러진 마음 상태.
심요산맥(心搖散脈) 마음이 흐트러져 어수선하고 맥이 미약한 증세.
심위기통(心胃氣痛) 심(心)과 위(胃)의 기(氣)가 통하지 않아 아픈 병증.

심통(心痛) 심장 부위와 명치 부위의 통증. 거통(擧痛).
심화(心火) 울화(鬱火)로 답답하고 몸에 열(熱)이 높은 병증.
심흉번민(心胸煩悶) 심장과 가슴 부위가 답답하며 마음이 불안한 증세.
심흉울결(心胸鬱結) 가슴 속의 기혈(氣血)이 몰려서 풀리지 않는 증상.

〈 ㅇ 〉

아감(牙疳) 감질(疳疾)의 열독(熱毒)이 위(胃)를 공격하여 생기는 병증.
아구창(鵝口瘡) 입 안의 점막이나 혀에 둥근 하얀 반점이 생기는 병증.
아의(牙宣) 잇몸이 붓거나 위축되고 아프며 피나 고름이 나오는 병증.
아장풍(鵝掌風) 손바닥이 거칠어지고 터서 거위발바닥처럼 되는 증세.
아침통(兒枕痛) 산후에 주기적으로 나타나는 하복통. 산침통(産枕痛)
악독(惡毒) 인체에 질병을 일으키는 원인이 되는, 나쁜 독성 물질.
악독충창(惡毒虫瘡) 벌레로 인해서 생기는 부스럼.
악육(惡肉) 까칠한 군살이 생기거나 피부가 콩알 같이 도드라지는 증상.
악창(惡瘡) 치료하기 어려운 부스럼. 악성 종기(腫氣).
악혈(惡血) 혈맥(血脈) 밖으로 흘러 조직에 쌓여 못 쓰게 된 혈액(血液).
안검하수(眼瞼下垂) 윗눈꺼풀이 늘어져 동공을 덮는 병증.
안무(眼霧) 사물이 뿌옇게 보이는 증세.
안신(安神) 정신을 안정시키는 효능.
안신증지(安神增智) 정신을 안정시키고 지능을 높이는 효능.
안예(眼翳) 눈의 검은자위에 생긴 아롱이나 눈병으로 남은 자국.
안정피로(眼睛疲勞) 눈동자가 피로한 병증.
안태(安胎) 임신부와 태아를 안정시키는 효능.
앙풍류루(迎風流淚) 바람을 쐬면 눈물을 많이 흘리는 증세.
애기(噫氣) 목구멍에서 연속적으로 나는 소리. 트림. 애역(噫逆).
야제증(夜啼症) (어린이가) 밤에 발작적으로 우는 병증.
양(瘍) 피부 안의 기육(肌肉)과 뼈 등에 발생하는 창양(瘡瘍).
양기복통(凉氣腹痛) 서늘한 기운을 느끼면서 배가 아픈 증상.
양기혈(養氣血) 기와 혈을 북돋우는 효능.
양쇠(陽衰) 양기(陽氣)가 허쇠해지는 병증.
양심(養心) 심혈(心血)을 강화하여 정신을 안정시키는 효능.
양열(凉熱) 열기를 식히는 효능.
양옹(瘍癰) 피부 안의 기육(肌肉)과 뼈 등에 발생하는 종기(腫氣).
양위(養胃) 위음(胃陰)을 북돋우는 효능. 자양위음(滋養胃陰).
양위(陽痿) 음경(陰莖)이 발기되지 않거나 단단하지 않은 병증.
양음(養陰) 음기(陰氣)를 길러주는 효능.
양진(痒疹) 피부가 가렵고 아픈 증상.
양허(陽虛) 양기(陽氣)가 부족하고 기능이 쇠약해진 증세.
양허기약(陽虛氣弱) 양기부족(陽氣不足)으로 원기가 약한 증세.
양혈(養血) 피를 보양하는 효능.
양혈(凉血) ①피를 서늘하게 하는 효능. ②혈을 시원하게 하는 효능.
양혈렴음(養血斂陰) 혈(血)을 길러주고 음(陰)을 모아주는 효능.
어린선(魚鱗癬) 건조하여 물고기 비늘처럼 피부 각질이 일어나는 증세.
어체(瘀滯) 뭉치고 얽혀서 기(氣)의 소통을 막고 정체되는 증세.
어체종통(瘀滯腫痛) 어혈이 기(氣)의 소통을 막아 붓고 아픈 증상.
어한(禦寒) 한사(寒邪)에 코가 막혀 기침이 나오고 숨을 헐떡이는 증세.
어혈(瘀血) 피가 몸 안의 일정한 곳에 몰리는 증세.
억균(抑菌) 사람에게 해로운 균의 작용을 억제하는 효능.
여풍(癘風) 외사(外邪)의 침입으로 기혈이 손상되는 병증.
역리(疫痢) 전염성이 강하고 매우 심한 이질(痢疾).
역상기(逆上氣) 사기(邪氣)가 기(氣)를 따라 역상(逆上)하는 것.

연주창(連珠瘡) 나력(瘰癧)이 여러 개 잇달아 생긴 것이 곪아 터진 증세.
열결황달(熱結黃疸) 열을 동반한 황달(黃疸).
열독(熱毒) ①열(熱)이 몰려 독이 생긴 것. ②더위로 생기는 발진(發疹).
열독창(熱毒瘡) 온몸에 열독으로 부스럼이 나고 몹시 아픈 병증.
열독천(熱毒喘) 더위로 인한 숨이 찬 증세.
열독하리(熱毒下痢) 열증(熱證)에 속하는 이질.
열리(熱痢) 대장에 열독(熱毒)이 몰려서 생긴 이질(痢疾).
열림(熱淋) 습열(濕熱)이 하초(下焦)에 몰려 배뇨가 잘 되지 않는 병증.
열병축혈(熱病蓄血) 열병으로 어혈이 안에 뭉쳐 있는 병증.
열비(熱痺) 속에 열이 몰려 있는데다 풍한습사(風寒濕邪)가 침입해서 생긴 비증(痺證).
열사(熱邪) 열의 속성을 가진 사기(邪氣).
열상(熱傷) 물, 열량, 증기, 기타 고온의 물체와 접촉한 피부 등의 손상.
열성번조(熱盛煩躁) 고열로 달아오르면서 손발을 버둥거리는 증상.
열성포진(熱性疱疹) 열성병 · 과로 등으로 입술에 생긴 물집 같은 발진.
열입혈분(熱入血分) 열사(熱邪)가 혈분(血分)으로 침범한 증세.
열절(熱節) 열이 몰려 피부에 나는 작은 종기. 뾰루지.
열종(熱腫) 열로 인한 종기(腫氣).
열창(熱瘡) 열이 많이 날 때 피부나 점막에 생기는 물집.
열해(熱咳) 열이 심해져 해수(咳嗽)가 도진 병증.
염음수한(斂陰收汗) 음액(陰液)을 수렴하고 땀을 멎게 하는 효능.
염좌(捻挫) 외부의 힘에 의해 관절이 삔 증세.
염창(斂瘡) 부스럼을 아물게 하고 수렴시키는 효능.
염창(臁瘡) 경골(硬骨) 부위에 생긴 창양(瘡瘍).
염폐(斂肺) 폐의 기운을 수렴하여 기침을 멈추게 하는 효능.
영(癭) 붉은 색을 띠며 갑상선이 부어오르는 병증.
영기(癭氣) 혹의 하나로 주로 목과 어깨에 생긴다.
영류(癭瘤) 혹 같은 덩어리. 영(癭)과 유(瘤)를 통칭하는 말.
영심(寧心) 마음의 불안 등을 가라앉히고 편안하게 하는 효능.
예(翳) 눈의 흑정(검은 눈동자)이 흐려져 시력 장애를 일으키는 병증.
예막(翳膜) 붉거나 푸른 막(膜)이 눈자위를 덮는 눈병.
예장(翳障) 눈의 겉에 예막(翳膜)이 없고 눈동자가 속으로 가려진 증세.
오로(五勞) 허로(虛勞)를 다섯 가지로 나눈 것. 로(心勞) · 폐로(肺勞) · 간로(肝勞) · 비로(脾勞) · 신로(腎勞).
오로(惡露) 분만 후에 나타나는 질 분비물. 대하(帶下).
오로부전(惡露不全) 산욕기에 자궁과 질에서 배설되는 분비물이 원활하지 않은 증세.
오림(五淋) 임증(淋症)을 다섯 가지로 분류한 것. 석림(石淋), 기림(氣淋), 고림(膏淋), 노림(勞淋), 열림(熱淋).
오심(惡心) 속이 메슥거리면서 토할 것 같은 증세.
오조(惡阻) 임신 초기에 나타나는 심한 입덧.
오한(惡寒) 갑자기 몸에 열이 나면서 추위를 느끼는 증세.
온경(溫經) 경맥(經脈)을 따뜻하게 하는 효능.
온병(溫病) 온사(溫邪)를 침입으로 생기는 가벼운 급성 열병.
온신(溫腎) 성질이 더운 약으로 신양(腎陽)을 북돋우는 효능.
온양(溫陽) 성질이 더운 약으로 양기(陽氣)를 통하게 하는 효능.
온역(瘟疫) 전염성 사기(邪氣)를 받아서 생기는 급성열성 전염병.
온위(溫胃) 위(胃)를 따뜻하게 하는 효능.
온중(溫中) 중초(中焦)를 따뜻하게 하는 효능.
온폐(溫肺) 폐(肺)를 따뜻하게 하는 효능.
옹(癰) 부스럼. 종기(腫氣).

옹감(癰疳) 심한 종기(腫氣)와 만성 영양 장애로 몸이 야위는 병증.
옹독(癰毒) 열(熱)로 인해 살이 썩고 고름이 생기게 되는 병증.
옹상(癰傷) 옹(癰)으로 피부가 허는 증상.
옹양(癰瘍) 종기(腫氣).
옹저(癰疽) 크고 심한 종기.
옹저발배(癰疽發背) 크고 심한 종기가 등에 나는 증상.
옹절(癰癤) 급성(急性)으로 곪고 가운데에 뿌리가 박히는 큰 종기(腫氣).
옹종(癰腫) 몸에 난 종기가 좀처럼 없어지지 않는 증세.
옹종풍통(癰腫風痛) 풍사(風邪)로 인하여 몸의 여기저기가 아픈 증상.
옹창(癰瘡) 외옹(外癰)이 곪아터진 후 오랜 동안 아물지 않는 병증.
완비(頑痺) 손발이 시큰거리면서 아프고 피부에 감각이 없는 병증.
완사(緩瀉) 몸 속의 사기를 천천히 빼내는 효능.
완하(緩下) 장을 원활하게 하여 대변이 완만하게 나오게 하는 효능.
완화(緩和) 급한 일이 닥쳤을 때 마음을 느긋하게 해주는 효능.
외양(外瘍) 인체 외부에 창양(瘡瘍)이 발생한 증세.
외양견종(外瘍堅腫) 피부에 생긴 창양이 단단하게 붓는 증세.
외치(外痔) 항문 바깥쪽에 생긴 치질(痔疾). 수치질.
요각불수(腰脚不隨) 허리와 다리를 사용하지 못하는 증세.
요관결석(尿管結石) 신장에서 생긴 결석이 요관에 정체한 증상.
요독증(尿毒症) 오줌으로 배설되어야 할 노폐물이 혈액 속에 축적되어 일어나는 중독 증세.
요붕증(尿崩症) 비정상으로 다량의 오줌을 배설하는 병증.
요슬산연(腰膝痠軟) 허리와 무릎이 시큰거리고 힘이 없어지는 증세.
요슬위약(腰膝萎弱) 허리와 무릎이 결리고 시큰거리며 힘이 없는 증세.
요폐(尿閉) 방광에 오줌이 괴어 있지만 배뇨하지 못하는 증상.
요혈(尿血) 오줌에 피가 섞여 나오는 병증.
욕창(辱瘡) 혈액순환 장애로 인한 조직 괴사로 생긴 궤양(潰瘍).
우피선(牛皮癬) 몹시 가렵고 쇠가죽처럼 두꺼워지는 피부병.
울결(鬱結) 기혈(氣血)이 신체의 한 곳에 몰려 흩어지지 않는 증세.
울증(鬱症) 마음이 어둡고 가슴이 답답한 증세.
울체(鬱滯) 기혈이나 수습(水濕) 등이 한 곳에 몰려 있는 증세.
울혈(鬱血) 혈류 장애로 정맥 내에 혈액이 뭉치는 증세.
월경불순(月經不順) 생리가 순조롭지 못한 증세. 생리불순.
월경불통(月經不通) 월경이 있어야 할 시기에 나오지 않는 병증.
월경출혈(月經出血) 월경주기 동안에 비정상적인 출혈이 있는 병증.
월경폐색(月經閉塞) 월경(月經)이 막혀 안 나오는 증세.
위내정수(胃內停水) 위에 수습(水濕), 담음(痰飮) 등이 정체(停滯)된 것.
위부정수(胃部停水) 명치 밑에 물이 괴어 가슴이 아픈 증세.
위부정체장만(胃部停滯腸滿) 위에 음식물이 몰려서 더부룩해진 증세.
위음(胃陰) 위양(胃陽)과 함께 음식물의 수납과 소화를 담당하는 기운.
위창반산(胃脹反酸) 위에 음식물이 쌓여 쓴물이 올라오는 증세.
위하수(胃下垂) 위의 위치가 정상보다 아래로 내려오는 증상.
위허(胃虛) 위기(胃氣)나 위음(胃陰)이 허하여 나타나는 병증.
유간(柔肝) 피를 보양하여 간(肝)을 부드럽게 하는 효능.
유뇨(遺尿) 밤에 자다가 무의식중에 오줌을 자주 싸는 증세.
유루(流淚) 눈물이 그치지 않고 계속 흘러내리는 증세.
유미뇨(乳糜尿) 지방분(脂肪分)이나 또는 유미가 섞인 젖 빛깔의 오줌.
유암(乳癌) 유방에 돌처럼 굳은 종물(腫物)이 생긴 병증.
유옹(乳癰) 유방에 생긴 옹(癰). 젖멍울.
유음(溜飮) 음식물이 소화되지 않고 위에 정체하여 신물이 나오는 증상.
유익(遺溺) 소변이 저절로 나오는 병증.

유정(遺精) 정액이 저절로 나오는 병증.
유종(乳腫) 유방(乳房)에 발생한 종기(腫氣).
유주(流注) 사독(邪毒)이 여기저기 옮겨지다가 신체 조직이 곪는 병증.
유창불소(乳脹不消) 유방에 생기는 부스럼이 없어지지 않는 증상.
유체(流涕) 눈물이나 콧물을 흘리는 병증.
유풍(遊風) 얼굴이 부분적으로 붓는 병증. 적백유풍(赤白遊風).
육적(肉積) 고기를 많이 먹어서 적체되어 생긴 병증.
육체(肉滯) 고기를 먹고 생긴 체증(滯症).
육혈(衄血) 두부(頭部)의 모든 구멍 및 살갗에서 피가 나오는 병증.
윤오장(潤五臟) 오장(五臟)을 적셔주는 효능.
윤장(潤腸) 장의 기능을 원활하게 하는 효능.
윤조(潤燥) 진액(津液)이나 혈(血)이 마르는 것을 치료하는 효능.
윤폐(潤肺) 폐(肺)를 부드럽게 적셔주는 효능.
은진(隱疹) 피부나 점막에 생긴 작은 종기(腫氣). 두드러기.
음낭퇴질(陰囊㿗疾) 양쪽 고환이 부어서 커진 증세.
음부습양(陰部濕痒) 음부가 축축하고 가려운 증세.
음상(陰傷) 음진(陰津)이 상한 병증.
음상목암(陰傷目暗) 음진(陰津)이 상하여 눈이 어두워지는 증세.
음상인건(陰傷咽乾) 음진(陰津)이 상하여 목구멍이 마르는 증상.
음위(陰痿) 음경이 발기되지 않거나 발기되어도 단단하지 않은 증세.
음종(陰腫) 음중(陰中)에 종기(腫氣)가 생겨 아픈 증세.
음중(陰中) 신체부위 외생식기(外生殖器).
음하습양(陰下濕痒) 사타구니가 축축하고 가려운 증세.
음허(陰虛) 음액(陰液)이 부족한 증상.
음허혈소(陰虛血少) 음허(陰虛)와 혈(血)의 소실로 혈의 기능이 감퇴되는 병리상태.
음혈(陰血) 피가 음(陰)적인 속성을 띠는 데 따른 명칭.
이격(利膈) 흉격(胸隔)을 편하게 하는 효능.
이규(利竅) 대변과 소변을 잘 나오게 하는 효능.
이근골(利筋骨) 근골을 튼튼하게 하는 효능.
이기(理氣) 기(氣)가 막힌 것을 제거하는 효능.
이기개위(理氣開胃) 기를 다스려 이롭게 하고 위를 열어 확장하는 효능.
이농(耳膿) 귓구멍 속이 곪아 고름이 나는 병.
이뇨(利尿) 소변을 잘 나오게 하는 효능.
이담(利膽) 담을 이롭게 하는 효능.
이대소변(利大小便) 대소변을 잘 나오게 하는 효능.
이루(耳漏) 외이도에서 배설되는 분비물.
이명(耳鳴) 귀에서 파도소리, 기계 돌아가는 소리, 바람부는 소리 등 다양한 소리가 나는 증상. 귀울림.
이변통리(二便通利) 대소변이 잘 나오게 하는 효능.
이소변(利小便) 소변을 잘 나오게 하는 효능. 이수(利水).
이수(利水) 몸의 수분배출을 원활하게 하는 효능.
이슬 분만 전에 자궁 입구를 막고 있던 점액이 빠져 나오는 증상.
이습(利濕) 인체의 습기를 소변으로 내보내는 효능.
이열(裏熱) 위장(胃腸)이나 폐위(肺胃)에 열(熱)이 있거나 간담(肝膽)에 울열(鬱熱)이 있는 병증.
이완(弛緩) 근육이나 관절 등의 신체 조직이 쭉 펴지고 늘어나는 것.
이이변(利二便) 대소변을 잘 나오게 하는 효능.
이인(利咽) 인후(咽喉)를 통하게 하는 효능.
이인후(利咽喉) 인후(咽喉)를 편하게 하는 효능.
이후월식창(耳後月蝕瘡) 귓바퀴 뒤에 생긴 부스럼.

익기(益氣) 허약한 원기를 돕는 효능. 보기(補氣).
익뇌(益腦) 뇌(腦)를 보익(補益)하는 효능.
익신(益腎) 신(腎)을 보익(補益)하는 효능. 신장의 기를 북돋우는 효능.
익위(益胃) 위허(胃虛)를 보익(補益)하는 효능.
익정(益精) 정기(精氣)를 보익(補益)하는 효능.
익정명목(益精明目) 정기(精氣)를 보익(補益)하고 눈을 밝게 하는 효능.
익정수(益精髓) 정기(精氣)와 골수(骨髓)를 보익(補益)하는 효능.
익혈(益血) 혈을 더해 주는 효능.
인건(咽乾) 목 안이 마른 증세.
인종(咽腫) 목구멍이 붓는 병증.
인후부종(咽喉浮腫) 목이 붓고 아픈 증세.
인후열종(咽喉熱腫) 인두와 후두에 생기는 열로 인한 종기(腫氣).
일격구토(噎膈嘔吐) 음식을 입에 넣자마자 토하는 증세.
임력(淋瀝) 소변이 방울방울 떨어지고 시원하게 나오지 않는 증상.
임력사석(淋瀝砂石) 소변에 모래 같은 것이 섞이고 찔끔거리는 증세.
임로골립(淋露骨立) 오줌이 가늘고 몸이 몹시 마르는 병증.
임병(淋病) 오줌이 자주 마렵고 찔끔거리며, 아랫배가 땅기는 증세.
임탁(淋濁) 소변을 볼 때 음경 속이 아프고 역한 냄새가 나는 멀건 고름 같은 것이 나오는 성병(性病).

〈 ㅈ 〉

자궁경암(子宮頸癌) 질에 연결된 자궁경부에 발생하는 악성종양.
자궁수축(子宮收縮) 분만유도 등을 목적으로 자궁을 수축시키는 것.
자궁탈수(子宮脫垂) 자궁이 아래로 내려앉는 것.
자궁탈출(子宮脫出) 자궁이 음도(陰道) 밖으로 나오는 증세.
자궁혈종(子宮血腫) 자궁에 혈액이 응고하여 생긴 종기(腫氣).
자반병(紫班病) 피하나 점막에 출혈이 일어나 자색 반점이 생기는 질환.
자보(滋補) 정기(精氣)를 길러서 보익(補益)하는 효능.
자신(滋腎) 신(腎)을 기르는 효능.
자양(滋養) ①몸의 영양을 돋우는 효능. ②양기(陽氣)를 기르는 효능.
자음(滋陰) 음기를 도와주는 효능.
자통(刺痛) 가시에 찔린 듯이 따끔하게 아픈 증상.
자한(自汗) 저절로 땀이 많이 나는 질환.
자한폭탈(自汗暴脫) 땀이 너무 많이 나서 음양기혈(陰陽氣血)이 심하게 허손(虛損)된 병증.
잔뇨(殘尿) 배뇨 종료 직후에 방광 내에 남아있는 오줌.
장근골(壯筋骨) 근육과 골격을 강화하는 효능.
장기(瘴氣) 습열장독(濕熱瘴毒)을 감수함으로써 발생하는 온병(溫病).
장기악독(瘴氣惡毒) 장기(瘴氣)로 인해 생긴 독(毒).
장기탈수(臟器脫垂) 장기(臟器)가 아래로 내려온 병증.
장만(腸滿) 액체(液體) 또는 가스가 차서 배가 팽만 하는 병증.
장양(壯陽) 심, 신의 양기를 강장(强壯)시키는 효능.
장옹(腸癰) 창자 속에 옹(癰)이 생기고 아울러 배가 아픈 병증.
장윤(腸潤) 진액이 잘 돌면서 장을 눅여주는 효능.
장장(壯腸) 장을 튼튼하게 하는 효능.
장조(腸燥) 장(腸)의 진액이 줄어들고 혈이 마르는 증세.
장풍(腸風) 치질 때 대변을 볼 때 피가 나오는 병증.
장풍사혈(腸風瀉血) 장풍(腸風)증으로 하혈(下血)하는 증세.
장풍열독(腸風熱毒) 열독(熱毒)의 기운에 발생하는 장풍(腸風).
장풍치루(腸風痔漏) 장풍(腸風)으로 치창(痔瘡)이 궤파(潰破)되어 고름이 나오고 잘 아물지 않는 증세.

장풍치혈(腸風痔血) 장풍(腸風)과 치질(痔疾)로 피가 나오는 것.
장풍하열(腸風下熱) 장풍(腸風)증에 하초(下焦)에 열(熱)이 있는 증세.
저(疽) 응어리가 생기고 뿌리가 깊은 악성 종기(惡性腫氣).
저루(疽瘻) 옹저(癰疽)에 창구(瘡口)가 생겨 진물이 흐르는 병증.
적(積) 오장(五臟)에 생겨서 일정한 부위에 머물러 있는 덩어리.
적괴(積塊) 배와 옆구리에 덩어리가 단단하게 맺혀 만져지는 병증.
적뇨(赤尿) 요적(尿赤). 소변이 붉게 나오는 증세.
적대하(赤帶下) 음도에서 피 같은 점탁성의 홍색 분비물이 흐르는 병증.
적란(赤爛) 눈이 붉게 충혈(充血)되고 부스럼이 생겨 문드러지는 병증.
적리(積痢) 음식에 체하여 생긴 이질.
적목(赤目) 빨갛게 충혈된 눈. 목적(目赤).
적백구리(赤白久痢) 곱과 피고름이 섞인 대변을 보는 오래된 이질.
적백대하(赤白帶下) 음도(陰道)에서 붉은색과 흰색이 섞인 점액이 계속 흘러나오는 증세.
적백리(赤白痢) 곱과 피고름이 섞인 대변을 보는 이질.
적백유진(赤白游疹) 풍열이 혈분(血分)이나 기분(氣分)에 머물러 얼굴에 국한성 부종을 나타내는 병증.
적백이질(赤白痢疾) 하얀 고름이나 혈액이 대변에 섞여나오는 이질.
적안(赤眼) 충혈과 눈곱을 주증으로 하는 눈병. 백정(白睛)이 붉은 증후.
적체(積滯) 음식물이 제대로 소화되지 못하고 체하는 것. 소화불량.
적취(積聚) 몸 안에 쌓인 기로 뱃속에 덩어리가 생겨 아픈 병증.
적풍(賊風) 이상기후(바람)로 사람의 건강에 해를 주는 사기(邪氣).
전간(癲癎) 발작적으로 의식장애가 오는 증세.
전광(癲狂) 정신이상이 생긴 병증.
전근(轉筋) 팔다리에 경련이 일어 뒤틀리는듯 아픈 증세. 쥐가 나는 것.
절상(折傷) 뼈가 부러진 증세. 골절(骨折).
절상(切傷) 칼에 잘려서 난 상처.
절종(癤腫) 부어오른 절증(癤症). 뾰루지.
접골(接骨) 어긋나거나 부러진 뼈를 이어 맞추는 효능.
정경(定驚) 놀란 것을 가라앉게 하는 효능.
정기수렴(精氣收斂) 정기(精氣)를 한곳으로 모이게 수축시키는 효능.
정독(疔毒) 정창(疔瘡)이 중해지고 악화되는 병증.
정력(精力) 심신(心身)의 활동력이나 남자의 성적능력(性的能力).
정수(精水) 정액(精液).
정장(整腸) 장(腸)의 기능을 정상적으로 만드는 효능.
정종(疔腫) 열독(熱毒)으로 붓고 달아오르며 심한 통증이 있는 병증.
정창(疔瘡) 열독(熱毒)이 몰려서 생기는 창양(瘡瘍).
정천(定喘) 기침과 가래를 멎게 하는 효능.
정충(疔忡) 항상 불안초조하고 가슴이 몹시 두근거리는 병증.
정통(定痛) 통증을 그치게 하는 효능.
정혈(精血) 생기를 돌게 하는 맑은 피.
제독(除毒) 독성(毒性)을 없애는 효능.
제번(除煩) 가슴 속이 답답하여 손발을 버둥거리는 증세를 없애는 효능.
제복동통(臍腹疼痛) 배꼽 주위가 쑤시면서 아픈 것.
제사기(除邪氣) 나쁜 기운을 없애주는 효능.
제습(除濕) 몸속의 끈적끈적한 습기를 제거하는 효능.
제열(除熱) 열을 제거하는 효능.
조경(調經) 월경(月經)을 고르게 하는 효능.
조기백발증(早期白髮症) 젊은 나이에 모발이 하얗게 변하는병증.
조비(助脾) 비장(脾臟)의 기능을 도와주는 효능.
조삽(燥澁) 말라서 부드럽지 못하고 파슬파슬한 상태.

조삽불통(燥澁不通) 장위(腸胃)가 건삽(乾澁)하여 대소변이 잘 통하지 않는 증상.
조습(燥濕) 바싹 마른 증상과 축축한 증세.
조양(助陽) 양기(陽氣)를 북돋는 효능. 보양(補陽).
조열(潮熱) 일정한 간격으로 일어나는 신열(身熱).
조영위(調營衛) 영기와 위기를 조화롭게 하는 효능.
조잡(嘈雜) 명치 아래가 쌀쌀하면서 아픈 병증.
조중(調中) 중초(中焦)를 조화롭게 하는 효능.
조해(燥咳) 마른 기침.
조혈(造血) 간세포가 증식하고 분화하여 성숙혈구를 생산하는 과정.
족위(足痿) 발의 근육이 연약해져서 걷지 못하는 증세.
졸중풍(卒中風) 뇌졸증
종기(腫氣) 신체의 어느 한 부분이 비정상적으로 솟아 올라 있는 병증.
종독(腫毒) 몸의 헌 데. 헌 데에 독이 생긴 증세.
종양(腫痒) 창양(瘡瘍)이 곪기 전에 부어오르는 증세. 붓고 가려운 증세.
종창(腫脹) 염증이나 종양 등으로 곪거나 부어오른 병증.
종통(腫痛) 부어오르고 아픈 증세.
좌상(挫傷) 외력(外力)이 작용하여 피부에 큰 상처 없이 피하 조직 및 근골(筋骨), 장기가 상한 증세.
좌판창(坐板瘡) 엉덩이에 생기는 뾰루지, 땀띠 등의 창양(瘡瘍).
주달목황(酒疸目黃) 음주(飮酒)로 눈이 황색으로 되는 황달(黃疸).
주독폭열(酒毒暴熱) 알코올중독에 의한 돌연한 발열.
주마감(走馬疳) 이뿌리가 검게 썩어 냄새가 나면서 심해지면 이가 빠지고 뺨에 구멍이 뚫어지며 입술이 갈라지는 병증.
주마진(朱痲疹) 피부에 돋는 삼씨 알 크기의 붉은색 발진(發疹).
주비(周痺) 온몸이 아프고 무거우며 감각이 둔해지고 목과 잔등이 당기는 비증(痺證).
주취(酒醉) 술을 많이 마셔 취한 증세.
주침(酒浸) 약재(藥材)를 보관하기 위해 술에 담가두는 한약 포제법.
중서(中暑) 더위를 받아서 갑자기 어지럽고 메스껍고 토하며 가슴이 답답하고 숨이 차며 얼굴이 창백한 증세.
중설(重舌) 혀 밑에 혀 모양의 군살이 돋는 병증.
중악(中惡) 갑자기 명치 아래가 찌르는 것처럼 몹시 아프고 답답하며 인중 부위가 검푸른 증상.
중초(中焦) 심장(心臟)에서 배꼽 사이의 부분(部分).
중풍(中風) 뇌혈관 장애로 갑자기 정신을 잃고 마비가 발생하는 질환.
중풍담용(中風痰湧) 중풍으로 담(痰)이 생겨 넘치는 병증.
중풍폭열(中風暴熱) 풍(風)이 표(表)에 침입하여 폭열(暴熱)과 고열(高熱)이 갑자기 나는 증세.
증가적취(症瘕積聚) 오랜 체증(滯症)으로 뱃속에 응어리가 생기는 병증.
지갈(止渴) 갈증을 그치게 하는 효능.
지경(止痙) 경련을 멈추게 하는 효능.
지구(止嘔) 속이 메슥거려 토(吐)하려는 증세를 멈추게 하는 효능.
지구악(止嘔惡) 속이 울렁거리거나 토하는 것을 멈추게 하는 효능
지대(止帶) 대하(帶下)를 그치게 하는 효능.
지리(止痢) 설사를 멈추게 하는 효능.
지번(止煩) 번조(煩躁)를 그치게 효능.
지번갈(止煩渴) 번갈(煩渴)을 그치게 하는 효능.
지비통(止痺痛) 명치 밑이 팽만하고 아픈 심통(心痛)을 치유하는 효능.
지사(止瀉) 설사를 멎게 하는 효능.
지사리(止瀉痢) 설사(泄瀉)와 이질(痢疾)을 치료하는 효능.

지양(止痒) 가려움증을 멎게 하는 효능.
지천(止喘) 천식(喘息)을 치료하는 효능.
지천해(止喘咳) 기침과 숨이 차서 헐떡거리는 것을 멈추는 효능.
지토(止吐) 토하는 것을 그치게 하는 효능.
지통(止痛) 통증을 멎게 하는 효능.
지한(止汗) 땀을 멎게 하는 효능.
지해(止咳) 기침을 가라앉히는 효능.
진경(鎭痙) 경련을 진정시키는 효능.
진경(鎭驚) 발작을 진정시키는 효능.
진경간(鎭驚癎) 간질(癎疾)로 놀라는 것을 진정(鎭靜)시키는 효능.
진구(鎭嘔) 구토를 진정시키는 효능.
진액(津液) 장부(臟部)에서 생성된 영양물질. 체내의 모든 수액(水液).
진정(鎭靜) 정신을 안정시키는 효능.
진토(鎭吐) 구토를 멈추게 하는 효능.
진통(鎭痛) 아픈 것을 가라앉혀 멎게 하는 효능.
진해(鎭咳) 기침을 멎게 하는 효능.
질타박상(跌打撲傷) 넘어지거나 부딪쳐서 다친 증세.
질타손상(跌打損傷) 넘어지거나 부딪쳐서 손상당한 증세.
질타손종(跌打傷腫) 넘어지거나 부딪쳐서 다친 상처로 생기는 종기.
징가(癥痂) 인체 내부에서 덩어리가 발생하고 통증이 있는 증세.
징하(癥瘕) 뱃속에 덩어리가 생기는 병증.

〈 ㅊ 〉

창(瘡) 온갖 부스럼. 살이나 살갗을 다쳐 입은 외상(外傷).
창개(瘡疥) 살갗이 몹시 가려운 전염성 피부병. 옴. 개창(疥瘡).
창독(瘡毒) 부스럼 · 헌데 · 상처의 독기(毒氣). 창양(瘡瘍).
창만(脹滿) 배가 몹시 불러오면서 속이 그득한 증상.
창상(瘡傷) 쇠붙이 등에 의해서 상처가 난 병증.
창선(瘡癬) 몸에 종기(腫氣)가 생겨서 부스럼이 된 증세.
창양(瘡瘍) 몸 겉에 생기는 종창(腫脹)과 궤양(潰瘍).
창옹(瘡癰) 부스럼의 빛깔이 밝고 껍질이 얇은 종기(腫氣). 옹(癰)에 생긴 부스럼.
창옹종(瘡癰腫) 피부질환으로 생긴 작은 종기.
창절(瘡癤) 화열(火熱)로 인해 피부에 얇게 생긴 헌 데.
창종(瘡腫) ①헌 데나 부스럼. ②헌 데가 부어오른 증세.
창진(瘡疹) ① 헌데가 생기는 발진. ②온 몸에 부스럼이 나는 병증.
창통(脹痛) 몸이 부어 오르고 아픈 병증.
채독(賽毒) 독이 오른 종기(腫氣). 정독(疔毒).
척담(滌痰) 오래 된 가래를 없애는 효능.
천(喘) 어깨를 들썩이며 숨을 헐떡이고 몸과 배를 심하게 흔드는 병증.
천만(喘滿) 숨이 차서 가슴이 몹시 벌떡거리는 증상.
천민(喘悶) 가슴이 답답하고 숨이 차는 증세.
천촉(喘促) 숨이 급하고 기(氣)가 거슬러 흘러 고르지 못한 증상.
천포습창(天疱濕瘡) 물집이 생기는 창양(瘡瘍).
천포창(天疱瘡) 피부와 점막에 수포(물집)를 형성하는 만성 질환.
천해(喘咳) 사기(邪氣)로 폐기가 막혀 숨이 차고 기침을 하는 증세.
천행온역(天行溫疫) 유행성이 센 사기(邪氣)로 생긴 열성 전염병.
천효(喘哮) 호흡이 가쁘며 가래 끓는 소리가 나고 숨이 찬 병증.
청간(淸肝) 간(肝)의 열을 식혀주는 효능.
청간화(淸肝火) 간기(肝氣)로 인한 열상(熱象)을 식혀주는 효능.
청두목(淸頭目) 머리와 눈을 밝게 해주는 효능.

청량(淸凉) 성질이 차고 서늘하게 하는 효능.
청리(淸利) 오줌이 맑으면서 잘 나가는 효능.
청맹(靑盲) 겉보기에는 멀쩡하면서도 점점 보이지 않다가 결국 실명(失明)하게 되는 병증.
청서(淸暑) 더위를 가라앉히는 효능.
청서열(淸暑熱) 습하고 무더운 날씨의 열기에 상한 것을 식히는 효능.
청서조열(淸暑滌熱) 습열사(濕熱邪)에 손상된 진액과 기(氣)의 열기를 제거하는 효능.
청습열(淸濕熱) 열기를 식히면서 소변으로 습사(濕邪)를 빼내는 효능.
청심(淸心) 심포(心包)에 침범한 열사(熱邪)를 밖으로 발산시키는 효능.
청열(淸熱) 성질이 차고 서늘한 약으로 몸 안의 열을 내리게 하는 것.
청열절학(淸熱截瘧) 몸 속에 열을 내려 학질을 치료하는 효능.
청이열(淸裏熱) 체내에 있는 열기(熱氣)를 식히는 효능.
청장(淸腸) 장(腸)을 맑게 하는 효능.
청폐(淸肺) 열기에 손상된 폐기를 맑게 식히는 효능.
청폐열(淸肺熱) 열기에 의해 손상된 폐기를 맑게 식히는 효능.
청폐위열(淸肺胃熱) 폐와 위의 열을 내리는 효능.
청혈(淸血) 혈분(血分)의 열을 제거하는 효능.
청화(淸火) 찬 성질의 약을 써서 화(火)를 없애는 효능.
체권무력(體倦無力) 몸이 피로하고 힘이 없는 증세. 피로권태.
체증(滯症) 인체의 구성 물질이나 병인(病因)이 한곳에 쌓이는 것.
체허(體虛) 몸이 허해 기력이 없는 상태.
총이(聰耳) 귀를 잘 들리게 하는 효능.
최면(催眠) 이상 흥분에 의해 인위적으로 잠이 들게 하는 효능.
최생(催生) 산모(産母)의 정기(正氣)를 도와 빨리 분만시키는 방법.
최유(催乳) 젖이 잘 나오게 하는 효능.
최음(催淫) 성욕(性慾)을 불러 일으키는 효능.
최토(催吐) 구토를 유발시켜 사기를 제거하는 효능.
축뇨(縮尿) 소변이 너무 잦은 것을 다스리는 효능.
축수(逐水) 몸 안에 차 있는 물을 빼내는 효능
충적(虫積) 뱃속에 기생충이 많아 쌓이고 뭉쳐 덩어리를 이룬 병증.
충혈(充血) 몸의 기관 일부 영역 내의 혈액량이 증가한 상태.
치(痔) 항문의 안팎 둘레에 생기는 병.
치간화농(齒間化膿) 치아 사이에 염증에 의한 고름이 생기는 증세.
치경종통(齒莖腫痛) 잇몸이 붓고 아픈 증세.
치루(痔漏) 항문선의 안쪽과 항문 바깥쪽 피부 사이에 생긴 구멍으로 분비물이 나오는 현상.
치루(痔瘻) 항문 직장 주위에 누공(瘻孔)이 생긴 병증. 누치(瘻痔).
치습(治濕) 병의 근원인 습기(濕氣)를 다스리는 효능.
치장종통(痔腸腫痛) 항문에 군살이 밖으로 나오면서 일어나는 통증.
치질(痔疾) 항문의 겉과 속 둘레에 작은 군살이 나오는 증세.
치창혈변(痔瘡血便) 군살이 항문 밖으로 비집고 나오고 대변에 피가 섞여 나오는 병증.
칠상(七傷) 신허(腎虛)로 생기는 7가지 증상. 음한(陰寒)·음위(陰痿)·이급(裏急)·정루(精漏)·정소(精少)·정청(精淸)·소변삭(小便數).
칠창(漆瘡) 옻독에 의하여 생기는 피부병.
침소변(寢小便) 잠자리에서 소변을 보는 병증.
침음창(浸淫瘡) 풍습(風濕)으로 인해 체표가 짓무르는 효능. 급성습진.
침한(寢汗) 심신이 쇠약하여 잠자는 사이에 저절로 나는 식은땀.

〈 ㅌ 〉

타박관절(打撲關節) 충격에 의해 관절 구성조직에 손상이 생긴 증상.
타박구적(打撲久積) 타박으로 뱃속에 생긴 덩어리가 고착된 병증.
타박좌염(打撲挫捻) 타박을 받은 부위가 몹시 아프고 부으며 저린 증세.
타상(墮傷) 높은 곳에서 떨어져 다친 상처.
타액(唾液) 침. 구강으로 분비되는 소화액의 총칭.
타태(墮胎) 태아가 형상을 갖추기 전에 유산되는 병증.
탁뇨(濁尿) 냄새가 심하거나 탁한 색깔의 소변이 나오는 증상.
탄산(呑酸) 위(胃)의 신물이 목구멍까지 치고 올라왔다 내려가는 증상.
탈구종통(脫臼腫痛) 탈구로 붓고 아픈 증세.
탈력로상(脫力勞傷) 무기력하고 늘 노곤해 하는 병증.
탈발증(脫髮症) 신체의 모발이 빠지는 병증.
탈항(脫肛) 항문부(肛門部)가 외부로 튀어나온 증세.
탕상(湯傷) 끓는 물이나 뜨거운 증기에 데인 상처.
태기(胎氣) 임신 때 태가 움직이는 증세.
태기불화(胎氣不和) 임신 중에 태기(胎氣)가 조화롭지 못한 것.
태기충격(胎氣衝擊) 태아(胎兒)가 갑자기 충격을 받아 속이 아픈 증세.
태독(胎毒) 갓난아이가 뱃속에서 받은 독기운으로 부스럼이 생기는 병.
태루(胎漏) 임신기에 하복통이 없이 조금씩 자궁출혈이 있는 증세.
태루난산(胎漏難産) 자궁출혈이 있는 이상해산(異常解産).
태루욕타(胎漏欲墮) 여자의 부정출혈, 조유산(早流産).
태반유잔(胎盤遺殘) 출산 후에도 태반이 자궁에 남아 있는 증상.
태양두통(太陽頭痛) 뒷머리가 아픈 증세.
태양병(太陽病) 추위로 인하여 오한과 발열이 있고 머리가 아프며, 목덜미가 뻣뻣하고 부맥이 나타나는 병.
태의불하(胎衣不下) 출산 후 시간이 경과해도 태반이 나오지 않는 상태.
토기(吐氣) 토할 것 같은 상태.
토담(吐痰) 담(痰)을 토하는 증상.
토사(吐瀉) 토하고 설사하는 증세.
토역(吐逆) 토하고 구역질하는 증상.
토풍담(吐風痰) 풍사(風邪)로 생긴 담(痰)을 토해내는 증상.
토혈(吐血) 소화관 내에서 대량의 출혈이 발생하여 피를 토하는 증세.
통경(通經) 월경이 원활하도록 하는 효능.
통경락(通經絡) 경락을 통하게 하는 효능.
통경맥(通經脈) 경맥을 소통시키는 효능.
통규(通竅) 풍한으로 코가 막히고 목이 쉬고 냄새를 맡을 수 없는 증상 등을 통하게 하는 효능.
통기(通氣) 기운을 소통(疏通)시키는 효능.
통기혈(通氣血) 막힌 기혈(氣血)을 통하게 하는 효능.
통락(通絡) 낙맥(絡脈)을 소통시키는 효능.
통림(通淋) 소변을 잘 나오게 하는 효능.
통변(通便) 변이 막힌 것을 소통시키는 효능.
통비규(通鼻竅) 콧구멍이 막힌 것을 소통시키는 효능.
통유(通乳) 젖을 잘 나오게 하는 효능.
통이변(通二便) 대소변이 잘 나오게 하는 효능.
통풍(痛風) 풍한습사(風寒濕邪)가 뼈마디에 침입하여 팔다리 여기저기가 붓고 통증이 극심한 비증. 역절풍(歷節風).
통혈맥(通穴脈) 혈맥이 잘 흐르게 하는 효능.
퇴(㿉) 음낭(陰囊)이 붓거나 짓물러서 농혈(膿血)이 흐르는 병증.
퇴산(㿉疝) ①음낭이 붇어나 커지는 병증. ②아랫배가 땅기고 아프며 고환이 당기는 병증.

퇴상(退峠) 눈에 막이 낀 듯 가려서 잘 보이지 않는 것을 치료하는 효능.
퇴허열(退虛熱) 허열을 제거하는 효능.
퇴황(退黃) 황달을 제거하는 효능.
투발 (透發) 농(膿)이나 두창(痘瘡)을 통하게 하여 발산시키는 효능.
투진(透疹) 종기(腫氣)의 진독(疹毒)을 배설시키는 효능.

〈 ㅍ 〉

파기(破氣) 기(氣)가 몰린 것을 헤치고 뭉친 것을 풀어 주는 효능.
파어(破瘀) 어혈을 강하게 깨뜨려서 제거하는 효능.
파적(破積) 오래된 체증(滯症)이나 적취(積聚)를 없애는 효능.
파적취(破積聚) 뱃속에 생긴 결괴(結塊)를 없애는 효능.
파혈(破血) 어혈(瘀血)을 없애는 효능.
편고(偏枯) 기혈(氣血)이 허(虛)하여 한쪽 팔다리를 쓰지 못하는 병증.
편두통(偏頭痛) 머리 한쪽이 아픈 병증.
편마비(片痲痺) 몸의 한쪽 팔다리에 운동장애가 있는 병증.
편신고양(遍身苦痒) 온몸이 아프고 가려운 증상.
편신구통(遍身拘痛) 온몸의 근육이 땅기고 아픈 증상.
평간(平肝) 간기(肝氣)를 화평(和平)하게 해주는 효능.
평억간양(平抑肝陽) 간장(肝臟)의 혈액과 음액(液陰)을 수렴하고 간의 양기(陽氣)을 억제하는 효능.
평천(平喘) 숨이 차서 헐떡이는 증세를 가라앉히는 효능.
폐경(閉經) 생리적으로 월경이 없어지는 것. 경수단절(經水斷絕).
폐괴저(肺壞疽) 폐조직에 괴사가 일어나고 악취를 내는 질환.
폐기(肺氣) 폐장(肺臟)의 정기(精氣) 및 기능.
폐기선개(肺氣宣開) 폐기가 부드럽게 열리게 하는 효능.
폐로(肺勞) 과로로 폐를 손상시킴으로써 발생하는 병증.
폐로야한(肺勞夜寒) 밤에 땀분비가 심한 증세.
폐루(肺瘻) 외사(外邪)가 폐를 침범하여 생기는 부스럼.
폐상해혈(肺傷咳血) 폐가 상하여 기침을 하며 피를 뱉는 병증.
폐열(肺熱) 폐에 생긴 열증(熱症).
폐열담해(肺熱痰咳) 폐열로 담(痰)이 성하여 발생하는 기침.
폐위(肺痿) 폐열(肺熱)로 진액(津液)이 소모되어 기침할 때 끈끈한 가래침과 피고름이 나오는 병증.
폐옹(肺癰) 폐부(肺部)에 옹양(癰瘍)이 발생한 병증.
폐옹객혈(肺癰喀血) 폐옹(肺癰)으로 기도(氣道)로 피가 나오는 증세.
폐음(肺陰) 폐의 음혈(陰血)과 음액(陰液).
폐조건해(肺燥乾咳) 폐의 진액(津液)이 말라 마른기침이 나오는 증상.
폐풍담천(肺風痰喘) 풍한(風寒)으로 담기(痰氣)가 폐를 막아서 발생하는 천식(喘息).
폐허(肺虛) 폐의 기혈(氣血)과 음양(陰陽)이 부족하고 약해진 증세.
폐화농증(肺化膿症) 폐조직의 파괴로 농양(膿瘍)이 형성되고 공동(空洞)이 생기는 질환.
포의불하(胞衣不下) 출산 후 태반(胎盤)이 잘 나오지 않는 증상.
포진(疱疹) 물집 같은 발진이 일어나는 바이러스성 전염병.
폭설(暴泄) 갑자기 물 같은 설사를 심하게 하는 병증.
폭열(暴熱) 고열(高熱)이 갑자기 나는 증세.
표(表) 신체의 외부. 몸을 덥고 있는 피부나 그 밑에 있는 조직.
표허(表虛) 외사(外邪)의 침범으로 피부가 약해져 영위기(營衛氣)가 조화되지 못하는 표증(表證).
표허감모(表虛感冒) 표의 기혈(氣血)과 음양(陰陽)이 부족하여 외감병(外感病)이 생기는 증세.

표허자한(表虛自汗) 추워하면서 미열이 나고 저절로 땀이 나는 증상.
풍간(風癎) 열이 나면서 손발이 오그라들고 놀라서 울다가 경련이 일어나는 열병(熱病).
풍담(風痰) 풍으로 생기는 담 질환.
풍담현훈(風痰眩暈) 풍담(風痰)이 위로 거슬러 올라가 발생한 어지럼증.
풍독면종(風毒面腫) 안면부종(顔面浮腫).
풍라(風癩) 팔꿈치와 무릎에 혹이 생기는 나병.
풍비(風痺) 풍사(風邪)로 신체가 마비되어 감각과 동작이 자유롭지 못한 병증. 졸중풍.
풍비역절풍(風痺歷節風) 풍사(風邪)로 인한 치통(齒痛)으로 생긴 비증.
풍비한기(風痺寒氣) 풍비(風痺)로 인해 추위를 느끼는 증상.
풍사(風邪) 바람이 병의 원인으로 작용하는 상태.
풍수부종(風水浮腫) 풍수(風水)로 몸이 붓는 증상.
풍습(風濕) 풍사(風邪)와 습사(濕邪)가 몸에 침입하는 것.
풍습마비(風濕麻痺) 풍습사(風濕邪)가 침입하여 사지가 경직되는 병증.
풍습비통(風濕痺痛) 풍습사(風濕邪)로 팔다리가 아픈 증세.
풍습요퇴통(風濕腰腿痛) 풍습사(風濕邪)로 허리와 종아리가 아픈 병증.
풍습창(風濕瘡) 풍습사(風濕邪)로 뼈마디가 저리고 아픈 증세.
풍양(風痒) 풍사(風邪)가 침입하여 피부가 가려운 병증.
풍열(風熱) 풍사에 열이 섞인 증세.
풍열소산(風熱疏散) 풍열(風熱)의 독(毒)을 해소하는 효능.
풍온(風溫) 풍열에 의해 발생한 온병(溫病).
풍종(風腫) 땀이 난 뒤에 풍습사(風濕邪)가 피부에 머물러 생긴 부종.
풍진(風疹) 풍진바이러스 감염에 의해 발진이 생기는 급성 전염병.
풍치(風齒) 이에 바람이 들어 아프며 뿌리가 들뜬 병증.
풍한천수(風寒喘嗽) 풍한사(風寒邪)로 숨을 헐떡거리고 기침하는 병증.
풍한표증(風寒表症) 풍한에 의해 표에 외사(外邪)가 침범하여 생긴 병증.
풍화(風火) 병의 원인이 되는 풍기(風氣)와 화기(火氣).
풍화아치(風火牙齒) 급성치통.
풍화안질(風火眼疾) 풍열(風熱)이 눈에침범해서 일어나는 눈병.
풍화치통(風火齒痛) 풍화(風火)가 위로 치밀어 올라 이가 아픈 증상.
피부궤양(皮膚潰瘍) 피부가 영양공급을 받지 못해 크게 헐은 증세.
피부발진(皮膚發疹) 피부에 발진(發疹)이 생긴 증상.
피부습양(皮膚濕瘍) 살갗의 주름지고 잘 접히는 부위가 짓물러서 생기는 피부병.
피부양진(皮膚痒疹) 피부가 가렵고 아픈 증상.
피부조양(皮膚燥痒) 살갗이 건조하고 가려운 증상.
피부풍열소양(皮膚風熱瘙痒) 풍열사(風熱邪)로 인한 피부의 가려움증.
피와소양(皮蛙搔痒) 피부가 개구리처럼 거칠어지고 가려운 증상.

〈 ㅎ 〉

하감(下疳) 음부(陰部)에 생기는 매독(梅毒)의 초기 증상.
하감궤란(下疳潰爛) 매독으로 감염 부위가 썩어서 문드러진 병증.
하기(下氣) ①기가 위로 치민 것이 가라앉는 것. ②하초의 기운, 몸 아랫도리의 기운. ③방귀가 나가는 것
하기소적(下氣消積) 기운이 아래로 내려 쌓인 것들을 삭혀주는 효능.
하리(下痢) 묽거나 액상(液狀)의 분변(糞便)이 반복되어 배설되는 상태.
하사태(下死胎) 자궁 안에서 죽은 태아를 밖으로 나오게 하는 것.
하수(下水) 몸 안의 수기(水氣)를 아래로 내리는 효능.
하유(下乳) 산모의 젖이 잘 나오게 하는 효능. 하유즙(下乳汁).
하초(下焦) 배꼽 아래의 부위의 장기(신장, 방광, 대장, 소장).

학슬풍(鶴膝風) 슬관절이 붓고 아프며 다리 살이 여위어 학의 다리처럼 되는 병증.
한반(汗斑) 땀에 젖어서 생긴 반진(斑疹).
한습(寒濕) 질병을 일으키는 차고 축축한 기운.
한습위비(寒濕痿痺) 한사(寒邪)와 습사(濕邪)의 침입으로 손과 발이 저리어 제대로 쓰지 못하는 병증.
한음천해(寒飮喘咳) 찬 것을 많이 마셔서 발생한 기침.
한적(寒赤) 한사(寒邪)가 몸 속에 쌓인 병증.
항강(項强) 목 뒤가 뻣뻣하고 아프며 잘 돌리지 못하는 증상.
항강근급(項强筋急) 한사(寒邪)로 근육이 오그라들고 수축이 잘 되지 않는 증상.
항경련(抗痙攣) 경련 발작이나 간질 발작을 억제하는 효능.
항균(抗菌) 세균에 저항하는 효능.
항암(抗癌) 암세포의 증식을 억제하는 효능.
항염(抗炎) 염증을 가라앉히고 저항하는 효능.
해경(解痙) 사지가 뻣뻣해지는 경(痙)을 풀어주는 효능.
해기(解飢) 땀이 나오는 것을 그치게 하거나 땀이 나오지 않는 것을 잘 나오게 하는 효능.
해독(解毒) 몸 안에 들어간 독성 물질을 없애는 효능.
해독산결(解毒散結) 독성(毒性)을 없애주고 뭉친 것을 풀어주는 효능.
해번갈(解煩渴) 가슴이 답답함 것과 갈증을 풀어주는 효능.
해번열(解煩熱) 가슴이 답답하고 열이 나는 것을 내려주는 효능.
해서(解暑) 더위 먹은 것을 풀어주는 효능.
해성(解醒) 해독(解毒)시켜 정신이 깨어나도록 하는 효능.
해수(咳嗽) 기침. 만성기침.
해수기역(咳嗽氣逆) 기침을 하는데 숨을 꺼억거리는 병증.
해수다담(咳嗽多痰) 기침할 때 가래가 많이 나오는 증상.
해수담혈(咳嗽痰血) 기침할 때 가래와 피를 토하는 증세.
해수상기(咳嗽上氣) 기침을 하며 기(氣)가 역상하여 폐에 몰리는 증세.
해어성독(海魚腥毒) 비린 독을 풀어주는 효능.
해역(咳逆) 기침을 하면서 기운이 치밀어 올라 숨이 차는 증세.
해역상기(咳逆上氣) 기침하면서 기운이 치밀어 오르고 숨이 가쁜 증세.
해열(解熱) 몸에 오른 열을 식혀서 내리게 하는 효능.
해열독(解熱毒) 열독(熱毒)을 풀어주는 효능.
해울(解鬱) 기(氣)나 음식물 등이 막혀서 뭉친 것을 풀어주는 효능.
해주독(解酒毒) 술을 과하게 마셔 생긴 독(毒)을 풀어주는 효능.
해천(咳喘) 해수와 천식을 발할 때 답답하고 숨이 끊어질 듯한 증세.
해표(解表) 땀을 내어 체표에 침범한 사기를 풀어주는 효능.
해혈(咳血) 기침을 할 때 피가 나는 증세.
행기(行氣) 기(氣)를 잘 돌게 하는 효능.
행기관중(行氣寬中) 기를 소통시키고 중초(中焦)를 뚫어주는 효능.
행기이혈(行氣理血) 기를 소통시켜 혈을 조화롭게 하고 순리대로 기능하게 하는 효능.
행수(行水) 기(氣)를 잘 통하게 하고 수도(水道)를 소통, 조절하는 효능.
행어(行瘀) 어혈(瘀血)을 없애는 효능.
행체(行滯) 기(氣)나 물질 따위가 체한 것을 소통시켜 주는 효능.
행혈(行血) 혈의 순환을 촉진하여 어혈을 없애는 효능.
허로(虛勞) 오장(五臟)이 허약하여 생기는 병증.
허리(虛羸) 정기(正氣)와 기혈(氣血)이 허하여 몸이 야위는 병증.
허리소기(虛羸少氣) 허하고 야위어서 기가 부족한 증상.
허손로상(虛損勞傷) 정기(正氣)와 기혈(氣血)이 허약해진 병증.

허림(虛淋) 신(腎)이 허하여 정(精)이 손상됨으로써 발생한 임증(淋症).
허번(虛煩) 기질적(器質的)인 변화는 없이 괴로움을 느끼는 증상.
허부(虛浮) 허(虛)로 열(熱)이나 기(氣)가 얼굴과 체표로 뜨는 증상.
허손해천(虛損咳喘) 폐병으로 기침이 나고 숨이 차는 증세.
허열(虛熱) 음양과 기혈 부족으로 나는 열.
허인담옹흉격(虛人痰壅胸膈) 허약체질자의 담(痰)이 흉격을 막는 증상.
허창(虛脹) 간신(肝腎)의 음기(陰氣)가 허하여 배가 불러오는 증상.
허탈(虛脫) 정기가 점차 허손되어 혈액순환에 심한 장애가 생긴 상태.
허탈고삽(虛脫固澁) 허손된 정기를 수렴(收斂)시켜서 굳게 하는 효능.
허풍현훈(虛風眩暈) 음혈(陰血)이 부족하여 생긴 풍(風)으로 어지러운 증상.
허한(虛汗) 몸이 허약하여 땀이 쉽게 나는 증세.
허한(虛寒) 정기(精氣)가 허약하여 속이 차가운 증후가 나타나는 증세.
허한부지(虛汗不止) 식은땀이 그치지 않고 나는 증상.
허한애역(虛寒噫逆) 정기(精氣) 허약하여 생긴 냉증으로 구역질을 하는 병증.
허해(虛咳) 몸이 허해서 기침을 하는 증세.
허해천촉(虛咳喘促) 몸이 허약하여 기침이 심하고 천식을 앓는 증세.
현벽(痃癖) 배꼽 양쪽 옆이나 옆구리에 막대 또는 덩어리 모양으로 뭉쳐진 것이 만져지며 가끔 통증이 있는 증세.
현훈(眩暈) 정신이 어지러운 증세. 어지럼증. 현기증.
현훈안흑(眩暈眼黑) 정신이 어지럽고 눈앞이 깜깜해지는 병증.
혈격(血隔) 어혈(瘀血)이 막히고 흉중(胸中)에 쌓여 가슴의 통증이 등 가운데까지 이어지는 증세.
혈결(血結) 피가 엉키어 잘 통하지 않는 증세..
혈기(血氣) 피와 관련된 병변(어혈 등). 혈(血)과 기(氣).
혈뇨(血尿) 소변에 피가 섞여 나오는 증세.
혈담(血痰) 가래에 피가 섞여 나오는 병증.
혈대(血滯) 혈액순환이 순조롭지 못하고 느려지는 증세.
혈리(血痢) 적리(赤痢). 대변에 피가 섞이거나 순전히 피만 나오는 이질.
혈림(血淋) 소변이 껄끄럽고 아프면서 피가 섞여 나오는 임증(淋症).
혈맥통리(血脈通利) 혈맥의 흐름을 원활히 하는 효능.
혈변(血便) 분변(糞便) 중에 피가 섞이거나 혈액 그 자체를 배출하는 것.
혈붕(血崩) 갑자기 음도(陰道)에서 대량의 출혈이 있는 병증.
혈비(血痺) 기혈(氣血) 허약으로 순환이 잘되지 않아서 생긴 비증(痺症).
혈열(血熱) 혈분(血分)에 사열(邪熱)이 있는 증상.
혈열생풍(血熱生風) 혈분(血分)에 열이 성하여 발생된 풍증(風證).
혈전(血栓) 혈관 속에서 피가 굳어진 조그마한 핏덩이.
혈조(血燥) 속에 쌓인 열사(熱邪)가 매우 성하여 혈이 마른 증세.
혈폐(血閉) 월경이 있어야 할 시기에 월경이 없는 것. 경폐(經閉)
혈하(血瘕) 아랫배에 어혈(瘀血)이 몰리면서 점차적으로 커지는 증세.
혈행(血行) 몸 안에서 피가 핏줄을 따라 돌아다니는 것.
혈허(血虛) 혈이 허하거나 혈분이 부족하여 생기는 증세.
혈훈(血暈) 피를 많이 흘려서 허하고 어지러운 증상
혼수(昏睡) 정신이 희미해지면서 쓰러져 깨어나지 않는 증세.
혼암(昏暗) 정신이 희미하고 머리가 도는 것 같이 방향을 잘 분간하지 못하며, 눈이 흐려져 잘 보이지 않는 증세.
혼암다루(昏暗多淚) 정신이 희미하고 방향을 잘 분간하지 못하며, 눈이 보이지 않고 눈물이 많이 흘러나오는 증세.
홍붕(紅崩) 자궁 이상으로 발생하는 과다출혈.
홍종아통(紅腫牙痛) 치통으로 벌겋게 부은 것.

화농(化膿) 곪아서 고름이 생기는 증세.
화담(化痰) 담을 변화시켜 제거하는 효능. 담을 삭이는 효능.
화독(化毒) 독(毒)을 삭혀 없애는 효능.
화독(火毒) 화열(火熱)의 사기가 몰려서 생긴 독.
화병(火病) 억울한 감정이 쌓여 불과 같은 양태로 폭발하는 질환.
화비(和脾) 비장(脾臟)의 기능을 정상으로 만드는 효능.
화비위(化脾胃) 비위(脾胃)를 조화롭게 하는 효능.
화습(化濕) 습사(濕邪)를 없애는 효능.
화안(火眼) 풍열사(風熱邪)로 눈이 찌르는 듯이 아프고 이물감이 있으며 분비물이 많고 결막이 충혈되는 증상.
화어(化瘀) 어혈을 풀어주는 효능.
화위(和胃) 위기(胃氣)를 조화롭게 하는 효능.
화적(化積) 적취(積聚)를 삭히는 효능.
화중(和中) 중초(中焦)를 조화롭게 하여 기능을 정상으로 만드는 효능.
화체(化滯) 정체된 것을 풀어주는 효능.
화혈(和血) 혈(血)의 운행을 조화롭게 하는 효능.
활담(豁痰) 담(痰)을 걷어 내는 효능.
활락(活絡) 낙맥(絡脈)의 운행을 활발하게 하는 효능.
활장(滑腸) 장(腸)을 윤활하게 하여 대변을 잘 보게 하는 효능.
활정(滑精) 낮에 정액이 저절로 나오는 증상.
활혈(活血) 혈을 잘 돌아가게 하는 효능.
활혈맥(活血脈) 맥(血脈)의 운행을 활발히 하는 효능.
황수창(黃水瘡) 살갗에 홍반이 생기고 좁쌀처럼 생긴 물집이 점차 커지며 빨갛게 무리지어 고름집으로 바뀌어 가려우면서 아픈 병증.
홰역(噦逆) 딸꾹질을 하는 병증.
회지갑(灰指甲) 손발톱의 빛깔이 회백색으로 변하는 병증.
회양통맥(廻陽通脈) 양기(陽氣)를 북돋아 맥(脈)이 통하게 하는 효능.
후두(喉頭) 목소리를 내는 성대를 포함한 숨길의 일부.
후비(喉痺) 목구멍이 붓고 아프며 막힌듯 답답한 증상이 있는 인후병.
후선(喉癬) 목 안이 설태 모양으로 허는 증상. 천백의(天白蟻).
후아(喉蛾) 편도선염(偏桃腺炎)의 종통(腫痛).
후옹(喉癰) 목 안에 생긴 옹종(癰腫).
후장(厚腸) 소화기관을 두텁게 하여 기능을 좋게 하는 효능.
후정화독(喉疔火毒) 목 안에 정창이 생기고 화열사(火熱邪)로 생긴 독.
후증(喉症) 목구멍이 아프고 붓는 병증.
후풍(候風) 목 안이 벌겋게 붓거나 목덜미 밖까지 근육이 수축되고 당기면서 뻣뻣해지는 증세. 인후카타르(咽候catarrh).
휴식리(休息痢) 증상이 좋아졌다 나빠졌다 하면서 오랫동안 잘 낫지 않는 만성이질(痢疾).
흉격(胸隔) 심장(心臟)과 비장(脾臟) 사이의 가슴 부분.
흉격만민(胸膈滿悶) 가슴이 답답하고 그득하며 번민한 증상.
흉격비민(胸膈肥悶) 가슴이 더부룩하고 답답한 증상.
흉만협통(胸滿脇痛) 가슴이 그득하고 옆구리가 몹시 아픈 증세.
흉민(胸悶) 가슴이 답답한 증상.
흉비(胸痺) 가슴이 막히는 듯하면서 아픈 것을 위주로 하는 병증.
흉중담결(胸中痰結) 가슴에 담(痰)이 맺힌 병증.
흉중비편(胸中痞鞭) 가슴이 막혀 단단한 증세.
흔종(痕腫) 근육이나 피부가 화끈거리며 아픈 증상.

찾아보기

〈 ㄱ 〉

〈 ㄴ 〉

〈 ㄷ 〉

〈 ㄹ 〉〈 ㅁ 〉

〈 ㅈ 〉

〈 ㅋ 〉

〈 ㅎ 〉